药学品管圈实务

王淑玲　主编

中国健康传媒集团
中国医药科技出版社

内容提要

本书介绍了药学品管圈对提高药学领域质量管理的作用及方法。全书分为七章，第一章介绍了药学基础知识和药学发展历程及药学品管圈涉及的质量管理理论基础，药学品管圈特点，第二章介绍了药学品管圈的导入与推行、工具与手法和实施步骤及成果展示与评价，第三章至第七章对采购仓储与配送、药房作业流程、调配流程管理、临床用药服务、顾客关系管理等典型的真实品管圈案例，按照药品在一个组织内部流程环节的形成过程进行具体分析，给出运用品管圈的解决路径，以及课题达成型品管圈的解决思路和实施方法。本书指导性、适用性、可操作性强，并用大量形象的图表进行解析，使读者能够快速吸收品管圈精髓。

本书不仅适合于药品企业和药品使用单位的决策层、职能层及作业层的人员使用，而且也可供医药行业其他从业人员参考。

图书在版编目（CIP）数据

药学品管圈实务 / 王淑玲主编. —北京：中国医药科技出版社，2017.10

ISBN 978-7-5067-9417-6

Ⅰ.①药… Ⅱ.①王… Ⅲ.①药品管理-质量管理-研究 Ⅳ.①R954

中国版本图书馆 CIP 数据核字（2017）第 172651 号

美术编辑 陈君杞

版式设计 张 璐

出版 中国医药科技出版社

地址 北京市海淀区文慧园北路甲 22 号

邮编 100082

电话 发行：010-62227427 邮购：010-62236938

网址 www.cmstp.com

规格 787×1092mm 1/16

印张 44¾

字数 856 千字

版次 2017 年 10 月第 1 版

印次 2017 年 10 月第 1 次印刷

印刷 北京市密东印刷有限公司

经销 全国各地新华书店

书号 ISBN 978-7-5067-9417-6

定价 168.00 元

编 委 会

序

发展，认识、适应、应对新常态，是我国当代经济的大逻辑。

我国经济的飞速发展、人口的绝对生长、人口结构的老龄化、人们价值观的转变，都促使人们对健康有着新的认识与需求。我国消费结构和产业结构不断升级，医药行业的市场环境也在发生着变化，自2009年开始实行医疗卫生体制改革以来，为保证医药行业健康有序的发展，推动医药领域的技术创新，新的医药行业格局正在形成。而医药行业本身，时刻追求更高的科研技术和管理水平，以保证医疗产品的质量和行业健康前行。经济全球化使得多元文化进一步融合，也使组织的经营和投融资活动面临更多的规制管理，实践与理论的碰撞，催生了管理学科的不断创新发展，使得管理理念进一步升华。

医药行业是世界公认的经济产业，在我国的产业体系和经济增长中都起着举足轻重的作用。纵观医药行业的发展，管理学科始终是推动行业发展的强有力手段。我国不断完善和推行相关医改政策，在技术支持和质量控制方面大举投入，有效地推动着医疗事业的改革。我国经济正朝着形态更高级、分工更复杂、结构更合理的阶段迈进，药品生产、研发、销售等各个领域也都处于科学有效的管理体制转型中，药品质量不断得到改善与进步，整个医药行业在时代发展的潮流中稳步前行。经过众多药学工作者的不懈努力，我国药学事业已取得世人瞩目的成就，主要体现在药学工作者在公共卫生服务体系、医疗服务体系、医疗保障体系和药品供应保障体系方面。医药行业新的格局、新的高度对我国的药学事业发展提出了新的要求。

品管圈，作为一种提高组织质量的工具，目前正在被医药行业导入和推行。随着品管圈活动成果日益显著，自2015年中国药学会药事管理专业委员会和中国药品监督管理研究会药品流通监管研究专业委员会共同召开“药学品管圈国际研讨会”以来，品管圈项目的推广应用得到了药品企业和药品使用单位高度重视和欢迎。

经过两年多的研究和实践，几轮筹划，组建了以药学品管圈专家、药品企业实战专家、高校学者、药品使用单位管理者等各领域的专业人员为主的《药学品管圈实务》编委会，在中国药学会药事管理专业委员会和中国药品监督管理研究会药品流通监管研究专业委员会的指导下，由沈阳药科大学工商管理学院王淑玲副教授带领的团队精心策划，共同努力完成了《药学品管圈实务》一书。

《药学品管圈实务》从药品供应链、价值链角度出发，既展望了品管圈理论在药学领域发展应用的前景，又将进一步引领药学人员不断提高从业素质，把药品企业和药品使用单位推向更高的质量管理水平。

黄志禄

2017 年 7 月

前　言

随着药品领域的快速变革和整合，不仅药品供应链条在缩短，供应链条上不同环节的企业和机构数量也呈现出急剧的变化。而医药行业规范力度的加强使得医药行业的不同环节面临着巨大的压力与挑战，不断提升药学领域的质量管理、完善药学各领域的管理模式，成为把握医药产业朝阳形势的关键。品管圈作为一种被众多国家和地区认可的提高组织管理质量的工具，正被我国医药行业快速导入和广泛推行。药学品管圈是品管圈理论在药学领域的具体应用，它将促使药学领域不同环节的管理制度更加完善，管理质量得以提升。

药学品管圈活动可以带来以下变化：第一，可以提升药学机构解决问题的能力，使药学机构更加理性和科学地解决问题。品管圈活动过程中会使用多种改善手法和专业技能，同时也将发现和解决问题的工作由组织管理者单独决策改成由基层人员共同拟定对策，群策群力，在改善药学质量管理的同时，提升药学从业者的整体素质。第二，品管圈活动成果由"点"至"面"，积少成多，厚积薄发，使药学机构获得众多的改善效益。药学品管圈犹如滚雪球，使每一次管理质量的提升都得以积累，由浅入深，小环带动大环，如此循环，发展定势不可阻挡。第三，增强团队文化，增加团队的自信心与凝聚力。参与品管圈的成员包括一线工作者、行政人员以及高层管理人员等。在品管圈推行过程中，上至圈领导，下至圈成员，紧密配合，全员参与，从而带动整个药学行业的良性运行。

本书第一章药学与质量管理、第二章药学品管圈管理方法，介绍了药学的范畴、品管圈的特点以及两者结合后形成的药学品管圈在药学领域的导入与推行；并从药学品管圈的工具、手法，药学品管圈活动的实施步骤，药学品管圈活动的分类，药学品管圈活动的成果展示与评价、药学品管圈活动的注意事项五个方面详细介绍了品管圈在药学领域的实施过程与应用方式。第三章至第六章主要对采购、仓储与配送，药房作业流程，静脉用药调配流程管理，临床用药服务，顾客关系管理等方面的典型案例按照药品在一个组织内部流程环节的形成过程进行具体分析。这些案例均来自各省、市重点药品使用单位和知名药品企业的真实品管圈，它们描述了工作现场中的相关问题运用品管圈的解决路径，以及课题达成型品管圈的解决思路和实施方法。

本书指导性、适用性、可操作性较强，具有以下特点。

(1) 涵盖广泛，直面难点　本书深入探究了经营、使用、售后维护等工作现场可能存在的多方漏洞，并结合实例给出了具体而切实可行的解决方案。

(2) 实例典型，犀利点评　本书克服了以往质量管理书籍的经典“八股文”式，选择了特色各异的品管圈实例进行深度解析，并对实施效果犀利点评，旨在将品管圈理论可视化、具体化。

(3) 图表直观，简明扼要　本书采用大量形象的图表进行解析，使读者能够快速吸收品管圈精髓。

(4) 分类清晰，定位准确　本书针对药品企业和药品使用单位的决策层、职能层和作业层三个层面人群的不同阅读需求，提供了详细、具体、系统、有针对性的指导。

本书不仅适合药品企业和药品使用单位的决策层、职能层和作业层的人员使用，而且也可供医药行业其他从业人员参考。

我们有幸处在医药行业快速发展的时代，有幸在前人留下的丰富资源基础上进行研究与创新，立志能够为医药行业的发展、药品质量管理的促进添砖加瓦。但我们深知，我们的药学品管圈研究只是开端，还有很多需要我们去探索。尽管在本书编写过程中我们力求尽责，但仍有不足之处，望广大读者不吝赐教。

感谢中国药学会药事管理专业委员会、中国药品监督管理研究会药品流通监管专业委员会各位专家在本书编写过程中给予的建议与指导。感谢编写团队的每一位编委不忘初心，一路前行。

王淑玲

2017 年 7 月

目　录

第一章　药学与质量管理

第一节　了解药学

药学，作为一门独立学科，是在摆脱直接观察、药房的调制技术以及旧的临床实践的束缚中成长起来的，逐步应用于近现代化学及生物科学的实验、理论和方法，对药物及其机体的相互关系得出了较为系统的认识，积累起较为丰富的事实认知，在分析、综合和总结之后得出一些适于实践的经验性规律，以指导药学各分支学科的发展。

一、药学概述

（一）什么是药学

药学，简单来说是研究药物与机体相互作用的规律及其机制的科学，将健康科学和化学科学连接起来，主要研究药物的来源、炮制、性状、作用、分析、鉴定、调配、生产、保管和寻找（包括合成）新药等，不断利用现有的科学技术和以往的科学经验，提供更有效的药品和提高药品质量，为人类的身体健康提供保障。

化学、物理学、生物学、解剖学和生理学的逐渐兴起，大大促进了药学的发展。其主要标志就是学科的分工越来越细，尤其是自20世纪以来，早期没有分科的学科，因科学技术的发展，已经先后发展成为各自独立的学科，从而使药学分离出去。药学又与其他学科互相渗透成为新的边缘学科。尤其是受体学说和基因工程的创立，使药学事业的发展产生了一个新的飞跃。

药学承载着人们生命健康的重要使命，其重要性不言而喻。因此，在科学技术迅速发展的今天，它承担着更加艰巨的任务，主要包括：①研制新药，阐明药物的作用机理以及研制新的制剂等，在药品研发与改善方面为医学治疗提供保障；②制定药品的质量标准，控制药品质量，包括药物含量的检测与质量控制，药物杂质性质的确定、含量的控制以及不断减小药物的不良反应，用最小的代价保护人类的生命健康；③开拓医药市场，规范药品的管理。药学产业是一个朝阳产业，具有完全的不可替代性，市场需求弹性小，因其利润高昂，需要严加规范，包括科研和生产、销售等方面，科研方面要达到安全、有效、合理、经济的基本要求，而在生产和销售方面要更加严格规范，实现安全、有效。

（二）药学的范畴

药学包括我国源远流长的中药学和自西方传入的西药学。自原始社会产生的原始医药，经过一代代人的共同努力，发展成为现今完整而先进的科学体系。如今药学已经涵盖了非常广阔的范畴，包括医疗机构，药品零售企业，医药科研院所，医药公司，药品管理机构，医药原材料生产企业等涉及的药品研发、生产、流通、销售、使用等有关范围。本书将以药学品管圈活动实例详细分析药学质量提升活动，切实有效地解剖品管圈在药学领域的实际应用效果，实例内容着重对医院以及药店等药学人员较多、大众涉及较为普遍的领域进行细述，并围绕其进行实例的解析，便于大家理解与综合运用，为药学质量的进一步提高、推动药学行业的发展做出努力。

1. 药品使用单位

（1）*医院总体规模与特点* 据国家卫生计生委规划与信息司公布的《2015 年我国卫生和计划生育事业发展统计公报》所示，我国的医疗卫生机构在多方面都有所改善。

2015 年末，全国医疗卫生机构总数达 983528 个，比上年增加 2096 个。其中，医院 27587 个，基层医疗卫生机构 920770 个，专业公共卫生机构 31927 个。与上年相比，医院增加 1727 个，基层医疗卫生机构增加 3435 个，专业公共卫生机构减少 3102 个。医院中，公立医院 13069 个，民营医院 14518 个。具体数据见表 1－1－1。

表 1－1－1　全国医疗卫生机构及床位数

	机构数		床位数	
	2014 年	2015 年	2014 年	2015 年
总计	981432	983528	6601214	7015220
医院	25860	27587	4961161	5330580
公立医院	13314	13069	4125715	4296401
民营医院	12546	14518	835446	1034179
三级医院	1954	2123	1878267	2047819
二级医院	6580	7494	2053896	2196748
一级医院	7009	8757	387207	481876
基层医疗卫生机构	917335	920770	1381197	1413845
社区卫生服务中心	34238	34321	195913	100979
乡镇卫生院	36902	36817	1167245	1196122
村卫生室	645470	640536	–	–
诊所和医务室	18100	195290	–	–
专业公共卫生机构	35029	31927	223033	236342
疾病预防控制中心	3490	3478	–	–
专科疾病防治机构	1242	1234	37618	40349
妇幼保健机构	3098	3478	184815	195352
卫生计生监督机构	2975	2986	–	–
其他机构	3208	3244	35823	34453

医院按等级分：三级医院2123个（其中，三级甲等医院1236个），二级医院7494个，一级医院8757个，未定级医院9213个。

医院按床位数分：100张床位以下医院16542个，100～199张医院4073个，200～499张医院3912个，500～799张医院1568个，800张及以上医院1492个。

基层医疗卫生机构中，社区卫生服务中心（站）34321个，乡镇卫生院36817个，诊所和医务室195290个，村卫生室640536个。政府办基层医疗卫生机构117503个。

专业公共卫生机构中，疾病预防控制中心3478个，其中，省级31个、市（地）级409个、县（区、县级市）级2803个。卫生计生监督机构2986个，其中，省级31个、市（地）级387个、县（区、县级市）级2505个，另有6个疾病预防控制中心承担卫生监督职责。

（2）卫生人员

卫生人员：指在医院、基层医疗卫生机构、专业公共卫生机构及其他医疗卫生机构工作的职工，包括卫生技术人员、乡村医生和卫生员、其他技术人员、管理人员和工勤人员。一律按支付年底工资的在岗职工统计，包括各类聘任人员（含合同工）及返聘本单位半年以上人员，不包括临时工、离退休人员、退职人员、离开本单位仍保留劳动关系人员、本单位返聘和临聘不足半年人员。

卫生技术人员：包括执业医师、执业助理医师、注册护士、药师（士）、检验技师（士）、影像技师（士）、卫生监督员和见习医（药、护、技）师（士）等卫生专业人员，不包括从事管理工作的卫生技术人员（如院长、副院长、党委书记等）。

工勤技能人员：指承担技能操作和维护、后勤保障服务等职责的工作人员，主要分为技术工和普通工。技术工包括护理员（工）、药剂员（工）、检验员、收费员、挂号员等，但不包括实验员、技术员、研究实习员（计入其他技术人员），也不包括经济员、会计员和统计员等（计入管理人员）。

2015年末，全国卫生人员总数达1069.4万人，比上年增加46.0万人（增长4.5%）。其中卫生技术人员800.8万人，乡村医生和卫生员103.2万人，其他技术人员40.0万人，管理人员47.3万人，工勤技能人员78.2万人。

卫生技术人员中，执业（助理）医师303.9万人，注册护士324.1万人。与上年比较，卫生技术人员增加41.8万人（增长5.5%）。（表1－1－2、图1－1－1）

表1－1－2　全国卫生人员数

	2014年	2015年
卫生人员总数（万人）	1023.4	1069.4
卫生技术人员（万人）	759.0	800.8
执业（助理）医师（万人）	289.3	303.9

续表

	2014 年	2015 年
执业医师（万人）	237.5	250.8
注册护士（万人）	300.4	324.1
药师（士）（万人）	41.0	42.3
技师（士）（万人）	40.7	42.9
乡村医生和卫生员（万人）	105.8	103.2
其他技术人员（万人）	38.0	40.0
管理人员（万人）	45.1	47.3
工勤技能人员（万人）	75.5	78.2
每千人执业（助理）医师（人）	2.12	2.21
每万人全科医生（人）	1.26	1.38
每千人注册护士（人）	2.20	2.36
每万人口公共卫生人员（人）	6.41	6.39

注：卫生人员和卫生技术人员包括公务员中取得“卫生监督员证书”的证书。

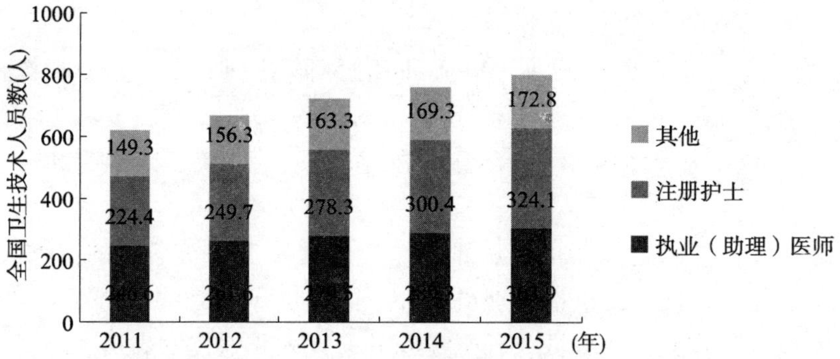

图 1－1－1　全国卫生技术人员数

2015 年末卫生人员机构分布：医院 613.3 万人（占 57.3%），基层医疗卫生机构 360.3 万人（占 33.7%），专业公共卫生机构 87.7 万人（占 8.2%）。与上年比较，3 类机构卫生人员有所增加（表 1－1－3）。

表 1－1－3　全国各类医疗卫生机构人员数（万人）

	人员数		卫生技术人员	
	2014 年	2015 年	2014 年	2015 年
总计	1023.4	1069.4	759.0	800.8
医院	574.2	613.3	474.2	507.1
公立医院	488.2	510.2	408.0	427.7

续表

	人员数		卫生技术人员	
	2014 年	2015 年	2014 年	2015 年
民营医院	86.0	103.1	66.1	79.4
基层医疗卫生机构	353.7	360.3	217.7	225.8
社区卫生服务中心（站）	48.9	50.5	41.8	43.1
乡镇卫生院	124.7	127.8	105.3	107.9
专业公共卫生机构	87.5	87.7	63.2	63.9
疾病预防控制中心	19.2	19.1	14.2	14.2
卫生监督机构	7.2	7.1	6.0	5.8
其他机构	8.1	8.1	4.0	3.9

（3）医院分级标准　医院按照其功能和任务的不同划分为一级、二级、三级。

①一级医院　住院床位总数为 20 ~ 99 张。科室设置需要有临床科室和医疗技术科室，临床科室至少需配备急诊科、内科、外科、妇（产）科、预防保健科等；医疗技术科室至少需要配备药房、化验室、X 线室消毒供应室等。每张床位至少配备 0.7 名卫生技术人员，至少有 3 名医师、5 名护士和相应的药剂、检验、放射等卫生技术人员。同时需要至少 1 名具有主治医师以上职称的医生。

②二级综合医院　住院床位总数为 100 ~ 499 张。科室设置需要有临床科室和医疗技术科室，临床科室至少需配备急诊科、内科、外科、妇（产）科、预防保健科、儿科、眼科、耳鼻喉科、口腔科、皮肤科、传染科、麻醉科等。其中眼科、耳鼻喉科、口腔科可以合并建科，皮肤科可以并入内科或外科，附近已有传染病医院的，可根据相关规定不设置传染科；医疗技术科室至少需要配备药剂科、检验科、放射科、手术室、病理科、血库、理疗科、消毒供应室、病案室等。每张床位至少需配备 0.88 名卫生技术人员，配备 0.4 名护士，同时至少有 3 名具有副主任医师以上职称的医师，且各专业科室至少有 1 名具有主治医师以上职称的医师。

③三级综合医院　住院总床位数在 500 张以上。科室设置需要有临床科室和医疗技术科室，临床科室至少需配备急诊科、内科、外科、妇（产）科、预防保健科、儿科、眼科、耳鼻喉科、口腔科、皮肤科、传染科、麻醉科、中医科、康复科等等；医技科室至少需要配备药剂科、检验科、放射科、手术室、病理科、输血科、理疗科、消毒供应室、病案室、核医学科、理疗科、消毒供应室、营养部和相应的临床功能检查室等。每张床位至少配备 1.03 名卫生技术人员以及 0.4 名护士，各专业科室的主任应具有副主任医师以上的职称，临床营养师不少于两人，同时工程技术人员（技师、助理工程师及以上人员）占卫生技术人员总数比例不得低于 1%。

2. 药店　药店作为药品零售的重要终端环节之一，在保护人民群众的身心健康中发挥着重要作用，药品零售产业也成为社会经济领域中重要产业之一。《中华人民共和国药品管理法实施条例》中药品零售企业（pharmaceutical retail enterprises）是“将购进的药品直接销售给消费者的药品经营企业。”《中华人民共和国药品管理法实施条例》中将药品经营企业定义为“经营药品的专营企业或者兼营企业。”

（1）*药店总体规模与发展特点* 近年来，我国药店的数量保持增长。据国家食品药品监督管理总局统计（截至2015年11月底），全国共有连锁药店4981家，零售单体药店24.32万家，零售药店门店总数为44.81万家。我国医药零售行业市场发展速度放缓，2015年药店数量较2013年增长仅为3.6%，且增长率逐年在下降。（图1－1－2）

随着国民健康意识的逐步提高，药品零售市场成为颇具潜力的市场。近年，我国药品零售市场的销售规模增长非常迅速，药品零售总额每年的同比增幅都突破了10%（图1－1－3）。这对于重要的药品零售终端的药店而言，无疑是发展的大好时机。

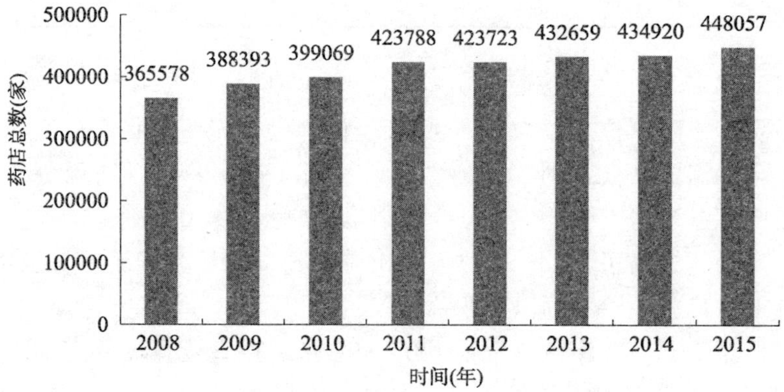

图1－1－2　2008～2015年我国药店的数量变化图

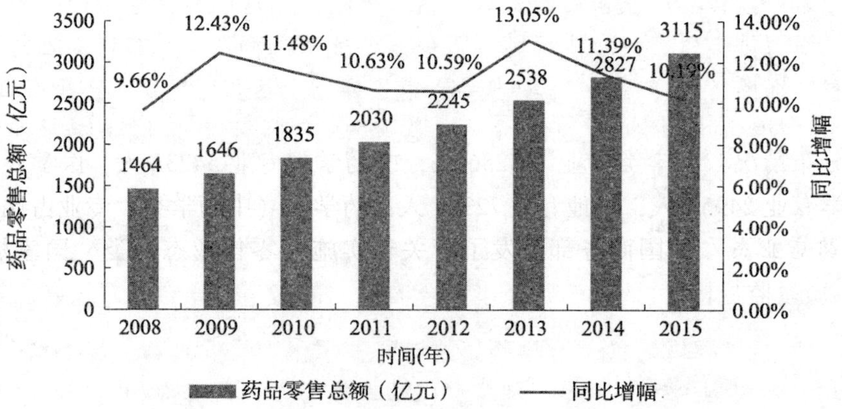

图1－1－3　2008～2015年我国药品零售总额和同比增长图

药店集中化程度呈现提升趋势，这几年连锁药店的数量不断增加，其增速呈现不断上升趋势（图1－1－4）。但是相对来说，药店的集中化与连锁化较低，市场集中度呈现偏低态势，2015年药品企业连锁化率为45.7%（美国药店连锁率为75%）。

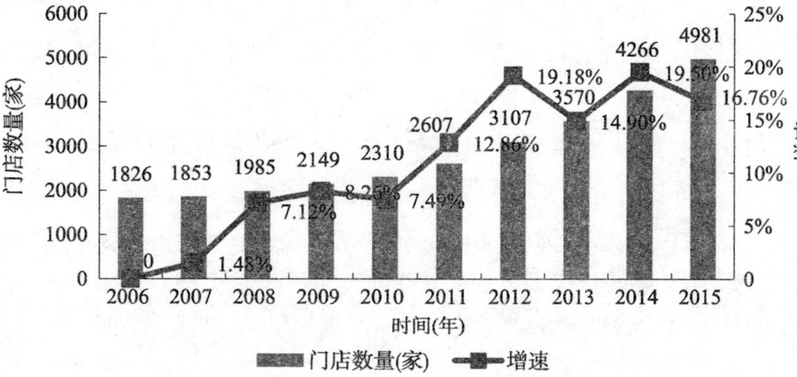

图 1-1-4　2006～2015 年连锁药店总数统计以及连锁率

（2）执业药师队伍现状　执业药师是保证药品以及药学服务质量，保障公众的用药安全、有效和人民身体健康不可或缺的药学技术力量。职业药师制度和其队伍的发展将会影响我国医药卫生事业的发展。

据国家食品药品监督管理总局官网显示，截至 2016 年 12 月 31 日，全国执业药师注册人数为 342109 人，较 2015 年增加 84476 人。在社会药店和医疗机构中注册的执业药师有 303329 名，平均每万人口执业药师人数为 2.2 人。注册人数前十位的省份：广东、山东、河南、江苏、浙江、河北、辽宁、四川、安徽、湖南。每万人口执业药师人数前十位的省（市）：辽宁、天津、吉林、浙江、广东、海南、北京、重庆、陕西、河北。

执业药师按地域分布情况：东部地区 154017 人，中部地区 79884 人，西部地区 73218 人，东北地区 34990 人，分别占注册总数 45.0%、23.4%、21.4%、10.2%。社会药店的执业药师 298016 人，占注册总数的 87.1%；药品批发企业 35434 人；药品生产企业、医疗机构分别为 3346 人、5313 人；执业药师学历分布情况：研究生 6644 人，本科 100514 人，大专 122711 人，中专 112240 人，本科及以上学历占比 31.3%。执业药师专业分布情况：药学类专业 125256 人，中药学类专业 54232 人，医学专业 65319 人，中医学专业 24958 人，其他专业 72344 人；药学类（中药学类）专业占比 52.5%。

（3）药店业态　我国商务部下发了“关于实施《零售业态分类》国家标准的通知”。国家质量监督检验检疫总局、国家标准化管理委员会已联合颁布国家标准《零售业态分类》。此标准在原国家标准《零售业态分类》基础上修订完成，于 2004 年 10 月 1 日起开始实施。该标准按照零售店铺的结构特点，根据其经营方式、商品结构、服务功能，以及选址、商圈、规模、店堂设施、目标顾客和有无固定营业场所等因素将零售业分为食杂店、便利店、折扣店、超市、大型超市、仓储式会员店、百货店、专业店、专卖店、家居建材商店、购物中心（社区、市区、城郊）、工厂直销中心、电视购物、邮购、网上商店、自助售货亭、电话购物等 17 种业态，并规定了相应的条件。

业态划分的标准主要是“不同要素组合”。“要素组合”是划分业态的主要标准，联邦德国尼尔廷大学的莱辛米勒教授的观点是从人工、场地、器材设备、商品、资本等五个要素及其组合的角度进行分类。根据此标准分析药品零售要素，药品零售要素主要包括药品的采购与销售、产品线宽度与长度、选址、规模、目标顾客、药品结构、店铺设施、经营方式、药学服务等。依据对药品零售业态划分的要素，我国药品零售业大致可划分为社区药店、大型综合药店、开架销售药店、药诊店、网上药店等主要业态。

①大型综合药店（健康超市）　大型综合药店（健康超市）是指在一个大的商店里，以销售药品和关联性比较大的食品、生活用品为主，根据不同药品功能主治设销售区，开展进货、管理、运营，满足顾客对多样化选择需求的零售业态。其特点如下：选址在城市繁华区，交通要道；采取处方药柜台销售与 OTC 自选（开架）相结合方式；经营规模大，一般在 1000m^2 以上；药店设施现代，店堂典雅、明快；采取定价销售，可以退货；经营品种多元化，服务功能齐全。

②社区药店　社区药店指选址靠近居民区，满足居民日常用药需求的药品零售业态。其特点如下：选址在社区附近；以本社区居民为销售对象，居民一般步行 5～10 分钟可达到；药品营业面积在 100m^2 左右，以柜台销售为主；药品构成以购买频率高的日常用药为主，品规一般 1000 个左右；营业时间比较长。

③开架销售药店　开架销售药店是以满足顾客便利性为需求目的的药品零售业态。其特点如下：选址在车站、医院、机关、团体、娱乐场所、企业事业单位所在地；80% 的顾客为有目的的购买；药店营业面积不是很大，但利用率高；商品结构中，主要销售药品，另外销售速成食品、饮料、小百货等商品。商品具有实用性、应急性、小容量等特点；处方药柜台销售，OTC 和其他商品以开架自选为主，结算在收款机统一进行。

④药诊店　药诊店是指以经营药品为主，并且有丰富专业知识的销售人员和适当的诊疗服务，满足消费者对药品需求的零售业态。其特点如下：选址多样化，多数药店设在商业区或比较繁华的道路上；营业面积根据企业营业特点而定；药品结构体现专业性、深度性，有健康顾问，提供咨询；经营以某几类疾病相关药品为主要品种，具有品牌特色，品种丰富，选择余地大；从业人员需要具备丰富的药学专业知识。

⑤网上药店　互联网是一种全球信息高速公路，表现为独立、相互合作的真正网络系统。从药店的角度看，网络可以有一种或多种作用，从提高企业形象到获取销售额等，选择的目的取决于其目的和关注的焦点。

总体来说，互联网服务企业有三类，其所持有的互联网药品交易服务资格证书均有不同。互联网药品交易服务资格证书是由国家食品药品监督管理总局颁发给从事互联网药品交易服务的企业，分为 A 证、B 证、C 证三种。其中，拥有 A 证的企业只能做“药品生产企业、药品经营企业和医疗机构之间的第三方平台服务商”，不得向个人提供药品销售服务。拥有 B 证的企业可与其他企业进行药品交易。拥有 C 证的企业可向个人消费者提供自营非处方药品，即企业须拥有线下的零售药店。

据悉，2017 年国务院正式发文取消互联网药品交易 B 证、C 证审批，相信接下来相应医药电商平台的增加或将井喷，尤其是拥有 C 证的企业，也就是 B2C 服务，即连锁药店自建的网上药店可向个人消费者提供药品。但这并不意味着药品企业可以随意开设网上药店，必须是在具备“连锁药店”这一身份前提下，才拥有开设网上药店的资格。新《药品管理法》在审批与监管理念、方式等方面做出重大改变，包括逐步下放和取消药品 GMP 和 GSP 认证制度，将认证制度、药品企业准入标准以及日常生产经营行为的监管结合起来，减少审批监管步骤，加强日常监督检查力度等。其中最引人注意的新监管措施就是“飞行检查”（其他措施还包括约谈、警告函等）。也就是说，GSP 认证即便被取消，但药品监督管理部门可通过“飞行检查”这一把监管利器将日常监管更加严格，落实高标准，查得严，效果狠，威力大。

随着百姓生活水平的提高，其对药品安全的要求相应提升，这必然会对未来整个药品行业的监管提出了更高的要求。因此，我国政府对于药店的监督管理需要更加完善，切实保护百姓的购药权益。

网上药店的主要功能是药品零售和在线药学服务，是一种比较方便的销售和服务形式。消费者通过登录药店网页下订单，零售商即可在线下进行配送。其特点如下：需要获得专属网址、网上药店的资质以及雄厚的网络技术实力；潜在市场巨大、分散、相对容易获得，但交易和用药的安全性难以保证，配送及运输中的质量问题使企业及消费者都需要冒较大的风险；网上销售可以让人们随时访问网址，运营成本低，但目标顾客不多和企业的诚信问题亟待解决；消费者不需要外出就可以得到购买的药品，咨询服务便利、快捷。

二、古代药学发展

古代药学学科的发展，主要以本草学的发展为主，即我国的传统药物学。“本草”一词，沿用已有两千多年之久。究其含义，既是中药的总称，也指中国传统药物学或是记载传统药物学的专著，如《本草纲目》。研究我国古代药学学科发展史，也就是研究本草学的发展历史。

综观我国古代本草学发展历史，可以看出，它的发展轨迹基本上遵循着由简单到复杂，由低级到高级的规律发生发展，并与社会各个时期的政治、经济、科学、文化密切相关，是系统的、科学的实践经验的总结，是一个伟大的宝库。

（一）原始社会药物的萌芽

药物是人类在劳动生产中与疾病做斗争而萌芽的，是与物质生活联系在一起的，是凭着人类的本能，选择必需的物质来抑制各种疾病而产生的。人类最早发现的药物是植物药。原始人类在长期的采集和植物栽培过程中，逐渐认识、鉴别出哪种植物对人体有益，哪种植物对人体有害，逐渐积累了许多药物知识，并进而有意识地加以利用，治病之药由此而得。

《淮南子·修务训》记载："神农乃始教民播种五谷，……尝百草之滋味，水泉之甘苦，令民知所避就，当此时，一日而遇七十毒。"《史记·补三皇本纪》有"神农氏以赭鞭鞭草木，始尝百草，始有医药"。神农教会百姓尝药，用神鞭打百草使其显示药性，被中华民族尊为药祖。上述记载形象生动地概括了人们认识药物的实践过程。诚然，这里所说的"神农氏"其实并不是某一个具体人物，而是广大劳动人民的统称，他们在长期与疾病做斗争的过程中，积累了丰富的药物知识并代代相传。可见，药物的起源是与人类的生产实践活动密不可分的。由于当时人们对自然界的认识有限，药物因为具有不同程度的毒性而被称为"毒药"，一直到周初，人们仍把有效药物称作"毒药"。

至渔猎时代，原始人在食用动物类食物的过程中，逐渐发现一些动物的肌肉、脂肪、血液、骨髓以及内脏的治疗作用，人们开始用动物药医治疾病。

而矿物药的使用是在原始社会末期，随着人类采矿和冶炼时代的到来，逐渐摸索总结出来的。

总之，药学就是在原始人类的生产生活实践中，不断积累而逐渐萌芽、发展。

（二）夏商周及春秋时期的药学

奴隶社会以后，人类在长期的生产和医疗实践中，逐渐积累了丰富的药物知识。早期的药物学知识基本依赖于口头相传，直到商朝文字出现以后，人们开始把对药物采集、产地、性状及功用等方面的认识用文字记录下来。这样做，既有利于传统药物知识的积累和传承，也为后世学习研究我国古代药物发展状况提供了宝贵的历史资料。如商代甲骨文中未见药物知识方面的明确记载，这与商人治病之道是祭祖先求巫术而不求药有关。在先秦文献《周礼》《诗经》和《山海经》等中则有不少有关药物的资料。

同时，在这一时期也出现了诸多的药学分支学科，对促进医药发展的科学性和对战国至秦汉时期医学理论体系的初步形成，都具有十分重要的意义。

1. 最早出现的药学分支学科——生药学 从《诗经》《山海经》等早期文献所记载的药物来看，商以前，人们习惯用单味生药，且用重剂。如《尚书·说命》记载："若药弗瞑眩，厥疾弗瘳"，即用药以后，如果达不到头晕眼暗的程度，病是治不好的。由此可见，生药学应该是最早出现的药学分支学科。

2. 方剂学开始萌芽 到了商代，由于药物品种的增多和对疾病认识的加深，人们有可能根据不同病情，选择多种药物配成复方，经煎煮后应用于临床。这样便由生药转向熟药，由单味药转向复方药，不仅服用方便，药效容易发挥，且可减弱药物的不良反应，方剂学由此诞生。

3. 最早的药物制剂——汤剂 进入奴隶社会以后，手工业逐渐发达，陶器、青铜器等工具普遍投入使用，为汤剂的创制提供了条件。相传商代"伊尹"既精烹调，又通医学，创制了汤液。《史记·殷本纪》内有："伊尹……以滋味说汤"的记载。晋初皇甫谧《黄帝针灸甲乙经·序》称："伊尹以亚圣之才撰用《神农本草》，以为汤液。"

《资治通鉴》更称许伊尹："闵生民之疾苦，作汤液本草，明寒热温凉之性，酸苦辛甘咸淡之味，轻清浊重阴阳升降走十二经络表里之宜。"上述著作认为：伊尹精烹调、通医道，能够把加工食物的经验，应用于加工药物，创制汤液（即汤剂）。

实际上，汤液的创制发明，绝非是伊尹一个人，也非一个时期。汤液的发明，是无数先民通过千百年的生活实践，从采药、用药和烹调中长期积累经验的结果。而汤液的发明，是世界医药发展史上的一次跃进，标志着药剂学的诞生，是药学史上一项重要的发明。

4. 原始药理学科出现　这一时期药物知识日渐丰富，人们对某些药物的性能和不良反应已有所了解，对多种毒药有了认识，如乌头、莽草、芫花、矾石等，并且对选择、采集、储藏药物的时节和用药经验也相当重视。原始药理学亦开始萌芽。

（三）战国、秦汉及三国时期的药学

从战国到三国时期，医药学有了全面的发展。无论是基础理论，还是临证用药，均有了很大进步。战国时著名医生扁鹊首创四诊：切脉、望色、听声、写形；也主张用药，尤其强调用药要及时，不要等病人身体瘦弱时再用。同一时期的著名医学著作《黄帝内经》中，也系统论述了疾病预防和养生保健学说。表明当时的人们已经开始注重预防疾病和养生保健。这些都标志着我国医药学已经发展到了一个比较成熟的阶段。

1. 方剂学的空前发展与提高　这一时期，方剂学研究飞速发展。《史记·扁鹊仓公列传》中即有"越人（既扁鹊）为之方也"。战国时期医方并不多，操于医家或巫祝、方士之手，秘密传授，称为"禁方"。如扁鹊传长桑君禁方，以后仓公（淳于意）传公孙阳庆禁方等。而《黄帝内经》所载医方中，已经对半夏汤的配伍、煎法和服法提出了明确的要求，并已提及君臣佐使和"七方"（大、小、缓、急、奇、偶、复）的组方原则；《五十二病方》中，每类疾病少则附方1～2个，多则附20余方，现存医方总数283个；《治百病方》中也记载很多方剂，一个方剂少则2～3味药物，多则可达15味，可见当时已能较好地掌握复方的运用；《神农本草经》论述了君臣佐使等组方原则，一直为后世医家所遵循。

到了东汉末年，张仲景所著《伤寒论》和《金匮要略》，总结了汉以前临证用药的经验，使方剂学取得了空前的发展和提高。该书共载方剂近400首（除去重复，两书实际收方269首），代表方有白虎汤、大青龙汤、肾气丸、酸枣仁汤、茵陈五苓散等，使用药物214种，基本上涵盖了临床各科的常用方剂，因此被誉为"方书之祖"。该书对后世方剂学的发展亦具有深远的影响。

2. 许多药物新剂型的创制与使用　药剂学方面，《五十二病方》中虽然存在汤剂、丸剂和散剂，但却只提到丸剂；丸剂的制法有以酒制丸、以油脂制丸、以醋制丸等。《黄帝内经》中记载有汤剂、膏剂、酒剂、丸剂、熨剂、敷剂等。《史记·扁鹊仓公列传》中有火齐汤、苦参汤等。《治百病方》中有汤、散、丸、膏、醴等不同剂型，并以酒、米汁、豆汁、酢浆等多种饮料作为引子，还用蜂蜜和动物脂肪作赋形剂，说明当

时的制剂技术已经达到相当可观的水平。《神农本草经》中还有用汞剂和砷剂治疗疾病的记载。

而药剂学发展的最新成就，则在张仲景的《伤寒论》和《金匮要略》中体现最充分。此二书中所创造的方剂剂型种类之多，更是远远超过以往的医学文献及竹简帛书中所载的内容。据初步统计，书中所载制剂大致有：汤剂、丸剂、散剂、酒剂、洗剂、浴剂、熏剂、滴耳剂、灌鼻剂、软膏剂、肛门栓剂等不同类型。以《金匮要略》“妇人杂病脉证并治第二十二篇”为例，除了记载常用的剂型外，还提到“红蓝花酒主之”；“蛇床子散方、温阴中坐药”；“阴中蚀疮烂者，狼牙汤洗之”。从这些不同剂型及其不同使用方法来看，也说明了治疗手段的不断丰富。这不仅是制剂学的巨大进步，也是临证医学不断得到发展和提高的标志之一。

3. 药理学研究进展 药理学研究方面，《黄帝内经》中对药物应用已经有了基本的理论基础，如以药物的气味规定其性质和作用部位，指出“五味”的作用，即“辛散、酸收、甘缓、苦坚、咸软”。还规定“五味”的作用部位，即酸入肝，辛入肺，苦入心，咸入肾，甘入脾；辛走气，咸走血，苦走骨，甘走肉，酸走筋等。这些至今仍为中医药理学的基础。

《神农本草经》较详细地记载了药物的性能、功效和主治，所载主治病证约 170 多种。该书所载药物的主治功效，大多是从临床实践中总结而来，如麻黄平喘、常山截疟、黄连止痢、瓜蒂催吐、黄芩清热、大黄通便等，已被后世临床实践和科学实验所验证，显示出不可磨灭的科学意义。

另从《五十二病方》中有关处方的主治可以看出，不少药物的适应证与后世医药文献和临床实践是相符的，如芒硝溶液有消毒、杀菌的作用；石韦、葵子有利尿的作用等。该书中还有关于配伍禁忌的记载，如“脉者”方中，有服药时勿食彘肉、鲜鱼的记载。

4. 药物炮制学研究进展 药物炮制（早期叫炮炙）就是把各种天然药物存在的药性刚烈或不易发挥药效的缺点，给予必要的加工，用人工的方法加以克服。我国的药物炮制起源很早，最古的药方《五十二病方》和《黄帝内经》等医药著作中都有关于药物炮制的论述。

《神农本草经》强调加工炮制药物必须遵循一定的法度，从配料到操作规整都有一定的讲究，均不可违背药性。《五十二病方》中对某些药物的炮制方法也有较详细的描述，还出现用水银治病的记载。《治百病方》中所记载的炮制药物数目达百种，较之《神农本草经》，数目更多；还具体记载了半夏、狼毒两种毒性药物的炮制法，与现今使用方法极为相似，表明这一时期人们已经认识到毒性药物炮制加工的重要性，并已达到一定的水平。

5. 药物化学的萌芽 古代劳动人民在冶炼金属的过程中，积累了丰富的化学知识和矿物药的使用知识。《神农本草经》中已经记载了相当丰富的化学知识，例如丹砂条记载“能化为汞”，表明当时已经认识到丹砂（硫化汞）加热后可分解为汞；曾青条记载“能化金铜”“石胆能化铁为铜”（曾青和石胆都为铜盐），表明当时已经发现铜盐中的铜离子能被铁置换而析出金属铜，虽不能说清楚原理，但从现象上却已有所认识。

炼丹术是由很早的采矿和冶金技术发展而来的一门技术，是药物化学的前身。目前世界化学史学家们一直认为炼丹术在公元2世纪出现于中国，是从后汉人魏伯阳开始的。他撰写了世界最早的一部炼丹著作——《周易参同契》。其中，已有记载关于汞和锡的炼制方法，并已知道氧化铅被还原为铅的氧化还原实验；还可以用几种不同的金属制成合金，是世界上最早的制药化学的记载。在二千多年前，我国劳动人民对化学能有这些认识是难能可贵的，值得全世界研究科学史的人们尊重。

6. 生药学研究进展　生药学方面，《神农本草经》论述了药物的性味和采集加工方法及药物的真伪新陈和质量优劣的鉴别。成书约于公元一二世纪的《桐君采药录》，是一部药用植物专书，书中对植物的根、茎、叶、花、石的形态颜色，花期，果期采药时月，药用部分等均有所介绍。

（四）两晋、隋唐至五代时期的药学

1. 方剂学研究进展　方剂学方面，东晋时期著名的医学家、道家葛洪所著《肘后救卒方》（又名《肘后备急方》）3卷，86篇，是一部简单实用的小型方书。书中针对内、外、妇、儿各科的常见病，选取了许多民间验方、单方，其药方有简、便、廉的优点。体现出葛洪讲求实用、方便贫苦百姓、为穷困病人着想的精神，值得世人赞许。

到南朝时，陶弘景将《肘后救卒方》加以整理，将原有的86篇改编为79篇，又增补了22篇，合成101篇，并将书名改为《肘后百一方》。

至唐代，药王孙思邈撰著《备急千金要方》（简称《千金要方》和《千金翼方》各30卷，汇集的医方6400余首，包括了中医各科以及解毒、急救、食治、按摩、脉学、针灸等内容。该书既有前代著名医家用方，又有各地民间百姓之验方。在继承前人成方、验方的基础上，他还有所创新。如对张仲景的羊肉汤方做了增补，变为四个方剂：羊肉汤、羊肉当归汤、羊肉杜仲汤、羊肉生地黄汤，不但扩大了治疗范围，而且大大提高了疗效。同时，注重吸收外来药物，如来自兄弟民族地区西州的续命汤、蛮夷酒、匈奴露宿丸；来自印度的耆婆丸、耆婆万病丸、耆婆汤、阿伽陀圆；来自波斯、大秦的悖散汤等。总之，孙思邈这两部方书，是集我国七世纪以前"方剂学"之大成，堪称我国现存最早的医学百科全书，对我国医药学的发展起了重大的推动作用。

唐代王焘所著《外台秘要》一书中，共收有6000余方，不仅包括古方古论，还收集了许多民间单方、验方，对保存丰富的医药资料、推广民间用药方面有很大贡献。在藏医药古典文献《月王药诊》中，记载了一千多种单药、方剂，归为寒性与热性两大类，并与临床的寒性病与热性病形成对治，大大丰富并促进了藏医药学的发展。

2. 药剂学研究进展　陶弘景《本草经集注》中对合药、分剂、汤酒、膏药、丸、散药的制作，提出了规程，称之为"法则"。对丸、散药合剂，强调要搅拌均匀，保证质量；需要用蜜的，先剪一下去其沫，等色微黄，制成丸药经久不坏；需要用蜡的，

化之以拌蜜中，然后和药，以保证丸药其固，保护其气味、药力。关于膏药，先用苦酒腌渍密封，到指定日期再煎，用布绞去渣滓；膏中如加雄黄、朱砂、麝香等药，需先捣成面，待膏煮绞完毕，加劲迅速搅拌；巴豆、杏仁、胡麻等，要熬黄，然后捣成膏。关于其他剂型，也都有详细的记述。

此外，孙思邈《千金要方》中提到的剂型也有很多，仅就“少小婴儒篇”所用的剂型就有煎汤、酒、散、蜜丸、蜜膏、油膏等。另外，《月王药诊》中对散剂、膏剂、汤剂、泻下剂、催吐剂、舒脉剂、酥油药剂等十余种剂型也作了记述。

3. 药理学研究进展 两晋至五代时期，通过广大人民和医家的共同努力，许多药物的疗效得到了进一步的肯定，又发现了多种对某些特定疾病有特殊疗效的新药物，拓展了药理学的研究范围与成果。如发现常山、蜀漆能治疟疾；粳米治疗脚气；海藻、昆布能治疗瘿（甲状腺肿大）；动物肝脏可治愈青盲和雀盲；胎盘补益治虚劳；砷剂治疗牙齿疾病等。

4. 药物炮制学研究进展 最初的、简单的炮炙，还没有总结和概括为炮制理论。汉代以后，通过长期实践，中药的炮制方法不断完善，经验也不断积累。

刘宋时期，出现了我国也是世界上最早的制药专书——《雷公炮炙论》。作者雷敩，南北朝刘宋时药学家，在总结南北朝及其以前的药物炮制经验基础上编写而成。原书3卷，载药300种，论述了药物的性味、炮炙、熬煮、修治等理论和方法。书中的若干制药方法和选药要求，至今仍对药业人员产生实际影响。书中所记载的炮炙方法，如蒸、煮、炒、炮、煅、浸（包括酒浸和醋浸）、飞等，经过现代科学证明，大都是正确的。后世的药物学著作中，关于药物修治、制药、炮制等方法，无不是以该书为准则的。可惜原书已经亡佚，但书中内容散见于后世本草文献，如《证类本草》和《本草纲目》等中。

5. 炼丹术（药物化学）研究进展 魏晋南北朝时期，炼丹风气盛行，其中最著名的炼丹家当属葛洪。他在继承前人炼丹理论和经验基础上，编写而成炼丹著作《抱朴子》，包括内篇20卷，外篇50卷，其中包括金丹、仙药、黄白等部分。“金丹篇”是以讨论无机物质炼出的所谓“仙丹”为主；“仙药篇”则以讨论“五芝”的延年益寿为主；“黄白篇”则主要讨论炼制黄金白银的技术。葛洪继承和发扬了前人的炼丹经验，而且把炼丹的理论系统化、方法具体化，一方面扩大了药物的应用范围，另一方面也促进了制药化学的发展。

南朝陶弘景也擅长炼丹，他曾用朱砂、曾青、雄黄等炼出“色如霜雪”的“飞丹”，又把一些炼丹经验记录下来，著成《合丹法式》《集金丹黄白药方》等炼丹著作。

唐代时，炼丹术又有所发展，无论是用于炼丹药物的种类和数量，还是对化学反应的认识和总结都较以前丰富许多。唐代炼丹术的主要成就之一，是通过实践炼制一些可供医疗上应用的药物，如轻粉、升汞、红升丹、白降丹等。《新修本草》记载有一种用白锡、银箔和水银合制而成的“银膏”，类似现代牙科用的填充剂。孙思邈兼通炼丹术，他所著的《备急千金要方》中也有许多关于炼丹的内容，如“飞水银霜法”，即制取甘汞（氯化亚汞）法，并且他还著有《丹房诀要》，专门讨论炼丹术。

以上炼丹著作不仅扩大了矿物药的应用范围，还提供了丰富的资料，对后来药物化学的发展有极其深远的影响，其中葛洪被誉为制药化学先驱者，英国自然科学史专家李约瑟曾提出“医药化学源于中国”的论述。

（五）宋、辽、金、元时期的药学

宋、辽、金、元时期，是中国医药学的一个重要发展阶段，在医药教育、医药理论、临证各科，乃至本草、局方等方面，都有突出的成就。

1. 方剂学的研究进展　宋代政府自太宗开始就很注意药方的收集和研究，翰林医官王怀隐等人在广泛搜集民间效方的基础上，汲取宋代以前各种防暑的有关内容，于公元992年编成《太平圣惠方》百卷，1670门，16834个验方，每门均先引《诸病源候论》的理论为总论，然后列举方药，是一部具有理、法、方、药的完整体系的医书，内容极为丰富。公元1046年，经何希彭选出6000余首，辑为《圣惠选方》60卷，作为标准医方颁发各地，应用了数百年。

《圣济总录》是在《太平圣惠方》的基础上，广泛征集当时的民间验方，并结合内府所藏秘方，由政府召集全国名医加以整理而成。历时八年（1111～1117年），于公元1117年编成。全书共200卷，按病分门，据经立论，随论附方，共分71门，收载药方近2万个。该书在理论和实践上均较丰富，文字优美，叙述简要，可以说是集历代治疗学之大成，故深受后世医药界重视。

元丰年间，太医局将卖药所使用的配方加上从各地征集来的验方，进行整理成册，于1080年正式刊行《太医局方》。至大观年间，朝廷命陈师文、陈承等在原《太医局方》基础上，结合各地常用有效方剂，加以增补修订，编成《和剂局方》5卷，凡21门，录方共297首。每首方剂下，对其主治症候、药物组成、单味药炮制、成药制作方法、服法、用量、禁忌等各项均有具体规定。所载方剂均为可供大量生产和销售的丸散膏丹等成药。公元1151年，卖药所改名惠民局后，《和剂局方》经过许洪校订之后改名《太平惠民和剂局方》，颁行全国。此后又经过多次修订，内容扩充为10卷，14门，录方共788首。

《局方》自宋代开始至金元时期，一直为各级政府在药品加工上必须遵守的法定规范，具有药典的法令性质及其基本特征和职能。与《新修本草》相比，《局方》更具有法律上的约束力。

此外，还有贾黄中等于981年编纂而成的医方书《普济方》，沈括于熙宁八年（1075年）编纂的《苏沈良方》，张锐编纂的《鸡峰普济方》，王兖编纂的《博济方》，许叔微编纂的《普济本事方》，严用和编纂的《济生方》等方书，对以后方剂学和药物学发展产生重要的影响。

金元许多医家对方剂学的发展都有重要的贡献。如金代成无已曾著《伤寒论方》1卷，20篇，为方论之始，系统阐述了方剂学的理论原则，对后世方剂理论研究具有积极的作用。刘完素著《宣明论方》（1172 年）共 15 卷，分 17 门，每门各有总论，辅以治方，著名的“防风通圣散”“双解散”等即为刘氏所首创。张从正著《儒门事亲》，其中附有《经验方》2 卷，《秘录奇方》2 卷。其他，如杨用道撰《附广肘后方》8 卷，元好问辑《元氏集验方》，朱震亨撰《局方发挥》等。

总之，这一时期，不仅医方数量空前之多，而且方剂理论也日益丰富。宋金元医家撰著的大批方书，或存或佚，但在历史上都对医学的发展和满足当时临证需要起到重要作用。

2. 药剂学的研究进展 这一时期，在制剂理论和技术方面，有了很大的进步，出现了药物制作的职能部门——药肆和作坊。宋朝政府颁布的《和剂局方》为药剂生产提供了规范，所收载方 295 首（法制熟艾等项除外）中，有丸剂（圆）136 首，散剂 70 首，丹剂 28 首，膏剂、锭剂、饮子、饼子等 11 首，此外尚有汤剂 50 首。《本草集议》有“猪胆合为牛黄”的记载，可以推知当时已有人工牛黄。北宋已有“升华法”制取龙脑的记载。丸剂在技术和理论上都有了新发展，创造了湖丸、水泛丸和化学丸剂。阿拉伯传入的金银箔丸衣等方法促进了多种丸衣的发展，如朱砂衣、青黛衣、矾红衣、麝香衣等。宋代，人们已普遍使用蒸馏器进行抽汞、取露、蒸酒，说明宋代已经掌握了露剂的制法。

3. 药理学的研究进展 寇宗奭《本草衍义》也重视药理研究与阐发。他不仅指出了一些前人记载药理药性方面的错误，还根据自己的经验，补充了对药物功用和性味的认识，他还主张正确认识和使用人工冶炼的化学药品，极力反对炼丹家的迷信说法，指出滥用人工冶炼化学药品以求长生不老的严重错误。

金元医家在药理研究上则颇有创建。张元素的《珍珠囊》是金元时期的本草名著，该书虽只讨论了 113 种药物，但内容丰富，辨药性之气味、阴阳、厚薄、升降、沉浮等随证用药，特别是药物归经学说和脏腑标本用药式的讨论，为后世所遵循。之后，李杲撰写的《用药法象》、王好古撰写的《汤液本草》、朱震亨撰写的《本草衍义拾遗》，都对法象药理、各病主治药、用药等做了系统的论述。

4. 药物炮制学的研究进展 宋金元在炮炙方法上基于前人的基础，取得较大的进步，使得过去为了减少不良反应而进行的“炮炙”，一变而成制成药品的“炮制”，炮制的目的已开始从减少不良反应而进入增加和改变疗效的崭新阶段。

《证类本草》收载了《雷公炮炙论》中的药品 300 多种，并收载了《本草经集注》中的“合药分剂料理法则”，为后世保留了炮制学的原始文献，不致因原书散佚而失传。

《苏沈良方》收集了当时许多行之有效的炮制方法。如煨制有湿纸煨、面裹煨、煅制、泥裹烧通赤、炮醋制、酒制、姜汁制、蜜制、碳制、微火炒、纸包炒、麸炒、黑豆蒸、水飞等。

《和剂局方》中的炮制方法比《雷公炮炙论》进步许多，且书中用专章讨论了炮制技术，选择了当时通用的方剂和炮制方法，又经政府颁行，所以对后世药物炮制学的发展影响很大。书中收载了 185 种中药饮片的炮制标准，并指出药材如炮制不当，将会直接影响到临床疗效。自此，中药饮片的炮制法被列为法定的制药规范。直到现在，很多的中药炮制方法，特别是配制成药所用的方法，很多都是以《和剂局方》为依据的。

寇宗奭《本草衍义》中，对炮制的理论和实践也有所发挥。如“厚朴有油味苦，不以姜制则棘人喉舌”。金元四大家之一的李杲在炮制理论上也有所发挥，如他在《用药法象》中说：“黄芩、黄柏、知母，病在头面及手稍皮肤者，需用酒炒之，借酒力以上腾也。咽之下，脐之上，需酒洗之。在下生用……”，又说：“大凡生升熟降，大黄需煨，恐寒则损胃气，乃至川乌、附子，须炮以制毒也。”

附子的炮制，最早是采用高温“炮”法来处理，至宋才开始用水浸漂和煮制等法。半夏的炮制方法很多，最早用“汤洗”“水煮”等法，宋代开始用加辅料的白矾浸渍法，实验证明，白矾确实能消除生半夏的毒性。由于宋代成药盛行，丸散膏丹中的药料都需要粉碎成粉末，所以粉碎技术也成了当时的炮制方法之一。为了保存药品，必须进行干燥，于是出现了“烘”“焙”等炮制方法，如焙水蛭、烘菊花等，已在当时文献中记载。

此外，元代齐德之所著《外科精义》，介绍了360种药品的炮制方法。从药物炮制方法记载之多和理论时间上的重大改进发展来看，此时的中药炮制可谓达到了历史上的兴盛时期。

5. 炼丹术（药物化学）的研究进展　至宋代以后，炼丹术逐渐走入下坡路，不仅被怀疑，而且遭到很多科学家、医药学家的反对。如宋代沈括就提出对炼丹术“不可不戒”；元代朱震亨曾著《局方发挥》，批评宋元时期好用矿物药硫黄、水银、金银等治脑卒中（中风）的风气，指出这是受炼丹思想的影响，是一种容易引起中毒、弊多益少的方法。随着我国唯物主义哲学和自然科学的发展，自16世纪以后，炼丹术逐渐趋于衰落。

6. 生药学的研究进展　在生药鉴别方面，自《神农本草经》以来的各种本草著作中都有所论述，但未见专著。直到北宋时期，寇宗奭著《本草衍义》，用调查和实验的方法，辨析药物的来源、生态和真伪优劣，据实得出结论，对临床用药有很大帮助。如“常山蜀漆根也，如鸡骨者佳。”“葶苈用子，子之味有甜苦两等其形则一也，经既言味辛苦，既甜者不复入药也。”他又提供了许多辨识药物特征的知识，纠正了前人记载的一些错误。他这种根据文献，参考事实，究其情理，援引辨证，实地验证，独立阐发自己见解的精神受到后世医家的推崇。

（六）明清（至鸦片战争）时期的药学

明代医药学的进步超过了以往的任何时代。明代对于药学的研究，投入的人力和时间是相当可观的，其规模也是空前巨大的，在深度和广度上，都有了很大的提高和发展。明代时期的药学事业在我国医药史上是一个蓬勃发展的重要历史阶段。

1. 方剂学的研究进展　明清时期的方剂学，继续有较大的发展，既表现为方剂学著作数量之众多和内容之丰富；同时也表现为对理、法、方、药研究和论述的提高。主要成就如下。

《周府袖珍方》亦称《袖珍方大全》《袖珍方》，于公元1392年明太祖第五子周定王朱橚收集验方，命太医院周府良医李恒编撰。李恒博览医药典籍，精选良方，编为4卷，81门，方3077个。到永乐十一年（1413年），复令良医等再校正，刊行于世。此著作对明代方剂学的发展做出了重要贡献。

《普济方》，公元1406年，亦由周定王朱橚主持，教授滕硕、长史刘醇等人执笔汇编而成，是我国古代最大的一部方书。分为1960论，2175类，收方61739首。书中各种病证，有论有方，除记载药物和针灸治疗方法外，还介绍了按摩、导引、气功治疗等经验。该书搜罗广泛、资料丰富，不仅在中医方剂史上有着重要价值，同时对保存古代医药文献也颇有贡献。

《奇效良方》，全名为《太医院经验奇效良方大全》，由明代太医院使董宿编辑，并经太医院判方贤继续补充而编成。书中依症候分门，还有则依病因、疾病部位、治疗方法而分门，共64门，载方7000余首。此书因系太医院的院使、院判等所编，资料较为丰富，对保存宋、金、元三代至明清的方剂有重要价值，同时也有助于了解当时的用药经验。

此外，还有清代黄元御著《长沙药解》4卷，沈金鳌著《要药分剂》10卷，明张时彻辑《摄生众妙方》、明施沛编《祖剂》、汪昂编著《医方集解》、吴仪洛编著《成方切用》、徐大椿所著《伤寒类方》等。清代以前的本草学著作，“成方”均附于“本草”之后。到了清代，由于方剂学的发展和科学性的增强、疗效的提高，方剂学在药学著作中的地位也发生了巨大的变化，出现了单独以“方剂”作为分门别类依据的药学著作。如清代黄元御曾著《长沙药解》，以药名药性为纲，以某方用药为目，说明因病治疗。即以成方为基础，分述药物的纲目。清代沈金鳌所著《要药分剂》，也是以方剂为据，组合药物。这些都表明清代方剂学的发展已经达到相当完善的水平。

2. 药物炮制学的研究进展 值得一提的是缪希雍所著的《炮制大法》，该书以简明文字论述了400余种药物的炮制方法，并述及药物产地、采药时节、药质鉴别、用于炮制的材料、药物炮制后的性质变化等。还简述药物配伍应用时的相须、相畏关系。是自《雷公炮炙论》之后又一部在炮制学方面对后世影响较大的著作。而《本草纲目》的编撰，是以《经史证类备急本草》为蓝本，对每种药材都详细研究了性味、产地、形态、采集方法、生药鉴定、炮制过程、药理研究、方剂配合等，极大地促进了药学各个学科的发展。另一部药物炮制著作《雷公炮炙药性解》，由李中梓编撰，着重论述药物的性味，对药物的炮制、功效及用法论述也较详尽。

3. 药物化学的研究进展 明代陈嘉谟所著《本草蒙筌》中卷四“五倍子”项下载有“百药煎”的制备方法。“百药煎”即化学药物没食子酸，是一种有机酸。在李时珍《本草纲目》中也有三种制备“百药煎”的方法。这比瑞典药学家舍勒氏制备没食子酸的记载早了二百多年。

明清西方医药开始传入中国。早期传教士中，德国人熊三拔 1606 年来华，著有《泰西水法》一书，其中涉及消化排泄等生理知识、温泉疗法以及药露蒸馏法，为西药制造法传入我国的开始。此外，艾儒略 1613 年来华，著有《西方问答》一书，里面也载有制药露法。自此，西方医生用药露治病之法介绍至我国。药露有苏合油、丁香油、檀香油、桂花油、冰片油等。

三、近代药学发展

鸦片战争是使我国沦为半殖民地半封建社会的罪魁祸首，也是我国人民反侵略反封建，进行民族民主革命斗争的起点。从药学发展角度来说，鸦片战争以后，一方面，古老的中药学各学科的发展在封建统治阶级的压制和国民党政府“废除中医”思潮影响下，遭受了巨大的破坏；传统中药业还面临大量外国进口药品对我国医药市场造成的冲击。另一方面，国内化学药和化学制药产业由于西方医药的输入而兴起。于是中药与西药开始在我国形成两个独立的体系。因此，也可以说鸦片战争是我国药学发展史的一个重要转折点，同时，它又揭开了我国西药史的序幕。

我国近代药学学科的发展，是在半殖民地半封建社会的时代背景下，是在帝国主义侵略和我国人民反侵略过程中不断发展的。药学学科的发展既有古代本草学和药物学研究的发展和延续；也有对西医药的不断认识、学习、理解和接受。

（一）中药学的研究进展

鸦片战争以后，国外医药学的传入与发展虽然日渐壮大，但从我国的整体范围而言，在保证国人的身体健康方面，传统的医药学仍然占据着主导的地位，并继续发挥着重要的作用。同时，在传统药学的继承与发展方面也取得一定的成就。这一时期，在考据学的影响下，对于古本草著作的研究和整理取得一些成就。与此同时，人们对药物学更注重实际效用的研究以及药物真伪优劣的辨别，反映出这一时期药物学研究的特色。

1. 古本草著作的整理　《神农本草经》是我国古代一部使用价值较高的本草专著，原书约在公元八九世纪亡佚。南宋、明、清曾有多种辑本。在近代，辑佚、注释、研究《神农本草经》的著作约有 20 余种，代表人物有顾观光、仲学辂、蔡陆仙、阮其煜等。

2. 药物效用的研究进展　近代，人们对药物学更注重实际效用的研究以及药物真伪优劣的辨别，陆续出版了数十种著作，其中代表人物如下。

屠道和，清末医家。他广泛收集《本草经》《本草经集注》《新修本草》等名家本草著作 20 余种，辑其精要，校正纂抄，于 1863 年编成《本草汇纂》一书，共收载药物 560 种。书中对药物的性味、归经、主治功效、药性宜忌等分别做了较为详尽的阐述，可供临证选用，是一部切合实用的药物专书。

周岩，清末医家。他十分推崇《伤寒论》和《金匮要略》二书，根据自己的用药心得，他选取其中常用药物128种，结合书中的方义，并吸取历代本草的有关论述，对各药的性味、功效进行了较为详尽的阐释，于1904年编成《本草思辨录》四卷，是近代研究药物功效较好的著作之一。

丁泽周，清末民初著名医家和医药教育家。于1917年初编成《药性辑要》一书，收载药物366种。重点叙述各药的主要功效，对药物的配伍、真伪、优劣、宜忌等均有较为详尽的论述，是一部简明实用的药学教材。

丁福保，早年留学日本，兼通中西医药，曾翻译日文西医书籍百余种，向医学界介绍西医药知识，并吸取日本学者研究中药的方法和成就，编成《中药浅说》，于1933年3月出版。书中记载药物136种，按药物功效分为十类，并对51种中药据化学分析说明其成分，有助于人们对这些药物成分和功效的认识。

3. 中药炮制方法的研究进展 药物鉴别与炮制是古老而复杂的专科学问，它涉及中药学、植物学、药物化学等多方面知识。近代医药界很多有识之士致力于实地考察药材和进行炮制研究，积累了许多宝贵的鉴药、制药经验。主要著作如下。

有关中药鉴别研究的著作有郑肖岩1901年编撰的《伪药条辨》，对110种中药的形态、气味、色泽、产地等异同鉴别药物的真伪优劣。以后，曹炳章在与其合作者共同考订药材的基础上，对《伪药条辨》逐条作了增补订正，于1927年编成《增订伪药条辨》一书，从药物产地、形态、气味、功效等加以分析和对比，鉴别药物的真伪、优劣和不同品种，是一部切合实际、水平较高的药物鉴别专著。另有陈仁山《药物出产辨》（1931年）、沈家征《中国药物形态学》（1931年）、汪雪轩《鉴选国药常识》（1936年）、周复生《（增订）药业指南》（1942年）等，都是鉴别药物的专著。

总而言之，近代药物鉴别的经验更加丰富，有关药物真伪品种、形态与功能的对比更为细致和全面，并在小范围内引用了彩绘、摄影和理化鉴定等新技术，弥补了宏观写生的不足。但从整体上看，近代鉴药工作仍处于传统经验观察阶段，使药物鉴定学的发展受到不少限制。

在中药制剂和炮制方面，吴尚先撰写的《理瀹骈文》（1864年）为一部以膏药为主的外治法专书，书中对膏药的药物配伍、熬制操作等均有较详细的记载。杨叔澄于1938年7月编的《制药学大纲》（又名《中国制药学》），分上下编，共十八章。上编包括制药学总论、制药通义、简要介绍古代药物炮制和发展概况，并列举炮制药物的注意事项。下编介绍各种生药炮制法，分为水制、火制、酒制、药制、自然制法五种，书后附古今制药器具。该书总结汇集了古今药物炮制法的经验，是一部药物炮制和制药的好教材，对近代制药学产生了深刻的影响。此后，还有尉稼谦《国药科学制造法》（1949年）等。

4. 药用植物、图鉴及其他 中草药种类繁多，分布地区又广，流传日久，同名者很多。有一药而数名，或者数药只有一名，名称不定，来源不清，常有误用。因此，研究整理中药，必须要从鉴别植物的种别开始。

随着近代生药学、药理学等学科的发展，不少学者、药学家注重对药用植物、常用药物做实地考察汇集，并对药物科属、形态、成分等进行较深入的研究，拓宽了药物学的研究领域，其中成绩较突出的如下。

吴其浚，曾任清政府兵部侍郎及湖南、湖北、云南、贵州、福建、山西等省巡抚。他参考古代本草及有关文献800余种，用六年时间编撰完成《植物名实图考》（1848年）。该书共38卷，收集植物1714种，主要论述植物的形色、性味、产地、功用等，并附插图。他著录的每种植物均经本人亲自观察、考证，修正了过去本草书中的许多错误，植物图也较为精确，有的可据以鉴定植物的科和目。该书是一部科学价值比较高的药用植物志，在药用植物学史上的地位，早已为古今中外学者公认。吴其浚还编有《植物名实图考长编》22卷，收植物838种，系辑录古代植物文献编成。

赵燏黄，1907年留学日本，东京帝国大学药学科毕业，1911年回国。编有《中国新本草图志》（1931～1932年）、《现代本草——生药学》（1934年）、《祁州药志》（1936年）等。从事中药研究甚有成就，在国内外享誉盛名，被誉为我国近代生药学的奠基人。

裴鉴，1925年清华学堂预科毕业，同年赴美国斯坦福大学留学，1931年获博士学位，主要从事植物分类研究，有较深造诣。著有《中国药用植物志》（第一册，1939年），该书以后陆续出版，1958年出至第六册。他还著有《中国植物志》（马鞭草科、薯蓣科等），是我国近代著名植物分类学家和药用植物学家。

此外，还有杨华亭编《药物图考》（1935年）、经利彬等的《滇南本草图谱》（第一集，1945年）等，反映出近代对药物形态、功效等研究的深入。

5. 方剂学的研究进展　中国近代，随着医学理论研究和临床各科医学的进展，方剂学也取得一定成就，集中表现在对方剂学理论的探讨、方书的整理编辑以及单、秘、验方的收集汇编等方面。有关方剂理论的专著不多，其中有代表性的方论专著如下。

费伯雄系近代著名医学家，于1865年编成《医方论》四卷。该书选取汪昂《医方集解》中355方，逐方加以评论叙述，反映出他在方剂学理论研究方面的见解和成就，颇有学术价值，是近代一部较著名的方论。

蒋文芳是近代较著名的医家和医学教育家。《时方论》是其编著的医药讲义之一。该书以阐明方理为主要内容，所列87方（例案），方论紧密结合，书末系统介绍了医案17例，论述简明透彻。此书不仅是一部简明、实用的教本，也是当时较好的方论著述。

吴克潜是近代较著名的中医和医学教育家，他精通中医药，潜心著述，收集古代至清代方书170余部进行系统的整理汇编，于1936年编成《古今医方集成》。全书汇集医方1万余首，每方之下分主治、功效、药物，及用量、炮制、服法等项，其中有许多方名相同、药物和功效互异的方剂，便于查阅和区别使用，反映出编者严谨的治学态度。

蔡陆仙是近代著名中医和教育家，他取《黄帝内经》以来古今医籍数百家，择其精要汇编为《中国医药汇海》（1937年），其中方剂部收载历代有关方理的论述，附有内、外、妇、儿、五官各科方剂470余首，对方剂理论、常用方剂及其组织原理、施用规法等多方面，进行较详尽的论述，是近代整理总结方剂学成就最突出的著作。

（二）运用西方科学技术开展中药研究

从20世纪初至新中国建立前约40年间，我国学者共研究中药百余种。研究内容，先是中药化学，其后是药理学、生药学及临床研究，与当时国外研究情况基本相似。其中研究比较深入、系统或获得较多成绩的，有麻黄、当归、延胡索、防己、贝母、三七、芫花、蟾酥、使君子、常山、鸦胆子等10余种。此外，对羊角拗和黄花夹竹桃的研究也取得一定的成就。这40余年间，就其研究历程来看，大致可分为三个时期：科研初始期（1909～1927）、科研继长期（1927～1937）和科研艰难期（1937～1949）。

1. 科研初始期 20世纪初，一些留学日本的药科学生曾对中药加以研究，其中发表科研论文最早者当推王焕文。他是中华药学会（中国药学会的前身）的创始人和组织者，曾任该会首任会长。他于1909年在日本《药学杂志》327号（461～472页）上发表“关于茯苓的成分”一文，分析我国四川产茯苓含有与淀粉类似的糖。

进入20年代以后，国内学者开始进行中药药理方面的研究。北京协和医学院经过整顿，充分设备，延聘师资，在设备及人力方面都具备了研究中药的条件。

2. 科研继长期 本时期包括南京国民党政府成立至抗日战争全面爆发这一段时间。国民党政府执政后，成立了几个药物研究机构，主要从事中药的药理、生理、生药、化学成分分析和制药工艺研究等工作。经过科研人员的努力，研究工作取得了一定成绩。

3. 科研艰难期 1937年抗日战争全面爆发后，我国处于战争艰苦阶段，研究条件很差。1941年以后，处境更为艰难，原来留在上海、北平等地勉强从事研究工作的科研人员，由于经费来源断绝，只好停下手中的工作，中药研究于是陷于停顿。当时抗战后方能从事中药研究工作的仅有昆明、重庆、成都等数处。昆明有刘绍光领导的中央卫生实验处药物研究室（原属卫生署，以后改隶教育部，名称为“中央药物研究所”），曾进行过数年的中草药研究。重庆主要有两个中药研究机构，一个是中央卫生实验处药理室，由于经费少，设备缺，工作条件艰苦，依靠科研人员的努力，才做出一些成绩；另一个是中央政治学校校医室，因为人员和经费比较充足而发展较快，不久即由一个校医室扩建为研究所。成都、安顺（贵州）等地靠几个药学系（科）的教师零星地搞了一些中药研究，他们研究热情虽高，但由于设备简陋、文献资料短缺，使其研究水平及深度均受到不利影响。不过那时由于西药来源断绝，迫切需要在中草药中寻求新的药源，特别是由于西南各省疟痢流行，抗疟抗痢药物的研究尤其受到重视，因此常山、鸦胆子等抗疟、抗阿米巴痢疾中药遂成为当时研究的重点。1945年抗日战争胜利后，各研究机构均忙于复员，多数研究工作陷于停顿，1947年以后才逐渐恢复正常。但又因国民党发动大规模内战，通货恶性膨胀，研究经费短缺，中药研究实际上又陷于停顿。直到新中国成立以后，情况才有了彻底改变。

（三）中医药遭受歧视与中医药界的抗争

中医药学是我国各族人民数千年来同疾病做斗争而积累起来的宝贵遗产，是一个伟大的宝库。不仅对中华民族的生存繁衍做出了巨大贡献，也是对世界医药科学的补充和完善，对世界医药学的发展起到了积极的促进作用。但不幸的是，在近代，传统中医药学却遭受了极大地歧视、摧残与破坏，使其濒于被消灭的境地，严重影响了中医药的传承与发展。这一阶段，歧视、废除中医药思潮与中医药界的反抗斗争一直在延续。虽然经过中医药界的多次奋起抗争，使国民党政府“废止中医药”的举措未能得逞，但直至新中国成立前夕，中医药始终没有得到国民党政府的重视和真正的发展。

（四）西方医药传入我国及其发展

1. 鸦片战争前国外医药的传入 历代传入的国外医药知识，包括明末清初传入的西方近代医药学，并没有能在我国站住脚，国人开始时对西医药并不信任，如早期的《申报》曾记载：“彼时海禁初开，国人之视西药竟有甚于鸩毒者，相戒勿服”，以为外国药“其名既异，其性复杂，且研末炼水，更无从而知其形，故国人……不敢服，诚恐服了有误而无术以救之”。可见，最初西药对我国传统医药学的发展没有产生过什么显著影响。究其原因，一是传入的西医药学理论同我国固有的中医药学理论完全不相符，国人难以理解并接受；第二是当时西方医学在临床上的实际效果，普遍说来并不比我国传统医学更优越，人们更习惯用中医药治疗疾病。因此，在西医药传入我国的初期，一些因疗效不明显而逐渐销声匿迹，少数被我国医学所融合吸收，变成中医药的一部分。

2. 鸦片战争后西方医药的大量传入和广泛传播 到了19世纪以后，西方国家科技有了很大进步，医学也取得较快的发展，特别是眼科、外科、妇产科等手术疗法的发展，使一些疑难重症得到有效的治疗。鸦片战争以后，其他国家为了其政治上、经济上的利益，对输入我国的西方医药大力支持与鼓励。他们凭借特权在我国各地开设教堂、医院和西医药学校，积极传播西医药知识，改变了以前外国传教医士只能在澳门、广州等少数地区活动的局面。同时，积极吸收留学生前往日本、欧洲求学，代表人物有黄宽、金韵梅、伍连德、颜福庆、余风宾等。留学生们学习西方的医药知识，其中不少人归国后，成为我国医药界的骨干力量，促进了西方医药在我国的快速发展和传播。

3. 近代西药学科研究进展 我国近代西药学科研究始于20世纪初，因为当时制药工业不发达，药品生产基本是仿制或制剂加工，所以主要为中药的化学和药理研究。由于化学工业基础差，制药原料稀缺，医药工业落后，因此，药物合成的研究不多。化学药品多系进口货，很少进行分析检验，药品检验的研究工作也较少开展。当时，药理研究的力量小，又集中于中药研究上，对化学药的药理研究做得很少。药剂学的研究也未正常开展，研究成果发表的不多。

可喜的是，在当时的艰苦战争年代，老一辈药学家仍然排除万难，在西药的药物合成、药品检验、药理学、药剂学等方面进行了一些开拓性工作，在机构、人员、研究手段等方面均奠定了初步的基础，为现代药学学科的形成及进一步发展创造了条件。

（五）中西医药的汇通与融合

近代以来，从清王朝末期到北洋军阀政府直到国民党政府时期，统治者出于政治上的需要，始终采取歧视、排斥、消灭中医药的策略，严重影响了中医药学的正常发展。而西医药学在我国却快速、广泛地传播，各地纷纷开办西医医院和学校，出版西医药著作，普及西医药知识，西医药学在我国逐渐发展成为一个独立的医学体系，与传统中医药学共同肩负起人民的医疗保健任务，形成了中西医药学并存的局面。

中西医学汇通的思潮，可以说贯穿了整个近代医药学发展历程。在近代著名医家中，很多人都采取了中西医比较取长补短或用西医之说论述中医之理，反映了当时医学发展的新趋势。

四、现代药学发展

随着现代科学技术的快速进步，中药和西药两个独立的药学体系都得到了迅速的发展，形成了诸多的分支学科，每一学科领域都取得了诸多的成就，为人类的健康保障事业做出了巨大的贡献。药事管理学也随之发展，涉及药品监督管理、药事管理组织、药品管理立法、药品注册管理、药品信息管理、药品生产、经营管理、药品使用管理、医药知识产权保护、药物经济学等，来研究药事管理活动中出现的问题，总结药品管理及药事各部门活动的规律和方法，用于指导药事活动及其管理工作，提高工作质量和效率。总体来说，现代药学发展势头迅猛，前景广阔。

（一）中药事业的发展

1. 由分散的经营到集中统一的管理 新中国成立初期，中药主要由私人经营，国营企业管控较少，只有土产公司以及供销合作社经营一部分大宗药材的收购与批发业务。中成药以及中药饮片的生产尚处于在私人药店中前后作坊式的手工业生产规模。国家对于中药的产销经营缺乏统一的领导管理，导致中药材生产的恢复以及发展缓慢，中药供不应求的状况非常突出，已不适应国家医疗事业发展的需要，迫切需要改革。

根据1953年中共中央的指示精神，全国范围内开始纠正干部轻视中医药的思想以及一些对于中医中药的不适当规定，而后成立中国药材公司，加强中药经营，将中药的经营和管理统一起来，有侧重地设立中药制药厂，尝试进行中药的加工、提炼以及改进剂型的工作，同时由于中药涉及的部门比较广泛，为了便于交流、协调工作、分工负责、加强联系，中药管理委员会应运而生，由原卫生部主要负责，集中统一管理中药的生产和研究工作，原商业部、农业部、原林业部、中国科学院以及全国供销合作总社等单位均在其中承担任务。

2. 调整和提高阶段 在随后的多次会议中，中药材始终被各级领导人反复提及，对其的重视程度不曾降低，在十一届三中全会以后，中药生产经营在国民经济的“调整、改革、整顿、提高”八字方针以及“对外开放”的政策指引下，首先从调整中药材的生产出发，积极发展紧缺药材的生产，缩减超量药材的生产。随着农村体制的改革，家庭联产承包责任制的出现，中药材的生产逐步从集中又走向分散，调动了广大农民群众发展中药材生产的积极性。1984 年全国人民代表大会通过了《中华人民共和国药品管理法》，中成药的药政管理得到了规范和加强，1987 年制定了中药新药审批办法，把中成药的研究和审批加入现代药品的管理，促进了中成药研究的现代化发展。而后国家制定了《中药材生产质量管理规范》，使我国的中药材生产逐步走向现代化、集团化、规模化以及规范化的道路，取得了诸多可喜的成绩。

3. 大规模的中药资源普查　为了摸清我国中药资源的底蕴，扩大药物资源的来源，同时更努力地解决人民医疗用药问题。新中国成立以来，有关部门对于野生药材资源共进行了三次大规模的普查，总共发掘了 3000 多种新的药材，对我国中药事业的发展起到了极大的促进作用。

（二）制药工业的发展

1. 化学制药工业的发展　我国的化学制药工业是在近代科学技术的影响下，随着西药的传入及广泛使用而产生。在新中国建立前，化学制药工业主要是以生产制剂为主，大部分的原料药需要依赖进口，基础十分薄弱。新中国成立以后，党和政府都十分重视制药工业的发展，为了改变我国制药工业的落后面貌，保证人民的治病防病需要，确定了以发展原料药为主的方针，并积极采取一系列措施，组织和扶持国营、私营的药厂恢复生产，鼓励有条件的药厂试制以及生产原料药，同时开始有计划、分步骤地对老药厂进行改造和扩建，有重点地兴建新的医药工业。

2. 生化制药工业的发展　在新中国成立以前，我国的生化制药领域基本上属于空白的。新中国成立后，我国的药学家们在摸索中前进，自 20 世纪 50 年代中期开始采摘原料，从畜禽资源的综合利用逐步发展为脏器生化制药，在 70 年代中期初步形成一定的规模，70 年代后期，生化制药按照医药工业要求发展的轨道，获得了迅速的发展，形成了较为完善的生化制药工业体系。目前，生化药物已经成为三大药物之一，我国由于资源的优势以及产品的高质量，生化药品在国内外的销售渠道已经相对稳定，并且发展成为多元化的销售渠道，在国际市场上占据了不可替代的位置。

（三）药学教育的发展

在新中国成立初期，药学院系的师资力量十分薄弱，据 1949 年的统计结果，全国仅有药学院系 11 所，在校师生仅仅 1000 人左右，大多数教师都是兼职教师，专任教师的比重非常小。随着国家的重视，越来越多的药学院校逐渐独立出来，布局合理，师资、规模、设置等均有所提高，形成由药学教育、中等药学教育以及药学继续教育构成的多层次、多类型和多种办学形式的药学教育院校，为我国的药学发展提供了坚实的人才和技术储备。目前，我国本科阶段开设药学专业的高校约有 180 多所，数量虽然不多，但在本科一批、二批、三批均有开设，各层次人才选择的空间较大。开设药学专业的院校主要有能够分为两大类：一类是专业药学院校，主要的代表院校有中国药科大学、沈阳药科大学等，另一类是综合性大学中开设的药学院系，如北京大学药学院、清华大学药学院等。根据不同院校的侧重点不同，各个专业方向的优势也不同，因而培养出的人才具有更为广泛的普适性。

我国的高等药学教育发展至今已近百年，人才培养模式逐渐发展为培养药学通用型人才，培养渠道拓宽，对于人才的知识、能力、素质的教育更加注重。我国已经基本形成较为完善的并且具备一定规模的高等药学教育体系，与社会经济的发展、医疗卫生环境以及人民群众的健康的需求大体上匹配，为社会经济的发展做出了很大的贡献，同时也为我国医药工业的振兴和发展提供了充足的人才资源。但是随着全球化的影响，药学服务型人才是将来药学产业发展所需的必要因素，同时，国内经济飞速发展，人民生活水平不断提高，对于医药卫生的需求也日益增长，矛盾就此产生，暴露出我国药学教育在发展过程中的很多问题。

1. 药学教育区域发展不平衡 我国的药学院校主要分布在东部沿海地区，即使国家正在实行西部大开发战略，进行政策倾斜，将教育经费和公共资源向农村、中西部地区、边远地区、贫困地区以及少数民族聚集地区等倾斜，但区域发展的差距不是一朝一夕能够弥补的，差距依然很大，并且新增的药学院校也多在经济发达地区，毕业生们大部分更倾向于在经济发达地区就业生活。而药学人才资源分布的不平衡直接导致了中西部地区的药学教育不能满足当地居民、药学服务行业和制药行业的需要，发展更为滞后。

2. 药学人才培养的模式和市场需求之间存在很大矛盾 药学教育的规模迅速扩大，但是并没有根据市场的发展需求来培养药学人才，而是仍然沿袭老一辈的传统进行教学，其人才培养的定位、课程的设置以及培养方向都不能与时俱进、针对市场的需求及时做出调整，使得最终培养出来的学生不能与市场需求相适应，对于药学事业的发展是一个沉重的打击。

3. 临床药学教育发展相对滞后 我国对于临床药学专业学生的培养仍然是以传统的教育方法为主，即药物为中心的单纯知识学习，而不是以病人为中心的全面素质教育，因而培养出的药学人才具有明显的知识结构缺陷，只能是药品的供应者，而不是药学服务者，对病患缺乏人文关怀，思维的局限性较大。同时，我国还没有系统的药学服务型人才培养体制，药师缺乏临床药学知识储备，使得我国药学服务型人才的培养严重滞后，与国际脱轨，也不能满足国内的需要，影响了药学服务质量，也严重制约了药学发展。

4. 师资队伍数量不足 高等教育院校教师的数量增长远远不能追上学校扩大招生的速度，造成师生比例偏低。

五、药学在现代科学中的地位

药学是医学、化学和生物学等多种学科的综合交叉，是生命科学的组成部分，在其漫长的发展过程中，形成的一些新理论、新技术和新方法，又刺激和促进了化学、生物学等相关学科的发展，促进多学科的交叉渗透。

随着科学技术的发展，越来越多的分支学科被发展起来，对于药学的发展进步有极大的推动作用。

（一）临床药学

安全用药和合理用药是社会的永恒课题，医药健康是人类永远的关注点。临床用药的安全与合理始终被研究与探讨，与医学科技的进步保持相同的势头，保障人民的健康。

1. 安全用药 安全用药，一般认为，因疾病等因素，将符合国家药品标准的药品用于人体，在正常用量用法下，不引起医疗纠纷、没有明显对机体造成伤害（不包括药品不良反应），就是安全用药。在临床用药中，有临床药师精心为病人设计个体化给药方案，并进行全程用药监护；药品说明书的适应证与病人疾病病因或某些症状相符的用药；病毒引起的感冒，应用抗菌药等不合理用药；在诊断不明的情况下，凭经验猜测，造成错误用药；甚至，有时把药物用于健康人等，只要用量用法符合药品说明书的要求，不发生药疗纠纷，不造成药物对机体的明显伤害，都认为是安全用药。当然，也有特例，就是合理用药，由于病人特异体质因素等，也可造成严重的药物不良反应，如过敏性休克等。合理用药中，也存在不安全的因素，仅为少数特例。

因此，安全用药包含了合理用药和相当比例的不合理用药，合理用药在安全用药之中。有时，安全用药就是合理用药，就很自然了，但安全用药不一定都等于合理用药，很可能许多安全用药，就是不合理用药。

安全用药是最基本的要求，在我国现行的药事政策法规和医疗环境下，确保安全用药是所有药学工作者必须坚持的原则，保证用药安全，促进处方药与非处方药的合理使用，为提升我国临床用药安全的水平而不懈奋斗，与时俱进，保持与医药科学的发展同步，为国民的医药健康安全保驾护航。

2. 合理用药 合理用药，是在了解疾病、了解药物的基础上，以病人利益为中心，根据现代的医药学知识和技能，按优选正确、安全、有效、经济、适宜的用药方案用药；有些特殊药品，还需根据血药浓度等参数用药，并进行全程用药监护。

合理用药是以安全用药为前提，只有符合安全用药的要求，才能谈合理用药；也就是说合理用药，肯定就是安全用药。合理用药要求以病人利益为中心，就是从病人的角度考虑，合理用药中的正确，包括正确的病人、药物、给药途径、剂量、间隔时间等。如考虑医药费的支付能力，何种用药方案更有效、方便、容易接受；合理用药还需得到病人的知情和认可等。

药物是人类社会健康和可持续发展必不可少的宝贵资源，但其种类、数量十分有限，远远不能满足人类日益增长的医药健康需求，必须要提高其使用效率；而不合理处方，尤其是抗生素等药物的滥用以及缺乏有效的治理方法和控制能力，使本来有限的资源使用不合理，造成巨大浪费，不仅加重了疾病的经济负担，而且由用药不当引发的药源性疾病也日趋严重，直接影响到人们的身体健康，关系到卫生服务的经济性、公平性、有效性和安全性。因而促进合理用药，以病人利益为中心，在安全用药的前提下，确保病人利益最大化，可以提高疗效，降低药物不良反应，节约药物资源和经费，利国利民。

3. 临床药学的含义与价值 临床药学是在病人身边提供药学服务，注重药品在临床应用的环节，在最后一道关卡为病人服务，以提高临床用药的质量为目的，以药物和机体相互作用为核心，重点研究药物临床合理应用方法的综合性应用技术学科。临床药学的产生和发展，丰富和完善了药学体系，扩展了药学学科的范畴，因而促进了药学学科的整体发展，是药学学科最具活力的重要领域之一。

临床药学的价值有如下几个方面：

（1）随着新药的发展、用药品种的增多、处方配伍复杂，为保证合理用药、提高疗效、重点掌握临床用药情况，进行具体分析研究，避免不合理用药和滥用药所造成的危害，减少药源性疾病，达到积极治病的目的。

（2）促进医药结合，鼓励药师进入临床，积极参与合理用药，制定个体化给药方案，当好医生参谋，为减少药物不良反应积累临床资料和经验，为临床提供用药咨询，以指导合理用药。

（3）开展临床用药监测，研究生物体液、血药浓度及毒性的相互关系，以取得最佳给药方案，提高用药效果，减少不良反应。

（4）逐步建立起我国的药物不良反应报告系统，并与世界卫生组织取得联系，试点工作正在进行。1988 年仅在京沪两地 10 个医疗单位中，收到药品不良反应报告达 671 份。涉及约 100 种药品，也发现了一些少见的药物不良反应。1989 年国家药物不良反应监测中心成立，为早日建成全国的报告系统准备了条件。

（5）提高药学人员的素质，以适应药学模式的转变。

我国的临床用药，不能只停留在安全用药的基础上，应是向前迈进一大步的时刻了，那就是以病人利益为中心的合理用药。只有临床用药向合理用药迈进，才会促进我国非处方药的合理应用；促进社会药房、社区卫生服务部门等的合理用药工作开展，我国整体的临床用药水平才会有更大提高。

（二）药理学

药理学的学科任务是要为阐明药物作用及作用机制、改善药物质量、提高药物疗效、防治不良反应提供理论依据；研究开发新药、发现药物新用途并为探索细胞生理生化及病理过程提供实验资料。药理学的方法是实验性的，即在严格控制的条件下观察药物对机体或其组成部分的作用规律并分析其客观作用原理。近年来逐渐发展而设立的临床药理学，是以临床病人为研究和服务对象的应用科学，其任务是将药理学基本理论转化为临床用药技术，即将药理效应转化为实际疗效，是基础药理学的后继部分。学习药理学的主要目的是要理解药物有什么作用、作用机制及如何充分发挥其临床疗效，要理论联系实际，了解药物在发挥疗效过程中的因果关系。

药理学三大任务是指导临床用药；评价药物疗效以及在经济方面和其他方面有些什么不同；是生命科学的重要组成部分。一方面药物通常除了指导临床用药，还有工具药，进一步用于研究，对学术发展有极大的推动作用；另一方面药物研究本身就是生命科学重要的部分。

（三）药剂学

任何一种药物，在供临床应用之前，都必须制成适合于治疗和预防应用的、与一定给药途径相适应的给药形式。药物剂型，例如片剂、注射剂、胶囊剂等都是制剂的基本形式。而药物制剂是根据国家药典以及国家标准将药物制成适合临床要求的并且具有一定的质量标准，用于预防、治疗、诊断人的疾病，有目的地调节人的生理功能并规定有适应证、用法用量的物质。

药剂学分为生物药剂学、物理药剂学、化学药剂学、工业药剂学，主要进行新剂型的开发、新辅料的开发、新制剂设备的开发以及新技术制剂的开发。随着20世纪医学、生命科学和其他相关基础科学的飞速发展，药剂学发生了翻天覆地的变化：在基础理论方面，20世纪50年代，物理化学尤其是非平衡态物理化学的一些理论被应用在药剂学领域，产生了一些药剂学基本理论，如药物稳定性理论、溶解理论、流变学、粉体学等；在药物新剂型方面，发明了缓控释制剂、被动靶向制剂、主动靶向制剂等新剂型，给药途径也由原来单一的口服给药和注射给药，扩展到了黏膜给药、透皮吸收给药等多种途径；在药物应用方面，产生了一个全新的分支学科：临床药学，将原来简单的“医护”概念扩展为配合全程药学监护的“医药护”概念，为药物安全、合理、经济、有效的使用提供了保障。

（四）药物化学

药物化学是建立在化学和生物学的基础上，对药物结构和活性进行研究的一门学科。主要的研究对象为药物以及与其相关联的物质和一般的生理活性物质。研究的内容主要为研究药理作用并在临床上应用的药物，包括它们的制备方法、分析确证、质量控制、结构变换以及化学结构和药理活性之间的关系；其次是从生物学和化学角度设计和创新药物，主要研究药物与生物体相互作用的物理化学过程，从分子水平上揭示药物的作用机制和作用方式。

总之，药物化学是一门发现与发明新药、合成化学药物、阐明药物化学性质、研究药物分子与机体细胞（生物大分子）之间相互作用规律的综合性学科，是药学领域中重要的带头学科。药物化学是一门历史悠久的经典学科，具有坚实的发展基础，积累了丰富的内容，为人类的健康做出了重要的贡献。随着生命科学和信息科学的发展及其成为21世纪的活跃领域，它将为防病治病、新药研究提供重要的基础。药物化学与生物学科、生物技术紧密结合，相互促进，仍是今后发展的大趋势。

（五）药事管理学

1. 药事管理学的含义 药事是与药品有关的所有事项的总称，包括与药品的研发、生产、流通、使用、监督、价格、广告等活动有关的事项，而药事管理是将“药事”与“管理”进行有机的结合。宏观的药事管理是指与药品监管有关的行政机关依据相关的法律法规以及药品监管的规划和目标，对药事活动进行有效的监管；而微观上的药事管理是指药学领域各部门内部的管理，包括生产经营管理、药品质量管理、药学信息管理、医院药事管理等工作。

药事管理学是研究药品研制、生产、流通、使用、监督、检验等药事活动的基本规律和一般方法的科学，其核心是研究药事活动的规律和解决实践问题。活动主体由三方组成，包括监管机构、药事组织和个人。其中药事组织范围广泛，主要包括药学教育科研单位、药品生产企业、药品经营企业，药品使用单位等，个人包括病人、药师、医师以及其他药学服务提供者。

2. 药事管理学的内容

（1）宏观内容　药事管理学在宏观方面的研究主要包括三个方面。第一个层面是制度理念和战略研究，及时适应复杂多变的时代环境，为政策法规的制定提供最根本的保障；第二个层面是研究政策、制度和法律法规，对政策的制定，制度的建立，法律法规的制定和完善进行研究，为医药产业的发展打造合适的环境；第三方面是对政策、制度和法律法规在执行层面的研究，准确地找出执行中发现的问题和漏洞，及时进行修缮。这三个层面的研究是相辅相成的，共同为打造医药产业的健康发展环境保驾护航。

（2）微观内容　药事管理学主要探讨与药事有关的人们的行为和社会现象的系统知识，研究对象是药事活动中管理组织、管理对象的活动、行为规范以及它们之间的相互关系。药事管理学是药学科学与药学实践的重要组成部分，运用社会科学的原理和方法研究现代药学事业各部门活动及其管理，探讨药学事业科学管理的规律，促进药学事业的发展。因此，该学科具有社会科学的性质，与其他以自然科学为基础的学科在研究的角度、所应用的基础理论、研究方向、方法和研究成果等方面均有所不同。但与药学其他学科的研究目标是相同的，都是为防治疾病、计划生育、康复保健提供药品、药物信息以及进行药学服务，以提高人们的健康水平。

药事管理学科已成为我国高等药学教育的重要组成部分、药学教育的基本科目，以国家对药品的监督管理为主要研究对象，以药品注册、生产、经营、使用等方面为分类框架，经过近30年的教学、科研实践，药事管理学科的构架和内容不断调整、充实、更新，形成了独特的风格。药事管理学研究的基本内容涉及以下九个方面：药品监督管理，药事管理组织，药品管理立法，药品注册管理，药品信息管理，药品生产、经营管理，药品使用管理，医药知识产权保护，药物经济学。

3. 药事管理学的特点

（1）药事管理学具有社会科学的性质　药事管理学的研究对象是社会、人及其关系，属于社会科学，研究中应用社会科学的研究方法，在实际研究中多采用调查研究、访谈、文献研究、比较研究等方法，是一门软科学。

（2）*药事管理学是一门交叉学科*　药事管理学是药学与管理学、社会学、法学、经济学等社会科学交叉渗透而形成的边缘学科，同时也是以药学、管理学、社会学、法学、经济学、心理学等学科的理论和知识为基础形成的交叉学科。其研究对象是药品生命周期相关的实践活动及其规律，根据对药学实践阶段或者活动研究的对象不同，应用不同的学科理论。

（3）*药事管理学是药学学科的分支*　药事实践活动是从药品研发到药品使用直至药品退市的整个生命周期的实践活动，而药事管理学的出现源于药学实践活动，因而其研究离不开药学基础，遵循药品全生命周期的实践规律，是其他社会科学的理论在药学领域的应用，因而其为药学的分支学科之一。

（4）*药事管理学是一门应用科学、实践性的科学*　药事管理学是应用科学而不是基础科学，将药学与社会科学的诸多学科理论应用于药事活动主体的药学实践活动中，其研究的问题来源于药事活动实践，研究成果又应用于实践，理论结合实践，将药学发展推向新的高度。

4. 药事管理学的重要性与必要性

（1）*药品行业的特殊性*　2017年2月国务院发布的《“十三五”国家药品安全规划》中开篇就指出“保障药品安全是建设健康中国、增进人民福祉的重要内容，是以人民为中心发展思想的具体体现”。药品行业是一个特殊的行业，它与人民的生命健康休戚相关，不允许在任何一个环节出现任何差错。药品虽然是特殊商品，但本质上仍然是商品，其研发、生产、流通、经营、使用等环节均遵循市场经济规律，追求利益最大化，存在着市场失灵、信息不对称等外部风险。药事管理学就是在药品行业特殊性的基础上，培养整体架构思维、战略思维、质量意识、风险效益平衡的药品安全意识及社会责任感，从而保证监管机构、企业、科研院所等工作场所均能够有意识、有能力地承担起这一行业的社会责任，从根源上保障公众用药安全。

（2）*药事管理活动的多样性*　药事管理的研究范围非常广泛，包括药事管理体制，药品监督管理，药品生产、经营、使用管理，药学信息管理和药品知识产权保护、药学技术人员管理等，宏观方面的国家层面和行业层面到微观方面的企业层面和个人层面，都渗透着药事管理学的理论知识和实践，为保障人民用药的安全有效，优化配置和高效利用药物资源而不懈努力。

（3）*推动医药产业的迅速发展*　药品政策和法规的医药产业发展的风向标，其对医药产业的影响非常巨大。药事管理学中的宏观药品监督管理包括药品的注册管理、价格管理、广告管理、分类管理、特殊药品管理等对药事活动进行政策层面的规范，促进其良性发展。另一方面的产业发展规划和产业政策制定等的研究，对于促进医药产业的健康和可持续发展发挥着不可替代的作用。

5. 药事管理学的发展趋势　近年来，国务院接连发布和修订完善《药品生产质量管理规范》《药品经营质量管理规范》《药物临床研究质量管理规范》《药物非临床研究质量管理规范》《中药材生产质量管理规范》等文件，这些规范的实施，推动了药品质量管理的科学化、规范化和法制化进程，同时也丰富了药事管理学的研究内容，促进药事管理理论与药学实践相结合，提高了药学领域各分支系统自身的水平，活跃了学术气氛，促进了整个药学事业的发展进步。

药事管理学的特点和优势要求其发展要以服务为本，即从以往的以药品为核心，以人为交易对象的内容转向以人为核心，以药品为物质对象的科学，运用社会学、经济学、心理学等诸多的学科知识，研究人和药品之间的社会关系，研究药学与社会之间的关系等，将视野范围扩大，在加强药品研制、生产、流通、使用、监督、检验等药事活动管理的同时，研究在药学体系中各个分支体系以病人为中心，为病人和用药者提供全面的药学服务，最终体现出维护人民身体健康和用药的合法权益的宗旨——全心全意为人民服务。

六、药学发展现状

近年来，科学技术的发展非常的迅速，各大药品企业的竞争已经从传统的商业竞争，逐步转变为技术竞争、人才竞争以及实验室的竞争，要求不断研发疗效高、毒副作用小而价格低廉的新药，推动药学不断纵向发展。同时，信息技术、生物技术、新材料技术以及新能源技术等的迅速发展，丝丝缕缕深入到药学的发展当中，促进各分支学科的深入研究，突破了药学研究的新领域，成为生产力和竞争力的关键。

（一）药物化学的研究进展

世界合成药物创新研究发展趋势为：

（1）利用高分子化学、电子学、波谱学、结构生物学、化学、基因重组、计算机、分子克隆等技术，研究生物靶点的结构和功能，并在此基础上，对某些小分子药物进行结构修饰或者设计一个新的小分子药物，并研究靶点与药物之间的相互作用，按照预期的效果对其进行筛选，从而发现新药，并继续进行深入研究。

（2）利用组合化学的方法发现新药。可以用相对较短的时间合成大量不同结构的化合物，从过去只能依靠从动植物或者微生物中分离提纯先导化合物局限中跳脱出来，成为发现药物的一种较为快捷的方法。

（3）继续沿袭传统从动植物或者微生物中分离提纯已知确切化学结构的新化合物，研究其化学合成方法，这是合成新药的任务之一。

（4）从现有的含有手性碳原子的未经拆分以外消旋体出售的药物为出发点，进行消旋拆分，分别对两种对映体的活性进行检查，选择最具有活性的对映体，再继续进行立体选择、不对称合成或者消旋拆分研究。

（5）研究开发先进的合成技术，利用新的技术改造现有的合成药物的生产工艺，这也是药物研究的发展趋势之一。

（二）生化与生物技术药物的研究进展

随着科技的进步，我国的生化与生物技术药物进展研究取得了可喜的成绩，生化药物在医药领域内占有越来越重要的地位，主要进展如下。

1. 制备工艺方法和生产工艺的研究　在蛋白质和多肽类药物的制备上，一方面开始采用现代生物技术，另一方面开始采用合成的方法进行制备，同时也应用于多糖类药物的生产。

2. 制剂研究　生物制剂的研究是生化药物研究的重点之一，其中大分子药物非注射途径给药制剂的研究发展最为迅速，目前有透皮吸收制剂和口服吸收制剂等，为病人的用药提供方便，增强了竞争力。

3. 药理与生物学活性　多种研究的药理与生物学活性受到研究者的广泛重视，由此来开发药物或先导化合物的新用途，扩展了药学研究方向，加深研究的深度。

4. 临床应用研究　生化药物注重在临床应用研究上某种药物广泛的治疗作用，从而促进研究的深化，提高疗效。

5. 新型生物技术药物研究　我国的生物药物研究开始逐步摆脱仿制的开发阶段，在自主创新方面有了更加长足的进步，迈入自主创新阶段，取得了较为瞩目的成就。

（三）药剂学的研究进展

由于分子药理学、生物药物分析、分子传递学、细胞药物化学等科学的发展以及新技术的不断涌现，药物制剂的研究已经进入了给药系统时代。

（1）口服缓释系统以控释系统的研究发展较为迅速，研究的品种逐年增多，取得了一批较为可观的成果；

（2）透皮给药系统的研究也在持续地进行当中，很多药物都取得了预期中的成果；

（3）靶向给药系统的研究发展较快，发展趋势是利用脂质体、类脂、高分子化合物为载体，将药物包封或嵌入的各种类型的脂质体系统；

（4）快速起效的新技术、新制剂和新剂型的研究；

（5）常用的药物剂型以及制剂的研究始终在进行中。

第二节　质量管理理论基础

一、质量管理理论代表人物和质量管理发展历程

（一）质量管理理论代表人物

1. 泰勒——科学管理之父　弗雷德里克·温斯洛·泰勒（F. W. Taylor）（1856～1915年）出生于美国费城杰曼顿一个富有的律师家庭。1874年，考入哈佛大学法律系，1886年，加入美国机械工程师协会。他的著作包括《计件工资制》（1895年）、《车间管理》（1903年）、《科学管理原理》（其中包括在国会上的证词，1912年）。其

中，《科学管理原理》是他的主要著作。泰勒是美国古典管理学家，科学管理的创始人，被管理界誉为科学管理之父。科学管理不仅仅是将科学化、标准化引入管理，更重要的是提出了实施科学管理的核心问题——思想革命。思想革命是基于科学管理认为雇主和雇员双方的利益是一致的。在泰勒看来，科学管理的实质在于劳资双方的“思想革命”，即通过增加财富总量而不是改变分配方式来实现共同富裕以及用科学的管理方法来取代经验的管理方法。它将“经济人”假设作为自己的人性基础，而其背后所隐藏的，实则是近代以来的人的日益单向度化。它强调管理理论的科学化，这种科学即实证科学，它背后隐藏着更理性的精神。作为“科学管理之父”和现代管理科学的创始人，泰勒的科学管理理论对当代的管理实践和管理理论产生了极为深远的影响。其理论包括了现代管理学的多个方面的内容，并且有着深厚的哲学意蕴，其中所包含的经验和教训对于我们今天的管理实践和管理理论的建构也有着重要的启示意义。

2. 戴明——PDCA 循环 PDCA 由美国质量管理专家戴明博士在 20 世纪 50 年代提出，故称戴明法。该管理办法由四部分组成：P（plan）—计划；D（do）—执行；C（check）—检查；A（act）—处理，即对成功的经验加以肯定并适当推广、标准化，对失败的教训加以总结，将未解决的问题放到下一个 PDCA 循环里。以上四个过程不是运行一次就结束，也不是在原地周而复始运转，而是像爬楼梯那样，经过一次循环，解决了一批问题，未解决的问题进入下一个循环，每一循环又有新的目标和内容。PDCA 循环是全面质量管理所应遵循的科学程序，体现着科学认识论的一种具体管理手段和一套科学的工作程序。PDCA 管理模式的应用对我们提高日常工作的效率有很大的益处，它不仅在质量管理工作中可以运用，同样也适合于其他各项管理工作。

3. 朱兰——全过程管理 约瑟夫·M·朱兰（Joseph M. Juran，1904～2008 年）博士是举世公认的现代质量管理的领军人物。他出生于罗马尼亚，1912 年随家庭移民美国，1917 年加入美国国籍，曾获电器工程和法学学位。在其职业生涯中，他做过工程师、企业主管、政府官员、大学教授、劳工调解人、公司董事、管理顾问等。朱兰在 82 岁高龄时发表了一篇著名论文《质量三部曲》，其副标题为“一种普遍适用的质量管理方法”，这就是被世界各国广为推崇的“朱兰三部曲”，即质量计划、质量控制和质量改进三个过程组成的质量管理，每个过程都由一套固定的执行程序来实现。

4. 费根堡姆——全面质量控制 著名质量专家费根堡姆（Armand V. Feigenbaum，1919 年）是全面质量控制的创始人。1937 年他在通用电气公司（GE，General Electric）担任修理工具的学徒工以及管理发动机和变压器机组的实习生。1938 年，他在 GE 边工作，边在位于内华达州的联合学院学习“工程学”，主修课程是数学、统计学、工程学和经济学。1942 年他从联合学院毕业，在 GE 担任航空发动机全职设计工程师。费根堡姆 1951 年发表《质量控制：原则、实践和管理》；1961 年出版著作《全面质量控制》（Total Quality Control，简称 TQC）；1968 年自己创办通用系统公司；1988 年成为美国质量协会荣誉会员；1992 年成为美国国家工程科学院（National Academy of Engineering）成员，荣获三项博士学位称号。

他提出的全面质量管理理论和一系列学术观点在国际质量界产生了广泛、深远和持久的影响。他将研究客体抽象成一系列概念，用科学方法定义与指称；把术语作为质量学科领域内表达和限定概念的手段，形成质量理论研究的前提和学术交流的载体。著作在开始部分将其定义成："为了能够在最经济水平上并考虑到充分满足顾客要求的条件下，进行市场研究、设计、生产和服务，把企业内部各部门的研制质量、维持质量和提高质量的活动构成一体的一种有效的体系"。他以定义术语的方法，创造性地提出自己理论的核心观点，从而有力地推动了以后质量科学发展的进程。国际质量界认为：他是世界上第一个使用 TQC 术语的学者，由此确立了他作为全面质量管理理论开拓者和奠基者之一的历史地位。

5. 石川馨——QC 小组之父　作为日本质量革命的"先驱者"，石川馨始终是日本质量界中最重要的人物。直到 1989 年去世。他在日本质量战略的发展中扮演着重要的角色，没有他的领导，日本的质量运动就无法取得今天这样的成功并享誉世界。石川馨博士多年担任东京大学工学部的教授。作为创刊于 1962 年的日本《现场质量管理》杂志编委会委员以及日本科技联盟 IB 本部的委员长，石川馨博士影响了这种全员参与、自下而上的质量管理运动的进程，这已经成了日本式质量管理的标志。同时，石川馨也能取得高层管理者的关注并使他们认识到，公司范围的质量控制对于最终的成功来说是必不可少的。石川馨在费根堡姆全面质量概念的基础上进一步推动了从高层领导到一线员工的全体员工更广泛地参与，减少了对质量专家和质量部门的依赖。他主张运用简单直观的工具来收集和分析事实数据，运用统计技术和发挥团队精神作为实践目标。

6. 赤尾洋二和水野滋——新七种工具　质量功能展开于 20 世纪 70 年代初起源于日本的三菱重工，由日本质量管理大师赤尾洋二（YojiAkao）和水野滋（ShigeruMizuno）提出，旨在时刻确保产品设计满足顾客需求和价值。质量功能展开是一种在设计阶段应用的系统方法，它采用一定的方法保证将来自顾客或市场的需求精确无误地转移到产品寿命循环中每个阶段的有关技术和措施中去。

7. 克劳斯比——零缺陷管理　1926 年 6 月 18 日，菲利普·克劳斯比（Philip B. Crosby）出生于美国西弗吉尼亚州的惠灵市。他的职业生涯分为五个阶段：第一阶段（1952 ~ 1957 年），在工业领域从事质量专业工作。1952 年他在克罗斯莱公司（Crosley）担任质量技术员，在克罗斯莱公司工作期间，他确立两点观念：一是要挑战当时流行的 AQLS 观念；二是意识到需要明确质量的定义。第二阶段（1957 ~ 1965 年），"零缺陷"概念的酝酿和产生。在这期间他参加美国质量控制协会的培训，学习质量概念，成为协会会员。第三阶段（1965 ~ 1979 年）："零缺陷"理论的实践和发表。作为高级决策者，他试图建立一套指导整个公司的质量体系，并于 1967 年发表著作《削减质量成本——经理人缺陷预防工作手册》。第四阶段（1979 ~ 1999 年），独立创办公司与展开业务。自己创建 PCA 公司，同时建立培训机构"质量学院"，接着他多次出版关于"质量控制"的著作，自身的理论体系也趋于成熟。第五阶段（1999 ~

2001年)，退休之后的写作与演讲。克劳士比，世界上最具个人魅力的、最具传奇色彩的、最有企业家精神的管理大师之一。作为质量管理大师，他掀起了起源于美国，进而影响了世界零缺陷管理的狂飙突进运动；作为企业家，他在数年之内将咨询事业在华尔街上市；作为教育家，他培训的企业家、企业经理不可胜数；作为畅销书作家，他的名字就意味着畅销。

被誉为“全球质量管理大师”“零缺陷之父”和“伟大的管理思想家”的菲利浦·克劳士比（Crosbyism）在20世纪60年代初提出“零缺陷”思想，并在美国推行零缺陷运动。后来，零缺陷思想传至日本，在日本制造业中得到了全面推广，使日本制造业的产品质量得到迅速提高，并且领先于世界水平，继而进一步扩大到工商业所有领域。

8. 杰克·韦尔奇——六西格玛管理 被誉为全球第一CEO的杰克·韦尔奇，从1981年入主通用电气公司（GE)，用20年的时间使GE的市值达到了4500亿美元，增长30多倍，排名从世界第10位提升到第2位。他所推行的4个增长创新举措——全球化经营、六西格玛管理、产品服务化、电子商务，几乎重新定义了现代企业。可以说，自从接受了六西格玛管理的思想后，韦尔奇从不掩饰对六西格玛管理的赞誉，并期望它能在21世纪给GE带来更大的利益。

（二）质量管理发展历程

1875年以前，放任管理阶段（质量工作由工人自己控制)。

1875年，泰勒制是科学管理的开端（定标准的作业方法、定标准的作业时间、定标准的日工作量)，检验活动与其他职能分离，专职检验人员及检验部门。

1925年，休哈特提出统计过程控制，应用统计技术对生产过程进行监控，以减少对检验的依赖。

1930年，道明和罗奇提出统计抽样的检验方法。

1940年，美国贝尔电话公司应用统计质量技术取得成效；美国军方物资供应商推进统计质量控制方法；美国军方制定战时标准，最初的质量管理标准（以休哈特、道明、罗奇的理论为基础)。

1950年，戴明提出质量改进的观点（休哈特之后系统提出利用统计技术进行质量和生产力的持续改进；大部分的质量问题是生产和经营系统的问题；强调最高管理者对质量管理的责任，提出戴明14法)。

开始开发提高可靠性的专门方法——可靠性工程开始形成。

1958年，美国军方制定了MIL－Q－9858A等系列军用质量管理标准，在MIL－Q－9858A中提出了“质量保证”的概念，在西方工业社会产生了影响。

1960年，朱兰、费根堡姆提出全面质量管理的观念，强调对覆盖所有职能部门的质量活动的策划。戴明、朱兰、费根堡姆的质量管理理论在日本被普遍接受，日本企业创造了全面质量控制，特别是QC的7种方法，广泛用于质量改进。

20 世纪 60 年代中期，北大西洋公约组织制定了 AQAP 质量管理系列标准，以 MIL－Q－9858A 为蓝本，增加了设计质量控制的要求。

20 世纪 70 年代，TQC 使日本的企业竞争力极大的提高。日本企业的成功，使全面质量管理理论在世界范围内产生了巨大的影响。产生了石川馨、田口玄一等世界著名质量管理专家。提供了 JIT－准时制、KANBEN－看板生产、KAIZEN－质量改进、QFD－质量功能展开、田口方法、新 QC 七种工具。

1979 年，英国制定了国家质量管理标准 BS 5750。

1980 年，菲利浦·克劳斯比提出零缺陷的概念。许多国家设立国家质量管理奖（激励），企业高层管理重视，全面质量管理作为一种战略管理模式正式进入企业。

1987 年，ISO 9000 系列国际质量管理标准问世，基于 BS 5750，开始对世界范围内经济活动和贸易产生影响。

1994 年，ISO 9000 标准改版，第三方质量认证普遍开展。

20 世纪 90 年代末，全面质量管理成为许多“世界级”企业的成功经验，被证明是一种使企业获得核心竞争力的管理战略。质量的概念也从狭义的符合规范发展到以“顾客满意”为目标。

21 世纪，知识创新和管理创新极大地促进质量的提高（6Sigma，ERP）。

二、PDCA 循环

（一）PDCA 循环的定义

PDCA 循环又名戴明循环，是一个质量持续改进模型，是美国质量管理专家休哈特博士首先提出的，由戴明采纳、宣传，获得普及。它包括持续改进和不断学习四个循环反复的步骤。PDCA 是英语单词 Plan（策划）、Do（实施）、Check（检查）和 Act（处置）的第一个字母，PDCA 循环就是按照这样的顺序进行。

（1）P（plan）策划　根据顾客的要求和组织的方针，为提供结果建立必要的目标和过程。

（2）D（do）实施　目标和计划实施过程。

（3）C（check）检查　根据方针、目标和产品要求，对过程和产品进行监视和测量，并报告结果。

（4）A（act）处理　采取措施，以持续改进过程绩效。对于没有解决的问题，应提交给下一个 PDCA 循环中去解决。

如图 1－2－1 所示，四个过程不是运行一次就结束，而是周而复始地进行。一个循环结束了，解决了一些问题，未解决的问题进入下一个循环，呈阶梯式上升。

PDCA 循环是全面质量管理所应遵循的科学程序。全面质量管理活动的全部过程，就是质量计划的制订和组织实现的过程，这个过程就是按照 PDCA 循环，不停地周而复始地运转。PDCA 循环不仅在质量管理体系中运用，也适用于一切循序渐进的管理工作。

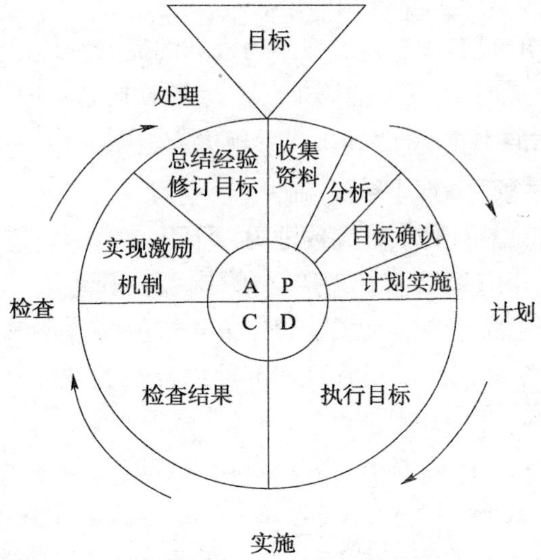

图 1-2-1　PDCA

（二）PDCA 循环特点

PDCA 循环，可以使我们的思想方法和工作步骤更加条理化、系统化、图像化和科学化，有如下两个特点。

1. 大环带小环，小环推大环，相辅相成　如果把整个药品企业和药品使用单位的工作作为一个大的PDCA 循环，那么各个部门还有各自小的PDCA 循环，就像一个行星轮系一样，大环带动小环，一级带动一级，有机地构成一个运转的体系。上一级循环是下一级循环的开展依据，下一级是上一级循环的组成部分，是上一级循环的落实和具体化。PCDA 循环通过各个小循环的不断运转，推动上一级循环直至整个循环持续运转起来，从而把连锁药店的管理工作有机地结合在一起，如图1-2-2所示。

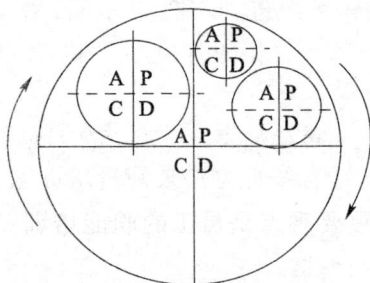

图 1-2-2　大循环

2. 阶梯式上升　PDCA 循环不是在同一水平上循环，而是每循环一次，就解决一部分问题，取得一部分成果，工作就前进一步，就像在“爬楼梯”一样，每转动一周就上升一个台阶。到了下一次循环，又有了新的目标和内容，更上一层楼。每经过一次循环，一些问题就会得到解决，质量管理水平就会上升到一个新的高度，便会产生新的更高的目标，在新目标的基础上继续 PDCA 循环。如此循环，药品企业和药品使用单位的质量管理问题就会不断得到解决，其管理与绩效水平就不断得到改进和提高。如图1-2-3，表示了这个阶梯式上升的过程。

（三）戴明十四条要点

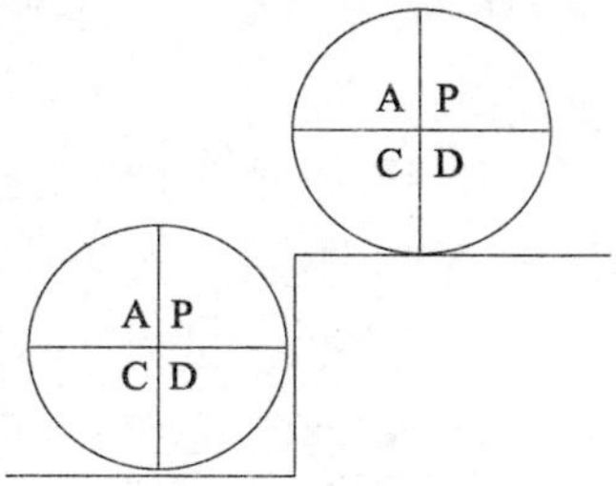

图 1-2-3　小循环

戴明博士在PDCA循环中提出了对企业全员的要求，使企业质量管理的水平进入一个新阶段，但他对世界质量管理发展做出的贡献远不止如此。戴明博士针对美国企业领导提出的戴明学说简洁易明，其主要观点“十四要点”成为20世纪全面质量管理的重要理论基础。

戴明博士对高层管理者的要求，大致分为以下几点。

1. 进行长远的规划　组织最高管理层必须从短期目标的迷途中归返，转回到长远建设的正确方向。管理活动周期不会很短，其结果的未知性很强，管理者要在对管理活动的深刻认识上对质量结果进行规划。

2. 采纳新的观念　质量管理者要采用先进的品质管理工具新观念，不能低估改变思想观念的困难性。企业迫切需要一种进步的管理工具对质量进行改革，品管圈无疑是适合的选择。

3. 停止依靠大规模检查来达到审核标准　这要求管理者明白，质量水平的提高不是来自检查，而是来自植入的源头——改进系统过程。检查是一个非常有限的工具，质量管理工具的运用可以很好地弥补这个缺陷，它不仅有利于员工积极性，更在源头上提高了员工的达成审核标准率。

4. 结束只以业绩为基础的决策习惯　业绩对一个追求长远发展的药店本身意义并不大，对企业而言，没有好品质管理手法的业绩决策代价极高。

5. 持之以恒地改进服务系统　改进质量水平及提高改进能力，做到可持续地减少成本开支。明确只想改进结果，而不改进系统是在骗自己；控制图和统计过程控制是此要点中两项重要的手段，前者是强大的系统管理和改进工具，后者是系统管理和改进的钥匙。

6. 建立现代的岗位职能培训　培训必须是有计划的，且必须是建立于可接受的工作标准之上。对企业的员工进行先进的质量活动的培训，结合统计方法来衡量培训工作是否奏效，对企业的发展锦上添花。管理者需改变的重要观点是员工的职能培训，而不是制造额外开支。

7. 建立领导力的管理　领导者的工作不是监督，而是用领导力来领导。管理的目标是帮助人、环境和设备做更好的工作。要清楚改进是每一个领导的重任，质量活动的灵魂是团队精神，是一个企业改进的关键变量。

8. 排除恐惧，是每一个员工都可以为企业有效的工作　恐惧感越强，企业员工的工作效率就越差，极度的担忧恐惧感会对企业或社会造成十分不良的后果。质量活动要求管理者的管理工作能营造积极乐观的氛围，使员工有胆量去发问，提出问题，表达意见。

9. 打破部门之间的障碍　部门之间要用合作代替竞争，推倒围墙。每一部门都不应只顾独善其身，而需要发挥团队精神。跨部门的质量活动有助于改善设计、服务、质量及成本。

10. 取消对员工发出计量化的目标 企业本身要有这样的一个文化宗旨：永不间歇地改进，但这并不意味着对员工实行计量化的指标会有利于企业的长远发展，质量活动的成效是以改进为目的的活动。

11. 取消定额管理和目标管理，用领导力来代替 销售定额是违反客观规律的，可以用信任代替控制，提倡以智慧改变对待人的方式态度。

12. 消除打击员工工作情感的考评 管理人员的责任必须从单纯的数字目标转化到效率，这意味着要废除年度个人目标或绩效考核排名与目标管理。因为顾客所购买的是更好的产品和服务，一个想要长久发展的企业追求的不仅是利润，更是美化人们的生活。

13. 鼓励学习和自我提高 由于质量和生产力的改善会导致部分工作岗位数目的改变，学习是员工和企业生存的保障，因此所有员工都要不断接受训练及再培训。

14. 采取行动实行转变 管理者的另一个职能是号召与带领企业的每一个员工在工作中实现转变。转变不是一件容易的事，最高管理层在实现中扮演转变者可起到决定性的作用，因为他们比任何人更有影响力。

三、朱兰质量管理理论

约瑟夫·朱兰（JosephM. Juran）博士生于1904年12月24日，是20世纪世界质量管理研究中最负盛名的专家之一，他对质量界的影响力渗透了20世纪的后半个世纪，被称为“质量之父”。朱兰提出“20世纪是生产率的世纪，21世纪是质量的世纪”。他所倡导的质量管理理念和方法始终深刻影响着世界企业界以及世界质量管理的发展，是举世公认的现代质量管理的领军人物。

（一）大质量观念

朱兰指出：质量是一种适用性。而所谓的“适用性”（fitness for use）是指使产品在使用期间能满足使用者的需求，是对一个公司要实现其质量目标所需要的活动的确定和实施过程。

1. 朱兰的质量定义 质量是对标准化生产中“符合性”质量定义的突破，也是对小农经济社会中“适用性”质量定义的创新，它打破了“符合性”定义中以生产者为中心的思维惯例，使小农经济中的“适用性”由“自我适用”向“社会化适用”演变。朱兰分析认为，所有人类团体，无论是工业公司、学校、医院、教会或者政府等，从事的都是为人们提供产品或者服务。只有当这些货物和服务在价格、交货日期和适用性上适合顾客需求时，服务质量才能得以保证。

2. 朱兰的“大质量”概念 朱兰对“大质量”概念的提出，把“质量”从狭义的产品质量，扩展到包括设计质量、符合性质量、有效性和服务等方面在内的广义的质量。他的质量螺旋线原理所概括的产品质量产生、形成和实现的规律，把质量职能贯穿于市场调研、产品开发设计、工艺策划、采购、生产制造、检验与试验、安装与交付、售后服务等全部过程之中，提出了过程质量的概念，进一步扩大了质量概念的内涵。

20 世纪 60 年代初，美国学者费根堡姆（A·V·Feigen-baum）提出了“全面质量控制”概念。他认为影响产品质量的因素，不仅存在于制造过程，而且与设计、原料、配件、生产工艺、检查、销售、使用和服务等全部过程的工作质量有关，必须从经营上对质量、成本、交货期和服务水平予以综合考虑，才可能真正提高产品质量和经营效果。费根堡姆称这种全面质量管理为一种崭新的经营活动。朱兰博士则称，这是一种“经营的质量管理”，并提出了“质量经营”的观念。这种把质量概念拓展到组织经营管理领域的提法，为质量概念的进一步扩大奠定了基础。日本在这种思想的影响下，进一步又提出了“全公司质量管理（CWQC）”的观点，并把“广义的质量”解释为质量、成本、价格、交货期和服务等方面。日本质量管理学者石川馨教授指出：“在日本是更广泛地考虑质量问题的：①狭义质量（指产品质量）；②广义质量（指产品质量＋工作质量）。只对狭义质量进行管理是旧式的管理；全公司实行广义的质量管理，才是全面质量管理”。近年来欧美国家把广义的质量称为“全面质量”。

20 世纪 90 年代以来，“大质量”概念日益被人们采用。朱兰和费根堡姆在多次国际质量管理会议上提出了“大质量”的观点。朱兰指出：“必须采用大质量概念。大质量标志着扩大了质量管理的范围。采用大质量的概念已不可逆转”。目前质量概念不仅被用于物质或精神的产品及其提供的过程，质量的概念已被赋予更丰富的内涵。

（二）朱兰 80/20 法则

朱兰博士的 80/20 法则指出：质量问题有 80% 出于领导责任，只有 20% 是由于工人的原因造成。由此可见，管理不善是造成质量问题的主要原因，在进行质量改进时不仅仅要针对产品质量问题，更要针对管理人员的知识、能力和思想观念的变化，从而改进管理，这样可以收到事半功倍的成效。通过实践可以看出，针对管理问题进行改进，涉及质量体系的方方面面，有时可能在产品质量上表现不出来，但可以提高效率和员工的士气，从而使企业增加活力。特别是涉及企业方针、组织机构等方面的改进，能使企业改变面貌。针对程序的改进，可以使过程更加合理、更有保证，使质量保证能力得到增强。

（三）朱兰质量三部曲

朱兰质量三部曲出现在 20 世纪 70 年代，正值美国企业面临战后最严重的质量危机，美国经济受到日本的挑战。对日本经济发展起到重大贡献的戴明和朱兰，得到了美国的注意和重视。朱兰核心思想中的“质量”，一是指具有能够让客户满意的特征，二是指这些特征要符合标准，无论是产品还是服务，都要具备一定特征才能令人满意。

一个企业要想改善质量管理，重要的任务是达成一致，使每个人都知道新的行动方向是什么。要想造就这种一致性，必须解决那些妨碍一致的强大力量，这些力量绝大多数来源于公司内部固有的不一致性。新的管理方法适用于公司的各个层次和职能部门，从行政领导、行政人员到普通员工的方法。在此基础上，朱兰博士发表了著名《质量三部曲》，其副标题是“一种普遍适用的质量管理方法”，也就是被世界各国广为推崇的“朱兰三部曲”，即质量计划、质量控制和质量改进，并且每一个过程都有一个固定的程序来实现的。

第一步：质量计划 朱兰认为传统的计划工作是由某个特定领域的专家完成的，通常是缺少进行质量管理的方法、技巧和工具，也是在不了解全局的情况下制定出来的，现代质量计划应由多部门的同事制订计划过程，要包括生产、销售服务等相关人员，并在计划制订过程中提供成本信息、顾客需求信息等相关影响因素，以及对未来可能出现的问题给予早期警告。因此朱兰提出的质量计划，实际是立足于整个公司的各个层面组织管理者的整体适应性能力。

质量计划是从认知质量差距切入开始的，看不到差距就无法确定目标。而这种差距的定位要从顾客的满意度入手。现实中存在的质量差距，主要有以下四方面：第一类差距是理解差距，也就是对顾客的需要缺乏调查理解，提供者对顾客需要的理解与顾客真实需要是不一样的；第二类差距是设计差距，即使完全了解到顾客的需要和感知，很多组织还是不能设计出与了解到的顾客需要完全一致的产品或服务；第三类差距是过程差距，由于创造有形产品或提供无形服务的过程不能达到与设计初衷完全相符合，使许多优秀的设计遭遇失败，这种过程能力控制的缺乏是各种质量差距中最持久、最难以解决的问题；第四类差距是运作差距，也就是用来运作和控制过程的各种手段在最终产品或服务的提供中会产生副作用。如图 1－2－4 所示。

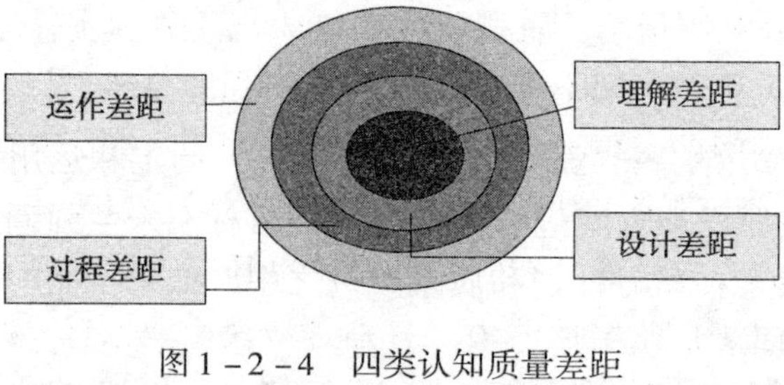

图 1－2－4　四类认知质量差距

为了消除上述各种类型的质量差距，并确保最终的总质量差距最小，作为质量计划的解决方案，朱兰列出了六个步骤。

（1）*确立项目和设计目标*　所有设计都应该按照项目的方式进行，如果质量设计者不能把设计的事物与其他事物区分开来，那质量的目标就将是模糊不清的。在战略设计中，需要确立具体的愿景、使命、战略和目标等，在产品计划中需要设计具体的计划事项和时间节点，每一步要达成的任务都需要是清晰的、明了的。

(2) *识别顾客*　顾客的定义有特定需要必须被满足的各种角色。有很多时候我们往往忽略了顾客是一类有某些相同或相似特征群体的事实。譬如，作为生产某一药品的企业，其客户主要包括医院药房、批发公司等组织客户，也包括众多使用该药品的个体病人。而作为连锁药店，主要的顾客就是个体消费者或者药店会员。

(3) *发现顾客的需要*　通常顾客的需要包括生存需要、安全需要、地位需要等多种类型，而且不同群体的多种欲望的需要是不一致的，我们必须针对如何对事物加以分类和区分主次。但要注意的是，顾客需要强烈的方面不一定就按照高优先度来设计和满足，同理，顾客需要不强烈的方面不一定就按照低优先度来设计和满足，优先度低的顾客也未必意味着其需要就是优先度低的。比如顾客在购买产品是希望花钱越少越好，但在市场激烈竞争的大背景下，所有的经营者都要考虑成本核算。

(4) *根据顾客开发产品或提供服务的特征*　随着客户需求的识别，产品或服务的特征会越来越多，此时就不可能让所有特征都处于同一优先度水平或作为重点。企业需要以一种一致的方法来建立规范标准，要在最后将那些经过优化标准，且得到一致同意的特征明确下来，并设定目标，这里的特征是指产品的性能、用途和特性。

(5) *产品特征需要开发过程*　特征是由过程创造出来的。企业要审视现有过程以及可替代过程，以考虑选用哪些过程来产出所需的产品特征，以确保所选过程能够实现产品特征的目标。过程能力必须与产品或服务的要求相一致。人设计了产品目标，但是过程本身并不能显现出产品的目标。

(6) *开发过程的控制方式*　产品计划中，我们要确保过程按设计者的能力来工作。每个人的能力都是有限的，当超出能力的工作就需要管理者制订不超工作人员能力的工作计划；同样，低于能力的工作被布置时，就需要管理者进行调控。这个过程是难以掌控的，就需要对员工进行测评，以制定管理者特定的控制方式。

第二步：质量控制　“质量控制”一词最早出现在20世纪早期，这一概念的出现将质量实现的方式由“事后检测”逐步扭转为“事前预防”，它包括质量的策划、质量的工具、质量的改进等。朱兰将质量控制定义为：制定和运用一定的操作方法，以确保各项工作过程按原设计方案进行并最终达到目标。朱兰强调，质量控制并不是优化一个过程（优化表现在质量计划和质量改进之中，如果控制中需要优化，就必须回过头去调整计划，或者转入质量改进），而是对计划的执行。如图1－2－5所示，是质量控制的七个步骤。

朱兰的质量控制思想包含以下几个内容。

(1) *质量金字塔*　朱兰认为，即使是一个350人规模的组织，其控制的事项也高达10亿条。在这种情况下就需要对各种控制因素进行分类。朱兰将其分为技术控制、员工控制和管理人员控制。技术控制是最普遍的质量控制方式，在组织中，技术控制承担了绝大多数的控制事项，它们都是实时进行的；员工控制是指企业将部分质量控制的决策权授予员工。企业里大部分的控制事项都是需要人的参与。普通员工参与质量控制，可以缩短反应时间，增强员工的责任感；管理人员控制是指那些由企业管理者控制的事项。这些控制事项位于质量金字塔顶端，是“关键少数”。企业中这类控制要尽可能地少，才能避免管理人员将过多精力放在质量控制上，从而忽视了战略之类的重大议题。

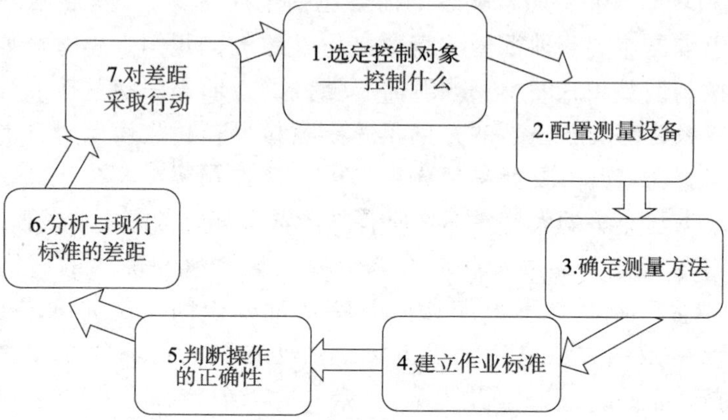

图 1－2－5　质量控制的七个步骤

（2）质量阶段控制　朱兰认为一个完整的质量控制过程应该包含以下几个阶段：启动阶段、运行阶段、产品控制、装备控制。启动阶段控制是控制第一步，它决定了控制的基本要求；运行阶段控制是在过程运行期间进行的，其目的是做出“运行或停止”的决策；产品控制发生在一定量产之后，其目的是判断产品质量是否符合目标要求；装备控制是依靠技术装备进行质量控制。

第三步：质量改进　质量改进是朱兰质量三部曲的核心思想，是指管理者通过打破旧的平稳状态而达到新的管理水平。图 1－2－6 为质量改进的七大步骤，从中可以看出，“三部曲”的起点是质量计划，用计划来创建一个能满足既定目标，并在作业条件下运行的过程。计划的对象可以是任何一个质量体系要素。

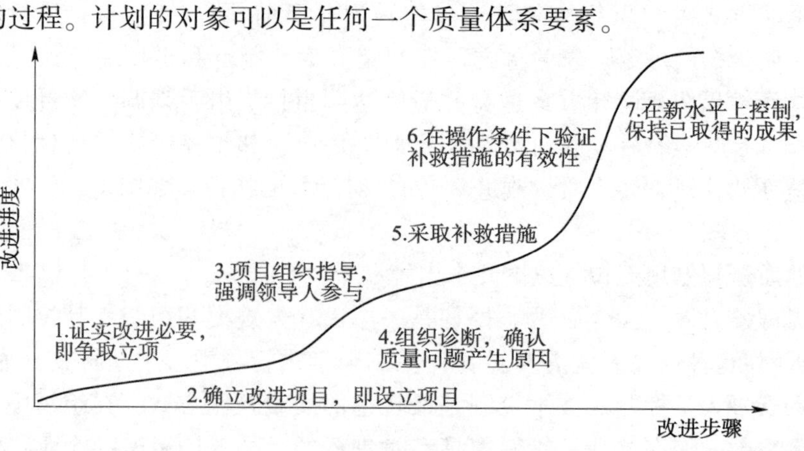

图 1－2－6　质量改进的七大步骤

质量改进与质量控制性质完全不一样。质量控制是要严格实施计划，而质量改进是要突破计划。通过质量改进达到前所未有的质量性能水平，最终结果是以明显优于计划的质量水平进行经营活动。质量改进有助于发现更好的管理工作方式。

朱兰认为，美国存在质量危机的根源之一，就是忽视了“质量改进”而一味强调“质量控制”，这样就会使企业的质量标准固定在原有的水平上。而日本却不同，他们在重视“质量控制”的同时更重视“质量改进”。立足于日复一日、年复一年的不断改进，可以使日本人虽使用与美国人相同的设备材料和同样的生产过程，却生产出了更多、更好的产品。

（四）朱兰质量环

从上述内容我们已经了解了“朱兰质量三部曲”，不过质量三部曲只是一个开环结构，并不能形成对质量的持续改进。这需要引进朱兰博士的另外一项质量工具——质量螺旋。朱兰质量螺旋是朱兰博士率先采用表达产品质量产生、形成、发展的客观规律的一条螺旋上升曲线，该曲线对品质管理有重要的指导作用。它最经典的应用是 ISO 9001 体系中的质量环。

所谓质量环，就是指从识别需要到评定这些需要是否得到满足的各个阶段中，影响质量的相互作用活动的概念模式。在质量环中，活动之间环环相扣，互相制约，互相依存，互相促进。质量环不断循环，每经过一次循环，企业的质量管理水平就有一次的提高。

（五）朱兰的突破历程

朱兰博士所提出的“突破历程”，综合了他的基本学说，以下是此历程的七个环节。

1. 突破的取态　管理层必须证明突破的迫切性，然后创造环境使这个突破能实现。要去证明此需要，必须搜集资料说明问题的严重性，而最具说服力的资料莫如质量成本。

2. 突出关键的少数项目　在纷纭众多的问题中，找出关键性的少数。利用帕累托法分析，突出关键的少数，再集中力量优先处理。

3. 寻求知识上的突破　成立两个不同的组织去领导和推动变革——其一可称之为“策导委员会”，另一个可称为“诊断小组”。策导委员会由来自不同部门的高层人员组成，负责制订变革计划，指出问题原因所在，授权作试点改革，协助克服抗拒的阻力及贯彻执行解决方法。诊断小组则由质量管理专业人士及部门经理组成，负责寻根问底、分析问题。

4. 进行分析　诊断小组研究问题的表征，提出假设以及通过试验来找出真正原因。另一个重要任务是决定不良产品的出现是操作人员的责任还是管理人员的责任。若说是操作人员的责任，必须是同时满足以下三项条件：操作人员清楚知道他们要做的是什么，有足够的资料数据证明他们所做的效果以及有能力改变他们的工作表现。

5. 决定如何克服变革的抗拒 变革中的关键任务必须明了变革对他们的重要性。单是靠逻辑性的论据是绝对不足够的，必须让他们参与决策及制定变革的内容。

6. 进行变革 所有要变革的部门必须通力合作，这是需要说服功夫的。每一个部门都要清楚知道问题的严重性、不同的解决方案、变革的成本、预期的效果以及估计变革对员工的冲击及影响。必须给予足够时间去酝酿及反省，并提出适当的训练。

7. 建立监督系统 变革推行过程中，必须有适当的监督系统定期反映进度及有关的突发情况。正规的跟进工作异常重要，以监察整个过程及解决突发问题。

四、全面质量控制理论

（一）全面质量控制理论的形成与发展

1951 年费根堡姆发表著作《质量控制：原则、实践和管理》（Quality Control：Principles，Practice and Administration）；把“质量控制”概念从原先的技术方法提升为管理方法；强调从管理观念出发，将人员关系作为质量控制活动的基本问题；把统计技术看作是全面质量控制计划的一个部分，他提出的全面质量管理理论和一系列学术观点在国际质量界产生了广泛、深远和持久的影响。他将研究客体抽象成一系列概念，并用科学方法对其定义与指称；把术语作为质量学科领域内表达和限定概念的手段，形成质量理论研究的前提和学术交流的载体。著作在开始部分将其定义成：“为了能够在最经济水平上并考虑到充分满足顾客要求的条件下，进行市场研究、设计、生产和服务，把企业内部各部门的研制质量、维持质量和提高质量的活动构成一体的一种有效的体系”。他以定义术语的方法，创造性地提出自己理论的核心观点，从而有力地推动了以后质量科学发展的进程。国际质量界认为：他是世界上第一个使用 TQC 术语的学者，由此确立了他作为全面质量管理理论开拓者和奠基者之一的历史地位。费根堡姆全面质量管理理论思想形成过程见表 1－2－1。

表 1－2－1 费根堡姆全面质量管理理论思想形成过程

时间	著作	中心思想	历史作用
1951 年	《质量控制：原则、实践和管理》（第一版）	把“质量控制”概念从原先的技术方法提升为管理方法；强调从管理观念出发，将人员关系作为质量控制活动的基本问题；把统计技术看作是全面质量控制计划的一个部分	创造性地提出自己理论的核心观点，从而有力地推动了以后质量科学发展的进程
1961 年	《全面质量控制》（第二版）	1951 年版著作的扩充和发展，“质量控制”演变为“全面质量控制”的系统梳理	成为质量发展史上第一个使用 TQC 术语的学者

续表

时间	著作	中心思想	历史作用
1983年	《全面质量控制（第三版）	以经济学、工业工程和管理科学为基础，结合当时已经存在的统计和管理方法，应用系统理论开发了一种新的质量方法。总意图是要引导企业的质量管理从“局部”转变到“全面”	美国质量界50年的主流学术思想的一次重大突破在管理方面探索新方向，起到了关键的承上启下作用
1991年	《全面质量控制》（第四版）	在原先6个部分的基础上，增加第7部分，其内容是：经过长达40年质量运动经验证明的“基本原则和方法”；“90年代TQC必须履行的职责”“90年代全面质量管理十个目标”；全面质量管理四项基本原理	进一步明确和重申TQC效果和长期坚持的关系。“TQC”原理传播给更广泛的管理者和读者，将一部分领先企业的经验总结上升为原理，以满足20世纪90年代市场竞争的需求
2006年	《全面质量控制》（第五版）	在总结质量事业发展规律时，他认为质量专业的发展具有螺旋式上升的特点。在“十点观念”基础上增加两条：现代质量不再是仅仅关注减少缺陷，而是强调要提升顾客价值；要管理创新	他用质量方法改进传统的国民经济发展模式，具有关系学科建设和国计民生的重大意义

（二）全面质量控制理论的主要内容

1. 质量思想的出发点　用顾客满意的视角综合、全面定义“质量”。费根堡姆在1983年提出：“质量是由顾客建立在对产品或服务实际感受的基础上，对照自己的要求进行测定；而不是工程师、市场或者高层管理者测定的。这种要求可能已经有表述或者尚没有明文表述，有意识或者完全是感觉，属于技术操作层或者完全是主观印象；这种要求通常被表达成为竞争市场上实际在变动的一个目标。产品和服务质量的定义如下：产品和服务在市场营销、工程、制造、维护的各个方面综合的特性，通过在这些领域的使用来满足顾客的期望。”该定义的要点是：用顾客满意的视角综合，全面定义质量；质量应该是有多种水平，而不是只有“可接受”和“不可接受”两种；由于顾客的需求和期望是变化的，所以质量是动态的。鉴于这样的认识，他认为：“高层管理者的关键任务是在产品发展的不同阶段，确认顾客关于质量定义的演变”。1984年他进一步强调：“统计研究表明，当1个顾客反映满意，将会有其他8个人听到这个好评；而当这个顾客反映不满意，则将会有22个人听到这个抱怨。因此，为改进质量的投入是取得最有效回报的一种明智选择。”定义反映他的思想出发点是同时关注“质量”特性的客观和主观两方面，这对整个质量界产生了深远和广泛的影响。例如2000版ISO 9000标准，有多项条款吸取和融合了他主张的以顾客为关注焦点的基本思想。

2. 质量思想的基本理念　长期倡导、坚持以质量为核心的道德伦理和社会价值。

费根堡姆用专业语言描述质量工作者应该追求一个美好、理想的境界，要求专业人员将这些观念传播给企业每个员工，覆盖到企业全范围，贯彻在生产和服务的全过程。

（1）“九点观念”。早期他提出关于质量“九点观念”：质量是核心；要取得顾客完全满意；寻找优秀供应商和合作伙伴；实现质量数据有效性；通过质量成本管理扩大销售和增加赢利；应用质量体系将顾客、生产者和供应商连接成一体；质量改进；质量是全球共同的经营语言；质量领先是奉献社会、高尚道德的基础。

（2）“十点观念”。1991 年他在总结成功企业管理经验的基础上，提出“90 年代全面质量管理十个目标”，通常被称为“十点观念”：质量是全过程；质量是由顾客测定；质量是取得投资最大回报的最重要途径和机会；质量需要个人和团队忘我热情地工作；质量是管理的方法；质量和创新互为依存；质量是理念；质量需要持续改进；借助质量技术，以最有效成本和最短投资路径提高生产力；以全面质量体系连接顾客和供应商。

（3）2005 年他在“十点观念”基础上增加两条：现代质量不再是仅仅关注减少缺陷，而是强调要提升顾客价值，要进行管理创新。

（4）2007 年他进一步强调，企业要在包括设计、制造、发送和售后服务的各个领域，在成功的基础上关注、建立、引导和维护顾客价值。

3. 质量思想的实践方法——设计与规范 TQM 运作模型 1983 年费根堡姆将管理过程规范为：包括 3 个阶段，执行 4 项任务，将其称为 TQM 运作模型。总体控制模型如图 1 –2 –7 所示。

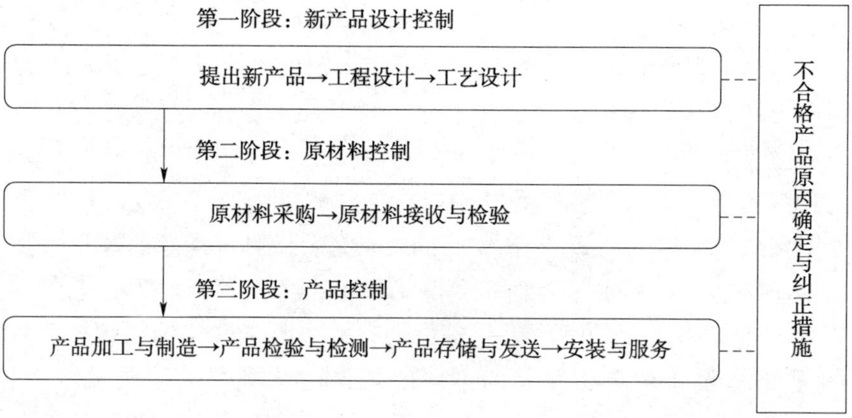

图 1 –2 –7　TQM 运作模型

第 1 阶段：“新产品设计控制”（提出新产品→工作程设计→工艺设计）；第 2 阶段：“原材料控制”（原材料采购→原材料接收与检验）；第 3 阶段：“产品控制”（产品加工与制造→产品检验与检测→产品存储与发送→安装与服务）；以及覆盖整个全过程的第 4 项任务。他用定义方法详细规范各项要求，其中对第 4 项任务的定义是：“通过调查与测试，确定不合格产品的原因，决定改进其质量特性的可能性，确保所采取的改进与纠正措施的持久与完整”；他对第4项任务的命名是“special process studies”，本文按照定义将其翻译成“不合格产品原因的确定与纠正措施”。笔者认为，这个模型在理论和实践意义上，对1987年国际标准化组织发布ISO 9000系列质量管理国际标准起到了重大推动作用。

五、质量管理小组

1. 质量管理小组的定义与类型　质量管理小组的简称是QC小组，指“在生产或工作岗位上从事各种劳动的职工，围绕企业的经营战略方针目标和现场存在的问题，以改进质量、降低消耗、提高人的素质和经济效益为目的组织起来，运用质量管理的理论和方法开展活动的小组”，是企业全面质量管理工作的重要部分。QC活动小组要具有名称，课题一定简明扼要地表达活动内容，整个活动过程要严格遵守PDCA活动程序，成果编写要以数据说话，且前后数据、时间对应，避免通篇文字，工具图表运用要得当，形成规范成果。

根据QC小组活动课题的特点、活动内容，可将小组活动课题分为“现场型”“服务型”“攻关型”“管理型”以及“创新型”等五种类型。

2. 质量管理小组的组建及活动程序　QC小组组建大致有自下而上、自上而下、上下结合三种。为便于自主开展现场改善活动，小组人数一般以3～10人为宜。组建后的QC小组必须在企业QC小组活动主管部门进行注册登记，注册分为小组注册和课题注册，一般QC小组注册登记每年进行一次，QC小组活动课题注册则是每选定一个活动课题即在开展活动之前进行一次课题注册登记。图1－2－8为遵循PDCA循环的QC小组活动，即4个阶段8个步骤。

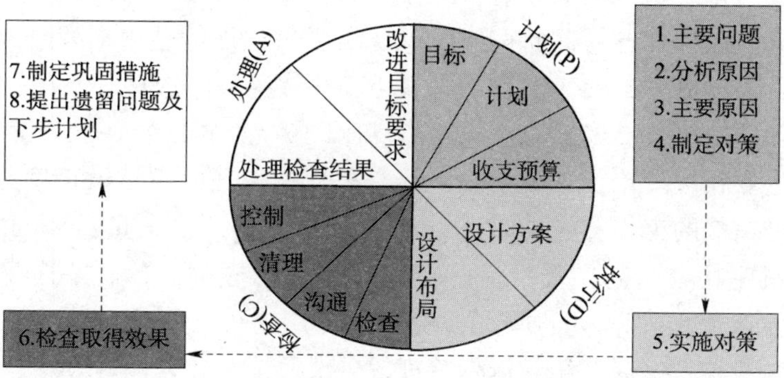

图1－2－8　QC小组活动的4个阶段8个步骤

QC小组活动遵循计划（P，plan）、执行（D，do）、检查（C，check）、处理（A，act）循环程序，实施八个步骤（找出要解决的主要问题、分析产生问题的各种原因、找出主要原因、制定对策、按照制定的对策实施、检查所取得的效果、制定巩固措施、防止问题再发生、提出遗留问题及下一步打算。

3. 开展质量管理小组的意义　QC小组于1978年被引入我国。随着QC小组活动的推广，它已成为提高企业竞争的一种手段。一是提高企业职工整体素质。职工是企业之本，QC 小组活动是一个能够给每位职工提供施展才华的良好舞台。QC 小组成员在活动中学技术、学原理，无形中增强了团队精神，并在潜意识中对企业产生出一种强烈的向心力，从而强化职工的整体意识。开展 QC 小组活动，可以营造和谐的工作环境，调动员工的工作积极性，使其能够自觉地为企业做贡献，增强企业的凝聚力，实现企业的进步。二是提高和改进质量。解决生产、经营中存在的问题，提高产品质量，降低能耗是 QC 小组活动的特点之一。QC 小组活动的程序是经过现状调查，判断问题的症结所在，查找原因，再采取改进措施。通过活动的开展，以数据说明事实，运用统计方法和其他科学方法来步步深入地分析问题、解决问题，促进产品质量或服务质量的不断提高。三是激发小组成员的活力。QC 小组活动可以成为帮助职工实现个人愿望的平台，它能让在平凡工作岗位上的职工有一个自我表现的机会，使其在寻找问题、解决问题的过程中体会到成功的乐趣和工作的意义。同时，QC 小组活动注重每个成员个人能力的提高，使得职工通过参加 QC 小组活动，个人的技能方面得到提高，从而有助于小组成员个人的职业规划与发展。四是有利于实现全体职工的管理。改善人们之间的关系，提高员工的团结意识，开发新的智力资源，减少质量问题的出现，降低消耗，提高经济的效益。

六、零缺陷与六西格玛管理理论

（一）零缺陷管理

零缺陷管理简称 ZD，亦称“缺陷预防”。零缺陷管理思想主张企业发挥人的零缺陷管理主观能动性来进行经营管理，生产者、工作者要努力使自己的产品、业务没有缺陷，并向着高质量标准的目标而奋斗。零缺陷管理理论的基本框架是以客户为中心，以结果为导向，通过流程的改善，使组织内员工更经济、更有效地在首次就把正确的事情做正确，创造出更强壮的企业生命系统和以预防为主的可靠、可信赖的组织。零缺陷管理中的主要相关理论：一个中心，第一次就把正确的事情做正确；两个基本点，成为有用的和可信赖的组织；三个需要，满足客户的需要，满足员工的需要，满足供应商的需要；四项基本原则，质量是符合客户需求的原则；预防才产生质量的原则；质量的工作标准是“零缺陷”的原则；质量应该用财务数据表现来衡量评价的原则；开车理论，控制系统、保证系统和运营管理。

（二）六西格玛管理

1. 六西格玛管理的概念 六西格玛（Six Sigma）管理是 20 世纪 80 年代摩托罗拉公司提出的概念和运行的管理体系，它是一种能够严格、集中和高效地改善企业流程管理质量的实施原则和技术，以“零缺陷”的追求，带动质量成本的大幅度降低，最终提高企业竞争力的管理理念。六西格玛管理的含义一般来讲，包含以下三层含义：①六西格玛管理是一种质量尺度和追求的目标；②六西格玛管理是一套科学的工具和管理方法，运用 DMAIC（改善）或 DFSS（设计）的过程进行流程的设计和改善；③六西格玛管理是一种经营管理策略。

六西格玛管理是在提高顾客满意程度的同时，降低经营成本和周期过程的革新方法，它是通过提高组织核心过程的运行质量，提升企业盈利能力的管理方式，也是在新经济环境下企业获得竞争力和持续发展能力的经营策略。

2. 六西格玛管理的内涵　目前所讲的以六西格玛管理方法已进化为一种基于统计技术的过程和产品质量的改进方法，进化为组织追求精细管理的理念。六西格玛管理的基本内涵是提高顾客满意度和降低组织的资源成本，强调从组织整个经营的角度出发，而不只是强调单一产品。服务或过程的质量，强调组织要站在顾客的立场上考虑质量问题，采用科学的方法，在经营的所有领域追求“无缺陷”的质量，以大大减少组织经营全领域的成本，提高组织的竞争力。

组织实施它的目的是消除无附加值活动，缩短生产周期，增强顾客满意，从而增加利润。六西格玛管理将组织的注意力同时集中在顾客和组织两个方面，这无疑会给组织带来收益，诸如顾客满意度提高、市场占有率增加、缺陷率降低、成本降低、生产周期缩短、投资回报率提高等绩效。

3. 六西格玛管理的原则　①对顾客真正的关注；②基于事实的管理；③对流程的关注、管理和改进；④主动管理；⑤无边界合作；⑥追求完美，容忍失败。

第三节　药学品管圈

一、品管圈概述

（一）品管圈的含义

1. 什么是品管圈　品管圈是指按照一定程序，为解决工作现场、管理、组织文化等方面存在的问题而由数个工作相同或相关的人们自发组成一个集思广益、合作互助的团体，运用各种改善手法，启发个人潜能，透过团队力量，结合群体智慧，持续从事各种问题的改善，使每成员有参与感、满足感、成就感，从而认识到工作的意义和目的的品管形式。品管圈（quality control circle，QCC），其目的是提高产品质量以及提高工作的效率，是一种比较灵活的品管方法，品管圈以数据为主要依据，以科学系统的品管工具为媒介，提高工作人员参与管理的意识和工作能力，从而提高工作质量和工作人员解决问题的能力，广泛用于提高工作现场质量的管理。

2. 品管圈与质量的内涵　质量在《质量管理体系——基础和术语 ISO 9000：2008》中的定义，是一组固有特性满足要求的程度，反映主体满足明确和隐含需要能力的特性总和。很多企业在实行品管圈活动时将工作的全部重点放在对于产品或服务质量的改善上，由此进入了对于质量控制理解的误区，将质量管理的工作局限于狭义的质量管理，由此造成了质量成本即为保证产品符合要求而发生的费用以及没有达到要求所产生的成本的提高。

在品管圈中，对于工作现场质量的定义是广义的质量定义，由以下的几个方面对质量的概念加以描述。

（1）*狭义质量* 通常指产品或服务质量，由企业的局部组织负责。通过标准、规范、程序来审核其符合程度是否符合要求，具有易于控制的特点，其中设计、制造、安装、调控、验收等环节作为控制的重点。

（2）*广义质量* 广义的质量是将质量的概念扩展到过程、体系和组织的全部内容，并延伸到员工个人技能、创新能力、团体精神等方面，还包含了专业技术、财务效益、经营状况、管理思想与管理水平、行为模式与准则、法律制度与道德规范等因素。广义的质量将质量问题上升为经营战略的层面，直接影响到企业持续发展的问题。狭义的质量控制容易量化，控制难度大，而广义质量的提高在于管理，更为宏观。

（3）*大质量* 指客户所关注的质量已经远远超出原有质量内涵，逐步扩大为流程质量、环境质量、经济运行质量、经济增长质量、教育质量、生活质量、人员质量和企业社会责任等质量管理范畴，涉及组织任何部门和职工的工作质量与质量职责。大质量强调并要求系统最优、接口可靠。大质量包括固有特性（如性能、可靠性、维修性及保障性、安全性、适用性、舒适性等）和人们赋予的特性（时间性、经济性）。固有质量不是大质量的概念。在研究质量和质量管理的时候，应从大质量概念出发，把握大方向。

（二）品管圈活动的宗旨

1. 解决工作现场存在的问题 品管圈作为一种自生改善的小组活动，它能够使每一位成员都积极、自发地解决问题，挑战目标，对于改善工作现场、加强组织管理有着重要的作用。品管圈的实施可以使管理工作能够更好地由点到面展开，改变传统管理模式中完全依赖主管制订改善计划，完全遵循制度管理的形式，将管理严格的自上而下模式转变为上下联动、上下结合的管理模式。这样一来使得企业或组织的管理效率大大提升，同时在圈员自主解决问题的过程中，其发现问题、解决问题的能力得以锻炼，无形中，形成了互相帮助、互相尊重的良好企业文化。

2. 解放工作人员的思想 从表面上来看，品管圈活动是简单 PDCA 的规范化运作，是改善品质、提升质量的一个工具。但是在频繁的使用过程中，经过发现问题、讨论问题、解决问题这一循环，品管圈小组成员不仅仅是工作的执行者，更成为了现场问题的发现者。品管圈活动更能使员工跳出“圈”来，一改以往决策层制定制度、执行层忠实执行的管理模式，使员工真正成为分析和解决问题的参与者，实现从“要我做”到“我要做”的转化，进而将员工的智慧转化为集体的规范，真正实现 PDCA 的持续改进，并通过这种持续的改进不断激励员工参与改进。

3. 降低整体成本 早期的美国质量管理专家休哈特提出：产品质量不是检验出来的，而是生产出来的，质量控制的重点应放在制造阶段。检验其实是等于准备有次品，检验出来已经是太迟，且成本高而效益低。而另一位美国的质量管理专家克劳士比进一步提出：质量系统的作用是预防，而不是检验。检验是在过程结束后把坏的从好的里面挑选出来，而不是促进改进。预防发生在过程的设计阶段，包括沟通、计划、验证以及逐步消除出现不符合的机会。品管圈活动的本质在于对工作现场问题的解决，结果在于对于集体规范的改进，从而在根本上解决问题。很多企业认为品管圈活动需要投入大量的人力物力，并且活动的成果难以量化，存在较大的感知风险。实际上，品管圈虽然提高了局部的成本，但是消除了因为工作存在问题而带来的返工、顾客忠诚度降低所带来的成本，对于整体成本的降低是显著的，因此品管圈活动反而更具有经济性。

（三）品管圈的特点

品管圈是一种拥有形式灵活、合作性强、持续改进等优点的品管活动，作为一种自动自发的品质管理形式，具有灵活、高效的特点。由于品管圈活动大多由基层结合形成，故此对于问题的解决更具有针对性。品管圈活动包括组织管理、个人发展和活动形式等特性。

1. 组织管理方面

（1）*使管理工作由浅入深*　品管圈活动对于促进企业或组织各部门的负责人和品管圈参与者的进步有着巨大的作用。通过对圈员问题意识和解决问题能力的培养、提升服务质量、提高工作效率、全面降低运营成本、达到组织问题解决、持续不断改善工作的目的。虽然品管圈是改善工作现场的问题，但在企业从事品质管理工作的过程中，工作问题的改善可以促进工作流程的改善，减少运营的成本，提高产品或服务品质。长期下去，可使管理活动由浅入深、由点至面，全面改善企业或组织的现状。

（2）*改善工作现场，提高产品及服务质量*　大多数品管圈的改善主题都在于如何改善工作现场中所遇到的问题，以及如何改善提供产品或服务的质量，产品的好坏决定一个企业或组织能否顺利地满足市场的需要，是一个组织生存发展的重要前提。因此改善工作现场、提高产品质量是品管圈活动最基本的优点，例如提高静脉用药调配中心（PIVAS）成品输液中胶塞的脱屑例数，提高住院病人泌尿系统感染注射用抗菌药物医嘱的正确率等。

（3）*提高生产水平，降低成本*　除了提高自身产品或服务的质量、改善工作现场存在的问题外，品管圈活动的另一个重要作用就是在于降低企业或组织运营的成本，通过品管圈小组的头脑风暴，基层的员工能够更加容易地发现工作中可以节约成本的地方，经过这样的品管圈活动，可以大量节省资金。例如降低静脉用药调配中心每日损耗的件数，提高冰箱药品的储存率等。

（4）*加强组织管理*　经过品管圈活动，组织内部的管理也会相应得到强化，在品管圈的活动进程中，一些习惯的养成和质量管理意识的形成，对于一个组织的管理有很大的好处。例如在品管圈活动过程中，圈会的召开在一定程度上培养了员工按时出勤、积极发言的习惯，在品管圈活动的过程中大多采用自主自发的形式，以头脑风暴为主要手段，这就培养了员工自主思考、相互间交流讨论的意识。

（5）形成良好的企业文化　成功的品管圈活动必然要有各个部门员工的积极参与和支持。一个企业或组织的全体员工共同积极地参与一项活动，通过紧密合作和团结互助，可以增进员工间的友谊，形成积极和谐的企业文化。

在品管圈活动的实施过程中，通过员工个人能力的发挥，可以体现一个员工的个人价值，通过药学品管圈相关的培训和活动进程中问题的改善，营造出一种不懈追求、精益求精的全面持续改善品质的人文环境。品管圈通过制定圈名、圈徽的形式，体现了企业团结互助、积极乐观的办事态度，有助于企业健康发展。

（6）营造积极向上的环境　一个好的品管圈活动可以引发下一次品管圈活动的创意，品管圈活动是一个长期的、持续的改进过程。长期进行品管圈活动，不断地改进在活动中发现的各种问题，会使一个企业和组织建立一种积极向上、和谐共赢的组织文化。同时，在品管圈活动的过程中，圈员们的感情得到升华，培养了圈员之间的友谊，一个和谐的工作环境对于一个企业和组织是十分必要的。

2. 个人发展方面　对于刚刚引入品管圈的企业，或是对于一个从未接触过品管圈活动的员工来说，向员工强调品管圈活动对于个人的益处是十分必要的。员工了解了品管圈活动对于自身的好处，才能够有参加品管圈活动的积极性。总结起来，对于个人的益处有如下几个方面。

（1）锻炼员工自主解决问题的能力　品管圈的实施过程是一个理性解决问题的过程，通过对科学改善手法和改善工具的运用，员工自主解决问题的能力将有一个显著的提升。在传统的管理模式中，大多是主管负责制定解决问题的对策，基层人员负责执行。在品管圈活动中由圈员选定主题并自主拟定对策，遇到问题由全体圈员共同决定解决办法，一改传统模式中完全依赖部门主管提出改善方案的管理方式。这样做不但能提升员工解决问题的能力，而且通过锻炼圈员解决问题的能力，增强整个企业或组织解决问题的能力。

（2）锻炼自身，提高工作能力　品管圈活动在发现问题、共同研讨、解决问题的过程中，对于一个员工的团队配合能力、发现问题的能力有着巨大的提升，这些能力都是日常工作生活中必不可少的。积极地参加品管圈活动，有助于个人的成长以及经验的积累。

（3）增进知识，增强创造力　品管圈活动是一个改善的过程，也是一个学习的过程。参加品管圈活动能够积累在药学专业和质量管理两个方面的知识和经验，同时在品管圈活动中，通过积极地发言、共同思考，可以使得员工的思维更加活跃，增强一个员工的创造力。

（4）和睦圈员间关系，增进同事友谊　品管圈能够营造一种和谐互助的工作氛围。品管圈活动是一个自动自发的、积极向上的活动，积极参加品管圈活动能够增强员工的归属感，可以与圈员产生共鸣，增进友谊。参加过品管圈活动的员工往往可以养成合作共赢的习惯，因此参加过品管圈活动的员工更能够与同事保持和睦。

（5）*发展自我*　这是品管圈活动最能够说服一个人加入的原因之一。品管圈活动不仅可以锻炼一个人的工作能力和基本素质，更能够丰富一个人的履历，使得员工在晋升过程中少走弯路。

3. 管理形式方面　品管圈小组是在工作现场或组织内部从事各种工作的成员，以组织的战略、方针和现场存在的问题为中心，以提升质量、降低成本，或提高人的工作能力和工作效率为目的，运用质量管理的理论和方法开展品管活动的团体。品管小组是一个在工作中组织群众性质量管理活动的一种有效形式，是成员参加组织管理的经验同科学管理方法相融合的产物，其具有以下的几个特性。

（1）*解决问题的自主性*　品管圈小组是成员自愿参加、自主管理、自我改进、互相促进的过程，充分发挥小组成员的创造力和积极性。品管圈建立的前提是自动自发，品管圈活动的建立不应该是上级强制要求的，而是工作现场的员工通过自动自发的形式组成一个小组，对所发现的工作现场存在的问题进行改善。品管圈小组是全民积极参与质量管理的品管活动，不但包括决策层、管理层，而且更注重吸引在生产、服务工作第一线的操作层参加。广大员工在品管圈活动中学到知识、学会管理、学会共同分析解决问题。在组建品管圈时应当考虑以改善手法和改善工具的运用进行解决，而上级的作用是制定一系列激励制度鼓励品管圈活动的进行和为品管圈活动提供必要的资源。

（2）*管理形式的灵活性*　品管圈是由民主推选的方式选择圈长，品管圈成员可以轮流担任课题小组长，每个人都有发挥特长、成长提高的机会；讨论、解决之时，小组成员可以各抒己见、集思广益、发扬民主公平的精神，同时保证目标的实现。品管圈活动的灵活性体现在管理形式的灵活性、改进内容的灵活性和改善层面的灵活性。品管圈活动与写八股文不同，它的目的在于发现与改进，“发现什么问题”“如何发现的问题”“怎样解决问题”“大家是怎样达成的共识”，这些问题不存在固定的格式和模板，而对于这些问题的独立思考，正是品管圈活动的灵活性所在、基层员工的创新性所在。

（3）*分析问题的科学性*　品管圈的优势在于严谨的科学性。例如在选择主题方面，应当明确所有备选主题的迫切性，并列举出准确的数据，用以证实确实有必要花费时间和金钱来解决问题，并且问题解决后可以带来改善。在医疗领域中，国内有许多品管圈存在主观判断过度的情况，在分析过程中集中使用头脑风暴的方式找出所有问题的原因和解决对策，缺乏现场实际的调研，同时选择的方式也集中于投票评分的方式，导致缺乏科学性。品管圈小组在活动中遵循科学的工作程序，循序渐进地分析解决问题。品管圈活动是一项持续改进的过程，根据 PDCA 循环的理论，品管圈活动存在的价值在于不断地追求，品管圈活动并不是凭空想象或宣扬经验主义而是在活动中用数据说话。

（四）品管圈的历史

成功的品管圈活动在于确实的、持续的改善，而不是流于形式，使得品管圈活动的进程得以深入，产生的品管圈成果富于创新性。需要深刻理解品管圈活动的意义，深入学习品管圈活动的手法。

对品管圈活动的学习，既要向前看，也要向后看。对品管圈活动历史的探究，是对于品管圈活动的学习和借鉴。将品管圈活动置于历史的层面，对其的诞生和发展进行学习，了解品管圈活动对于质量改进的重要意义，强调其诞生的必要性，有助于品管圈活动健康持续地发展下去。

品管圈起始于1950年戴明教授的统计方法课程，以及1954年朱兰教授的质量管理课程。品管圈之父石川馨博士曾说：有人的地方就适合实施品管圈活动，无论是什么行业，什么部门，因为品管圈活动完全符合人类的需求。

1. 品管圈在日本的沿革 日本人不只是训练工程师与主管阶层，而且有计划地大量提高生产力。在美国，品管部是公司很大的部门，成员包括品管工程师、通信工程师和其他领域的专家；反观日本，广泛的教导各领域经理品管的方法后，可以缩减庞大的品管部门以及专门的工程师。

1962年4月，日本石川馨博士在《现场与品管》杂志创刊词中提倡为激发现场人员自发阅读兴趣，以现场的领班、班长为中心，组成包括自己及下属在内的作业小组，轮流阅读，相互讨论，并使用品管圈这个质量持续改进的工具，应用于现场问题的发掘与解决，其效率与成果十分显著，遂取名为“品管圈”。1962～1966年，品管圈风靡整个日本，超过10000个品管圈健全并成熟，且展现如下特点：①每圈平均节省美金3000元；②日本整体的改善总共达到3亿美金的效益；③经理和工程师没有花费多余时间，依旧处理跨部门与高层的营运计划；④分析很多突发的问题，降低变异性与预防突发；⑤工作场所就有很多很棒的管理手法。

2. 品管圈在世界的发展 20世纪70年代美国感觉到质量危机，开始进行质量革命，学习日本经验，学着开展品管圈活动，1977年召开了全国第一届质量小组会议。美国的品管圈活动大多属于任务型，且多是在领导说服下进行的。但由于美国强调个性发展，品管圈活动富于创新性。同时，美国向日本学习，在更高层次研究其对于质量的改进。20世纪80年代，摩托罗拉公司提出了六西格玛管理的理念。经过美国质量改进的实践，六西格玛从一个质量的测度指标演变为一种先进的质量管理方法。起初主要用于产品质量改进，世界500强企业中，四分之一实施了六西格玛管理。美国质量协会对六西格玛的定义是：用于开展近乎零缺陷的产品与服务改进的一种方法，是实现效益突破的管理战略。

继日本以后，我国台湾和韩国、东南亚、欧美等70多个国家、地区开展了品管圈活动，并形成了国际潮流。为促进世界各地品管技术的均衡发展，提高品管圈活动水准，并获得互相交流的机会，多国举行了世界品管圈的交流大会。1976年4月，第一届国际品管圈大会在韩国首都举行，我国台湾、日本、韩国选派优秀圈参加。1977年6月，第二届国际品管圈大会由我国台湾举办，我国台湾、日本、韩国均派圈参加。1978年10月，日本东京举行国际品管圈大会，除我国台湾及日本、韩国外，更有新加坡、巴西、马来西亚及美国的品管圈参加，足见品管圈活动是一种被世界公认为有效的现场人员的改善活动。1983年9月，在台北举办了第八届国际品管圈大会。在本届大会上，除我国台湾、日本、韩国外，我国香港地区和新加坡、马来西亚、菲律宾、印度、泰国等国家的品管圈总部亦签名，并决定加入日后轮流举办国际品管圈大会的队伍中。2001 年 10 月，由我国台湾主办的国际品管圈大会在台北国际会议中心举行，有来自世界 15 个国家和地区的千余位国际友人参加。

3. 品管圈在我国台湾的应用与发展　台湾日光公司在 1968 年率先推行品管圈活动，其后中南纺织厂也积极加入推行行列。1970 年 8 月，先锋企业管理发展中心聘请石川馨、狩野纪昭与先锋企管中心董事长钟朝嵩等，同时在台北、高雄举办台湾第一届品管圈成果发表大会。“问对问题，找到真因，用对方法，透过团队力量和智慧，把最简单的事做到极致；经年累月下来，大家都能变成专家。”一句话对台湾企业持续推动团结圈活动的精神做出了最佳诠释。

品管圈活动在我国台湾经历了一个适应发展的漫长过程，1971 ~ 2013 年，台湾的品管圈活动经历了萌芽期、成长期、茁壮期与成熟期。如今为配合台湾产业发展趋势，除有更多新兴电子产业外，行政机关、服务业与科研院校单位也开始导入，并不断提升服务质量。

4. 品管圈在我国大陆的应用与发展　20 世纪 70 年代，北京内燃机总厂在学习日本全面品质管理经验后，诞生了我国第一个“质量管理小组”。

1978 年我国开始有计划、长期地展开全国性品管圈活动，其活动名称为“质量小组”。1979 年成立了中国质量协会，成立后积极推进品管圈活动，每年举行一次全国性质量小组发表大会。1987 年五部委颁发了《品管圈活动管理办法》。1993 年在医疗领域开始开展品管圈活动，最早应用于护理质量的改进。1997 年约有 1500 万的大中型企业职工受过品管圈的培训，约占国有大中型企业共 5000 万职工的 30%。进入 21 世纪，为了使品管圈活动深化，加强了技术指导，专门培训了初、中、高三级品管活动诊断师，提供咨询、指导与评价，使活动更加科学、严谨与有效。2006 年提出《开展“创新型”课题品管圈活动实施指导意见》。从 1980 年至 2010 年，全国累计注册品管圈达到 3101 万个。2010 年中国质量协会修订了《全面质量管理》（第三版），2013 年编写了《质量管理小组理论与方法》，提供了最新的培训教材。在科学的品管圈活动管理中，我国的多个企业不仅提高了整体基层管理素质，而且取得了改善工作效益、降低时间成本、预防突发问题等成绩。中国质量协会前些年主要指导工业企业，现今已扩展到服务业，有些医院早已参加质量管理协会品管圈活动。

二、药学品管圈概述

（一）药学品管圈的含义

药学品管圈是指由工作内容相同或相近的 6 ~ 12 名药学从业人员自动自发形成改进工作现场管理质量的团体。以集思广益、和谐互助的精神，运用品管手法和翔实的数据为依据，从事工作现场、组织文化等方面问题的持续改善，达到降低整体成本和追求药学组织综合质量不断提升的管理方式。

近几年，为了适应我国医药卫生体制改革的逐步深入，提升药学各领域在药品质量、药学服务、药物警戒监测和经营管理等方面的水平和能力，不断改进药学领域的发展模式，保障用药安全，各个药学领域基层的工作人员自发地组织起来，品管圈数量不断增加，在戴明PDCA循环管理的基础上，活用品管相关理论和工具，全员合作各抒己见，按照一定的步骤，讨论、发现、解决药学工作中存在的问题，提高药事活动的效率和水平。

通常的药学品管圈活动讨论会，在各自的专业领域范围内大致1个月聚会两次，一次1~2小时，可利用时间很多。一般来说每一个提出的改善目标，从提出问题到解决，达到初定目标，时间以不超过6个月为宜。达到的结果及改善的过程，均以品管手法里的图表来表示，成果卓越的品管圈经遴选后可在相关的品管圈成果发表会上参加竞赛。

药学品管圈活动的含义可从四个方面来理解。

(1) *小组成员* 圈成员是由药学某一领域内如医院、药店等的工作人员组成，且这些工作人员一般来自同一单位，不管是什么职位的员工都可以自主地组织起来成立品管小组。

(2) *活动主题* 每次药学品管圈活动都会有一个明显的主题，应围绕药学领域内某个方向的方针目标和现场存在的问题，在药品经营管理、优化取药流程、改进药学服务等诸多方面来选择课题。

(3) *活动目的* 每次活动都是为了改进相关药事活动中存在的一些问题，目的是提高效率、效果和效益，降低成本或减少差错等。

(4) *活动方法* 多应用现代组织管理科学的统计技术和一种或几种管理工具，作为解决药学领域中各药事活动中潜在或已经出现问题的方法。

（二）药学品管圈活动的宗旨

部分企业存在机制僵化的问题，员工每天重复一样的工作，缺乏活力。药学品管圈活动参与到各层级的生产、运作、经营、管理等过程中，鼓励员工自主参与、自主学习、独立思考，有助于员工开拓视野，向管理层提出具有积极性、建设性的意见。透彻了解药学品管圈活动宗旨，对药学范围内各领域正确运用药学品管圈活动打下坚实的基础，对药学品管圈活动的基本宗旨有所了解，才能做到有的放矢，使企业向更好更长远的方向发展。

1. 促进药品质量安全 药品质量安全是指根据当代药物和疾病系统知识的要求，安全、有效、合理、经济地使用药物。值得注意的是，所谓的合理并非狭义上的诉求，而是对于产品研发、生产、流通、使用整个过程的诉求。

(1) *安全性* 用药的安全性是用药的前提，也是合理用药的首要条件。安全用药是对用药者生命健康的基本保障，脱离了安全性的前提，有效、合理、经济将成为空谈。

(2) *有效性* 药品的有效性是能否发挥治疗预防疾病、保护生命健康的关键所在，生产使用失去治疗预防效果的药品是没有意义的。

（3）合理性　合理性包括用药种类的合理、使用剂量的合理、给药途径的合理、病人人群的合理、使用疗程的合理和治疗目标的合理。

（4）经济性　过于低廉的药价难以满足药品企业的利润期望，过于高昂的药价又使病人难以承担，两者之间存在矛盾。

2. 解决药品相关单位的痛点　在全面深化医疗体制改革的大环境下，根据《“十三五”国家药品安全规划》提出的加强研制环节监管，要全面实施《药物非临床研究质量管理规范》《药物临床试验质量管理规范》，深化药品审评审批制度改革的要求，药品企、事业单位同药品市场存在以下几个矛盾：①自主创新性不足的现状与原研需求存在矛盾；②市面产品实际质量同国家规范存在矛盾；③购进、验收环节同药品库存质量要求存在矛盾；④药品价格同利润期望存在矛盾；⑤客户信任同企业形象存在矛盾。

以上几点矛盾，往往是困扰药品企业、药品使用单位在药品研发、生产、流通、使用这条价值链条上的主要痛点所在。而品管圈活动对于所发现课题的持续改进，则可以使原本繁复棘手的问题逻辑化、程序化，从而解决问题，例如对于“降低调配药物内差率”“降低病人多重用药比率”等课题的改善。

3. 建立良好的企业文化　从最初 X 理论中消极的人性观点，“人是懒惰的，工作为了生活”，到 Y 理论中积极的人性观点，“人天生勤奋，勇于承担责任”，可以看到管理观念的发展。药学领域内每一个专业、每一个部门都是由众多的人员组成，仅靠强制的制度或者人员监督无法顾及其发展的方方面面。药学品管圈就是基于 Y 理论，通过人性激发的管理，尊重人的天性，使个人目标与药学领域内的某一目标相一致，给予员工更大的发挥机会，激发员工对于工作的积极性。员工们畅所欲言，发表自己对于自己所在药学领域存在问题的观点和看法，培育员工的主人翁精神，创立良好的工作氛围。

（三）品管圈在医药领域的应用

1. 我国台湾医品圈的起步　我国台湾是引入品管圈的先行者。20 世纪 90 年代中期，我国台湾的医疗卫生机构开始逐步引入品管圈活动。1999 年，台湾“财团法人医院评鉴暨医疗质量策进会”筹备了第一届“医品圈发表暨竞赛活动”，2000 年竞赛活动正式进行。此后台湾地区医疗界品管圈的活动盛行开来，定期举办医疗质量圈比赛。台湾医疗产业投入不遗余力，其医疗质量得到了大幅度的改善，同时相关的从业人员管理素质也得到了一定程度上的提高。

2. 我国大陆医院品管圈的发展　1993 年开始，我国大陆有少量医院开始在护理部门尝试进行品管圈活动。

2004 年海南省首先在全省二级以上医疗机构内部普遍开展品管圈活动，取得了明显的成效，刘庭芳大力推行品管圈在大陆医院的应用，部分医院开始品管圈应用，至 2009 年海南省开展了 1000 多个品管圈活动，数量为当时全国品管圈活动的两倍，并取得了较为醒目的成绩。而后该省将品管圈活动推向所有二级、三级综合医院、专科医院、民营医疗机构等，同时将开展品管圈活动列入全省医院评审标准。由此推动了国家对于品管圈活动的重视，国家行政卫生部门将应用现代的管理工具以及追踪方法一并写进了医院评审评价标准中。2011 年，原卫生部将“应用现代管理方法与工具改进医疗质量”写进了我国医院评审标准。现在，越来越多的医院加入到品管圈的行列，从最先的护理质量改进到药事管理、手术室及医院质量相关管理，应用范围日益扩大。

2013 年由清华大学主办、清华大学医院管理研究院承办的“首届全国医院品管圈大赛”在北京举行，全国 21 个省市的医疗机构组圈参赛，通过多种形式，全面展示了品管圈活动的成效；并借此机会成立了“中国医院品管圈联盟”，深入研究品管圈活动中的症结及难点，扩大品管圈的数量和质量，为医药事业的发展保驾护航。2014 年上海举行了“第二届全国医院品管圈大赛”参加的圈数和人数相较于第一年有增无减，场面较为壮观。

3. 药学品管圈的提出 2015 年 11 月 8 日，中国药学会中国药事管理专业委员会和中国药品监督研究会药品流通监管研究专业委员会联合在厦门举办了“第一届药学品管圈研讨会”，来自美国及我国台湾地区和大陆的众多专家在此国际性研讨会上，针对药学领域如何开展品管圈活动进行了系列研究，研讨会首次提出“药学品管圈”概念。

药学品管圈研究内容涵盖了药学学科领域，包括药品研发、药品生产、药品流通和药品使用等与药品活动相关的众多环节。2015 年 12 月 25 ~ 26 日在沈阳召开第二届药学品管圈研讨会，2016 年 5 月 14 ~ 15 日在天津召开第三届药学品管圈研讨会，2016 年 8 月 6 日在乌鲁木齐召开第四届药学品管圈研讨会，2016 年 10 月 22 ~ 23 日在济南召开第五届药学品管圈研讨会，药学品管圈研讨会，每届人数处于不断上升趋势，参会人员包括生产企业、流通企业、医院和高等院校等。2016 年 12 月 24 日在哈尔滨举办了第六届药学品管圈研讨会，会上评选出五个优秀品管圈案例，十个优秀组织奖。

4. 医药品管圈科研 截至 2016 年 6 月，通过中国知网等查阅到品管圈研究始于 1981 年，在前几年的时间里研究不是太多，从 2008 年开始逐渐引起重视，并逐年增长，在 2015 年已经达到 1985 份文献研究数量，见图 1 – 3 – 1。

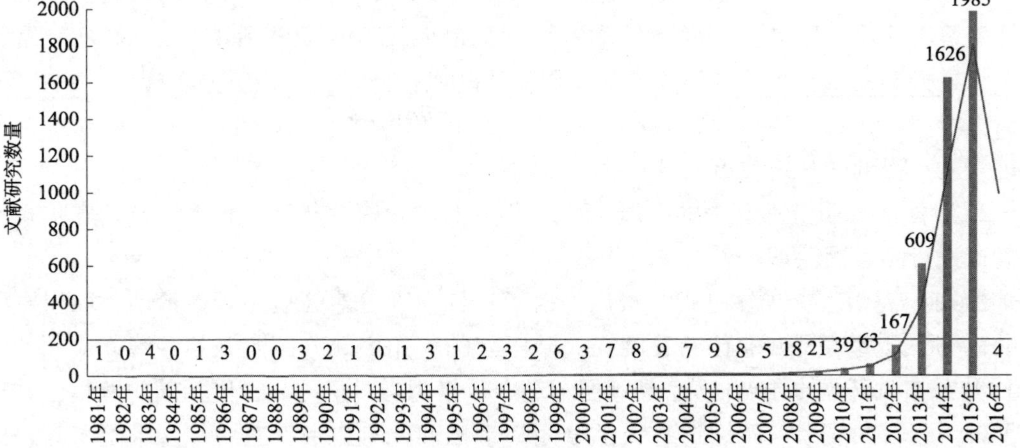

图 1 – 3 – 1　品管圈研究历年数量变化情况汇总

随着对品管圈研究的深入，品管圈相关研究点已形成了庞大的研究领域，涉及面越来越广，研究内容见表1－3－1。而且品管圈的跨学科研究发展迅猛，已深入到公共卫生与预防医学、药学等多个学科，并衍生出多个交叉学科主题、多个渗透学科及对应的研究主题。由表1－3－2可以看到品管圈研究涉及面很广，门诊药房、药学服务等都得到重视。从文献综合情况看来，这些医院均取得显著效果，明显促进了质量和效率的提高。实际上提供药学服务的主体为社会药店的执业药师。这方面是研究空白，如何加强连锁药店的品管圈管理将是一个值得探讨的话题。

表1－3－1　品管圈研究相关点启动时间与数量汇总

研究内容	研究起止年份	最热年份（发文量）
品管圈活动	2008～2016	2015（202）
护理质量	2011～2015	2015（91）
满意度	2009～2015	2015（68）
健康教育	2010～2015	2014（65）
护理管理	2009～2015	2015（62）
依从性	2011～2015	2015（70）
质量管理	2001～2015	2014（45）
手术室	2009～2015	2015（53）
住院病人	2012～2015	2014（43）
门诊药房	2008～2015	2014（22）

表1－3－2　品管圈研究领域主题统计表

学科	交叉学科主题
临床医学	护理质量、依从性、手术室、住院病人、护理人员、非计划性拨管
公共卫生与预防医学	品管圈活动、满意度、健康教育、护理管理、手卫生、知晓率
药学	门诊药房、药学服务、住院药房、口服药、静脉用药调配中心
应用经济学	持续改进、风险管理、服务质量、全面质量管理、管理研究院、工作现场
建筑学	质量管理、质量控制、安全管理、现场管理
教育学	健康宣教、自我管理、管理模式

（四）药学品管圈推行的必要性与重要性

药学行业与人们的生命健康息息相关，因为药品的特殊性，药学产业的发展环境更为严苛，随着社会改革的深入，实行药学品管圈在细节处提高药学整体素质的趋势愈加明朗。

1. 新医改政策下的药学产业　自2009年中共中央、国务院向社会公布《关于深化医药卫生体制改革的意见》至今，新医改时期的药品政策框架已初步形成，对于医药行业的规范发展将会产生深远影响，对广大药学人士都是极大的挑战，需要做好准备。

（1）各级食品药品监督管理局主导的监管体系初步形成　首先，各级食品药品监督管理局机构升格，强化监管机构的权威性，加强对医药领域的管理与规范。其次，针对医药领域开展审评审批改革，完善"新药"定义，开展仿制药一致性评价，以及新修订的药品生产质量管理规范（简称 GMP）、药品经营质量管理规范（简称 GSP）全面实施，对药品的生产与经营质量管理有更加严格的标准，在制度层面上加强对药品质量的监督管理，保证药品的安全性和有效性。同时《中华人民共和国药品管理法》的第二次修订，以药品监督管理为中心内容，对医药卫生行业的各个环节进行深入的研究探讨并加以法律规范，并将仿制药的一致性评价、新药注册等正式纳入到监管审批的环节。以上种种说明我国药品监管体系将会越来越完善，对于药品质量的监控也会更加严格，更有利于保障药品的安全、有效、合理使用，但这也是对广大药学人士专业能力的一种考验，因此药学领域广泛实行品管圈是大势所趋。

（2）*由发改委主导的药品价格改革政策体系初步形成* 由卫计委主导的公立医院药品集中采购指导意见全面实施，以及由社保部门主导的药品支付标准政策正在制定中，药品价格体系逐步完善，促进药品产业的合理发展。在逐步落实的过程中，需要提高准确率与执行率，在合适的范围内运用品管圈手法，使其程序化、规范化、标准化。

（3）*流通体系改革成果逐步显现* 由商务部颁布的《药品流通企业诚信经营准则》于 2012 年正式实施，备受瞩目的"药品从药厂卖到一级经销商开一次发票，经销商卖到医院再开一次发票"的两票制细则推出，有效减少药品从药厂到医院的流通环节，不仅提高了效率，也保证了用药安全，流通体系改革成效初步显现。同时零售药店体系继续发展壮大，药店的定位细分化以及大健康飞速发展的趋势愈加明显，广大药学人士迎来了机遇与挑战，在专业范围内进行药学品管圈活动，能有效提高自己的核心竞争力，跟上时代步伐。

在医改政策框架体系中，促进药品安全、有效、合理、经济的发展是必然的趋势，未来药品的监管体系会越来越严格，而要使我国药学发展跟上时代潮流，实行药学品管圈，在每一过程都进行完善与提高，是药学人士无法拒绝的选择。

2. 我国药品标准质量体系 我国法定药品质量标准以《中华人民共和国药典》为依据，自上而下有更为严格的国家食品药品管理监督总局药品标准、省（自治区、直辖市）药品标准以及国家中成药标准汇编、国家注册标准、进口药品标准、临床研究用药品质量标准、暂行或实行药品标准以及企业标准等一套完整的质量标准体系，来规范药品的研发、生产、流通、销售、使用及检验、监督等流程。无法定标准和达不到法定标准的药品不准生产、销售和使用。这要求药学相关人员在整个药学体系内更加严格规范每一环节的质量管理与控制，避免发生药品生产流通过程的不合格行为，保证药品质量的安全、有效。

3. 促进管理理念改变，适应医药行业发展 随着经济的发展和环境的恶化，人们对健康越来越重视，因此人们对医药产业的需求非常大。由此，可以预测药学产业是朝阳产业，而想要发展医药产业必须要将领先的原创科研成果、先进的科学技术和完备的商业运营体系结合起来，在整个医药产业链的各个层级实行品管圈活动进行管理，让大家自觉自动地参与到管理活动中，充分调动大家的参与热情，才能够切实提高药学产业链品质的维实、改善以及改革，更好地推动产业发展，使之适应瞬息万变的市场需求。

三、药品研发现状与质量管理规范

（一）药品研发现状

我国作为世界上人口数最多的国家，庞大的人口规模带来的是不可小觑的医疗卫生市场需求。随着物质生活水平的不断提高，人们对于健康生活的重视程度也在逐步提高。快节奏、高压力的城市生活以及越来越明显的人口老龄化问题带来了各种常见疾病的发生，国内医疗卫生服务的需求持续扩大，卫生费用支出逐年提高，截至2016年，我国医药行业的总体发展趋于平稳。近几十年的医药发展，随着我国经济社会的发展和综合国力的不断提升，以及创新能力的增强，创新药物的水平在逐步提高，如研发出青蒿素这样的具有国际影响力的创新药物。经过长期积累，虽然我国的医药创新能力和水平与国际上的发达国家相比仍然存在着较大的差距，但技术创新能力仍在不断加强，多种药物的生产技术水平在提高，新产品、新技术的开发成果显著，为我国向医药强国的转变打下良好的基础。国内主要制药企业近年研发情况见表1－3－3。

表1－3－3　国内主要制药企业近年的研发情况

代表公司	2011～2015年（总）	2011年至今（总）			2011年至今（创新）				
	研发投入（亿元）	产出数	批准生产	批准临床	1类	2类	总	批准临床	批准生产
正大天晴	34.63	95	13	84	8	1	9	8	0
恒瑞	29.30	98	19	79	15	0	15	12	3
齐鲁	30.69	80	10	70	3	0	3	3	0
科伦	16.57	69	8	61	1	0	1	1	0
海正	24.14	33	7	26	6	0	6	6	0
扬子江	55.16	46	11	35	1	0	1	1	0
先声	–	25	2	23	5	0	5	4	1
海思科	5.68	35	14	21	1	1	2	2	0
誉衡	–	12	4	8	1	0	1	1	0
信立泰	8.19	12	2	10	1	0	1	1	0
绿叶	8.15	7	2	5	5	0	5	5	0
康弘	–	5	1	4	2	0	2	1	1

创新药物是医药领域内利润回馈最为丰厚，同时也是最能够体现技术水平的药物，未来这一领域仍然是开发的重点，也是一个药品企业的核心竞争力所在，更是我国从

医药大国转变为医药强国的关键。我国目前的创新药物主要处于仿制为主、仿创结合的阶段，相对于发达国家，医药企业的竞争力较弱，仿制药的占比达到了96%，缺乏具有竞争力的首创药物。结合当前国内市场的临床需求，国内药品开发的主流方向仍然是在国际新药产品的基础上开发药效以及安全性相似的药物，或者在其基础上取得突破性进展的药物。但我国在创新药物的研究上也取得一些成就，截至2016年12月，我国A股制药公司中有7个创新产品获批上市，同时临床试验在创新产业中渐渐兴起。而国内化学药品1.1类新药申报数量也保持平稳上升，从2013年的51个，到2016年10月底的60个1.1类新药申请临床试验，此外，国内其他药品企业临床试验数量也在不断增长，自2006年的201个逐年增长至2015年的1187个。

（二）药品研发质量管理规范现状

1. 新药的研究与注册管理 医药产业是当今世界竞争最为激烈的高新技术产业，随着人民生活水平的提高，人们对健康越来越重视，国外有实力的药品企业也越来越多地进驻我国市场，对我国的药学产业造成了较大冲击。提升药品市场整体品质是我国药品企业占据市场地位的不二之法，因而，近几年对于药品研发与注册的监管愈发严格。《“十三五”国家药品安全规划》提出，加强研制环节监管要全面实施《药物非临床研究质量管理规范》《药物临床试验质量管理规范》。依托现有资源，建立临床试验数据管理平台，加强临床试验监督检查，严厉打击临床数据造假行为，确保临床试验数据真实可靠。

自2015年4月发布的《中华人民共和国药品管理法》和2007年6月18日国家食品药品监督管理局局务会审议通过的《药品注册管理办法》，对药品的研究和注册进行了更为规范而严谨的管理。2017年2月国务院发布的《“十三五”国家药品安全规划》提出要深化药品审评、审批制度改革，主要体现在以下方面。

首先是鼓励研发创新。完成药品上市许可持有人制度试点，及时总结经验、完善制度，力争尽快全面推开。鼓励具有临床价值的新药和临床急需的仿制药研发上市，对具有明显临床价值的创新药及防治艾滋病、恶性肿瘤、重大传染病、罕见病等疾病的临床急需药品，实行优先审评、审批。对创新药临床试验申请，重点审查临床价值和对受试者保护等内容，加快临床试验审批。鼓励临床机构和医生参与创新药和医疗器械研发。对拥有产品核心技术发明专利、具有重大临床价值的创新医疗器械以及列入国家重点研发计划、科技重大专项的临床急需药品医疗器械，实行优先审评、审批。制定并定期公布限制类和鼓励类药品审批目录，及时公开注册申请信息，引导企业减少不合理申报。

其次是完善审评、审批机制，健全审评质量控制体系。建立以临床为核心的药品医疗器械审评机制，完善适应证团队审评、项目管理人、技术争议解决、沟通交流、优先审评、审评信息公开等制度，逐步形成以技术审评为核心、现场检查和产品检验为支撑的药品、医疗器械疗效和安全保障制度。建立健全药品数据保护制度，鼓励研发创新，同时严格审评、审批要求。全面提高药品审批标准，创新药要突出临床价值，改良型新药体现改良优势，仿制药要与原研药质量和疗效一致。

药品的注册申请主要从以下几个方面进行管理。

①药品注册申请人　分为境内申请人和境外申请人。办理药品注册申请事务的人员应当具有相应的专业知识，熟悉药品注册的法律、法规及技术要求。

②药品注册申请的类型　新药申请：未曾在中国境内上市销售的药品，同时对于已上市药品改变剂型、改变给药途径、增加新适应证的药品也按照新药进行申请；仿制药申请：生产国家食品药品监督管理总局已批准上市的已有国家标准的药品的注册申请；但生物制品按照新药申请的程序申报。进口药品申请：境外生产的药品在中国境内上市销售的注册申请。补充申请：新药申请、仿制药申请或者进口药品申请经批准后，改变、增加或者取消原批准事项或者内容的注册申请。再注册申请：药品批准证明文件有效期满后，申请人拟继续生产或者进口该药品的注册申请。

③新药申请的申报与审批　药品注册申报资料应当一次性提交，药品注册申请受理后不得自行补充新的技术资料；进入特殊审批程序的注册申请或者涉及药品安全性的新发现以及按要求补充资料的除外。申请人认为必须补充新的技术资料的，应当撤回其药品注册申请。申请人重新申报的，应当符合本办法有关规定，且尚无同品种进入新药监测期。

2. 药物临床试验质量管理　我国现阶段对于相关药物的临床试验等方面做出了较为细致的规定，如2003年6月4日国家食品药品监督管理局局务会审议通过的，为保证药物临床试验过程规范，结果科学可靠，保护受试者的权益并保障其安全的《药物临床试验质量管理规范》（GCP）是临床试验的标准，用以规范药品临床试验全过程，包括药品的方案设计、组织、实施、监察、稽查、记录、分析总结以及报告。提高我国药品临床试验的规范性，保证公众的用药安全性，是从长远角度推动我国医药产业的发展。GCP主要从以下几个方面对药物临床试验的质量进行管理。

（1）*临床试验方案的内容*　临床试验方案的提出需要包括前言，方案设计的依据，试验的目的和背景，知情同意书，病例选择，试验方法，观察项目中止和撤出临床试验标准、疗效标准和安全性评价标准，不良事件的记录和报告方法，质量控制与保证，临床资料收集和统计的方法，揭盲和数据处理、资料总结、临床试验进度和完成时间以及参加临床试验的单位等。

（2）*知情同意书*　病人在参加临床试验前必须要签署相关的知情同意书，包括知情和同意两部分，主要告知内容有临床试验的目的和意义；可能发生的不良反应；试验药与对照药的治疗作用；试验方法，受试者可能随机进入试验药组或者对照组；受试者参加临床试验完全是处于自愿的，在临床试验的任何阶段有权随时退出而不会遭受到歧视或者打击报复；参加临床试验的个人资料均会被保密。

（3）*临床试验设计*　临床试验的类型包括优效性试验（空白对照，试验组优于对照组），等效性试验，非劣药性试验（疗效不差于对照药，包括等效和优效）。临床试验设计的原则是随机、对照、重复（盲法），使试验设计的误差减小。临床试验的对照类型包括随机对照、单盲对照、双盲对照、阳性药对照、空白对照、双盲双模拟对照。

（4）临床试验的相关标准　①退出标准：包括脱落标准和剔除标准。脱落标准是由病人主动退出，而剔除标准是由医生根据试验的情况决定取舍。②结束试验的标准：完成所有病例的观察。③中止标准：一般是由药检部门提出来，在药物出现严重的不良反应或者在申办资金缺乏的时候提出。

（5）不良事件的记录　对于在临床试验期间病人出现的不良事件，应该将其症状、程度、出现和持续的时间、处理措施及经过等记录在《不良事件记录表》，在综合考虑合并症、合并用药基础上，评价其与药物的相关性，做出详细的记录。

（6）试验资料的保存　归档资料需保存5年，同时要保证各项数据的溯源性，即保存各种实验数据3年。

3. 药物非临床研究质量管理规范　2003年6月4日经国家食品药品监督管理局局务会议审议通过的《药物非临床研究质量管理规范》适用于为申请药品注册而进行的非临床研究，所有的药物非临床安全性评价机构均必须遵循该规范，提高我国非临床研究的质量，确保试验资料的真实性、可靠性和完整性，更进一步保障人民的用药安全。两个质量管理规范同时作用，共同推动我国药物研发质量水平的提高。GLP主要从以下几个方面对药物的非临床研究进行规范。

（1）组织机构和人员　非临床安全性评价研究机构应建立完善的组织管理体系，配备机构负责人、质量保证部门负责人和相应的工作人员，承担起相应的职责。

（2）实验设施　根据所从事的非临床研究的需要，建立相应的实验设施。

（3）仪器设备和试验材料　根据研究工作的需要配备相应的仪器设备，放置地点合理，并有专人负责保管，定期进行检查、清洁保养、测试和校正，确保仪器设备的性能稳定可靠。同时，实验室内应备有相应仪器设备保养、校正及使用方法的标准操作规程。

（4）标准操作规程　制定与实验工作相适应的标准操作规程，主要包括操作规程的编辑和管理，质量保证程序，供试品和对照品的接收、保存、标识、处理、配置、领用以及取样分析等，标准操作规程经质量保证部门签字确认和机构负责人批准后生效。

（5）资料档案　研究工作结束后，专题负责人应将实验方案、标本、原始资料、文字记录和总结报告的原件、与实验有关的各种书面文件、质量保证部门的检查报告等按标准操作规程的要求整理后交档案室，并按标准操作规程的要求编号归档。

4. 仿制药一致性评价　2016年3月国家食品药品监督管理总局转发了国务院办公厅发布的《关于开展仿制药质量和疗效一致性评价的意见》，要求化学药品新注册分类实施前批准上市的仿制药，包括国产仿制药、进口仿制药和原研药，均须开展一致性评价，即仿制药需要在质量和药效上达到和原研药一致的水平，使仿制药在临床上可以替代原研药，提升我国仿制药的质量和提高药学产业的整体发展水平，进一步推动我国制药产品走向国际市场。同时也可以节约医疗费用，在安全有效的前提下，实现公众用药的经济性。2017年2月国务院发布了《“十三五”国家药品安全规划》，对我国的药品安全管理提出了更高的要求，其中包括要分期分批对已经上市的药品进行治疗和疗效的一致性评价，即要制定或转化执行评价所需要的相关技术指南和指导原则，推进一致性评价的能力建设，各单位要按照工作需要，依托现有资源，配备一定数量的专业人员。

（三）药品研发存在的问题

1. 我国医药产品的自主创新能力不足　国内新药申报的数量虽然大，但是仍然以仿制药为主，创新药的研发较少，我国的医药行业在整体的创新深度和宽度上都比较低，国内医药生产企业的投资大多偏向于“投资少，见效快，回报高，风险低”的仿制药行业，而在原始创新等方面的投入不够，使我国的专利药品在国际上较为罕见。相比于国外的同行业企业，我国的新药研发周期长且成功率较低，医药科技成果的转化率较低，严重影响我国医药产业的持续发展。

2. 新药的申报以化学药为主，且中药和生物制品等药物较少　化学药包括化学原料药和化学制剂药两大类，我国是化学原料药的生产大国，同时化学制剂的加工能力也位居世界首位。而中药和生物制品类药物的使用数量虽然在逐年增加，但其市场份额始终与化学药相差甚远，在市场导向下研发仍以化学药为主。

3. 研发资金的投入总量不足　据塔夫茨（Tufts）药物开发研究中心 2014 年发表的微数据，开发一个新药的成本大概是 26 亿美元，而研发成本约为 14 亿美元。我国生物药品企业的研发投入存在着较大的差异，药品企业研发的投入平均约占销售收入的 4%，而少数的创业型企业能达到 8% 以上。其研发投入的增长速度明显快于其他国家，但由于起始基数较小，我国的研发投入相比于其他发达国家仍然有较大的差距。同时，相比国外同行业企业，我国的新药研发的周期长，成功率也较低。我国每年取得大约有 3 万项的重大科技成果，然而平均转化率却仅为 20%，医药科技成果的转化率甚至不足 8%。

4. 药品研发的监督检查机制不完善　我国在药物研发阶段尤其是在临床试验阶段，相关部门对于药品监督的重点主要是集中在事前的检查和事后的控制上，而对药品研发阶段的过程控制还没有真正引起重视，对药品在研发阶段的质量安全，经常在药品上市后才能得到真正的关注，因而这种关注性也存在着一定的滞后性，可能会产生一些不利因素。另一方面，我国对于药品研发阶段的监督管理还停留在现场检查的阶段，没有建立起有效的监管措施，从整个药物的研发过程来说，显得鞭长莫及。缺少对药物临床阶段安全报告的检验，使得相关部门对药品研发过程质量检验的全面监控存在较大缺陷。

（四）药品研发发展目标

加快改变我国药品研发的主体，从高等院校和专业的科研机构转向各大药品企业，使得药品的销售量与市场份额对药品研发的促进作用更加明显，带动我国医药市场良性发展。一方面，增加在中药以及生物制药等方面的投入，提供种类更多、疗效更好的新型药品，同时在仿制结合的战略实施过程中，发挥自身的优势。积极开发庞大的中医药宝库，尽可能用国际上的药物筛选以及评判标准来评价中药，使得中药的临床前安全性评价和中药临床试验实现标准化和规范化。同时，在中药生产方面也按国际上普遍实行的 GMP 来规范。另一方面，提高自主研究新型药物的水平，在创新药物上取得突破，使得企业不再依靠仿制药来发展，扭转仿制药在我国境内的绝对优势地位，使得我国医药产业能够有更好的发展前景，提高我国药品在国际市场上的竞争力。

四、药品生产现状与质量管理规范

（一）药品生产现状

我国的医药产业是国民经济的重要组成部分，近年来取得了长足的进步，随着我国经济的持续发展，人们对于身体健康的重视程度不断提高，因而对药品的需求也在逐步上升，药品生产的规模在不断扩大。药品产值规模始终保持较高的增长速度，自 2006 年以来我国医药产业的总产值始终保持在 18% 以上的增长速度，平均年增长速度达到了 22.6%，高于全国的工业年平均增长水平。我国医药工业的总产值自 2010 年的 12350 亿元增长到 2015 年的 29038 亿元，成为世界上发展最快的医药市场之一。

我国的医药市场需求相对来说较为稳定，化学制药工业总产值显稳定增长趋势，自 2010 年的 3474 亿元增长至 2015 年的 7529 亿元，同时我国的传统中药也受到越来越多人的认可和接受，中成药工业的总产值自 2010 年的 2614 亿元增长至 2015 年的 6986 亿元，医药流通行业也在医药产业的蓬勃发展中稳步推进，销售额自 2010 年的 7084 亿元增长至 2015 年的 16984 亿元。

据国家食品药品监督管理总局 2016 年 2 月发布的《2015 年度食品药品进度管理统计年报》，截至 2015 年 11 月底，全国共有原料药和制剂生产企业 5065 家。近几年的全国原料药和制剂生产企业的数量在持续增长，但是总体的企业规模较之于国际上的企业都偏小，市场的集中度较低，较为分散，与国际上 80% 左右的市场集中度仍然有较大的差距，具体见图 1－3－2。

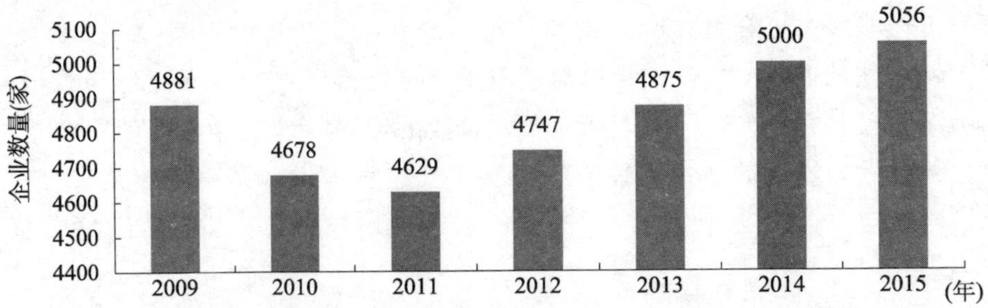

图 1－3－2　全国实有原料药和制剂生产企业数量

（二）药品生产质量管理规范现状

2017 年 2 月《“十三五”国家药品安全规划》强调要加强生产环节监管，即全面实施药品生产质量管理规范、中药材生产质量管理规范和中药饮片炮制规范，对药用原辅料和药包材生产企业开展延伸监管。对疫苗、血液制品等生物制品以及血源筛查诊断试剂全面实施批签发管理。加强无菌和植入性医疗器械生产监管。完善企业生产工艺变更报告制度，对生产工艺重大变更依法实行审评审批。严肃查处药品生产偷工减料、掺杂使假、擅自改变工艺生产劣药等违法违规行为。国家每年将检查300～400个境内药品生产企业，每年全覆盖检查血液制品和疫苗生产企业。每年对40～60个进口药品品种开展境外生产现场检查。因而对药品生产质量的管理愈加严格。

1. 药品生产许可制度　2004年5月28日国家食品药品监督管理局局务会议审议通过《药品生产监督管理办法》，对我国药品生产许可做出如下规定：

（1）药品生产企业的条件　具有依法经过认定的药学技术人员；与其药品相适应的厂房、设施和卫生环境；能对所生产药品进行质量管理和质量检验的机构、人员及必要的仪器设备；保证药品质量的规章制度。

（2）《药品生产许可证》的管理　《药品生产许可证》由国家统一印制，分为正本和副本，具有同等的法律效力，有效期为5年。《药品生产许可证》变更分为许可事项变更和登记事项变更。许可事项变更为企业负责人、生产范围和生产地址的变更，而登记事项变更是指企业名称、法定代表人、注册地址、企业类型等项目的变更。

（3）药品委托生产的管理　药品委托生产的委托方应当是取得该药品批准文号的药品生产企业，受托方应当是持有与生产该药品的生产条件相适应的《药品生产质量管理规范》认证证书的药品生产企业。委托方负责委托生产药品的质量和销售。同时受托方应当按照《药品生产质量管理规范》进行生产，并按照规定保存所有受托生产文件和记录。委托生产药品的质量标准应当执行国家药品质量标准，其处方、生产工艺、包装规格、标签、使用说明书、批准文号等应当与原批准的内容相同。在委托生产的药品包装、标签和说明书上，应当标明委托方企业名称和注册地址、受托方企业名称和生产地址。

2. 药品生产质量管理规范　《药品生产质量管理规范》（简称GMP）是为了保证药品在规定的质量下持续生产的强制性标准体系，目标是把药品生产过程中的产生不合格品的危险降到最低。它要求企业从原料、人员、设施设备、生产过程、包装运输、质量控制等诸多方面按照国家的有关标准达到卫生的有关标准，从而形成标准化的可操作的作业规范，帮助改善企业的卫生环境，及时发现生产过程中存在的问题并加以解决。国家食品药品监督管理总局负责全国范围的GMP认证工作。2011年3月1日实施的《药品生产质量管理规范（2010年修订）》（以下简称新修订GMP），吸收国际先进经验，结合我国国情，按照“软件硬件并重”的原则，贯彻质量风险管理和药品生产全过程管理的理念，更加注重科学性，强调指导性和可操作性，达到了与世界卫生组织药品GMP的一致性。

进一步调整和优化医药产业结构的重要举措，其主要特点有：一是加强了药品生产质量管理体系建设，大幅提高对企业质量管理软件方面的要求；二是全面强化了从业人员的素质要求；三是细化了操作规程、生产记录等文件管理规定，增加了指导性和可操作性，同时对生产过程中涉及的一些硬件设施的要求有所提高。如对无生产环境的要求更加严格，对设备的清洗、存放条件，计量仪器的校验以及量程的范围和仪器的使用范围等，都提出了具体的管理要求；四是进一步完善了药品安全保障措施，对药品的注册和召回等其他监管环节的衔接程度进行有效增强。

（三）药品生产存在的问题

1. 生产产业集中度较低 目前我国的制药工业呈现出“多、散、小”的特征，产业集中程度较低，行业内的企业很多都达不到规模经济效应的要求，因而规模经济效益低下，产品同质化生产现象非常严重，相比于国外的大企业处在劣势地位；同时产业集中度低导致国内药品企业存在较为严重的盲目投资以及低水平的重复建设等问题，使得我国制药行业发展滞后。

2. 企业的生产管理现代化水平低下 我国国内的制药公司多为中小型企业，生产工艺落后、设备陈旧等问题较为突出，对GMP认证的重视程度不够，没有严格按照GMP的要求配备生产和质量管理等方面的人员，出现了重生产、轻管理的现象，影响企业现代化管理水平的提升。由于我国的创新技术能力较弱，制药行业中技术含量较高且附加值高的专利药物、生物医药等高端先进药物发展滞后，而同时生产技术水平要求较低的低端药物却出现生产过剩的情况。

3. 企业发展资金不足 根据药品生产制造的要求，药品生产企业需要投入很多的资金进行GMP改造以及认证，然而国内的很多中小企业本就原始资本积累不够，导致后续发展资金严重不足，对于药品研发的投入相应减少，低水平重复生产现象更加严重，形成恶性循环。

（四）药品生产发展目标

一是建立严格的质量保证体系，确保生产药品的质量。在药品生产过程中对质量严格把关，运用现代化的管理手段，提高我国药品生产企业的生产工艺，对生产低端药品的设备、工艺流程等进行优化，同时对技术含量较高的药品研发投入加大，加快其发展。

二是提高产业的集中程度，增加规模经济效应。对造成产业分散、规模经济效应不足的诸多国内因素进行整改，改变我国企业“多、散、小”的特征，使产业密集化，发挥规模经济效应。

三是在硬件和软件上同时提高对GMP的执行程度。严格执行新的GMP认证的规范，硬件、软件、生产、管理都要同时发展，按照GMP的要求配备生产和质量管理等方面的人员，确切落实GMP要求。

四是在国内形成新型的产品结构。提高我国的创新技术能力，发展制药行业中技术含量较高且附加值高的专利药物、生物医药等高端先进药物的研发和生产，而同时对生产技术水平要求较低的低端药物，根据市场供需关系进行规模上的缩减，缩小两极分化的差距。

五、药品经营现状与质量管理规范

（一）药品批发现状

根据国家食品药品监督管理总局2016年2月发布的《2015年度食品药品监管统计年报》，截至2015年11月底，全国共有《药品经营许可证》持证企业466546家，其中，法人批发企业11959家，非法人批发企业1549家。据不完全统计，2015年商务部药品流通行业药品批发直报企业商品配送总额11150亿元，其中承接第三方业务配送额占14.4%。配送客户数量逾120万家，其中药品批发企业客户占14.2%，零售药店客户占27.0%，医院客户占11.7%，城市基层医疗卫生机构客户占20.8%，农村医疗卫生机构客户占21.4%，专业公共卫生医疗机构客户占1.5%，其他客户占3.4%。

从增长速度来看，2015年药品批发企业主管业务收入前3位与2014年相比增长19.6%，前10位与2014年相比增长18.0%，前50位与2014年相比增长16.3%，前100位与2014年相比增长15.6%；增速与2014年相比，分别回落0.4、1.4、2.7、2.5个百分点。大型药品批发企业增速高于行业平均水平，但增幅趋于缩小。

从市场占有率来看，2015年前100位药品批发企业主管业务收入占同期全国医药市场总规模的68.9%，比上年提高3.0个百分点，其中前3位药品批发企业占33.5%，比上年提高2.9个百分点，前50位企业占63.1%，比去年提高3.1个百分点；主营业务收入在100亿元以上的药品批发企业占同期全国医药市场总规模的51.7%，比上年提高2.9个百分点。数据显示，药品批发企业集中度进一步提高，在市场上占有一定规模的药品批发企业其经营能力、营运能力和管理能力均得到有效提升。

我国药品批发企业的数量相对较多，但规模却普遍较小，随着医药政策改革的不断进行以及市场竞争的不断加剧，大部分的企业或许面临破产和被市场淘汰的命运。随着药品招标采购的逐步推行以及政策调控下药价的不断降低，批发商的利润空间越来越小；我国大部分药品批发企业仍然采用传统的药品配送方式，其硬件、软件均跟不上现代化的发展。

（二）药品零售现状

根据国家食品药品监督管理总局2016年2月发布的《2015年度食品药品监管统计年报》，截至2015年11月底，全国共有《药品经营许可证》持证企业466546家，其中零售连锁企业4981家，零售连锁企业门店204895家（表1－3－4），零售单体药店243162家。2015年，药品零售市场总规模达到3093亿元，较2014年增长了9.8%，其中药品类（不含药材类）销售达2260亿元，同比增长11.6%。2011年5月，商务部发布《全国药品流通行业发展规划纲要（2011—2015）》中指出，到2015年，药品连锁百强企业销售额占药品零售行业销售总额的60%，连锁门店在药店中占比超过2/3。

表1-3-4 药品经营企业数量

年份	法人批发企业	非法人批发企业	零售连锁企业	零售连锁企业门店	零售单体药店	总数
2010	10875	2586	2310	13703	261996	414840
2011	11480	2373	2607	14673	277085	440248
2012	13721	2574	3107	152580	271143	443125
2013	12849	2051	3570	158244	274415	451129
2014	11632	1642	4266	171431	263489	452460
2015	11959	1549	4981	204895	243162	466546

目前，国内医药零售药店虽然数量庞大，但分布不均衡，连锁化率和集中度都比较低，距离目标仍有不小的差距。2015 年我国零售药店数达 44.81 万，同比增长了 3.02%（图1-3-3）。全国平均每家药店服务人口数为 3011 人，接近了 2500 人/店的饱和标准。近 5 年来，零售药店总数相对平稳，而其中连锁药店占比不断攀升。尤其在 2015 年连锁率加速追赶目标，实现 45.73%，然而与 2/3 的目标尚有差距。目前国内医药零售行业格局以区域连锁为主，行业龙头通过外延扩张遍布全国市场。区域龙头药房掌握区域核心资源，并形成一定的规模效应。不同地区经济及民生特色各异，企业发展状况及地区开发程度不同，为行业整合带来机遇与挑战。

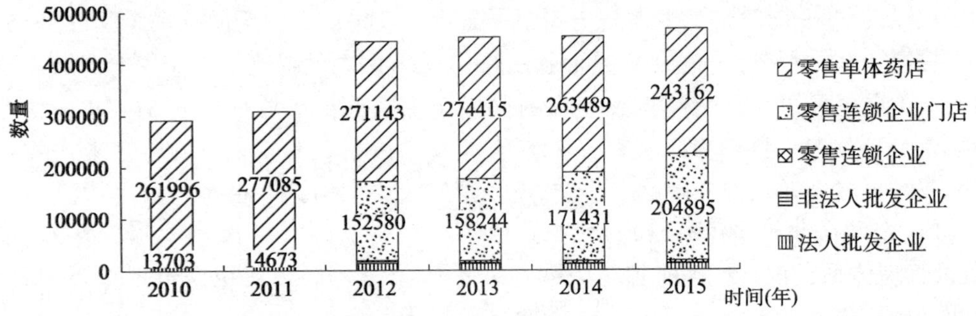

图1-3-3 全国药品经营单位数量

（三）药品经营质量管理规范现状

1. 药品经营许可制度 2004 年 1 月国家食品药品监督管理局局务会议审议通过的《药品经营许可证管理办法》对于药品经营许可进行了如下规范。

（1）申领《药品经营许可证》的条件 开办药品批发企业，应符合省、自治区、直辖市药品批发企业合理布局的要求，需符合：具有保证所经营药品质量的规章制度；具有与经营规模相适应的一定数量的执业药师。具有能够保证药品储存质量要求的、与其经营品种和规模相适应的常温库、阴凉库、冷库。仓库中具有适合药品储存的专用货架和实现药品入库、传送、分捡、上架、出库现代物流系统的装置和设备；具有独立的计算机管理信息系统，能覆盖企业内药品的购进、储存、销售以及经营和质量控制的全过程；能全面记录企业经营管理及实施《药品经营质量管理规范》方面的信息；符合《药品经营质量管理规范》对药品经营各环节的要求。

开办药品零售企业须符合：具有保证所经营药品质量的规章制度；具有依法经过资格认定的药学技术人员；具有与所经营药品相适应的营业场所、设备、仓储设施以及卫生环境。在超市等其他商业企业内设立零售药店的，必须具有独立的区域；具有能够配备满足当地消费者所需药品的能力，并能保证24小时供应。

（2）《药品经营许可证》的管理　《药品经营许可证》的有效期为5年，期限届满之前需向原机关单位申请换发，由其进行审查，符合规定才可予以换发。《药品经营许可证》变更分为许可事项变更和登记事项变更。许可事项变更是指经营方式、经营范围、注册地址、仓库地址（包括增减仓库）、企业法定代表人或负责人以及质量负责人的变更。登记事项变更是指许可事项变更以外的其他事项的变更。

（3）监督检查　药品监督管理部门（机构）应加强对《药品经营许可证》持证企业的监督检查，持证企业应当按本办法规定接受监督检查。

2. 药品经营质量管理规范　药品经营质量管理规范是指在药品流通过程中，针对计划采购、验收、储存、销售及售后服务等环节而制定的保证药品符合质量标准的一项管理制度。其核心是通过严格的管理制度来约束企业的行为，对药品经营全过程进行质量控制，保证向用户提供优质的药品。

国家食品药品监督管理总局局务会议于2015年5月18日审议通过《药品经营质量管理规范》并予公布，自公布之日2015年7月1日起施行。而后又于2016年6月30日审议通过并公布《国家食品药品监督管理总局关于修改〈药品经营质量管理规范〉的决定》，自公布之日起开始施行。新修订的《药品经营质量管理规范》（GSP）主要在以下方面有所提高。

（1）全面提升了软件及硬件的要求　在软件方面，新修订GSP明确要求企业要建立质量管理体系，设立质量管理部门或者配备质量管理人员。在硬件方面，新修订GSP全面推行计算机信息化管理，着重规定计算机管理的设施、网络环境、数据库及应用软件功能要求；明确规定企业应对药品仓库采用温湿度自动监测系统，对仓储环境实施持续、有效的实时监测；对储存、运输冷藏、冷冻药品要求配备特定的设施设备。

（2）针对薄弱环节增设一系列新的制度　针对药品经营行为不规范、购销渠道不清、票据管理混乱等问题。针对委托第三方运输，新修订GSP要求委托方应考察承运方的运输能力和相关质量保证条件，提高了风险控制能力。针对冷链管理，新修订GSP提高了对冷链药品储存、运输设施设备的要求。

（四）药品经营存在的问题

1. 监管部门监管力量不足　监管人员要在进行GSP认证检查工作的同时，还要进行日常监督检查，如药品抽检、基层医疗卫生机构规范药房的指导以及医疗器械的专项整治等诸多工作，而随着药品零售企业数量逐年增多，监管力量不足的问题越来越明显。

2. 企业经营管理行为不规范 企业自身制定的GSP管理制度为了顺利通过认证，生搬硬套一些成功认证企业的模式，没有与本企业的实际经营情况相结合，从而与实际情况不符，不具有实际的可操作性。企业内执行GSP存在投机取巧的行为，对于GSP条例执行的程度不一，以及对人员的培训和继续教育制度等都不能按要求规范。药品按照规定应分类管理，但陈列以及储存的制度执行常常不到位，对药品的管理存在混乱，同时药品的购进、验收、养护等的记录填写不规范，内容不完整。

（五）药品经营发展目标

1. 医药批发发展目标

（1）*不断扩大药品流通市场的整体规模* 随着我国经济的不断发展以及医改政策的良性推动，药品市场的需求将会呈现出扩大的趋势，同时随着医保政策的逐渐完善，我国的广大农村地区将会成为药品市场新的增长点，而随着经济全球化的发展，国外市场的吸引力也越来越大，这些对于医药批发企业来说都是要占领的“高地”。

（2）*提高产业的集中程度* 实行行业整合和优化行业结构，提高医药批发企业的集中程度，发挥企业的规模经济效应，提高自身的竞争力，在将来越来越激烈的市场竞争中发挥自己的优势，实现资源共享、更好地迎接机遇与挑战。

（3）*扩大企业的服务范围* 医药商业从原始的、单一的物流商品提供商转向整体方案的提供商，是目前世界环境下的大趋势，然而将药品进行分销的物流配送服务仍然是医药批发企业的主要盈利方式，面对迅速变化的世界形势，批发企业的盈利途径需要进行一定的调整，对产品服务增值链条进行研究。

2. 药品零售发展目标

（1）*提升医药零售市场集中度* 医药零售市场的集中度提高，资源共享的程度提高，更加有效地占据整合市场资源，在行业竞争中能够占有一定的优势。

（2）*药店专业化演变* 现有政策是大力推进处方药外流，这对于药店来说是重要的发展机会。未来的零售药店想要承接处方药销售，必须具备专业药事管理能力和医疗服务水平。

（3）*紧随时代步伐，发展电子商务* 随着互联网技术的发展，网上购物已经成为大多数人的一种生活方式，这必定会对传统销售市场带来一定的冲击，线上线下的融合发展是必然的趋势，我国的医药零售企业需要在互联网+的时代背景下进行尝试探索，寻找到合适的道路，以迎合消费者的需求。

（4）提高企业药品经营质量管理的水平，准确理解GSP的内涵，给予企业坚持GSP的动力，增加我国药品企业的核心竞争力，在逐渐转型的市场中占据有利地位，带动国家经济发展。

六、药品使用单位现状与质量管理规范

（一）药品使用单位现状

据国家卫生计生委规划与信息司公布的《2015年我国卫生和计划生育事业发展统

计公报》，我国的医疗卫生机构相对于过去几年在多方面都有所改善。

卫生计生监督机构 2986 个，其中，省级 31 个、市（地）级 387 个、县（区、县级市）级 2505 个，另有 6 个疾病预防控制中心承担卫生监督职责。31 个省、直辖市、自治区医疗卫生机构数见表 1－3－5。

表 1－3－5　31 个省、直辖市、自治区医疗卫生机构数（个）

地区	合计	医院	基层卫生医疗机构	专业公共卫生机构	其他机构	有执业药师注册的医疗机构
总计	989844	26904	924969	34661	3310	2941
北京	9947	629	9089	117	112	73
天津	5286	403	4675	153	55	66
河北	79637	1443	76265	1652	277	160
山西	41325	1284	39508	462	72	58
内蒙古	23778	663	22383	656	75	154
辽宁	35950	999	55774	1020	157	78
吉林	21051	630	19824	444	153	81
黑龙江	21060	1006	18550	1450	54	69
上海	5053	337	4520	113	83	26
江苏	32252	1540	20144	1200	260	115
浙江	11008	980	29269	582	172	67
安徽	24985	1004	22142	1755	85	100
福建	27979	561	25940	1405	73	29
江西	38814	575	37304	822	113	28
山东	77232	1873	73056	2147	206	312
河南	71637	1513	67229	2483	312	317
湖北	36297	793	34637	697	165	91
湖南	62047	1088	58040	2810	109	34
广东	48353	1285	44935	1981	157	96
广西	34990	500	32743	1644	38	64
海南	5045	194	4727	115	9	14
重庆	19492	597	18638	240	27	73
四川	81433	1907	76515	2831	179	373
贵州	29033	1161	26552	1280	31	105
云南	24424	1086	21954	1321	63	128
西藏	6809	122	6544	141	2	3
陕西	37677	991	34515	1953	118	64
甘肃	27931	447	25400	1920	132	17
青海	6253	183	5907	174	4	12
宁夏	4287	165	8048	166	10	26
新疆	18960	925	17213	815	7	108

（二）药品使用单位质量管理规范现状

1.《中华人民共和国药品管理法》相关规定 根据2015年4月中华人民共和国第十二届全国人民代表大会常务委员会第十四次会议修订的《中华人民共和国药品管理法》，药品使用单位对于药品的使用需要严格遵循法律规范，主要从以下几个方面进行规范。

（1）人员管理 医疗机构必须配备依法经过资格认定的药学技术人员。非药学技术人员不得直接从事药学技术工作；同时，从事药品的质量管理、购进、验收、保管及调配工作的人员应当接受药事法律、法规以及专业知识的培训，并且建立个人档案；直接接触药品的相关工作人员，每年应当在药品监督管理部门指定的医疗机构或疾病预防控制机构进行健康检查，并建立健康档案。

（2）药品制剂的管理 医疗机构配制制剂，须经所在地省、自治区、直辖市人民政府卫生行政部门审核同意，由省、自治区、直辖市人民政府药品监督管理部门批准，发给《医疗机构制剂许可证》。无《医疗机构制剂许可证》的，不得配制制剂。《医疗机构制剂许可证》应当标明有效期，到期重新审查发证。

医疗机构配制的制剂，应当是本单位临床需要而市场上没有供应的品种，并须经所在地省、自治区、直辖市人民政府药品监督管理部门批准后方可配制。配制的制剂必须按照规定进行质量检验；合格的，凭医师处方在本医疗机构使用。特殊情况下，经国务院或者省、自治区、直辖市人民政府的药品监督管理部门批准，医疗机构配制的制剂可以在指定的医疗机构之间调剂使用，但不得在市场销售。

（3）药品的购进、验收、保管与调配 医疗机构购进药品，必须建立并执行进货检查验收制度，严格审核供货单位、购进药品和销售人员的资质，并建立供货单位档案。同时在验收时，验收人员要逐批验明药品的包装、规格、标签、说明书、合格证明和其他标识，做到票、账、物相符。不符合规定要求的，不得购进和使用。

医疗机构必须制定和执行药品保管制度，采取必要的冷藏、防冻、防潮、防虫、防鼠等措施，保证药品质量。设置与诊疗范围和用药规模相适应的、与诊疗区和治疗区分开的药房、药库。对储存有特殊要求的药品应当按照药品说明书或包装上标注的条件及有关规定储存。对于污染、变质或过期等不合格的产品，应按照有关规定及时进行处理。

医疗机构的药剂人员调配处方，必须经过核对，对处方所列药品不得擅自更改或者代用。对有配伍禁忌或者超剂量的处方，应当拒绝调配；必要时，经处方医师更正或者重新签字，方可调配。

（4）药品安全管理 从事中药饮片的采购、存放、保管和调剂等工作的从业人员应当经过相应的专业技术培训并且取得相关的资格证书。中药饮片的调剂人员在调配处方时，应当按照《处方管理办法》以及中药饮片调剂规程的有关规定进行审方和调剂。

医疗机构要按照《麻醉药品和精神药品管理条例》的相关规定购进麻醉药品、精神药品、医疗用毒性药品、放射性药品等特殊管理的药品，并设立专库或专柜存放，做到双人保管、专账记录、账物相符。使用麻醉药品和精神药品必须凭执业医师开具的专用处方，单张处方的最大用量需要符合国务院卫生主管部门的规定。处方调配人、核对人应当仔细核对，签署姓名，并予以登记；对于不符合规定的，处方的调配人、核对人应当拒绝发药。对麻醉药品和精神药品处方进行专册登记，加强管理。麻醉药品处方至少保存3年，精神药品处方至少保存2年。

2. 医疗质量安全管理内容　2011年卫生部总结我国第一周期医院评审和医院管理年活动等工作经验，发布了《三级综合医院评审标准》，为逐步建立健全我国医院评审评价体系，促进医疗机构加强自身的建设和管理水平，不断提高医疗质量，保证医疗安全，改善医疗服务，提高医疗行业整体服务水平与服务能力，满足人民群众多层次的医疗服务需求等目标制定出多项面向医疗机构的具体规定。

（1）质量与安全组织管理

①健全的质量管理体系　有医院、科室的质量管理责任体系，院长为医院质量管理第一责任人，负责制定医院质量与病人安全管理方案，定期专题研究医院质量和安全管理工作，科主任全面负责科室质量管理工作，履行科室质量管理第一责任人的管理职责。各职能部门履行指导、检查、考核、评价和监督职能。

②完善的医院质量管理委员会组织体系　医院质量管理委员会组织体系包括医院质量与安全管理委员会、医疗质量与安全管理委员会、伦理委员会、药事管理与药物治疗学委员会、医院感染管理委员会、病案管理委员会、输血管理委员会、护理质量管理委员会等，人员构成应合理，职责明确。这些委员会定期研究医疗质量管理等相关问题，记录质量管理活动过程，为院长决策提供支持。

（2）医疗质量管理与持续改进　有医疗质量管理和持续改进实施方案及其相配套的制度、考核标准、考核办法、质量指标、持续改进措施等，并且有医疗质量关键环节和重点部门管理标准和措施。

根据相关的法律法规、规章规范以及相关标准，结合各个医院的具体实际，制定完善的覆盖医疗全过程的质量管理规章制度，对制定、审核、批准、发布、修订、作废等有统一的流程，切实保证医疗质量。

坚持“严格要求、严密组织、严谨态度”，强化“基础理论、基本知识、基本技能”培训与考核。一是建立医疗风险防范，确保病人安全的机制，按照相关规定报告医疗安全（不良）事件以及隐患缺陷。二是医院职能部门、各临床与医技科室等的质量管理人员能够运用全面质量管理的原理，通过适宜质量管理改进的方法即质量管理技术工具开展持续质量改进活动，并做好质量改进效果评价。三是定期进行全员医疗质量和安全教育，牢固树立质量和安全意识，提高全员医疗质量管理与改进的参与能力。四是建立医疗质量控制、安全管理信息数据库，为制定质量管理持续改进的目标与评价改进的效果提供依据。

（3）药事和药物使用　医院药事管理工作和药学部门设置以及与其相关的工作人员的配备应当符合国家相关法律、法规以及规章制度的要求，同时要建立与完善医院的医院的药事管理组织，如设立药事管理与药物治疗学委员会。

一是加强药剂管理，规范采购、储存、调剂等流程的控制，即规范药品采购供应管理制度与流程，规范储存药品的场所、设施以及设备，落实药品调剂制度和遵守药品调剂操作规程，从而保障药品调剂的准确性。同时建立药品质量监控体系，建立完善的药品管理信息系统，与医院整体信息系统联网运行，完善药品管理制度与处置流程，有效控制药品质量。

二是临床药物治疗执行有关法规、规章制度，遵循相关的技术规范。

三是执行《处方管理办法》，开展处方点评，促进合理用药。

四是医师、药师应按照《国家基本药物临床应用指南》和《国家基本药物处方案》有关要求，优先使用国家基本药物。同时，应按照《抗菌药物临床应用指导原则》等要求合理使用药品，并设置监督机制。

五是建立药品安全性检测管理制度，观察用药过程，监测用药效果，按照规定上报药品严重不良反应，并将不良反应记录在病例之中。实施药品不良反应和用药错误报告制度，建立有效的药害时间调查、处理程序。同时，应有完善的突发事件药事管理应急预案，药学人员应熟练执行。

六是配备临床药师，参与临床药物治疗，提供用药咨询服务，促进合理用药。

七是药剂科的科主任与具备资质的质量控制人员组成的质量与安全管理团队，能用质量与安全管理核心制度、岗位职责与质量安全指标，落实全面质量管理与改进制度，定期通报医院药品安全性与抗菌药物耐药性监测的结果。

3. 相关规范文件梳理 国家有关部门对药品使用单位在药品使用和管理上，除了以上方面的相关质量内容，目前有效的规范文件梳理情况见表1－3－6。

表1－3－6 药品规范文件目录

序号	文号	文件名称	版次/状态
1	主席令第45号	中华人民共和国药品管理法	2015年修正本
2	国务院令第360号	中华人民共和国药品管理法实施条例	2016年2月6日修正版
3	卫生部令第53号	处方管理办法	自2007年5月1日起施行
4	卫医政发〔2011〕11号	医疗机构药事管理规定	2011年1月30日发布
5	卫药字［1989］第10号	医院药剂管理办法	1989年3月24日发布
6	国务院令第149号	医疗机构管理条例	自1994年9月1日起施行
7	卫生部令第35号	医疗机构管理条例实施细则	2006年11月1日修正版
8	国务院令第376号	突发公共卫生事件应急条例	2011年修正本
9	国务院令第645号	麻醉药品和精神药品管理条例	2013年12月7日部分修改
10	卫医发〔2005〕438号	医疗机构麻醉药品、第一类精神药品管理规定	2005年11月14日发布
11	卫生部令第84号	抗菌药物临床应用管理办法	自2012年8月1日起施行
12	卫生部令第81号	药品不良反应报告和监测管理办法	自2011年7月1日起施行

续表

序号	文号	文件名称	版次/状态
13	国家食品药品监督管理局令第26号	药品流通监督管理办法	自2007年5月1日起施行
14	国家食品药品监督管理局令第29号	药品召回管理办法	自2007年12月10日起施行
15	国中医药发〔2007〕11号	医院中药饮片管理规范	2007年3月12日发布
16	卫医管发〔2010〕28号	医院处方点评管理规范（试行）	2010年2月10日
17	国食药监安〔2011〕442号	医疗机构药品监督管理办法（试行）	2011年10月11日发布
18	国务院令第23号	医疗用毒性药品管理办法	1988年12月27日发布
19	卫办医政发〔2010〕62号	静脉用药集中调配质量管理规范	2010年4月20日发布

（三）药品使用单位存在的问题

药品相对于市面上的其他商品而言具有一定的特殊性，其质量的好坏直接关系到人民的健康与安全。在医疗事业不断发展的今天，药品质量在逐步走向标准化，我国的药品管理也在不断向国际标准靠拢，但医院药品的管理仍然存在一定的问题，药品质量管理体系不够健全和完善。

1. 专业人员配备不足 医院的药品流通主要涉及药品的采购、储存、调剂、分发以及用药咨询和药物不良反应检测等，由于我国之前对其从业人员并没有进行明确的准入规定，导致一些药房没有配备符合执业标准的工作人员，高资质的药学专业技术人员比重较低，工作人员药学学识有限。

2. 药品在流通环节不规范 在药品的购进、验收环节部分医院工作不到位，使得药品的质量得不到严格的保证。同时，在药品储存环节，部分医院会出现硬件设施不到位的情况，如缺乏药品的防潮、冷藏、通风等设施，储存不当；还有出现管理不到位的情况，对药品的盘点和定期清理存在问题。

3. 相关法律法规不够完善 我国虽然对药品管理有相关的法律法规，但是仍处在不断地修改完善之中，对医疗机构药品质量管理的规范和认证的重视程度不足，以及对相关专业的人员资格认证和约束也不够完善，从而对药品的质量监管在一定程度上有所放松。

（四）药品使用单位发展目标

1. 加强专业人才的培养 在药品管理中，专业技术人员是不可或缺的，人员的素质直接决定了医疗机构内部药品质量管理的优劣，因而药品使用单位要积极培养高素质的药学专业人员，严格按照《中华人民共和国药品管理法》等相关法律聘用人才，对不符合要求的人员不予录用，对新进岗位的技术人员进行严格而系统的岗前培训。

2. 对采购和验收环节严格把关 医疗机构药品的采购和验收是药品质量好坏的基础环节，务必保证药品流入渠道的安全性，坚持主渠道进药，坚持公平、公正、公开的原则，实行药品招标采购，加强对药品进入医院环节的监管力度，在源头上保证药品的质量。

3. 提高药品的管理水平 药品储存是对医疗机构硬件设施和管理水平的一大挑战，药品的储存直接关系到药品的质量和病人的生命安全，因而医疗机构需要提高自己的药品储存水平，对药房的温度、适度、通风等条件进行严格的控制，同时提高药品的管理水平，跟上信息化的时代，采用信息化管理，为药品储存管理的质量提供有效保障。

第二章 药学品管圈管理方法

第一节 药学品管圈导入与推行

一、管理者导入意识的培养

俗话说“好的开始是成功的一半”，导入期就犹如建筑的根基，打好了基础，成功就能事半功倍。管理者是一支队伍的领航人，只有其深刻了解药学品管圈导入的意义与价值，从意识上认识到药学品管圈导入的重要性，整个团队才能得以重视，药学品管圈的导入才能得以有效开展。

（一）药学品管圈理念

早期引入我国的品管圈活动大多针对生产企业的质量管理。其主要是基于药品预防、治疗疾病，保障人民健康的特殊作用，纯然使用于制造行业，以追求片断过程的改善。以利益、效率为导向的工厂管理手法理念，在一定程度上存在着局限，药学行业服务者在追求经济效益的同时，更应当注重“以仁为本”。药学是保障人民健康的重要组成部分，也是人类战胜疾病的重要手段。近年来，随着科学的高速发展，人们对于自身健康的重视程度不断加大；同时，随着新医改政策的不断推进，社会对于药学行业的要求也不断提高。为了适应外在环境的变化，原先用于制造行业的品质经营管理的手法及理念，逐渐被应用于药学领域。

药品企业或药品使用单位的药学品管圈活动已经开展了一段时间，但一些组织和企业的成效并不显著。虽然很多企业和组织在药学品管圈活动后都能够达成目标，但所得到的实际收益以及经济上的提升却不能为人信服，这在很大程度上是由于人员的积极参与程度不高和真因把握不到位引起的。同时，由于药学品管圈具有一定的专业性和特殊性，且相关人员来自于全国各地，教育背景、思想理念均有不同，其中不乏有完全不了解质量管理和药学品管圈的工作人员，因此药学品管圈的导入期变得至关重要。导入期的作用主要在于进行前期教育，普及质量管理和药学品管圈的基础知识，提升圈长、圈员的成就感和归属感，激发其积极性。如果能够成功地导入药学品管圈，则可以有效降低药学品管圈实施的难度，从而提高成功率并为下一次药学品管圈活动的开展起到宣传推广作用。如图 2 – 1 – 1，展示了药学品管圈的宗旨、原则及目标。

（二）药学品管圈的作用

目前在我国药学品管圈作为一项新型的质量管理体系，已经被逐步应用于各药品企业的运营管理过程中。药品企业应用品管圈后，不仅能使组织内部员工的潜能、创新精神得到最大程度的挖掘，同时也能使组织的凝聚力大增，特别是在团队合作中进一步增进了员工之间的相互理解，从而使组织的核心竞争力不断提升，得到质的飞跃。并且，在新医改政策的趋势下，医疗质量安全管理和持续改进是一个永恒的主题。如何有效提高药品企业自身管理质量，改进组织服务质量，是药品企业管理中的重要一环。品管圈作为众多质量管理改善方法中的一种，它可以通过选定主题、拟定活动计划、设定目标、拟定对策、实施对策与检讨对策、效果确认、标准化、进一步检讨和改进工作来挖掘现场问题并解决现场问题，在这个过程中，可以逐渐提高员工的分析和解决问题能力，进一步改进工作质量，促进药品企业更好、更快发展。以下将具体说明药学品管圈活动对药品企业各层级的作用。

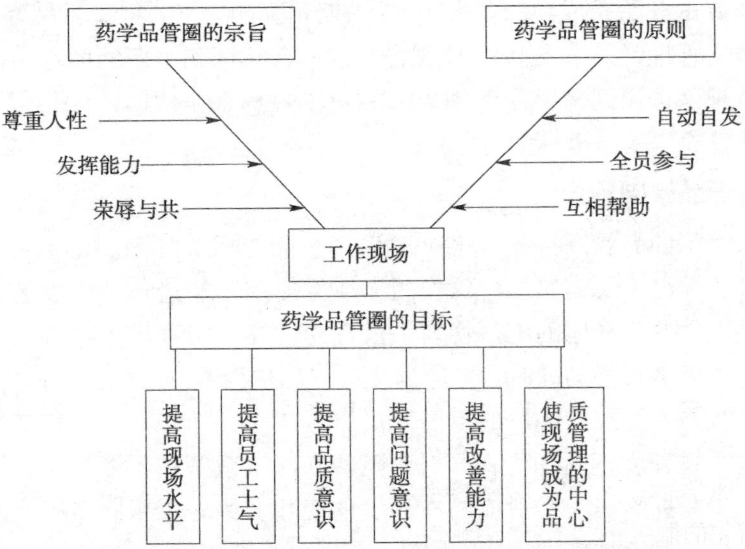

图 2－1－1　药学品管圈

1. 药学品管圈对药品企业决策层的作用　药品企业决策层是组织的核心部分，上对股东和组织战略负责，下对员工和绩效负责，既要保证组织战略和经营目标的实现，也要保证员工和企业的同步成长。而品管圈活动的实施，能够使决策层更全面地了解组织总体信息，更好地进行决策、方针战略的制定，确保组织的健康、有序发展，药学品管圈对药品企业决策层的作用体现在以下几个方面。

(1) *信息传递更流畅，信息收集更全面*　药品企业的决策层在制定相关的组织战略以及经营目标时，必须全面了解组织整体的信息，确保没有遗漏任何相关的重要信息。在这样的基础上所做出的战略或设定的经营目标才是符合企业现实的，也是企业能够达到的。而通过药学品管圈活动的开展，可以深入到药品企业信息传递的各个层级，加强各部门、各层级之间的沟通交流，加强员工之间的联系，健全信息传递机制，使得决策层能了解到最真实、最全面的企业信息。另一方面也能使决策层的相关指示、方针政策更好、更快速、保真地向下级传递，有助于决策层对下级的领导。

（2）*降低整体成本*　药学品管圈活动的开展，可以立足于药品企业的工作现场，发现问题并解决问题，进而优化药品企业运营管理过程中各项工作的流程，完善相关的管理体系，去除一些不必要的冗长的作业环节，降低运营成本，提高工作效率，为药品企业赢得成本上的优势。

（3）*增强顾客满意度和员工归属感*　组织在实施药学品管圈活动过程中，发现问题并解决问题，对内可以完善组织的各项管理制度，提高员工工作的效率，促进全员参与管理，提高员工的积极性以及成就感，进而提高组织内部员工的满意度；对外而言，由于组织运用药学品管圈对企业自身实行精细化管理，改善组织目前在各方面工作中存在的一些薄弱环节，提高产品以及服务质量，最终增强顾客的满意度。

（4）*提高股东或投资方对于企业的信心*　对于一个药品企业而言，股东或投资方的信心是很重要的，它关乎企业是否能够吸纳足够的资金，甚至影响股价。药品企业可以通过开展药学品管圈活动，实施全面的质量管理，改善或解决企业各个部门在日常的工作中出现的问题，增强企业内部的自律性、严谨有序性以及高效性，使企业展现出一种良好的可持续发展能力，打消投资者或股东对于企业未来发展的疑虑，增强他们的信心，促进企业吸纳资金，稳定股价。

（5）*有助于提高企业综合竞争力*　在全面建设小康社会的今天，人民更加关注药品以及与药品相关服务的质量，要求越来越高，维权意识也越来越强，这也使得药品企业面临更大的质量挑战。同时，现代经济的迅速发展，药品行业的竞争也越来越激烈，企业要想在竞争中取胜，必须加强企业自身管理，才能体现各药品企业之间的品质差异，才能树立品牌，形成药品企业自身的核心竞争力，进而增强综合竞争力，产生规模效益。药学品管圈的运用，帮助药品企业实施质量管理，全面监测与改进药品以及与药品相关的服务的质量，增强药品企业自身的综合竞争力，使得企业在这场激烈的关于药品质量的市场竞争中拔得头筹。

2. 药学品管圈对药品企业管理层的作用　企业的管理层是决策层的下属机构，其职责是把决策层制定的方针、政策贯彻到各个职能部门的工作中去，对企业的日常工作进行组织、管理和协调。随着现代市场竞争越来越激烈，管理在药品企业的发展过程中占据重要地位，因而也决定了企业管理层扮演着越来越重要的角色。在药学品管圈的实施过程中，圈员在圈长的带领下，一方面可以全面地评价组织的管理体系，找出问题并进行改善，促进管理层级的管理；另一方面，在活动进程中，组织在药学品管圈活动的积极主动、轻松愉悦的氛围下，促进员工自主自发、深入现场考察问题，使管理层级的工作有效进行。

（1）*药学品管圈管理改进活动由点至面*　药学品管圈活动对于促进药品企业或药品使用单位各部门的负责人和药学品管圈参与者的进步有着巨大的作用。如对医院的科室来说，可以培养医护人员问题意识和解决问题的能力，提升服务质量，提高工作效率，全面降低科室的运营成本，改善病人满意度，达到问题解决、持续不断改善、病人满意等目标。虽然药学品管圈是改善圈身边的事，但在各医院、各部门改善的过程中，改善小事却有助于改善工作流程，减少医院运营成本，使医护人员发表相关学术成果。如此过程，可使管理活动由浅入深，由点至面。

（2）*使药品企业或药品使用单位员工上下一体*　在推行药学品管圈活动的进程中，各个部门支持与参与，往往决定着推行活动的成功与否，因此药学品管圈活动也应当被列为目标管理项目之中。一个药品企业或药品使用单位的全体员工积极参与药学品管圈活动，可让全体员工紧密结合、团结合作。

（3）*营造药品企业或药品使用单位的人文环境*　在药学品管圈活动的实施过程中，通过发挥员工的个人才能，可以体现一个员工的个人价值，通过药学品管圈相关的培训和活动进程中问题的改善，营造一种不懈追求、精益求精、全面持续改善管理品质的人文环境。药学品管圈通过头脑风暴的方式，制定了圈名、圈徽，部分制作了圈歌，体现了组织团结互助、积极乐观的办事态度，有助于药品企业或药品使用单位健康发展。

3. 药学品管圈对药品企业执行层的作用　药品企业的执行层是在领导层和管理层的协调下，通过各种技术手段把组织目标转化为具体行动的层级，是一个企业最基础的部分，也是一个企业经济效益的最根本来源，对企业起着至关重要的作用；此外，执行层是组织实行品管圈活动的主要对象，通过品管圈活动的实施，切实考察工作现场，从而使执行层的工作得到规范与优化。

（1）*提升员工解决问题的能力*　药学品管圈的实施过程是一个理性解决问题的过程，利用科学的改善手法和改善工具，药学品管圈的使用效果将有一个显著的提升。在传统的管理模式中，大多是主管负责制定解决问题的对策，基层人员负责执行。在药学品管圈活动中，各圈选定其主题并自主拟定对策，通过改善药学品管圈过程，遇到问题由全体圈员共同拟出主题和解决对策，一改传统模式中完全依赖部门主管提出改善方案的管理方式。这样做不但能提升员工解决问题的能力，而且改善的对策也较易被员工接受，执行过程较为顺利。通过锻炼药学品管圈的能力，整个药品企业或药品使用单位解决问题的能力也将增强。

（2）*为日后职业生涯打好基础*　药学品管圈的参与是一项重要的参与企业管理工作的履历，对于日后职务升迁有着重要的帮助，其中药学品管圈的圈长和辅导员更可以作为日后的储备干部来培养，因此对于基层员工或者基层管理者来说，药学品管圈的参与即是对个人能力的提升，也是对工作履历的累积。

（3）*收获良好的同事关系*　药学品管圈活动是药品企业内部根据工作现场存在的问题，由基层员工自发组成的，自下而上的质量控制活动，其特点在于集思广益，共同面对、解决问题，共同进步。在品管圈活动的进程中，特别注重对圈员合作能力的培养，团结精神的建立。品管圈小组既是共同解决问题的小组，也是相互收获友谊的团队。

二、管理者在导入期的工作

想要深入贯彻药品企业质量持续改善的方针和政策，导入推行药学品管圈，激发员工自主管理，自主发现问题、解决问题的意识，充分发挥员工的智慧，提高解决问题的能力，营造团队愉快工作的氛围，使工作现场的质量提升更上一个新台阶，管理者的支持与付出是必要的，管理者的工作是将药学品管圈成功导入到药品企业质量管理的基础工作中。

（一）怎样导入品管圈活动

品管圈活动产生于工作现场中质量问题的出现，对于一个品管圈活动的成功导入，取决于管理者是否对本药品企业的工作特点有整体的把握。往往一个新制度的形成，都是按照以下的过程进行的。

1. 发现问题 在实际的现场工作中，员工发现了问题，并且认为这个问题对工作质量的改善是有帮助的，于是提出问题。

2. 试行建圈 随后管理者应该委以责任，着手组织对应的药学品管圈，发动和组织相关单位部门的员工，甚至跨部门的员工参与到药学品管圈里面来，进一步调查研究、分析原因，制定对策，进行试运行。

3. 大力推广 如果试运行得到一个好结果，那么管理者应该考虑怎样去进一步巩固这个结果，形成制度，从而提高工作质量。同时对试运行的结果予以表彰，将品管圈活动在保证质量的前提下进行推广和量化。

（二）“导入”先从自身做起

“打铁还需自身硬”，想要成功推行一项新的管理制度，企业管理者的首要任务是从自身做起。

1. 大力推动，坚定信心——决心 药学品管圈是一个自下而上发起的质量改善活动，同时更是一个需要自上而下支持的新管理制度。想要成功导入药学品管圈活动，药品企业管理者必须是活动坚决的支持者。管理者对药学品管圈活动必须有深入的理解，要时常关心药学品管圈活动的进度。

（1）坚定信念，坚信药学品管圈活动是质量提升的最佳途径。

（2）给予资金支持，保障活动经费。

（3）积极联系业内同仁交流经验，邀请专家学者进行培训。

（4）将品管圈活动惯例化，定期举办活动，表彰活动成果。

2. 知人善用，奖惩得当——慧心 药学品管圈不同于传统的通过行政手段推动的质量改进制度，也不同于单纯基于绩效考核所带来的被动提升，而是立足于基层员工的，由点及面、自下而上的质量管理活动。实践证明，如果一个单位领导重视活动的开展，目标明确，用人得当，激励措施到位，品管圈活动就能够顺利开展。反之，活动就会为做而做，流于形式。因此，药学品管圈导入的成功与否，在于药品企业的管理者是否具有慧心，能否充分认识到开展品管圈活动对质量提升的重要意义，能否很好地把握本企业客观现状，以及能够知人善用，奖惩得当。

3. 积极沟通，消除成见——耐心 这里所说的耐心指的是能否与基层员工建立长效的沟通机制，充分发挥管理者的领导作用。药学品管圈活动的宗旨是调动人的积极性，发挥人的创造力，创造积极向上、合作共赢的工作环境，从而持续改进药品企业的工作质量。有效的沟通机制，能够及时消除圈员的畏难情绪，还能起到消除上下级间成见的效果，起到的积极作用不能否认。员工在刚刚接触一项全新的工作时，难免会存在应付、推诿、敷衍的心态，这就需要管理者加强合作，重视沟通，发挥领导者的决断力和责任性，及时安抚员工，指导员工，从而保障活动的顺利进行。

（三）积极“洗脑”，建立良好环境

1. 建立品管意识 提高品管组织执行力是开展品管圈管理成败的关键。作为一种新启用的管理手段，员工普遍存在不熟悉品质管理架构、不清楚自身或他人在药学品管圈中扮演的角色和经验不足的问题。要有效实施品管圈的管理，必须明确参与人员的位置，加强品管实务教育，帮助参与人员树立正确观念，能明确区分人员权责并充分授权将品管圈管理落到实处。任何一种行业只有提高其品质，满足甚至超越顾客需求，才能在竞争中保持优势。药品企业管理也面临着同样的挑战，建立主人翁意识，对于促进药学品管圈管理的优化，具有非常重要的现实意义。

2. 培养合作精神 宣传培养“和合”的原则，“和”与“合”是中国民间神话中的和美、团圆之神，二人相交甚厚，和睦同心，被称为和睦表率。“和合原则”是保证药学品管圈活动顺利进行的一个重要原则，是指药学品管圈作为一个有机的统一体，各个圈员间的关系是相互依存、共同进步。圈员间的处世哲学应当是没有“竞争对手”这四个字，至少所有的圈员都是自己的“竞争伙伴”，在竞争中与竞争伙伴互相研究、互相学习、互相接触，双方都不同程度地得到提高。在品管圈导入中应当强调善待对方，并积极努力地去创造感动、创造共赢。若想取之，必先予之，要做到这一点，必须先坦诚地用自己的特长帮助对方，这也体现了一种胸怀和气度。实现和谐、共荣是任何一个制度成功推广的必要基础。

（四）开展大量培训活动

大多数药学从业人员的专业知识丰富，而对于质量管理却涉猎较少。有许多员工甚至从来没有听说过品管圈，因此很难对品管圈活动产生信心和兴趣。药品企业想要真正导入品管圈活动，所做的第一步就是组织系列培训活动。组织员工学习质量管理相关知识，了解质量管理的重要意义，学习品管圈的基本理论和采用工具，观摩已实施品管圈的组织，同其他单位交流，吸取经验，增强信心。同时，可邀请专家、学者进行培训，并要求基层干部接受品管圈培训，从而遴选出热心的基层干部，负责品管圈的管理工作。

1. 培训方法

（1）邀请专家、学者进行培训。

（2）邀请同行业开展品管圈活动较成功企业的负责人交流经验。

（3）邀请本药品企业内，其他有品管经验的同仁分享心得。

2. 培训内容

（1）*明确品管圈定义——二次宣传*　实现品管圈的成功导入，最基础的工作就是要让员工明白“何谓品管圈”，只有这样，员工才能对所要做的事情有一个大致的认识；才能调动员工的积极性，起到二次宣传的作用，并引导员工自主自发地投入到品管圈活动中。

（2）*传递品管圈精神——培养意识*　品管意识以及品管精神在品管圈活动的导入以及实施过程中十分重要。它是推动品管圈活动的一种无形力量，也是品管圈活动的精髓所在。品管圈精神体现在以下几个方面：①自主自发，尊重人性和民主；②培育轻松、愉悦的工作环境；③充分发挥人的创造能力；④开发无限的脑力资源；⑤增强企业活力；⑥改善企业机制；⑦促进企业的繁荣发展。

（3）*掌握品管手法——改善技术*　药学品管圈活动涉及许多品管工具以及手法，是保证品管圈活动顺利进行的基础。如果员工在活动时未能掌握相关的手法以及工具，将无法对所涉及的过程以及数据进行讨论与分析，这样的品管圈活动将很难进行下去。

（4）*熟悉品管步骤——规范过程*　规范的药学品管圈活动一般都包括了十大品管步骤，这些步骤保证了品管圈活动的有序进行。然而，许多企业在实行品管圈活动时，往往出现步骤不规范的现象，例如任意地跳跃步骤，随意地变换步骤的实施顺序等，最后导致活动实施混乱，事倍功半。所以，管理者在进行培训时，应特别注意品管步骤的培训，规范过程，从而保证品管活动顺利、有序地导入与实施。

（5）*了解注意事项——减少错误*　在进行品管知识培训时还应对品管圈活动中常出现的错误以及需注意的事项进行特别强调与说明，这样可以减少员工的出错率，提高活动的效率和质量。

（五）选拔优秀品管人才

成功导入药学品管圈活动，很重要的一点就是管理者知人善用，选择合适的人才带头举办活动。活动在强调民主的同时，也一定要强调领导的作用，通过召开圈会的方式，确定圈长、圈员、辅导员，使各个成员各司其职。药品企业在做好这些前期准备后，即可根据药学品管圈的活动步骤，有序推动药学品管圈活动的开展。

1. 基层管理者做圈长——决断力强　药品企业或药品使用单位的部门主管往往起着带头的作用，主管参加培训更能够体现药学品管圈活动的重要性；并且在药学品管圈的实际运行过程中，部门主管会拥有更强的决断力，更为丰富的工作经验。因此，在选拔药学品管圈领导者时，可以选择态度积极、能力突出的主管，组织开展药学品管圈的管理工作。

2. 问题发现者做圈长——问题解决更深入 药学品管圈的圈长也可以是发现问题的人，这些人往往是基层员工，同时也是提出解决问题的倡议者，他对于问题的产生以及如何去解决已有了一定的思考，带着对问题的认识去解决问题，往往能够达到较好的效果，同时他可以自行去组织品管圈的成员来参与，基于其对于自身岗位和所选圈员工作的认识，问题发现者所选择的圈员更能有的放矢地解决问题。

3. 丰富经验者做辅导员——指导活动良好运行 辅导员需要有丰富的品管知识，来解答圈员的诸多疑问，同时指导品管圈活动的进行，可以选择有品管经验的员工，例如由曾经参加过品管圈活动或种子圈活动的员工来担当，或者选择质量管理部门的负责人来担当，专家和学者往往也可以成为药学品管圈的指导者，帮助培训圈长，指引正确方向，因为专家和学者可以带来更新的理论和见解，通过专业的知识来解答圈员的疑惑。

4. 圈员的选择

（1）进行品管圈管理一定要保证全员的共同参与性。

（2）参与品管圈管理的成员必须是自愿的，不能有强迫参与的事件发生。

（3）参与构成品管圈管理的人员需要具有类似的工作经验。

（4）构成品管圈管理的成员以基层工作人员为主。

（六）建立长效机制

1. 建立有效的奖惩机制 在实践过程中，现有的激励机制大多依赖于“金钱效应”，很难形成科学的激励机制，对管理者队伍建设难以产生长久的效力。药品企业需要建立起责任与奖励相结合的奖惩机制，将其与岗位、工作环境、职业发展等多个方面联系起来，而不是全然依赖于金钱的奖惩机制，这样才能正确建立药品企业员工的主人翁意识。在任何企业管理体系中，任何的管理机制都致力于满足消费者的需求和期望，同时基于药品企业的特殊性。社会对企业员工提出了很高的责任要求，因此只有将药品企业员工的责任与奖励机制有机结合，才能真正发挥团队意识，让员工产生依赖感、归属感，意识到自己是药品企业责任的组成部分，必须与药品企业建立荣辱与共的血脉联系，才能真正提高工作现场的质量。

2. 宣传品管圈文化 将品管圈活动习惯化、文化化，宣传品管圈活动在药品企业实行的优势性和必要性，制定宣传物，如海报、日历、宣传视频，定期开展组会，参加品管成果分享交流会等。

三、药学品管圈的组织架构

（一）药学品管圈的组织层级

完善的药学品管圈的组织架构由主管部门或组织领导、药学品管圈推行组织、药学品管圈辅导员、圈长和圈员等角色组成，各层级分工明确，联系紧密。

（二）药学品管圈各层级人员的职责

1. 主管部门或组织领导　主管部门或组织领导应积极学习药学品管圈相关知识，正确理解药学品管圈活动的意义，对药学品管圈活动给予足够的重视，鼓励员工自动自发地参与到药学品管圈活动中，并注意药学品管圈活动的实施进度、审核及评价药学品管圈活动所取得的成果，对优秀者给予一定的奖励。

2. 药学品管圈推行组织　药学品管圈活动顺利进行的前提是成立有效的药学品管圈推行组织，主要负责药学品管圈活动的推动工作，拟定并实施推动计划，积极引导和鼓励员工参与到药学品管圈活动中，对员工进行药学品管圈知识的教育培训，为药学品管圈的后续实施打下基础，确保活动顺利进行，其具体的职责有：①药学品管圈活动的目标设定以及实施计划的拟定；②策划实施药学品管圈结果发表会；③拟定药学品管圈活动实施方针以及实施办法；④举办药学品管圈教育培训及交流会；⑤监督、检查、推动药学品管圈活动的进程及质量；⑥建立药学品管圈和谐的活动环境。

3. 药学品管圈辅导员　药学品管圈辅导员在药学品管圈活动过程中提供支持与援助，使药学品管圈和组织单位有更密切的关系和信任感，在药学品管圈遭受困难时伸出援手，帮助他们解决问题和疑惑，促进药学品管圈活动顺利进行，并辅助药学品管圈活动的持续性和永久性。圈辅导员起到的作用有：①充分了解药学品管圈活动的基本思路和活动方法；②营造一个高度积极的、自动自发的药学品管圈活动气氛；③帮助、指导圈小组选择活动主题；④对于圈成员的困惑或工作中遇到的问题给予积极地解答，为整个药学品管圈活动指引方向；⑤指导药学品管圈圈员使用正确的品管手法；⑥熟悉圈内活动的大小事务；⑦对于药学品管圈的请求，给予适当的帮助；⑧公正客观地评价药学品管圈活动过程并促进标准化的形成过程；⑨辅助药学品管圈活动的顺利进行。

4. 圈长　药学品管圈圈长提前接受药学品管圈的培训，掌握药学品管圈相关的理念及方法。组织成员运用头脑风暴法确定药学品管圈的圈名、圈徽等基础信息。在药学品管圈活动进行期间，组织圈会，研讨活动中遇到的问题并交流成果，促进药学品管圈活动的正常进行，并及时将药学品管圈的开展情况向上级汇报，培养圈长的后续人选。圈长起到的作用有：①做好药学品管圈活动计划，直至取得部门主管的认同；②根据圈活动计划的要求，有效地实施活动；③召开圈会并积极组织讨论；④给予圈员指导，安排教育培训，以提高圈解决问题的能力；⑤积极参加药学品管圈各类研讨会和交流会，主动参与学习，增强自身管理能力、改善能力，更好地服务于本药学品管圈；⑥领导圈成员达成小组的活动目标；⑦药学品管圈活动中各阶段的掌握和检讨；⑧形成互相帮助、互相爱护的和谐的药学品管圈氛围；⑨锻炼自身过人的业务水平和管理能力，处理好人际关系，起到模范带头作用；⑩对外联系，积极与不同药学品管圈的成员分享交流心得；⑪药学品管圈活动中有超过自身解决能力的问题时，积极向部门主管寻求帮助。

5. 圈员　药学品管圈圈员应该了解药学品管圈活动的意义以及精神，在圈长的带领下，参加药学品管圈的各项活动并积极提出自己的意见及建议，切实执行圈长分配的工作。在活动过程之中，圈员之间应该进行沟通、互助合作、共同努力，更好地进行药学品管圈活动。圈员的主要职责有：①积极参与本圈的活动；②按时参与圈会，在圈会中积极思考，主动发言，为小组提出自己的思考与创意，帮助团队解决问题；③服从圈的意见，使改善活动顺利持续进行；④维护圈内良好的氛围，建立良好的人际关系，通过药学品管圈活动联系同事感情，形成积极和谐的工作氛围；⑤圈活动中积极接受，设法提升解决问题的能力。

四、开展药学品管圈活动的条件与方法

（一）开展药学品管圈活动的必要条件

根据药学品管圈推行的经验，可以发现，想要成功地导入和推进药学品管圈，并且取得显著的品管圈活动成果，药品企业或药品使用单位相关人员要具备以下条件。

1. 药品企业或药品使用单位领导 第一是决心。成功推进药学品管圈活动的组织，都有一个特点，即组织的领导是药学品管圈活动坚决的支持者。他们对药学品管圈的态度是绝对支持，他们对药学品管圈活动有着良好的认识和积极的态度，因此他们如果可以带头参与药学品管圈活动，则可以取得更加良好的效果，即使不能亲自参与活动，也一定要时常关心药学品管圈活动的进度。想要成功地推进药学品管圈活动，最为重要的就是组织领导有着长期支持、坚定推进药学品管圈活动的决心。

第二是激励。适当的激励制度是成功推行和实施药学品管圈活动的催化剂，组织领导虽然不能强制要求药学品管圈活动的进行，但是可以适当的激励手段催化药学品管圈的形成。倘若某一药品企业或药品使用单位决定拨一定费用作为药学品管圈活动的经费和奖金，并且定期召开药学品管圈活动的表彰交流活动，那么员工又怎会不愿意尝试呢？

第三是宣传。如果药学品管圈活动是作为一个新的概念、新的制度引入一个组织，那么组织的部门主管和组织的员工很难产生对药学品管圈活动的信心，更不会产生主动组圈推行活动的决心。为了不让组织的部门主管产生观望的态度，组织的领导者应当随时随地地向部门主管宣传药学品管圈的好处，显示自己推行药学品管圈活动的信心和决心，定期进行药学品管圈知识学习交流会，进而调动组织员工的积极性。

第四是支持。经济上和政策上的支持是药学品管圈活动顺利实施的重要保障。一切的品质管理制度的建立初期，都是以教育培训为基础的，因此领导者必须舍得花费必要的经费和制定必要的制度来支持药学品管圈活动的前期教育。教育培训对一个药品企业或药品使用单位来说是最好的投资。

2. 药品企业或药品使用单位部门主管 为了将组织领导者的思想转化为组织员工的共同意识形态，必须经过一个中间环节，那就是组织的各部门主管。有效推进药学品管圈活动的方式有很多，但最为有效的方式是部门主管亲自参与到药学品管圈的活

动中来，与小组成员一道解决问题，改进工作现场存在的不足。

主管参与品管圈的好处有三：一是可以充分调动圈成员的积极性，形成带头作用，部门主管的亲自参与可以显示出组织高层对于药学品管圈活动推行的高度信念，有效消除组织员工的观望态度；二是可以随时掌握药学品管圈活动的进程，消除下级员工因为数据不准等原因造成的不实事求是的现象；三是提高药学品管圈活动的效率，"上下结合"的组圈方式可以大大提升药学品管圈的工作效率，部门主管大多都是同时兼备管理能力和业务能力的骨干成员，他们拥有更强的执行力和决策力，一个没有组织主管参与的药学品管圈在做决策的时候可能会产生效率低下的问题。

主管关心圈活动，对于下属员工的提议应当充分关心，尊重基层员工的意见，改变以往工作过程中命令式的语气，转而以讨论、商量的管理模式和领导方式，建立圈员的信心，充分调动员工的积极性和创造力。对于药学品管圈活动予以充足的关心，带头接受药学品管圈活动的一系列训练和培训，主动了解药学品管圈活动的内涵，以便在员工遇到问题时可以很好地解答疑惑，指引方向。

3. 药学品管圈推行人员　第一，推行人员作为药学品管圈顺利实施的保障者，应当拥有充分的耐心。推行人员不断告诉大家药学品管圈活动的好处，确定药学品管圈活动的正确性。如果一个药品企业或药品使用单位的药学品管圈活动的执行者自己对于药学品管圈活动是缺乏信心的，那么做出的药学品管圈的结果也必然是不尽人意的。因此，药学品管圈活动的推行人员必须起到良好的协调作用，让大家喜欢药学品管圈，对药学品管圈活动有信心、有兴趣。

第二，推行人员的工作要实际化。活动计划的制定和培训活动的策划不是为了应付上级而做的，推行人员的工作是为了消除员工"为了做药学品管圈而做药学品管圈"的态度。药学品管圈活动的推行工作是为了让员工更有效率、更有条理地去完成工作，目的是为了让药学品管圈活动更简单、更轻松，而不是为了增加员工的负担。因此推行人员应当树立正确的态度，不能只做表面工作。

第三，推行人员要积极学习。为了更好地完成推动作用，药学品管圈活动的推行人员应当定期参加培训学习，提升自身专业知识储备，主动向同行交流，吸取推行经验，更好、更有质量地完成推行工作。

4. 药学品管圈圈长　一个药学品管圈活动的成功与否，与圈长的个人能力与态度有着直接的关系。活动能否顺利实施，取决于圈长的智慧，这之所以是一个重要条件，是因为能够被选为药学品管圈圈长，是受到全体圈员的认可。作为一个药学品管圈的圈长，是一件值得骄傲的事情，应当欣然接受，并努力扮演好自己的角色，积极发挥领导带头作用，而不是将这份荣誉作为资本，炫耀和独裁。这是一个圈长智慧的体现。

作为药学品管圈的圈长，是全体圈员学习模仿的对象，应当起到积极的带头作用，积极参加组织的各种培训活动，同时积极向其他有经验的圈长学习交流，吸取先进经验，以其他优秀的圈长为榜样，学习别人的长处，同时吸取经验教训，避免犯同样的错误。

圈长应当是药学品管圈活动坚决的支持者，在圈会时应当适时地向圈员宣传药学品管圈的积极作用，时常与圈员分享成果，叮咛圈员活动的进度，吸引圈员的兴趣，建立良好积极地氛围，推动药学品管圈活动的进行。

圈长同时应当有“厚脸皮”精神及充分的耐心，对圈员犯下的错误应采取耐心劝导，重点是指出切实可行的改进方式，对于圈员的消极态度给予善意的指引，做到“好说歹说，不断劝说”，直到将自己分配给圈员的工作顺利完成为止，而不是轻易动摇和退却。圈长对于自己反复斟酌后制定的决策应当有充分的信心，而信心的前提是充分的学习和过硬的素质，因此要不断学习药学、管理学以及计算机技术等相关知识。信心是一个组织执行力的前提，如果自己都不敢确信自己的决策，又如何去成功管理一个组织呢？

5. 药学品管圈圈员 再好的制度、再周全的计划，如果没有员工的积极参与，就像是一个建筑物没有根基，再完美的修饰也是没有意义的。药学品管圈活动也是如此，只有基层员工的积极配合才能实现目的，基层员工应当具有以下精神。

（1）责任感 要把药学品管圈的事情当作是自己家里的事情，任何活动的顺利实施都要获得基层员工的积极配合，只有发挥同舟共济的精神，才能够顺利完成任务。

（2）尊重 药学品管圈活动的一个特点就是平等，圈员间是不分层级、不分职务高低的。存在意见不统一时，应当尊重别人，耐心听取他人意见。坚决杜绝恶意批评他人，克服自我主观办事态度的不足，树立积极的心态，尝试接受和整合更好的意见。

（3）合作 圈员应当充分发扬合作共赢的精神，不能搞个人主义，要树立整体意识。在其他圈员支撑不下去时，不能冷眼观望，应当积极给予帮助，这样的做法可使药学品管圈更加顺利地进行。某一个圈员的退出对自己是没有任何好处的，反而圈员的退出只会让其他圈员分担更多的工作，增加圈员的负面情绪。

（4）学习 主动学习药学品管圈相关的知识，接触新的事物，踏出第一步后，后面的工作也就会轻松很多。积极学习是个人能力提高的最佳途径，在学习中可以吸取他人成功进行药学品管圈活动的经验，提升个人素质，也可以吸取他人的失败教训，在活动中避免错误，少走弯路。在学习中也可以树立对药学品管圈活动的正确认识，增强对药学品管圈活动的信心。

（5）分享 好的东西应当懂得和其他圈员分享，不要吝啬，不能存在自私的心理，好大喜功。例如学会了使用柏拉图、柱状图、鱼骨图等品管工具，可以主动教给其他圈员，这样以后大家就可以分工作图，避免所有的工作都落在会熟练使用工具的圈员一人身上，在一定程度上也减轻了自己的工作压力。

（6）良好的人际关系 人际关系处理得当，有助于整个药学品管圈维持和谐的氛围，充分调动员工的积极性是药学品管圈活动实施的重要保证。要想充分地调动员工的积极性，就要设法让更多的骨干成员加入到药学品管圈活动中来，充分发挥他们的带头作用，建立一个上下结合的药学品管圈形式。同时，在发挥个人能力、展现聪明才智的同时也可以提升解决问题的能力。

（7）*归属感*　让员工建立对企业的归属感，使员工自心而生出主动性，为了“家园”的发展而付诸自己的劳动。想要达到个人目标，最便捷的途径就是积极达到组织的总体目标。品管圈活动在日本取得巨大成功的一个重要原因就是员工往往具有高度的组织归属感，提升员工归属感的关键就是荣辱与共。设置有效的激励制度是设法调动员工参与度的有效手段，在工作中让员工感受到活动所带来的成就感。在活动进行得不理想时，让员工知道药学品管圈活动不能顺利实施对自己不会产生任何正面影响。可以充分强化问题意识和参与意识，使员工对药学品管圈及组织形成浓厚归属感，有助于组织的长远发展。

（二）有效开展药学品管圈活动的方法

要想药学品管圈活动能够持续开展并取得显著有效成果，对药学品管圈活动中的改善主题进行有效的管理是很有必要的。

1. 选择适当主题　在选择主题时应当选择那些有意义的、药品企业或药品使用单位需要的、对其工作质量的提高能够及时产生作用的。

一方面，主题选取是否适当，对于之后的改善效果有着很大影响。因此，在选择主题时应当量力而行，选择难度适宜的、在解决能力范围内的主题。选择主题过难可能会导致难以达成目标，打击圈员积极性。选择主题过易可能会导致主题完成后没有实际意义。

另一方面，在选择主题时，应当明确所有备选主题的迫切性，最好可以获得准确的数据，用以证实确实有必要花费时间和金钱来解决问题，并且问题解决后能够看到明显效果，其政策性也应符合组织的发展趋势。

2. 按照项目进行管理　为了使药学品管圈活动的成效达到甚至超过预期，需要对品管圈按照项目实施管理和监督，改善项目的跟进有以下三种形式。

（1）*计划诊断*　也就是要求药学品管圈提交项目申请，圈小组在规定的时间内完成改善计划的策划书，推动组织以及组织高层对于各个圈小组所制定的策划进行审阅，确定策划的可行性，并提出必要的建议和确实具体的修改性意见。

（2）*过程诊断*　根据项目计划的要求，定期检查各圈的实际进度，对改善活动中所遇到的问题进行必要的指导，在特殊情况下也可提出帮助或建议，指明修改活动的方向。

（3）*结果诊断*　对活动的结果进行确认，这是最后一阶段的审查工作。指导员工总结并检讨改善的结果，对于好的结果应当继续发扬，对于不足的地方应当进行反思。值得注意的是，任何一个诊断的过程，都是为了让组织的高层更好地服务于药学品管圈，为小组的成员以及整个药学品管圈活动提供更全面的支持。

3. 以表彰会议激励为主　定期召开表彰会是一项有效的激励制度，同时也是强化推动力的重要手段。如辅导一个药品企业或药品使用单位开展品管圈活动的进程中，通常要求定期开展表彰会议，并提前通知，开展表彰会议的间隔以 3 ~4 个月一次为宜。

表彰会是一种十分有效的活动形式，其可以为员工搭建一个良好的展示平台，员工在表彰会上展示自己的同时，自身的语言表达能力也得到锻炼，使员工体会并分享药学品管圈活动所带来的成就感，树立员工对于药学品管圈活动的信心和兴趣，同时面向整个组织宣传一种正确的、向上的药学品管圈形象。更加重要的是，在会期到来之前，为了更好地在台上进行展示，小组成员会感到一种无形的压力，激发小组成员的工作热情。

总之，药学品管圈活动是一项自动自发的过程，但是如果完全依靠自动自发进行，是难以取得理想效果的，因此必然要采取一系列行之有效的推进办法，推动药学品管圈活动的顺利进行，这是一种经过验证后行之有效的办法。

4. 药学品管圈注册和登记

（1）强制登记注册　必须注册登记是品管圈与其他组织形式的显著不同点。组织内成立品管圈必须向有关主管部门进行注册登记，不注册登记的药学品管圈将被视为无效。注册登记的内容包括：小组名称、成立时间、小组人数、组长及成员姓名、课题形式、课题计划内容、课题起止时间、注册编号等。

（2）登记和注册的目的　品管圈注册登记的目的在于：方便管理者随时掌握药学品管圈活动的实际情况，避免假冒伪劣的小组活动损害质量管理小组的名誉。

注册登记有两种情况：小组成员注册登记和课题注册登记，注册登记内容见表2－1－1、表2－1－2。

表2－1－1　药学品管圈成员注册登记表

单位注册号：　　　　　　　　　　　　注册号：

小组名称						
成立日期				单位部门		
小组成员	姓名	性别	文化程度	职务（称）	接受教育情况	变更情况
圈　长						
圈　员						
领导者						
推进者						
部门意见	年　月　日			技术中心意见	年　月　日	

表 2-1-2　课题注册登记表

课题注册号：　　　　　　　　　　　　　　　　　　注册编号：

小组名称		组长姓名	
课题名称		立题日期	年　月　日
选题理由：			
部门意见	年　月　日	技术中心意见	年　月　日

(3) *注册和登记的注意事项*　品管圈的登记活动并不是一劳永逸的，而是每年都要进行统计登记。这样做的目的有二：一是为了确认品管圈是否还存在，小组成员、课题、名称是否发生变化；二是为了登记和明确本年度该小组的活动课题。从这个层面上讲，成员登记与课题登记是有一定区别的，小组成员登记是每年一次，而课题登记则是在选定课题活动之前进行。课题登记可以是跨年度的，也可以是一年多次，但 QCC 登记是每年一次。

五、成立种子圈与圈长的培养

（一）种子圈的作用

一个药品企业或药品使用单位要实施药学品管圈活动，首先必须做好导入期的工作，夯实基础。药品企业或药品使用单位在进行一种全新的品质管理工作时，缺乏信心。同时，员工对于这一管理方法的原理也并不熟悉。此时就需要在组织内部对药学品管圈活动进行试点工作，也就是所称的种子圈。

1. 种子圈的模范效应　一项新事情在引入一个药品企业或药品使用单位的初期，往往不能快速获得部门主管的青睐，多数主管及员工都以旁观者的身份观察，不愿亲自参与到活动中来。种子圈的成功进行可以树立药品企业或药品使用单位药学品管圈活动的典范，消除员工的怀疑、恐惧心理。同时，通过种子圈结束后的表彰交流会，可以使更多的主管和基层员工了解药学品管圈，激发对药学品管圈的兴趣，在看到第一批参与药学品管圈活动的员工获得成长和奖励后，会有更多人跃跃欲试。此外，种子圈活动的进行也让药品企业或药品使用单位的高层更加深入地了解药学品管圈，并对药学品管圈活动产生信心。

2. 种子圈传播药学知识　在药学品管圈活动的进行过程中，会引入许多新概念和新知识。种子圈的活动过程，实际就是一个快速学习药学品管圈知识、应用药学品管圈工具的过程。通过开展药学品管圈活动，可以培养药品企业或药品使用单位的员工对于品管圈常用手法、药学知识的学习和专业能力的提高。

3. 种子圈可以培养预备圈长和辅导员 通过种子圈活动的锻炼，有一部分员工首先接触并了解药学品管圈，并逐步掌握药学品管圈的知识，积累了品质管理的经验和品质管理的思维模式。这一部分员工相对于没有接触过药学品管圈活动的员工来说，在品质管理方面更有能力和资质，因此在接下来进行的药学品管圈活动中，可以指导者的身份担任药学品管圈活动的圈长和辅导员。

4. 种子圈的推广作用 种子圈的实施是药品企业或药品使用单位高层对于药学品管圈活动支持的体现。种子圈的成立起到了对药学品管圈活动的推广宣传作用，使即使没有参与过药学品管圈活动的圈员也能耳濡目染，了解药学品管圈，向往药学品管圈。种子圈既可以使种子圈的圈员们更想继续实施药学品管圈活动，又可以使尚未组圈的员工们也想加入队伍，进而达到推广宣传的目的。

（二）种子圈的成立

1. 实施适当的教育培训 在一项新的品质管理方法被引入到药品企业或药品使用单位时，极少有人了解如何进行运作和应用，因此只能借鉴其他成功者实施的经验。很多工作人员对于其本职工作相关的专业知识十分了解，但对于药学品管圈（QCC）、PDCA等名词却知之甚少。同时，对于药学领域而言，药学品管圈活动有着一定的特殊性，广泛运用于药品生产企业的品管圈手法并不能完全照搬到药品经营和药品使用领域。

因此，想要在药学领域成功推动一项新的品管方法，应当使员工明确其中的真正意义和正确做法，要做到这些，必须进行系统、专业的教育培训。没有系统的培训就直接要求员工改善工作显然是不合理的，这样只能增加员工的负担、引起员工的抱怨。适当的培训不但能够加速员工的成长，更能够使品质管理活动顺利推行，有了充分的理论知识后，方能在使用中游刃有余。

2. 组圈 选择有一定管理专业背景的工作人员，或者曾经参与过药学品管圈相关工作的人员作为种子圈的第一批圈员。根据其工作背景的相似程度，组成种子圈。选择种子圈圈员时应当尽量选择同一部门或者同一工作现场的工作人员。

如果选择来自于不同部门的工作人员，在初期药学品管圈活动中可能出现以下问题。

（1）来自于不同部门的圈员，由于经验不足，易提出无关、无用的改善主题，导致参与度低或没有改善成果。

（2）工作性质及专业背景的不同，可能会造成圈员沟通上的障碍，导致发现的问题无法共同解决，长期下去可能会影响圈员间的信任，导致药学品管圈工作效率下降、延迟，甚至无法完成预定的目标。

（3）由于药学品管圈经验的不足，来自于不同部门的圈员可能会因为改善工作相关程度的不同而产生工作分配上的不平均。工作分配太多的员工可能会产生压力过大、迷茫困惑等负面情绪，工作分配较少的员工可能会产生被轻视的感觉，积极性降低。

（三）组圈的原则与推行

1. 自愿参加，上下结合 药学品管圈的建立前提是自动自发的，因此建立药学品管圈时应当遵循自主自愿的原则，部门主管或组织高层不应当强迫组成药学品管圈，而是提供药学品管圈必要的物质、政策支援以及建立必要的激励制度。

在组建药学品管圈时，应当尽可能地将相关部门的人员纳入圈中，包含管理人员和作业人员。不应当任用单纯的管理人员组圈，导致圈成员因专业知识的匮乏而降低推行效率；亦或是任用单纯的执行人员组圈，使圈的实施缺乏规划性、系统性，质量低下。

2. 实事求是且灵活多变 药学品管圈的运行过程中应当以实事求是为原则。

（1）开圈会时应当有实际内容，会议记录应当按实际情况记录，不应弄虚作假。

（2）现状把握应当按照实际搜集到的数据为准，不应夸大或贬低实际能力。

（3）在处理实际问题时应当灵活处理，善于变通。

3. 组圈人数 3～10 人是最佳的组圈人数，由于刚刚开始试行药学品管圈制度，圈员的经验不足。圈员人数太少，可能导致无法充分全面地解决问题；圈员人数过多，可能发生难以沟通协调、难以统一意见等问题。因此，适宜的圈员人数可以在一定程度上减少种子圈运行的难度。

4. 圈长的选择 由于刚刚开始试行种子圈制度，可能没有经验丰富的人来担任圈长职务。在选择圈长时，可以倾向于选择有管理经验的或者有相关活动参与经验的，工作能力强、态度积极、胸怀宽广且个人影响力较大的人员来担任。

5. 种子圈的圈会 通常为每个月 1～4 次，保证开会的出勤率。以学习型圈会为主，开会的时间以30～60分钟为宜，时间太短，可能会导致讨论不足；时间太长，则说明开会计划不成功，效率太低。

6. 激励制度 建立适当的奖励机制，可以充分调动员工的积极性和主动性，给予相应的精神和物质奖励是能否成功开展质量管理活动的关键所在。奖励机制应当注重坚持精神奖励与物质奖励并重，一项药学品管圈活动成果可视为职称晋升条件中的一项，同时每年可以定期地开展药学品管圈活动竞赛，对表现优秀的圈进行表彰和物质奖励。

（四）种子圈圈长的培养

圈长作为整个药学品管圈活动的负责人，担任着监督药学品管圈工作、协调圈员、分配任务、传达指示的任务。因此药学品管圈对于圈长的要求很高，作为药学品管圈的圈长必须具备较强的工作能力及较为丰富的药学品管圈知识，同时具有较强的沟通协调能力以及说服力，以保障活动的顺利进行。

圈长的选择往往会从个人职位、工作能力、工作态度、组织影响力、发展前景等多方因素考虑。作为普通员工往往不具备作为圈长的全部素质，但可以对其进行一定程度的培训，储备圈长的人选。圈长要有辅导圈员任何问题的能力，要有带领圈活动的能力，遇到圈员不配合、不开圈会、不完成分配到的工作任务时，圈长应当妥善处理，巧妙化解。因此，在第一期结束、第二期开始前的空当，实施“药学品管圈辅导员、圈长培训”，主要是训练圈长，使其能独当一面。另外，相关人员的培训也是很重要，推行组织人员是药学品管圈活动的推动人员，是否能尽职尽责，将 QCC 活动完成的尽善尽美也至关重要。

导入期的时间很短，大部分都是辅导老师带领，集中培训。但导入期结束后，如果没有继续外聘讲师辅导，那么一切都将由组织内部的人员自己担任。

1. 个人影响力的培养

(1) 培养较高的业务能力，积累充分的工作经验　选择作为圈长的员工往往是职务较高的骨干人员，具有丰富经验，表现突出，在员工团体中有着工作能力、团体地位上的优势。圈长应当充分发挥优势，使圈员信服。在工作中应当做到以身作则，切实地履行活动计划，做到守信、守时，爱护圈员。这是建立个人影响力的前提，也是顺利开展工作、协调分配圈员、达成活动目标的重要保证。

(2) 培养沟通能力　在药学品管圈活动的进程中，不乏反对意见，如何能够成功地说服反对者，使药学品管圈活动向着正确的方向进行，需要圈长有较强的沟通协调能力，这是一个管理人员的基本素养。在圈员间出现矛盾、圈员没有信心完成任务时，都需要圈长对其进行劝导，运用合理的措辞和亲和的态度使圈员更易接受。

(3) 培养解决矛盾、解决疑问的能力　在很多时候，完全凭借说服能力，是无法真正解决问题的。因此需要圈长有一定的专业知识和品管能力，在工作中，圈长应当比其他圈员更加了解工作的本质以及药学品管圈活动的运行机制。在出现问题时，圈长能够成为整个团体的重心，成为圈成员的依靠，及时找到解决的方案，稳定军心。

(4) 建立他人信心　圈员的积极性来自于圈员对药学品管圈的归属感以及对活动目标能够按时并保质、保量达成的信心。对于圈长，想要充分调动圈员的自主性和创造性，就一定要鼓舞圈员的士气，建立圈员的信心。具体的方法包括：①量力制订活动计划，并保证其按时保质地完成；②及时与圈员分享活动成果；③及时适当地激励圈员；④做好自身工作，树立良好的信誉，展现超群的工作能力；⑤及时解决矛盾；⑥耐心地帮助圈员解开困惑，及时发现潜在的疑虑，并具体指出解决问题的办法；⑦避免指责圈员，以免直接打击圈员的积极性。

2. 组织圈会能力的培养

(1) 日常管理型圈会　这种类型的圈会是圈长对圈员传达信息，沟通，向圈员说明工作重点及注意事项，介绍规定，总结工作的途径，用以改善活动、分担工作、解决困难、协调问题。在此圈会中，圈长传达上级的指示，向圈员指出活动的进程。圈会中应当注重互动，鼓励圈员提出问题，提出问题的方式可以是一对一，也可以是一对多，还可以是反问式。在传达上级指示时，应当注意表意清晰，不要产生歧义，在传达时不要带有个人情感。

（2）*研讨学习型圈会* 研讨学习型圈会上通常是介绍管理新知识，提出个人观点，学习有关实例等。在此圈会上，更多的是传授知识和交流经验。圈会的意义在于通过研讨，使圈员学习先进经验；统一集中学习相关工作内容、管理知识、品管工具。在学习型圈会中，圈成员亦可以提出自己的感悟，分享个人经验，传授小技巧，为药学品管圈活动的实施提供便利。

（3）*情感交流型圈会* 是一般在休息时间进行的圈会，形式多样，包括联谊、外出聚餐、郊游等，在交流式的圈会中，可以进行一些小游戏、小互动，圈会的地点不局限在组织内部，可以选择在餐厅、KTV、公园。将这种圈会作为维系圈员感情、增进友谊、和谐氛围的重要手段，圈会的氛围应当是和谐轻松的。不要轻视这种圈会的作用，它能够促进圈员的感情、调整圈员的状态，适时地开展可以有效地提高工作效率。

（4）*改善活动型圈会* 改善活动的圈会一般是定期的、依据改善计划召开的，用以保证计划实施，确实分担工作，约定下次开会主题、时间，交代特殊任务等。

3. 提高圈会效率能力的培养 开圈会的目的是为了使大家各抒己见，使整个活动可以顺利进行，开会的频率一般选择在一周一次或两周一次。由于圈员工作各不相同，在开会过程中可能会出现到会人员不齐、开会时间较难确定等问题。所以，培养圈长充分利用时间的能力也是十分重要的。

（1）*活用休息时间* 不同工作的圈员的空闲时间往往是不同的，因此难以进行统一的协调，以至于难以保证出勤率，因此可以有效利用零散时间，例如利用午餐时间进行开会；利用下班前半个小时进行开会；利用提早上班的方式进行开会；利用缩短时间，增加次数的方式进行开会等。

（2）*让开会变成一种惯例*

①固定开会的频率 固定开会频率的目的在于：规范圈员的工作态度，使其正视药学品管圈活动；规定开会的时间，使每周或每两周一次的圈会，在同一天的同一个时间进行；培养圈员养成固定时间开会的习惯，这样也可以使圈员事先有一定的心理准备，减少缺勤率，而且不仅省去另外通知的时间和精力，也能培养自觉认真的工作态度。

②制定请假办法 制定请假办法可以对圈员缺勤的行为起到一定程度的约束作用，有效地减少圈员缺勤的现象。但过于严厉的请假制度会使圈员产生反感，打击圈员的积极性。基于药学品管圈自主、积极的性质，可以制定一些较为轻松的，并带有一定约束力的请假办法。例如活动期间允许圈员请假一次，之后再进行请假的要缴纳一定数额的圈费，将这笔圈费用于圈员外出聚餐，或者购买零食、玩具等，其中缴纳圈费的数额可以根据累计请假的次数进行增长等。这样的做法并不是使圈员因为经济上的损失而畏惧缺勤，而是使圈员因为荣辱感而避免缺勤。指定这样的请假办法，不仅可以减少请假，还能增加圈员的自律性。

③事先安排圈会人员分工 在进行圈会之前，事先安排好各自的分工，例如主持

人、记录者。这样的做法可使每个圈员都有自己的分工，假如缺勤，自己所负责的工作就没有人来做，导致整个圈会进行不畅。考虑到这一点，圈员会因集体意识的增加而减少请假的情况。

（3）合理选择开会地点

①方便到达的地点　选择一个方便到达的地点可以有效地减少缺勤的情况，在选择地点时应当考虑每一位圈员的工作或居住地，并尽量选择位于距离每一位圈员都比较近而不是距离某一位圈员较近的地点开会。选择不恰当的开会地点往往会引起圈员的不满，导致积极性下降，甚至产生矛盾。

②不一定都要选择工作场所　根据不同的圈会类别来选择开会的地点。例如开学习型圈会时应当尽量选择在会议室进行，这样可以营造严肃、认真的开会氛围。而在开情感交流性的圈会时，可以选择休闲地点来进行，选择在工作的地点开展情感交流性的圈会反而会降低圈会的效用。

③营造开会良好的气氛　在开圈会时，应当营造积极、和谐的开会气氛，应当尊重每个人的意见，给每个人发言的机会，在会上不应当带有个人情感和偏见，对于反对意见应当耐心倾听。开会时要注意交流互动，让每个人发言，鼓励每个人发言，而不是会议的组织者侃侃而谈，参与者默默倾听。

（4）营造良好的沟通环境

①购买零食小吃　这样做一是可以活跃圈会的氛围，使得原本严肃、压抑的氛围变得活泼、舒适，同时药学品管圈活动是一项耗费脑力较为严重的活动，且如果选择在下班后进行，往往会加速圈员的疲劳，使之产生抵触情绪。购买零食小吃可以在一定程度上缓解圈员的负面情绪，并且补充体力，避免脑力不济。

②在开会前先闲聊5分钟　每次开会前，圈员都会对开圈会感到紧张，导致圈员有话忘记说，降低积极性，因此可以适当地对实事进行讨论，以缓解紧张的气氛，但是闲聊的时间也不宜过长，否则圈员思维涣散，一般以5～10分钟的闲聊为宜。

③事先通知开会时间及内容　大家对于开会的内容提前应有一定的心理准备，可以让圈员在工作时在潜意识里思考开会的内容，到了开会的时候自然有话可说，同时也让圈员对开会的时间有提前的安排，在一定程度上避免忘记，如果有事也可以在时间上进行调动，降低缺勤率。

（5）维护圈内良好氛围　力求做到：①相互理解，耐心倾听其他圈员建议；②共同思考，给每个人发言的机会；③避免圈员使用含有人身攻击他人性质的言语；④不要指责，遇到问题要耐心教导，并明确地指出解决的方法；⑤分配任务要充分考虑每个人的特长和能力；⑥合理对待不同意见和反对意见。

正常来说，一项活动的实施不可能是一帆风顺的，一定会出现反对的言论和意见，如果出现反对意见，应当合理地进行对待和处理：①指导圈从容易取得正确结果的方面入手，使其获得成就感；②善于对反对者进行感化，要有耐心，而不是使用过激的手段和言语；③站在对方的立场来考虑其提出反对意见的原因，并在适当的时间给予回应；④可以暂时不理会反对意见，先从积极性高的圈员这里进行推进，给予配合者政策上的支持以及实质性的鼓励，当他们发现有好处可享时，反对者也会渐渐转为支持者。

六、药学品管圈活动类型

药学品管圈活动按改善核心点和参与人员的不同，分为现场型、攻关型、服务型、管理型、创新型等五类。其中现场型、攻关型、服务型、管理型四类属于“问题解决型”药学品管圈活动，而创新型是除此之外一种比较特殊的药学品管圈活动。下面依次对这几种类型的药学品管圈进行说明。

（一）现场型药学品管圈

1. 什么是现场型药学品管圈　现场型药学品管圈活动是基于药品企业或药品使用单位的作业现场，以现场管理改善为核心来实施品管圈活动，以改进现场管理人、机、料、法等要素中的一个或几个方面，从而实现稳定工序、改进品质、降低物耗、提高服务质量的目的。此种类型的药学品管圈活动与药品企业或药品使用单位的现场人员的日常工作紧密结合，研究课题小，问题集中，解决速度快，活动周期短，且容易出成果，实施难度一般。

2. 现场型药学品管圈活动的适用范围　现场型药学品管圈活动一般适用于药品企业或药品使用单位的生产、设备、仓库等部门的工作场所。由药品生产现场的班组长和班组的现场人员为主体组成，往往以提高质量、降低消耗、完成某项指标为课题开展活动。这样的课题符合国家提倡的“小、实、活、新”的课题，即课题小、成绩实、形式多样、经济效益不是很大，却要大力普及。如提高产品和工序质量、降低损耗和报废、改善生产环境和设备等。

（二）攻关型药学品管圈

1. 什么是攻关型药学品管圈　攻关型药学品管圈是以药品企业或药品使用单位的相关技术或工艺课题攻关为核心，通过品管圈活动，实现对药品企业或药品使用单位某一方面的工艺或技术的突破、改进。此类药学品管圈活动主要由领导、技术人员、工人共同组成，活动周期较长，以解决关键技术问题为目的，虽然课题难度大，但获得的经济效益也大。

2. 攻关型药学品管圈的适用范围　攻关型药学品管圈活动适用于药品企业或药品使用单位的生产、技术、开发、设备等部门的工作场所。如产品技术改良、工艺改进、改进产品缺陷、模具设计改进、设备技术改进等。

（三）服务型药学品管圈

1. 什么是服务型药学品管圈　服务型药学品管圈是以改善药品企业或药品使用单位服务质量为核心，通过品管圈活动推动服务工作标准化、程序化、科学化。主要由从事服务性工作的员工组成，以提高药品企业或药品使用单位服务质量为目的，活动周期有长有短，由组织要改善的具体对象而决定，难度系数一般，其成果需通过高层领导的指令来实施。

2. 服务型药学品管圈的适用范围 服务型药学品管圈活动适用于药品企业或药品使用单位的销售、人力资源管理、行政等部门工作场所。所选主题内容可以包括提高员工为顾客服务的意识，提高员工对工作的满意度，提高服务水平，降低客户抱怨率等。

（四）管理型药学品管圈

1. 什么是管理型药学品管圈 管理型药学品管圈主要是由药品企业或药品使用单位的管理人员组成，以改善管理质量和水平为核心，以提高业务工作质量、解决组织管理中存在的问题、提高管理水平为目的的品管圈活动。此类型的药学品管圈活动涉及药品企业或药品使用单位管理的各方面，活动周期也是视情况有长有短，实施过程难度较大。

2. 管理型药学品管圈的适用范围 管理型药学品管圈活动在药品企业或药品使用单位中适用于生产、采购、物料、设备、行政、人力资源等部门的工作场所。如所选主题内容可以是提高沟通效率和效果、增强培训效果、降低管理费用、减少安全事故、提高管理人员的领导能力等。

（五）创新型药学品管圈

1. 什么是创新型药学品管圈 创新型药学品管圈以工作创新为核心，涉及技术、管理、服务等工作。它的特点是通过实行品管圈活动实现企业的质量创新，此类型的课题与攻关型、现场型、管理型、服务型的都不同，它要解决的问题或要达到的目标是从未发生过的，所以它的活动结果从无到有，不需要对历史现状进行调查。此类品管圈的圈员可以是不同岗位、不同环境中的，他们为了共同的质量创新目标，在多范围内开展活动。

2. “创新型”药学品管圈与“问题解决型”药学品管圈的区别 “创新型”药学品管圈活动是运用全新的思维和创新的方法研制、开拓新业务，开发新的产品、工具或服务，创造新的质量水平，以满足市场的需求，提高竞争力的需要，而不是为了总结成果只在形式上的创新。因此，开展“创新型”药学品管圈活动是适应市场和企业需求的一种新的活动形式，而不是一种成果报告的新形式。“创新型”药学品管圈与“问题解决型”药学品管圈活动（即“现场型”“攻关型”“管理型”“服务型”等四种类型）存在着本质上的不同，它要解决的问题及达到的目标是从未发生过的，因此就没有现状可调查，不需要去分析造成质量问题的原因。圈员为追求新的境界，实现预定的目标，通过激发灵感，设计多种方案，进行可行性分析论证，其活动的主要内容是选出最佳方案予以实施。两者的差异主要有以下方面。

（1）立意不同 “创新型”药学品管圈活动立足于研制原来没有的产品、项目、软件、方法以及材料等；而“问题解决型”药学品管圈是在原有基础上的改进或提高。

因此，如果选题在立意上突破常规、追新求变，则应选择“创新型”；如果是提高或降低现有水平，达到规定要求或水平，则应选择“问题解决型”。

（2）过程不同　“创新型”药学品管圈活动由于是对过去没有发生过或是该品管圈从没有做过的事情开展的活动，因此没有历史数据可参考，也没有现状可查，而是研究创新的切入点。活动程序共八个步骤：主题选定、设定目标、提出各种方案并确定最佳方案、制订对策、按对策表实施、确认效果、巩固措施标准化、总结与今后打算。从程序中可以看出，“创新型”更注重方案的选择和小组成员的创新精神。与“问题解决型”相比，程序较灵活，但也必须符合相关的基本程序。而“问题解决型”则必须对现状数据（信息）进行收集调查，并加以分析清楚。因此，两种课题类型小组在设定目标、原因分析、决策依据等方面都是不同的。

（3）结果不同　“创新型”药学品管圈活动的课题是从无到有，即由活动前不存在的事件或产品，经过活动后成为提高工作效率或增加经营业绩的增值点。需要指出的是，有些“创新型”药学品管圈活动的结果，可能还不是很完美，但对解决关键技术问题、满足当前或未来工作需要起到一定的促进作用。而“问题解决型”药学品管圈活动的课题则是在原有基础上的提高或降低，是在逐步达到更加完美的结果。

3. 创新型药学品管圈活动存在的主要问题

（1）选题　一方面将“创新型”药学品管圈活动的课题与“问题解决型”（即现场型、攻关型、管理型和服务型）药学品管圈活动的课题相混淆，把“降低某药品不合格率”“提高某药品合格率”等明显是“问题解决型”的课题，误作为“创新型”课题。另一方面是选择课题太简单。“创新型”药学品管圈选择课题时不是建立在对已有产品、工具和方法的改良、改进之上，而是突破原有的思维模式、方法进行全新的探索。因此，应交代清楚选题背景。实际上，“创新型”药学品管圈活动在选择课题时应立意在开发研制新产品、新服务项目、新业务、新方法等方面。“创新型”药学品管圈适用于技术开发、营销、人力资源管理等部门的工作场所。

（2）选择方案　方案选择理由不充分，方法不科学。“创新型”药学品管圈在选择课题时是探索以前没有尝试过的新内容，应充分发挥品管圈成员的智慧，把可能实现目标的方案都提出来，不能简单列举二三个方案，或只有一个方案可行，再用几个方案作陪衬。在各种方案进行评价时，应合理确定评价标准，综合评价所有方案，并从中选优。“创新型”在确定方案时常存在的问题，包括提出方案太少，多数只有一次选择比较机会；方案的对比性差，只是为了比较而比较；虽然提出两个方案，但明显可用的方案只有一个，另一个方案本身就不属于创新方案或仅仅是为了方案而做的“陪衬”；没有将总体方案进行分解；没有对重点、难点分方案的选择进行实验对比；方案对比评价中较少运用统计方法。

方案中目标设定不进行量化，且数量太多。目标设定不直接，没有量化值，且目标设定太多，不便检查课题活动的实效。方案选择没有数据，多数为主观判断。如在方案选择中采用评价打分法、举手表决法等，而不是通过实际考察、数据分析后再做决定。

(3) *活动程序* “创新型”和“问题解决型”品管圈的活动程序界定不清，“问题解决型”用“创新型”的部分程序，如提出方案并确定最佳方案；也有“创新型”用“问题解决型”程序，如有现状调查、原因分析等。实际上，“创新型”药学品管圈活动在确定选题时和“问题解决型”的出发点不一样，因此活动程序也不同。在“创新型”品管圈试行阶段，曾采用“提出问题，进行课题突破口的选择”活动程序。正式推出开展“创新型”品管圈活动后，即将活动程序“提出各种方案并确定最佳方案”取代原来的“突破口的选择与评估”“对策方案的提出及可行性分析”程序。

七、品管圈导入应注意事项

大多数药学专业人员的专业知识丰富，但是对于质量管理的相关知识概念却涉猎较少。虽然工作中能够发现现存的问题，却未必能够运用品质管理的工具去解决问题，组织相关人员进行培训，使之对于药学品管圈的概念有一定的了解，并训练其逐步掌握药学品管圈流程以及药学品管圈常用工具的基本使用。

品管圈导入阶段所学较简单，主要是 QCC 基本步骤的学习，改善活动的程序（提出问题、解决问题、标准化）以及一些基本手法的使用，所学的内容应循序渐进，以免使圈员产生恐惧心理。此时所使用的手法是查检表、层别法、柏拉图、鱼骨图、推移图、雷达图等，且是基础层面的使用，尽管每个手法做较深的应用才会有更好的效果，但是学习要由浅入深地进行。

(一) 明确组织方针、目标及组织文化

一个优秀的管理方法必定与自身组织的企业文化及方针目标高度契合，另一个药品企业或药品使用单位成功的案例未必就可以在本组织发挥作用。因为每一个药品企业或药品使用单位的文化和目标都有所不同，而其他药品企业或药品使用单位进行的药学品管圈活动必然是针对组织自身问题，根据其实际情况提出的符合其药品企业或药品使用单位文化的活动。一个全新的管理方式的导入必须要考虑自身的情况，如果没有考虑到这些而强行套用的话，往往难以做到有的放矢，这样一来，一个再好的管理方法，都难以起到良好的作用。

很多情况下，在甲药品使用单位实施得很好的药学品管圈案例，却未必适用于乙药品使用单位。所谓“因地制宜”，想要顺利地实施一项新的品质管理制度，就必须考虑到组织自身的文化特点和方针目标。员工的思想不是一时之间就可以转变的，忽视现有的习惯和传统，反而会引起员工的反感。

简而言之，在提出一个药学品管圈活动之前，应当做到以下两点：一方面，考虑部门主管甚至组织高层在某次会议或者某次视察时提出过的总体方针以及工作期望，将药学品管圈主题向总的方针政策上靠拢，能够在很大程度上争取主管或高层的支持，也能够更加准确地改善工作现场，另一方面，考虑企业的文化，包括员工的习惯、员

工的工作效率、工作能力，其中员工的能力和效率决定了一个药学品管圈活动所能够解决问题的程度，在员工效率很低时，提出一个较难的主题，是很难以达成目标的。此时不仅难以完成任务，更会打击员工的积极性，药学品管圈活动的进行是循序渐进的，量力而行优于急功近利。

药学品管圈活动的优势在于每个人积极主动地参与活动，自发地提出意见并付出劳动，这需要很高的自身觉悟和团队归属性，因此想要完整地发挥优势，就需要有积极的工作环境，成员间相互促进、相互学习、相互监督才是成功的药学品管圈的工作氛围。

想要达成这一目标，首先应当注意以下几点：站在对方的角度考虑问题，倾听他人意见；给每一个人发言的机会；培养共同思考、相互贡献智慧的习惯；培养分担任务时积极主动的习惯；积极参与活动，避免迟到早退，避免缺席。

对于圈长，应当充分发挥协调作用：当存在反对意见时，应当反思自身，如果对方想法片面，要以和蔼、耐心的态度去说服、感化对方。有规律地安排圈会，例如一周一次，两周一次，使圈员养成按时出勤的习惯。营造和谐、轻松的氛围，可以通过做小游戏、吃小吃的方式，使本来脑力消耗较大、活动氛围严肃的工作变得轻松舒适。对于经常迟到早退的圈员，要以实际行动来感化他，千万不要孤立排挤，要以积极向上的方式去教化圈员。对于圈员工作不到位的，出现疏漏的，应当以和蔼的态度告知，并指明改正的方式，尽量不要使用批判性语言，以肯定代替否定，以商讨代替命令。

（二）建立完善的推行组织

品质管理是永无止境的，越是急于求成，越是难以达成目标，只有稳扎稳打才能获得长远的效果。想要追求更高的目标，是一个团队积极性的体现，但是质量管理工作是一个长期的、持续的改进过程。在制定目标设定这一环节时，应当充分考虑本团队的解决问题能力，在活动过程中，应当尽可能地按照计划去进行。过分地超前完成任务，也是活动计划拟定不成功的体现。

药学品管圈活动是一个节奏较快、针对性较强的活动。整个活动的实施应当有计划、有条理。因此要有一个主导药学品管圈推行工作的部门，并做出完善的推行计划，负责活动计划的拟定、培训的策划以及指导、监督、检查药学品管圈活动的实施进程和实施效果，这样才能够使政策的传达又好又快地进行。

（三）积极参加各类研讨会

推行委员会应当定期地进行研讨会和学习交流会。方式包括邀请已经进行过药学品管圈活动的部门进行药品企业或药品使用单位内的讨论交流，邀请专家、学者开展讲座活动，邀请其他企业或派送员工到其他企业去交流经验。各个圈员应当设法争取更多地参加品质管理有关的研讨会和交流会。在品质管理刚刚进入一个药品企业或药品使用单位时，由于工作人员专业的局限性，往往不知道怎样去进行一个品质管理的改善，对于药学品管圈的意识更是淡薄，因此需要大量学习扩充知识经验，树立主人翁意识。而参加研讨会则是亲身观摩、借鉴经验的好机会，可以根据他人的成功经验进行药学品管圈活动，避免他人的错误、教训，使自己快速成长。参加研讨会时，应当注意尽量使所有人轮流参加，使每个人都有机会进行能量的补充。

1. 药学品管圈的成果发表会 种子圈活动结束后，应当举行第一期的药学品管圈发表会，对此次品管圈活动所取得的成果进行展示；并且定期召开发表会也是一项有效的激励制度，同时也是强化推动力的重要手段，在辅导一个药品企业或药品使用单位开展 QCC 活动的进程中，通常要定期开展表彰会议。对有形成果及无形成果进行评价，并对取得的有效成果标准化的实施进行分享。年终各圈圈长向全院职工汇报展示活动成果，医院药学品管圈项目推广活动领导小组对各圈进行评比，并对优秀团队进行奖励、宣传，积累成功经验，逐步推广应用。通过第一期药学品管圈发表会，使种子圈的圈员们能够更想继续好好实施 QCC，另外，可使尚未组圈的员工们也想学习组圈活动，进而达到推广的作用。

2. 困难因素分析会 在组织导入和推行的过程中不可避免地会遇到许多困难，有些已经在品管圈活动中解决了，但仍有残留。如果不对这些困难因素、干扰因素进行分析总结，寻找解决办法，在以后的品管圈活动中仍然有可能重蹈覆辙，降低品管圈活动的实施效率。总结困难因素的方法有以下几种。

(1) *问卷调查* 困难因素的总结可以通过对此次品管圈活动的所有参与人员进行问卷调查，来收集信息。

(2) *头脑风暴法* 圈长带领全体圈员召开圈会，让圈员在轻松、愉悦的氛围里，大胆直言，提出自身认为参与此次品管圈活动所遇到的困难因素。

(3) *员工访谈* 对此次品管圈活动的参与人员进行一一访谈，询问他们认为的困难因素并做好记录。当收集好所存在的困难因素以后，可以利用评价法、投票法等选出存在的主要困难因素，并召开困难因素分析会，集思广益寻找解决办法。

3. 观摩活动会 推行委员会在拟定对外交流活动时，可以考虑选派圈员到其他已经多次开展过药学品管圈活动的组织中去，这样做的好处：一是可以与已经多次参加过药学品管圈活动的人接触，通过交流直接咨询问题，解决困惑，同时也可以吸取他人的经验，避免错误的发生；二是可以近距离地观察已经多次进行过药学品管圈活动组织的成果，感受这样的组织氛围，增强圈员对药学品管圈活动的信心，增加圈员对于药学品管圈的荣誉感，调动圈员的积极性。

通过这样的方法可以拿到其他单位推行药学品管圈活动的第一手资料，并且可以更加详细地了解他人实施药学品管圈的细节、优缺点、成果。尽量轮流选派圈员参加分享会，使每一位圈员都能够参加，使圈员的进步同步化。

(四) 邀请专家、学者进行培训

专家和学者可以带来更新的理论和见解，通过专业的知识来解答圈员的疑惑。专家和学者往往可以成为药学品管圈的指导者，帮助培训圈长，指引正确的方向。药品企业或药品使用单位的部门主管往往起带头的作用，主管参加培训更能够体现药学品管圈活动的重要性。同时，部门主管往往担任推行委员会主任、药学品管圈圈长等重要职务，因此对于主管的培训更加重要。

第二节　药学品管圈工具与手法的运用

20世纪60年代开始，日本企业开始在收集消费现场信息和改善产品品质时应用品管手法，把产品质量的改善和管理监督结合起来，使日本产品的质量大大提高，日本产品成为了“品质”的代名词。自日本质量管理专家石川馨在1950年延续戴明博士（W. Edwards Deming）和裘兰博士（Joseph M. Juran）的品管思想，开启了“品管圈”模式后，日本企业在汲取以前品管手法经验的基础上，总结出“品管旧七大手法”，后称品管传统七大工具手法，即查检表、散布图、层别法、直方图、柏拉图、特性要因图、控制图。日本人非常重视品管圈在社会生产中的应用，他们以此来分析产品的质量特征、所处环境和目标群体，这些品管分析方法帮助日本产品更快更好地走向世界。随着时代的发展，人类文明的进步，一些品管手法使用上存在局限性，继而产生了一些新的品管手法。1972年，作为品管思维应用最多的国度，日本的科技联盟品管方法开发委员会正式发表“品管新七大手法”，后称品管现代七大工具手法，即亲和图、关联图、系统图、矩阵图、矩阵数据解析法、过程决策程序图和箭线图。

与旧品管七大手法偏重于统计分析不同，新品管七大手法偏重于思考分析过程，主要是强调在问题发生前进行预防。但总的来说，新旧两类方法各有优势，都是进行药学品管圈活动应该掌握和运用的方法。

石川馨曾说“企业内95%的质量管理问题，可通过企业上上下下全体人员活用这些品管手法而得到解决。”药学品管圈活动的推行，离不开辅导员、圈长和圈员对这些手法和工具的掌握与灵活应用，下面分三个大类介绍药学品管圈的工具与手法。

一、传统七大工具与手法的运用

（一）特性要因图

1. 什么是特性要因图　问题的特性总是受到一些因素的影响，我们通过头脑风暴找出这些因素，将它们与特性值一起按相互关联性整理而形成层次分明、条理清楚，并标出重要因素的图形，就称为特性要因图。因其首先是日本管理大师石川馨先生于1952年提出来的，故又称为“石川图”，由于形状很像鱼骨，所以也被称为“鱼骨图”，是一种用来把握“结果与原因”或“期望和对策”之间关系的品管方法。

2. 药学品管圈为何要运用特性要因图

（1）在药学品管圈活动过程中可以通过特性要因图，利用群体的头脑，完整地分析所研究的问题，切实掌握细节，然后利用“图示”的方法详细地记录、确认问题产生的所有可能原因。这是品管圈活动中找出问题根本原因的重要工具，一般用于解析阶段。

（2）特性要因图能有效地防止药学品管圈圈员思考问题时思维落入思考障碍，受到局限。例如常见的思考障碍有自我限制、“思考原因”与“做判断”同时进行、“想对策”与“思考原因”混杂、“思考”与“记忆、习惯”互相干扰等。

（3）药学品管圈通过运用特性要因图，可以增强圈员互动，激发想象力，利于圈员提出自己的想法。

3. 特性要因图的分类

（1）整理问题型　各要素与特性值间不存在因果关系，而是结构构成关系，只是为了对混乱的信息进行整理。

（2）原因追求型　鱼头在右，特性值通常以“为什么……”来描述，用于当急需找出可能的原因时，对观点进行有效地分类，找出并记录所有可能的原因，进而将原因与结果联系起来。

（3）对策追求型　鱼头在左，为反向鱼骨图，特性值通常以“如何提高/改善……”来描述，即以期望的结果作为主题，各分支上标出解决的方案或行动。适用于为达成某个目的而拟定相关的对策，并在所拟定的对策或行动中进行选择。

4. 特性要因图的绘制步骤

（1）列出问题　由实施者画出主骨与所要讨论的主题，主题可表示为以“为何”“为什么”开头的语句。

（2）展示问题的全部和确定大要因　大要因的确定可从方法、人员、材料和机器设备的方向进行思考，即4Ms法。当药品企业或药品使用单位涉及管理类问题时，也可以从“人”“事”“时”“地”“物”等方面分析。

（3）确定中要因和小要因　每个大要因可先细分为若干要素（即中要因），再针对每一个中要因进行分析，找出小要因，最后依照规定的格式绘制成特性要因图，如图2－2－1所示。

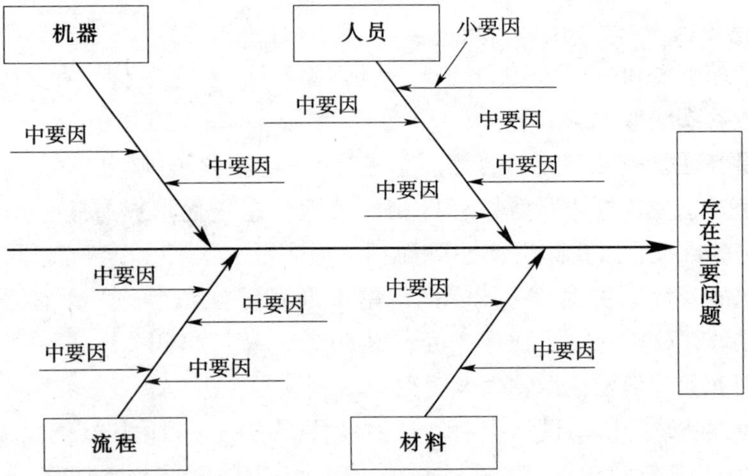

图2－2－1　特性要因图

（4）针对问题分析结果并找到对策 药学品管圈全员对发现的要因进行分析和总结，可采取头脑风暴法、评价法，确定主要的要因，寻求解决方法。

（5）填写制作目的、日期及制作者等基本信息 这是特性要因图绘制的最后一步。

5. 药学品管圈选要因的方法

（1）按“实际数据”圈选要因 ①绘前调查法：在绘制鱼骨图前，由实施者到药品单位的相关现场针对现物做实际观察，收集真实数据，利用实际的原因来绘制鱼骨图，再根据数据的大小，确定圈选要因。②绘后调查法：在鱼骨图绘制完成后，由实施者事先预圈选几个要因，再到现场针对现物做实际观察，收集数据，根据数据的大小来验证所圈选的要因，是否为真要因，此方法也可以称为“真因验证”。

（2）按“经验”圈选要因 在鱼骨图绘制完成后，将鱼骨图的小要因列出，由所有圈员运用调查的经验先圈出一些要因，进行统计，按照先后顺序选出前 4 ~ 6 个要因。之后再由了解主题的同事协助进行要因圈选工作的验证，最后列出确定了的小要因。如果要因是由圈员自行圈选出来，并且没有经过与主题相关的工作人员共同验证，或是没有通过实际现场所收集的数据加以验证，那么所选出来的要因较为主观，说服力低。

6. 药学品管圈运用特性要因图应注意事项

（1）圈员在绘制特性要因图前应先列出所要讨论的问题，然后思考原因，切记不要把对策当原因。

（2）在进行思考时，重点应放在“为什么”，而不是“如何解决”方面。

（3）当实施者将中要因加以细分成小要因时，要保证小要因数量充足。

（4）圈选出的小要因若是无法探寻对策，则需要再次组织圈员再深入剖析。

（5）关于特性，若可细分时，最好再细分，然后分别绘制特性要因图，这样有利于更准确地分析原因。

（二）查检表

1. 什么是查检表 查检表（check list）是为收集数据设计的一种表格，是用来记录组织运营管理事实和分析事实的统计表，亦称点检表或查核表。它将有关的项目和预定收集的数据系统地加以汇总，以便对组织现状进行掌握与了解。

2. 药学品管圈为何要运用查检表

（1）寻找改善重点 在药学品管圈活动的现状把握阶段，运用查检表可以清晰地汇总出所收集的数据，并加以分析，进而了解到问题所在，寻找到改善重点。

（2）动态追踪对策实施效果 在活动的对策实施与检讨阶段，可以利用查检表跟踪对策实施成效，分析对策实施是否达到预期效果。

（3）取得记录 查检表可用于写药学品管圈活动报告所进行的数据收集与核查。

3. 查检表的分类

查检表依工作的种类或目的不同，分为点检用查检表和记录用查检表。

(1) 点检用查检表 点检用查检表的作用是确认作业实施、设备准备的情况，或为预防发生不良事故，确保安全时使用。此类查验表主要是确认检查和核实组织有关作业过程中的状况，以防止作业疏忽或遗漏。

(2) 记录用查检表 记录用查检表将数据分成数个项目，以符号、数字记录，作为分析问题、掌握事实及改善用的根据。根据所收集到的数据来调查不良项目、不良主因、缺点位置等情况。这种查检表主要是调查作业结果的情形，不仅是记录每天的数据，而且容易看出哪一项目的数据特别集中。

4. 查检表的绘制步骤

(1) 确定主题并清楚记录要观察的事项 例如在某次药学品管圈活动中，主管部门想调查门诊病人未领药的原因，那么“门诊病人未领药的原因”就是记录、研究的事项。

(2) 确定收集项目 ①分析原因：例如分析门诊病人未领药的主要原因，将其作为查检表中所要收集的项目，再从各个方面深入分析原因。在这个过程中通常从最大的问题开始，然后对问题进行分类整理，互不重复，直到找到问题的根源；②确定收集项目：直接对所要查检的事件组织药学品管圈全体圈员运用头脑风暴，确定所要收集的项目。

(3) 制作查检表 一个完整的查检表，其内容设计应具备以下几个要素：①查检事件的名称；②查检的项目名称；③查检日期；④收集数据的时间；⑤收集数据的地点；⑥数据记录者；⑦记录的方式。

这个过程可以用5W1H的方法来检验查检表内容的完整与否。5W1H所代表的意义如下。

标题（what）：查检的任务是什么？

理由（why）：查检的原因是什么？

人员（who）：由谁来进行查检？

方法（how）：用何种方法进行查检？

时间（when）：什么时间开始查检，历时多久？

地点（where）：在什么地方进行查检？

(4) 收集资料 ①确定由谁收集资料：由谁收集数据取决于药学品管圈活动的本身和资源，此外，数据收集者须具备充分的时间和必要的知识，方能收集到精确有用的信息。②确定收集资料的期限：数据收集的时间因数据发生的随机性，可由几个小时至几个月不等。③确定收集资料的方法：数据收集时，可按数据取得的难易度，根据实际情况进行全部查检或抽样查检。

(5) 收集项目数据 由数据收集者按照所设计的表格，在收集期限内，针对每一个项目进行数据收集，并将结果填入表格中即可。例如，某医院针对门诊病人未领药的原因制作查检表如表2-2-1所示。

表 2-2-1　门诊病人退药原因查检表

检查项目	退药次数						合计
	9.1	9.2	9.3	9.4	9.5	9.6	
处方书写不规范，药价有误	165	100	198	156	145	133	897
药品不良反应大	220	260	210	198	167	210	1265
医师计算机操作不熟练，对药品重复发出	116	124	135	137	128	169	809
病人多科看病导致所开药品相似	210	225	247	189	280	176	1327
配伍禁忌等	267	147	257	254	267	189	1381
其他	157	137	124	121	145	137	821

数据收集时间：2016 年 9 月 1 日到 2016 年 9 月 6 日，共计 6 天。

收集地点：某医院门诊办公室。

查检人员：药学品管圈圈员。

收集方式：通过医院 HIS 系统调查数据，对未领药的门诊病人进行电话回访。

5. 药学品管圈运用查检表应注意事项

（1）查检表的设计及记录方法要简单，内容和格式以最方便使用、最易使用为原则。

（2）设计时应尽量考虑多角度层别，如果在药学品管圈活动过程中已有要因分析图，则应参考使用。

（3）查检项目尽量少，查检项目以 4～6 项为原则，其他项要列入。

（4）查检项目要随时检讨，必要的加进去，不必要的删去。

（三）柏拉图

1. 什么是柏拉图　柏拉图（Pareto diagram）又称排列图，是根据查检表、层别法或特性要因图所得到的数据，按不良原因、不良项目、不良发生的位置等不同区分标准而加以整理、分类，以寻找影响最大的原因、项目和位置。用横坐标轴表示原因、项目、位置，有两个纵坐标轴，左边的表示要因的次数或频率，右面的表示累计百分比，从左到右按照大小顺序排列成长条，每个长条代表一个原因、状况、项目。

柏拉图符合 80/20 法则，即 80% 的错误后果会发生在 20% 的错误原因下，因此只要改善 20% 的错误项目，就能纠正 80% 的错误，这就是柏拉图的核心精神。

2. 药学品管圈为何要运用柏拉图

（1）*重点把握*　运用柏拉图易于了解到问题的重点以及影响程度，因为柏拉图遵循 80/20 法则，所以在药学品管圈活动的现状把握和目标设定阶段，运用柏拉图可以确定该次活动所选主题的改善重点，便于进行合理的目标设定。

（2）*效果确认*　在药学品管圈活动的效果确认阶段，运用柏拉图可以将改善前的状况和改善后的成果呈现出来，以此确认改善的效果。但需要注意的是，改善前后的柏拉图需选择相同的纵坐标，横坐标的项目也要保持一致。

3. 柏拉图的绘制步骤

（1）*确定要分析的项目* 如造成药品运输过程中损耗大的原因、造成贴签摆药效率低的原因。

（2）*制作查检表并开始收集数据* 数据收集的方法和时间，可按照问题的特性或药学品管圈活动的时间，设定为一星期、一个月等。

（3）*分类整理和计算* 将所收集到的数据根据发生的原因或现象加以分类整理，按问题项目发生的次数多少进行排序，并求出合计次数、百分比、累计百分比。

$$\text{累计百分比} = \frac{\text{各项累计数}}{\text{总数}} \times 100\%$$

（4）*画出横坐标轴与纵坐标轴* 横坐标轴表示分类项目，左边纵坐标轴表示次数，右边纵坐标轴表示发生率。左边纵坐标轴最高刻度是发生总数，右边纵坐标轴最高刻度是发生率100%，两个纵坐标轴最高刻度要保持水平。

（5）*绘制柱状图和累计曲线* 一是将分类项目的名称按其发生次数的多少，从左到右排列在横坐标轴上。“其他”这个项目，应放在最后，如果“其他”这个项目的次数大大多于倒数第二个项目，则应适当进行分割。

二是从左边纵坐标轴开始标出分类项目的单位，计算纵坐标轴和横坐标轴的刻度，一般使横坐标轴的总体长度为纵坐标轴的二倍。

三是各分类项目按所产生的次数，对应左边纵坐标轴的刻度画出直方柱，各直方柱的宽度相同，且彼此相连，不留间隙。

四是在直方柱的右上角绘制出累计点数的曲线，并将各点连成一条折线。再在图形的右边加上纵轴，并画出累计百分比刻度。刻度的起点为0，终点为100%，见图2-2-2。

五是标示柏拉图的主题、数据收集时间、绘图者等基本信息。

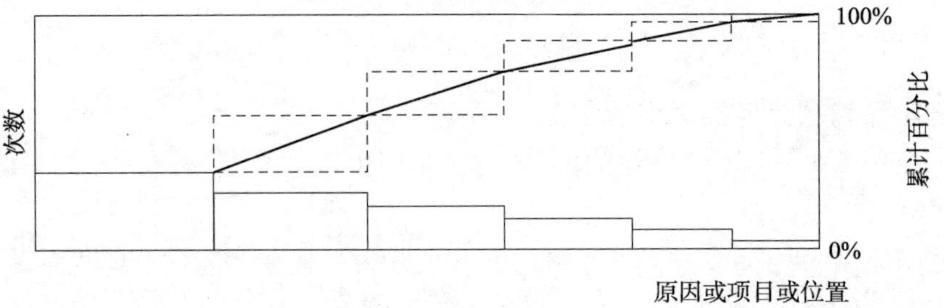

图2-2-2 柏拉图

4. 药学品管圈运用柏拉图应注意事项

（1）药学品管圈运用柏拉图时应该按照所选取的项目来进行分析，因为它只能对所选项目加以比较，对项目以外的分析无能为力。例如造成某药品不合格的原因中A项占

85%，减少 A 项只能降低该药品的不合格率，并不代表此举最符合经济效益原则。

（2）在药学品管圈活动过程中，如发现做成的柏拉图各项目分配比例差不多，此时不符合柏拉图的法则，则应从其他角度做项目类别，再重新收集资料来分析。

（3）做成柏拉图后，如果仍觉得前面 1 ~ 2 项不够具体，无法据此下达对策时，可再做进一步的柏拉图，借以把握重点。

（4）柏拉图分析主要目的是从分析图中获得信息，进而针对重点采取对策，如果得到的信息显示处于第一位的不良项目并非本身工作能解决，或者不符合经济效益，则可先避开第一位次，从第二位次入手，并说明原因。

（5）当发现有一些重点项目改善较易，没有必要通过药学品管圈活动时，则可以直接跳过该项目，但要说明原因。

（四）散布图

1. 什么是散布图　散布图（scatter diagram）是把互相有关联的对应数据，用纵坐标轴表示测量值，横坐标轴表示原因因素，根据点的分布形态来判断对应数据之间的相互关系。与特性要因图相比，特性要因图是定性查找原因的工具，可以大致了解哪些要因会影响最后的结果。散布图可以看作是定量查找原因的工具，主要是用来描述原因与测量值是否相关，相关的程度如何，如图 2 - 2 - 3 所示。

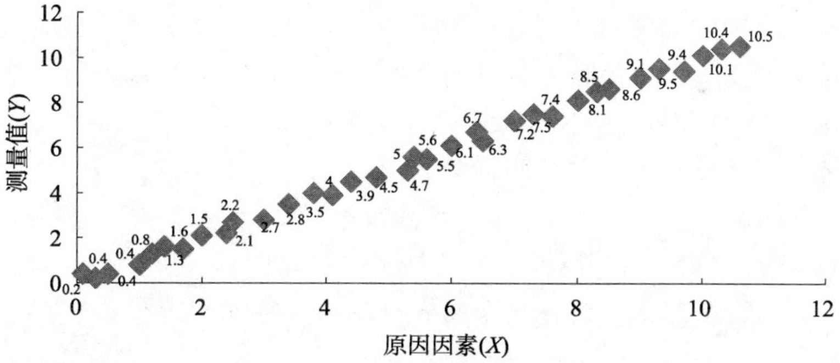

图 2 - 2 - 3　散布图

2. 药学品管圈为何要运用散布图

（1）在药学品管圈活动过程中，运用散布图可以大概掌握原因与测量值之间是否有相关及相关的程度如何。

（2）当原因与测量值相关性高时，两者可互为替代变量，可以相互推断。

3. 散布图的绘制步骤

（1）确定要调查的两个变量，收集相关的数据，至少 30 组以上，整理后写入数据表中。

（2）找出两个变量的最大值与最小值。

（3）画出纵坐标轴与横坐标轴刻度，计算组距。一般以横坐标代表原因，纵坐标代表测量值。要注意一点，横坐标轴和纵坐标轴的长度要差不多一样长，不可以相差太多，否则在图形上将无法判断它们的相关性。组距应由最大值减去最小值，原因和结果两个数据都必须计算出来，将组距除以该坐标轴长，得知每一个刻度的数值。

（4）将各组对应数据标记在坐标轴上。各组对应数据标示在方格纸上，但如果同一交汇处产生两组数据重复时可画上两重圆记号，如3组数据相同时画上三重圆记号。

（5）计算散布图的相关性与相关程度。

（6）记录必要事项。把散布图的目的、数据量、项目名称、绘制者、日期等都做好标记，并且将图形所得结论记在图形旁。

4. 散布图的分类及分析 散布图一般来说有6种形态。

（1）正相关 当 x 增加，y 呈相对线性增加，就表示原因与测量值有相对的正相关。

（2）弱正相关 当 x 增加，y 非相对线性增加，影响测量值的可能还有其他因素影响着 x，有必要对其他要因进行再调查，这种形态叫做似乎有正相关，也称弱正相关。

（3）负相关 当 x 增加，y 呈相对线性减少，就表示原因与测量值之间具有负相关性。

（4）弱负相关 当 x 增加，y 减少呈非线性相关，这时的测量值可能还受到其他因素的影响，这种情况叫做弱负相关。

（5）无相关 如果散布图点的分布杂乱，没有任何倾向时，称为无相关。这时可进行数据层别化，再进行分析。

（6）曲线相关 散布图点的分布有曲线倾向的形态，则称原因与测量结果呈现曲线相关。

5. 药学品管圈运用散布图应注意事项

（1）在药学品管圈活动过程中，如果绘制的散布图有异常点时，不可任意删除该异常点，除非已真正掌握问题根源。

（2）收集到的数据太少时，容易发生误判，故药学品管圈在运用散布图时收集的数据量应大于或等于30。

（五）直方图

1. 什么是直方图 直方图（histogram），是将所收集的数据、特性或结果值，在横坐标轴上用一定的范围区分成几个相等的区间，将各区间内的测定值所出现的累计次数，用柱形面积来表示，如图2-2-4所示。

2. 药学品管圈为何要使用直方图

（1）在药学品管圈活动过程中运用直方图可以直观地评价测量值的水平。

（2）直方图可以方便地计算所收集数据的中心或平均值。

（3）直方图可以用来观察或测定相关数据分散范围或差异。

（4）直方图可以用来测定所收集的数据有无假数据。

3. 直方图的绘制步骤

（1）集中和收集数据 对所要抽取的总体进行均匀的随机抽样，不可抽取部分样品。数据的数量应在100个以上，在数量不多的情况下，至少也应在50个以上。

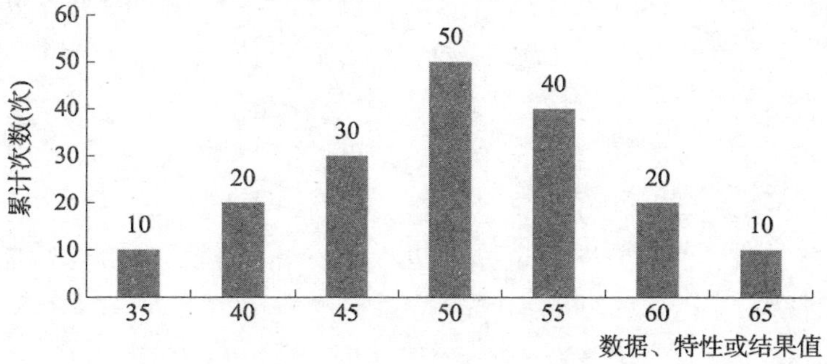

图2-2-4　直方图

(2) *选出数据的最大值与最小值，并计算全距*　选出数据的最大值与最小值，并计算全距，也就是计算最大值与最小值的差。

(3) *确定组数与组距*　所谓组数就是直方图柱形数量，组数的计算是根据数据数量多少来决定的。通常，应先将异常值剔除后再行分组。组数的确定可用数学家史特吉斯（Sturgcs）提出的公式，根据数据的数量 n 来计算组数 K。

其公式为：组数（K）$=1+3.32\lg n$

例：$n=60$，则 $K=1+3.32\lg 60=1+3.32\times 1.78=6.9$

即约可分为6组或7组。

组距的计算公式为：

$$组距=\frac{全距}{组数}$$

为了方便计算平均数与标准差，组距通常是2、5或10的倍数。

(4) *确定各组的上组界与下组界*

$$最小一组的下组界=\frac{全部数据的最小值-测量值最小位数}{2}$$

测量值最小位数：整数位的测量值最小位数为1，小数点后1位的测量值最小位数为0.1，小数点后2位的测量值最小位数为0.01，…

$$最小一组的上组界=最小一组的下组界+组距$$

$$最小第二组的下组界=最小一组的上组界$$

……

如此各组以此类推，计算到最大一组的上组界。

(5) *计算组中点*

$$组中点（值）=\frac{（该组上组界+该组下组界）}{2}$$

(6) *制作分配表*　在分配表中按照组界的数值依次排列，测定每组中数据的个数并填入表内。

（7）制作直方图　①依据分配表，以横坐标表示数据的数值，纵坐标表示数据的数量；②横坐标轴与纵坐标轴各取适当的单位长度，再将各组的组界分别标在横坐标轴上，各组界应为等距离；③以各组内的数量为高，组距为底，绘制柱状直方图。

4. 直方图的分类

（1）正常型　正常型直方图中间高，两边低，有集中趋势。结论：左右对称分配（常态分配），显示工作过程正在正常进行。

（2）缺齿形　缺齿型直方图，也称为凹凸不平型。说明：缺齿型直方图高低不一，有缺齿情形。结论：不正常的分配，可能是由于测定值或换算方法有偏差，次数分配不当所形成。检查人员对测定值有偏好现象，如对5、10数字有偏好，或是假造数据。测量不精确或组数的宽度不是倍数时也有这种情况。

（3）切边型　切边型直方图，也称为断裂型。说明：切边型直方图有一端被切断。结论：是因为数据经过过滤，或工作过程本身有一定的偏向性，而出现的形状。比如剔除了某个数值以下的数据时，则切边在靠近左边形成。

（3）离岛型　离岛型直方图。说明：离岛型直方图在右端或左端形成小岛。结论：测定有错误，工作过程错误或使用不同方法所引起。一定有异常原因存在，只要去除异常原因，即可符合要求。

（4）偏态型　偏态型直方图，也称谓偏态分布。说明：偏态型直方图高处偏向一边，另一边低，拖长尾巴。可分为偏右边和偏左边结论：尾巴拖长时，应检查表格设计是否合理。

5. 药学品管圈应用直方图应注意事项

（1）圈员在将数据分组之前如果遇到异常值，应去除后再分组。

（2）在药品企业或药品使用单位管理工作中，遇到的问题受到混合原因的影响时，可用层别法找出问题症结点后，再进行数据收集。

（3）画频数分布直方图的目的，是为了将频数分布表中的结果直观、形象地表示出来，其中组距、组数起关键作用，分组过少，数据就非常集中；分组过多，数据就非常分散，这就掩盖了分布的特征，当数据在100以内时，一般分5～12组。

（六）控制图

1. 什么是控制图　控制图（control chart）是1924年由美国品管大师休哈特（W. A. Shewhart）博士所发明的，用于对过程或过程中各特性值进行测定、记录、评估和监察，评定其是否处于控制状态的一种用统计方法设计的图，也称管制图。

控制图的基本结构是在直角坐标系中画三条平行于横坐标轴的直线，中间一条实线为中心线，上、下两条虚线分别为上、下控制界限。横坐标轴表示按一定时间间隔抽取样本的次序，纵坐标轴表示根据样本计算的、表达某种质量特征的统计量的数值，由相继取得的样本算出的结果，在图上标为一连串的点子，然后用线段连接起来，如图2-2-5所示。

2. 药学品管圈为何要运用控制图　当药学品管圈活动要对该组织的某个生产过程进行研究时，可以利用控制图进行监控，便于找出其中的异常因素，并针对异常因素及时思考对策，解决问题，达到品管圈质量改善的目的。

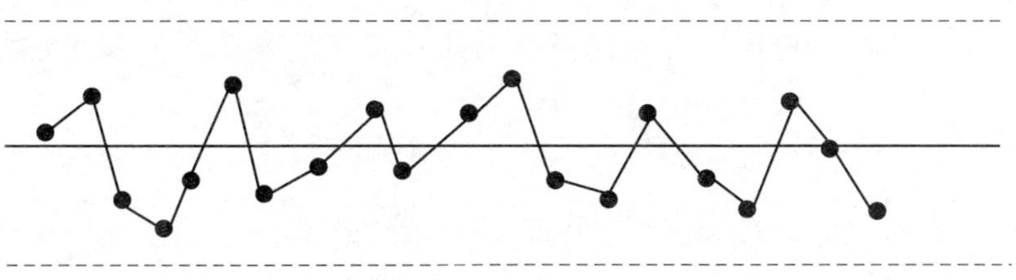

图 2-2-5　控制图

3. 控制图的分类

（1）按数据的性质分类

①计量值控制图　所谓计量值是指控制图的数据均属于由量具实际测量得到，如长度、重量、浓度等特性均为连续性。测量灵敏度高，容易调查真因。但抽查频率高，数据的测定再经过计算，需要经过专业人员完成。常用的有平均数与全距控制图（$X_{bar}-R$ chart）、平均数与标准差控制图（$\overline{X}-S$ chart）、中位数与全距控制图（$X_{med}-R$ chart）、个别值与移动全距控制图（$X-Rm$ chart）、最大值与最小值控制图（$L-S$ chart）。

②计数值控制图　所谓计数值是指控制图的数据均属于以单位计数者得到，如不良数、缺点数等间断性数据。数据测量简单，易于反映整体品质。常用的有不良率控制图（P chart）、不良数控制图（Pn chart）、缺点数控制图（C chart）、单位缺点数控制图（U chart）。

（2）按用途分类

①解析用控制图　这种控制图先有数据，后有控制界限。主要用途是决定方针、过程解析、过程能力研究、过程控制的准备。

②控制用控制图　先有控制界限，后有数据。其主要用途是控制过程的品质，如有数据点超出控制界限，则立即采取措施。

4. 控制图的绘制步骤

（1）按规定的抽样间隔和样本大小抽取样本。

（2）测量样本质量特征的统计量数值，包括中心线（CL）、控制上限（UCL）、控制下限（LCL）。

（3）在控制图上描点，用直线连接各点。

（4）观察控制图上特征值的分布情况，判断是否异常，如果异常需分析原因。

5. 药学品管圈运用控制图时应注意事项

（1）根据药学品管圈所研究的质量情况，合理地选择管理点。管理点一般是指过程中对质量特征有明显影响的点。

（2）根据管理点上的质量问题，合理选择控制图的种类。

（3）绘制控制图之前，应首先确定合理的控制界限。

（4）如果控制图上的点有异常状态，应立即找出原因，采取措施后进行解决，有效发挥控制图的作用。

（5）控制线不等于公差线，控制线反映的是变量质量特征的变化，公差线是测量质量特征是否合格。

（七）层别法

1. 什么是层别法　以区别影响质量的原因为目的，并以个别原因为主体，分别做统计分析的方法，称为层别法（stratification）。该法应用于把相当复杂的资料进行处理，懂得如何把这些资料有目的地、系统地加以分门别类的归纳及统计。

2. 药学品管圈为何要使用层别法

（1）层别法可以通过对原因分层，按各层收集数据来寻找不良点所在之处或最佳条件，因此可以作为药学品管圈活动解析以及对策拟定阶段的有效方法。

（2）层别法对问题的原因进行归纳、分析，可以方便其他药学品管圈手法的操作。

（3）通过层别的方式，可以使含糊不清、混沌不明的整体数据呈现出变异之处，利于药学品管圈对数据的分析。

3. 层别法的对象与项目

（1）时间的层别　小时别、日别、周别、月别、上下午别、日夜别、季节别、操作开始别、操作结束别等。

（2）作业员的层别　班别、组别、操作法别、熟练度别、年龄别、性别、教育程度别、健康别、新老别等。

（3）机械、设备的层别　台别、场所别、机型别、年代别、机种别、工具别、新旧别、编号别、速度别等。

（4）作业条件的层别　温度别、湿度别、压力别、天气别、作业时间别、作业方法别、顺序别、人工与机器别、人工与自动别、测定别等。

（5）原材料的层别　供应者别、制造厂别、产地别、材质别、大小别、储藏期间别、成分别等。

（6）测定的层别　测定器别、测定者别、测定方法别等。

（7）检查的层别　检查员别、检查场所别等。

（8）地区的层别　海岸与内陆别、国内与外国别、南区与北区别、东区与西区别等。

（9）制品的层别　新品别、标准品或特殊品别、制造别等。

（10）其他　良品与不良品别、包装别、搬运方法别等。

4. 层别法的实施步骤

（1）确定层别的目的　在药学品管圈使用层别法分析问题的原因时，要先弄清所要层别的目的，确定原因对象。例如，某药品企业或药品使用单位要调查“运输过程中药品损耗件数多的原因”，则找出运输过程中药品损耗件数多的原因即是该次层别的目的。

（2）*选择层别项目* 这个过程可采用头脑风暴法，在圈员提出的所有项目中选出最适宜的几个项目。

（3）*收集数据* 数据的收集要同时按照每一层别项目来分类，这一步可配合查检表来一起进行，提高层别法应用的效率，提高时间的运用。

（4）*解析原因，比较差异* 利用所收集完成的数据来解析各层别间所显示的差异。

（5）*记录分析结果* 层别法的数据记录方式是采用“分门别类”的表格方式，这一点与查检表类似，作为数据源使用，是其他药学品管方法的基础。

5. 药学品管圈使用层别法应注意事项

（1）药学品管圈在使用层别法时一定要确定问题对象，再对原因进行层别分类。

（2）可以配合使用查检表收集数据，并确定数据的性质。

（3）为能取得层别后的数据，需先设计操作日志、数据记录用纸等前置操作。

（4）药学品管圈使用层别法进行层别后所得的信息要与所拟定的对策相连接。

二、现代七大工具与手法的运用

1. 新七种工具产生的背景 日本在开展全面质量管理的过程中通常将层别法、柏拉图、特性要因图、查检表、直方图、控制图和散布图称为“老七种工具”，而将关联图、亲和图、系统图、矩阵图、矩阵数据解析法、过程决策程序图（PDPC 法）以及箭线图统称为“新七种工具”。这七种新工具是日本科学技术联盟于 1972 年组织一些专家运用运筹学或系统工程的原理和方法，经过多年的研究和现场实践后于 1979 年正式提出并用于质量管理的。这新七种工具不是对“老七种工具”的替代，而是对它的补充和丰富。一般说来，“老七种工具”的特点是强调用数据说话，重视对制造过程的质量控制；而“新七种工具”则基本是整理、分析语言文字资料（非数据）的方法，着重用来解决全面质量管理中 PDCA 循环的 P（计划）阶段的有关问题。因此，“新七种工具”有助于管理人员整理问题、展开方针目标和安排时间进度。整理问题，可以用关联图法和亲和图法；展开方针目标，可用系统图法、矩阵图法和矩阵数据解析法；安排时间进度，可用 PDPC 法和箭线图法。

2. 新老 QC 工具 从方法本身来看，新 QC 工具是从运筹学、系统工程、价值工程等现代化管理方法中移植过来的，并不是新的发明创造。因此，新七种工具和过去广泛应用的传统 QC 七种工具不是简单的新与老之分，而是两者在职能上有所区别；它们之间不是相互否定，而是相互补充，相辅相成，见表 2－2－2。其中，新老七种工具的工具运用将在第四章进行具体介绍。

表2-2-2 QC新老七种工具比较

项目	老七种工具	新七种工具
产生时间	20世纪30年代	20世纪70年代（1979年）
应用范围	主要用于生产过程的质量控制，在质量管理的PDCA循环中属D阶段	主要用于产品的设计研究，着重解决质量管理的PDCA循环中P阶段的问题
方法种类及作用	柏拉图：确定主要因素 特性要因图：寻找引发问题的原因 层别法：不同角度层面发现问题 查检表：收集、整理资料 直方图：展示过程的分布情况 散布图：展示变数之间线性关系 控制图：识别波动的来源	关联图：找出因果关系 亲和图：整合无序信息 系统图：绘制实现目标措施 矩阵图：矩阵量化后的数据 矩阵数据解析法：多元思考，明确问题 过程决策程序图（PDPC法）：预测障碍提出多种应变方法 箭线图：管理计划进行时间安排
表达方法	除特性要因图法外，其他均是数理统计方法	除矩阵数据解析法用数据分析外，其他六种方法均用语言文字来表达

新七种工具的益处：

（1）迅速掌握重点　即时掌握问题重心，不似无头苍蝇般地找不到重点。

（2）学习重视企划　有效解析问题，透过手法的运用，寻求解决之道。

（3）重视解决过程　重视问题解决的过程，不只是要求成果。

（4）了解重点目标　拥有正确的方向，不会顾此失彼。

（5）全员系统导向　强化全员参与的重要性，进而产生参与感与认同感。

（一）亲和图

1. 什么是亲和图　亲和图也叫KJ法，是1953年日本人川喜田二郎研究开发出来的，是把收集的大量各种数据、资料，甚至工作中的事实、意见、构思等信息，按照数据之间的相互亲和性（相近性）进行归纳整理，使问题明朗化，并使大家取得统一的认识，有利于问题解决的一种方法。

2. 药学品管圈为何要运用亲和图

（1）归纳主题，在药学品管圈活动的主题选定阶段，可以通过亲和图对收集到的大量问题点进行加工整理，把繁多的问题点集中在少数几个重要的问题点上，使混淆不清的问题明确化。

（2）通过亲和图的运用，可提高全体圈员参与意识，使意见不统一的圈员快速达成一致，培养团队精神，提高团队效率。

3. 亲和图的绘制步骤

（1）确定主题　用一个整句来描述主题。因为亲和图是将零散的语言和资料按照其亲和性进行归纳和总结，因此，大都以“不够了解的事物”“无法做整理的事物”

“不知如何是好的事物”等作为主题。

主题的选定可采用以下几点中的任意一点：一是对没有掌握好的杂乱无章的事物求以掌握；二是将自己的想法或小组想法整理出来；三是对还没有理清的繁乱思想加以综合，归纳整理；四是打破原有观念重新整理新想法或新观念；五是小组成员进行观念的沟通。

(2) *收集信息*　在主题方面，收集使用“看到”“听到”“想到”“感到”“查到”等语言信息，并将其内容以尽可能简单、精炼、明了的语句整理写在资料卡上。每位圈员需将语言资料填写在25张左右的资料卡里，为传达最基本印象，语言资料多以陈述句表达。针对主题进行语言资料的收集，方法有：一是直接观察法，利用眼、耳、手等直接观察；二是文献调查法；三是面谈调查法；四是个人思考法（回忆法、自省法）；五是团体思考法，即头脑风暴法、小组讨论法。

(3) *排列卡片*　即归纳卡片。首先，将收集到的所有人的卡片全部摊开在桌面或者大白纸上，要做到一览无余地摊开；其次，药学品管圈成员对收集的卡片进行再次研读，反复几次，做到资料信息明朗；最后，在读卡片时，找出相似或者感觉一样的具有亲近感的卡片，并放在一起，这种有亲近感的情形，称为有亲和性。

在归纳卡片时应注意：一是根据语言资料的亲和性归纳；二是不用道理、理论，而用感觉做归纳；三是“不用左脑，而用右脑”做归纳（不可采用分层法）；四是不要勉强做归纳，而是让其自然地聚集在一起，没有亲和性的卡片可以单独摆放，如图2-2-6所示。

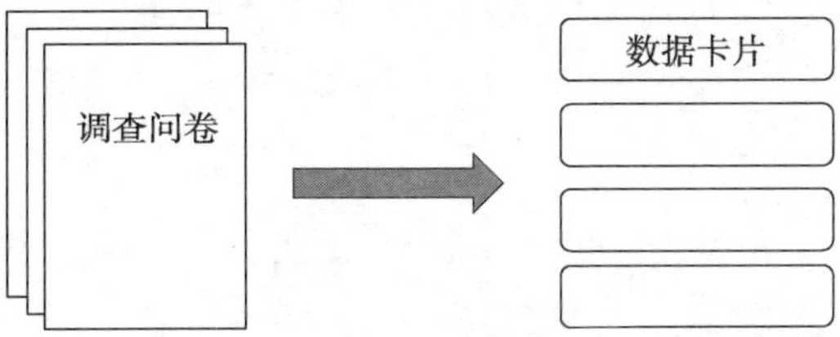

图2-2-6　卡片归纳图

(4) *将最初的相同信息的卡片资料汇总到一张卡片（亲和卡）上*　品管圈感受资料卡所想表达的意思，而将内容恰当地予以表现出来，写在卡片上，此卡称为亲和卡。亲和卡是必须将原本2张或2张以上的卡片上所叙述的事情完整地转述，而且不可以超越其原本的内容。另外，若只是将语言罗列汇总到卡片上也是不好的做法。如图2-2-7所示。

(5) *开篇汇集和分群*　亲和卡制作好之后，以颜色区分，将亲和卡叠放在同一意思的原始卡片上方，用环形针或橡皮筋固定，放回资料卡堆中，与其他资料卡一样，当作一张卡片来处理，继续进行卡片的汇集、分群。重复以上两个步骤，在卡片归类进程中，卡片间的亲和性会越来越远。由“好像类似”“好像一样”变成了“有关系”“有点共通性”。这种亲和性的连接关系变得松散，即为重点所在。

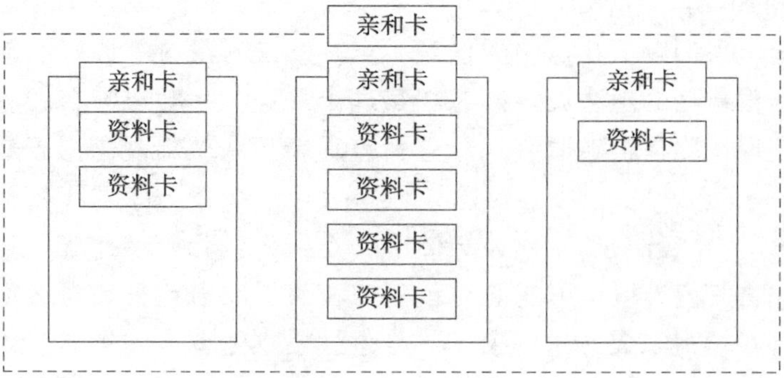

图 2-2-7　亲和卡

(6) 亲和卡的摆放与布置　将卡片进行配置排列，把一沓沓的亲和卡依次排在大白纸或桌面上，并将其粘贴、固定。为了方便亲和图完成以后，更容易了解其构造，应适当地决定其相互间的位置关系。取下回形针或橡皮筋，决定全体卡片的摆放。与归纳卡片相反的是，要取下每组卡片的环形针或橡皮筋，按照亲和卡来摆放每一组的卡片。

(7) 依决定的位置将卡片粘贴在大白纸上或桌面上　制作亲和图，要将亲和卡和资料卡之间相互关系用框线连接起来。框线若用粗细或不同颜色描绘的话，会更加清楚。完成最终的亲和图，将零散的资料卡，按照亲和性理顺出关系。完成亲和图后可以让小组成员共同讨论，加深组员对该亲和图的认识，并指定专人撰写报告。完成亲和图后要记录成员、主题和绘制日期等。具体如图 2-2-8 所示。

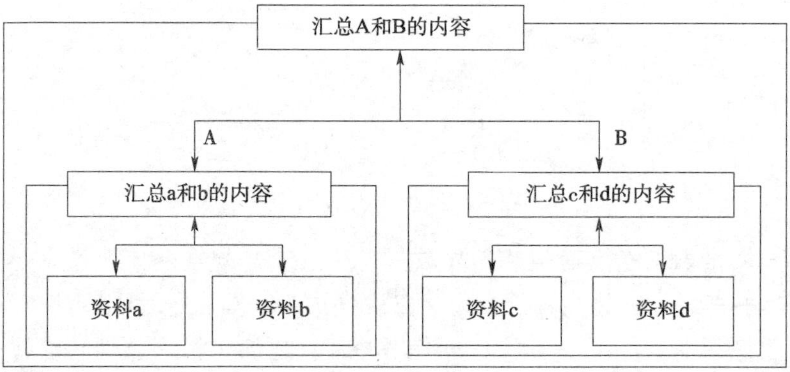

图 2-2-8　亲和图

4. 药学品管圈运用亲和图应注意事项

(1) 在亲和图形成过程中，药学品管圈圈员要打破惯性思维，提前构思分类。

(2) 卡片上的语言描述尽可能精简凝练。

(3) 当绘制亲和图时有离群的卡片出现，可先放置一边，待亲和图完成后再确认该卡片的处理方法。

（二）关联图

1. 什么是关联图　关联图（relationship diagram）出现于20世纪60年代，由日本千住镇雄教授开发出来，全名为“管理指标间的关联分析”。关联图围绕原因结果、目的、手段等具有缠绕复杂关系的问题，将影响问题的要因全部列出来，用箭头将各种因果关系相连，并将它们分门别类，寻找到解决办法的重心。因此，关联图就是把问题与其要因相连，通过直观的连图，帮助人们从逻辑关系中寻找解决问题的方法。

2. 药学品管圈为何要运用关联图　在药学品管圈活动的解析阶段，常常遇到所分析的问题比较复杂，不容易找出原因。这时除了利用特性要因图外，还可利用关联图将所能想到的全部原因根据因果关系用箭头连接制成图形，查找出要因。

说明：在关联图中，箭头只进不出表示问题；箭头只出不进表示主要因素，也叫末端因素，是解决问题的关键；箭头有进有出表示中间因素，其中出多于进的中间因素是关键中间因素，也就是我们要查找的要因。

3. 关联图绘制步骤

（1）发现问题，列出全部要因，制作问题、要因卡片。

（2）依照因果关系排列卡片。

（3）将问题和有直接关系的要因用箭头相连。

（4）将所有的卡片用箭头连接，形成关联图，如图2－2－9所示。

（5）观察关联图，进行小组讨论，分析其是否合理。

（6）撰写报告，标注成员、日期。

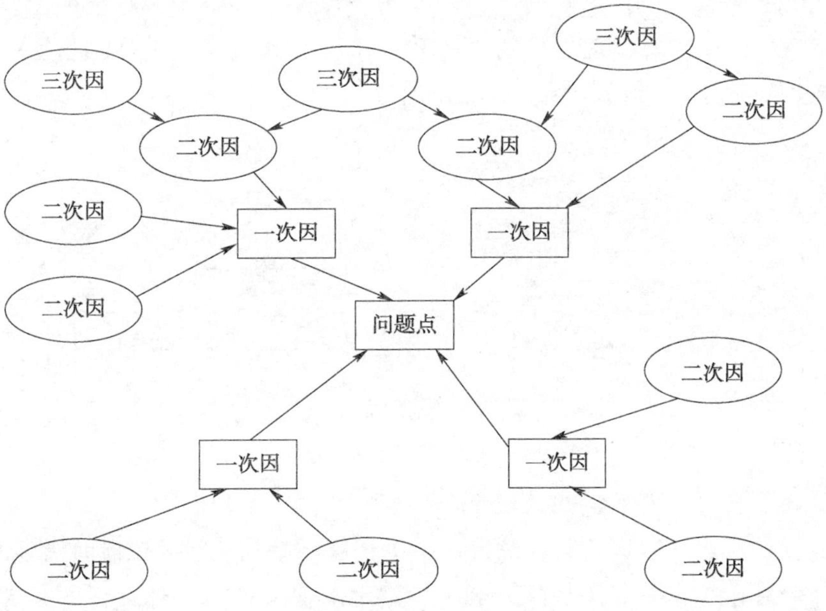

图2－2－9　关联图

4. 药学品管圈运用关联图应注意事项

（1）原因查找可从人员、设备、物品、环境、方法等多方面考虑。

（2）关联图的末端原因必须是可以直接采取措施的原因，即原因分析要能采取措施为之。

（3）圈员在寻找主要原因时只能在末端原因中寻找，不能从中间原因中寻找。

（4）写入关联图的原因不能是“可能”的原因，必须是经过验证确实对分析的问题产生影响的原因。否则可能将无关原因确认为主要原因，并制定、实施纠正措施，导致浪费时间和资源，影响品管圈活动的正常进行。

（三）过程决策程序图

1. 什么是过程决策程序图　过程决策程序图（process decision program chart）于20世纪60年代由日本东京大学近藤次郎博士开发，是为预测当时东大纷争（1968～1969年）最终会如何，对其前途和进展过程进行详细的剖析，所应用的方法经系统化被称为“过程决策程序图法”。

过程决策程序图是运筹学中的一种方法，其工具就是PDPC图，所以又被称作PDPC法。是为了完成某个任务或达到某个目标，在制订行动计划或进行方案设计时，预测可能出现的障碍和结果，并相应地提出多种备选计划的一种方法。

2. 药学品管圈为何要运用过程决策程序图　在药学品管圈活动过程中，可以运用过程决策程序图提出备选计划，降低决策的风险。

3. 过程决策程序图的分类

（1）顺向进行式　顺向进行式的过程决策程序图是利用顺向思维先定好一个理想的目标，然后按顺序考虑实现目标的手段和方法，为了能够稳定达到目标，可以设想很多条路线，如图2-2-10所示。

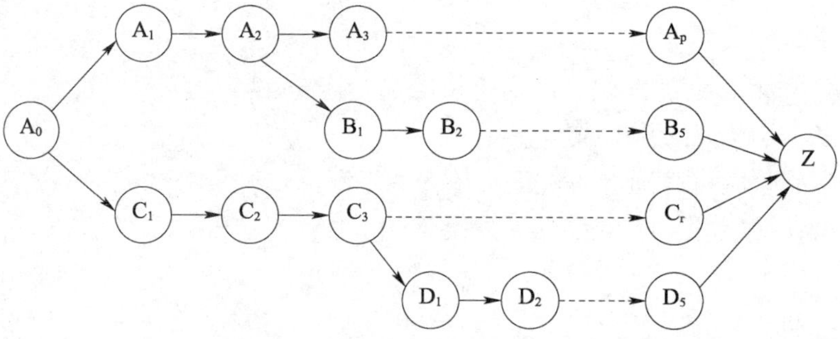

图2-2-10　顺向进行式过程决策程序图

（2）逆向进行式　逆向进行式的过程决策程序图是利用逆向思维从理想状态出发，考虑实现这个目标的前提是什么，为了满足这个前提又该具备什么样的条件，一步一步退回来，直到退回出发点，如图2-2-11所示。

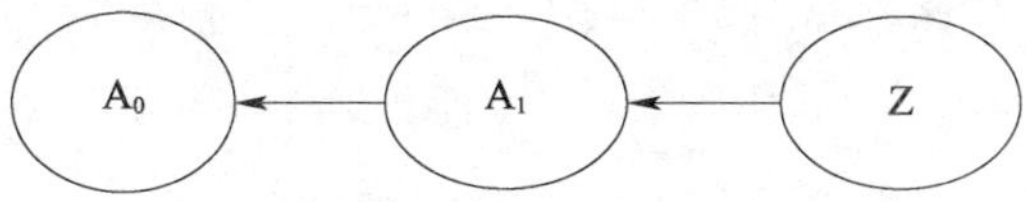

图 2-2-11　逆向进行式过程决策程度图

4. 过程决策程序图的绘制步骤

（1）*顺向进行式的 PDPC 法步骤*　①召集负责的所有圈员和相关人员（要求尽可能广泛地参加）讨论所要解决的课题，明确起点与最终目标；②对讨论的内容进行归纳整理，确定达到理想状态要使用的手段、措施、步骤；③对提出的手段和措施，要列举出预测的结果，并提出当措施方案行不通或难以实施时，应采取的措施和方案（即备选措施以及方案）；④依据预测结果，将各措施按紧迫程度、所需工时、实施的可能性及难易程度予以分类，并排列各项措施实施的先后顺序，用箭头向理想状态方向连接起来；⑤进一步决定各项措施实施的先后顺序，对于一条线路得到的情况，要研究它对其他线路是否有影响；⑥落实实施负责人及实施期限；⑦在实施过程中，需要定期召集有关人员开会，检查计划的实施情况，按照新的情况不断修订 PDPC 图。

（2）*逆向进行式的 PDPC 法步骤*　①召集负责的所有圈员及相关人员（要求尽可能广泛地参加）讨论所要解决的课题，明确起点与最终目标；②在讨论中预测达到最终结果过程中可能发生的重大事故；③画出图标，描述可能发生重大事故的经过；④针对可能发生的重大事故，提出应对措施、决策；⑤依据预测结果，按紧迫程度、所需工时、实施的可能性及难易程度予以分类；排列各项措施实施的先后顺序，并用箭头向理想状态方向连接起来；⑥落实实施负责人及实施期限；⑦在实施过程中，需要定期召集有关人员开会，检查计划的实施情况，按照新的情况不断修订 PDPC 图。

5. 药学品管圈运用过程决策程序图应注意事项

（1）药学品管圈在使用过程决策图时，应该用否定式的提问完善和优化程序事件。

（2）随着所拟定计划的实施和发现新情况，药学品管圈相关负责人员必须不时地修订 PDPC 图，实施动态管理。

（3）药学品管圈可以随着对过程决策图的不断修订，最终选定一个最佳实施方案。

（4）圈员在使用时，必须注意过程决策程序图和系统图、箭线图区别，且不要错用成关联图。

（四）系统图

1. 什么是系统图　系统图（system diagram）是为了达成目标或解决问题，以“目的与方法”或“结果与原因”的方式层层展开，以寻找最恰当的方法和最根本的原因，如图 2-2-12 所示。

2. 药学品管圈为何要运用系统图　在药学品管圈活动的“解析”步骤中常用的工具除了特性要因图、关联图外，还有系统图。利用系统图以“结果—原因”的方式层层展开，从而挖掘问题的潜在原因，诠释问题的根源，帮助我们找到解决问题的关键。在目标选定之后，也可以应用系统图将对策具体化，更好地拟定对策。

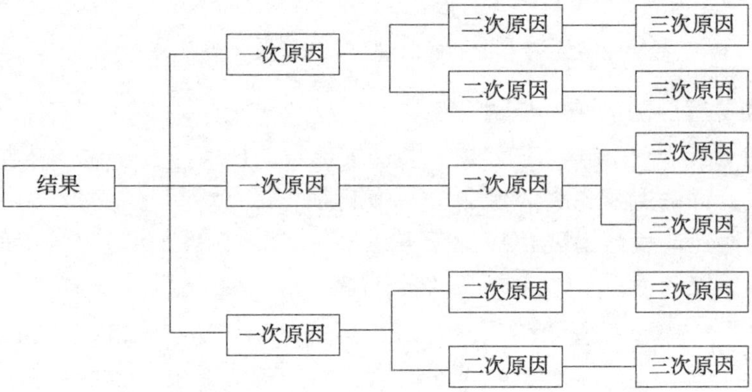

图 2－2－12　“结果与原因”系统图

说明：“目的与方法”的展开和“结果与原因”相同

3. 系统图的绘制步骤　下面以“目的—方法”形式进行说明。

（1）实施者确定要实现的目标或目的，选择有相同经验或知识背景的员工，将希望解决的问题或想达成的目标，以粗体字写在卡片上。必要时以简洁、精炼的文句来表示，但要让相关人员能够了解句中的含义。

（2）由实施者提出手段和措施。

（3）实施者确定所设定目标是否有限制条件，记入所设定目标的限制条件，如此可使问题更明朗，而对策也更能依循此条件找寻出来，此限制条件可依据人、事、时、地、物、费用、方法等分开表示。

（4）第一次展开：组织全体成员讨论达成目的的手段、达成目的的方法，将其可能的方法或手段写在卡片上。

（5）第二次展开：把第一次展开所讨论出来的方法当作目的。为了达成此目的，有哪些方法可以使用？讨论后，将它写在卡片上，这些方法称之为第二次方法展开。以同样的要领，将第二次方法当成目的，展开第三次方法。如此不断地往下展开，直到大家认为可以具体展开行动，或者直到不能再展开，而可以在日常管理活动中加以考核。

（6）实施者制作实施手段的评价表，制作实施方法的评价表，对所用手段和措施的重要性、可行性、迫切性、经济性进行评价，评价结果最好用分数表示。

（7）实施者绘制措施卡片，做成系统图。

（8）由实施者确认目标是否能够充分、有效地实现，并将卡片与评价表贴在白板上。经过一段时间（1 小时或 1 天）后，再集合小组成员检查一次，看是否有遗漏或需要修正。

（9）实施者制订实施计划，确定进度、责任人。

4. 药学品管圈运用系统图时应注意事项

（1）药学品管圈活动使用系统图时需要明确的是，系统图的下一阶层，是具体的实施方案、对策、手段。

（2）针对改善对策可以从实效性、实现性、等级等进行有效评价。

（五）矩阵图

1. 什么是矩阵图　矩阵图就是可以从问题事项中找出成对的因素群，分别排列成行和列，找出其间行与列的关系或相关程度的大小，来探讨问题点的一种工具方法。它通过分析现象、问题与组合要素三者之间的关系，并进一步利用多元宫格图形形象描述问题与原因的关联，从而找到解决问题的对策，如表2－2－3所示。

表2－2－3　矩阵图法列表

B	A		
	A1	A2	A3
B1			
B2			
B3			

2. 药学品管圈为何要运用矩阵图

（1）在药学品管圈活动分析问题时，一些原因常常被表面现象所掩盖，这时可以通过运用矩阵图进行多角度的观察，进而显示出该问题的潜在原因。

（2）当药学品管圈所研究的相关生产工序中存在多种不良现象，且它们有多个共同的原因时，也可以运用矩阵图搞清这些不良现象及其产生原因的相互关系，进而更好、更准确地拟定对策。

3. 矩阵图的分类

（1）L型矩阵图　L型矩阵图是把一对现象用以矩阵的行和列排列成二元表的形式来表达的一种矩阵图。它适用于表示若干目的与手段的对应关系，或若干结果和原因之间的关系。

（2）T型矩阵图　T型矩阵图是A、B两因素的L型矩阵和A、C两因素的L型矩阵图的组合矩阵图，这种矩阵图可以用于分析质量问题中“不良现象—原因—工序”之间的关系，也可以用于分析探索材料新用途的“材料成分—特性—用途”之间的关系等。

（3）Y型矩阵图　Y型矩阵图是把A因素与B因素、B因素与C因素、C因素与A因素三个L型矩阵图组合在一起而形成的矩阵图。

（4）X型矩阵图　X型矩阵图是把A因素与B因素、B因素与C因素、C因素与D因素、D因素与A因素四个L型矩阵图组合而形成的矩阵图。这种矩阵图表示A和B、D，B和A、C，C和B、D，D和A、C这四对因素间的相互关系。如“管理机能—

管理项目—输入信息—输出信息”就属于这种类型。

（5）C型矩阵图　C型矩阵是以A、B、C三因素为边做出的六面体，其特征是以A、B、C三因素所确定的三维空间上的点为“着眼点”，这种“着眼点”用X型矩阵图难以表示，所以常用C型矩阵图来表示。

4. 矩阵图的绘制步骤

（1）召集圈员讨论、明确要解决的问题。

（2）寻找影响事项的因素群，包括不良现象因素群、不良原因因素群、实施过程因素群。

（3）依照要素群的种类、数目选择合适的矩阵图类型。

（4）根据选定的矩阵图模式，将待分析的因素群安排在相应行、列（或纵）的位置上，并依据事先给定的顺序填列各个因素。

确定表征因素之间关联关系的符号，通常用“◎”表示两个因素之间存在密切关联关系；“○”表示两个因素之间存在一般关联关系；“△”表示两个因素之间可能存在（或存在较弱）关联关系。

（5）对隶属于不同因素群的各个因素之间可能存在的关联关系进行分析，并用既定的表征符号进行标识。

（6）解析矩阵图的特征，通过分析矩阵图，确定最迫切需要解决的问题（或现象）、最可能的引发原因，以及导致这些原因的最可能的根源。

（7）数据统计寻找着眼点，收集数据并绘制柏拉图，以确定主导问题、主导原因、主导工序。

（8）制定针对问题根源的纠正措施。

（9）检验采取措施的有效性。

5. 药学品管圈运用矩阵图应注意事项　在评价有无关联及关联程度时，需要全体药学品管圈成员的一致通过，一般不按照少数服从多数进行表决。

（六）矩阵数据解析法

1. 什么是矩阵数据解析法　借助电子计算机将矩阵图上各元素间的关系用数据进行量化，使整理和分析结果更加精确，这种用数据表示的矩阵图法（matrix data analysis chart），叫做矩阵数据解析法。在新品管七大工具手法中，矩阵数据解析法是唯一一种使用数据来分析过程中的问题，但最终仍需依赖图形表示结果。目前，矩阵数据解析法作为一种“储备工具”在日本被广泛应用。

2. 药学品管圈为何要运用矩阵数据解析法

（1）在药学品管圈活动的解析阶段，运用数据矩阵分析法可以对大量累积的数据进行要因解析，查找出要因。

（2）运用矩阵数据解析法可以去除主观因素的影响，结果将更为准确。

（3）在针对药学品管圈活动所研究的复杂要因进行交络重叠的工程解析时，可以给出较好的评价。

3. 矩阵数据解析法的绘制步骤

（1）确定需要分析的要素　这些要素可以通过亲和图得到，然后确定它们相对的重要程度，例如易于控制、易于使用、网络性能、软件兼容和便于维护。

（2）绘制组成数据矩阵　把需要比较的项目按照字母（行）和数字（列）由小到大顺序排列在表格里。

（3）确定对比分数　同一项目对比的地方都打0分。以“行”为基础，逐个和“列”比较，确定分数。“行”比“列”重要，给出大于1的分数，范围1～9分。打1分表示两个重要性相当。如表2－2－4所示，譬如，第1行“易于控制”分别和B列“易于使用”比较，重要一些，打4分。和C列“网络性能”比较，同等重要，打1分。如果“行”没有“列”重要，则反过来取倒数。譬如，第2行的“易于使用”和A列的“易于控制”前面已经对比过了。前面是4分，现在则取倒数，1/4＝0.25。和C列“网络性能”比，没有“网络性能”重要，给0.20分，反过来，“网络性能”比“易于使用”重要，则打5分。实际上，做的时候可以围绕以0组成的对角线对称填写对比的结果就可以了。

（4）计算总分　按照行把分数加起来。在F列内得到各行的“总分”。

（5）算权重分　把各行的“总分”加起来，得到“总分之和”。再把每行“总分”除以“总分之和”得到G列每一行的权重。权重越大，则这一行的项目越重要。例如表中“网络性能”权重为34.9%最重要，其次是“便于维护”权重为24.2%。

表2－2－4　矩阵图法列表

		A	B	C	D	E	F	G
		易于控制	易于使用	网络性能	软件兼容	便于维护	总分	权重（%）
1	易于控制	0	4	1	3	1	9	16.2
2	易于使用	0.25	0	0.20	0.33	0.25	1.03	3.0
3	网络性能	1	5	0	3	3	12	34.9
4	软件兼容	0.33	3	0.33	0	0.33	4	11.6
5	便于维护	1	4	0.33	3	0	8.33	24.2
6	合计						34.35	99.9

4. 药学品管圈运用矩阵数据解析法应注意事项

（1）药学品管圈在使用矩阵数据解析法时，必须明确所取得的数据是否真实有效，并且确保合理有效地处理收集的资料。

（2）药学品管圈在探讨其相关性时，必须达成全体参与者的共识。如有分歧，可以进行多次讨论。

（七）箭线图

1. 什么是箭线图　箭线图法（activity－on－arrow，AOA）又称矢线图法或双代号网络图法，由美国杜邦公司于1957年推出而发展而成。它对某事项或安排创建最佳的日程计划，并对其实施过程进行同步实时的管理，从全局的角度出发，统筹兼顾过程中的细节，抓住关键点，集中力量解决问题，以顺利达成目标，是计划评审法在质量管理中的具体运用，如图2-2-13所示。

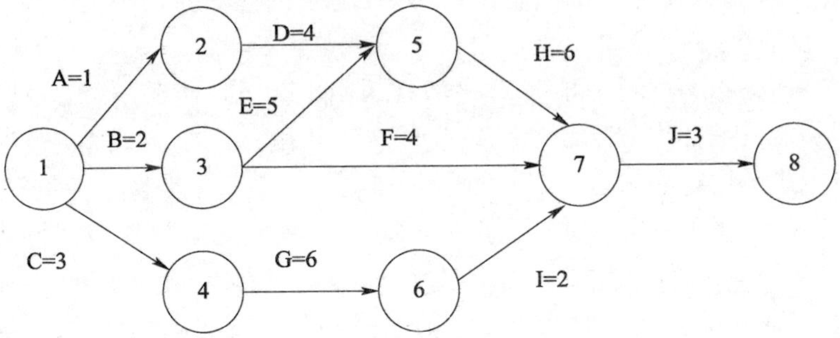

图2-2-13　箭线图

图2-2-13中，①至⑧代表工作项目；字母A、B、C、D、E、F、G、H、I、J代表项目中需要进行的活动。箭线则表示活动排序或任务之间的关系，例如，活动A必须在活动D之前完成；活动D必须在活动H之前完成。

2. 药学品管圈为何要运用箭线图

（1）在药学品管圈的活动计划拟定阶段，可以采用箭线图对品管圈活动的实施建立最佳的日程计划，这有助于对计划的实施进行实时管理。

（2）由于品管圈活动的各项工作提早或延期完工，导致对整体计划的最终完成日期有所改变，通过运用箭线图可以立即得到量化。

3. 箭线图的绘制步骤

（1）确定该次药学品管圈活动所要达成的目标主题。

（2）确定必要的作业和需要的日程。

（3）按先后顺序排列各作业。

（4）考虑同步作业，排列在合适的位置。

（5）连接各作业点，标准日程。

（6）计算作业点和日程。计算方法如下。

①最早结合点的计算

最早结合点 = 最早结合点日程 + 工作所需天数

最早结合点 = 最大的（最早结合点日程 + 工作所需天数）

②最迟结合点的计算

最迟结合点 = 最迟结合点日程 - 工作所需天数

最迟结合点 = 最小的（最迟结合点日程 - 工作所需天数）

③剩余时间的计算

剩余时间 = 最早结合点 - 最迟结合点

④最早开始日程计算

最早开始日程 = 最早结合点日程

⑤最迟完成日程计算

最迟完成日程 = 最迟结合点

⑥最迟开始日程计算

最迟开始日程 = 最迟完成日程 – 工作所需天数

最迟结合点 = 最小的（最迟结合点日程 – 工作所需天数）

⑦总剩余日程计算

总剩余日程 = 最迟开始日程 – 最早开始日程

总剩余日程 = 最迟完成日程 – 最早完成日程

⑧ 独立剩余日程数计算

独立剩余日程 = 最早开始日程 – 最早完成日程

（7）画出要经线。

4. 药学品管圈运用箭线图应注意事项

（1）之前发生的项目编号要小于之后发生的项目编号。

（2）每个作业只能用一个箭头，顺序一般从左向右且不得有回路。

（3）作业彼此的顺序关系无法以实线的箭号表示时，可用虚线表示。但少使用或尽量不用虚线。

三、药学品管圈常用的其他工具与手法

（一）流程图

1. 什么是流程图　流程图是一种系统作业及作业流程的表示方法。它将各种工作作业，以符号的形式制作一个形式固定的、逻辑性强的图表，以便分析流程中各种可以改善的部分。流程图分为“基本流程图”和“事物流程图”两类。在药学品管圈活动中，较为常用的是基本流程图。

2. 药学品管圈活动为何要运用流程图　流程图作为一种系统作业及作业流程的表示方法，在药学品管圈的“现状把握”阶段运用，可以清晰地呈现药品企业现场作业活动的整个操作流程，通过对操作流程的分析，可以快速、有条理地制定改善方案。

3. 流程图的绘制步骤

（1）实施者针对药学品管圈所要研究的特定工作流程，定义其流程的结构（开始点和结束点）。

（2）基于现场，将所有步骤按先后顺序进行排列。

（3）确定流程图使用的符号，用箭头表示流程的方向。

（4）在流程图符号内描述该工作的所有步骤。

（5）检查流程是否完整。

基本流程图的使用符号如表2－2－5所示。

表2－2－5　基本流程图使用符号

工作性质	符号	说明
开始/结束	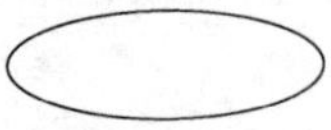	工作流程的开始与结束
工作/处理	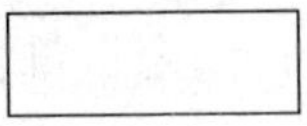	收发、执行、控制、检讨、处理等工作
文件	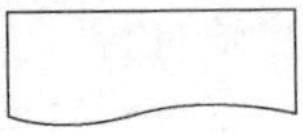	工作中所产生的报表、记录或数据等文件
判断/决策	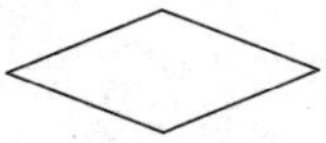	选择流向途径
档案/储存	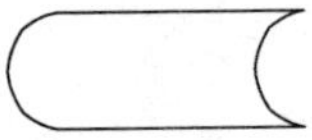	计算机档案或文件数据储存
连接	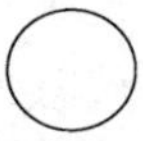	流程出口及入口
流程方向	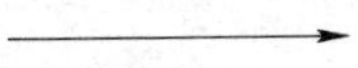	工作进行方向

4. 药学品管圈使用流程图应注意事项

（1）想要绘制完整准确的流程图，圈员必须寻求对此项工作流程相当了解的人员进行合作，这样制作出的流程图才会有较高的可信度。

（2）流程图只能有一个入口和一个出口。

（二）甘特图

1. 什么是甘特图　甘特图（又称进度表、顺序表、日程进度表）是1917年由亨利·甘特开发的，被认为是管理工作上的一次革命。甘特图内在思想简单，基本是一条线条图，横行表示时间，纵列表示活动（项目），线条表示在整个期间计划和实际的活动完成情况。它能直观地表明出任务计划在什么时候进行，以及实际进展与计划要求的对比。

2. 药学品管圈为何要运用甘特图

（1）在药学品管圈的活动计划拟定阶段，运用甘特图可以直观地表示出品管十大步骤的实施顺序与持续时间。

（2）甘特图可简明地表示出药学品管圈活动的进展程度，由此实施者可以清晰地把握每一事项的发展情况，对进展困难的事项增强控制。

（3）运用甘特图，可预估药学品管圈活动每一步骤的工作负担轻重和圈完成能力的高低，进而做适当的调整，以便按期完成。

3. 甘特图的绘制步骤

（1）首先明确该次药学品管圈活动的目的和意义，了解各步骤的内容，预估各步骤所需时间。

（2）召开圈会，讨论并决定活动日程及工作分配。注意：计划拟定表中的各步骤需填写相应的负责人，以确认各项工作都已分派而且有专人负责。

（3）拟订活动计划书，并取得上级核准。

（4）进行药学品管圈活动进度的监管。

4. 药学品管圈运用甘特图应注意事项

（1）药学品管圈拟定活动计划时，可按下列规则分配时间（药学品管圈实施步骤见本章第三节）。

Plan（步骤 1 ~6，从主题选定到对策拟定）：30% 的时间。

Do（步骤 7，对策实施与检讨）：40% 的时间。

Check（步骤 8 和 9，效果确认和标准化）：20% 的时间。

Action（步骤 10，检讨与改进）：10% 的时间。

如表 2 –2 –6 所示。这样的分配并不是固定的，可以根据实际情况和药学品管圈圈的经验及能力做适当调整。

（2）有些月份有 5 周，可根据实际情况绘制时间表。

（3）各步骤的负责人可担任该步骤各次圈会的主席。在计划拟定表中已经确定各步骤负责人，故该负责人可在会议前事先准备所需要的数据、资料，提高效率。

表 2 –2 –6 甘特图列表

步骤	时间																																
	2016年1日				2016年2日				2016年3日				2016年4日				2016年5日				2016年6日				2016年7日				2016年8日				
	1周	2周	3周	4周	1周	2周	3周	4周	1周	2周	3周	4周	1周	2周	3周	4周	1周	2周	3周	4周	1周	2周	3周	4周	1周	2周	3周	4周	1周	2周	3周	4周	负责人
主题选定																																	某某
计划拟定							30%																										某某
现状把握																																	某某
目标设定																																	某某
解析																																	某某
对策拟定																																	某某
实施与检讨																		40%															某某
效果确认																																	某某
标准化																											20%						某某
检讨与改进																																	某某
成果发表																															10%		某某

（4）如果实施线与计划线不符，各步骤负责人应记录两者的差异原因，以便于活

动后的检讨与改善。

（三）头脑风暴法

1. 什么是头脑风暴法 头脑风暴法（brain storming）是由美国创造学家 A. F. 奥斯本于1939年首次提出，1953年正式发表的一种激发性思维方法。在文章里奥斯本将“头脑风暴”定义为“使用一系列激励和引发新观点的特定规则与技巧”。这种方法的英文原文，直译为精神病人的胡言乱语，奥斯本借助这个单词来形容会议的特点——让与会者畅所欲言，任意发表自己的观点，发挥集体的力量来解决阶段性问题，利用开放性形式创造新的思维风暴。

2. 头脑风暴法的原则

（1）庭外判决原则。对各种意见、方案的评判必须在讨论之后进行，此前不能对别人的意见提出批评和评价。认真对待提出的每一种设想，挖掘出闪光点，不管其能否适合现实。

（2）欢迎各抒己见，自由畅谈。创造一种自由的气氛，激发参加者提出各种有创意的想法。

（3）追求数量原则。意见越多，产生好意见的可能性越大。

（4）取长补短和改进原则。除提出自己的意见外，鼓励参加者对他人已经提出的设想进行补充、改进和综合。

（5）循环进行原则。

（6）每人每次只提一个建议。

（7）没有建议时说“过”。

3. 药学品管圈为何要使用头脑风暴法

（1）在药学品管圈活动进程中，运用头脑风暴法可以迸发出全体圈员的集体智慧，达到全员参与质量改进的目的。

（2）运用头脑风暴法可以加深全体圈员对所研究问题的认识深度。

4. 头脑风暴法的运用步骤

（1）会前准备　参加者、主持人和讨论主题三落实。必要时可对参加者进行柔性训练，即对缺乏创新锻炼者进行打破常规思考、转变思维角度的训练活动，以减少思维惯性，将他们从单调的紧张工作环境中解放出来，以饱满的热情投入到头脑风暴活动中。

（2）设想开发　首先，主持人公布会议主题并介绍与主题相关的参考情况。之后，全体参加者突破思维惯性，大胆提出设想，采用循环进行的原则，每人每次只提一个建议，没有建议时说“过”，由记录员记录下每一设想。过程中主持人应善于激发参加者思考，使场面轻松活跃而又不失脑力激荡，控制好节奏。药学品管圈小组力争在有限的时间内获得尽可能多的创意性设想。

（3）设想的分类与整理　一般分为实用型和幻想型两类。前者是指目前技术和管理水平可以实现的设想，后者指目前的技术和管理水平还不能完成的设想。

（4）*完善实用型设想*　对实用型设想，药学品管圈小组再用头脑风暴法去进行论证，进一步扩大设想的实现范围。

（5）*幻想型设想再开发*　对幻想型设想，药学品管圈小组再用头脑风暴法进行二次开发，有可能将创意的萌芽转化为成熟的实用型设想。

5. 药学品管圈运用头脑风暴法应注意事项

（1）药学品管圈在进行头脑风暴时应该控制好时间，不宜太长，一般来说不超过一个小时。

（2）需把握好问题的难易度和敏感度。头脑风暴法实施的效果也与所要讨论的问题的性质、范围、难易程度有关，如果问题过于敏感，或者与圈员自身有利害关系，或者圈员不熟悉，或者问题范围太大、时间跨度过长或者问题太难于把握，这些因素必然会对讨论现场产生影响，使其过于谨慎而不敢畅所欲言，从而违背了头脑风暴法的实施原则。

（四）优先次序矩阵法

1. 什么是优先次序矩阵法　优先次序矩阵法是将团体成员在头脑风暴中所表达的意见以系统的方式加以浓缩，再通过选择、加权的过程，利用标准来进行方案的比较和选取，确定优先解决的问题或优先采取的措施和方法。

2. 药学品管圈为何要使用优先次序矩阵法　优先次序矩阵法常常用于药学品管圈活动的“主题选定”和“对策拟定阶段”。具体作用如下。

（1）优先次序矩阵法的使用可以实现全员参与讨论，促进圈员相互合作，提高团队效率，并迅速达成共识。

（2）在药学品管圈活动过程中，用优先次序矩阵排列改善问题的优先次序，使工作团队将解决重点集中在最重要（严重）的事情上，而不是所有可做的事。

（3）此法由标准的建立到结论的产生，每项步骤都需达成共识后才能进行下一步骤，步骤之间环环相扣，始终贯彻目标，提升药学品管圈活动成功推行的机会。

（4）打破药学品管圈圈员职位和年资的限制，实现人人平等，降低成员因个人主观意见和特定人员偏好受到影响的概率。

3. 优先次序矩阵法的分类及实施步骤　优先次序矩阵法大致上可分为评价法、共识标准法及完全分析标准法三种。

（1）*评价法*　评价法的优点是快速明了，没有涉及相对权重的问题，是刚成立的药学品管圈在评价项目及方案评估中最常用的方法。实施步骤如下。

步骤一：选定药学品管圈要改善的主题或是确认问题后想寻求改善的对策。这一步骤中，药学品管圈成员可利用头脑风暴、工作经验、现况了解等方式，配合特性要因图（鱼骨图）、系统图等方式列出要改善的所有主题。

步骤二：选定评价的项目。评价的项目无硬性规范，可由品管圈推动小组等机构统一制订或由各药学品管圈自行决定。常见评价标准包括可行性、迫切性、圈能力和上级政策等。

步骤三：决定各评价项目内的等级分数，等级和分数也无硬性规定，常分成3个等级，分别是1、2、3分或1、3、5分。有些药学品管圈为避免计算出的分数差距小或同分数的项目过多，将等级分数的距离拉大，如1、5、9分。

步骤四：全体圈员（含圈长）针对每个评价项目进行打分，打分的标准如上一步所示，所有人员都打分后进行统计。选择得分最高的，即为本次药学品管圈活动的所确定的主题。

（2）共识标准法（CCM）　共识标准法可以通过加权的方式清楚、明了地表现出项目间的优先次序。使用共识标准法需满足以下条件：①药学品管圈活动的成员较多，一般而言，需在8人以上；②药学品管圈的改善主题或对策拟定的项目过多，一般而言，应具有10～20个选择项目；③评价项目过多，一般而言，应具有6～15项评价项目；④需要得到快速统一意见后才能继续进行。

共识标准法的进行步骤如下。

步骤一：以清楚、明确的方式制定本次药学品管圈活动所要达成的最终目的。

步骤二：利用头脑风暴、亲和图或特性要因图等方法，确定所有要评价的项目和选项（方案），并明确列出。

步骤三：所有圈员利用L型矩阵，确定各评价项目的相对权重。每位圈员针对每项评价项目进行给分，总分为1分，也就是每个人将1分分配于每个评价项目中，将认为重要的评价项目给予较多的分数。

步骤四：所有圈员针对所有的选项（方案）打分，将圈员所打的分数加以汇总，分数越高的权重分数越高。

步骤五：利用L型矩阵结合步骤四的选项（方案）与步骤三的评价项目，产生评分的结果。

步骤六：按步骤五的评分结果，综合考虑所有的标准，选出最佳的选项。

（3）完全分析标准法（FACM）　相对而言，完全分析标准法也涉及相对权重的问题，计算方式虽然比共识标准法复杂，但其计算的精准度较高，一般在遇到下列5种情况时，适合用这个方法：①药学品管圈活动的成员较少时，一般而言，3～8人；②药学品管圈的改善主题或对策研拟的项目较少时，一般而言，仅有5～10个选择项目；③评价项目较少时，一般而言，仅有3～6个评价项目；④需要意见完全统一；⑤如果药学品管圈活动失败，其损失或利害关系重大。

完全分析标准法的进行步骤如下。

步骤一：明确本次品管圈活动所要达成的最终目的。

步骤二：利用头脑风暴、亲和图或特性要因图等方法，确定所有要评价的项目和选项（方案），并明确列出。

步骤三：所有圈员利用L型矩阵，以两两相比的方式，确定各评价项目的相对权重。每位圈员针对每项评价项目进行打分，打分的标准可由药学品管圈推动小组或各药学品管圈自行决定。

步骤四：所有圈员利用 L 型矩阵从各评价项目的角度，利用两两相比的方式，所有圈员针对所有的选项（方案）打分，来确定各选项（方案）的相对权重。打分的标准仍然可由药学品管圈推动小组或各药学品管圈自行决定。

步骤五：利用 L 型矩阵，将步骤四的选项（方案）所得的比例与步骤三评价项目所得的比例，分别相乘，即可产生评分的结果。

步骤六：按步骤五的评分结果，综合考虑所有的标准，选出最佳的选项。

（五）雷达图

1. 什么是雷达图　雷达图（Radar）又称蜘蛛网图，由中心点画出数条代表分类项目的雷达状直线，以长度代表数量的大小，专门用来进行多指标体系比较分析的专业图表。雷达图可以直观地显示出指标的参照值与实际值的偏离程度，使操作者可以清晰地对各指标进行评价。

2. 药学品管圈为何要运用雷达图　在药学品管圈活动进行效果确认时，通常会涉及对很多指标的综合评价分析，需要将指标和参照值进行一一比较，但往往顾此失彼，难以得到清晰准确的结果，这时可以借助雷达图。雷达图的功能如下：①可以看出指标实际值与参照值的偏离程度，为药学品管圈的成果分析提供有用的信息；②雷达图具有清楚、直观的特点，便于呈现所取得的无形成果。

3. 雷达图的绘制步骤

（1）*确定评价的项目*　在绘制雷达图前，必须先确定评价项目有几个，根据评价项目将圆周分为相应的等份，再分别从圆心画出相应的等份，但也可以不画圆周，如图 2－2－14 所示。

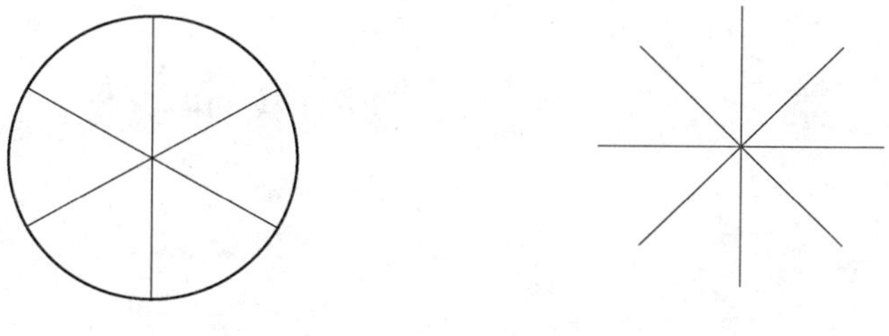

图 2－2－14　雷达图绘制步骤一

（2）在半径末端注明评估项目名称，如图 2－2－15 所示。

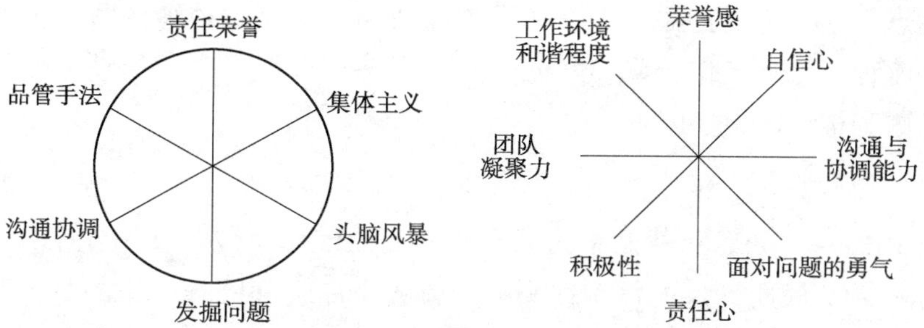

图 2－2－15　雷达图绘制步骤二

(3) 根据项目评分的分值大小，将半径分为相应的等份，用直线连接相邻的等分值的各点，如图 2－2－16 所示。

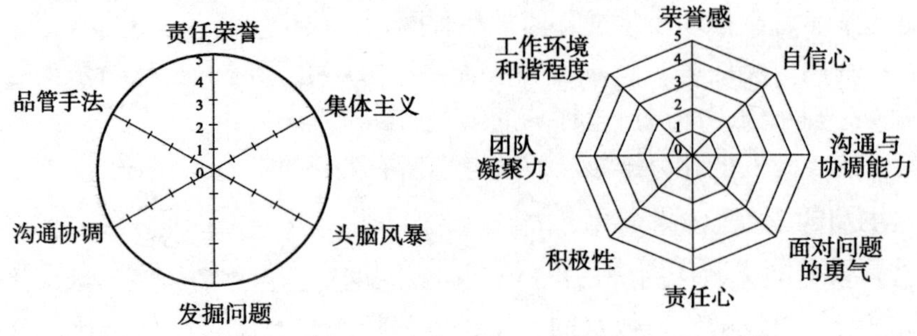

图 2－2－16　雷达图绘制步骤三

(4) 根据调查得到的项目分值，将每个得分点画在相应的半径上，并把同一次调查的相邻点用线连接起来，如图 2－2－17 所示。

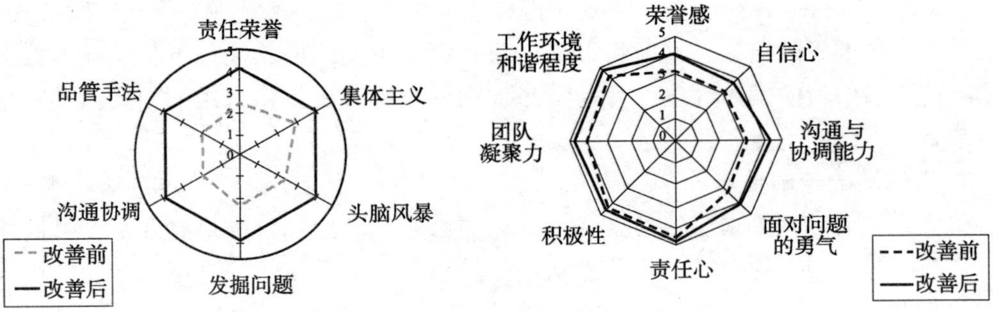

图 2－2－17　雷达图绘制步骤四

第三节　药学品管圈实施步骤

一、主题选定

药品企业或药品使用单位实施品管圈活动的目标是不断对自己的工作场所进行管理和改善，而主题选定是启动药学品管圈活动的第一个环节，应由圈员根据所在工作场所的问题点而定。选题范围可涉及药品企业或药品使用单位各个方面的工作，如优化药品运输流程、提高工作效率、降低运营成本等。选定合理的活动主题是确保药学品管圈活动顺利推行的重要因素。

（一）实施步骤

1. 提出问题点　问题点就是在药品企业或药品使用单位日常工作中，“应有”现象与“实际”现象间所产生的偏差或失衡。首先由品管圈圈长召集圈员，利用头脑风暴法列出所在工作场所尽可能多的问题点。对于问题点的思考方向可以从药品企业或药品使用单位内外部顾客需求、上级要求、员工期望、经常困扰的问题、想要的工作环境等方面进行考虑。

由于刚开始的时候，圈员通常没有问题意识，不容易找到现场的问题点。这时需要圈长引导圈员，根据选题方向来激发问题的出现。一是从日常管理指标中发现，二是与同事或服务对象的交谈或从其抱怨中发现，三是从工作的结果或反省中发现，四是从问卷调查的反馈中发现。

2. 确定主题的类型　药学品管圈活动主题类型一般分为两类。

（1）问题解决型　主要是针对药品企业或药品使用单位现有工作中所存在的需要解决和改善的问题。

（2）课题达成型　一般可分为三类：新工作的拓展、突破现状、追求卓越层次。

药学品管圈活动主题类型的判定可以从是否有过经验、是否大幅度打破现状、是想挑战还是想维持现有水准等几方面考虑，并将所列出的主题依照与每个方面的关系程度大小进行打分。关系程度大为5分，关系程度中为3分，关系程度小为1分，最后统计得分，分值最高者即为选定的主题类型，详见表2－3－1。

表2－3－1　药学品管圈活动主题类型判定表

课题达成型品管圈活动	关系程度		问题解决型品管圈活动
以前未曾有过经验，首次面临的工作欲顺利完成（新规业务的因应）			欲解决原来已实施工作中的问题
欲大幅度地打破现状（现状打破）			欲维持、提升现状水平
欲挑战魅力性质量、魅力性水准（魅力性质量的创造）			欲确保标准质量、标准水平
欲提前对应可预见的课题			欲防止再发生已出现的问题
通过方案、观点的追究与实施可达成目标			通过问题的原因究明与消除原因可获得解决
判定结果	合计分数		判定结果

2. 主题归纳与书写　当药学品管圈收集到大量的问题点后，可以用亲和图进行加工整理，即根据亲和性（相似性）进行归纳，把繁多的问题点集中在少数几个重要的主题上，使问题清楚、明朗，并达成共识，便于后面的评价和选择。

主题的书写需要有规范的格式，应包括以下几项元素：

动词（正向或负向）＋名词（改善的主体）＋衡量指标

例如，降低（负向）＋门诊病人＋等候取药时间，提高（正向）＋药学人员＋药品说明书认知率

3. 选定主题　当药学品管圈圈员们列出了一系列问题点后（即备选主题），可采用合适的方法选定一个最合适的问题，作为本期活动的主题。

（1）选定主题的方法

①直接法　根据现场需求、文献查证所得的结果、政策导向来选择药品企业或药品使用单位最需改善的项目或目前公共卫生、组织管理迫切需要解决的问题。

②投票法　用赞成或者反对的投票方式，以少数服从多数的原则决定活动主题，这个方法比较直接，但主观性过大。因此，还可以使用多重投票法或加权投票法来达成共识，以弥补该法主观上的缺陷。

③评价法　按程序写出评价项目，引导所有圈员依评价项目进行打分，将备选主题的分数求和或取平均值，分数最高者则为本期药学品管圈活动的主题，此法在品管圈活动中较常用，主题评价内容详见表 2－3－2。

（2）说明选题的理由　主题选定的理由可从以下几个方面分析：①对药品企业或药品使用单位本身而言，可以提升该药品企业或药品使用单位整体品牌形象；②对实施该次品管圈活动的部门而言，可以提高团队凝聚力和工作效率；③对个体而言，可以提高综合素质，减轻工作压力；④对顾客而言，可以提供更好的药品咨询服务，提高顾客满意度。

表 2－3－2　主题评价表

<table>
<tr><td colspan="2">评价项目主题</td><td>上级政策</td><td>可行性</td><td>迫切性</td><td>圈能力</td><td>总分</td><td>顺序</td><td>选定</td></tr>
<tr><td colspan="2">主题一</td><td></td><td></td><td></td><td></td><td></td><td></td><td></td></tr>
<tr><td colspan="2">主题二</td><td></td><td></td><td></td><td></td><td></td><td></td><td></td></tr>
<tr><td colspan="2">主题三</td><td></td><td></td><td></td><td></td><td></td><td></td><td></td></tr>
<tr><td colspan="2">主题四</td><td></td><td></td><td></td><td></td><td></td><td></td><td></td></tr>
<tr><td rowspan="4">评分办法</td><td>分数</td><td>上级政策</td><td colspan="2">可行性</td><td colspan="2">迫切性</td><td colspan="2">圈能力</td></tr>
<tr><td>5</td><td>常常提醒</td><td colspan="2">高度可行</td><td colspan="2">分秒必争</td><td colspan="2">能自行解决</td></tr>
<tr><td>3</td><td>偶尔告知</td><td colspan="2">可行</td><td colspan="2">明天再说</td><td colspan="2">需一个部门配合</td></tr>
<tr><td>1</td><td>没听说过</td><td colspan="2">不可行</td><td colspan="2">半年后再说</td><td colspan="2">需多个部门配合</td></tr>
</table>

注：1. 评价方法：优 5 分，一般 3 分，差 1 分；

2. 每个圈员对每个主题、每项评价项目均要打分，评价项目可根据实际情况调整。

4. 说明衡量的指标　主题选定后，应对“衡量指标”做具体的定义与说明。下面以主题“提高门诊药房窗口满意度”为例。

满意度：即是指人们基于健康、疾病和生命质量等方面的要求，对医疗保健服务产生某种期望，并对所经历的医疗保健服务情况进行的评价。

（二）注意事项

（1）药学品管圈活动在进行主题选定时，应契合该药品企业或药品使用单位本身的发展方向，要小而实，避免大而空；选题要先易后难，避免久攻不下；选题要具体明确，避免空洞模糊；选题要有依据，注意来源；选择身边的课题和力所能及的课题。

（2）在一期活动期间选择一个主题即可，不能在同一期间同时解决多个主题。

（3）一个部门同时开展多个品管圈活动时，主题相仿亦可。因为探讨的方向不同，可萌生出不同的方案。此时，需要圈长组织共同讨论，选出最适合的方案，获得最佳效果。

二、活动计划拟定

一份好的计划书是药学品管圈活动顺利进行的有力保障，它的拟定应基于药品企业或药品使用单位的内部环境、主题选定背景、项目实施要求，并结合品管圈圈员的思维习惯、工作特长，从而做出具有可行性的行动计划，以免品管圈项目实施过程中与预定计划出现较大的偏离。

（一）实施步骤

1. 确定活动拟定计划书的格式　药学品管圈活动计划书的拟定通常采用甘特图，以图示的方式通过活动列表和时间刻度形象地表示出任何特定项目的活动顺序或持续时间。甘特图是一种线条图，横坐标表示时间，纵坐标表示工作顺序或活动内容，线条表示在整个活动期间计划和实际完成情况，在活动开始时，先按照预定进度，以虚线画上计划线；在活动中，每完成一个工作项目，便以实线画上实施线，用以监控项目进度，以便如期完成改善活动。

2. 确定活动计划书的内容及顺序　品管圈活动内容包括主题选定、活动计划拟定、现状把握、目标设定、解析、对策拟定、对策实施与检讨、效果确认、标准化、检讨与改进。需要注意的是，品管圈活动时间顺序并不是一成不变的。如某些药学品管圈开展过程中可以先做现状把握，然后进入活动计划拟定步骤，再做目标设定，那么在确定计划书的活动内容时就应进行相应的调整，此外，也可增加成果发布环节。

3. 确定活动计划书的活动日程　经过全体圈员讨论，从而确定各步骤所需的时间，需细化到周，也可以另外标注相对应的年月时间，但不要将周末及节假日计算在内。并且要充分考虑人力、物力。可以基于对以往各期药学品管圈活动经验的有效回顾分析，或参考其他药学品管圈活动的计划安排，从而合理有效地安摆药学品管圈活动运行周期。

一般而言，在PDCA循环当中，一般将十大步骤分为四个阶段，每个阶段在活动期间的时间分配一般情况下是3:4:2:1，即前六个步骤所需时间约占整个周期的30%，步骤七独占整个周期的40%，步骤八和步骤九共占到20%，最后一个步骤占10%。

4. 确定圈员工作分配　确定各步骤的负责人以及圈员的具体工作，做到人尽其用、各司其职。

5. 绘制甘特图并递交上级审核　当所有的项目及细节均确定以后，绘制好甘特图，并将其递交上级，待上级批准后，方可实施。某药品企业或药品使用单位品管圈活动绘制的甘特图，如表2-3-3所示。

表 2-3-3 甘特图列表

	日期								
	一月份		二月份		三月份		四月份		负责人
	1~2 周	3~4 周	1~2 周	3~4 周	1~2 周	3~4 周	1~2 周	3~4 周	
主题选定	------→								刘某
活动计划拟定	------→								田某
现状把握		------→							林某
目标设定		------→							王某
解析			------→						王某
对策拟定				------→					田某
对策实施与检讨					------	------→			田某
效果确认						------→			林某
标准化							------→		刘某
检讨与改进								------→	王某
成果发表								------→	刘某

（二）注意事项

（1）药学品管圈活动计划的拟定应尽可能具体，并充分考虑药品企业或药品使用单位的自身能力。

（2）某些步骤按照逻辑性在时间上是不能重叠的，如现状把握和目标设定。

（3）活动计划表应悬挂在工作场所的醒目位置，对药学品管圈圈员能起到提醒和强化作用。

（4）如实施过程与既定计划出现偏离，应及时督促该步骤负责人记录原因，以便检讨和改善。如遇延迟时，应尽可能考虑配合计划进度。

三、现状把握

现状把握即是围绕所选定的主题对药品企业或药品使用单位相关部门进行现状调查，通过数据收集整理和头脑风暴掌握事实真相，并加以客观的系统分析，明确改善重点所在，为下一步的目标设定提供依据。

（一）实施步骤

1. 明确工作流程 药品企业或药品使用单位内部的工作往往十分复杂，没有办法直接进行分析，这时一般采用流程图，通过各种形式的小组讨论，对现行工作进行系统地归纳和总结。例如某医院化疗药物使用流程如图 2-3-1 所示。

2. 现场考核并收集数据 组织圈员到药品企业或药品使用单位的相应部门，针对现场做现实的观察，收集数据，并利用查检表记录现状与目标的差距，汇总查检数据。例如某医院住院病人化疗药物不良事件发生率，查检表数据汇总如表 2－3－4 所示。

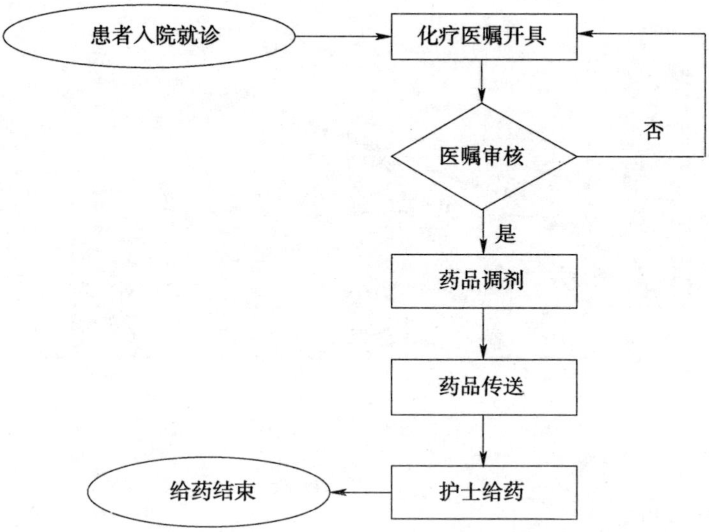

图 2－3－1　某医院化疗药物使用流程

表 2－3－4　查检表

项目	医嘱失误	调剂失误	传送失误	给药失误	其他	合计
发生件数	318	179	33	32	14	576
发生率（‰）	14.73	8.29	1.53	1.48	0.65	26.68
累计百分比（%）	55.21	86.28	92.01	97.57	100.00	

3. 确定改善重点　根据 80/20 法则（80% 的错误结果由 20% 的原因造成），只要改善 20% 的错误项目，就能纠正 80% 的错误。在这个步骤中，一般用柏拉图来把握重要原因或寻求改善重点，选取柏拉图上标示累计百分比达 80% 左右的项目即为本次药学品管圈活动改善重点。柏拉图示例如图 2－3－2 所示，从该图可以看出，由于 a 原因、b 原因、c 原因、d 原因累计比例为 88.57%，因此改善重点就确定为 a、b、c、d 四个原因。

（二）注意事项

（1）查检表的设计应确保数据收集的简易、迅速、正确，并且不仅要收集已有记录的数据，更需要药学品管圈圈员亲自去测量、去跟踪，直接掌握第一手资料，以掌握问题的实质。

（2）查检表的项目随着工作流程的改善或时间的推移而发生变化。如有异常，圈员应马上探明原因，并采取适当措施。

（3）在整个活动过程中，改善前、中、后查检的项目、周期、计算单位等标准应一致，才能进行统计分析。

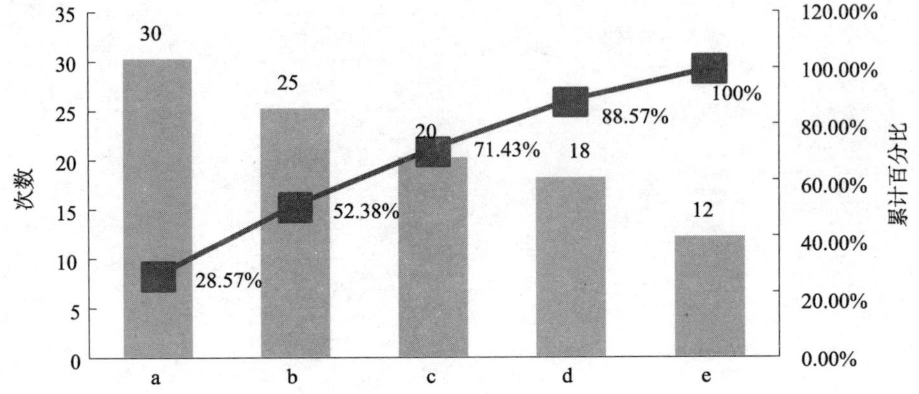

图 2－3－2　柏拉图

四、目标设定

在根据现状把握确定了改善重点之后，药学品管圈活动就进入了目标设定阶段，目标设定可影响绩效评估、团队凝聚力、工作积极性。目标设定合理与否和后期改善项目的多少及药学品管圈活动最终的效益息息相关。药学品管圈活动设定目标时需考虑活动结束后能否评价或能否被肯定，是否具有可及性，应尽量具体化、数据化。

（一）实施步骤

1. 目标设定的具体内容

（1）明确何时进行目标设定　一般而言，目标设定是在现状把握之后进行，如果在主题选定时已有现成的可追溯数据可用，则不必通过现状把握阶段收集数据，目标设定可在主题选定之后进行。

（2）明确目标项目和设定的内容　药学品管圈活动的目标设定有固定的目标主体和内容表达方式，规范叙述方式为“完成期限 + 目标项目 + 目标值。”如 12 月 11 日前，将门诊药房调剂差错率从 14% 降到 6%。

（3）明确相应的完成期限　对于所要完成的目标，设定的期限不同，完成的效果不同，相应的目标值也就不相同。一般来说，如果设定的期限较短，仅为短时期的目标完成，那么改善幅度也就相对较低，目标值就要设的相对较低，以适应我们的完成期限。相反，如果设定的期限较长，说明我们需要进行大幅度的改善和调整，目标值也就要相应的提高。不同的品管圈活动，要设定不同的完成期限，这也是对我们圈内成员的承诺和约束。但一般而言，完成期限以 3 个月左右为宜。

（4）计算目标值　主题动词为负向描述（降低或减少）的目标值计算公式：

目标值 = 现状值 − 改善值

= 现状值 − （现状值 × 改善重点 × 圈能力）

主题动词为正向描述（增加或提高）的目标值计算公式：

目标值 = 现状值 + 改善值

= 现状值 + [（标准值 − 现状值）× 改善重点 × 圈能力]

名词说明如下。

现状值：即现状把握阶段利用查检表收集到的数据，能反映所选主题的现状值。

圈能力：该药学品管圈圈员的改善能力（完成目标的实际能力），一般用一个具体的百分比数值来表示。

改善重点：即在现状把握阶段利用查检表绘制成的柏拉图中，累计百分比在80%左右的项目。

2. 绘制目标设定柱状图　药学品管圈进行目标值设定以后，为进一步对目标进行说明，还可以绘制柱状图，直观呈现改善前数据（现状值）以及改善后数据（目标值）。同时，可以用上升或下降箭头等形式标注改善情况，并列出改善幅度。

（二）注意事项

（1）药学品管圈在考虑目标设定的合理性时应包括投入成本、人力、物力、时间，并且所设定的目标对于该组织来说要具有挑战性。

（2）目标需数据化、具体化，并且要具有推广价值。

（3）值得长期研讨的问题应分段分期制定目标，短期或中期目标要比长期目标更为有效。此外，为了解预定目标的实施进度，应在对策实施过程中定期反映目标完成的情况。

五、解析

上一步我们已经找到了组织运营中的改善重点，而解析这一步即是对所得到的改善重点进行对应分析、找出问题产生的真正原因，才能为下一步对策拟定提供依据。

（一）实施步骤

为了深入剖析造成问题的原因，解析过程中一般需要绘制表示因果关系的图形。解析可分为三个阶段，即查找原因、要因分析和真因验证。

1. 查找原因　所谓原因，就是所有可能造成问题的因素。在这个过程中，圈长应带领圈员运用头脑风暴法、思维导图法、曼陀罗法等提出和收集原因，从药品企业或药品使用单位运营的不同角度、不同方面找出产生问题的尽可能多的原因，进而绘制成特性要因图。需要注意的是，现状把握得出的每个重点均需独立绘制一幅特性要因图。

2. 要因分析　要因即是从提出的所有原因中找出关键的小原因，一般按照80/20法则（即80%的错误是由20%的原因造成的）选定排名在前20%的原因。要因分析一般可采用投票法或评价法进行。

（1）投票法　一般采用多重投票法，避免主观性、随机性的影响。

第一轮投票：圈长将查找出的所有小原因列在清单上，每位圈员对清单上所列出的原因进行投票，选定自己心目中认为最重要的原因，最后根据投票的结果将明显票数低的原因舍去。

第二轮投票：圈员针对上一轮投票得出的原因按照第一次的程序再次进行投票，按照这个规律，直到剩下3～5种为止。

（2）评价法　评价法就是药学品管圈圈员对特性要因图中的每一个小原因（即特性要因图中的末端因素）按照重要的5分，中等重要的3分，不重要的1分来进行打分，然后对每个小原因的总得分进行统计并按大小排序，排名前几名的即为要因。需要明确的是，这种方法确定的要因并没有实际到现场收集数据来验证。

3. 真因验证　由于要因并没有通过现场所收集的数据加以验证，所以会存在主观性强、说服力低的状况，而且有些要因为伪要因，如果不加以去除，将会影响整个药学品管圈活动的效率，甚至使整个活动徒劳无功。所以在药学品管圈运作过程中，为了达到更好的效果，避免忽略问题产生的真正原因，需要更进一步做“真因验证”，即针对可检验的要因到现场再次进行数据收集、验证。最后经柏拉图分析，把不合格的“伪要因”剔除，得到问题产生的真正原因。真因验证一般可以通过三种方法进行。

（1）现场验证　品管圈圈员在圈长的带领下到相关的工作现场通过试验、取得数据来证明，常常适用于方法类因素。

（2）现场测试、测量　现场测试、测量是到药品企业或药品使用单位的相关现场，通过亲自测试、测定取得数据，与标准进行比较，看其符合程度来证明。常常适用于设施设备、材料因素，环境因素。

（3）调查分析　关于人的方面的有些因素，不能用实验或测量的方法取得数据。这时可采取设置调查表的方式，到现场进行调查分析，进而取得数据来确认。

（二）注意事项

（1）在确定每个小原因是否为主要原因时，应根据它对所分析问题的影响程度大小来确定，而不能根据它是否容易解决来确定。

（2）对特性要因图中的小骨必须要逐一确定，以免漏掉主要原因。

（3）现场测试、测量的数据要具有代表性，要取平均值，不能收集一次就终止。

总而言之，确认必须要药学品管圈圈员到现场亲自去观察、调查、测量、试验，取得的数据才具有可靠性。只凭印象、感觉、经验来确认是不够的。

六、对策拟定

经过上面的解析，我们已经明确了导致问题的关键因素，而这一步就是根据这些关键因素找出具体可行的解决方案。

（一）实施步骤

1. 思考并提出实施对策　根据确定的真因，召集圈员，运用头脑风暴法，从各个方面思考，提出尽可能多的方案。

在思考并提出对策时应注意：①已经在执行的事情不能作为对策；②思考并提出对策需要药学品管圈全体圈员共同参与、共同思考；③提出的对策要考虑是否是圈员能力范围之内的，尽量提出自己有能力解决的对策；④所提出的对策最好是针对问题的根本原因提出，而不是解决表面问题，以保证对策的长期稳定性；⑤要考虑对策执行的时效性。

2. 选择并确定实施对策　由于提出所有的解决方案并非都是切实可行的，所以要从中挑选出能够切实解决问题的合理方案。这个过程一般采用对策拟定评分表，由药学品管圈全体圈员依据评价指标和评级等级对所有的对策进行打分，统计得分的高低，选择合适方案，步骤如下。

（1）确定评价指标和评价等级　对策的拟定需要遵循科学的评价指标，依据统一的等级分数进行打分确定。评价指标和等级分数可由药学品管圈推行小组等机构统一制定或由各药学品管圈成员自行决定。评价指标通常包括可行性、效益性、经济性（成本）、自主性等内容。各个评价指标一般可分为三个或五个等级。有些药学品管圈为了避免计算出的分数差距大或同分数的项目过多，也可将等级分数的距离拉大，内容详见表2－3－5。

表2－3－5　对策选定表

	要因	拟定对策	提案人	可行性	效益性	经济性	合计
问题点							

注：评价分值为1、3、5分。

（2）打分　全体圈员依据前面确定的评级指标来打分，列表并统计得分的高低，从而选择出合适方案。

（3）确定人员和实施方案　确定对策实施的方案（5W1H），明确对策负责人。负责人应确保所负责的对策具有可操作性，并对其进行有效管理。

（4）提请上级批准对策　在提出对策并确定好对策之后，需要获得该药品企业或药品使用单位高层领导的认可并按照程序向上级申请批准。只有所拟定的对策被批准以后，才可以得到上级领导的支持和帮助，以使该药学品管圈活动有效进行。

（二）注意事项

（1）所拟定的策略需是长久有效的策略，不能只提出一些治标或者应急的对策。

（2）所提出的对策不能与药品企业或药品使用单位的管理制度发生矛盾。

(3) 选取的对策数量不宜太多，尽量在4~6个，以便合理地安排人力、物力、财力，达到最佳的效益。

(4) 选取的对策要有针对性且不失创新性。针对性的对策是解决问题的根本，而创新性则可以使解决问题的广度得以扩大，丰富了整个对策群。

七、对策实施与检讨

在拟定好对策并获得上级领导的批准后，就要对最终确定的所有对策一一进行实施与检讨，进一步根据对策拟定具体的改进措施。这时需要药学品管圈圈长再次组织圈员运用头脑风暴法，针对已经确定的对策进行跟踪评估，对措施内容进行全面的把握，随时了解课题进展，发现新问题并采取措施，以达到活动目标。

（一）实施步骤

1. 制订对策实施计划 在确定对策之后，药品企业或药品使用单位便可以在圈现场开始进行对策的试行，对策的实施不一定要同时进行，尤其是相互干扰的对策。需要拟定一个对策的实施计划，对对策的实施顺序、时间安排等做出详细的规划，以保证对策顺利实施。

对策实施计划制订步骤如下。

(1) 根据圈员的能力和特性，将对策中的业务工作进行合理分配，尽量使每个人都可以将自己的能力发挥到最大。

(2) 专项负责人对圈员进行教育培训、任务分工说明。

(3) 分析收集的资料和数据，制订详细的实施计划，包括工作项目、实施时间、完成时间、负责人等。

(4) 对制订的计划进行预算，力求经济合理，确保对策可以顺利实施。

(5) 提前与相关职能部门进行沟通和协调，获得其他部门的人力、设备、技术等方面支持。

(6) 整理出较为完整的实施计划书，及时上报主管及相关部门。

2. 实施对策并进行动态追踪 圈现场按照所拟定的对策实施计划进行实施，及时追踪、分析对策的实施动态并及时记录。在这个过程中可使用查检表进行数据收集与分析，看对策是否达到预期效果。如某医院以“降低门诊药房内差率”为主题动态跟踪对策实施成效，初步分析后发现对策实施达到了预期效果，详见表2-3-6。

表2-3-6 某医院门诊药房内差事件查检表和结果汇总分析

项目	日期								总计	占比（%）	改善（%）
	5.1~5.15	5.16~5.31	6.1~6.15	6.16~6.30	7.1~7.15	7.16~7.31	8.1~8.15	8.16~8.31			
数量差错	22	20	16	12	8	6	3	3	90	46.9	92

续表

项目	日期								总计	占比（%）	改善（%）
	5.1～5.15	5.16～5.31	6.1～6.15	6.16～6.30	7.1～7.15	7.16～7.31	8.1～8.15	8.16～8.31			
品项差错	16	15	12	17	7	6	3	3	79	41.1	83
其他	5	5	3	3	3	2	1	1	23	12.0	80
合计	43	40	41	32	18	14	7	7	192		

3. 对策检讨与改善　对策的实施有时并不是一帆风顺的，常常存在很多问题，例如：①对策实施未能达到预先设定的进度；②对策的实施过程没有及时记录，或记录不完整；③对策的实施没有取得预期的效果；④对策实施中的问题把握不全面，忽略了潜在问题。

针对以上问题应及时采取措施，例如对于没有达到预期效果的对策，要视情况再做解析的步骤，重新拟定对策，直到达到预期效果。

整个对策实施与检讨的过程需要有详细的记录，一般运用 PDCA 循环，详见表 2－3－7。

表 2－3－7　对策实施记录表

<table>
<tr><td rowspan="2">对策 n</td><td>对策名称</td><td></td></tr>
<tr><td>要因</td><td></td></tr>
</table>

<table>
<tr><td>改善前：
What 改善对象
How 实施步骤

对策内容：</td><td>对策实施：
Who 负责人
When 实施时间
Where 实施地点</td></tr>
<tr><td>对策处置：
1. 目标达成
2. 未达目标再决策</td><td>对策效果确认：
1. 对策执行情形
2. 对问题点改善效果</td></tr>
</table>

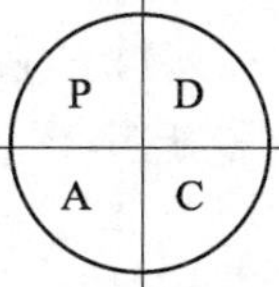

（二）注意事项

（1）在所拟定的对策中，有些实施起来难度比较大，这时可与主管部门商讨，找出解决方案，不可轻言放弃。

（2）收集改善结果的数据要有客观性，要收集最新的数据。

（3）及时记录对策实施情况，对发生的任何状况，无论是正面的还是反面的，都应该详细记录。

（4）尽可能分段实施以及追踪检讨，但对策相互独立时也可以同时实施，并详细记录实施过程与结果。

（5）若遭遇到无法在短期内解决的难题时，应考虑修正方案和完成日期。

八、效果确认

当实施对策完毕后，应当进行效果确认，看其实施后的结果是否达到了预定的目标。如果达到了预定的目标，则可进入标准化的步骤。如果没达到目标，就应对计划的执行情况及可行性进行分析，找出原因，在第二次 PDCA 循环中加以改进。

效果确认的分类：一是单独效果，单独效果即是针对每一个对策实施情况进行效果确认，评估每一个对策所取得的成果。二是总体效果，总体成果可分为有形成果、无形成果和附加成果，进行总体效果确认时可以借助柱状图、查检表、推移图、柏拉图、雷达图等表现形式。

（一）实施步骤

1. 有形成果确认 即可以用数据形式表现，通常能直接计算其效益的成果，如降低静脉用药调配中心药品调剂差错件数。

（1）有形成果的计算

$$目标达成率=\frac{|改善后数据-改善前数据|}{|目标设定值-改善前数据|}\times100\%$$

$$进步率=\frac{(改善前数据-改善后数据)}{改善前的数据}\times100\%$$

注意：目标达成率在90%～110%是最优秀的；若过高（>150%），则说明在目标设定时对自己信心不足，以至于目标设定太低；若过低（<80%），则说明在设定目标值时高估了自己圈的能力，解析时没有挖掘出真正地要因，拟定的对策不够有效或对策未落实。

（2）有形成果　有形成果一般是数据化的，比较容易引起人们的重视，为了直观呈现所取得的有形成果，一般借助柱状图和柏拉图。

2. 无形成果确认 无形成果是在药学品管圈活动过程中产生的，可以通过圈会的形式运用头脑风暴法加以提炼。主要表现在以下几个方面：团队凝聚力、解决问题的能力、自信心、创新能力、积极性等，各药品企业或药品使用单位可视具体情况而定。无形成果的评价项目以6～8项为宜，根据评价项目的类型，由药学品管圈成员或服务对象打分，取平均值。无形成果评分详见表2－3－8。无形成果可以通过雷达图进行直观的呈现，如图2－3－3所示。当然，无形成果也可以用文字的形式表达。

表2-3-8　无形成果评分表

编号	评价项目	活动前		活动后		活动成长	正/负向
		合计	平均	合计	平均		
1	解决问题能力						
2	责任心						
3	沟通协调						
4	自信心						
5	团队凝聚力						
6	积极性						
7	服务意识						
8	和谐度						

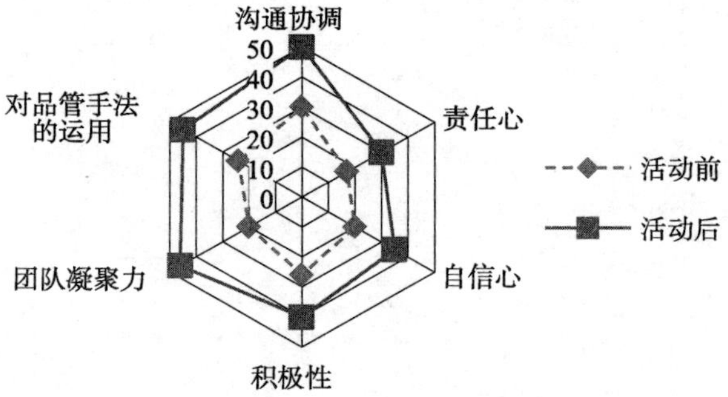

图2-3-3　雷达图

3. 附加成果确认　一些药品企业或药品使用单位在实施药学品管圈活动中会获得其他方面的一些成果，例如专利、课题、论文、奖项等，这些即作为品管圈活动所取得的附加成果。

（二）注意事项

（1）效果如果有副作用，必须从正向、负向效果两方面同时比较其利弊得失。

（2）为更加全面地评价无形成果，还可邀请圈外人士（如领导、同事、服务对象等），请他们谈谈药学品管圈活动前后的不同。

九、标准化

效果确认后，若对策有效，应将改善后的操作方法纳入有关标准，报经有关部门认可后，正式实施。标准化是药学品管圈维持改善成果的重要步骤。其目的是技术储备，提高效率，防范错误再发。标准化是药学品管圈活动不可缺少的部分，是对策效果得以长期维持的重要保证，并且能起到同质化培训和高效率的作用。

（一）实施步骤

1. 建立标准操作流程　药学品管圈的标准化，并不只是药品企业或药品使用单位中某一个部门的活动，它往往涉及多个部门，这时就需要建立一套详细且明确的操作流程。操作流程的建立一般通过圈会的形式进行小组讨论，挑选出可规范化、标准化、精细化的有效对策，基于现场，逐一建立标准操作流程，明确标准化流程每一个环节的使用者和监督者。

2. 制作标准书 对新制定的标准操作流程进行说明，并制成统一的标准书。主要内容包括作业名称、编号、主办部门、目的、使用范围、对作业程序和作业内容的说明、注意事项以及附则（制定的年月日等），详见表2－3－9。

表2－3－9 流程制作标准书

<table>
<tr><td rowspan="2">类别：□流程改善
□提升质量
□临床途径</td><td colspan="3" rowspan="2">作业名称：</td><td colspan="3">编号：</td></tr>
<tr><td colspan="3">主办部门：</td></tr>
<tr><td colspan="7">一、目的
二、使用范围
三、说明
（一）操作程序（流程图）
（二）内容
四、注意事项
五、附则
（一）实施日期
（二）修订依据</td></tr>
<tr><td>修订次数：</td><td rowspan="3">核定</td><td rowspan="3"></td><td rowspan="3">审核</td><td rowspan="3"></td><td rowspan="3">主办人</td><td rowspan="3"></td></tr>
<tr><td>修订日期：</td></tr>
<tr><td>制定日期：</td></tr>
</table>

3. 上报主管部门审核批准 将制作好的标准书上报上级领导审核，若审核通过，则编订标准序号，进入标准化阶段。

4. 进行标准化培训 对相关部门拟定的标准流程实施教育培训，使其尽快掌握。

5. 持续追踪实施动态 在实施标准化流程以后，仍然需要药学品管圈圈员对实施情况进行持续地追踪，以考察该标准化流程的实施效果，保证其可以长久地发挥作用。

（二）注意事项

（1）标准化的对策需要持续进行监控审核并转化成日常的管理项目，以防问题再度发生。

（2）标准化的用词要准确，不能模糊不清。例如门诊药房需在适当时间增加发药窗口，“适当”一词的表述是不准确的。准确的表述为：当每个窗口排队人数超过10人时，门诊药房应增加发药窗口。

十、检讨与改进

检讨与改进是对药学品管圈整个实施过程进行全盘地反省和评价，并利用 PDCA 循环进行持续改进和提高。应对整个过程进行客观、公正、全面的评价，明确遗留的问题，发掘新的问题，并将其纳入下一个药学品管圈活动的选题范围。检讨与改进也可以说是新一轮 PDCA 循环的开始。

（一）实施步骤

（1）召开圈会，以活动步骤为基础，讨论优缺点、今后努力的方向以及遗留问题，注意所有的意见提出时需取得全体圈员的共识。

（2）将检讨的结果用表格的形式形成报告，以便在后续的品管圈活动中进行分享，详见表 2-3-10。

（二）注意事项

应确实检讨各步骤或品管手法运用上的优缺点，不要只是写空泛的心得、感想。

表 2-3-10　检讨与改进报告

活动项目	优点	缺点或今后努力的方向
主题选定		
活动计划拟定		
现状把握		
目标设定		
解析		
对策拟定		
对策实施与检讨		
效果确认		
标准化		
圈会运作情形		
遗留问题		

第四节　药学品管圈活动成果展示与评价

一、药学品管圈活动成果展示

药学品管圈在活动完成以后，圈长应组织圈员系统地归纳和总结活动所取得的成果（包括有形成果、无形成果、附加成果、标准化成果等）以及活动过程中所应用的品管手法等，最后将整个活动的过程和所取得的成果制成 PPT 或影音等形式的文件来进行汇报和展示。品管圈进行成果展示，一方面肯定了圈员的付出，增强了他们的成就感，激励他们更好、更积极地投入到品管圈活动中；另一方面，成果展示的同时，邀请广大专家和药品企业或药品使用单位领导进行评价，提出意见和建议，帮助该品管圈发现活动中存在的不足之处，以便及时改正，进而促进品管圈活动质量的提高。

总之，品管圈活动成果展示的过程是反馈交流的过程，是各品管圈之间活动经验共享的过程，也是调整深化的过程。它所展示的不仅是品管圈活动所取得的成果，更是一种情感的交流，思维的碰撞。

（一）药学品管圈成果展示内容

1. 药学品管圈基本情况 药学品管圈在进行成果展示时必须要对品管圈进行介绍，包括小组成员、课题名称、小组类型、注册时间及活动次数等。

2. 发表对象简介 为了使观众能迅速理解该次药学品管圈的课题，在进行成果展示时需要用最通俗的语言对发表对象进行简单介绍。"发表对象简介"犹如一本书的内容提要，它是对药学品管圈活动的精炼概述，使得活动的主要内容，即需要提高和改善的问题一目了然。一般用文字描述，也可以用数据介绍发表对象，可能的话，画一张发表对象示意图，并简述其作用。如果展示的课题专业性词汇太多，则应做形象的比喻和通俗的说明，可以采用流程图（或框图）说明发表对象。

3. 成果展示 按照药学品管圈活动的主题选定、活动计划拟定、现状把握、目标设定、解析、对策拟定、对策实施与检讨、效果确认、标准化、检讨与改进十大步骤对药品企业或药品使用单位品管圈活动的课题进行一一说明，总结所使用的品管手法、品管圈活动所取得的成果（包括有形成果、无形成果、附加成果、标准化成果等），运用合适的形式进行展示。

（二）药学品管圈成果展示形式

1. 成果汇报展示大赛 药品企业或药品使用单位可以举办品管圈成果展示大赛，由各品管圈将自己圈开展的情况或取得的成果、经验进行展示与分享，评选出优秀者，并给予奖励。同时可将表现优异的品管圈推送至行业内的品管圈成果展示大赛，以便交流借鉴、互相学习。

2. 宣传文件 若某个品管圈表现得比较突出，可以将该品管圈所取得的成果制成PPT文件或影音文件，作为品管圈实施教育培训的材料。或者在企业内进行宣传展示，以供其他品管圈学习借鉴。

（三）药学品管圈成果展示要求

1. 真实性 品管圈在进行成果展示时，应基于品管圈活动的实际开展情况，并且所要展示的成果都要经过一段时间的考证，确保展示内容的真实性，切不可为了展示的效果而捏造事实。

2. 逻辑性 成果展示的过程以及内容应该清楚明了，逻辑性强，让人一目了然。可以按照品管圈活动十大步骤顺序依次进行展示。

3. 展示者熟悉内容　进行成果展示的人必须是熟悉本课题活动的小组成员。

二、药学品管圈活动评价

（一）评价概念

评价就是从特定的目的出发，根据一定的标准，通过特定的程序对已经完成或正在从事的工作进行检测，找出反应工作进程的质量或成果水平的资料或数据，从而对工作的质量或成果的水平进行合理的判断，以便更好地总结回顾，以及制订下一步的发展计划。

（二）药学品管圈活动评价的目的

1. 检查并发现问题　在药学品管圈活动中，我们或多或少都会存在一些问题。所谓当局者迷，旁观者清，有些问题圈员自身可能意识不到，但邀请相关专家或领导，以该活动旁观者的身份对其过程、内容、所使用的方法进行全面的检查与评价，可以有助于发现活动中存在的问题，然后对症下药，解决问题，促进药学品管圈活动水平的提高。

2. 找出差距　在对一系列的品管圈进行评价时，可以依据统一的标准、统一的原则进行评价工作。这时可以对比各个圈的开展情况，评选出优秀的圈。同时也可以找出各个圈之间的差距，并在下一次品管圈活动中采取有效措施，弥补这种差距，完善品管圈活动。

3. 促进发展　药学品管圈活动开展的目的就是促进药品企业或药品使用单位质量以及管理工作的不断改善，进而促进企业向前发展，所以药学品管圈活动开展的好坏至关重要。在一期品管圈活动结束以后，应及时地进行评价，找出该期品管圈活动的优点以及今后要努力的方向，为下一期品管圈活动提供意见和建议，从而不断地提升药学品管圈活动的质量，最终达到促进药品企业或药品使用单位发展的作用。

（三）药学品管圈活动评价的原则

药学品管圈活动评价的原则是开展评价工作时应该遵循的准则，包括全面性原则、重要性原则和客观性原则。

1. 全面性原则　全面性原则强调的是药学品管圈评价的涵盖范围应当全面，具体来说，是指药品企业或药品使用单位品管圈活动评价工作应当包括品管圈的整体运行，即从药学品管圈主题选定一直到活动的检讨与改进，也要包括药学品管圈活动的工作环境和人文环境，涵盖活动课题的各种事项。

2. 重要性原则　重要性原则强调药品企业或药品使用单位品管圈活动评价应当在符合全面性的基础之上，突出重点。具体来说，主要体现在制订和实施评价工作方案、分配评价资源的过程之中，它的核心要求主要包括两个方面：①坚持质量管理导向的思路，着重关注那些影响药学品管圈课题目标实现的点；②坚持重点突出的思路，着重关注步骤关键的控制环节以及重要工具的运用及其效果。

3. 客观性原则 客观性原则强调药学品管圈活动评价工作应当准确地揭示药品企业或药品使用单位经营管理的状况，如实反映药学品管圈活动运行的有效性，不因某一主体使评价产生差异，以真实的数据资料为主，保证公平公开的分析评价。只有在品管圈活动的评价工作方案制定、实施的全过程中始终坚持客观性，才能保证活动评价结果的可靠性，保证药品企业或药品使用单位品管圈活动的实用性，使活动长久地循环运作下去。

（四）药学品管圈活动的评价标准

药学品管圈活动的评价是对药学品管圈活动的有效性发表意见。所谓药学品管圈活动的有效性，是指药学品管圈的建立与实施对课题改善目标提供合理保证的程度，包括药学品管圈活动步骤设计的有效性和品管圈活动运行的有效性。其中，药学品管圈活动步骤设计的有效性，是指为实现课题改善目标所必需的品管工具都存在并且设计恰当；药学品管圈活动运行的有效性，是指正在进行的药品企业或药品使用单位品管圈活动按照品管圈步骤得到了正确有效的执行。

需要强调的是，即使同时满足药学品管圈活动步骤设计有效性和运行有效性标准，药品企业或药品使用单位品管圈活动依然存在固有的局限影响，只能为部分品管圈活动目标的实现提供合理保证，而不能提供绝对保证，不应不切实际地期望药学品管圈活动的评价体系能够绝对保证品管圈活动课题改进目标的实现，也不应以课题目标的最终实现情况和程度作为唯一依据，直接判断药学品管圈活动步骤的设计和运行的有效性。

下面按照药学品管圈活动的十大步骤来阐述一下每个步骤的评价标准，见表2－4－1。

表2－4－1　品管圈步骤评价标准

活动项目	评价标准
主题选定	重要性、迫切性、实施的难易程度，是否具体明确
活动计划拟定	可行性、逻辑性、严密性
现状把握	准确性、分析数据的适当性
目标设定	合理性
解析	分析工具运用的适当性、分析深入程度、原因解析的正确性
对策拟定	针对性、明确性、合理性、可行性
对策实施与检讨	有效性、落实性
效果确认	真实性、准确性
标准化	落实性
检讨与改进	全面性

（五）药学品管圈活动的评价内容

药学品管圈活动评价的内容涉及方方面面，因此在设定评价内容的时候，圈内成员要充分运用头脑风暴，尽可能提高评价内容的完整度。需要考虑药学品管圈活动相关的工具在评价期内是如何运行的；相关的步骤与工具运用是否得到了持续一致的运行；圈内人员即圈长、圈员是否具备必要的能力来进行药学品管圈活动步骤的实施。具体的评价内容要根据实际情况而定。

1. 主题选定方面

（1）是否和药品企业或药品使用单位的政策相结合。

（2）重要性是否符合药品企业或药品使用单位自身发展的需要。

（3）主题与利害关系的相关程度。

（4）领导对主题的支持程度。

2. 资料收集方面

（1）问题和主题的相关数据面是否完整。

（2）资料收集的期间和数量是否足够。

（3）数据收集的范围与品管圈活动的主题是否密切相关。

3. 数据分析方面

（1）分析方法以及工具的使用是否恰当。

（2）分析时是否遵循客观性。

（3）是否深入调查并分析出重点与差异。

4. 实施过程方面

（1）实施的力度是否足够。

（2）成员分工以及参与程度。

（3）上级主管部门是否给予足够的重视。

5. 标准化方面

（1）标准化作业流程是否完备可行。

（2）标准化实施过程与预先规定的标准化流程是否一致。

6. 活动成果及创新方面

（1）有形成果、无形成果和附加成果的计算与归纳是否准确，呈现是否恰当。

（2）是否具备原始创意性质。

7. 整体运作方面

（1）是否符合药品企业或药品使用单位的运作系统。

（2）是否符合品管圈活动的运作特性。

（3）圈长的积极性如何。

（4）教育培训是否足够。

（六）药学品管圈活动的评价方式

药学品管圈活动创造了价值，理所当然地应受到表彰奖励。许多品管圈活动开展得比较好，药品企业或药品使用单位逐步加大了奖金额度，还做出了优先晋级、晋职等规定。不仅极大地调动了广大基层药品企业或药品使用单位工作人员参与品管圈活动的积极性，而且使广大职工能自觉地投身到各项练内功、抓管理、上水平、增效益的管理活动中，把参与药学品管圈活动作为履行自身职责、展示自身价值、体现自身追求和维护自身利益的神圣义务。当药学品管圈活动进行到一定程度时，如何对其进行评价就尤为重要，一般来说，药学品管圈活动的评价分为以下三组：定性评价与质量评价、日常评价与定期评价、现场实地评价与成果发表评价。

1. 定性评价和定量评价 药学品管圈活动的评价体系是由两个重要的指标体系组成的。一个是定性评价体系，另一个是定量评价体系。药学品管圈活动评价体系的设定，确立了品管圈及其圈员的绩效考核内容与标准，是评价结果与绩效考核的重要依据，下面将依次对这两个指标体系进行说明。

（1）定性评价　定性评价是不采用数学的方法，而是根据评价者对评价对象平时的表现、现实和状态或文献资料的观察和分析，直接对评价对象做出定性结论的价值判断。例如评出等级、写出评语等。它是利用专家的知识、经验和判断，通过记名表决进行评审和比较的评标方法，强调观察、分析、归纳与描述。

药学品管圈的定性评价是指借助对药学品管圈的知识、经验、观察及发展变化规律的了解，科学地对药品企业或药品使用单位品管圈活动进行分析、判断、评价的一类方法。在运用定性评价时，需要注意以下几点：①定性评价体现的是“范畴”的中心思想。药学品管圈的定性评价不是采用传统数字统计的方法，而是根据圈员的平时表现及品管圈的运行成效而定；它体现的是对课题的控制协调水平、发展潜力等，而并非严格的数据化评定，充分体现了药学品管圈活动评价的灵活性。②定性评价由答辩、成员表现、课题达成效果的考察等多方面组成。品管圈活动的定性评价是多元化的。在对圈员的评价中，原始资料包括圈员在品管圈活动中的场地笔记、个人成长体会、圈长与其他圈员的评价等。在对圈组的定性评价中，原始资料包括药学品管圈活动的成效前后对比说明、活动中的视频录音等，目的在于描述、解释说明药学品管圈活动的开展效果，并达到让圈员更好地理解品管方法和手段的应用目的。

（2）定量评价　定量评价是采用数学的方法，收集和处理数据资料，对评价对象做出定量结果的价值判断，如运用教育测量与统计的方法、模糊数学的方法等，对评价对象的特性用数值进行描述和判断。

“定量”可理解为“基于数量”，药学品管圈活动的定量评价是指根据统计相关数据，检测直接数据、同类和类似系统的数据资料，按已有的数据评价经验与方法，应用科学的方法构造数学模型，对药学品管圈进行量化评价。

定量评价的完整性应包括以下几个方面：①建立预期目标假说；②收集药学品管圈活动的相关数据；③用统计模型测试数据的趋势性；④说明数据与药学品管圈活动的相关性。

需要注意的是，定性评价法要求评价者具备丰富的药学品管圈知识及经验，定量评价法则基于大量真实有效的品管活动数据。单纯的定性分析会造成评价浅显，而有关数据的不完善，也会促使定量分析的结果难以得到有效应用和检验。因此，采取定性与定量相结合的方法，进行分析和评价，可使二者相辅相成，使药学品管圈活动的评价更加客观、准确有效。

2. 现场实地评价和成果发表评价

（1）*现场实地评价*　现场实地评价是指评审员去实地检查各圈课题活动执行的程度，并给予改善建议的方式。它以其直接、生动和深入的特点，在许多管理工具的评审中应用广泛。它不仅可以是评定药学品管圈活动成果的重要手段，更是直接收集活动数据资料的途径。药学品管圈在完成某一课题后，应当通过现场实地评价，了解该小组的新成绩及优缺点。药学品管圈现场实地评价的具体内容为：①药学品管圈活动注册的及时度和上级领导的支持率；②药学品管圈活动的实施难易度；③计划与活动的协调一致性；④圈长的积极性与指导能力；⑤圈员对活动的参与和认识程度；⑥药学品管圈活动中圈员的合作协调性；⑦药学品管圈活动的有效性；⑧标准化程度与活动的持续性；⑨成果交流的次数与范围；⑩药学品管圈活动的成果对本部门的贡献程度。通过现场实地评价，一方面可以真实准确地了解药品企业或药品使用单位品管圈活动运行的整体状况，从评审委员的专业指导与自身的改进学习、外部指导与内部意识结合两方面，提高品管圈的整体水平；另一方面让参与评价的主管了解各圈的优势和所遇到的困难，及时帮助各圈解决问题；最后通过最新圈内成果的交流，促进圈与圈的协同进步，循环使用。

（2）*成果发表评价*　药学品管圈活动的成果发表评价是通过组织品管圈活动成果发表会来考评品管圈活动成果的一种重要评价方式。针对活动步骤、品管手法的运用、活动整体的逻辑思维、活动报告书等方面做出评价。它是一种辅助性的考评方式。成果发表评价主要是以成果发表会的形式开展，它一般采取层层发表、层层选拔的方法，将优秀的药学品管圈活动成果筛选出来。药学品管圈成果发表评价的内容见表2－4－2。

表2－4－2　药学品管圈成果发表评价的内容

活动步骤	评价内容
选题	（1）是否阐明选题的理由
	（2）现状调查及分析的程度
	（3）目标设定的理由及合理性
原因分析	（1）掌握问题的因果关系
	（2）分析问题的努力程度
	（3）把握主要原因的程度
	（4）是否实地运用技法
对策与实施	（1）正确制定并实施对策
	（2）实地运用技法

续表

活动步骤	评价内容
效果	(1) 效果确认和改进目标达到的程度 (2) 改善前后有形、无形效果的比较 (3) 效果的维持、巩固情况
成果发表	(1) 发表内容需通俗易懂，以图表为主，清晰简明 (2) 发表内容系统分明，逻辑性好 (3) 发表人仪表端正，态度诚恳，口齿清楚
综合特点	课题是否具体、务实，是否具有创意

3. 日常评价和定期评价

(1) 日常评价　日常评价是推动部门或主管负责组织评价的一种方式，它以协助小组日常活动顺利进行，掌握小组活动过程为目的。评价的对象如下。

①圈长的能力　评价品管圈圈长有无领导能力、主持圈会及引发大家问题意识的能力，包括组织活动的技巧、主持会议的技巧、问题意识、品管手法技能的了解程度、与圈员之间关系、自我学习及启发的程度等。

②品管圈活动气氛　对成员的集体精神及工作意识加以评价，包括圈的向心力、努力程度、团结协作程度、对于目标的追求过程、自我激励的方式。

③圈员自主性　品管圈能否自主开圈会，能否自主活动及设定目标，包括自主开圈会的次数；遇到问题主动与主管、辅导员的商讨频率。

④圈会的情况　品管圈成员的参与程度，即出席率；圈员的发言程度，包括创意量及创意追求；发言热烈程度；工作落实情况；是否能随时提出新的问题并加以检讨改进。

⑤问题解决能力　药学品管圈的成员运用各种手法解决问题，包括解决问题数(活动项目数)；对于技巧及手法的运用情况；提出提案改善件数；提出合理化建议数；已解决问题的现状。

⑥人际关系　药品企业或药品使用单位品管圈是否能上下沟通，了解部门目标，参与组织内各项活动情况，包括协调会议次数（与其他部门）等。

(2) 定期评价　定期评价是指按照一定的周期和固定的程序、方法进行的评价方式。通过定期评价的模式，可以针对圈长和圈员，对品管圈活动的绩效进行全方位的评估，进行有目的性、计划性和系统性的评价。定期评价可以从以下几个方面着手。

①目标评价　对课题结果评价采取目标评价。在一个药学品管圈活动周期前，圈长与指导员进行课题的规划，制定系统的阶段性目标说明，说明中要明确该药学品管圈活动的课题名称、任务描述等内容。

②自评　自评即被考评人的自我评价，评价结果一般不计入考评成绩，但它的作用十分重要。自评是圈员对自己的主观认识，它往往与客观的评价结果有所差别。圈员通过自评结果，可以了解被考评人的真实想法，为评价的沟通做好准备。另外，在

自评结果中，评价者可能还会发现一些自己忽略的事情，这有利于更客观地进行考评。

③互评　互评是品管圈圈员之间相互评价的评价方式。互评适合于主观性评价，例如“活动积极性”的评价。互评的优点在于，圈员之间能够比较真实地了解相互的工作态度，并且由圈内多圈员同时评价，往往能更加准确地反映客观情况，防止客观性误差。互评在人数较多的情况下比较适用，贴合药学品管圈活动的情况。

④上级评价　在上级评价中，评审者是药学品管圈活动的管理者，即主管、辅导员或讲师对品管圈活动进行客观的、系统的评价，并提出合理的建议。

（七）药学品管圈活动评价应注意事项

（1）在评价过程中，不要一味强调甄别和选拔的功能，使评价的氛围变得紧张，无法有效地发挥其改进与激励的作用。

（2）评价要公开、公平、公正，要有依据，不能夹杂个人的感情因素。

（3）评价在注意统一标准的同时也要注意个体的差异。

（八）药学品管圈活动相关评价

药学品管圈活动相关评价表见表2-4-3至表2-4-7。

表2-4-3　药学品管圈实际运行评价

小组名称：　　　　　　　　　　　　日期：

项次	评价项目	优	良	中	差	评分
1	小组注册及时性	5	4	3	2	
2	活动整体开展情况	6	5	4	3	
3	计划与活动一致性	6	5	4	3	
4	组长的积极性	6	5	4	3	
5	组员对活动的参与度	7	5	4	3	
6	搜集并运用资料数据的全面性	7	5	4	3	
7	对策的具体性、有效性	7	5	4	3	
8	思考问题的科学性	6	5	4	3	
9	创造力的发挥程度	5	4	3	2	
10	成员对本次活动方法运用的认识程度	7	5	4	3	
11	成员对活动全过程了解程度	7	5	4	3	
12	标准化程度	7	5	2	3	
13	小组活动的持续性	7	5	3	3	
14	活动后的成效	4	3	2	1	
15	成果交流的及时性	5	4	3	2	
16	活动成果对本部门贡献程度	8	6	5	4	
优缺点说明		得分				

表 2-4-4　药学品管圈团队成员评价

课题名称						
小组类型			注册时间		活动次数	
活动时间			出勤率			
姓名	性别	年龄	学历	职务	组内分工	

表 2-4-5　药学品管圈成果展示评分

单位名称		课题类别	
小组名称		发表日期	
课题名称			评分
主题选定	（1）选题理由 （2）现状调查及分析的程度 （3）目标设定的理由及适应性		9~15
现状把握	（1）掌握问题的因果关系 （2）分析问题的努力程度 （3）把握主要原因的程度 （4）实地运用技法		13~20
对策与实施	（1）正确制定对策 （2）实施对的措施 （3）实地运用技法		13~20
效果确认	（1）效果确认和改进目标达到的程度 （2）改进前后有形、无形成果的比较 （3）效果的维持巩固情况		13~20
成果发表	（1）发表内容通俗易懂，以图表为主，文字为辅，清晰简明 （2）发表内容系统分明，逻辑性好 （3）仪表端正，态度诚恳，口齿清楚，交流效果好		8~15
特点	（1）课题具体、务实 （2）具有启发下之特色		5~10
总体评价			总得分
评审委员			

表 2－4－6　药学品管圈活动评价方式

评价对象	评价时机	评价方式	评价目的
品管圈活动	日常评价	推动部门或主管负责组织评价	协助小组日常活动顺利进行，掌握小组活动过程
	完成一个课题后的评价	（1）自我评价 （2）现场实地评价 （3）发表会评价	针对一个课题的解决和成效加以评价，了解其优缺点，克服其缺点
	定期（每年）	自我评价	经过长期活动后，自我评价其素质及整体贡献程度
部门推行状况	定期（半年或每季度）	部门负责人或推行委员会指派评审	了解本部门推行做法及绩效，评定对企业的贡献
企业活动状况	定期（每年或每一阶段）	推动单位自我评价或外聘专家协助评审	掌握企业推行现状，定期检查问题点，为今后参考

表 2－4－7　药学品管圈日常评价

项目	活动时间（每周至少一次）				成员出勤率				计划进度执行				会议记录及时性				会议记录完整性和真实性				上级主管关心程度				评价
评价	A	B	C	D	A	B	C	D	A	B	C	D	A	B	C	D	A	B	C	D	A	B	C	D	
	正常召开	延迟一日	延迟二日	没开	90%以上	80%~75%	74%~60%	60%以下	完全依照计划执行	延迟一周	延迟二周	未执行	规定日期内完成	延迟一日	延迟二日	三日以上	与会议内容相符	与会议内容大致相符	尚可	待改进	列席会议，有指导	列席会议，没指导	偶尔有指导	未曾参会，无指导	总分

注：1. 每周考核一次；2. 打分标准，A 为 5 分，B 为 4 分，C 为 3 分，D 为 1 分；3. 总分为 30 分。

三、开展药学品管圈活动应注意事项

（一）发挥领导重视与示范作用

药学品管圈活动源于药品企业或药品使用单位基层，它是药品企业或药品使用单位生产和工作岗位上从事各种劳动的员工，围绕组织方针目标或现场存在的问题而开展的活动。所以，必须要动员所有员工积极、热情地投入到品管圈活动中去，而这一基本要素又必须由组织领导层级给予足够的重视，并鼓励、动员员工加入到活动中，只有这样，才能保证员工有较高的积极性，药学品管圈活动的开展才会如虎添翼。在活动中领导应做到以下方面。

1. 积极学习品管圈的相关理论 作为药品企业或药品使用单位的领导者，应该积极参加药学品管圈的交流会、成果发表会以及药学品管圈理论知识的培训讲座等，对药学品管圈活动要有较为深刻的理解，并且在组织内广泛推崇品管圈的理念，动员、引导全体员工积极参加药学品管圈活动。

2. 关注并及时监督品管圈实施进度 对组织内所开展的药学品管圈活动，领导层级应该定期地了解其进度。对于药学品管圈活动中所遇到的需要领导层级协助解决的问题，应该给予大力的支持和帮助。

3. 加大财政投入与奖励力度 品管圈活动的成果如果能给药品企业或药品使用单位带来效益，而组织领导者又能给参与药学品管圈活动的人员以精神、物质奖励，必能调动员工的工作热情和积极性，形成更良性的循环，创造出更高质量的成果。组织领导层级加大对品管圈活动先进设备的添置，改善工作环境，增加技术、智力投资，更能使药学品管圈活动达到事半功倍的效果。

4. 加大岗位培训力度并充实技术力量 我们常说的“质量兴业”实质就是“人才兴业”，管理质量实际上就代表着员工的素质。因此员工岗位的再教育是现代药品企业或药品使用单位不可缺少的环节。就开展药学品管圈活动而言，加大岗位员工品管圈理论以及工作岗位的培训力度，也是促进药学品管圈活动顺利开展、提高品管圈活动质量的保证。因此，药品企业或药品使用单位的领导在开展品管圈活动前后应落实岗位再教育，加大品管圈理论知识的培训，只有这样才能促进员工教育和企业发展的良性循环，使品管圈活动的技术力量更坚实。

5. 确立企业精神和培养企业文化 所谓企业精神就是组织的方针目标，当一个企业有了一种精神，员工就会有更明确的目标，从根本上改变员工的思想意识，使员工迸发出蓬勃的生命力和创造力。现代管理理念认为，企业的成败已经不完全取决于严格的管理制度，还取决于企业精神的形成和发挥，因此一个企业的精神构成了企业生存和发展的基础。而企业精神的培育与领导者的素质和作风息息相关，所以作为领导者必须身体力行、言传身教。企业文化可以理解为企业的观念形态、文化形式和价值体系的总和，是员工信念和凝聚力的体现，即以人为本，以服务为首，以“诚信”为基础。因此，如果领导者能在组织中建立具有鲜明个性、独特风格、积极向上的企业精神和企业文化，就能够使领导和各层级的员工上下一心、目标一致，药学品管圈活动定能取得很好的成效，企业的质量管理必然可以走向成功。

（二）建立行之有效的激励机制

1. 激励的概念 激励总的来说即是激发人的行为动机，从而促使个体能有效地完成行为目标。或者说激励就是组织通过设计适当的外部奖酬形式和适宜工作环境，以一定的行为规范和惩罚性措施，借助信息沟通，来激发、引导、保持和规划组织成员的行为，以有效实现组织及其成员的各种合理需要。

激励的出发点是满足组织成员的各种合理需要，是奖励和惩罚并举。激励应该贯穿员工工作的全过程，激励过程中要注意信息沟通。其最终目的在于实现组织预期目标的同时，组织的成员也能实现个人的目标。

2. 药学品管圈活动中激励的类型

（1）*物质激励*　根据马斯洛需求层次理论，在员工的各种需求中物质需求是最基本的，这个层次的需求不能满足，更高层次的需求便无从谈起，而这种物质需求常常体现在工资、奖金、获得的公司福利等方面。

在药学品管圈活动中，为了更好地满足圈员的物质需求，从而达到激励的目的，可以通过实行一定的物质奖励，例如，一是设置奖品奖金。药品企业或药品使用单位可以在各部门之间举办品管圈活动评比大赛，并设置奖品奖金，依照所选课题的难易程度、完成情况、整体水平等对该期的各个品管圈活动进行评比，对选出的优秀者给予奖励。如果是参加业界内的比赛，所获得的奖金归该品管圈所有。此外，对在药学品管圈活动过程中表现优秀的圈员给予适度的奖品、奖金或者休假等奖励，以此达到激励的目的。二是与组织年度考核挂钩。药品企业或药品使用单位可将品管圈的活动表现和所取得的成果纳入员工的年度考核中，作为调整员工年终绩效的内容之一。三是娱乐奖励。如果该品管圈成果突出、表现优异，可考虑对该品管圈的圈员提供一些免费的娱乐奖励。

（2）*精神激励*　精神激励即内在激励，就是从满足人的精神需要出发，对人的心理施加必要的影响，从而产生激发力，影响人的行为。满足物质需求是激发员工积极性的基本因素，而精神需求则是种巨大的推动力，是较高层次的需求，可以持久地发挥作用。而且，精神激励是非报酬性的，利用精神激励时企业可以减少对物质激励的依赖，使企业从不断加薪、再加薪的循环中摆脱出来。不仅如此，在当今高速发展的知识经济时代，人力资源管理的对象多是知识型员工，他们更加注重精神激励。往往发展水平越高的组织，越重视精神激励。思维决定行为，只有精神激励得到有效的发挥，人们才能够从根本上提升自己的思想境界，化被动为主动，提高整体的工作效率。在药学品管圈活动中实施精神激励可以从以下几个方面入手。

一是荣誉激励，药品企业或药品使用单位可以在品管圈活动中评选优秀圈员，对表现突出的圈员给予公开表彰，并树立个人形象。

二是培训进修激励，对于工作能力较强、追求上进的圈员，企业可以适当提供培训进修的机会，外出考察，开阔视野，丰富学习经验。还可以采用培训积分方式，对每个圈员进行培训的情况予以，并作为未来升职的参考标准之一。

四是感情激励，比如为圈员进行生日祝贺、排忧解难、送温暖等。关怀圈员的内心需求，让其得到心灵上的温暖和激励。

五是期望激励，对圈员进行目标的设定，建立活动规范，明确绩效标准。根据目标完成情况对圈员进行激励。

总的来说，药品企业或药品使用单位在实施药学品管圈活动过程中要注意将物质激励和精神激励相结合，建立有效的激励机制，从而更好地发挥激励的作用，促进品管圈活动高效开展。

（三）建立有效的沟通机制

1. 沟通的概念 沟通，最原始的释义为“挖沟使两水相通”，就是把沟渠打通，让水连通，就是沟通；其引申义为“为了一个特定的目标，把信息、思想和情感等在个人或群体间传递，以达成一致意见”。在组织内建立一个完善的、长期有效的沟通机制，让上级与下级之间、同级之间及时沟通，一方面有利于反映员工的思想动态，收集员工的新想法、新观点，另一方面有利于领导者及时向下传递信息和相关政策，指引他们完成组织的相关目标。

2. 药学品管圈如何建立有效的沟通机制

（1）正式沟通与非正式沟通相结合　正式沟通是指通过组织明文规定与工作相关的信息进行传递和交流。在药学品管圈活动中，这样的沟通包括定期举行圈会、座谈会等；非正式的沟通是指以社会关系为基础，自由地选择沟通渠道，与组织的明文规定无关，例如，在品管圈活动过程中可以通过小型聚会、圈员私下交流等方式进行。在药学品管圈活动中，有效的沟通必须实现正式沟通与非正式沟通相结合，才能使员工之间的交流更充分，信息传达更顺畅。

（2）横向沟通与纵向沟通相结合　横向沟通是指组织机构中具有相对等同职权地位的人之间的沟通，也可理解为平级之间的沟通。在药学品管圈活动过程中，圈员之间或各部门之间加强横向沟通，一方面可以使办事程序简化，节省时间，提高工作效率；另一方面可以培养圈员之间的友谊，满足圈员的社会需要，使圈员提高工作态度。纵向沟通是指上下级之间的沟通，包括上行沟通和下行沟通两类。其中，上行沟通在品管圈活动中有利于上级听取圈员的想法、意见和建议，并减少员工因不能理解下达的信息造成大的失误。有效的下行沟通有利于上级向下级传达信息，并保证信息不失真，下行沟通是纵向沟通的关键。药学品管圈若想建立有效的沟通机制，必须实现横向沟通与纵向沟通相结合，才能使信息在同级、上下级之间顺利传递，并且得到员工意见的及时反馈。

（四）保持活动的持续性与交流提升

药学品管圈活动的关键就在于需要药品企业或药品使用单位持续不断地开展，不能只进行一两次就终止。它可以以一个时间段（如一个季度）为活动周期，每一个周期结束后进行讨论汇总、评估和反馈，总结该期活动开展情况，探索在该次药学品管圈活动中所取得的经验和成果并进行汇报与展示。同时也分析这个过程中所出现的各种问题，并及时改正，从而达到品管圈活动质量改善的目的。

加强医药行业内品管圈的交流、借鉴，切实提高自身的实务操作能力。一方面，开展药学品管圈活动，应积极参加业内药学品管圈的交流活动，学习借鉴相关经验，以改善自身药学品管圈活动中欠缺的地方，使药学品管圈活动越办越好。另一方面，也应积极展示自身药学品管圈活动成果，例如积极参加药学品管圈大赛，请相关专家提出意见与建议，如有不足的地方及时改正，从而促进药学品管圈活动的质量不断提高。

第三章　采购仓储与配送实例分析

本章实例摘要

药品的采购、仓储与配送是药品供应链的重要组成部分。药学人员通过对药品采购渠道、药品购进、药品验收、药品储存与养护以及药品配送等环节的严格管理，既可以从源头上保证合格药品的正常供应，也可以确保已购入药品质量的可靠与稳定，同时还能对已发出药品实现可溯源性。因此，采用质量管理工具加强药品采购仓储与配送环节的细节管理，是保证药品质量、提高病人用药安全的重要环节，而本章即是对此重要环节的实例分析。

本章实例所涉及的品管圈活动包括两种类型的课题，即问题解决型和课题达成型。其中实例二，由茁壮圈所开展的以“规范医院冷链管理——提高药库冷链达标率”为主题的品管圈活动为课题达成型，其余三个实例：以“减少中成药缺药次数”为主题的百草园圈、以“缩短病区输液配置中心忙时临时医嘱的配送时间”为主题的众益圈以及以“缩短 PIVAS 成品输液送至临床科室的时间”为主题的循环圈均为问题解决型品管圈活动。本章的品管圈实例涉及范围广，包括了药品企业运营管理过程中的采购、仓储、配送三个环节。各组织严格按照相关类型品管圈活动的步骤要求，活用各种品管手法来开展品管圈活动，使组织的管理或现场问题均得到了改善。

本章实例一为百草园圈，是某大学某医学院附属医院药学部开展的以“减少中成药缺药次数”为主题的品管圈活动。由于该医院药房在此活动之前，出现过两起因缺药导致的投诉现象，所以该次活动的目的是找出药房出现缺药现象的原因，并针对原因提出相应对策，减少中成药的缺药次数，进而提高顾客的满意度。百草园圈通过分析中药房的具体备药流程并收集相关数据发现，中成药缺药次数的现状值为 33 次/月。基于这个现状，百草园的圈员经综合分析计算将目标值定为 11 次/月。最终经过全体圈员的努力，将中成药缺药次数降到了 13 次/月，目标达成率为 90.9%，进步率为 60.6%，取得了较为优异的成绩。但是百草园真因验证过程不是很具体，品管工具的使用不纯熟，步骤方面不够清晰明确，对于品管圈的理论及实践认识也都还不够深入，希望在以后的活动中能加强对圈员的教育培训，提高圈员品管圈活动的实际操作能力。

本章实例二为茁壮圈，是济南市某中心医院药学部开展的以“规范医院冷链管理——提高药库冷链达标率”为主题的品管圈活动，属于本章实例中的唯一一个“课题达成型品管圈”。难度较之问题解决型较高，但最终完成的效果仍然较为令人满意，由此凸显出茁壮圈圈成员比较具有创新意识和开拓进取的精神。医院作为药品冷链系统的末端使用环节，对病人的用药安全负有最直接的责任，所以茁壮圈该次活动的目标就是通过规范、改善冷链系统，达到冷藏药品在供货与验收、储存、院内转送等环节100%全程2～8℃不断链，而改善前冷链达标率的现状值仅为75.5%，经过该次品管圈活动以后达到了100%全程2～8℃不断链，效果良好。该实例实施过程清楚、逻辑性良好，能够活用各种品管手法分析问题，在各个步骤中过程准确无误，结果清晰明了，对医院推动品管圈的发展发挥了模范作用。但是在收集数据寻找突破重点时，数据收集范围的局限性太强，时间较为短暂，因而收集的数据经不起推敲，容易对最终产生的结果形成颇大的影响，希望以后茁壮圈的活动能够更加注意，以保证所收集的数据更真实，排除偶然性。

本章实例三为众益圈，是由杭州市某人民医院药剂科病区静脉用药调配中心开展的。该圈的活动主题是“缩短病区静脉用药调配中心忙时临时医嘱的配送时间”。目标是通过开展品管圈活动全面分析影响该问题的关键因素，并针对确定的关键因素采取相应措施，将忙时每份医嘱的平均配送时间降到所确定的目标值，即68.61分钟/份。最终，通过全体圈员的不懈努力，将该医院药剂科病区静脉用药调配中心忙时临时医嘱的配送时间由123.07分钟/份降到了63.60分钟/份。目标达成率为109.19%，进步率为48.32%，目标达成率较高，且在合理的范围以内，最终取得的效果非常显著。与本章其他三个实例不同，由于众益圈所在的静脉用药调配中心为新成立的部门，作业流程与其他院略有不同，同时作业流程涉及的环节多，最主要的矛盾就是配送时间达不到要求，这是该部门迫切需要解决的问题。所以众益圈此次进行主题选定运用的是直接法，即直接选定这一问题作为众益圈的主题，这也是众益圈活动的一大特色。不同于大部分品管圈活动主题选定采用评价法多人评分决定，直接找准本次活动的核心问题，精准地针对最亟待解决的问题提出可行方案，准确又快速。总体来说，该圈目标设定合理，完成效果好，过程详细清楚，在解析阶段主要采用特性要因图进行分析，得出最终的要因，但后续的真因验证过程不具体，不能保证找出的要因是否是关键问题所在，对后续的活动步骤会产生一定的影响，因而在要因确定以后，还需要对要因进行现场验证，即真因验证步骤，多采用品管工具进行分析，以保证所圈选出的要因为真正原因。

本章实例四为循环圈，是济南市某人民医院药剂科静脉用药调配中心开展的以“缩短PIVAS成品输液送至临床科室的时间”为主题的品管圈活动。循环圈选择该主题的目的是通过缩短PIVAS输液送至临床科室的时间，以达到保证病人安全用药、及时用药、减轻病人疼痛、树立科室良好服务形象、打造医院独特的服务品牌的目的。循环圈通过对该院40多个临床科室调查发现，成品输液从静脉用药调配中心的物流出口到达科室的平均时间的现状值为60.8分钟。经过综合分析，循环圈将目标值设为22.1分钟，经过品管圈活动以后，平均时间降为了29.8分钟，目标达成率为80%，进步率为50%，取得一定进步，但最终没有达到预设的目标值，仍然有进步的空间。循环圈在解析阶段比较新颖地运用了系统图对圈员提出的要因进行归纳，分别对“复核包装时间长”以及“配置时间长”提出原因，由此详细地圈选两方面的要因，并进行要因分析。整个圈活动过程步骤规范，数据收集分析严格遵守品管圈活动的规则，取得的成果具有较好的说服力。但是该圈在真因验证时没有进行充足地分析，导致拟定的对策不够有效，使得改善成果低于目标值，这是循环圈在接下来的品管圈活动中提升循环圈能力的关键。

综上所述，本章各品管圈总体来说开展较好，能从药品企业的现场实际出发，发掘各种问题点进行改善活动，活动步骤都较为详细、清楚。但各圈共性的问题是，创新意识不够，圈活动趋于一致，缺少特色，过于囿于规范化的品管圈步骤，不能采用发散性思维来提升圈活动的效果，并且与组织的现实连接不够紧密，理论与实践的结合程度较低，因而针对性地提高圈能力的效果较微弱。同时品管圈的圈员对自身的改善能力评估不准确，多数不够自信，导致目标值与最终达成值有较大的差异，对于圈员的积极性有一定的影响。原因解析时分析问题的深入程度还有待提高，头脑风暴等方法的运用还不够熟练，对整个品管圈活动的进行有很大影响。希望各品管圈在以后的活动中，不要流于形式，要紧密联系组织现实问题，充分利用品管工具与手法，不要受限于固定的品管圈内容，大胆创新，增加组织自身特色，推动品管圈活动有质的提高。

实例一　百草园圈

——减少中成药缺药次数

一、百草园圈内容摘要

本圈的圈名是百草园，此次品管圈活动改善的主题是“减少中成药缺药次数”，本次品管圈活动时间是从2016年4月到2016年9月。负责本次百草园活动的单位是某大学医学院附属医院药学部。

百草园圈于2014年6月在某医院品管圈活动的号召下成立，于2014年5月开始组建，2014年6月成立。本次活动是本圈进行的第二次品管圈活动，是某大学医学院附属医院药学部各部门为优化药事服务，在各部门展开的品管活动，本圈的品管活动属于其中的一部分。在本次以“减少中成药缺药次数”为主题的品管圈活动期间共开会12次，开展了包含主题选定、活动计划拟定、现状把握、目标设定、解析、对策拟定、对策实施与检讨、效果确认、标准化、检讨与改进及成果发表等十个品管步骤。

百草园圈的成员共12人，其中包括圈长1人，辅导员1人，圈员10人。圈长李药师在药学部门诊药房工作，并担任副组长职务，其业务能力强，专业知识基础扎实，沟通能力强，工作认真负责且具有好的凝聚力和号召力，故被选举担任圈长职务；辅导员李主任为药学部调剂部门副主任，其管理经验丰富，业务娴熟，对于药事工作持续改进有着丰富经验，故担任百草园圈的辅导员职务。百草园圈成员分别来自中药库房、住院部中药房和门诊中药房，学历层次从专科到博士，成员的工作岗位从运货岗位到调剂、管理岗位。

本次活动的主题范围是针对中药房的中成药供应保证问题，是根据医院以病人为中心，保证临床用药的方针，以改善药房服务质量和效率、提高病人满意度为目的而提出的。经由百草园全体圈员结合目前工作中存在的问题，通过讨论选定几个备选主题，然后通过评价法，针对迫切性、可行性、政策性、圈能力等一系列指标进行评价打分，最终确定以“减少中成药缺药次数”为最终主题。

在确定此次活动前，药房出现过两起因缺药导致投诉的现象，百草园全体成员对此现象进行解析，找出缺药的原因主要有药品用量估计不足、送货不及时、运货车效率低、储药场地不足、厂家原因等，然后对这些原因进行要因分析以及真因验证，依照柏拉图80/20法则，找出改善的真因为：领药过程过于繁琐和责任心缺失。由于考虑圈内新进药师未接触品管圈活动者占20%，以此计算出圈能力的大小为八成，最终运用公式得出目标值，即将中成药缺药次数降到11次/月。为达到这一目标，百草园的圈员针对要因提出相应对策，经过实施后验证发现，缺药次数从4～5月份的33次降低到8月份的13次，目标达成率为90.9%，进步率为60.6%。此次取得的无形成果包括提高了全体成员的工作热情，使员工更加有责任感与荣誉感，通过头脑风暴启发了创造性思维，增加了大家的协作精神等。有形成果包括细化了各岗位职责，明确了各岗位的绩效考核标准及奖惩措施。

经过3个月的连续跟踪观察和反馈，本次以“减少中成药缺药次数”为主题的品管圈活动效果显著，中成药缺药次数明显减少，并且保持效果良好。

二、百草园圈介绍

（一）百草园圈组成

百草园圈的成立时间是2014年6月，活动时间是自2016年4月到2016年9月，此次百草园圈活动是本圈的第二次活动，组成人员共12名，其中有3名中级药师，8名初级药师，1名临床工人，百草园圈组成相关内容见表3-1-1。

表3-1-1　百草园圈组成

圈名	百草园	成立日期	2014年6月
活动期	第二期	活动期间	2016年4月至9月
圈长	李药师	辅导员	李副主任
圈员	万药师、申药师、朱药师、陶药师、张药师、李药师、张药师、雷药师、黄药师、李药师		
活动单位	某大学医学院附属医院药学部		
活动主题	减少中成药缺药次数		

百草园圈长李药师是该品管圈的代表人，是全体圈员推选出的代表，负责领导全体圈员参与活动，起到组织定期开会、整合统一全体圈员的意见、分配工作、追踪进度、参与指导活动并向上汇报、率先接受教育，提升自我能力、培养后继圈长的作用。

百草园圈辅导员李副主任负责创造出品管圈自主活动的气氛及环境，推动品管圈活动的进行，对品管圈活动给予指导、建议，并安排教育训练，同时负责协调工作与工作之间的关联工作，协助解决困难，适时向上级反应，正确评价圈活动，熟悉活动的各项规定，随时自我充实。

（二）百草园圈圈名与圈徽

1. 百花圈圈名　此次品管圈的圈名定为百草园。治病救人、做人民健康的卫士是我们每一个药师的理想，而药物则是药师们用以与疾病做斗争的武器。中药房所用中草药的种类有数百种，我们帮助病人、治病救人靠的就是这数百种中药，故取名百草园。

2. 百草圈圈徽及意义

（1）百草园圈的圈徽由人参和红十字两部分组成（图3－1－1）。人参是“百草之王”，是中药的标识性药物，为人民的健康保驾护航；红十字代表着医疗行业，象征着所有一片赤诚为医药学事业奉献的人员。圈徽整体表达的思想是在目前与疾病抗争的过程中，某医院的全体中药师将不遗余力地用我们中国特色的特有武器——中药来守卫人民健康。

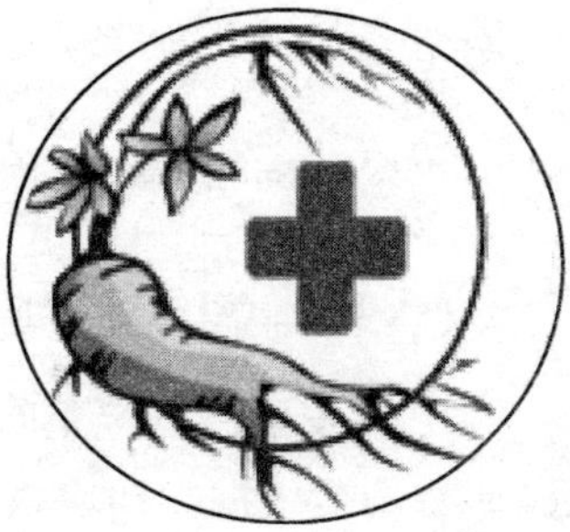
图3－1－1　百草园圈圈徽

（2）百草园圈徽也彰显着在医院的医疗理念中，始终坚持以病人为中心，为病人提供优质安全服务的宗旨，药学部的每一位药师也在矢志不渝地坚持这一理念。

（三）百草园圈活动历史

本院品管圈自2014年组建至2016年，共进行过两期活动。两期的活动主题分别为缩短中草药取药等候时间和缩短中成药缺药次数。

在第一期主题为缩短中草药取药等候时间的百草园圈活动中，目标是将中草药取药等候时间由原来的25分钟缩短至12.5分钟。从2014年6月到2014年11月，共经历了5个月的时间，通过全体圈员的努力，最终将中草药取药等候时间缩短到了18分钟，目标达成率为56%，进步率为28%。目标达成率虽然不够理想，但通过此次活动，使参加此次活动的圈员对时间管理、流程规范的意识得到增强，中草药取药等候时间减少，病人的满意度提高，减少了医疗纠纷的发生，为构建和谐稳定的医患关系提供了保障。百草园圈的具体活动时间详见表3－1－2。

表 3－1－2　百草园圈活动时间

期数	活动主题	活动时间	目标	成绩	目标达成率	进步率
第一期	缩短中草药取药等候时间	2014.6～2014.11	中草药取药等候时间由原来的 25 分钟缩短至 12.5 分钟	18 分钟	56%	28%
第二期	减少中成药缺药次数	2016.4～2016.9	中成药缺药次数由原来的 33 次降到 11 次	13 次	90.9%	60.6%

（四）百草园圈上期活动成果追踪

上期活动主题：缩短中草药取药等候时间。

上期活动时间：2014 年 6 月至 2014 年 11 月。

上期活动目标：等候时间由原来的 25 分钟缩短至 12.5 分钟。

上期效果追踪：在连续的几个月时间里，百草园圈对病人取药等候时间进行关注和记录，发现时间基本维持在目标值范围内，再无因等候时间过长而引起投诉的现象，上期品管圈效果维持较好。

三、百草园圈主题选定

（一）百草园圈主题的选择

1. 百草园圈备选主题的提出　主题选定是启动百草园活动的第一个环节，由百草园所有圈员依据中药房内的工作岗位或工作中相关内容存在的问题点，并根据以病人为中心的理念精准化管理和为病人提供优质高效的药学服务以及本科室力所能及的范围，提出多个备选主题，然后用亲和图进行归纳，把繁多的问题点集中在了规范医师开具中药处方、减少中成药缺药次数、如何防止中药饮片虫害、如何规范管理有效期药品等 4 个备选主题上，把复杂的问题明朗化了。

2. 百草园圈主题的确定　备选主题选定后，百草园圈的全体圈员列出本期圈活动所需要遵循的评价指标以及评价项目，将其与确定的备选主题制成交叉表。由全体圈员运用评价法从上级政策、可行性、迫切性、圈能力四个方面进行评价打分，评价等级分为三个等级，对应的评价分值分别为 1、3、5 分，其中，优 5 分，一般 3 分，差 1 分。在打分过后，将各备选主题的得分合计，总分最高者即被大家确定为需优先解决的问题。最终计算出“减少中成药缺药次数”总分为 151 分，排名第一，成为此次品管圈活动的主题。具体内容评分细则详见表 3－1－3。

表 3－1－3　百草园圈主题内容

	上级政策	可行性	迫切性	圈能力	总分	顺序	选定
规范医师开具中药处方	43	31	32	20	126	3	

续表

	上级政策	可行性	迫切性	圈能力	总分	顺序	选定
减少中成药缺药次数	36	35	45	35	151	1	※
如何防止中草药虫害	32	19	45	30	126	3	
如何规范管理效期药品	26	41	33	40	140	2	

3. 百草园圈主题书写格式　百草园圈在确定主题后，需要对主题的格式进行规范，而规范的主题书写格式应包含："动词（正向或负向）+名词（改善的主体）+衡量指标"。据此格式分析：本次百草园圈活动的最终目标是使中成药缺药次数减少，因而动词为负向动词；改善的主体为"中成药"；衡量的指标为"缺药次数"，因而此次百草园的主题书写格式为：减少中成药缺药次数。

（二）百草园圈活动主题

1. 百草园圈主题范围　百草园圈活动确定的活动主题——减少中成药缺药次数的主题范围为所有在该医院的门诊开具中成药时需到门诊中药房取药的处方。

2. 百草园圈专有名词　缺药：病人在门诊开具中成药处方后，由于药品库存不足，导致未能及时取药的现象。

（三）百草园圈选题理由

1. 环境分析　在医患纠纷多发的情形下，药房也避免不了因缺药导致病人无法及时取药而引起投诉的现象，从而影响病人对在医院就诊的满意度。在此次品管圈活动开展前，经过调查，门诊药房也偶发过一两例因缺药产生投诉的案例，导致一些顾客对医院的医疗服务质量产生质疑，因而减少缺药次数、提升病人的满意度是医院迫切需要解决的问题。

此次选题可以通过规范药房的备药行为，从流程和程序上进行改进，将可能由人为导致的失误降到最低，提高医院整体的医疗服务质量，让病人有更好的就医体验，同时也可提高医院行事效率。

2. 对工作人员影响分析　通过此次百草园圈活动形成标准化的流程，提高员工的工作效率，减少因缺药问题与病人产生纠纷的可能性，提升医院的整体形象，同时给医院同仁带来品管圈活动的积极影响和正面参考实例，推动本院圈活动的发展。

3. 对病人影响分析　避免因缺药引起长时间的等待或者多次取药，造成不必要的医疗纠纷，可提高病人对药房的满意度。

四、百草园圈活动计划拟定

1. 活动计划拟定的基础　本次百草园圈活动基于某医院相关的政策、科室的服务质量改进计划和医院药房的实际工作情况来实施。结合圈员的圈能力、特长、工作环境、岗位性质和固定习惯，做出一份可行性强的活动计划，以保证此活动按照计划，按照流程，分工协作完成。

经过查询相关资料，百草园圈活动的计划拟定是按照严格的品管圈活动十大步骤进行的，即根据主题选定、活动计划拟定、现状把握、目标设定、解析、对策拟定、效果确认、标准化、检讨与改进品管步骤来进行时间的计划和安排，最后添加一项成果发表，规范此次的活动成果，将最终百草园圈的成果展现出来，以便交流借鉴，推动本院品管圈活动的发展。

2. 确定活动计划书的活动日程 百草园圈在做活动进度安排时，基本按照全院所有品管圈的时间进度，开始和完成的时间大致相同。此次百草园圈活动的日程拟定是参考以往几期品管圈和其他优秀品管圈的活动经验，结合本药房的实际情况制定的，各步骤所需时间细化到了“周”。

3. 确定活动计划的分工及负责人 确定活动计划的百草园圈中各个步骤的负责人由圈长根据圈员们的爱好特长、性格特点等指定或由圈员自荐，使得每位圈员能够各司其职。负责人对实施过程进行记录，以便在实施线与计划线出现偏差的时候可以及时追责并采取补救措施，保证活动的有序进行，提高圈员的参与能力。

4. 绘制甘特图 百草园圈通过开圈会、小组讨论、回顾分析上一期的品管圈的活动计划书的内容等方法最终确定活动日程和人员分工等。然后，百草园圈的圈员们把上述的各项因素整合起来，拟定出一份完整的活动计划拟定书，用连续的线条将其联系起来，代表活动的持续性。在活动计划书做好后，将其挂在活动现场，以提醒每位圈员随时注意并了解进度，遇到困难可临时组织会议进行讨论，并提出解决办法。详细内容见表 3－1－4。

表 3－1－4　百草园圈活动计划拟定

步　骤	时　间												负责人
	4月		5月		6月		7月		8月		9月		
	1～2周	3～4周	1～2周	3～4周	1～2周	3～4周	1～2周	3～4周	1～2周	3～4周	1～2周	3～4周	
主题选定	……												全体圈员
活动计划拟定		……											李某
现状把握		……	……										万某、申某、朱某
目标设定				……									张某、李某
解析				……									陶某、雷某
对策拟定						……							全体圈员
对策实施与检讨					……	……	……	……					全体圈员

续表

步　骤	时　间												负责人
	4月		5月		6月		7月		8月		9月		
	1~2周	3~4周	1~2周	3~4周	1~2周	3~4周	1~2周	3~4周	1~2周	3~4周	1~2周	3~4周	
效果确认									……				张某、黄某
标准化										……			李某、李某
检讨与改进											……		全体圈员
成果发表												……	全体圈员

五、百草园圈现状把握

现状把握是针对百草园圈此次所选定的主题，从该医院药房的工作现场出发，通过统计中成药的缺药次数来掌握目前该院存在的问题现状，而后进行系统地分析、归纳和总结，明确改善重点所在，为下一步目标设定和原因分析提供重要的依据。在此次百草园圈活动中，梳理了门诊中成药储备的流程，并采用查检表对目前存在问题的原因进行统计分析。

（一）百草园圈现状把握实施步骤

百草园圈在现状把握阶段，其工作大致可分为明确工作流程、查检、确定改善重点三个阶段。

1. 明确工作流程　在此次百草园圈活动的实施过程中，为了充分掌握现在的工作流程，全体圈员通过小组讨论的形式，梳理出中药房中成药的备药流程图，并进行系统的归纳和总结。

此次百草园圈门诊中药房备药流程大致为：首先由领药人根据上一周的药品消耗来拟定计划，并手工书写领药本，由运货人员将领药计划表送到库房，然后库房接收计划，并发出电子计划，运货人员将药品从库房运送到门诊中药房，上药人员将药品上架，此领药计划一周进行3次。具体的门诊流程见图3-1-2。

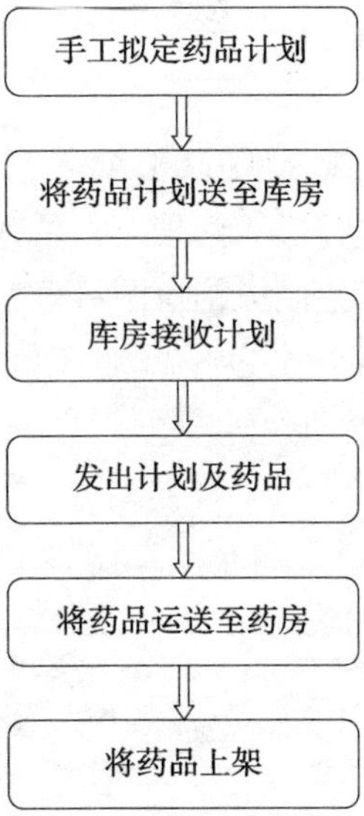
手工拟定药品计划
将药品计划送至库房
库房接收计划
发出计划及药品
将药品运送至药房
将药品上架

图3-1-2　门诊领药流程

2. 查检　本次百草园圈活动进行时，并无现成的原始数据，因而需利用查检表进行现场收集，数据收集遵循“三现”原则，即深入到现场、利用现物、做现实的观察。

通过查检表可以看到，在4月21日至5月6日，因临床用药不规律导致缺药2次，运货人员效率低导致缺药9次，库房未上账导致缺药2次，药房未上账导致缺药1次，计划不足导致缺药11次，上药人员不细心导致缺药 2 次，天气原因导致缺药 2 次，厂家原因导致缺药 2 次，其他原因 2 次，总计缺药次数为 33 次。具体结果详见表 3－1－5。

表 3－1－5　缺药现状原因查检表

原因	日期															
	21/4	22/4	23/4	24/4	25/4	26/4	27/4	28/4	29/4	30/4	2/5	3/5	4/5	5/5	6/5	
用药不规律											1				1	2
运货人员效率低		2			1			2			3		1			9
库房未上账	1							1								2
药房未上账					1											
计划不足	1				2	2	3			2			2			11
上药人员不细心						1				1						2
天气原因							2									2
厂家问题			1										1			2
其他				1												1

3. 确定改善重点　百草园圈根据查检表中的数据，将相似的原因进行整合，归纳出了流程过于繁琐、人员责任心缺失、天气原因、厂家原因、医院制度原因等几个原因，将其绘制成柏拉图，根据 80/20 法则，由于流程过于繁琐、人员责任心缺失两项原因的累计百分比为 84.8%，因而确定为此次百草园圈活动的改善重点，详见表 3－1－6、图 3－1－3。

表 3－1－6　百草园圈查检数据汇总

	流程过于繁琐	人员责任心缺失	天气原因	厂家问题	医院制度原因
发生次数	16	12	2	2	1
累计百分比（%）	48.5	84.8	91	97	100

（二）百草园圈现状把握数据收集

此次百草园圈成员以实际的工作情况为基础，根据前期查检表中确定的原因，以实际收集到的数据作为分析、判断、采取行动的基础，来掌握现状，以决定后期工作进行的方向。

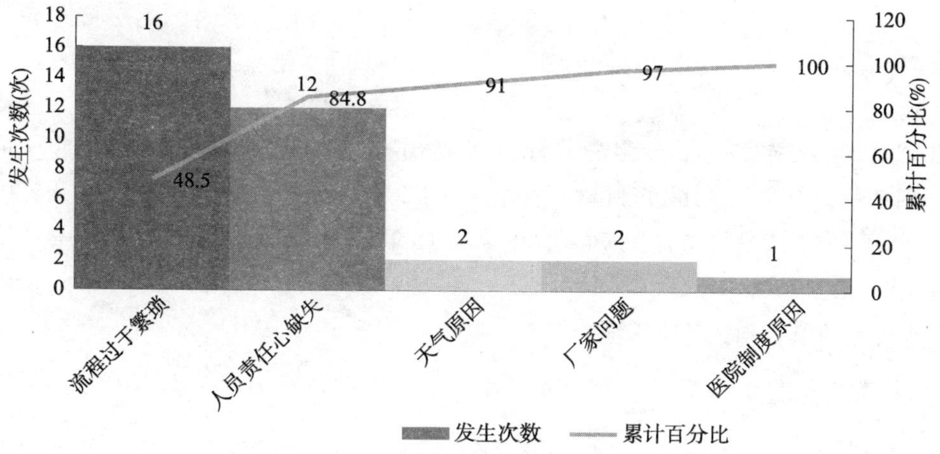

图 3－1－3　百草园圈柏拉图

1. 调查方式　在查检表中记录病人不能取到药品的原因，对每一例进行登记。

2. 计算方法　统计各个原因导致的缺药次数，并及时填入到查检表中。

六、百草园圈目标设定

（一）百草园圈设定目标值

此次百草园圈进行目标设定主要是根据医院或部门的方针及计划，结合圈能力，讨论目标达成的可能性，如是否能够按期完成等。最终设定的目标尽可能数据化，具体明确化，并且可评价。

此次百草园圈活动的主题为负向动词，因而其公式应该为：

目标值＝现状值－（现状值×改善重点×圈能力）

（1）现状值　即现状把握阶段利用查检表收集到的数据，在本次百草园圈中，通过查检得出现阶段的缺药次数为 33 次，即为此次活动目标设定阶段的现状值。

（2）改善重点　根据柏拉图，依据 80/20 法则发现，流程过于繁琐和人员责任心缺失两项占比为 84.8%，即为此次品管圈活动的改善重点。

（3）圈能力　考虑圈外为新进药师，未接触品管活动的药师占 20%，故此次百草园圈活动的圈能力以 80% 来计算。

（4）计算结果　目标值＝现状值－（现状值×累计百分比×圈员能力）

＝33－（33×84.8%×80%）≈11

（二）百草园圈目标设定步骤

1. 目标设定时间　由于百草园圈在主题选定时没有现成的可追溯数据可用，所以目标设定在为期2周的现状把握之后进行。

2. 设定完成期限 没有期限就等于没有目标。任何目标设定时都应该有相应的完成期限，这是对品管圈活动的约束，也是圈员对改善活动的承诺。此次百草园圈活动的时间定为2016年4月到2016年9月，历时5个多月，给全员带来紧张感和适当的动力推动。

3. 设定目标格式 目标设定的标准表达方式为“完成期限＋目标项目＋目标值”，因而将此次百草园圈的目标设定为：到2016年9月为止，将某医院药房的日均中成药缺药次数由每月33次降低至每月11次。目标值相比现状值，望差值达到了22。

（三）绘制目标设定柱状图

为了更直观地呈现所设定的目标，采用了绘制目标设定柱状图的方式，具体内容见图3－1－4。

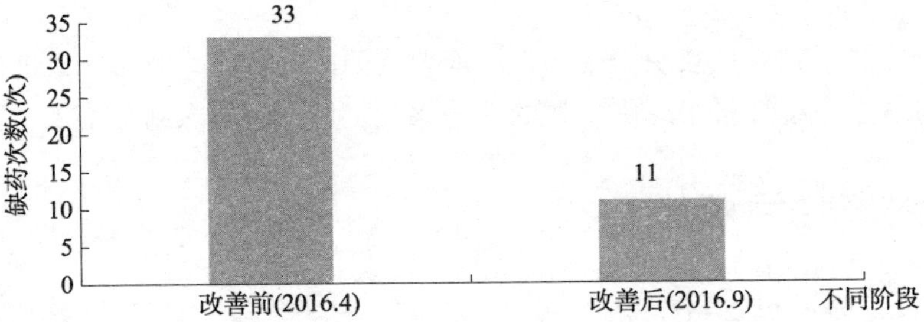

图3－1－4 百草园圈目标设定柱状图

七、百草园圈解析

解析即是对此次百草园圈活动在现状把握中所得到的、需改善的重点进行对应的分析，找出问题背后真正的原因，为下一步对策拟定提供依据。解析一般可分为三个阶段，即查找原因、要因分析和真因验证。

（一）百草园圈查找原因

1. 百草园圈特性要因图分析 此次百草园圈查找原因运用的是绘制特性要因图（鱼骨图）的手法。首先由圈长带领全体圈员召开小组会议，通过运用头脑风暴的方法，鼓励品管圈的圈员积极发言，针对所要研究的问题从各种不同的角度进行思考分析，提出更多的原因，而后讨论和收集原因。在分析原因时，先找出大原因（大鱼骨），即从人、物、环、法四个方面入手，然后对找出的大原因进行深究，找出中原因（即中鱼骨），如领药人对药品用量估计不足、货运车的运送量太小、天气影响、领药流程过于繁杂等。最后再对找出的中原因进行分析，找出小原因（即小鱼骨），如领药时有遗漏、货运车太小、手工领药等，为了保证找出的是最根本的原因，继续对小鱼骨进行分析，找出更小的小原因，确保分析程度足够深入。百草园此次查找缺药原因的具体内容见图 3－1－5。

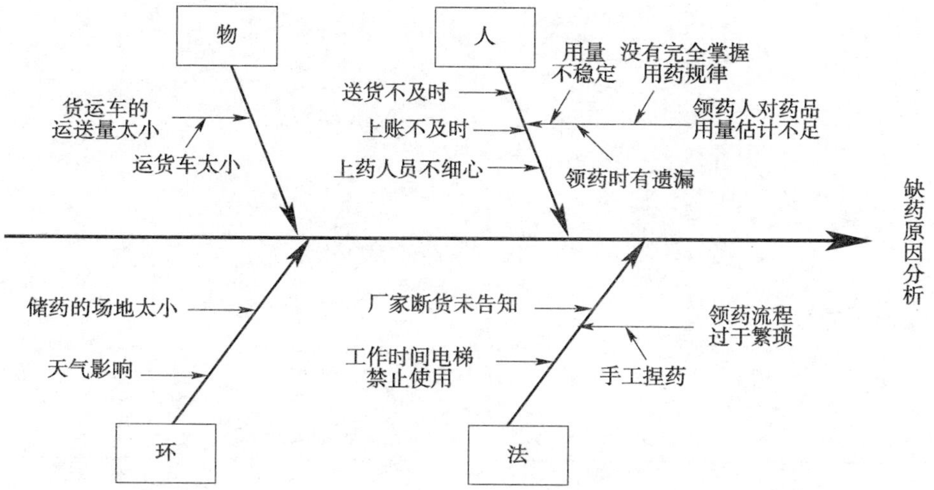

图 3－1－5　百草园圈特性要因图

2. 运用特性要因图的注意事项

（1）必须画上箭头记号，表明大、中、小原因之间的因果关系。

（2）要因追求到真正原因，即在此次百草园活动中需分析至小原因，甚至是比小原因更小的原因。

（3）鱼骨图内用词清晰明确，阐明在百草园活动中产生问题的原因，不产生歧义。

（4）主要原因要经全体圈员确认后再以主观的判断来圈选、确定。

（5）将中要因加以细分成小要因，保证小要因数量充足。

（二）百草园圈要因分析

要因分析是针对特性要因图中找出的小原因进行分析，此次百草园圈要因分析没有采用较为普遍的投票法或者评价法等方法，而是采用了绘前调查法，依据实际数据来圈选要因。即在画鱼骨图之前，由圈员到药房现场收集实际的数据，再依据数据的多少来进行排序，最后，发生次数多的、排序为前几位的要因即为最终确定的要因，这种圈选要因的方法基于现场数据，圈选出的要因更具有说服力。如百草园利用绘前调查法得出最终的发生次数较多的几项原因为领药过程过于繁琐、药房储药场地小、领药人员计划不足、运货人员劳动效率低、货运车运送量太小且效率低等几个方面，并由此将其确定为本次分析中圈选出的主要要因，详细分析见表 3－1－7。

表 3-1-7　百草园圈要因分析表

大原因	中原因	小原因	缺药次数
人	领药人员	未掌握用药规律	2
		计划不足	11
		药房未上账	2
	库房	库房未上账	1
	运货人员	劳动效率低	10
	上药人员	不细心	2
物	货运车	运送量太小，效率低	10
环	药房	储药场地小	11
	天气	下雨，可导致药品淋湿	2
法	流程	过于繁琐	13
	厂家原因	断货未通知	2
	医院制度	工作时间电梯无法运货	1

（三）百草园圈真因验证

在百草园圈实施过程中为了精益求精，圈员们又进行了更进一步的“真因验证”，即针对可查检的要因到现场再次进行数据收集、验证，把不合格的“伪要因”剔除，得出真正的原因。最终经过整合得出百草园圈需要进行改正的真因为领药过程过于繁琐和员工的责任心缺失两方面。因此，本次百草园圈对于缺药次数减少的改善对策拟定是围绕着这两个真因进行的。

八、百草园圈对策拟定

（一）提出对策方法

通过上一步解析，已经明确了哪些是导致医院药房出现中成药缺药的关键性因素，因此这一步骤中百草园圈的全体圈员针对已得出的真因：领药过程过于繁琐和员工的责任心缺失两方面展开想象的空间，尽可能多地提出确切、有效且可行的策略。其运用的方法主要有以下几种。

（1）头脑风暴　全体成员共同参加、共同思考，提出有效的对策。

（2）文献查证　通过文献检索，借鉴已有成果及经验。

（3）参观学习　学习其他同行的运作经验。

（二）选择并确定对策

在提出对策的过程中，大家所提出的策略并非都是切实可行的，如有些对策可能解决问题的成本过高，经济性不强；有些可能超出了团队成员的能力范围，需要其他部门的合作才能解决；有些实际操作起来未必能达到预期效果。因此，需要从之前大家提出的各种对策中，筛选出能让大家认可的、可行的对策，加以落实和开展。此次确定最终采用对策所运用的品管工具为对策拟定评分表。

百草园全体圈员采用对策拟定评分表，依据评价指标——可行性、效果性、自主性三项和评价等级——优 5 分、可 3 分、差 1 分对所有的对策进行打分。由此次评价打分共圈选出 4 个对策，即针对实施过程繁琐，将手工领药改为电子计划领药和制定规范领药流程；针对员工责任心缺失，建立考勤机制和建立岗位 SOP。每项对策明确对策负责人，由负责人确保所负责的项目具有可操作性，并对其进行有效管理。具体对策拟定内容见表 3－1－8。

表 3－1－8 百草园圈对策拟定及评价

What	Why	How	Who	决策					When	Where
主题	重要原因	对策拟定	负责人	可行性	效果性	自主性	总分	判定	实施日期	地点
减少门诊缺药次数	领药过程过于繁琐	1. 将手工领药改为电子计划领药	朱某	32	27	14	73	是	2016 年 6 月	中药房
		2. 制定规范领药流程	万某	20	23	15	58	是	2016 年 6 月	中药房
	责任心缺失	1. 建立考勤机制	申某	21	20	19	60	是	2016 年 6 月	中药房
		2. 建立岗位 SOP	李某	28	20	15	63	是	2016 年 6 月	中药房

（三）对策执行准备

1. 拟定对策实施计划书 在采用对策拟定评分表确定具体实施对策后，百草园圈相应的步骤负责人应向上级申请批准，同意拟定对策实施计划书。

2. 送请主管核定及协商必要的支援 对策实施计划书拟定完毕后送至主管部门核定，如无不合规定之处则被予以核准。同时，在需要医院内部支持之处向上汇报，经批准，推动百草园圈活动顺利进行。

九、百草园圈对策实施与检讨

（一）百草园圈对策实施

在对策确定后，百草园圈的圈员进一步根据对策拟定提出具体的改进措施，再次组织圈员进行头脑风暴，针对确定的对策进行细化，做追踪评估，全面把握，同时对实施对策的百草园圈成员以及参与的工作人员进行培训，要求其密切注意实施情况，对发生的任何状况都进行详细记录，时刻掌握对策的实施动态，关注追踪的连续性，实时分析并记录追踪结果，确保不偏离目标，不与基本政策相悖。为了有系统地记录每一个对策的实施过程，使用了 PDCA 循环列表，具体内容见表 3－1－9、表3－1－10。

表 3－1－9　百草园圈对策实施一

<table>
<tr><td rowspan="2">对策一</td><td>对策名称</td><td>简化领药过程，加强工作人员责任心</td></tr>
<tr><td>要因</td><td>领药过程过于繁琐</td></tr>
<tr><td colspan="2">P
对策内容：
1. 细化工作职责
2. 将手工领药改为电子计划领药
3. 制定规范领药流程</td><td>D
对策实施：
1. 严格按照规范领药流程进行操作
2. 采用电子计划领药，避免人为因素
3. 责任人全面负责领药行为</td></tr>
<tr><td colspan="2">A
对策处置：
1. 通过活动实施，完全避免由可控因素引起的缺药
2. 规范了领药行为，通过电子计划领药，覆盖所有药物，避免遗漏</td><td>C
对策效果确认：
1. 通过 HIS 系统领药，避免了遗漏
2. 准确把握一个领药周期内的用量
3. 圈员每日向圈长反馈濒临缺药情况，防止因用量异常导致的缺药</td></tr>
</table>

表 3－1－10　百草园圈对策实施二

<table>
<tr><td rowspan="2">对策二</td><td>对策名称</td><td>简化领药过程，加强工作人员责任心</td></tr>
<tr><td>要因</td><td>工作人员责任心差</td></tr>
<tr><td colspan="2">P
对策内容：
1. 细化工作职责
2. 制定规范操作流程
3. 建立考勤考核制度</td><td>D
对策实施：
1. 全员明确各岗位职责
2. 严格按照流程操作
3. 根据工作的完成情况实施奖惩措施</td></tr>
<tr><td colspan="2">A
对策处置：
1. 通过活动实施，加强对劳动纪律的管理
2. 规范了送药和上药的行为，避免由于人员不到位和工作的随意性引起的缺药</td><td>C
对策效果确认：
1. 各岗位人员能够按照流程操作
2. 对考核劳动纪律进行考核，有奖有罚</td></tr>
</table>

（二）百草园圈对策实施步骤

1. 实施对策准备　百草园圈成员将所有的对策经评估、排序后，应讨论决定对策实施的次序。并非所有对策都要同时实施，尤其是相互干扰的对策。在对策实施前百草园圈成员应注意如下事项：①获得上级主管的同意；②在试行之前做好准备，包括明确需收集记录的数据、各对策实施的负责人；③对有关人员实施培训，密切注意实施状况，对发生的任何状况，无论正面的还是反面的，都必须详细记录。

2. 对策检讨　对策实施后的改善结果尽可能以数据表示。对每一对策的实施结果都进行检讨分析，如果效果不佳，则视情况再重做解析的步骤，重新拟定对策，直到达到预期效果；并且运用 PDCA 循环对对策的实施过程加以记录，其中 P 为对策内容，说明如何工作，将对策的内容进行具体化；D 表示对策的实施，说明对策实施的负责人、实施地点、实施时间；C 表示对策效果的确认，主要说明此次百草园圈实施该对策的效果；A 表示对策处置，当检验对策实施效果达到目标后，可列入标准化。

十、百草园圈效果确认

圈员们在对策实施完以后及时对数据进行了效果分析，观察对策实施后是否有改进，若无改善迹象时，表示对策无效，必须要重新思考对策后再继续进行改善；若有显著效果，则记录相应的数据。此次百草园圈运用柏拉图来进行结果对比分析，运用雷达图来比较前后取得的无形成果。(图 3－1－6)。

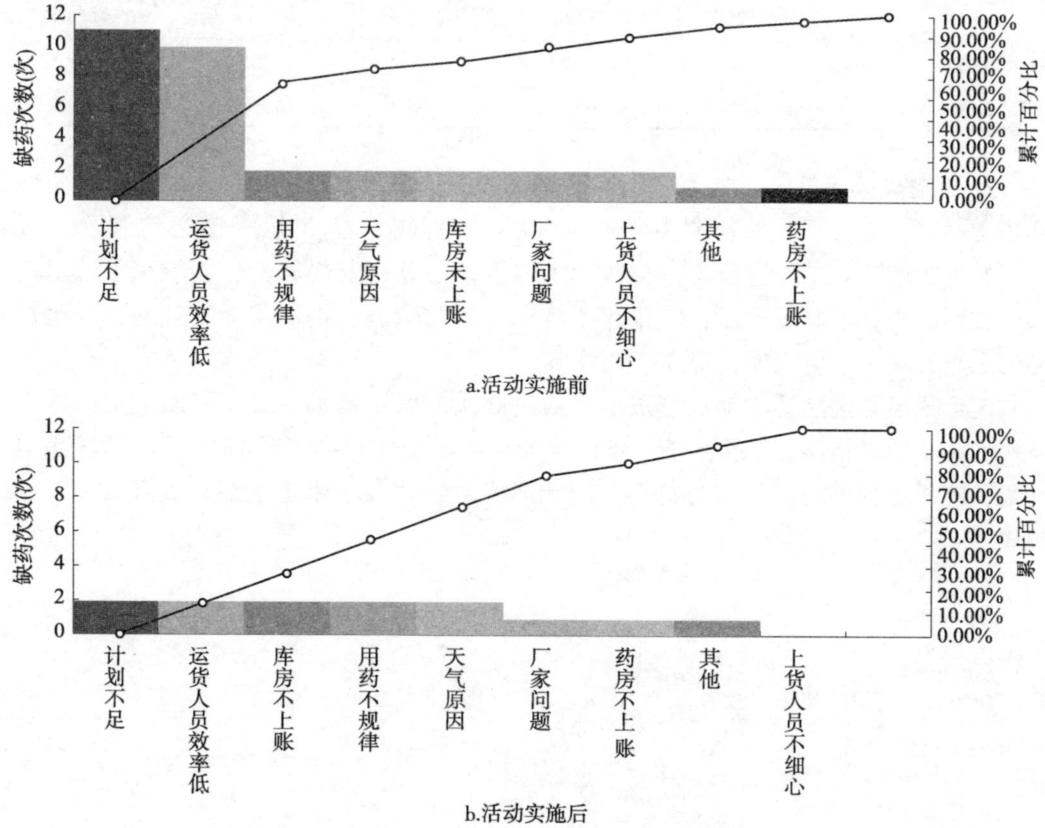

图 3－1－6　百草园圈结果对比分析图

1. 有形成果确认 百草园圈此次运用柏拉图对比来表示改善效果，领药过程过于繁琐和员工责任心缺失导致的缺药改善前现状与最终达成率都有非常大的差距，获得了较大的进步，具体成果见图3－1－7和表3－1－11。有形成果的计算如下。

（1）目标达成率 $=\dfrac{|\text{改善后}-\text{改善前}|}{|\text{目标值}-\text{改善前}|}\times 100\%$

$$\text{百草园圈的目标达成率}=\frac{|13-33|}{|11-33|}\times 100\%=90.9\%$$

目标达成率以80%～150%为宜，其中90%～110%是优秀，过大（>150%）或过小（<80%）均说明在目标设定阶段可能存在不合理情况，需要及时查找原因。而本次百草园圈的目标达成率为90.9%，为优秀水平。

（2）进步率 $=\dfrac{|\text{改善前}-\text{改善后}|}{\text{改善前}}\times 100\%$

$$\text{百草园圈此次活动进步率}=\frac{|33-13|}{33}\times 100\%=60.6\%$$

表3－1－11 百草园圈改善后要因发生次数表

	流程过于繁琐	人员责任心缺失	天气原因	厂家问题	医院制度原因
发生次数	7	2	2	1	1
累计百分比（%）	53.8	69.2	84.6	92.3	100

2. 无形成果确认 此次百草园圈所取得的无形成果具体如下：①制定了各岗位工作职责内容；②由手工领药改为电子计划领药，提高了劳动效率，减少了遗漏；③制定了奖惩制度，对工作进行考核，减少了因责任心差引起的缺药；④减少了因退药引起的投诉，提高了服务质量；⑤优化了各岗位工作流程，提高了劳动效率；⑥运送药品的工具升级，节省人力，提高劳动效率。

无形成果是因品管活动而形成的，通过此次品管圈活动，百草园圈成员的能力都有所增强，团队精神、工作热情、责任与荣誉、创造性思维以及QCC手法的运用等方面均具有较大程度的增长。为将百草园无形成果量化，采用雷达图来直观表达，具体见图3－1－7。

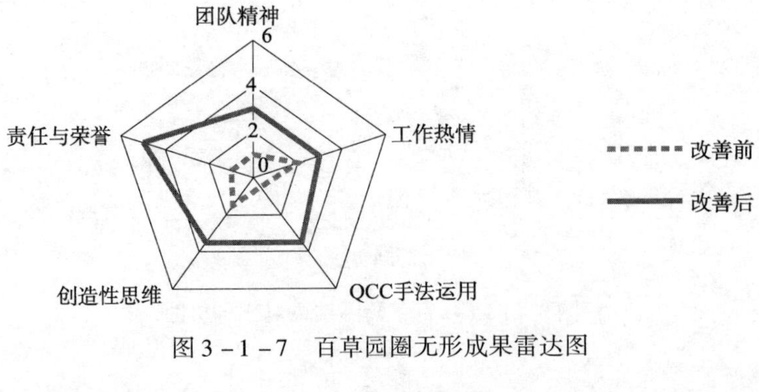

图3－1－7 百草园圈无形成果雷达图

十一、百草园圈标准化

百草园圈效果确认以后，圈员们通过采用小组会议的形式进行讨论，如果相应的对策切实有效，可保留相应的对策，并将其标准化，以保存品管圈活动成果。在对领药流程系统调查分析的基础上，将现行的中成药领药工作流程化，并以科学技术、规章制度为基础，形成规范化的作业程序，作为日后工作的参考。根据百草园的标准化，明确各岗位的责任及相应的奖惩措施，建立新的领药工作流程图。各岗位职责、奖惩措施详见表 3－1－12 至表 3－1－15。

表 3－1－12　领药人员工作职责

领药人员工作职责
1. 每周一、三、五为固定领药时间，领药当天需在早上 8:30 之前将计划发到库房 2. 观察药品动向，对于用量很大的药品需要增大计划领药量 3. 对于用量异常的药要随时注意补领或借调，保证临床供应 门诊中药房 2016－7－9

表 3－1－13　拖药人员工作职责

拖药人员工作职责
1. 忠于职守、爱岗敬业、勤奋工作，服从科室的正常调动和工作安排 2. 早上 8:00 到中药库房，库房老师发出第一批药后立即送往门诊中药房 3. 如遇到药房临时缺药，须立即到库房或其他借调药房拖药 4. 按时上下班，不得迟到、早退、旷工或上班中途擅自离岗 5. 不得无故串岗、脱岗，紧密联系药房与库房 门诊中药房 2016－7－9

表 3－1－14　上药人员工作职责

上药人员工作职责
1. 每天上、下午上班时都要上药，保证半天用量 2. 放不下的药须归类并整齐地摆放在药架上 3. 上药时要查看批号，保证先进先出 4. 上完药要将不要的药箱清理干净，保证药房环境卫生 门诊中药房 2016－7－9

表 3-1-15　门诊中药房绩效考核标准

岗位	人数	岗位职责	相关规定
窗口调配	2	遵守《药品管理法》《处方管理办法》有关规定 严查处方，严格遵循“四查十对”处方调配标准操作规程；准确调配，按照要求粘贴药品用法 在处方调配处签名或签章 保持工作区域的清洁卫生	主窗口 7:55 准时开窗户，副窗口负责上药，工作期间如有缺药，也要随时补货
窗口核对	2	严格按照“四查十对”要求核发药品 核对病人姓名、消费凭证、药品数量规格及金额 对病人进行必要的用药交代，包括用法用量、贮存条件及注意事项等 在处方核对处签名或签章，坚决杜绝差错事故，确保病人用药安全 负责窗口的清洁卫生，保持窗口整洁	2 个窗口必须 10:00 都上岗，无故脱岗超过 10 分钟罚款 50 元，有紧急情况告知组长，便于安排。主副窗口固定搭配，便于工作量统计
窗口收方	1	划卡收费，收取本药房的处方并分给两个窗口调配 必要时可调整为分给两边窗口处方 解答病人的提问，指导病人取药 负责二号窗口的清洁	负责接电话，电话响 3 声必须接。10 点以后两班人都上去收方。无故脱岗超过 10 分钟罚款 50 元，有紧急情况告知组长，便于安排
中班	1	10:00～12:00，14:30～16:30 窗口收方，负责一号窗口的清洁 12:00～14:00 先在窗口调配中成药，然后配中药饮片	
连班	1	8:00～11:00 配中药处方，12:00～14:30 窗口值班	
连班	1	12:00～18:00 配中药处方，无中药拖班时，先处理中午剩下的处方，再上中药 负责中间中药抽屉的上药，中午有中药时配方，没配方时坐在 6 号窗口发免煎 负责检查两个库房、一个杂物间，中药饮片存放区域和生活区域的水电，并在交接班上签字	中间抽屉如有缺药，负责补货，每天两边轮流配方。不签字扣一个拖班。拖班时无中药处方时收方
上药	2	上班时间为 8:45～12:45，14:00～18:00，中午有中拖，1 人上窗口，1 人收方；每日有晚拖，从 17:15～18:00，负责关闭门窗水电，并在安全交接本上签字 每周一、三、五负责药房的上药 负责将药品包装箱拆开堆好，其余时间调配中药处方	不签字不加拖班 与连班（12:00～18:00）一起锁门，不允许提前走，3 人均应保证门已经锁
中药核对	1	早上参与一边的中药上药，按照要求仔细核对已经调配好的草药 注意特殊药品的使用方法及所配中药的付数	

续表

岗位	人数	岗位职责	相关规定
中药核对		9:00 以后与倒药的人一起负责把配好的中药拿出去，杜绝差错事故，确保用药安全 负责记录中药饮片的内差 负责保持配方室的清洁卫生及整洁，上午 10:00 和下午 16:00 清洁地面	不参与上药，扣工作量 100
中药倒药	1	早上参与一边的中药上药，负责将调配好的中药倒入纸袋并装订 药袋数量数与处方付数严格一致 注意中药的特殊用法 9:00 以后与核对的人一起负责把配好的中药饮片拿出去	不参与上药，扣工作量 100
中药发药	1	早上负责冰箱和坛子里的药，负责发放配好的中药饮片及免煎，收取中药处方并编号，并把配方的人叫出来配方 向病人交代用法用量及注意事项 保持 6 号窗口的清洁卫生及整洁 17:00 负责坛子归位	冰箱与坛子里的药缺药时有责任补充
配方	若干	遵守《药品管理法》及《处方管理办法》的有关规定 遵守"四查十对"处方调配标准操作规程 遵守调配技术常规，称量准确，不得估取 每日上班后负责中药抽屉的上药 保持配方室的整洁 在配好的处方上面签名或签章	每周一选择一边上中药，并维持一周，避免集中上中药。配方位置相对固定，自行清理台面

十二、百草园圈效果维持

通过前期采用的相应对策，并将对策制定出标准，将标准化形成的各操作流程和岗位职责、奖惩措施，作为药房管理的基本制度，成为药房日常管理的标准，使得在品管圈活动中取得的效果得以继续维持下去。特别是从手写的领药单改为电子领药单，既省去了需要运药人员传递领药单的步骤，也避免了由于人为原因导致少领、漏领造成的缺药。同时，标准化不是一个短期的过程，需要长期坚持和完善，在此次品管活动结束以后，百草园圈员继续对中成药缺药的发生情况进行监控，以观察上述政策落实的效果。此次圈员通过推移图反映标准化效果的维持情况，由图可看出中成药的缺药次数始终保持在目标值以下，具体的效果维持结果见图 3－1－8。

十三、百草园圈检讨与改进

1. 百草园圈检讨与改进报告　研讨和改进是整个百草园圈此次品管活动的终点，全体圈员对整个活动过程进行反思、评价和总结，通过研讨和改进来找到圈员在活动中存在的不足，以及在活动过程中存在的方方面面问题，可进一步提升圈能力，为下一次百草园圈活动的开展提供有效的参考意见。以下是检讨与改进所形成的报告，具体结果见表 3－1－16。

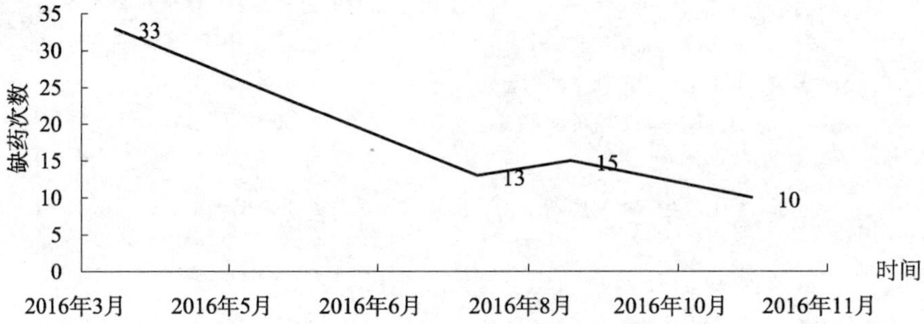

图 3－1－8　百草园圈标准化效果维持推移图

表 3－1－16　百草园圈检讨与改进报告

步骤	优点	今后努力方向
主题选定	结合工作的实际情况，解决问题，实现优质服务目标	关注工作的其他亟需解决的问题
活动计划拟定	能够按照时间计划进行每一步骤，并在每一步开展圈会	继续保持
现状把握	时间段为 2 周，通过数据收集来准确把握现状	可由多人多角度来进行现状把握，避免出现遗漏或偏差
目标设定	依据圈能力来设立目标	以医院政策目标和临床需求为课题改善工作的目标
对策拟定	结合工作中存在的管理漏洞，精准拟定相应对策，多次开展头脑风暴	牵涉其他部门时，寻求帮助并与他们达成共识，尽量做到关键环节不遗漏
效果确认	结果维持较好	可持续观察、持续改进，争取最大限度避免人为因素影响效果维持

2. 百草园圈活动启示　该医院年门诊量达到 400 万人次，药房劳动量负荷量大，且门诊工作存在诸多的不确定因素和突发性，各级政策对药物供应的影响也较大，通过此次品管圈活动来改进管理工作中存在的不足，对系统和流程进行优化，确保药品的临床供应，实现医院精准化管理目标。虽然不能完全避免，但这将是一个持续改进的过程和长期工作的目标。

实例二　茁壮圈

——提高药库冷链达标率

一、茁壮圈内容摘要

本次品管圈的圈名为茁壮圈，活动的改善主题是“规范医院冷链管理——提高药库冷链达标率”。此次茁壮圈活动时间是2016年1月到2016年9月。负责本次茁壮圈活动的单位是济南市某中心医院药学部。

茁壮圈由2013年7月16日提出，2013年8月开始组建，2013年8月成立。本次活动是茁壮圈进行的第3期品管圈活动。活动主题是根据医院管理目标的方向、主管的方针、领导指引并考虑自行可解决的问题而提出，经由茁壮圈全体圈员通过评价法，针对上级政策、可行性、迫切性等一系列指标进行评价打分而最终确定下来。

本次茁壮圈活动首次将“课题达成型品管圈”活动应用到医院药库管理中。针对冷链药品的管理问题，共开会15次，通过采用主题选定、活动计划拟定、课题明确化与目标设定、方策拟定、对策追究、对策实施与检讨、效果确认、标准化、检讨与改进、成果发表等十大品管圈步骤规范了药品的冷链管理，制定了药库冷链管理的标准化流程，使冷藏药品从验收、储存、院内转运的各个环节达到全程2～8℃不断链。

此次茁壮圈成员共13人，其中包括圈长1人，辅导员1人，圈员11人。圈长武药师在该院担任药品仓库管理员职务，其工作严谨认真，组织能力和沟通能力较强，态度乐观向上，故担任圈长职务。辅导员张主管药师在该院担任药品仓库组长职务，其工作经验丰富、态度谦和有礼、业务能力强、组织能力强，故担任辅导员职务。

“药品冷链”是指需要冷藏的药品从生产、储藏、运送，直到病人用药等各个环节，都必须在各药品规定的低温环境中，以保证冷藏药品的质量安全，减少损耗，防止污染整个供应链系统。医院作为药品冷链系统的末端使用环节，对病人安全、有效地用药负有最直接的责任，故应当引起高度重视。该医院自2016年1月将品管圈活动运用到药品冷链管理中以来，通过对医院冷藏药品供货、验收、入库、储存、院内转运、出库的全过程进行讨论分析，发现在药品运输至医院、医院验收入库、医院院内转运等环节无系统数据监测。为了得到准确的数据，就冷链药品的在途运输、验收入库、储存、院内转运等各环节进行了为期1个月的温度追踪监测，将全程在2～8℃（少数为0～8℃）不断链视为达标，发现达标率现状仅为75.5%。对供货、验收、入库、储存、出库、院内转运的所有过程进行不合格统计，依照柏拉图80/20法则，得出需改善的重点为：配送公司无实时监控数据、无系统监测入库温度、无系统监测出库温度项。茁壮圈的目标是从原先的没有系统监测做到全程系统的监测，做到全程2～8℃不断链。经过6个月的努力，通过不断监测、院内转运设备验证、改进和完善，规范了药品的冷链管理，制定了药库冷链管理的标准化规程，使冷藏药品从验收、储存、院内转运等各个环节达到了全程2～8℃不断链。通过此次“课题达成型品管圈”活动，圈员们学会了不同的品管手法，提高了药库管理水平，增强了团队之间的合作与互动，提高了凝聚力。

二、茁壮圈介绍

（一）茁壮圈组成

此次茁壮圈活动开始时间是2016年1月，活动结束时间是2016年9月，是茁壮圈的第三期活动。组成人员共13名，其中3名副主任药师，3名主管药师，6名药师，苗壮圈组成的相关内容见表3-2-1。

苗壮圈圈长武药师作为此品管圈的代表人，为全体圈员的代表，领导圈员参与活动，起到统一意见、分配工作、追踪进度、向上汇报、培养后继圈长的作用。

苗壮圈辅导员张药师对品管圈活动给予指导建议，安排教育训练，协调等。

表3-2-1　苗壮圈组成

圈名	苗壮圈	成立日期	2013年7月
成员人数	13人	活动期数	第三期
圈长	武药师	辅导员	张药师
所属单位	济南市某中心医院	活动单位	药库和保健药房
圈员	邱药师、法药师、王药师、张药师、万药师、王药师、张药师、东药师、李药师、乔药师、田药师		
主要工作	主要负责医院药品采购、验收、储存、出库、养护、退库、调价、信息录入等工作		
活动期间	2016年1月至2016年9月		
单位主要目标	提高药库管理质量		

（二）苗壮圈圈名与圈徽

1. 苗壮圈圈名　在圈名的确定阶段，采用头脑风暴法，召开圈会，让圈员各抒己见，从中挑选出大家都满意的圈名。最终将品管圈的圈名定为苗壮圈，是希望药学部像大树一样枝繁叶茂，也象征着药师们在药库里充满激情的工作，让药学部苗壮成长。

图3-2-1　苗壮圈圈徽

2. 苗壮圈圈徽及意义

（1）苗壮圈的圈徽中间的“Y”代表“药”的拼音首写字母，体现药学的专业特点和药学人员的专业素养。（图3-2-1）

（2）苗壮圈的圈徽整体形象化为一棵树，枝繁叶茂，象征药师们在药库里充满激情的工作，让药学部苗壮成长。

（3）苗壮圈的圈徽中两个人围成“心”的形状，代表着我们工作人员无私奉献，同心协力，共创佳绩。

（三）苗壮圈活动特点

1. 头脑风暴　头脑风暴即一群人围绕一个特定的主题，在暂缓批评、轻松愉快的气氛下，进行创新，产生新点子，提出新方法。在此次苗壮圈召开圈会时都大量运用了头脑风暴法，迸发出圈员的集体智慧，达到全员参与、质量改进的目的。例如确定圈名、圈徽时，主题选定阶段列举问题点时，针对问题点提出对策时，对策实施与检讨等实施阶段。

2. 茁壮圈属于课题达成型品管圈　目前的品管圈类型分为课题达成型和问题解决型品管圈，此次茁壮圈确定的主题为规范医院冷链管理——提高冷链药品达标率。由于该课题是新业务未曾有过经验，且是大幅度改善现状，因而确定为课题达成型品管圈。

（四）茁壮圈活动历史

茁壮圈活动从2013年7月至2016年9月共进行了三期的活动，每一期的活动主题都不相同，分别为："降低缺药件数""提高药品周转率""规范医院冷链管理——提高冷链药品达标率"。其目标达成率都保持在100%及以上，且获得了医院的肯定，如第一期和第二期的活动分别获得了科室第二名和院内第二名的好成绩。通过前期几次活动，提高了科室的工作效率，促进了和谐稳定的医患关系的构建。各个时期的活动历史的具体内容见表3－2－2。

表3－2－2　茁壮圈活动历史

期数	活动主题	活动时间	目标	成绩	达成率	院内外荣耀
第一期	降低缺药件数	2013.7～2014.7	缺药件数由17件下降到9.46件	8.5件	112.73%	科室第二名
第二期	提高药品周转率	2015.1～2015.9	周转天数由16.67天下降到11.64天	11.64天	102.03%	院内第二名
第三期	规范医院冷链管理——提高冷链药品达标率	2016.1～2016.9	达标率由75.5%提高到100%	100%	100%	

（五）茁壮圈上期活动成果追踪

上期活动主题：提高药品周转率。

上期活动期间：2015年1月至2015年9月。

上期活动目标：药品周转天数由16.67天降至11.64天。

上期效果追踪：药品周转天数在改善前为16.67天，改善中降到15.51天，而到最后改善后降到11.64天，目标达成率为102.03%，取得了较为优异的活动成果；并且为了使效果在以后的管理中继续维持，将此次品管圈活动的过程进行了标准化，并在连续的四个季度内对其进行实时监控，发现效果维持情况良好，药品周转天数维持在10～12天。茁壮圈上期药品周转天数维持效果见图3－2－2。

三、茁壮圈主题选定

（一）茁壮圈主题内容

1. 茁壮圈备选主题的提出　《中华人民共和国药典》（2015年版）规定，生物制品成品应在2～8℃避光贮藏，国家"十二五"规划和新版GSP，也特别细化了对冷链管理的要求。规定各企业应根据所经营药品的储存要求，设置不同温、湿度条件的仓库。其中冷库温度为2～10℃；阴凉库温度不高于20℃，常温库温度为0～30℃；各库房相对湿度应保持在45%～75%。药品温度不适宜会破坏药品剂型，影响其药效的发挥，甚至引起毒性变异。有研究表明，温度每升高2℃，药品的有效期就会缩短20%。这就可能导致病人延迟治愈，增大病人负担，甚至威胁病人生命。对医院而言，也会因此增加医院财产损失，增加医患纠纷，损害医院名誉。该院冷藏药品高达100多种，所以规范药品冷链的管理，制定药库药品的冷链标准化有着迫切且重要的意义。

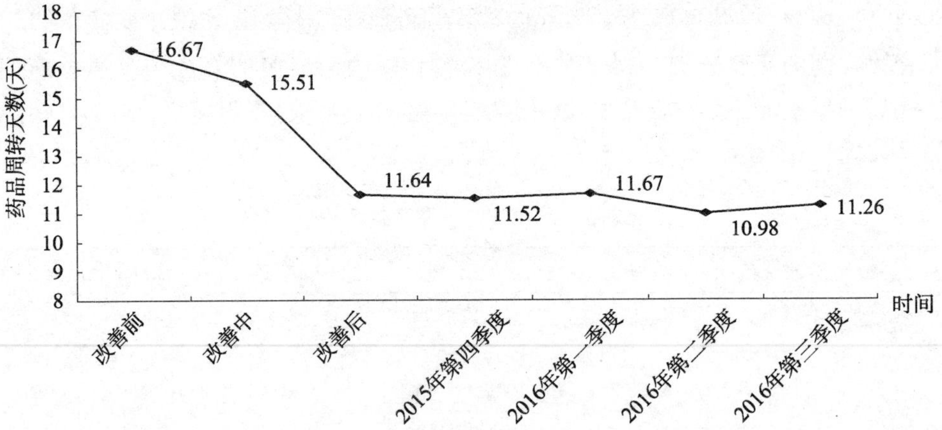

图3－2－2　茁壮圈提高周转率维持效果

2. 茁壮圈选择主题的方法

（1）头脑风暴　茁壮圈的武圈长组织圈员召开了圈会，由茁壮圈的所有圈员利用头脑风暴法根据所在工作岗位或工作中相关内容所存在的问题点，列出药学部管理中需要解决的问题，而后利用亲和图把繁多的问题集中在少数几个问题点上，得出了包括药品批号管理问题、药品滞销退货问题、退换货药品发票问题、供货源不稳定问题、药品冷链管理问题等五个问题点，使问题明朗化，以便于后面的评价。

（2）评价法　在此步骤中茁壮圈的每个圈员都对提出的每个主题从迫切性、圈能力、可行性、上级政策四方面，按照重要的5分，普通的3分，最不重要1分三个等级，对每个主题的每个项目一一打分，最终合计得分最高的“药品冷链管理问题”为14分，排名第一，所以该内容确定为茁壮圈此次活动的主题。所有选题内容评价分数见表3－2－3。

表3－2－3　茁壮圈主题评价表

主题评价	上级政策	重要性	迫切性	圈能力	总分	顺序	选定
药品批号管理问题	3	3	4.5	3	13.5	2	
药品滞销退货问题	3	3	3.5	2.5	12	3	
退换货药品发票问题	3	2.5	3	1.5	10	4	

续表

主题评价	上级政策	重要性	迫切性	圈能力	总分	顺序	选定
供货源不稳定问题	3	1	3	1	8	5	
药品冷链管理问题	5	3	5	2	14	1	√
评价说明	分数	上级政策	重要性	迫切性	圈能力		
	1	次相关	次重要	次迫切	0～50%		
	3	相　关	重　要	迫　切	51%～75%		
	5	极相关	极重要	极迫切	76%～100%		

3. 茁壮圈主题书写格式 此次茁壮圈的主题选定所采用的动词为正向动词即“规范和提高”，改善的主题应为“药品冷链管理”，所采用的具体衡量指标是达标率，因而最终其规范的主题书写格式为：规范药品冷链管理问题——提高药库冷链达标率。

4. 茁壮圈专有名词

（1）药品冷链 是指冷藏药品从供货与验收、储存、院内转运等各个环节，都必须在各药品规定的低温环境中，以保证冷藏药品质量安全、减少损耗、防止污染整个供应链系统。

（2）冷链合格 是指从冷链药品供货、验收、入库、储存、院内转运等各环节达到全程 2～8℃不断链。

（二）寻找突破重点

在选定主题以后，茁壮圈从工作现场出发，应用统计学的方法掌握事实真相，并加以客观的系统分析，明确了此次改善的突破点。为下一步活动计划的拟定提供了重要的依据。

由于之前没有系统地监测过温度，故首先对冷链药品供货、验收、入库、储存、养护、院内转运等各环节进行一个月的温度数据监测，得到相关不合药品数量总共 38 起。其中，在配送公司无实时监控数据环节，超温数量为 19 起，累计百分比为 50.0%；在药品验收环节，超温数量为 10 起，累计百分比为 76.3%；在院内转送环节，超温数量为 8 起，累计百分比为 97.4%；最后在储存环节，超温数量为 1 起，累计百分比为 100.0%，详细数据见表 3－2－4。将其绘制成柏拉图，见图 3－2－3，结合冷藏药品的特殊性质，根据 80/20 法则，配送公司无实时监控数据、药品验收超温、院内转送超温三者累计百分比为 97.4%，得出重点突破的是药品的在途运输、药品的验收和院内转运环节。

表 3－2－4 全程温度监测超温数据

序号	环　　节	超温数量（起）	累计百分比
1	配送公司无实时监控数据	19	50.0%
2	药品验收超温	10	76.3%

续表

序号	环　　节	超温数量（起）	累计百分比
3	院内转运超温	8	97.4%
4	储存超温	1	100.0%
	总数量	38	

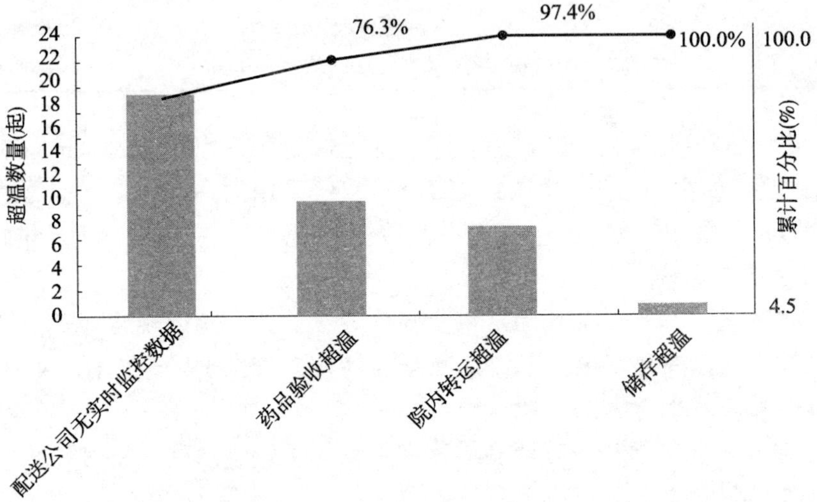

图 3－2－3　茁壮圈改善前柏拉图

（三）确定品管圈类型

在对选定的主题进行类型判定时，从以下几个方面进行：①判断是在原来已经并正在实施的工作中出现的问题，还是从前未曾有过经验，欲顺利完成首次面临的工作；②判断是想维持、提升现状水平还是想大幅度地打破现状；③判断是想确保当前水平、质量还是想挑战魅力性的质量、水准；④判断是主要想确保防止再发生已出现的问题还是想提前对应可预见的课题；⑤判断是通过问题的原因与消除原因即可获得解决，还是通过方案、主题的追究与实施可达成目标。

品管圈活动的不同类型与以上几个方面的相关程度评分如下，依 3 段评分。关系程度大为 2 分，关系程度中为 1 分，关系程度小为 0 分。最终由于此次课题是新业务，未曾有过经验，且是大幅度打破现状。所以以 9∶4 的成绩打败问题解决型品管圈活动，故采用课题达成型品管圈活动。具体评分过程见表 3－2－5。

表 3－2－5　茁壮圈类型判定

课题达成型	关系程度		问题解决型
以前未曾有过经验，首次面临的工作欲顺利完成（新规业务的因应）	2	1	欲解决原来已在实施的工作中之问题

续表

课题达成型	关系程度		问题解决型
欲大幅度地打破现状（现状打破）	2	1	欲维持、提升现状水平
欲挑战魅力性质量、魅力性水准（魅力性质量的创造）	2	1	欲确保当前质量、当前水平
欲提前对应可预见的课题	2	1	欲防止再发生已出现的问题
通过方案、主题的追究与实施可达成目标	1	0	通过问题的原因究明与消除原因可获得解决
判定结果	合计分数		判定结果
√	9	4	

四、茁壮圈活动计划拟定

茁壮圈此次活动计划书的拟定基于济南市某中心医院的内部环境、医院的背景和运行实际、项目实施要求，并且结合茁壮圈圈员的工作环境和思维习惯、工作特长等，从而做出具有可行性的行动计划。

1. 确定拟定活动计划书的方式　茁壮圈拟定活动计划书是利用甘特图，在活动开始时，按照预先进度以虚线画上计划线，并制定好相关的负责人；在以后的活动中，每完成一个工作项目，便以实线画上实施线，用以监控项目进度。

2. 确定活动计划书的内容及顺序　根据品管圈十大步骤，按时间顺序确定了相应活动计划书的活动内容，并且茁壮圈根据医院的具体评比管理，增加了成果参加评比的环节，将最终所获得的成果转化为规范的书面报告，激励参与本次茁壮圈活动的成员为后续的品管圈活动提供可借鉴的经验。由于本次茁壮圈从第二个步骤开始就因春节后病人比较多，开始实施时间就比计划延后了 1 周，在对策拟定和实施阶段，经过采取措施，将实施时间和计划时间适当调整到了同步，但是最终标准化的实施时间延迟了 1 周。

3. 确定活动计划书的活动日程　此次茁壮圈活动日程（即各步骤所需时间）的拟定，是基于茁壮圈一期和二期活动经验的有效回顾分析，借鉴参考了其他品管圈活动的计划安排，并且按照 PDCA 循环各阶段所占时间分别为 30%、40%、20%、10% 的规律，即主题选定、活动计划拟定、现状把握、目标设定、解析、对策拟定占总活动时间的 30%；对策实施与检讨占 40%；效果确认和标准化占 20%；检讨与改进及成果发表占 10% 的时间分配方式，并结合茁壮圈的实际进行安排的。

4. 确定圈员的分工及工作内容　茁壮圈中各步骤的负责人是通过圈员自荐或圈长根据每位圈员的思维习惯、特长爱好等进行安排的。

5. 绘制甘特图　茁壮圈通过开圈会、小组讨论、回顾分析以往两期的活动计划书的内容使活动日程以及人员分工都得以明确，并绘制成甘特图，将其悬挂在活动现场，用来提醒每位圈员随时注意并了解活动的进度。具体的内容和时间进度安排见表3－2－6。

表3－2－6 茁壮圈活动计划拟定

步骤	时间																																						主要负责人
	2016年1月					2016年2月				2016年3月				2016年4月					2016年5月					2016年6月				2016年7月				2016年8月				2016年9月			
	1周	2周	3周	4周	5周	1周	2周	3周	4周	1周	2周	3周	4周	1周	2周	3周	4周	5周	1周	2周	3周	4周	5周	1周	2周	3周	4周	1周	2周	3周	4周	1周	2周	3周	4周	1周	2周	3周	4周	
主题选定	——/……	——/……																																						邱药师 王药师
计划拟订			——/……	——/……	——																																			武药师 张药师
课题明确化与目标设定						——/……	——/……	——/……	——/……	——/……	——																													邱药师 王药师
对策拟定											——/……	——/……	——/……	——																										王药师 王药师
最适对策追究													……	……	——/……	——/……	——	——																						邱药师 王药师
最适对策实施																					——/……	——/……	——/……	——/……	——/……	——/……														王药师 张药师
效果确认																								……	……	——/……	——	——	——											武药师 张药师
标准化																														……	——/……	——/……	——/……	——/……						张药师 王药师
检讨与改进																																……	——/……	——/……	——	——				王药师 王药师
成果发表																																			——/……	——/……	——/……	——		邱药师 武药师

注：——为计划线，……为实施线。

五、茁壮圈课题明确化与目标设定

课题明确化最主要的就是掌握事实真相。针对选定的课题，茁壮圈的圈员们自该院药学部的工作现场出发，从各角度把握现状水准，再选取与现状水准相适的项目，初步设想不久的将来可预见的状况等，最后计算现状水准与期望水准之间的望差值，进而拟定此次活动的攻坚点，为目标设定提供了依据。

（一）冷藏药品供给流程图

茁壮圈所在的济南市某中心医院相关冷藏药品供给流程为：由配送公司将冷藏药品从供货公司送至药库，药库检查其冷藏设备和冷链实时数据，测试药品温度，如若不合格，记下药品名称、批号，拒收此药。若合格，则将合格者登记在冷藏药品验收记录上，扫描药品电子码并储存到冷库，将检验合格的药品放在有监测系统的冷库和冰箱内储存。而后用验证合格的冷藏设备送至静脉用药调配中心、病房药房、门诊调剂药房、保健药房等处。冷藏药品具体流通过程见图3-2-4。

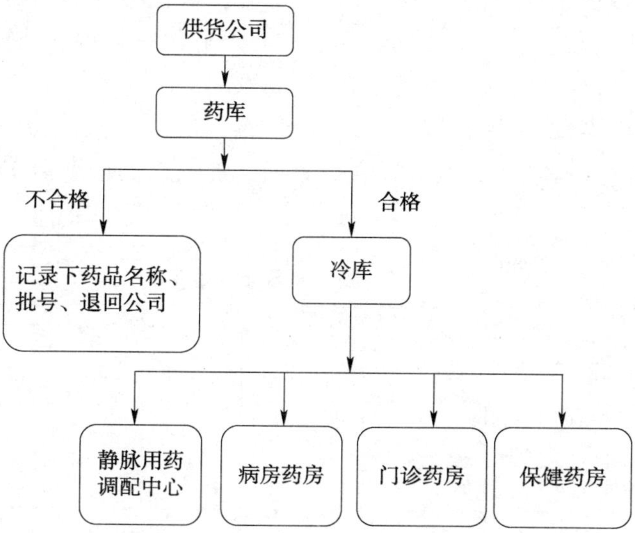

图3-2-4　冷藏药品流程图

（二）茁壮圈课题明确化实施步骤

1. 确定调查项目　所谓调查项目就是指机械地统计需要调查的因素或者是涉及的因素有哪些，同时找出现实和要想达成理想情况的差异，此次茁壮圈采用了作业流程图来对调查项目进行系统的归纳和总结。

2. 明确工作流程　在茁壮圈实施过程中，为了实时把握工作内容，圈员们通过各种形式的小组讨论和头脑风暴把现行的工作进行剖析，统计相关数据，把握现状水平，明确工作流程。

3. 把握期望水准　茁壮圈通过大量的文献检索、标杆学习等设定出具有挑战性的期望水准。其中在供货与验收环节，采购频次实现从现状水准的8次降到期望水准的4次；验收时间从现状水准的50分钟降到期望水准的30分钟；实时监控数据实现从无到有；验收设备从没有到引进1个；验收标准流程从无到有；冷藏药品拒收频次从现状水准的11次降到期望水准的6次。在出库及院内转送环节，实现标准流程、冷藏设备验证追踪从无到有；冷藏运输设备从一种增加到两种；冷藏药品独立链条，从现状水平的40%增加到100%；并且增加对相关人员的知识培训环节。

4. 望差值的确定和攻坚点拟定 期望水准和现状水准的差值就是望差值。茁壮圈此次通过把握望差值，并且运用评价法来拟定攻坚点。

（1）*确定望差值* 明确哪些特性项目有所改善，就工作环境、人力、能力以及药品企业配合度等对现状水准进行把握，随后就对想达到目标对期望水准进行把握，明确期望水准和现状水准的差值即望差差。

（2）*确定攻坚点* 对存在望差值，需要改进的项目，组织茁壮圈圈员通过头脑风暴法，拟定攻坚点，然后对拟定的所有攻坚点进行评价打分。此次评分参与圈员8名，评分基准为重要的3分，次要的2分，微要的1分，取各类分数均超过半数43分且单项得分高于14分者为攻坚点。最终确定流程方面采取集中采购、缩短验收时间、完善冷链实时数据、减少不合格次数、制定标准流程，做到精细化储存等；在设备方面，增加温度测试仪，新增冷藏箱、设备温度验证等；在资料方面，形成单独的物流链；在信息方面，引进电子化物流系统；在人员方面，加强人员培训等13个攻坚点，详见表3-2-7。

表3-2-7 茁壮圈攻坚点拟定表

主题	内容	项目		现状水平	期望水平	望差值	拟定攻坚点	评价项目				决定攻坚点
								上级方针	圈的优势	克服能力	总分	
如何达到全程2~8℃不断链	流程	供货与验收	采购频次	8	4	-4	集中采购	20	22	20	62	√
如何达到全程2~8℃不断链	流程	供货与验收	验收时间	50分钟	30分钟	-20分钟	缩短验收时间	24	20	16	60	√
如何达到全程2~8℃不断链	流程	供货与验收	实时监控数据	无（0）	有（1）	1	完善冷链实时数据	24	20	24	68	√
如何达到全程2~8℃不断链	流程	供货与验收	验收标准流程	无（0）	1个	1	制定标准流程	24	24	24	72	√
如何达到全程2~8℃不断链	流程	供货与验收	冷藏药品拒收频次	11次	6次	-5次	减少不合格次数	20	20	20	60	√
如何达到全程2~8℃不断链	流程	储存		按冷藏药品储存	更加精细化	精细化	精细化储存	22	22	16	60	√
如何达到全程2~8℃不断链	流程	养护		合理养护	合理养护	0	0	0	0	0	0	
如何达到全程2~8℃不断链	流程	出库及院内转运		无标准流程（0）	制定标准流程（1）	1	制定标准流程	20	16	21	57	√

续表

主题	内容	项目	现状水平	期望水平	望差值	拟定攻坚点	评价项目				决定攻坚点
							上级方针	圈的优势	克服能力	总分	
如何达到全程2~8℃不断链	流程	临床	无冷藏取药方式（0）	有	1	病人冷藏包	10	15	17	42	
	设备	验收设备	无（0）	1个	1	增加温度测试仪	24	16	24	64	√
		冷藏运输设备	只用一种泡沫箱	新增精确冷藏设备	1种	新增冷藏箱冷藏车	16	18	16	50	√
		冷藏设备验证追踪	无（0）	有（1）	1	设备温度验证	12	10	9	31	
	资料	冷藏药品独立链条	40%	100%	60%	形成单独物流链	22	20	16	58	√
	信息	电子化物流系统	只有HIS系统	HIS系统和电子化物流系统	1	电子化物流系统	20	20	18	58	√
	人员	工作人员冷链知识水平	无系统培训	进行4次系统培训	4	人员培训	22	24	20	66	√

（三）苗壮圈目标设定

1. 苗壮圈设定目标值 苗壮圈从期望水平中明确目标三要素（什么、多少、到何时）后确定目标值（表3-2-8），考虑到冷藏药品的特殊性，把目标定得很高，通过规范冷藏药品管理、冷藏药品在供货、验收、储存、院内等各环节全程2~8℃不断链，达到此次苗壮圈活动的目标，即在冷藏药品的供货与验收、储存、院内转运环节100%达到2~8℃（极少数0~5℃）全程不断链。详见表3-2-8、图3-2-5。

表3-2-8 苗壮圈目标值设定

目标设定	做什么	到何为止	做多少	目标值
	规范冷藏药品管理，冷藏药品在供货、验收、储存、院内转运等各环节全程2~8℃不断链	2016年1月至2016年9月	进行系统全程温度监测，对设备进行验证，使全程2~8℃不断链	100%

2. 茁壮圈目标设定实施步骤

（1）明确何时进行目标设定　此次茁壮圈的目标设定在课题明确化之后，通过课题明确化阶段收集数据，确定了望差值，拟定了攻坚点，然后针对攻坚点进行目标设定。

（2）明确目标项目、内容和期限　茁壮圈的目标设定规定了固定的目标主体和内容表达方式，即为："到2016年9月30日为止，通过规范冷藏药品管理，使冷藏药品在供货、验收、储存、院内转运等环节100%达到全程2～8℃不断链"。

（3）绘制目标设定柱状图　在目标设定以后，茁壮圈为了进一步对目标进行说明，绘制了目标设定柱状图，见图3－2－5。

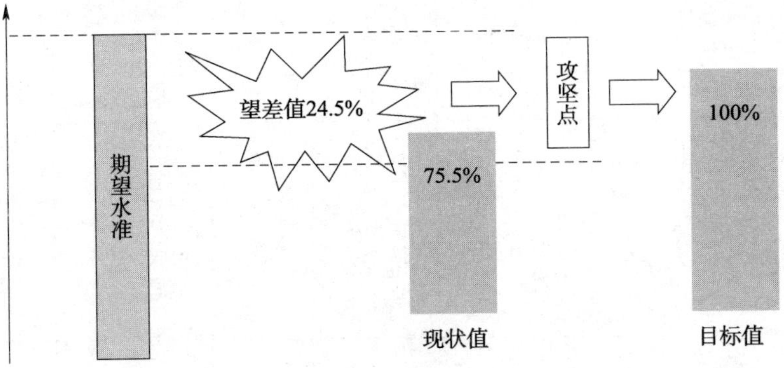

图3－2－5　茁壮圈目标设定图

3. 目标设定注意事项　在此次茁壮圈活动过程中，圈长武药师通过投入和产出等各方面的比较分析了目标设定的合理性，对设定的目标进行了以下几个方面的评估，以此来确保目标设定的合理性：①目标达成后的效益，包括短期效益和长期效益；②投入成本、人力、物力、时间；③是否具有推广价值。

六、茁壮圈对策拟定

茁壮圈圈员在做对策拟定这一步时，主要分为两个部分，即列举方案、评估方案。全体圈员通过查找资料、参观学习，召开圈会运用头脑风暴，大胆设想，激烈讨论，针对13个攻坚点，不考虑是否可行，优先考虑最大效果的情况下提出了针对每个项目的每个攻坚点的改善方案，即包括一周两天收冷藏药品、将冷链达标列为商业公司考核项目、加强监控提供的冷链项目、加强工作人员培训等13个改善方案，又对其作业性、效益性、挑战性进行评估，评价结果按照得分进行排序，判定了填补院内转运空白、加强工作人员培训等12个最终方案。详见表3－2－9。

表 3-2-9　茁壮圈对策拟定

评价基准：1. 重要 3 分，次要 2 分，微要 1 分

2. 取各类分数需超过半数 43 分且单项得分高于 14 分者

单项：8×3×60% =14 分　总分：8×3×3×60% =43 分

3. “※”代表决定之攻坚点

4. 合计圈员 8 人参与评分

主题	内容	项目	攻坚点	改善方案	评价项目：作业性	评价项目：效益性	评价项目：挑战性	评价项目：总分	评价项目：排序	判定
如何达到全程2~8℃全程不断链	流程	供货与验收	集中配送	一周两天收冷藏药品	15	15	15	45	9	※
			减少不合格次数	将冷链达标列为商业公司考核项目	15	15	20	50	7	※
			验收标准流程	将 HIS 与电子化物流系统结合的流程	18	20	19	57	3	※
			提供冷链实时数据	制定表格，做好冷链记录	20	20	15	55	5	※
				加强监控，提供冷链数据	15	15	15	45	9	※
			缩短验收时间	将 HIS 与电子化物流系统结合，缩短验收时间	18	20	19	57	3	※
		信息	电子化物流系统							
		储存	精细化储存	规范冷藏药品储存及实时监控	15	15	19	49	8	※
		出库与院内转运	制定标准流程	大件药品商业公司直接送到各药房	20	20	21	61	2	※
				缩短出库时间，在 10 分钟内完成	12	10	14	36		
		验收设备	增加验收设备	增加红外温度测试仪	21	20	20	61	2	※
	设备	院内转运设备	新增冷藏包	增加冷藏包的使用	22	21	23	66	1	※
	资料	冷藏药品独立链条	形成独立冷链链条	做整理分类	15	15	19	49	8	※
	人员		加强培训	加强工作人员培训	22	22	22	66	1	※

七、茁壮圈最适对策追究

茁壮圈针对上述12个方案，再次选取并确定能够解决问题的对策，加以落实和开展。在这个过程中，采用方案追究评价表，由武圈长等7名圈员对其难易度、经济性、所需时间、预期效果四个方面按照1、2、3、4四个等级分数进行评价、比较、优选，总计其各自的得分，最终得出一周两天收冷藏药品、将冷链达标列为商业公司考核项目，制定表格做好冷链记录、大件药品商业公司直接送到各药房等7个最适对策。具体数据见表3－2－10。

表3－2－10　茁壮圈对策追究评价

序号	最佳方案	评价									综合得分	是否采用
		标准	权数	武	张	王	王	张	金	孙		
1	一周两天收冷藏药品	难易度	2	□	□	□	□	□	□	□	2×2=4	采用
		经济性	1	□	□	□	□	□	□	□	3×1=3	
		所需时间	3	□	□	□	□	□	□	□	8×3=24	
		预期效果	5	◆	▲	◆	▲	▲	□	□	15×5=75	
		小计									106	
2	将冷链达标列为商业公司考核项目	难易度	2	□	□	□	□	□	□	□	3×2=6	采用
		经济性	1	□	□	□	□	□	□	□	1×1=1	
		所需时间	3	□	□	□	□	□	□	□	11×3=33	
		预期效果	5	▲	◆	◆	□	◆	□	□	12×5=60	
		小计									100	
3	制定表格，做好冷链记录	难易度	2	□	□	□	□	□	□	□	2×2=4	采用
		经济性	1	□	□	□	□	□	□	□	3×1=3	
		所需时间	3	□	□	□	□	□	□	□	8×3=24	
		预期效果	5	◆	▲	◆	▲	▲	□	□	15×5=75	
		小计									106	
4	实时监控	难易度	2	□	□	▲	□	□	□	□	3×2=6	不采用
		经济性	1	□	▲	□	□	▲	□	□	7×1=7	
		所需时间	3	▲	□	◆	□	□	▲	□	11×3=33	
		预期效果	5	▲	◆	▲	□	◆	□	□	7×5=35	
		小计									81	

续表

序号	最佳方案	评　　价									综合得分	是否采用
		标准	权数	武	张	王	王	张	金	孙		
5	大件药品商业公司直接送到各药房	难易度	2	□	▲	□	□	□	□	□	3×2=6	采用
		经济性	1	□	□	◆	□	□	□	□	1×1=1	
		所需时间	3	□	□	□	□	□	◆	□	11×3=33	
		预期效果	5	□	□	□	□	◆	□	□	13×5=65	
		小计									105	
6	缩短出库时间，在10分钟内完成	难易度	2	◆	▲	□	◆	□	□	□	4×2=8	不采用
		经济性	1	□	◆	□	◆	□	□	▲	8×1=8	
		所需时间	3	▲	▲	▲	▲	▲	□	□	8×3=24	
		预期效果	5	□	□	□	□	▲	□	□	8×5=40	
		小计									80	
7	冷藏药品在冷库完成	难易度	2	□	▲	□	□	□	□	□	3×2=6	采用
		经济性	1	□	□	◆	□	□	□	□	1×1=1	
		所需时间	3	□	□	□	□	□	◆	□	9×3=27	
		预期效果	5	□	□	□	□	◆	□	□	15×5=75	
		小计									109	
8	增加红外温度测试仪	难易度	2	□	▲	□	□	□	□	□	3×2=6	采用
		经济性	1	□	□	◆	□	□	□	□	1×1=1	
		所需时间	3	□	□	□	□	□	◆	□	6×3=18	
		预期效果	5	□	□	□	□	◆	□	□	18×5=90	
		小计									115	
9	增加冷藏包的使用	难易度	2	□	▲	□	□	□	□	□	2×2=4	采用
		经济性	1	□	□	◆	□	□	□	□	1×1=1	
		所需时间	3	□	□	□	□	□	◆	□	10×3=30	
		预期效果	5	□	□	□	□	□	□	□	15×5=75	
		小计									110	
10	做整理分类	难易度	2	□	▲	□	□	□	□	□	3×2=6	采用
		经济性	1	□	□	◆	□	□	□	□	2×1=2	
		所需时间	3	□	□	□	□	□	◆	□	5×3=15	
		预期效果	5	□	□	□	□	◆	□	□	18×5=90	
		小计									113	

续表

序号	最佳方案	评价									综合得分	是否采用
		标准	权数	武	张	王	王	张	金	孙		
11	将 HIS 与电子化物流系统结合，缩短验收时间	难易度	2	□	▲	□	□	□	□	□	2×2=4	采用
		经济性	1	□	□	◆	□	□	□	□	1×1=1	
		所需时间	3	□	□	□	□	□	□	□	8×3=24	
		预期效果	5	□	□	□	□	◆	□	□	17×5=75	
		小计									104	
12	加强工作人员培训	难易度	2	□	▲	□	□	□	□	□	3×2=6	采用
		经济性	1	□	□	◆	□	□	□	□	1×1=1	
		所需时间	3	□	□	□	□	□	◆	□	8×3=24	
		预期效果	5	□	□	□	□	◆	□	□	16×5=80	
		小计									111	

注：□=5 分；□=3 分；◆=2 分；▲=1 分。

八、茁壮圈最适对策实施

（一）茁壮圈对策实施步骤

1. 对策实施的准备 茁壮圈通过召开圈会对所有的对策经评估、排序后，讨论对策实施的顺序。同时对负责实施对策的茁壮圈圈成员进行培训，密切关注实施情况，详细记录在实施过程中发生的状况，实时记录并分析结果。之后明确了需收集记录的数据、各对策实施的负责人，并提请了上级主管的批准。

2. 对策实施的动态追踪 茁壮圈在最适对策实施过程中，负责的圈员密切掌握对策的实施动态，关注追踪的连续性，实时分析并记录追踪结果，对措施内容进行全面把握。

3. 对策检讨 茁壮圈对每一对策的实施结果都进行了检讨，并且运用 PDCA 循环对对策的实施过程加以记录。

（二）茁壮圈对策实施记录

1. 填补院内转运空白 此对策的攻坚点在于院内转运空白这个问题，对策的实施地点在药库，针对全体药库人员，由武药师和张药师负责。对策内容是从 4 个方面进行改善。首先，新增冷藏设备（如冷藏包、泡沫箱），改变原先的常温运营模式。第二，对冷藏设备进行反复验证，冷藏设备测试位置如图 3-2-6 所示，具体数据分析见图 3-2-7、表 3-2-11。第三，根据表 3-2-11 的验证数据，制定药库冷藏药品出库的标准流程，详见图 3-2-8。第四，大件药品直接经由配送单位送至各药房，从而减少冷链环节，保证药品的安全有效。之后统计了 1 个月药库到各药房院内转运时间，得出平均时间为 10.5 分钟，经冷藏设备反复验证实验得出，优化流程下的冷藏包平均保持时间可以达到 2.4 小时，完全可以达到院内转运 2～8℃。所以该对策被确认为有效对策，列入日常工作流程。详见表 3－2－12。

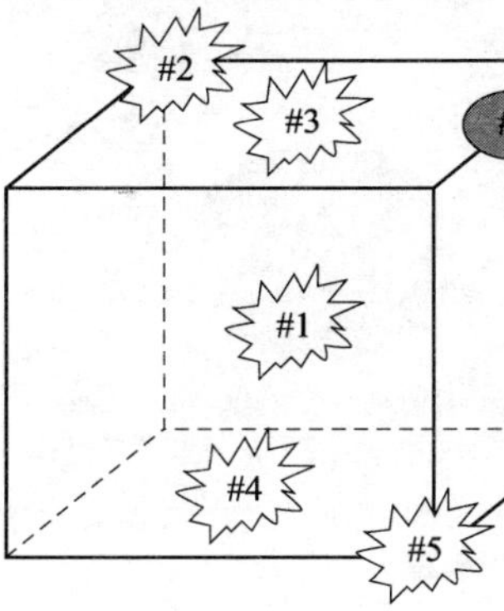

序号	位　置
1	正中心
2	上对角线
3	上部中心
4	下部中心
5	对角线
6	环境

图 3－2－6　冷藏设备测试位置图

表 3－2－11　药库冷藏包温度测试统计

序号	测试时间	T_1	T_2	T_3	T_4	T_5	T_6
1	8:40:00	5℃	5℃	5℃	5℃	5℃	28℃
2	9:00:00	5℃	6℃	5℃	6℃	6℃	28℃
3	9:20:00	6℃	5℃	5℃	6℃	7℃	31℃
4	9:40:00	7℃	6℃	6℃	6℃	9℃	31℃
5	10:00:00	7℃	7℃	6℃	6℃	8℃	30℃
6	10:20:00	8℃	7℃	6℃	7℃	8℃	32℃
7	10:40:00	8℃	8℃	7℃	7℃	8℃	31℃
8	11:00:00	9℃	7℃	6℃	7℃	9℃	28℃
装载量：80%		冰排冷冻时间：>12 小时		包预冷时间/温度：2～8℃，6 小时		装药环境：2～8℃	

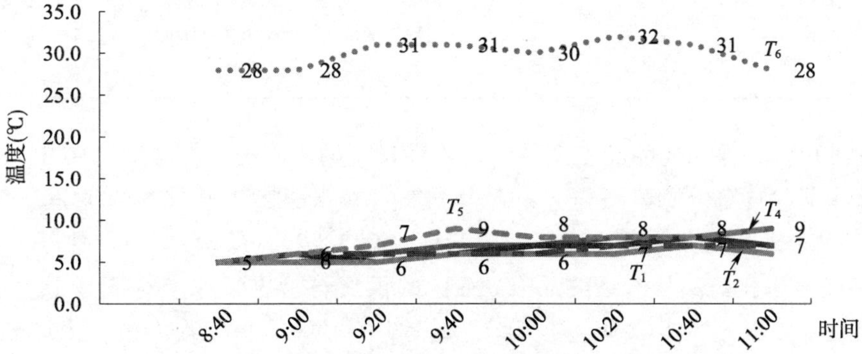

图 3－2－7　冷库冷藏包温度测试数据分析图

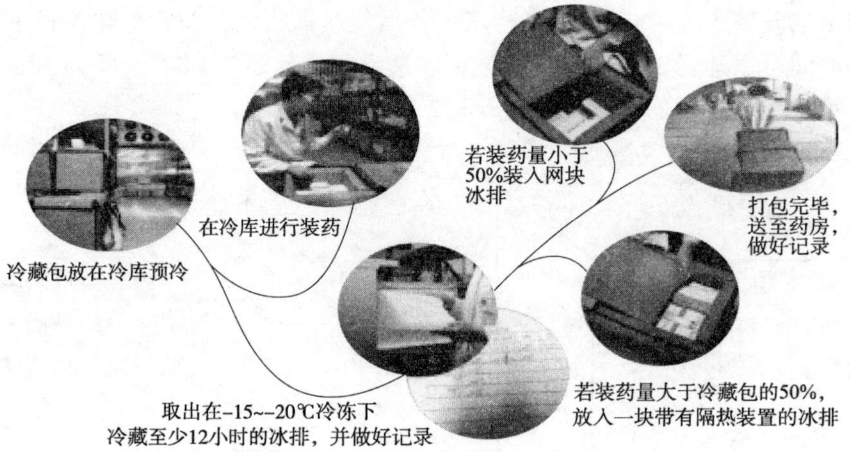
若装药量小于
50%装入网块
冰排
打包完毕，
送至药房，
做好记录
在冷库进行装药
冷藏包放在冷库预冷
若装药量大于冷藏包的50%，
放入一块带有隔热装置的冰排
取出在-15~-20℃冷冻下
冷藏至少12小时的冰排，并做好记录

图 3－2－8　冷藏药品出库标准流程

表 3－2－12　茁壮圈对策实施记录 1

对策一	对策名称	填补院内转运空白
	攻坚点	院内转运空白
对策内容： 1. 新增冷藏设备（如冷藏包、泡沫箱），改变原先的常温转运模式 2. 对冷藏设备进行反复验证 3. 据验证数据，制定药库冷藏药品出库的标准流程 4. 大件药品经配送单位直接送至各药房，减少冷链环节，保证药品安全有效		对策实施：药库工作人员 负责人：武药师、张药师 实施地点：药库
P		D
A		C
对策处置： 1. 经由效果确认该对策为有效对策 2. 该对策列入日常工作流程		对策效果确认： 统计 1 个月药库到各药房院内转运时间，得出平均时间为 10.5 分钟。经冷藏设备反复验证实验得出，优化流程下的冷藏包平均保持时间为 2.4 小时，完全可以达到院内转运 2～8℃

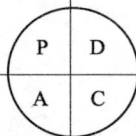

验证过程：为保障药品的安全性，对冷藏设备的不同位置的温度（图 3－2－6，方法参考该冷藏包自身的测试报告）和环境温度，就装载量、冰排冷冻时间、包预冷时间/温度、装药环境等不同状态进行反复验证（表 3－2－11）。

2. 基于电子化药品物流系统的（EPS）的供货与验收　这个对策基于的攻坚点在于优化验收工作流程。实施地点在药库，也是针对药库全体工作人员，由邱药师负责。具体的对策内容分为六个方面。

（1）在 EPS 中对冷藏系统药品进行标记。

（2）自动生成单独的网单，确保冷藏药品是单独采购。

（3）用红外温度测定仪进行测温，合格者，登记冷藏药品验收本。

（4）在 EPS 扫码时，药品信息直接录入，确保 30 分钟入库。

（5）单独的冷藏品储存设备和目录，按照 50 份打包备存。

（6）采购到临床使用等环节均在 EPS 中进行，使条码追溯可寻。

在以上对策实施以后，实现了药品 30 分钟入库验收，并且通过优化的流程，拒收了不合格药品 8 次，确保了入库药品的质量。所以，经效果确认该对策为有效对策，批准列入日常工作流程。详见表 3－2－13。

表 3－2－13　茁壮圈对策实施记录 2

<table>
<tr><td rowspan="2">对策二</td><td>对策名称</td><td>基于电子化药品物流系统的（EPS）的供货与验收</td></tr>
<tr><td>攻坚点</td><td>优化验收工作流程</td></tr>
<tr><td colspan="2">对策内容：
1. 在 EPS 中对冷藏系统药品进行标记
2. 自动生成单独的网单，确保冷藏药品单独采购
3. 用红外温度测定仪进行测温，合格者，登记冷藏药品验收本
4. 在 EPS 扫码时，药品信息直接导入，确保 30 分钟入库
5. 单独的冷藏药品储存设备和目录，50 份打包备存
6. 采购到临床使用等环节均在 EPS 中进行，条码追溯可查</td><td>对策实施：药库工作人员
负责人：邱药师
实施地点：药库</td></tr>
<tr><td colspan="3">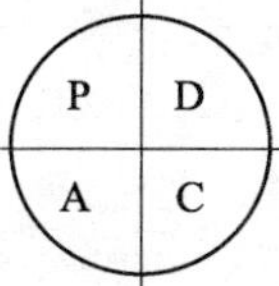</td></tr>
<tr><td colspan="2">对策处置：
1. 经由效果确认该对策为有效对策
2. 该对策列入日常工作流程</td><td>对策效果确认：
1. 30 分钟内入库验收
2. 通过优化的流程拒收了不合格药品 8 次，保证了入库药品质量</td></tr>
</table>

3. 加强药品采购环节，从源头杜绝　攻坚点在于加强采购源头的管理，实施地点为药库，针对全体药库人员，由邱药师和王药师共同负责。对策内容分为两方面：其一，对配送企业的冷藏设施等资历进行考核；其二，严格执行冷藏药品购进程序，执行采购计划审批制度，进行单独采购。最终，措施实施以后，采购的频次由 8 次降到了 4 次，达到了预定的目标，所以经效果确认该对策为有效对策，并列入日常工作流程。详见表 3－2－14。

表 3-2-14　茁壮圈对策实施记录 3

对策三	对策名称	加强药品采购环节，从源头杜绝
	攻坚点	加强采购源头的管理
对策内容： 1. 对配送企业的冷藏设施等资质进行考核 2. 严格执行冷藏药品购进程序，执行采购计划审批制度，进行单独采购		对策实施：药库工作人员 负责人：邱药师、王药师 实施地点：药库
对策处置： 1. 经由效果确认该对策为有效对策 2. 该对策列入日常工作流程		对策效果确认： 采购频次由 8 次降到 4 次

4. 规范冷藏药品储存及实时监控　攻坚点在于使全体药库的员工提高冷链知识，负责人为武药师和张药师。对策内容分为四个方面进行。

（1）新建符合国家要求并通过检查的冷库。

（2）将少数 0～5℃储存的药品（如凯时、益康宁等）单独存放。

（3）安装冷链模块，自动发送报警短信，实现对冷藏设备运行状态的随时监控。

（4）每天两次登记温湿度，定期除霜。

在以上措施的实施下，100%完成了目标，并将该对策列入日常工作流程。详见表 3-2-15。

表 3-2-15　茁壮圈对策实施记录 4

对策四	对策名称	规范冷藏药品储存及实时监控
	攻坚点	提高冷链知识
对策内容： 1. 新建了符合国家要求并通过检查的冷库 2. 将少数 0～5℃储存的药品（如凯时、益康宁等）单独存放 3. 安装冷链模块，自动发送报警短信，实现对冷藏设备运行状态的随时掌控 4. 每天两次登记温湿度，定期除霜		对策实施：药库工作人员 负责人：武药师、张药师 实施地点：药库
对策处置： 1. 经由效果确认该对策为有效对策 2. 该对策列入日常工作流程		对策效果确认： 全体药库员工的冷链知识得到了较大的提高，冷藏药品储存符合相关规定，能够做到实时监测药品的冷藏设备的运行状态，药物的安全稳定性得到更有效的保障

5. 加强药房冷链药品管理 此对策实施地点在各药房，针对各药房工作人员，由各药房组长负责。其内容分为四个方面。

（1）药房配有可自动报警的冷库和医用冰箱。

（2）药房用冷藏箱将冷藏药品送至病区，并与护士人员进行交流学习，加强双方质控。

（3）门诊交给病人贴有冷藏标志的药品，并对其进行注意事项交代。

（4）冷藏药品一经发放，严禁退换。

措施实施以后，在规定时间以内 100% 达到目标值，并将该对策列入日常工作流程。详见表 3 – 2 – 16。

表 3 – 2 – 16 茁壮圈对策实施记录 5

对策五	对策名称	加强药房冷链药品管理
	攻坚点	进行冷藏提醒
对策内容： 1. 药房配有可自动报警的冷库和医用冰箱 2. 药房用冷藏箱将冷藏药品送至病区，并对护士进行冷藏提醒，定期进行交流学习，加强双方质控 3. 门诊交给病人贴有冷藏药品标志的药品，并对其进行注意事项交代 4. 冷藏药品一经发放，严禁退换		对策实施：各药房工作人员 负责人：各药房组长 实施地点：各药房
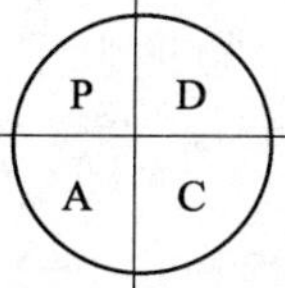		
对策处置： 1. 经由效果确认该对策为有效对策 2. 该对策列入日常工作流程		对策效果确认： 药房冷链药品管理现状有显著提升，药房工作人员与护士加强了对药品的质控，冷藏药品退换率降至零，圆满实现目标设定值

6. 加强疫苗管理 攻坚点在于整理资料，实施地点在药库，针对药库全体工作人员，由武药师负责。对策内容分为三部分。

（1）将疫苗按照品种建立批签发档案，并按日期建立目录。

（2）完善Ⅰ类和Ⅱ类疫苗验收记录、冷链运输记录等文件。

（3）同医院预防接种科一起监控疫苗验收和出库的全过程。

对策实施以后，分类占比由原来的 40% 提高到 96%。所以效果确认为该对策为有效对策，列入日常工作流程。详见表 3 – 2 – 17。

表 3－2－17　茁壮圈对策实施记录 6

对策六	对策名称	加强疫苗管理
	攻坚点	整理资料
对策内容： 1. 将疫苗按照品种建立批签发档案，并按日期建立目录 2. 完善Ⅰ类和Ⅱ类疫苗验收记录、冷链运输记录等文件 3. 同医院预防接种科一起监控疫苗验收和出库的全程		对策实施：药库工作人员 负责人：武药师 实施地点：药库
P　D A　C		
对策处置： 1. 经由效果确认该对策为有效对策 2. 该对策列入日常工作流程		对策效果确认： 分类由原来的 40% 提高到 96%

7. 加强人员冷链知识培训　该对策的攻坚点在于提高冷链知识，针对全体药库工作人员，由邱药师负责。对策内容分为两个方面：第一，提高对冷链知识的重视，进行法规、专业知识、制度流程、体系文件、应急情况处理的培训，正确履行岗位职责并经考核合格后方可上岗。第二，对商业公司人员进行冷链知识培训，并将其纳入医院对商业公司的考核。最后实施效果为，培训由原来的 0 次到 4 次，达到了预定目标，故将其纳入日常工作流程。详见表 3－2－18。

表 3－2－18　茁壮圈对策实施记录 7

对策七	对策名称	加强人员冷链知识培训
	攻坚点	提高冷链知识
对策内容： 提高对冷链知识的重视程度，进行法规、专业知识、制度流程、体系文件、应急情况处理的培训，正确履行岗位职责并经考核合格后方可上岗 对商业公司人员进行冷链知识培训，并纳入医院对商业公司的考核		对策实施：药库工作人员 负责人：邱药师
P　D A　C		
效果处置： 1. 经由效果确认，该对策为有效对策 2. 该对策流入日常工作流程		对策效果确认： 培训由 0 次增加到 4 次

九、茁壮圈效果确认

在对策实施完毕以后，进入效果确认，具体分为有形成果和无形成果两部分。为了更直观地呈现所取得的成果，此次茁壮圈采取了柱状图、柏拉图、雷达图等表现形式。

（一）有形成果确认

此次茁壮圈从冷链全程达标率、采购频次、验收时间、实时监控数据、验收设备、验收标准流程、冷藏药品拒收频次、标准流程、设备验证追踪、冷藏运输设备、冷藏药品链、知识培训等几个方面分析，将取得的结果与之前水平进行比较，发现进展效果明显（表3－2－19）。为了能够直观地比较、观察有形成果，使用了柱状图和柏拉图，详见图3－2－9、图3－2－10。

最终达到了预期目标：供货与验收、储存、院内转运各环节2～8℃不断链。保证了冷藏药品的安全，减少了病人延迟治愈导致的负担，保障了病人生命安全，减少了医患纠纷，减少了医院财产损失，提升了医院名誉。

表3－2－19　茁壮圈活动项目改善前、后比较

项目	现状水平	期望值	望差值	结果
冷链全程达标率	无系统监测	100%	100%	100%
采购频次	8	4	－4	5
验收时间	50分钟	30分钟	－20	30
实时监控数据	无（0）	有（1）	1	1
验收设备	无（0）	有（1）	1	2
验收标准流程	无（0）	有（1）	1	1
冷藏药品拒收频次	9次	4次	－5	5
标准流程	无（0）	有（1）	1	1
设备验证追踪	无（0）	有（1）	1	1
冷藏运输设备	1种	2种	1	2
冷藏药品链	40%	100%	60%	96%
知识培训	0	4	4	4

1. 有形成果的计算

$$\text{目标达成率}=\frac{|\text{改善后的数据}-\text{改善前的数据}|}{|\text{目标设定值}-\text{改善前数据}|}\times 100\%$$

$$\text{茁壮圈目标达成率}=\frac{(\text{实际值}-\text{现状值})}{(\text{目标值}-\text{现状值})}\times 100\%$$

$$=\frac{(100\%-75.5\%)}{(100\%-75.5\%)}\times 100\%=100\%$$

说明：目标达成率在90%～110%是最优秀的。

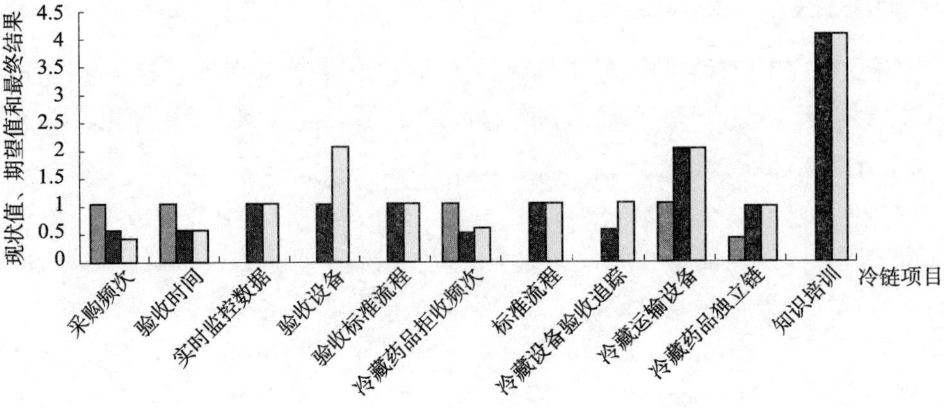

图 3－2－9　茁壮圈活动项目改善前、后比较柱状图

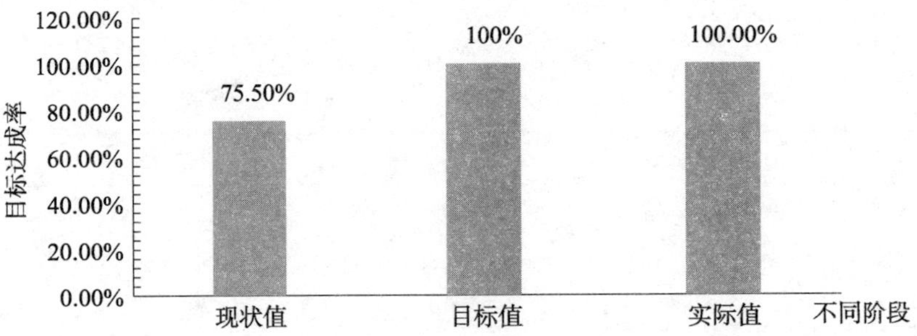

图 3－2－10　茁壮圈活动改善前、后目标达成率柱状图

2. 有形成果的直观表现　茁壮圈此次运用了查检表来记录改善前后的各项数据，并使用了柱状图、柏拉图等工具来直观比较。

（二）无形成果确认

通过召开圈会，对团队精神、QCC 手法运用、脑力开发、沟通协调、活动信心、责任荣誉等项目进行改善前后评价，由圈员 9 人进行评分，每项每人最高 10 分，最低 1 分，总分为 90 分，评分发现以上方面均有所成长，详细见表 3－2－20。将无形成果量化，绘制成雷达图直观表示，虚线表示改善前，实线表示改善后。详见图 3－2－11。

表 3－2－20　茁壮圈活动改善前后无形成果评价比较

项目	改善前		改善后		活动成长
	合计	平均	合计	平均	
QCC 手法运用	55	6.11	86	9.56	3.44
团队精神	75	8.33	85	9.44	1.11
脑力开发	66	7.33	86	9.55	2.22

续表

项目	改善前		改善后		活动成长
	合计	平均	合计	平均	
沟通协调	78	8.66	84	9.33	0.66
活动信心	65	7.22	84	9.33	2.11
责任荣誉	55	6.11	83	9.22	3.11

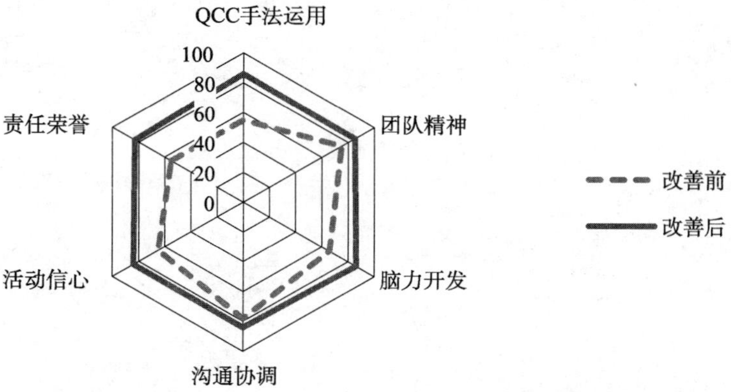

图 3－2－11　茁壮圈活动改善前后无形成果雷达图

茁壮圈所取得的无形成果归纳如下：①增强了责任感和荣誉感；②促进了脑力开发；③加强了圈员之间的沟通、协调，促进了圈员之间的感情；④增强了团队协作的精神；⑤让全员们更为熟悉 QCC 手法的运用；⑥增强了圈员们进行下一次品管圈活动的信心。

十、茁壮圈标准化

在进行效果确认以后，将有效对策的流程改善操作方法加以了标准化。其目的是技术储备、提高效率、防范错误再发，使对策效果得以长期稳定维持，同时也起到同质化培训的作用，并制作了作业标准书 1 和 2，分别为药库冷藏药品出库流程改善和冷藏药品验收流程改善。作业标准书中详细记录了该次标准化流程的类别、作业名称、编号、主办部门、目的、适用范围、对作业程序和作业内容的说明、注意事项以及附则（包括实施的日期、修订依据等），详见表 3－2－21、表 3－2－22。新制定的标准化经上级主管审核批准后，纳入制度，按院科制度编订标准序号，并纳入了对相关员工培训教育的内容。

表 3－2－21　茁壮圈药库冷藏药品出库标准化流程

类别： ■流程改善 □提升质量 □医保行政 □临床路径	作业名称： 药库冷藏药品出库流程	编号：001 主办部门： 药学部药库

一、目的

保证患者用药安全，提高药品质量，不约束于季节因素，体现医院的专业性。间接体现医院的“医者仁心，厚德载物”

二、适用范围

药库工作人员

三、说明

（一）操作流程（见右图）

（二）作业内容

1. 将冷藏包在冷库环境预冷
2. 在冷库进行装药
3. 取出冰冻 12 小时以上的冰排装入冷藏包套袋中放入冷藏包
4. 若装药量大于冷藏包的 50%，放入一块冰排；若装药量小于 50%，放入两块冰排
5. 打包完毕，送至药房，做好记录
6. 回到药库，放回冰排并做好记录

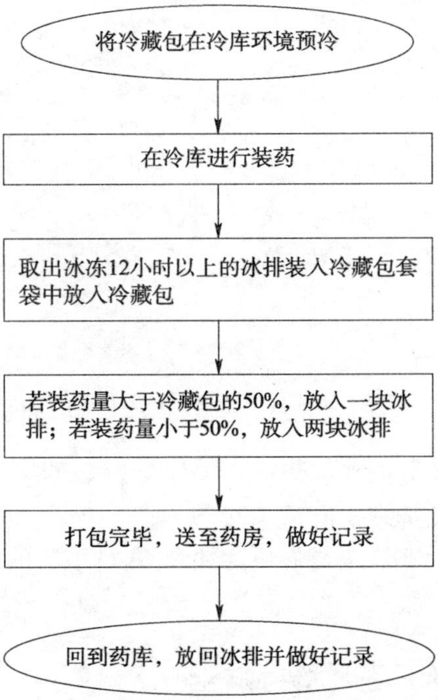

四、注意事项

1. 装药量多少
2. 冰排冷冻时间

五、附则

（一）实施日期

2016 年 6 月

（二）修订依据

若工作流程有所变更，则本标准随时修正

表 3－2－22　茁壮圈药库冷藏药品验收标准化流程

类别： ■流程改善 □提升质量 □医保行政 □临床路径	作业名称： 药库冷藏药品验收流程	编号：002 主办部门：药学部药库

一、目的

规范收药环节，确保入库冷藏药品达标

二、适用范围

药库工作人员

续表

类别： □流程改善	作业名称： 药库冷藏药品验收流程	编号：002 主办部门：药学部药库

三、说明

（一）操作流程（右图）

（二）作业内容

1. 供货公司按规范用冷藏车将冷藏药物送至药库

2. 红外线测温仪测定冷藏药品温度

3. 不合格者，记下批号，拒收此药

4. 合格者打印配送过程实时监控数据

5. 登记冷藏药品验收记录本，记录运输设备情况

6. 双方签字后入库

四、注意事项

1. 检查运输实时数据，为防止褪色，进行复印

2. 入库时间一定要短

3. 不合格药品记下批号，拒收

五、附则

（一）实施日期

2016 年 7 月

（二）修订依据

若工作流程有所变更，则本标准随时修正

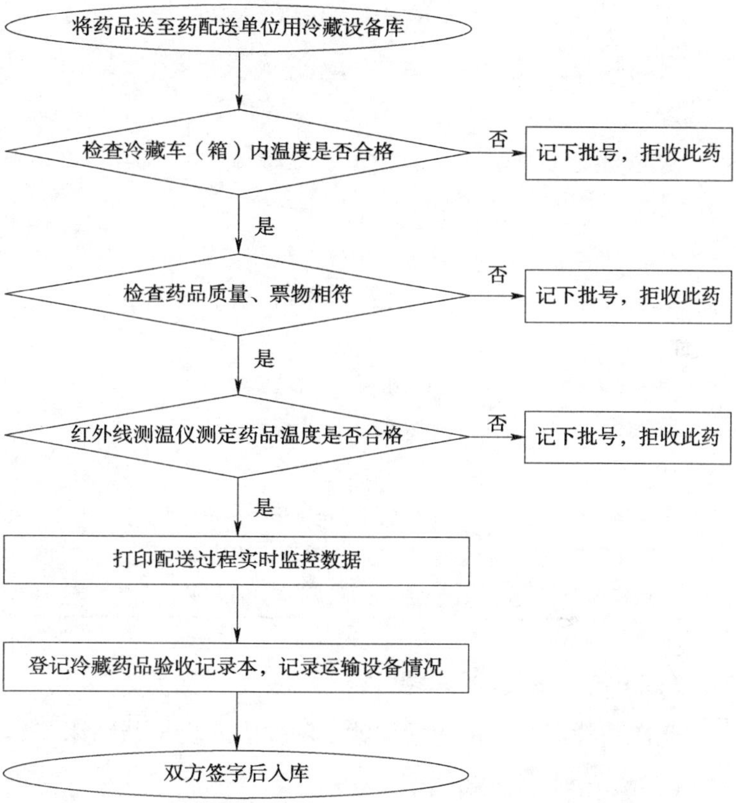
将药品送至药配送单位用冷藏设备库
检查冷藏车（箱）内温度是否合格
否
记下批号，拒收此药
是
检查药品质量、票物相符
否
记下批号，拒收此药
是
红外线测温仪测定药品温度是否合格
否
记下批号，拒收此药
是
打印配送过程实时监控数据
登记冷藏药品验收记录本，记录运输设备情况
双方签字后入库

十一、茁壮圈检讨与改进

（一）茁壮圈检讨与改进实施步骤

在品管圈活动结束以后，以品管圈活动步骤为基础，讨论并发掘各环节中存在的优缺点，确定今后应努力的方向，作为下一期品管圈活动的参考。具体流程如下。

1. 信息收集　通过开座谈会、圈员访谈、问卷调查等形式收集信息。

2. 总结评价　总结评价采用亲和图等品管手法，归纳总结每一个步骤实施的优点以及存在的一些缺陷，由此明确今后将要努力的方向。

3. 形成报告　经过全体圈员一致认可后，研讨与改进的成果可用表格形成报告，

并在后续品管圈活动中进行分享。详见表3－2－23。

表3－2－23　苗壮圈检讨与改进报告

活动项目	优点	缺点或今后努力方向
主题选定	加强药品的冷链管理，既能保证药品药效使病人用药安全，又能减少医院的财产损失	今后进一步运用到临床上
活动计划拟定	详细、可实施性强、提高工作效率	初次运用课题达成型QCC，不是很熟练
课题明确化与目标设定	客观登记、认真准确	初次运用课题达成型QCC，不是很熟练
最适对策拟定	与工作目标一致	同心协力，共创佳绩
最适对策追究	合理运用品管圈手法详细解析	要更主动地发挥大家优势，采用头脑风暴
对策实施	大胆讨论、合理规划	对其他对策进行试用
效果确认	数据清晰、直观可见	完善数据收集的准确度，继续努力
标准化	已经很好地在日常工作应用	希望逐一完善标准化
圈会运作情形	有组织、有纪律、愉快配合	持续发展
遗留问题	进一步加强临床与病人使用	

（二）苗壮圈遗留问题

此次苗壮圈所残留的问题就是解决进一步加强临床与病人使用方面的问题。

（三）苗壮圈活动启示

医院工作忙碌，平时在医院药品冷链流程各环节之间的沟通交流较少。正好借此次活动促进冷链流程的各环节人员之间的沟通与协调，学习品管圈的相关理念以及手法运用。

（四）苗壮圈活动讨论

当前，医疗质量管理已成为医院管理的热点问题。品管圈是一项以人为本的新兴的药学服务方法和品质管理模式，是自下而上、由点到面的质量管理活动，注重发挥每一位成员的聪明才智，营造愉快、团结的团队氛围，从而达到集中、有序、有效地解决问题，有效改善绩效，提高病人满意度，提升质量的良好效果。

药库通过品管圈活动，规范了药品的冷链管理，制定了药库药品的冷链标准化，使冷藏药品从验收、储存、院内转运的各个环节全程2～8℃（极少数0～5℃）不断链，保证了冷藏药品的安全性，提升了药库的管理水平。

通过此次课题达成型品管圈活动，提高了自主性、积极性、成就感、荣誉感，增强了团队的凝聚力，创造了团结协作的良好氛围。同时，学习到课题达成型品管圈的品管手法，学会了如何达成新业务，打造新品质，更好地应用到以后的工作中去，使药库管理质量迈向一个新台阶。

实例三　众益圈

——缩短病区静脉用药调配中心忙时临时医嘱的配送时间

一、众益圈内容摘要

本次品管圈的圈名是众益圈，圈活动改善的主题是“缩短病区静脉用药调配中心忙时临时医嘱的配送时间”，本次众益圈活动时间是从 2014 年 2 月到 2015 年 5 月。负责本次众益圈活动的单位是杭州市某人民医院药剂科病区静脉用药调配中心。

众益圈于 2008 年 4 月提出，自 2008 年 5 月开始组建，2008 年 7 月成立。本次活动是该圈进行的第二次品管圈活动。本次活动主要是针对杭州市某人民医院的病区静脉用药调配中心为临床及病人提供的药师服务。本次众益圈活动期间共开会 11 次，活动开展包含主题选定、活动计划拟定、现状把握、解析、目标设定、对策拟定、对策实施与检讨、效果确认、效果维持、检讨与改进十个品管步骤。众益圈的成员共 12 人，其中包括圈长 1 人，辅导员 1 人，圈员 10 人。圈长李药师是药剂科静脉用药调配中心的组长，他具有较强的沟通能力，工作认真负责，曾参加过品管圈知识的培训，对品管圈有一定的了解，故担任众益圈圈长职务。辅导员王药师是药剂科主任，业务能力强，曾经在 2008 年 7 月参与浙江省药事质控组举办的品管圈培训活动，有丰富的品管圈知识及很强的辅导能力，故担任众益圈辅导员职务。

本次活动的主题范围包含了该院 25 个配置病区的所有长期医嘱与 16:00 以前的临时医嘱；19 个非配置病区的所有注射剂医嘱药品。由于医院静脉用药调配中心是新成立的部门，本次活动的主题是根据医院管理目标的方向、上级领导的指示、合作部门提出的意见、本部门当时存在的主要问题并考虑可自行解决且迫切需解决的问题而提出的。因本次主题在众益圈第一期品管圈活动时就被提出，且是当前存在的、严峻的、迫切需解决的问题，故众益圈全体圈员一致认定其应成为第二期活动的主题。

圈员们通过分析本院在忙时的病区输液配送时间发现众益圈活动前，忙时平均每份医嘱的配送时间为 123.07 分钟，经解析、查找原因、要因分析以及真因验证，找出忙时输液配送时间长的原因主要为工勤人员配送耗时长、临时医嘱接收耗时长、药师摆药进仓耗时长、护士冲配耗时长、医嘱审核耗时长等，然后依照柏拉图 80/20 法则，找出改善的真因为前三项。虽然本次活动为众益圈第二次品管圈活动，圈员已对品管圈的手法较为熟悉，但因医院硬件及环境对配送起决定性作用，为调动药师的积极性，计算出圈能力的大小为五成，最终运用公式得出目标值为 68.61 分钟/份。为达到这一目标，众益圈的圈员针对要因提出相应对策，经过实施后验证发现，忙时每份医嘱配送的平均时间为63.60分钟，目标达成率为109.19%，进步率为48.32%。相应的无形成果有掌握了品管圈手法运用，激发了圈友头脑风暴，提高了逻辑思维的整合能力，增进了团队协作精神，提高了科室荣誉感等，并由此建立了病区静脉用药调配中心工勤人员上岗培训程序、临时医嘱处理人员工作职责的标准化流程。

经过6个月的连续跟踪观察，本次活动的效果维持良好，均处于目标值以下。故此，决定进行下一次品管圈活动，活动的主题为降低病区静脉用药调配中心的药品破损金额。

二、众益圈介绍

（一）众益圈组成

众益圈组成时间是2008年7月，此次活动结束时间2015年5月，在该院是第二期，组成人员共11名，其中9名是药师，2名是护士，均为本科生，众益圈组成相关内容见表3－3－1。

表3－3－1　众益圈管圈组成

圈　名	众益圈	成立日期	2008年7月1日
活动期	第二期	活动期间	2014年2月至2015年5月
圈　长	李药师	辅导员	王药师
圈　员	杨某、吴某、易某、傅某、孙某、王某、盛某、姜某、张某、蒋某		
活动单位	某医院药学部病区静脉用药调配中心		
活动主题	缩短病区静脉用药调配中心忙时临时医嘱的配送时间		

众益圈圈长李药师作为该品管圈的代表人，为全体圈员的代表，领导圈员参与活动，起到统一意见，分配工作，追踪进度，向上汇报，培养后继圈长的作用。

众益圈辅导员王药师营造了品管圈自主活动的气氛，起到对品管圈活动给予指导、建议，安排教育培训，协调工作的作用。

（二）众益圈圈名与圈徽

1. 众益圈圈名

（1）发现问题，群策群议，寻找到最合适的方法解决问题，此为“众”议。

（2）药师审核医嘱，过滤错误医嘱，指导临床用药，医生受“益”。

（3）输液集中配置，节约护士人员，把时间还给护士，护士受“益”。

（4）规范和改善工作流程，降低差错，参与临床药学工作，提升药师形象，药师受“益”。

（5）临床用药合理，安全，病人享受到更好的医疗服务，病人受“益”。

（6）部门形象提升，医院受“益”。

（7）众人商议，众人受益，故为众益圈。

2. 众益圈圈徽及意义

（1）整个图示以绿色为主基调，代表青春、有活力。圈徽外围橄榄枝是该医院的象征，代表着圣洁、友好、有活力。圈徽中间，三人为众，契合圈名及品管圈的精神。三人围成圈，代表静脉用药调配中心，中央 PIVAS 是静脉用药调配中心的缩写。该图形又形似一个憨态可掬的笑脸娃娃。三人手拉手，象征着大家团结一致，齐心协力，不畏困难，一起为 PIVAS 的发展而努力，笑迎各种挑战。

图 3－3－1　众益圈圈徽

（2）整个标志寓意 PIVAS 这个小集体在杭州市某人民医院这个大集体的领导和支持下，发扬团队精神，万众一心，群策群议，积极面对和解决一切问题。

（三）众益圈活动历史

众益圈活动从 2008 年 7 月开始至 2015 年 5 月共进行了两期活动。其中第一期活动主题为“降低药物静配过程中的差错件数”，活动时间为 2008 年 7 月至 2009 年 3 月。将药物静配过程中的差错件数由 42 件/周最终降低到 23 件/周，取得了较为优异的成绩，目标达成率为 171%，进步率为 45%，获得浙江省药事质控中心品管圈比赛“探索奖”。

（四）众益圈上期活动成果追踪

上期活动主题：降低药物静配过程中的差错件数。

上期活动期间：2008 年 7 月至 2009 年 3 月。

上期活动目标：药物静配过程中的差错件数由 42 件/周降低为 23 件/周。

上期效果追踪：在连续几个月的时间内，药物静配过程中的差错件数基本控制在 20 件/周以下，效果明显，见图 3－3－2。

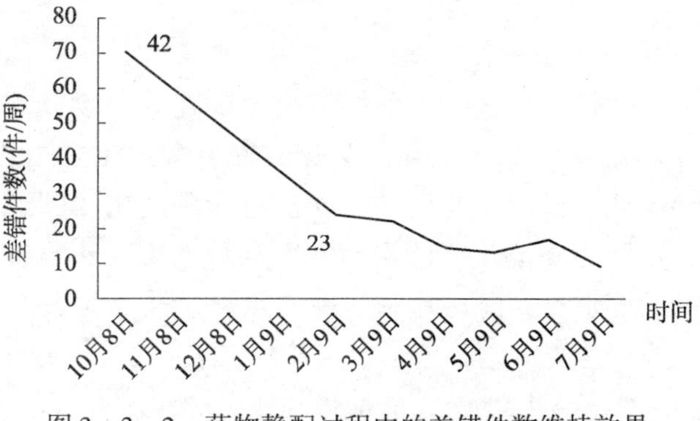

图 3－3－2　药物静配过程中的差错件数维持效果

三、众益圈主题选定

（一）众益圈主题内容

1. 众益圈主题选择的基础　众益圈本次的主题选定以安全、有效、合理、经济为重要依据，采用直接法，即根据现场需求、文献查证所得到的结果、政策导向等来选择最需要改善的项目，或目前公共卫生、医院管理或部门管理迫切需要解决的矛盾或议题。

2. 众益圈主题的选择 由于医院静脉用药调配中心为新近成立的部门，部门的作业流程与他院略有不同，同时作业流程涉及的环节多，出现的主要矛盾就是配送时间达不到临床的需求，是当前迫切需解决的问题，因此直接选定这一问题作为众益圈的主题活动。

3. 众益圈主题书写格式 此次众益圈所使用的动词为负向动词，旨在提高效率；名词为采用直接法确定的改善主题；衡量指标为每天忙时传递到 PIVAS 的每份临时医嘱的平均配送时间，因而最终确定的主题书写格式为：缩短病区静脉用药调配中心忙时临时医嘱的配送时间。

（二）众益圈活动主题

1. 众益圈主题范围 静脉用药调配中心处理的医嘱较多，包括长期配置医嘱、临时配制医嘱及非配置医嘱。根据问题的矛盾激化点，即配送的难点，也为了统计资料更准确、方便，将本次主题的范围缩小为忙时的临时配置医嘱。

2. 众益圈专有名词

（1）临时医嘱 指当天医生录入、护士执行、PIVAS 配置并送达病区的医嘱。

（2）忙时 每天上午 10：00～12：00。

（3）配送时间 指临时医嘱传递到 PIVAS 计算机的时刻起，至该临时医嘱送达到病区时刻止。

（4）衡量指标 每天忙时传递到 PIVAS 的每份临时医嘱的平均配送时间。

（三）众益圈选题理由

1. 环境分析 医院处于城中黄金地段，整体区域面积较三甲医院而言不算大。随着医院的发展，很多病区是通过医院内部区域整合改建或新设立的，因此医院的各个病区较分散，不利于药品的配送。此外，医院的物流配送主要依靠人力，依赖电梯，因区域的限制，电梯运载人员尚且紧张，也就没有专用的用于配送的物流电梯，大大降低了配送的效率。正因为环境设施的限制，而且短期内无法改善，因此对配送的其他环节就提出了更高的要求，如配送流程、配送制度、药品处置流程等。所以只有实现对流程的各方面的改善才能满足临床迅速用药的需求。

2. 对同仁而言 此次众益圈的选题能增强与病区的沟通、协作，提高病区对 PIVAS 的满意度，提升团队和谐度，增强团队凝聚力。给医院品管圈的发展带来良好的模范作用。

3. 对院方而言 提高病人对医院的信赖度，提高医院的品牌知名度，有利于医院的长远发展。

4. 对病人而言 用药更加及时，保障病人生命安全，提高病人的满意度。

四、众益圈活动计划拟定

此次众益圈的活动计划主要根据本次“缩短病区输液配送中心忙时临时医嘱的配送时间”主题活动的预计时间，结合杭州市某人民医院药学部病区静脉用药调配中心（PIVAS）部门的工作环境、工作情况和圈员的工作特长、思维习惯等拟定十大品管圈实施步骤进行时间以及运用工具的计划安排，并且增设资料整理项目，将活动成果用书面形式完整地保存。在每一步骤中都有相应指定或圈员自荐成为各部分的负责人。此次众益圈活动的计划拟定的具体内容和时间进度安排见表3－3－2。

表3－3－2　众益圈活动计划拟定

What	When													Who	Where	How
主题：缩短病区静脉用药调配中心忙时临时医嘱的配送时间	日期	2014 2.24～3.7	2014 3.10～3.21	2014 3.24～5.2	2014 5.5～5.16	2014 5.19～6.6	2014 6.9～6.21	2014 6.3～12.19	2014 12.2～2.20	2015 2.23～3.20	2015 3.23～4.17	2015 4.20～5.1	2015 5.4～5.29	负责人	开会地点	品管工具
	周数	2	2	6	2	3	3	25	9	4	4	2	4			
	主席	王某														
P	主题选定	……												李某	病区静脉用药调配中心	头脑风暴
	活动计划拟定		……											吴某		甘特图
	现状把握			……										李某		查检表流程图
	目标设定				……									傅某		
	解析				……									杨某		鱼骨图
	对策拟定						……							易某		

续表

What	When													Who	Where	How
D	对策实施与研讨							…… ——						孙某	病区静脉用药调配中心	
C	效果确认							…… ——						盛某		雷达图、柏拉图
A	标准化									…… ——				李某 张某		
	检讨与改进										…… ——			姜某		
	下期活动主题											…… ——		王某		
	资料整理												…… ——	李某		

注：……为计划线；——为实施线。

五、众益圈现状把握

众益圈现状把握是针对所选定的主题，从病区静脉用药调配中心工作现场出发，应用统计学方法掌握事实真相，并加以客观的系统分析，明确改善重点所在，为下一步目标设定和原因分析提供重要的依据。在现状把握阶段大致分为明确静脉用药调配中心作业流程、查检、确定改善重点三个部分。

（一）众益圈现状把握实施步骤

1. 明确静脉用药调配中心作业流程 众益圈此次主要采用作业流程图来进行系统归纳和总结。其具体的作业流程为：医生开具医嘱后，下达到 PIVAS 计算机上，药师根据医嘱审核原则审核医嘱，不合理医嘱返回医生站修改后再下达，若医嘱被审核通过，则由药师接收医嘱，同时打印标签，药师根据标签摆药、粘贴标签、进仓，由仓内护士冲配后出仓，仓外药师再次核对并打包装筐，登记发药本后由工勤人员发送至病区。详细过程见图 3－3－3。

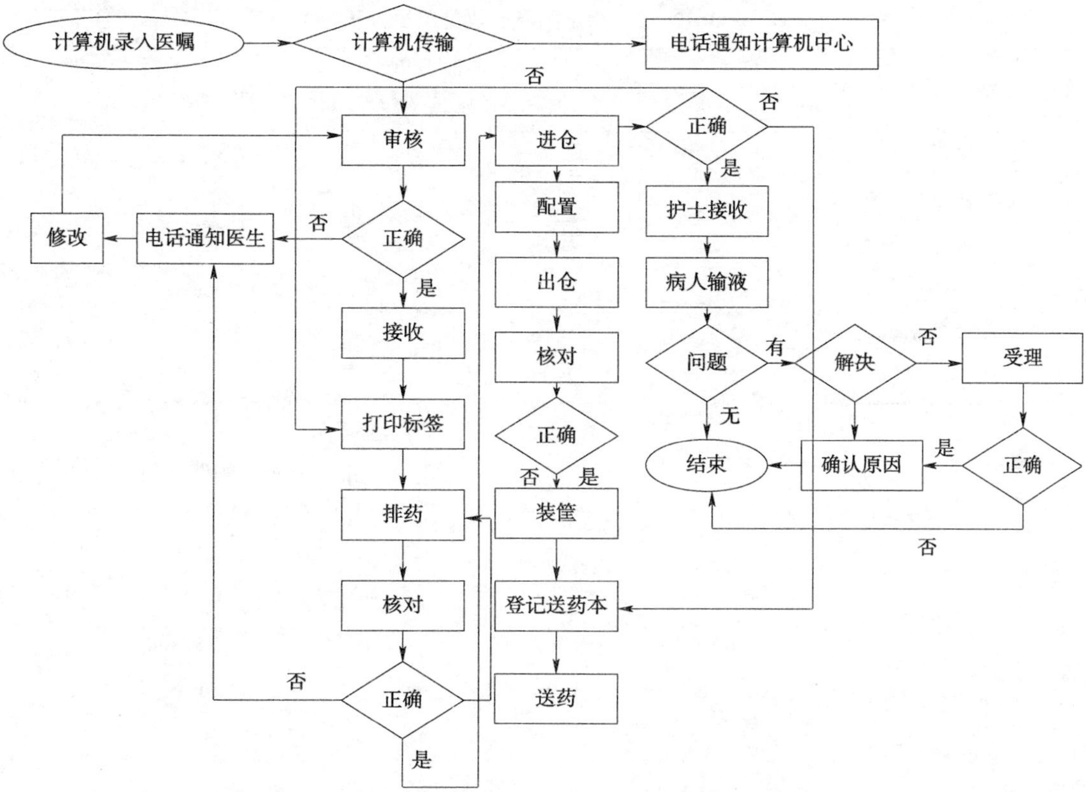

图 3－3－3 众益圈作业流程

2. 查检 本次主题活动现状信息因无法完全通过信息软件进行收集，也无其他原始数据可直接引用，因此众益圈成员利用头脑风暴、特性要因图（鱼骨图）、文献查证等确定要收集的项目。经研究讨论后，根据配送涉及的各个环节及病区设计了查检表，并为保证过程的严谨性，最后项设置为“其他项”，以防众益圈查检过程中出现事先未预设的项目。而后分发到每位 PIVAS 的工作成员（包括工勤人员），要求在查检期间每天 10:00～12:00，如实记录工作人员处置的临时医嘱的行踪等相关信息，以暴露问题的症结所在，为后期的整理归纳提供客观依据。

众益圈相关圈成员利用每天下午工作空余时间及晚上业余时间，将当天的查检表集中后，分别统计忙时各病区临时医嘱在各个处置环节的配送时间。查检期结束，再汇总每天的结果，计算出忙时平均每份临时医嘱在各处置环节的配送时间。具体见表 3－3－3。

3. 确定改善重点 众益圈在此步骤中，利用柏拉图来把握重要原因或寻求改善重点，即根据 80/20 法则（即 80% 的错误结果由 20% 的原因造成），在各配送环节所耗时间按大小排序，有工勤人员配送、临时医嘱接收和药师安排进仓三者累计的百分比达到了 88.49%，由此得出，此次的改善重点为：工勤人员配送、临时医嘱接收、药师摆药进仓三个环节。详见图 3－3－4。

表 3－3－3　众益圈资料收集结果分析

处置临时医嘱耗时项目	忙时平均每份医嘱配送时间（分钟）	累计百分比（%）
工勤人员配送	55.68	45.24
临时医嘱接收	32.16	71.37
药师摆药进仓	21.08	88.49
护士冲配	10.10	96.69
医嘱审核	4.05	100
合计	123.07	

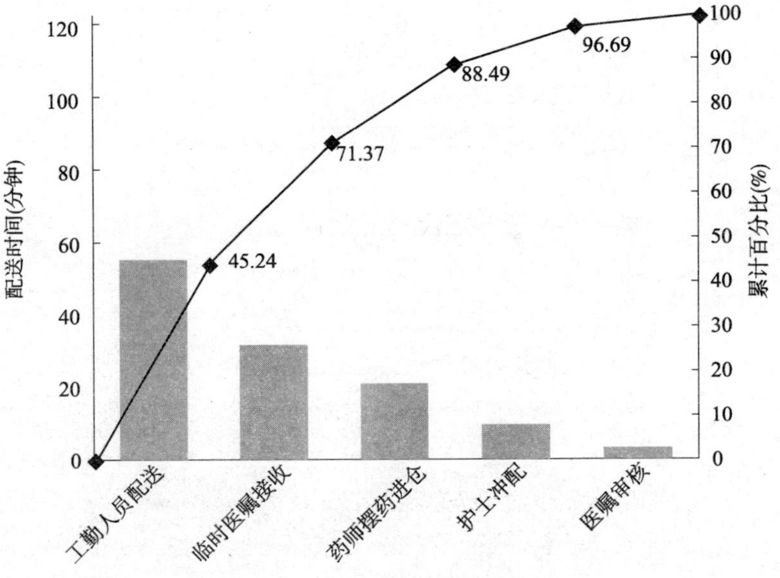

图 3－3－4　众益圈改善前的柏拉图

（二）众益圈现状把握数据收集

“5W1H”

Who：当班药师。

When：2014 年 4 月 1 日至 2014 年 4 月 30 日。

Where：病区静脉用药调配中心。

Why：确定忙时临时医嘱的配送时间。

What：记录 10∶00～12∶00 处置的临时医嘱的各环节的行踪及耗时。

How：①圈成员将当天的查检表集中后，分别统计忙时各病区临时医嘱在各个处置环节的配送时间；②查检期结束，再汇总每天的结果，计算出忙时平均每份临时医嘱在各处置环节的配送时间。

六、众益圈目标设定

（一）公益圈设定目标值

此步骤设定的目标是众益圈圈成员通过主题活动期望达到的标准要求，依照前一步骤中众益圈找出的前三项改善的真因为工勤人员配送、临时医嘱接收、药师摆药进仓三方面，再考虑环境及硬件设施对改善结果影响较大，故圈能力以五成来计算，得出众益圈目标设定计算结果为：123.07 －（123.07 × 88.50% × 50%） ＝68.61 分钟。根据设定的目标绘制众益圈的目标设定柱状图，直观地呈现改善前忙时平均每份临时医嘱的配送时间以及改善后期望达到的目标值，详细数据见图 3－3－5。

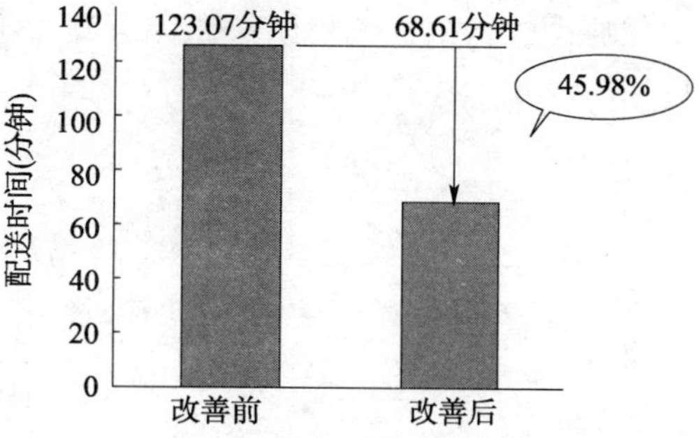

图 3－3－5　众益圈的目标设定柱状图

（二）众益圈圈目标设定实施步骤

1. 设定目标　众益圈的目标设定在现状把握步骤之后进行。按照目标设定标准的表达格式——完成期限＋目标项目＋目标值，将此次众益圈的目标设定为“到2015 年2 月底将忙时临时医嘱的配送时间由 127.03 分钟降低至 68.61 分钟”。

2. 计算目标值　此次众益圈主题动词为负向描述（减少或降低），因而其目标值计算公式为：

目标值＝现状值－改善值

＝现状值－（现状值×改善重点×圈能力）

＝123.07－（123.07×88.50%×50%）＝68.61

（1）现状值　现状把握阶段利用查检表收集到的数据，在本次众益圈中以“缩短病区静脉用药调配中心忙时临时医嘱的配送时间”为主题的活动，通过查检得出现阶段的忙时临时医嘱的配送时间 123.07 分钟，即为目标设定阶段的现状值。

（2）改善重点　根据查检绘制的柏拉图和 80/20 法则发现的主要原因是工勤人员配送、临时医嘱接收、药师摆药进仓，三者累计占总比率的 88.49%，即为改善的重点。

（3）圈能力　指用一个具体的百分比数值来表示全体圈员完成目标的实际能力。本次众益圈主题活动，因医院外部环境、硬件设施对主题改善的影响度较大，为了避免打击圈员的积极性，将圈能力设为了 50%。

3. 绘制目标设定柱状图　众益圈所设定的目标是将忙时临时医嘱平均配送时间从 123.07 分钟降低至 68.61 分钟，为了直观呈现出改善前数据（现状值）以及改善后数据（目标值）之间的差异，可以绘制目标设定柱状图，如图 3－3－5 所示。

七、众益圈解析

1. 公益圈查找原因 众益圈查找原因运用的是绘制特性要因图（鱼骨图）的手法，圈长李药师带领圈员运用头脑风暴等方法提出和收集原因，从各种不同角度找出问题产生的原因。此次主题活动从三个改善重点，即工勤人员配送耗时长、医嘱接收耗时长、药师摆药进仓耗时长出发，分别找出每个改善重点的大原因（即大鱼骨）：人员、方法、环境、设备，然后再对大原因进行深究，找出中原因（即中鱼骨），最后再对中原因进行分析，找出小原因（即小鱼骨）。众益圈绘制的鱼骨图的见图3－3－6、图3－3－7、图3－3－8。

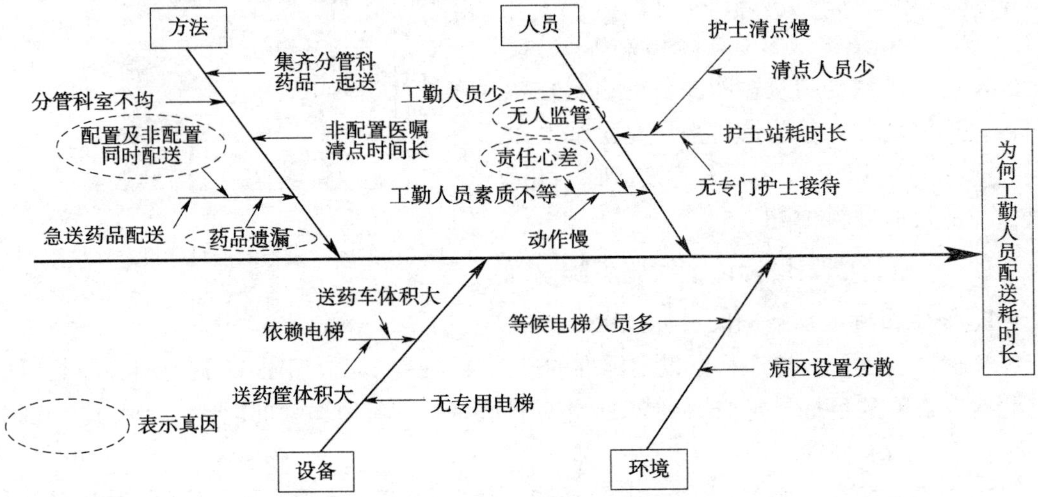

图3－3－6　工勤人员配送耗时长问题特性要因图

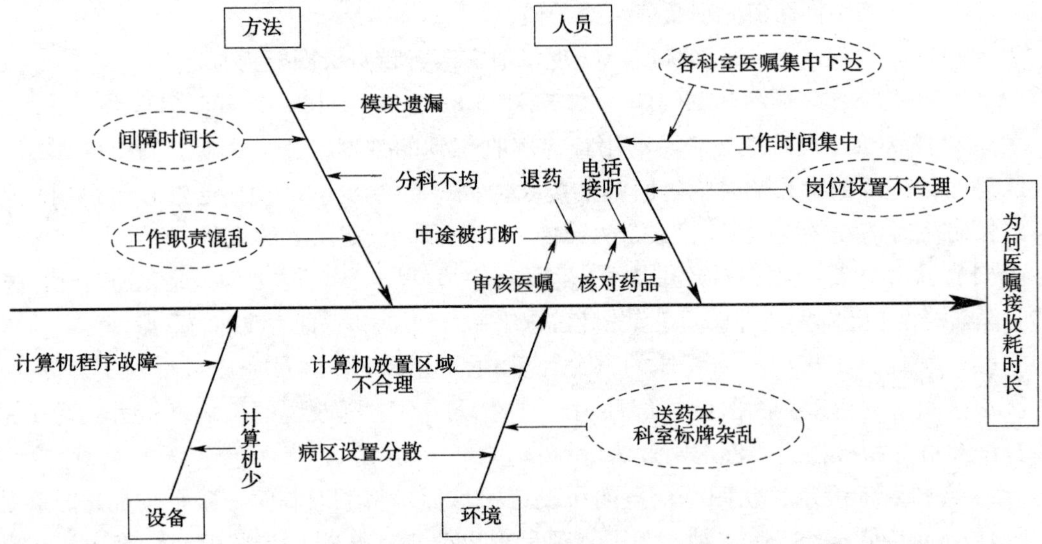

图3－3－7　医嘱接收耗时长问题特性要因图

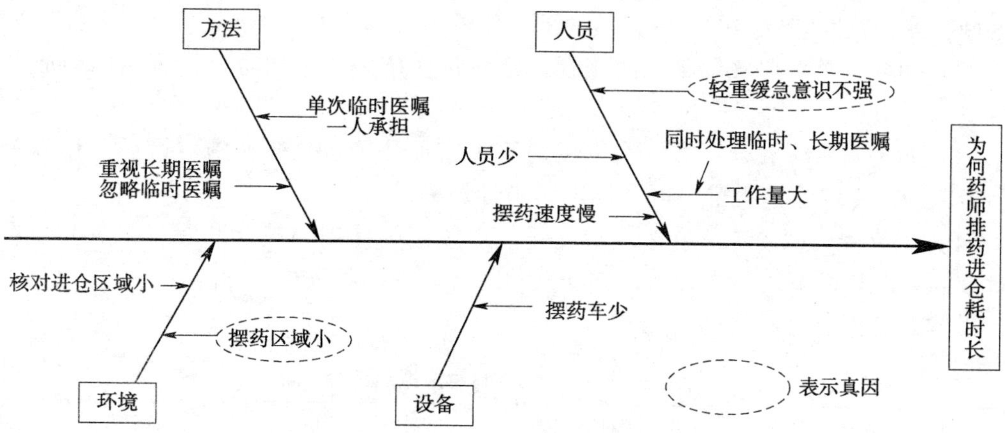

图3－3－8　药师摆药进仓耗时长问题特性要因图

2. 众益圈要因分析　“要因”即关键的“小原因”。众益圈此次要因分析采用的是评价法，由众益圈全体圈员针对分析的每种原因，依可行性、经济性、圈能力等进行评价，采用5、3、1打分制，重要的打5分，一般的打3分，不重要的打1分。然后统计出每个小原因的总得分，进行排序，得分的总分排名在前20%的原因被选为要因。最后经圈员们讨论分析，得出忙时临时医嘱配送迟的真因。

八、众益圈对策拟定

1. 思考并提出对策　通过上一步的解析，已经明确了哪些是导致忙时临时医嘱配送迟的关键性因素，因此这一步骤将根据这些因素思考针对性的解决方案，并提出确切、有效且可行的策略。众益圈的全体圈员在圈长的带领下运用头脑风暴、文献查证以及参观学习其他同行的运作经验等多种方法，针对寻找出的要因，即在工勤人员配送方面存在的责任心差、配置与非配置医嘱同时配送、无人监管、药品遗漏等原因；在临时医嘱接收方面存在的各科室医嘱集中下达、岗位设置不合理、送药本以及科室标牌杂乱、间隔时间长、工作职责混乱等原因；在药师摆药进仓方面存在的摆药区域小、同时处理临时和长期医嘱等原因，尽可能多地提出解决的策略。

2. 选择并确定对策

（1）确定评价指标和评价等级　对策的确定需要遵循科学的评价指标，众益圈圈成员依据统一的等级分数进行打分确定，如此才具科学性和客观性。此次众益圈的评价指标包括可行性、经济性、效益性。每个圈可依据不同管理内容修改评价指标。

全体圈员就每一评价项目，依可行性、经济性、圈能力等项目进行评价，评价方式：优5分、可3分、差1分。圈员共11人，总分165分，根据80/20法则规定132分以上为实行对策，但本圈希望能有较高的达标率，全体圈员决定以120分以上为实行对策，此次评价打分圈选出以下几个对策，即新工勤人员上岗培训，重新设定工作岗位，制定工作职责，药师、护士在送药本上签写处置时间，送药区根据科室分布划分区域，非配置医嘱较多的由专人负责配送，重新排列药架等。

（2）*确定人员和实施方案*　实施者确定对策实施的方案，每项对策明确相应的对策负责人，由负责人确保所负责的项目具有可操作性，并对其进行有效管理。

（3）*拟定对策实施计划书*　在采用对策拟定评分确定具体实施对策后，相应步骤的负责人应向上级申请批准，同意拟定实施计划书。

（4）*送请主管核定及协商必要的支援*　对策实施计划书被批准后，应向上级报且经批准需要医院内部支持之处，以推动众益圈活动的顺利进行。

具体对策拟定内容见表3－3－4。

表3－3－4　众益圈对策拟定评分

问题点	原因分析	对策方案	总分	采纳	实施计划	负责者	对策编号
工勤人员配送耗时长	责任心差	新工勤人员上岗培训	121	√	7.2	张某	对策一
		组织每月工勤人员会议	93	×			
	配置与非配置医嘱同时配送	增加工作人员	92	×			
		非配置医嘱量较多的专人负责配送	136	√	9.8	张某	对策五
	无人监管	药师、护士在送药本上签写处置时间	128	√	8.16	姜某 蒋某	对策三
		负责人不定时检查	111	×			
	药品遗留	送药区根据科室分布划分区域	141	√	8.25	傅某	对策四
医嘱接收耗时长	各科室医嘱集中下达	内外科分时段查房	84	×			
		各三级医疗组分批执行医嘱	94	×			
	送药本、科室标牌杂乱	简化送药本及科室标牌	98	×			
	岗位设置不合理	根据操作环节，重新设置岗位，调整人员安排	136	√	8.2	李某、杨某 孙某	对策二
	间隔时间长	缩短间隔时间	132	√			对策二
	工作职责混乱	据岗位设置，制定新工作职责	162	√			对策二
药师摆药进仓耗时长	摆药区域小	重新排列药架	138	√	9.22	吴某、易某 王某、盛某	对策六
		减少摆药车	67	×			
		减少药架	72	×			
	同时处理临时、长期医嘱	处理临时、长期医嘱人员分开	140	√	8.2	李某、杨某 孙某	对策二
		加强教育，设立临时医嘱优先原则	60	×			

注：√为采纳；×为不采纳。

九、众益圈对策实施与检讨

根据 PDCA 循环列表所得具体内容见表 3－3－5、表 3－3－6、表 3－3－7、表 3－3－8、表 3－3－9、表 3－3－10。

表 3－3－5　众益圈对策实施一

<table>
<tr><td rowspan="2">对策一</td><td>对策名称</td><td>新工勤人员上岗培训</td></tr>
<tr><td>主要因</td><td>新工勤人员素质参差不齐，责任心差</td></tr>
<tr><td colspan="2">改善前：
口头交代新工勤人员工作职责，新进人员对工作不熟悉，操作不规范，随意性大
对策内容：
1. 制定每位工勤人员的工作职责
2. 挑选认真负责的工勤人员带教新进人员
3. 上岗前由护士长明确其工作职责，并进行考核</td><td>对策实施：
负责人：张某
实施时间：2014. 7. 2
实施地点：病区静脉用药调配中心</td></tr>
<tr><td colspan="2">对策处置：
1. 经由效果确认为有效对策
2. 上述规范列入新工勤人员培训标准化</td><td>对策效果确认：
工勤人员平均配送时间由改善前的 55. 68 分钟/份降至改善后 38. 23 分钟/份</td></tr>
</table>

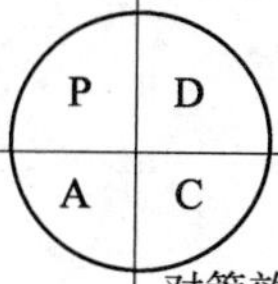

表 3－3－6　众益圈对策实施二

<table>
<tr><td rowspan="2">对策二</td><td>对策名称</td><td>重新设置工作岗位，制定工作职责</td></tr>
<tr><td>主要因</td><td>岗位设置不合理，工作职责混乱，处理医嘱间隔时间较长，临时医嘱与长期医嘱同时处理</td></tr>
<tr><td colspan="2">改善前：
1. 三人一组，一人为审核药师每个整点处理医嘱，二人为摆药药师
2. 审核药师负责：医嘱审核、接收、核对、进仓、出仓、退药等，处理整点医嘱
3. 摆药药师同时进行临时、长期医嘱摆药
对策内容：
1. 临时医嘱处理人员与长期医嘱处理人员分开，分别为 6 人
2. 设立一名独立审核药师，每隔 15 分钟审核、接收医嘱
3. 设立专人负责临时医嘱摆药（2 人）、核对（2 人）、出仓（1 人）</td><td>对策实施：
负责人：李某、杨某、孙某
实施时间：2014. 8. 2
实施地点：病区静脉用药调配中心</td></tr>
</table>

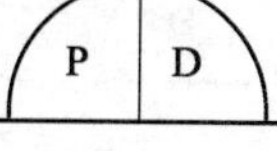

续表

A	C
对策处置： 1. 经由效果确认为有效对策 2. 根据新岗位设置，制定新工作职责	对策效果确认： 1. 平均医嘱接收时间由改善前的32.16分钟/份降至改善后8.52分钟/份 2. 药师平均摆药进仓时间由改善前的21.08分钟/份降至改善后7.51分钟/份

表3-3-7　众益圈对策实施三

对策三	对策名称	药师、护士在送药本上签写处置时间
	主要因	工勤人员工作时间无法监控

P	D
改善前： 无任何对策 对策内容： 1. 药师出仓完毕在送药本上注明当时时间 2. 护士接收到药品时注明签收时间	对策实施： 负责人：姜某、蒋某 实施时间：2014.8.16 实施地点：病区静脉用药调配中心
A	**C**
对策处置： 经由效果确认为有效对策	对策效果确认： 工勤人员平均配送时间由改善前的55.68分钟/份降至改善后38.23分钟/份

表3-3-8　众益圈对策实施四

对策四	对策名称	送药区根据科室分布划分区域
	主要因	药品放置混乱、配送遗漏

P	D
改善前： 药师处置好的药品随意放置，工勤人员选出自己分管病区药品，不但耗时且易遗漏，事后才能发现 对策内容： 1. 在送药区划分急送药品区域与普通药品区域 2. 在送药区根据病区分布情况，划分为一号楼区、二号楼区、四号楼及其他区	对策实施： 负责人：傅某 实施时间：2014.8.25 实施地点：病区静脉用药调配中心

续表

A　C

对策处置： 经由效果确认为有效对策	对策效果确认： 工勤人员平均配送时间由改善前的55.68分钟/份降至改善后38.23分钟/份

表3-3-9　众益圈对策实施五

对策五	对策名称	非配置医嘱量较多的专人负责配送
	主要因	配置及非配置医嘱同时配送耗费时间

改善前： 每位工勤人员负责配送分管病区的配置输液及非配置打包药品。其中部分病区非配置打包药品非常多，清点核对麻烦、耗时，影响配送时间 对策内容： 1. 统计非配置量较多的科室 2. 设立专门工勤人员在忙时配送非配置量较多的科室	对策实施： 负责人：张某 实施时间：2014.9.8 实施地点：病区静脉用药调配中心

P　D

A　C

对策处置： 1. 经由效果确认为有效对策 2. 明确该工勤人员工作职责	对策效果确认： 工勤人员平均配送时间由改善前的55.68分钟/份降至改善后38.23分钟/份

表3-3-10　众益圈对策实施六

对策六	对策名称	重新排列药架
	主要因	摆药区域小，摆药效率低

改善前： 药架纵队排列，列之间间距小，摆药车排放拥挤无序，影响工作效率 对策内容： 1. 整理贮药盒，根据用药量多少调整药品摆放位置大小，精简药架 2. 改变药架排列方式：摆药区靠墙放置，空出中间区域，利于摆药	对策实施： 负责人：吴某、易某、王某、盛某 实施时间：2014.9.22 实施地点：病区静脉用药调配中心

P　D

续表

A	C
对策处置： 经由效果确认为有效对策	对策效果确认： 药师平均摆药进仓时间由改善前的 21.08 分钟/份降至改善后 7.51 分钟/份

十、众益圈效果确认

1. 有形成果确认 此次众益圈所取得的有形成果是：通过品管圈活动将忙时临时医嘱平均配送时间由改善前的 123.07 分钟/份降到了改善后的 63.60 分钟/份，而目标值是 68.61 分钟/份，最终目标达成率为 109.19%，进步率为 48.32%。详见表 3－3－11。为了更直观地呈现改善效果，使用了柏拉图，详见图 3－3－9。具体计算过程如下。

表 3－3－11 众益圈改善前后数据比较

项目	改善前	改善后
调查日期	2014.2.1～4.30	2015.4.1～5.5
数据源	病区静脉用药调配中心、查检表	
忙时临时医嘱平均配送时间（分钟）	123.07	63.60

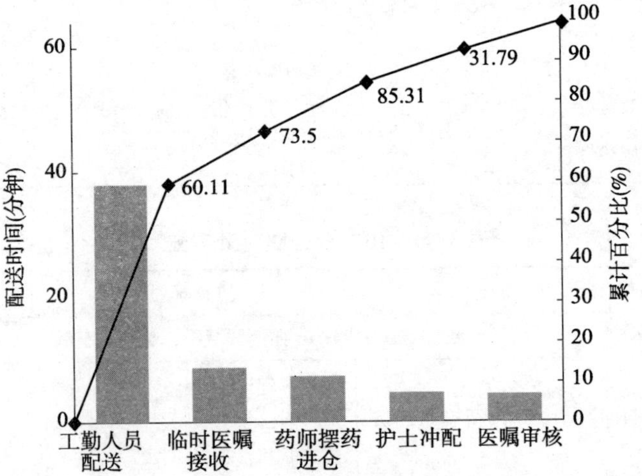

图 3－3－9 众益圈改善后柏拉图

$$目标达成率=\frac{|改善后-改善前|}{|目标值-改善前|}\times100\%$$

$$=\frac{|63.60-123.07|}{|68.61-123.07|}\times100\%=109.19\%$$

说明：目标达成率以 80% ~150% 为宜，其中 90% ~110% 是优秀，过大（>150%）或过小（<80%）说明在目标设定阶段可能存在不合理情况，应及时查找原因。

$$进步率=\frac{(改善前-改善后)}{改善前}\times100\%$$

$$=\frac{(123.07-63.60)}{123.07}\times100\%=48.32\%$$

2. 无形成果确认　根据评价项目的类型，由圈成员一共 11 人进行打分，每项每人最高 5 分，最低 1 分，总分 55 分。评价发现，以上各方面均有所成长，详见表 3-3-12；同时将无形成果量化，绘制成雷达图直观表示，详见图 3-3-10。

表 3-3-12　众益圈的无形成果

项目	改善前		改善后		活动成长
	总分	平均	总分	平均	
QCC 手法运用	45	4.1	49	4.5	0.4
团结协作精神	38	3.5	52	4.7	1.2
科室凝聚力	35	3.5	46	4.2	0.7
沟通协调能力	26	2.4	38	3.5	1.1
自我价值实现	29	2.6	41	3.7	1.1
解决问题的能力	33	3.0	47	4.3	1.3
责任心	34	3.1	44	4.0	0.9

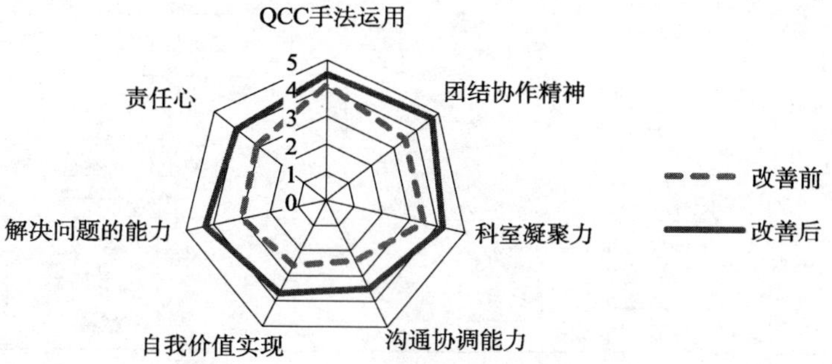

图 3-3-10　众益圈的无形成果雷达图

十一、众益圈标准化

众益圈进行效果确认以后，对有效对策的改善流程给予了标准化，即在对病区静脉用药调配中心作业系统调查分析的基础上，将现行的作业方法的操作步骤细化，并以科学技术、规章制度为基础，形成规范化的作业程序，提高效率，进行技术储备，防范再次发生相同的错误，保证对策效果得以长期稳定维持，并发挥同质化培训的作用，提高整体素质。

众益圈在对策实施过程中，规范了工勤人员上岗培训流程及临时医嘱接收流程，将其细化，列出目的、通用范围、操作程序及要点说明、附则、制定的年月日等，并明确标准化操作中的每个环节的使用者以及监督者，同时列出修订前和修订后的内容，进行相互比对，形成标准并要求全员遵循，以达到效果并供后来者参考和使用。众益圈标准化的具体内容见表3－3－13、表3－3－14。

表3－3－13　众益圈工勤人员上岗培训圈标准化流程

类别：☐流程改善 ☐提升质量 ☐临床路径	作业名称： 工勤人员上岗培训程序	项目编号：QCC－5 主办部门：病区静脉用药调配中心

一、目的

明确工勤人员工作职责，培养工勤人员责任心

二、适用范围

病区静脉用药调配中心工勤人员

三、说明

（一）操作流程（见右图）

（二）作业内容

1. 工勤人员到岗
2. 介绍工作环境
3. 介绍上班规章制度
4. 介绍其岗位工作职责并给予书面材料
5. 安排优秀工勤人员带教
6. 护士长视察、考核

四、附则

（一）实施日期

2014年7月2日

（二）修订依据

若有变动随时调整

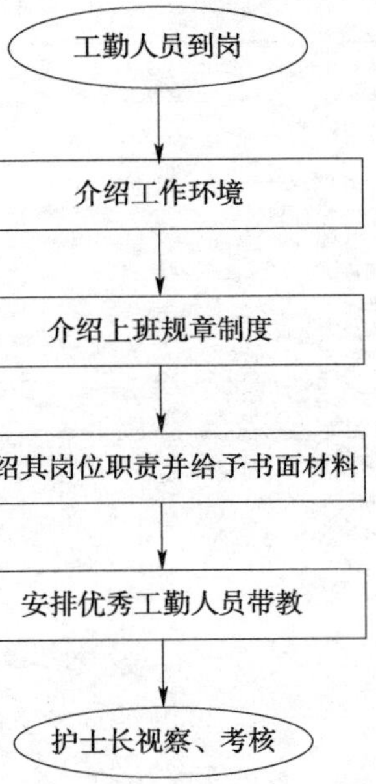
工勤人员到岗
介绍工作环境
介绍上班规章制度
介绍其岗位职责并给予书面材料
安排优秀工勤人员带教
护士长视察、考核

修订次数：	核定	李某	审核	李某某	主办人	张某
修订日期：						
制定日期：2014年7月2日						

表3－3－14　众益圈临时医嘱处理人员工作职责标准化流程

类别：☐流程改善 ☐提升质量 ☐临床路径	作业名称：病区静脉用药调配中心临时医嘱处理人员工作职责	项目编号：QCC－6 主办部门：病区静脉用药调配中心

一、目的

明确临时医嘱处理人员工作职责

二、适用范围

病区静脉用药调配中心人员

续表

三、说明

（一）人员安排

3个审核药师，3个摆药药师

（二）内容

1. 审核药师1与审核药师2：负责核对摆药药师摆药的药品，进仓

2. 审核药师3：每隔15分钟，检索、审核、接收医嘱一次，打印标签，交给摆药药师

3. 摆药药师1与摆药药师2：根据标签摆药，交给两位审核药师核对

4. 摆药药师3：护士冲配的药品出仓、核对、登记送药本、打包发送药品

四、附则

（一）实施日期

2014年8月2日

（二）修订依据

若有变动随时修正

修订次数：	核定	李某	审核	李某某	主办人	张某
修订日期：						
制定日期：2014年8月2日						

十二、众益圈效果维持

众益圈成果的标准化通过制定标准、贯彻标准，在实践基础上修改标准，再次实施标准，使得产生的对策效果能够长期保持在合理的范围之内，达到运用品管圈的目的。通过推移图反映标准化效果的维持情况，由图3－3－11可看出忙时临时医嘱的配送时间始终保持在目标值以下。

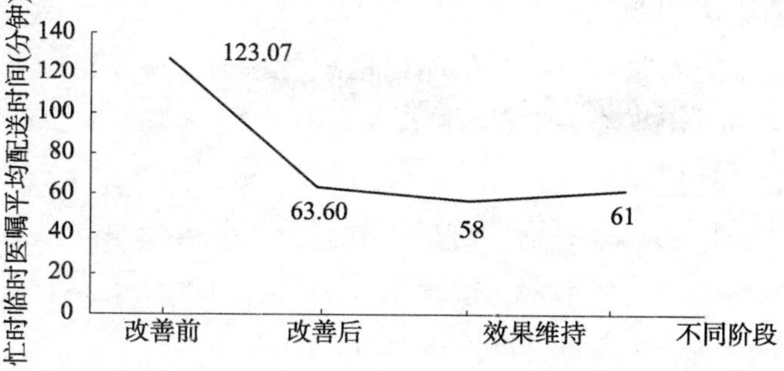

图3－3－11　忙时临时医嘱平均配送时间维持效果图

十三、众益圈检讨与改进

（一）众益圈检讨与改进报告

经过众益圈全体圈员讨论认可后，检讨与改进的成果用表格的形式形成报告，并

在后续品管圈活动中进行分享，具体内容见表3-3-15。

表3-3-15　众益圈检讨与改进报告

活动项目	优点	缺点或今后努力方向
主题选定	是当前迫切需要解决的问题	沿用了上期的候选主题，未提出新的主题，未使用评价表，不够规范
活动计划拟定	拟定计划时根据个人特长负责相应步骤	主题活动持续时间较长，可适当缩短时间、提高效率
现状把握	药师与护士、工勤人员协作登记原始数据，结合计算机给出的数据，数据较准确	依赖手工记录，难免存在疏忽。今后可在计算机程序上改进，全程计算机记录数据
目标设定	与实际结果基本一致	要充分考虑圈能力，客观实际情况，避免达不到目标值
解析	突出了主要矛盾	解析过程中思路不够明晰，需加强解析问题的能力
对策拟订	集思广益，提出的对策充分考虑了可行性	部分对策由于客观情况而无法实现
对策实施与检讨	所有措施均能认真实施，非圈员也能积极配合	由于查检、收集数据较麻烦，只能等所有的措施实施后再查检数据
效果确认	目标最终达成	需持续改进，保证效果
标准化	制定标准化流程，利于工作人员实施，有据可查	需切实根据标准化流程实施
圈会运作情形	时间短，效率高	形式单一
遗留问题	利用计算机程序跟踪记录药品踪迹	

（二）公益圈遗留问题

本次众益圈遗留的问题主要是期望能以信息技术为支持来追踪药品的踪迹，以方便数据的收集及提高工作效率，此需求已提交信息中心，以后将完成。

（三）公益圈活动启示

利用品管圈活动提升科室管理，虽然步骤较多，但确实是一个有效的手段。在品管圈活动中，有了展示自我的平台，展现了成员们各自的风采，使得一些人才脱颖而出。品管圈活动的持续开展也希望得到领导的关注。

（四）公益圈下期活动主题选定

主要是为下一期的品管圈活动确定主题，确定主题的过程和方法与众益圈最开始确定活动主题的一样，即采用评价法进行，此次选题共10人参与，票选分数：5分最高、3分普通、1分最低，第一顺位为本次活动主题。最终选定下期活动活动主题为：降低病区静脉用药调配中心药品破损金额，如表3-3-16所示。

表 3－3－16　众益圈下期主题内容一览表

主题评价题目	上级政策	重要性	迫切性	圈能力	总分	顺序	选定
减少病区静脉用药调配中心电话次数	28	30	36	16	110	2	
减少病区静脉用药调配中心每天上班人数	30	30	10	12	82	3	
降低病区静脉用药调配中心药品破损金额	38	30	38	14	120	1	◎

评价说明	分数/人数	重要性	迫切性	圈能力	上级政策
	1	次重要	次迫切	0～50%	次相关
	3	重　要	迫　切	51%～75%	相　关
	5	极重要	极迫切	76%～100%	极相关

1. 主题范围　所有病区静脉用药调配中心因人为因素造成的药品破损。

2. 选题理由

（1）*对病人而言*　保障药品质量。

（2）*对同仁而言*　不用清理、登记破损药品，减少药师工作量；同时避免药物对工作环境的污染，保护工作人员的身体健康。

（3）*对院方而言*　减少了医院药品损耗，节约医疗成本，将有限的医疗资源更好地用于需要的地方，提升医院形象。

实例四　循环圈

——缩短静脉用药调配中心成品输液送至临床科室的时间

一、循环圈内容摘要

本次品管圈的圈名是循环圈，确定改善主题为“缩短静脉用药调配中心（PIVAS）成品输液送至临床科室的时间”。本次活动时间是 2016 年 2 月至 2016 年 8 月。负责本次循环圈活动的单位是济南市某医院药剂科静脉用药调配中心。

循环圈于 2013 年 7 月提出并开始组建，7 月 10 日正式成立。本次是该科室进行的第三期品管圈活动。本次活动主要针对的是济南市某医院静脉用药调配中心对于全院 36 个临床科室病人用药配送是否及时而进行的。本次循环圈活动共开会 12 次，开展了包含主题选定、活动计划拟定、现状把握、解析、目标设定、对策拟定、对策实施与检讨、效果确认、标准化、检讨与改进等十大品管圈步骤。

循环圈的成员共有12名，其中包括圈长1名，辅导员1名，圈员10名。圈长李某主管护师在本院担任静配团队组长职务，其具有卓越的领导力和果断的决策力，工作认真负责，故此担任圈长职务；辅导员孟某的职称为主管护师，她具有优秀的组织能力，能使团队目标明确，并激发团队创新能力，故此担任辅导员职务。

本次活动主题范围包含了济南市某医院静脉用药调配中心通过缩短成品输液送至临床科室的时间，以达到保证病人的安全用药、及时用药，减轻病人疼痛，树立科室良好的服务形象，打造医院独特的服务品牌的目的。静脉用药调配中心工作是操作人员在洁净的层流台上配置药物，减少药物的污染率，给病人提供安全、高品质的药品。本次活动的主题是根据医院管理目标的方向、主管方针、上级的指示及指引并考虑自行可解决的问题而提出的，再经由循环圈的全体圈员通过评价法，针对上级政策、重要性、迫切性、圈能力等一系列指标进行评价打分最终确定出来的。

循环圈通过对医院30多个临床科室调研发现：成品输液从静脉用药调配中心的物流出口到达各临床科室的平均时间为60.8分钟，组织圈员对此现象进行头脑风暴，得到影响成品输液送至临床时间的主要原因有复核包装时间长、配置仓内科室混科严重、周转箱导致工勤人员重复劳动、工勤人员的工作流程不合理、洁净仓内流程繁琐和人员搭配等原因。针对所选定的主题，制作出查检表，并以此为据制作出改善前的柏拉图，根据80/20法则，将累计百分比达到81.91%的前两项定为改善重点，分别是“复核包装时间长”和“洁净仓内人员配置时间长”，完成了主题选定、计划拟定以及现状把握，接下来就是根据现有的情况进行目标设定。通常目标对每一期改善的活动都有巨大的导向作用，通过综合考虑，将目标值设定为22.1分钟，当计算出的目标值降幅达到63.7%的时候，因为有前两期活动的支持，循环圈并没有对自己怀疑，而是更加慎重地召开圈员会议，再次对解析和真因验证进行多次头脑风暴。最终经过效果确认，此次活动的改善成果为平均时间29.8分钟，目标达成率达到了80%。循环圈所有的努力都是为了本院静脉用药调配中心能具有简洁而高效的工作效率，所以将活动成果标准化，希望在缩短病人用药等待时间上竭尽全力，也通过这些成效提升病人、医院和临床科室对静脉用药调配中心的满意度。

经过2个月的连续追踪和观察，本次循环圈的活动效果维持良好，在2016年9月临床科室接收成品输液时间为24.8分钟，2016年10月临床科室接收成品输液时间22.6分钟，均处于目标值左右。故此经过小组会议决定进行下一次品管圈活动的主题为“降低配置错误发生件数”。

二、循环圈介绍

（一）循环圈组成

循环圈的组成时间是2013年7月，本期活动开始时间是从2016年2月到2016年8月，在本品管圈成立以来是第三期活动，组成人员共12名，其中1名是主管护师，4

名是护师，7 名为本科生。循环圈的组成相关内容见表 3－4－1。

表 3－4－1　循环圈组成

圈　名	循环圈	成立日期	2013 年 7 月
成员人数	12 人	平均年龄	28 岁
圈　长	李某	辅导员	孟某
所属单位	济南市某医院		
圈　员	王某、余某、尹某、张某、陈某、刘某、胡某、季某、杨某、曹某		
主要工作	在符合国际标准、依据药物特性设计的操作环境下，经过药师审核的处方由受过专门培训的药学技术人员严格按照标准操作程序进行全静脉营养、细胞毒性药物和抗生素等静脉药物的集中调配工作		
活动期间	2016 年 2 月至 2016 年 8 月		

循环圈圈长李某作为该品管圈的代表人，为全体圈员的代表，领导圈员积极参加活动、整合和统一全体圈员的意见和做法，并积极追踪进度，率先接受教育，提升自我，培养后继圈长人员并向上级报告活动状况，参与指导活动。

循环圈辅导员孟某主要负责创造品管圈自主活动的气氛和环境，对品管圈活动计划给予指导及建议，针对改善主题给予提示与指引，有计划地进行控制和协助，并参与品管圈的集会。辅导员协助圈长倡导和开展品管圈活动，并正确评价品管圈活动，使循环圈活动有序进行。此外，孟辅导员还充分了解活动的各项规定、行政手续，随时自我充实。

（二）循环圈圈名与圈徽

1. 循环圈圈名　“循环圈”寓意着圈员的工作流程环环相扣，质量层层把关，员工齐心协力，使生命像嫩叶一样茁壮成长。

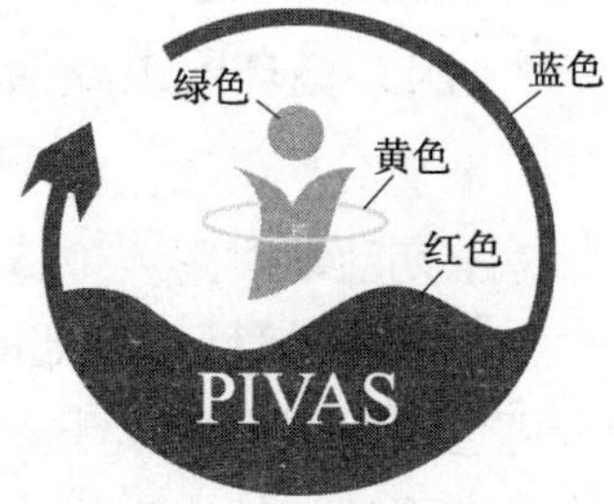

图 3－4－1　循环圈圈徽

2. 循环圈圈徽及意义

（1）蓝色箭头代表智慧、天空、清爽和知识，象征着静配团队齐心协力，遵循静脉用药调配中心品质管理的理念和药剂科室的规章与流程。它寓意着静脉用药调配中心工作环环相扣、品质层层把关，用智慧给病人提供安全、高品质的药品（图 3－4－1）。

（2）红色区域代表激情与活力，象征着静配团队工作主动，寻找新任务；富有感染力，能够吸引他人参与；激发团队的合作心和进取心，重视团队合作的感觉；成为令人愉悦的工作伙伴；完成短期目标时，极富爆发力；信任他人；善于赞美和鼓励，是天生的激励者。它寓意着静脉用药调配中心的圈员不喜欢太多的规定束缚，富有创造力，工作以活泼化、丰富化的方式进行。

(3) 圈徽中间部分是图标的主题，绿色是植物的颜色，在我国文化中还有生命的含义，可代表自然、生态、环保等，如绿色食品。绿色因为与春天有关，所以象征着青春，也象征繁荣。性格色彩中绿色代表和平、友善、善于倾听、不希望发生冲突的性格。黄色代表对待工作和事业，干净利落，讲求效率；能够承担长期高强度的压力；强烈的目标趋向，善于设定目标；高瞻远瞩，有全局观念；善于委派工作；坚持不懈，促成活动，掌握重点执行，行事作风明快；竞争越强，精力越旺，愈挫愈勇；寻求实际的解决方法；以结果和完成任务为导向，并且高效率；善于快速决策并处理所遇到的一切问题。绿色和黄色相结合形状看似一株新生嫩叶，也象征着每位病人的生命，工作中时刻以病人为中心，用严谨慎独的态度和爱心去呵护生命，使生命像嫩叶一样茁壮成长，并做好爱心接力。

(三) 循环圈活动历史

循环圈活动从2013年到2016年共进行了2次活动，其中第一期的活动主题为“提高营养药物配置间易混淆药品配置的准确率”，目标达成率为171%，进步率为42%；第二期选题为“提高晚班工作效率”，目标达成率为93.48%，进步率为23%。循环圈活动历史详情见表3-4-2。

表3-4-2 循环圈活动历史

序号	期数	活动主题	活动时间	目标	成绩	达成率	进步率
1	第一期	提高营养药物配置间易混淆药品配置的准确率	2014年6月至2014年12月	85.8%→87.9%	89.4%	171%	42%
2	第二期	提高晚班工作效率	2015年1月至2015年6月	69.05%→83%	93.48%	93.48%	23%

(四) 循环圈上期活动成果追踪

上期活动主题：“提高晚班工作效率”。

上期活动时间：2015年1月到2015年6月。

上期活动目标：对医院，节约人力、物力资源，使得医院开源节流；对科室，充分调动员工工作积极性，增强团队凝聚力；对病人，以病人为中心，提高病人用药安全，在保证工作质量的前提下，提高工作效率，缩短晚班工作时间。

上期效果追踪：在持续6个月的时间内，循环圈晚班的工作效率维持在2.0~1.7，效果显著。循环圈上期活动效果维持见图3-4-2。

三、循环圈主题选定

(一) 循环圈主题内容

循环圈圈员提出的问题包括提高晚班工作效率、降低配置错误发生件数、缩短成品输液送至临床时间、提高临床满意度、提高配置速度、降低仓内混科发生件数、标签明细与液体汇总相符率和降低摆药错误发生件数等。循环圈活动主题选定通过评价法对各备选主题从上级政策、重要性、迫切性、圈能力四个方面进行评分，最终确定本次循环圈主题选定为“缩短 PIVAS 成品输液送至临床科室的时间，提高临床满意度”。具体主题选定内容及评分见表 3 – 4 – 3。

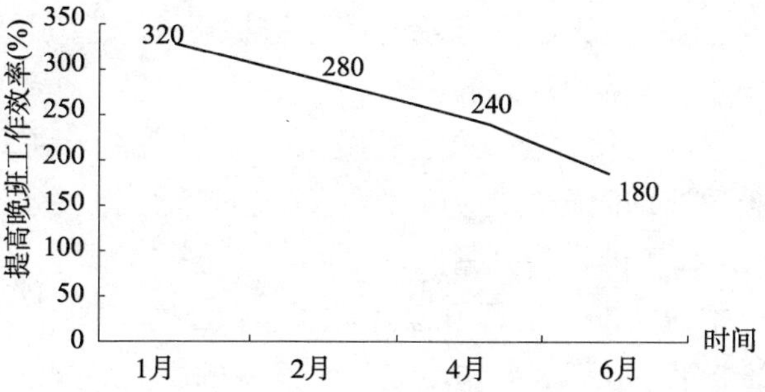

图 3 – 4 – 2　循环圈上期活动维持效果

表 3 – 4 – 3　循环圈主题内容及评分

主题评价题目	上级政策	重要性	迫切性	圈能力	总分	选定
提高晚班工作效率	55	51	55	47	208	
降低配置错误发生件数	43	27	33	25	128	
缩短成品输液送至临床时间	55	41	47	33	176	√
提高配置速度	39	41	27	25	132	
降低仓内混科发生件数	43	37	33	19	132	
标签明细与液体汇总相符率	39	37	27	23	126	
降低摆药错误发生件数	31	31	25	33	120	

（二）循环圈活动主题

1. 循环圈主题范围　缩短 PIVAS 成品输液送至临床科室的时间提高临床满意度的主题范围是指从配置、复核包装到送至临床科室的时间，有 5 个批次，本活动以平均每批次送至临床科室的时间为衡量指标。

2. 循环圈专有名词

（1）液体合框　是指不同科室的成品输液，按规定放在同一液体框内。

（1）仓内混科　是指配置好的成品输液，未按规定放置到指定位置，混入其他科室框内。

（三）循环圈选题理由

1. 环境分析　济南市某医院是一家大型的三甲级综合性医院，核定床位在 1700 张左右。静脉用药调配中心针对的是全院住院的病人，多以老人、儿童为主。静配的意义是保证病人的用药安全，降低药品的污染率，给病人一个安全舒适的就医环境。成品输液送至临床科室的时间过长的问题降低了 PIVAS 的服务质量，因此缩短它便成为 PIVAS 如今工作中首先需要改善的问题。

2. 对病人而言 本次活动使病人享受到安全周到的医疗服务，用药更及时、更合理。此外，本次活动还减少病人临床等待时间，把护士还给病人，使病人得到更优质的护理服务，提升病人在医院治疗的愉悦度。

3. 对同仁而言 本次活动优化流程，提高效率，提高临床科室满意度；培养员工的"问题意识"及独立处理问题的能力；促进员工人际关系，提高工作士气；避免临床医患纠纷，共建和谐愉悦的工作氛围。

4. 对院方而言 本次活动全面提升医疗质量，使工作容易推动。通过努力，提高静配员工的主动和细节服务意识，打造专属中心医院的服务品牌。

四、循环圈活动计划拟定

1. 确定拟定活动计划书的方式 此次循环圈采用的工具方法就是甘特图，使循环圈的计划内容一目了然，便于圈员理解和操作，即以图示的方式通过活动列表和时间刻度形象地表示出特定项目的活动顺序与持续时间。循环圈活动开始时，拟定了该年的活动计划，作为未来循环圈的活动进度依据，活动进度由全体圈员头脑风暴共同拟定。

2. 确定活动计划书的内容及顺序 本次活动计划书的内容包括：主题选定、活动计划拟定、现状把握、目标设定、解析、对策拟定、对策实施与检讨、效果确定、标准化、检讨与改进、成果发表。循环圈把活动计划拟定通过某种形式或打印的方式分发给全体圈员，以提醒每位圈员随时注意循环圈活动的进度。

3. 确定活动计划书的活动日程 循环圈活动日程的拟定，是在对以往两期循环圈活动经验的有效回顾分析的基础上制定。循环圈实行前一期活动的时间安排可以作为有效的参考，结合该品管圈的实际进行合理安排。其中主题选定、活动计划拟定、现状把握、目标设定、解析、对策拟定从 2016 年 2 月 1 日开始到 2016 年 5 月 1 日结束，共占总时间的 40%；对策实施与检讨从 2016 年 5 月 2 日开始到 2016 年 6 月 18 日结束，占 30%；效果确认、标准化从 2016 年 6 月 19 日开始到 2016 年 8 月 3 日结束，占 10%；检讨与改进、成果发表从 2016 年 8 月 4 日开始到 2016 年 8 月 31 日结束，占 20%。实际上循环圈做到任何进度，都必须将实际进度表示在此计划表上，活动进行时，应尽可能依进度进行，如计划与实际有差异时，加以说明后应设法赶上进度。

4. 确定圈员的分工及其工作内容 循环圈中各步骤需指派负责人，主要由圈员自荐，也可以由圈长根据每位圈员的思维习惯、特长爱好等指派，必须做到分工明确、有条不紊。

5. 绘制甘特图 循环圈活动计划拟定具体内容见表 3－4－4。

表 3－4－4　循环圈活动计划拟定

步骤	2016年2月				2016年3月				2016年4月				2016年5月				2016年6月				2016年7月				2016年8月				负责人
	1周	2周	3周	4周	1周	2周	3周	4周	1周	2周	3周	4周	1周	2周	3周	4周	1周	2周	3周	4周	1周	2周	3周	4周	1周	2周	3周	4周	
主题选定	…—	…—																											刘某
计划拟定			…—	…—																									季某
现状把握					…—	…—	…—	…—	…—																				尹某
目标设定										…—																			张某
解析											…—																		王某
对策拟定												…—																	胡某
对策实施与检讨													…—	…—	…—	…—	…—	…—	…—	…—									杨某
效果确认																					…—	…—	…—	…—					余某
标准化																									…—	…—			陈某
检讨与改进																											…—	…—	曹某
成果发表																											…—	…—	李某

注：…为实施线；—为计划线。

五、循环圈现状把握

现状把握是针对循环圈所选定的主题，从成品输液送至临床科室的现场出发，应用统计学方法掌握事实真相，并加以客观的系统分析，明确改善重点所在，为下一步目标设定提供重要的依据。在此次循环圈活动中，主要采用活动流程图和柏拉图对静配中心成品输液送至临床科室的现状进行系统的归纳和总结。

（一）静脉用药调配中心作业流程

循环圈所在济南市某医院静脉用药调配中心的活动流程：首先由临床医师开具医嘱，之后由药师认真审核处方，做到“四查十对”，即查处方，核对科别、姓名、年龄是否正确；查药品，核对药名、剂型、规格、数量是否准确；查配伍禁忌，检查所配药物是否能够混合使用，核对药品的性状以及用法用量是否合宜，最后查用药合理性，核对处方用药与临床诊断的相符性，规定必须做皮试的药品，处方医师是否注明过敏试验及结果的判定，剂量、用法是否准确，选药剂型和给药途径是否合理，是否有重复给药的现象。药师在进行处方审查以后，如果发现处方不合理，则应与相应医师联系更改处方，若处方审核通过，将由审方人员在办公区打印标签，若有不合格及时挑出，反馈于临床；贴签人员拿到标签后，准备需要的液体进入贴签阶段，在贴签过程中也需要进行四查十对，若有不合格及时挑出，反馈于打印标签人员；然后入仓摆药、三人一组或者两人一组，交叉辅助并配置，保证从摆药、配置以及复核均由三人来完成，保证其配置的正确性与安全性；配置结束后检查成品输液的颜色、有无絮状物或丁基胶塞等，确认无误后按科室为依据，通过传递窗传出打包复核区；再由打包复核区的人员进行检查和适当的分拣，复核中若发现错误立刻纠正，确保成品输液安全后由工勤人员通过物流区送至临床科室。整个过程都离不开“四查十对”，而且还有一项重要的核对内容不在“四查十对”所包括的范围，就是药品的有效期。整个流程当中，每一步都是谨慎的！具体的静脉用药调配中心流程详见图3－4－3。

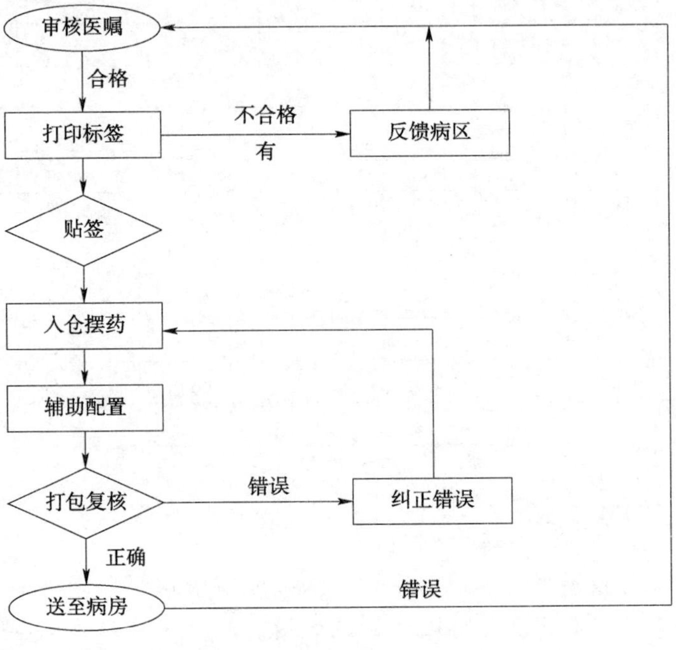

图3－4－3 循环圈作业流程图

（二）循环圈现状把握实施步骤

1. 明确工作流程 循环圈在实施过程中，为充分掌握现行工作中成品输液送至临床时间较慢的现象，尽可能收集有用的数据。通过制作查检表，对现状与标准的差距进行观察和记录，以“5W1H”（When、Where、Who、What、Why和How）方法，采取全员分工收集的方式，以获得客观、符合事实的资料，也可通过问卷调查来获得数据资料。

2. 查检 循环圈本期活动的查检表见表3－4－5。

3. 确定改善重点 循环圈想要获得最佳的改善效果，就应当遵循“主要抓矛盾、抓重点、抓关键”的原则，选择影响大的重要质量问题进行改进。根据80/20法则（80%的错误结果由20%的原因造成），循环圈圈员只需要改善20%的错误项目，就可以纠正80%的错误。

循环圈在此步骤利用柏拉图来把握重要原因或寻求改善重点。柏拉图是以数据项目分类，并按其出现的大小顺序排列的图，通过柏拉图可以明显看出“哪一个项目有问题”以及“其影响程度如何”。由柏拉图可知，此次循环圈活动的改善重点为“复核包装时间长”和“配置时间长”两方面，详见图3－4－4。

表3－4－5　循环圈查检表

次数	时间	调查项目						合计
		静配药品准备不齐全	输液批次不合理	电话处理问题不及时	送药不及时	临床反馈不到位	对成品输液配置质量不满意	
3	2.25	8	1	0	14	0	6	29
3	2.26	9	4	1	16	1	1	32
3	2.29	4	0	0	19	5	0	28
3	3.1	3	4	2	15	2	0	26
3	3.2	6	2	0	11	2	3	24
3	3.3	9	5	4	14	1	0	33
平均每天次数		6.5	2.7	1.2	14.8	1.8	1.7	28.7
百分比		22.67%	9.3%	4.07%	51.47%	6.4%	5.81%	100%

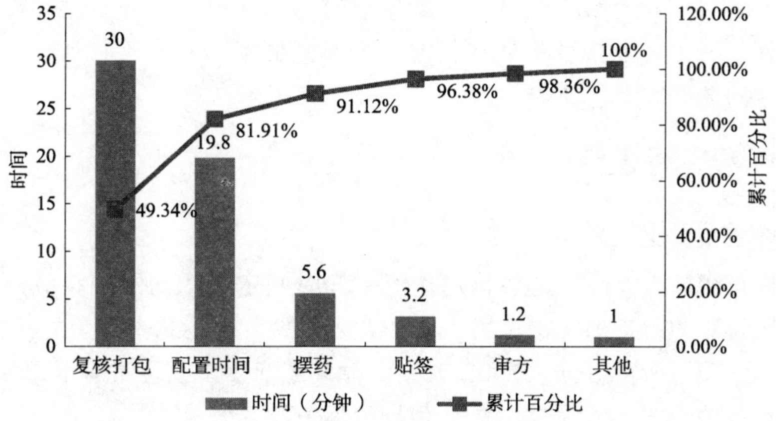

图3－4－4　循环圈改善前的柏拉图

4. 确定改善重点注意事项　①需列出与静配中心成品输液送至临床科室相关的作业流程；②客观掌握静配中心的实际状态；③收集并整理成品输液送至临床现状实际各流程所需要的时间。

（三）循环圈现状把握数据收集

循环圈均以数据作为分析、判断、采取行动的基础，掌握现状，并决定工作进行的方向。通过临床科室接收成品输液时间和从配置到临床时间，挑选出符合时间的科室，做好相关记录。对成品输液接收慢的科室，应接收反馈数据，做好记录并对其进行调查。详见表3－4－5。

数据收集采用5W1H法。

Who：李某。

When：2016年2月。

Where：济南市某医院。

Why：成品输液送至临床时间较长。

What：缩短成品输液从配置、复核包装到送至临床科室所需的时间。

How：由全体圈员共同完成。

1. 调查方式

（1）工勤人员交接临床护士时，主动询问护士。如“液体批次是否配送及时”，“询问送药到临床的准确时间”“询问输液的准确时间，是否有等待现象”等。

（2）护士询问科室工作人员时，护士主动提出“批次液体到科室时间”“配送过程中是否出现不可抗拒的因素”。

2. 注意事项

（1）数据收集的问题　①数据收集不够准确或者收集的资料太少；②数据的单位与主题特征值不同；③有效位数不一致；④前后数据条件不一致（例如现状把握收集一个月的数据，改善后只收集一个星期的数据）；⑤数据异常，未做交代或剔除。

（2）循环圈现状把握最大的要点，除了以经验为基础外，还要到静配现场对现场做实际的观察，因为完全靠经验是不够的，必须将事实的基本资料加以客观性的系统分析，以确定问题的重点所在。

六、循环圈目标设定

（一）循环圈设定目标值

在前期进行现状把握后，将各科送达的平均时间定为活动的现状值，也就是60.8分钟，再依照绘制的改善前的柏拉图80/20法则，找出改善的真因为复核包装时间长、配置时间长这两项，所占百分比为81.91%。循环圈通过小组会议运用评价法得出本期活动圈员所具备的圈能力值为77.7%。根据目标值计算公式：

$$
\begin{aligned}
\text{目标值} &= \text{现状值} - \text{改善值}\\
&= \text{现状值} - (\text{现状值} \times \text{改善重点} \times \text{圈能力})\\
&= 60.8 - (60.8 \times 81.91\% \times 77.7\%) \approx 22.1\ \text{分钟}
\end{aligned}
$$

根据设定的目标所绘制的循环圈的目标设定柱状图，直观地呈现出了改善前的成品输液送至临床时间以及改善后期望达到的目标比率，在3月和4月的成品输液送至临床时间为60.8分钟，到2016年8月期望达到的目标值是22.1分钟，降幅达到63.7%。循环圈活动成品输液送至临床时间的现状与目标设定见图3-4-5。

（二）循环圈目标设定实施步骤

1. 设定目标　循环圈的目标设定在现状把握之后进行，须通过现状把握阶段收集数据，此次循环圈的目标设定为2016年8月底，成品输液送至临床的时间由60.8分钟降低至22.1分钟。

2. 设定完成期限　没有期限就等于没有目标，任何目标设定时都应该有相应的完成期限，这是对品管圈活动的约束，也是圈员对改善活动的承诺。此次活动的目标设定在2016年8月底完成。

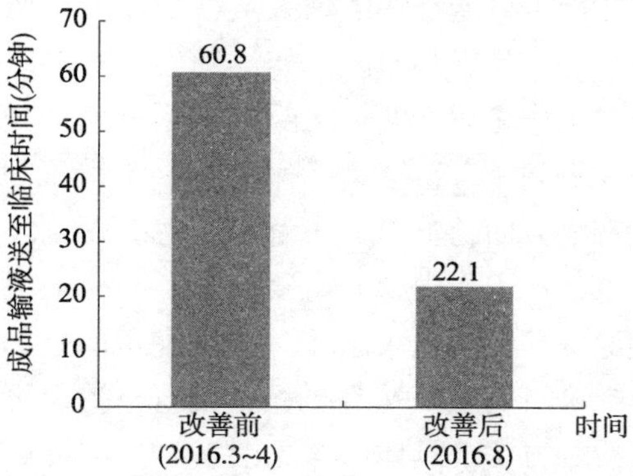

图3－4－5　成品输液送至临床的时间改善目标柱状图

3. 目标值计算方法

（1）现状值即现状把握阶段利用查检表收集到各科室成品输液从静脉用药调配中心到达临床所需要的平均时间为60.8分钟，即为目标设定阶段的现状值。

（2）改善重点是根据查检绘制的柏拉图和80/20法则发现复核包装时间长、配置时间长两者累计占总比率的81.91%，即为改善的重点。

（减少或降低）的目标值计算公式：

目标值＝现状值×改善重点×圈能力

＝60.8 －（60.8×81.91%×77.7%）≈22.1分钟

（增加或提高）的目标值计算：目标值＝［22.1－60.8）/61.8］×100%≈63.7%

4. 目标设定手法　循环圈本次活动采用的方法为改善能力预估法，即循环圈通过小组会议运用评价法得出本期活动时圈员所具备的圈能力值为65.6%，再根据循环圈开展的程度和圈能力，预估设定的目标值。

此外，根据济南市某医院药剂部门的方针及计划，考虑圈目前的水平，由全体圈员自主地设立目标值，并多次召开圈会，研讨目标达成的可能性是否力所能及，是否有共同的方向，是否能在活动期限内完成。在设定目标后，循环圈以统计方法来决定目标，如柏拉图、柱状图，使得目标具有挑战性。

七、循环圈解析

解析即是对循环圈在现状把握中所得到的改善重点进行对应的分析，找出问题产生的要因，为下一步对策拟定提供依据。

（一）循环圈查找原因

1. 系统图分析　此次循环圈查找要因用的是现代七大品管手法中的系统图。由圈长李某带领圈员运用头脑风暴法、思维导图法、曼陀罗法等提出和收集原因，从各种不同角度找出问题产生的原因。首先以为什么成品输液送至临床的时间长，找出大原因为人、机、物、法和环五方面产生了问题；然后再对大原因进行深究，找出中原因，如人方面，可能是在工勤人员、工作人员两方面产生了问题；最后再对找出的中原因进行分析，找出小原因，如工勤人员对科室分布位置不熟悉、工作人员方面存在替班人员对工作流程不熟、接听临床反馈电话处理不果断、人员搭配不合理、新职工人多培训少等问题，甚至是工作搭配上不懂得配合，打时间差，工作流程不熟悉这些小原因。在物方面，员工工作量和备物不齐，再分析小原因如科室增加、退药标签多核对时间过长、工作中物品重复放置、物品的损坏和送药手推车不及时等相似原因。以上种种原因并不是此次循环圈找出配送问题的全部，还有其他原因被提出。各品管圈的圈员在进行头脑风暴时要积极发言，提出更多的原因进行思考分析，才能更准确地找出解决的方法。具体内容见图 3－4－6、图 3－4－7。

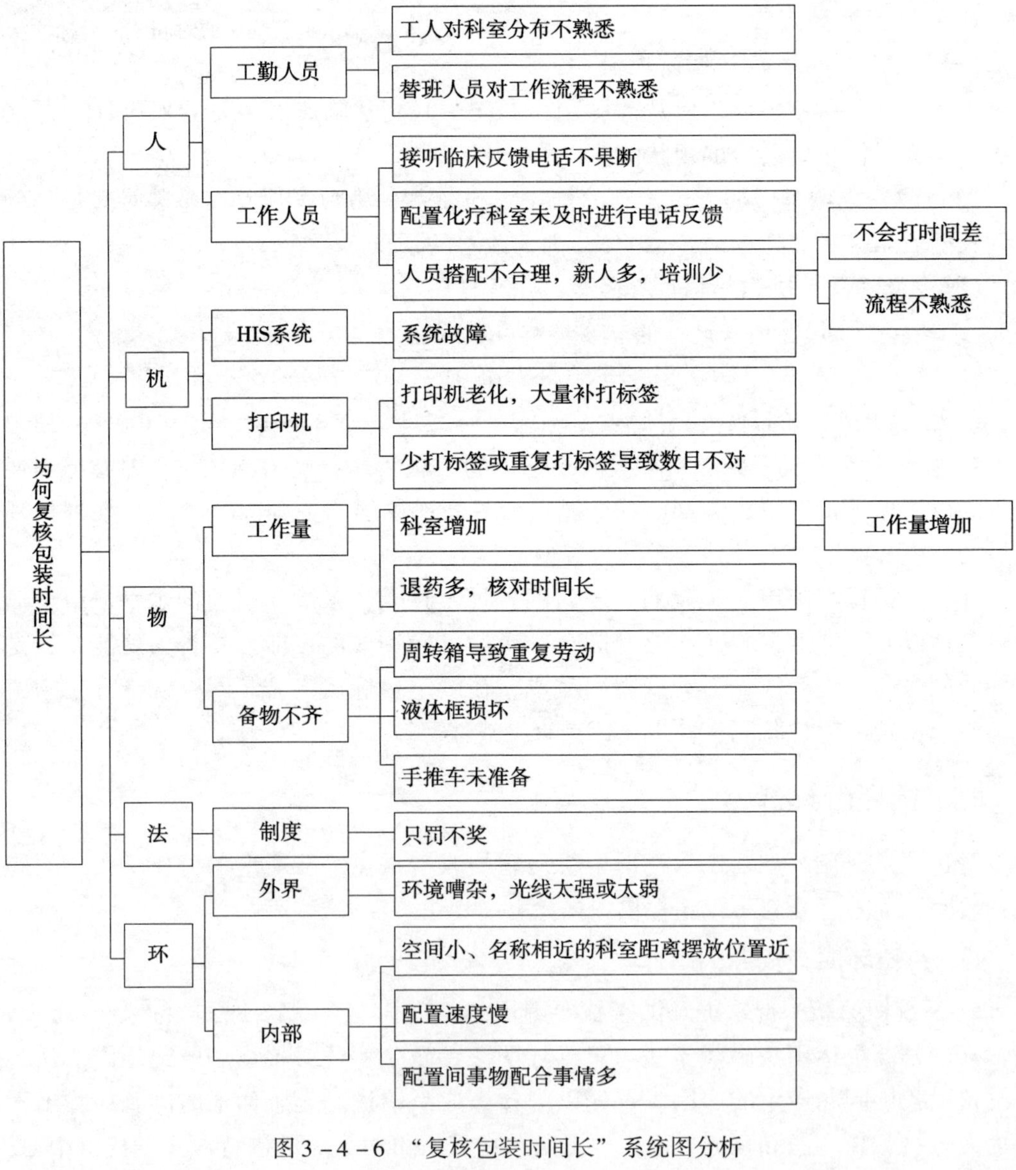

图 3－4－6 “复核包装时间长”系统图分析

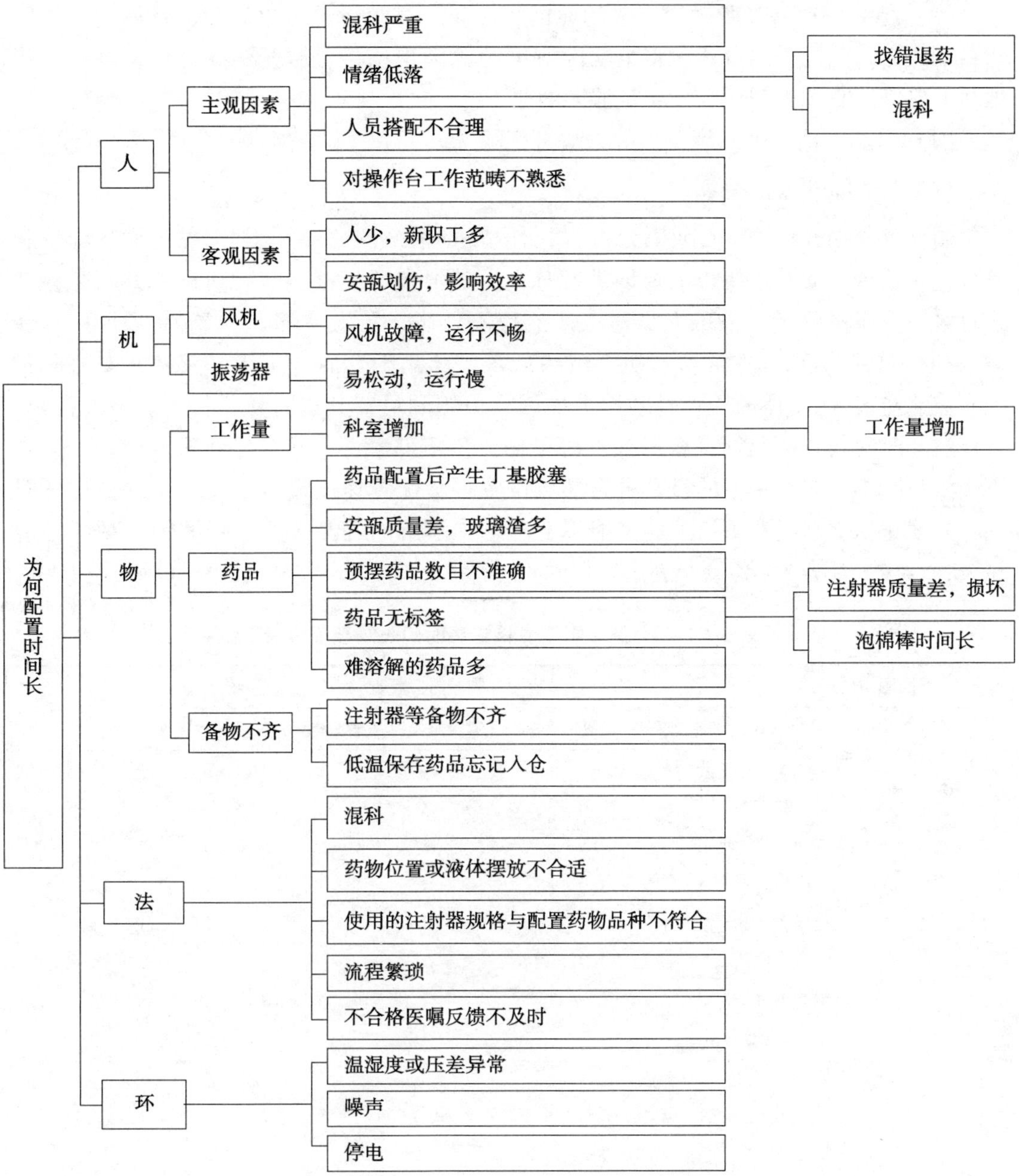
为何配置时间长
人
主观因素
混科严重
情绪低落
人员搭配不合理
对操作台工作范畴不熟悉
找错退药
混科
客观因素
人少，新职工多
安瓿划伤，影响效率
机
风机
风机故障，运行不畅
振荡器
易松动，运行慢
物
工作量
科室增加
工作量增加
药品
药品配置后产生丁基胶塞
安瓿质量差，玻璃渣多
预摆药品数目不准确
药品无标签
难溶解的药品多
注射器质量差，损坏
泡棉棒时间长
备物不齐
注射器等备物不齐
低温保存药品忘记入仓
法
混科
药物位置或液体摆放不合适
使用的注射器规格与配置药物品种不符合
流程繁琐
不合格医嘱反馈不及时
环
温湿度或压差异常
噪声
停电

图 3-4-7 “配置时间长”系统图分析

2. 运用系统图注意事项

（1）将想要探寻原因的主题，以粗体字写在卡片上，必须以精炼的语言来表示，但要让圈员能够了解句中的含义，主题表现形式为什么会如此。

（2）讨论出问题产生的原因，摊开大白纸，将结果写在最左侧的中央，一次找到的原因在其右侧，画线链接。此步骤相当于特效要因图中的大原因。

（3）把第一次展开所讨论出来的原因当结果，继续讨论。讨论后，将得到的原因写在卡片上。以同样的方式，将第二次讨论的原因当结果，展开深入讨论，以此不断地往下展开，直到大家认为找到足够多的原因为止。

（4）对找到的原因用评价法等方法进行筛选。

（二）循环圈要因分析

循环圈采用投票法进行要因分析。“要因”即关键的“小原因”，循环圈从配置和复核包装两个方面对查找出的要因进行分类。其中在“复核包装时间长”方面存在工人对科室分布不熟悉、替班人员对工作流程不熟悉、新人多培训少等18项原因；在“配置时间长”方面存在混科严重、情绪低落、药品配置后产生丁基胶塞、安瓿质量差、玻璃渣多等24项原因。针对以上原因，组织圈员对其进行评价打分。最终得出，复核包装时间长方面包括：替班人员对工作流程不熟悉，周转箱导致重复劳动，只罚不奖，空间小、名称相似的科室距离摆放位置近，配置速度慢等5个要因；在配置时间长方面包括：混科严重、人员搭配不合理、难溶解的药品多等3项要因。具体内容见表3－4－6与表3－4－7所示。

表3－4－6　循环圈“复核包装时间长”要因分析

系统图中的原因		圈员打分情况									总分	排序	选定
中原因	小原因	李某	孟某	余某	王某	陈某	张某	季某	曹某	门某			
工勤人员	工人对科室分布不熟悉	3	1	1	1	1	1	1	1	3	13	13	
	替班人员对工作流程不熟悉	3	3	5	5	3	3	5	5	5	37	5	√
工作人员	接听临床反馈电话不果断	1	1	1	3	1	1	1	1	1	11	14	
	配置化疗科室未及时进行电话反馈	3	5	3	5	3	5	3	5	3	35	6	
	人员搭配不合理，新人多，培训少	1	1	1	3	1	1	1	1	1	11	14	
HIS系统	系统故障	1	3	3	3	1	1	3	3	5	23	8	
打印机	打印机老化，大量补打标签	1	3	1	3	1	3	1	1	1	15	12	
	少打标签或重复打标签导致数目不对	3	1	1	3	5	3	3	1	1	21	9	

续表

系统图中的原因		圈员打分情况									总分	排序	选定
中原因	小原因	李某	孟某	余某	王某	陈某	张某	季某	曹某	门某			
工作量	科室增加	5	1	3	5	1	3	1	1	3	23	8	
	退药多，核对时间长	1	3	1	3	3	3	3	5	1	23	8	
	周转箱导致重复劳动	3	5	5	5	3	3	5	5	5	39	4	√
备物不齐	液体框损坏	3	3	1	3	1	1	5	1	1	19	10	
	手推车未准备	1	3	1	5	1	5	1	3	5	25	7	
制度	只罚不奖	5	5	5	5	5	3	5	5	5	43	2	√
外界	环境嘈杂，光线太强或太弱	1	1	1	1	1	1	1	1	1	9	15	
内部	空间小，名称相近的科室距离摆放位置近	5	5	5	5	5	5	5	5	5	45	1	√
	配置速度慢	5	5	5	3	5	5	5	3	5	41	3	√
	配置间事物配合事情多	1	1	3	1	1	5	3	1	1	17	11	

表 3－4－7　循环圈“配置时间长”要因分析

系统图中的原因		圈员打分情况									总分	排序	选定
中原因	小原因	李某	孟某	余某	王某	陈某	张某	季某	曹某	门某			
主观因素	混科严重	5	5	5	5	5	5	5	5	5	45	1	√
	情绪低落	1	1	5	3	3	5	1	1	3	23	8	
	人员搭配不合理	5	5	3	3	5	5	5	5	5	41	2	√
	对操作台工作范畴不熟悉	1	1	3	1	3	1	1	1	1	13	13	
客观因素	人少，新职工多	1	1	1	3	1	1	1	1	1	11	14	
	安瓿划伤，影响效率	1	1	1	1	1	1	1	1	1	9	15	
风机	风机故障，运行不畅	1	1	5	3	3	3	1	1	1	19	10	
振荡器	易松动，运行慢	1	1	3	3	1	1	3	1	1	15	12	

续表

系统图中的原因		圈员打分情况									总分	排序	选定
中原因	小原因	李某	孟某	余某	王某	陈某	张某	季某	曹某	门某			
工作量	科室增加	1	1	1	1	1	1	3	1	1	11	14	
药品	药品配置后产生丁基胶塞	3	3	1	1	3	1	5	3	1	21	9	
	安瓿质量差，玻璃渣多	1	1	1	1	1	1	1	1	1	9	15	
	预摆药品数目不准确	1	3	1	3	3	1	1	1	3	17	11	
	药品无标签	1	1	1	1	1	1	1	1	1	9	15	
	难溶解的药品多	5	5	3	3	5	5	5	3	5	39	3	√
备物不齐	注射器等备物不齐	1	5	1	5	5	3	5	1	1	27	6	
	药物位置或液体摆放不合适	3	3	3	5	3	5	3	3	3	31	4	
	使用的注射器规格与配置药物品种不符合	1	5	1	5	5	1	5	1	1	25	7	
	不合格医嘱反馈不及时	1	1	3	1	3	1	3	3	5	21	9	
环境	温湿度或压差异常	1	1	1	1	3	1	1	1	1	11	14	
	噪声	3	3	3	3	3	5	3	3	3	29	5	
	停电	1	1	1	1	1	1	1	1	1	9	15	

（三）循环圈真因验证

资料收集：共58件。此次循环圈活动通过现场数据收集，共收集196个影响成品输液送至临床时间长的因素，针对要因分析步骤中选出的8项要因由全体圈员进行再次投票，最终复核包装时间长方面的混科、周转箱导致重复劳动、工勤人员工作流程、只罚未奖成为得票数最多的项目，再结合数据绘制柏拉图进行分析，为了使此次活动有更大的效果，取混科严重、周转箱导致重复劳动、工勤人员工作流程不熟悉三项累计占比96.67%，并将其确定为此次“复核包装时间长”方面圈选出的真正要因。而在“配置时间长”方面流程繁琐、人员搭配、难溶解药品多三项得到的票数最多，之后依然采用了柏拉图分析，得出流程繁琐、人员搭配占比75.00%，成为配置时间长方面的真因。具体内容见表3－4－8、表3－4－9、图3－4－8、图3－4－9。

表 3-4-8　循环圈“复核包装时间长”真因验证

影响因素	影响频次	百分比	累计百分比
混科严重	16	53.33%	53.33%
周转箱导致重复劳动	9	30.00%	83.33%
工勤人员工作流程不熟悉	4	13.33%	96.67%
只罚未奖	1	3.33%	100.00%
合计	30	100.00%	100.00%

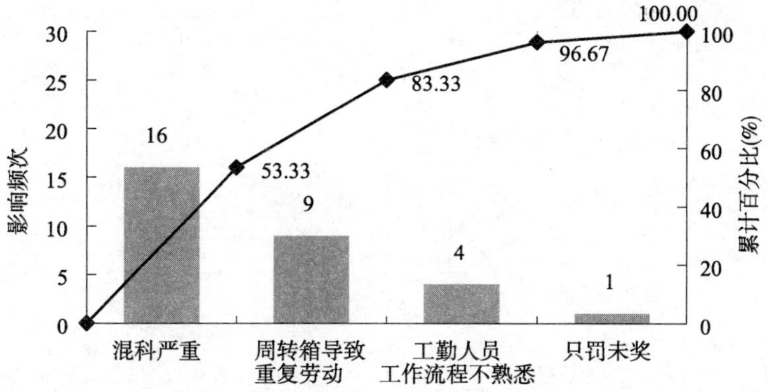

图 3-4-8　“复核包装时间长”柏拉图

表 3-4-9　循环圈“配置时间长”真因验证

影响因素	影响频次	百分比	累计百分比
流程繁琐	12	42.86%	42.86%
人员搭配不合理	9	32.14%	75.00%
难溶解药品多	7	25.00%	100.00%
合计	28	100.00%	100.00%

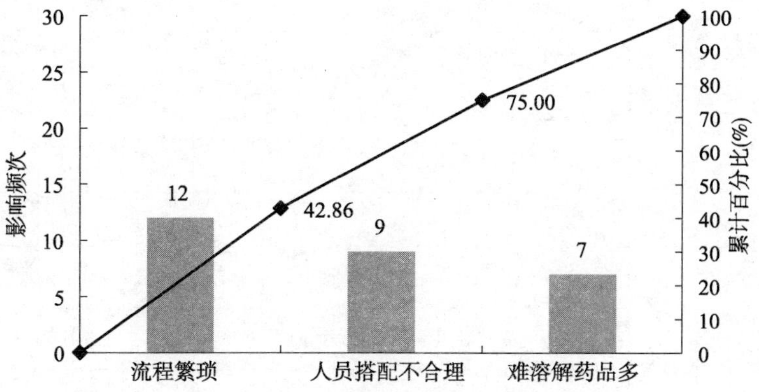

图 3-4-9　“配置时间长”柏拉图

八、循环圈对策拟定

循环圈圈员从可行性、经济性、效益性三个方面进行打分，制订负责人实施计划，具体对策拟定内容见表 3－4－10 与表 3－4－11。

表 3－4－10　循环圈“复核包装时间长”对策拟定

真因	说明	对策措施	总分	采纳	提议人	负责人	执行时间
混科严重	科室众多排列紧密	区分相似或易混淆科室	165	√	张某	张某	2016. 5. 9 ~ 5. 16
		引进 EPS 系统	165	√	李某	李某	
		禁止合筐	165	√	杨某	杨某	
工勤人员配送	工勤人员是配送的主要角色	定向培训	159	√	刘艳	刘某	2016. 5. 17 ~ 5. 23
		专人专科、专用电梯	165	√	季某	季某	
		限时配送	101		陈某		
		应急预案	143		陈某		
工作流程	通向成果最近的道路就是流程	线路分配	147	√	张某	张某	2016. 5. 25 ~ 5. 25
		专人带教（实习生和见习生）	147		曹某		
		改进周转箱	159	√	曹某	曹某	2016. 5. 25 ~ 5. 25

表 3－4－11　循环圈“配置时间长”对策拟定

真因	说明	对策措施	总分	采纳	提议人	负责人	执行时间
流程繁琐	药品调配设计诸多环节	改进摆药模式	143	√	曹某	曹某	2016. 6. 1 ~ 6. 8
		规划配置间科室筐范围	153	√	余某	余某	
		改变成品输液签号方式	165	√	季某	张某	
		非整支药品集中配置	165	√	陈某	陈某	
		固定早班工作人员	93	√	张某	张某	
人员搭配	各环节务必有两人核对	分组、固定操作台与工作量	165		李某	李某	2016. 6. 9 ~ 6. 15
		协调人员属性（资历、能力等）	159		季某	季某	
		设立监督岗	101		杨某		

1. 思考并提出对策

（1）创造性思考法　是指5W1H（Who、What、When、Where、Why、How）法，其中Why，问5次有助于找到对策为什么。

（2）员工访谈　了解同行的经验及做法，寻求同类问题的解决办法。

（3）文献查证　通过文献检索，借鉴已有成果及经验。

2. 选择并确定对策　循环圈在对寻找出的真因提出对策以后，全体圈员对对策从可行性、经济性、效益性三方面进行评价打分，最终确定了一共12个对策。其中在“复核包装时间长”方面包括区分相似或易混淆科室、引进EPS等7项对策；在“配置时间长”方面确定了改进摆药模式、规划配置间科室筐范围、改变成品输液签号方式、非整只药品集中配置等5个对策。

3. 对策拟定注意事项　①提出对策时，循环圈的全员应共同参与，共同思考；②提出的对策要考虑具体可行性，避免过程重复与抽象笼统；③要以圈员能力可解决的对策为改善范围；④循环圈对策必须考虑长久有效，并且能有持续性的效果，也就是对策最好是治本而非治标；⑤对策方案构思的要件：医药专业知识与技能；能充分运用品管圈工具和手法；圈员能创造性思考。

九、循环圈对策实施与检讨

（一）循环圈对策实施

本次循环圈对策实施与检讨所得出的结果，根据PDCA循环列出具体内容详见表3－4－12、表3－4－13、表3－4－14、表3－4－15。

表3－4－12　循环圈DDCA循环圈对策一

<table>
<tr><td rowspan="2">对策一</td><td>对策名称</td><td>引进新型的物流设备，改变相似度高的科室名称</td></tr>
<tr><td>主要因</td><td>科室众多，排列紧密</td></tr>
<tr><td colspan="2">改善前：
科室众多，有些科室相似度极高，混科无法从根本杜绝
对策内容：
1. 取得计算机中心的帮助，相似的科室用阿拉伯数字表示
2. 引进先进的设备——易配
3. 禁止小筐之间的合并
P</td><td>D
对策实施：
复核包装人员
负责人：陈某
实施时间：2016. 5. 9～5. 16</td></tr>
<tr><td colspan="2">A
对策处置：
1. 经由效果确认该对策为有效对策，降低差错率
2. 所以对对策继续实施，并应用到药品管理等方面，列入配置复核包装流程中</td><td>C
对策效果确认：
混科发生情况由改善前的4.14次/周降低为2.22次/周</td></tr>
</table>

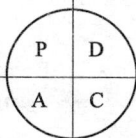

表 3－4－13　循环圈 PDCA 循环图对策二

对策二	对策名称	进科前培训，入科后培养
	主要因	工勤人员专业素养待培训

P	D
改善前： 工勤人员没有经过专业的培训，工作流程不统一，没有深刻认识所从事工作的重要性 对策内容： 1. 建议物业定项招工，并加强工勤人员管理 2. 重新规划配送路线 3. 申请配送成品输液的专用电梯	对策实施： 复核包装人员 负责人：李某 实施时间：2016. 5. 16 ~ 2016. 5. 23
A	**C**
对策处置： 1. 经由效果确认该对策为有效对策，缩短配送时间 2. 对策继续实施，并建立培训本	对策效果确认： 工勤人员的配送时间由原先的 42 分钟缩短为 29. 8 分钟

表 3－4－14　循环圈 PDCA 循环图对策三

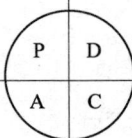

对策三	对策名称	改善周转箱
	主要因	周转箱体积大，重量大，重负劳动

P	D
改善前： 送至临床科室的成品输液使用周转箱进行搬运，将大量的时间花在搬运周转箱上 对策内容： 将周转箱变为周转袋，并置于打包桌上减少重复劳动，还可以根据液体量选择大小	对策实施： 打包复核区工作人员 负责人：季某 实施时间：2016. 5. 16 ~ 2016. 5. 23
A	**C**
对策处置： 经由效果确认该对策为有效对策，方便领取，方便配送。有效减少了成品输液送至临床科室的时间	对策效果确认： 人员疲惫值由原先的 6. 7 降为 5. 1

表 3-4-15　循环圈 PDCA 循环图对策四

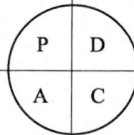

<table>
<tr><td rowspan="2">对策四</td><td>对策名称</td><td>改变摆药模式，简化流程，优化人员组成</td></tr>
<tr><td>主要因</td><td>药品调剂环节诸多，辅助人员任务重</td></tr>
<tr><td colspan="2">P
改善前：
成品输液从摆药、配置、复核都涉及诸多环节，辅助人员工作零碎且繁重。各小组配置结束时间差距大
对策内容：
1. 改进摆药方式
2. 固定配置间科室管范围
3. 简化成品输液配置后签号
4. 非整支药品集中调配
5. 根据各人属性（年资、能力等）重新建立分组人员</td><td>D
对策实施：
负责人：余某、曹某
实施时间：2016. 6. 2 ~ 2016. 6. 15</td></tr>
<tr><td colspan="2">A
对策处置：
经由效果确认该对策为有效对策，简化流程，优化人员组成，简短配置时间</td><td>C
对策效果确认：
配置时间由改善前 2. 5 小时降低到 1. 6 小时</td></tr>
</table>

（二）循环圈对策实施步骤

1. 对策实施的准备　循环圈将所有的对策经评估、排序后，由圈长李某带领圈员讨论，并决定对策实施的次序。并非所有对策都要同时实施，尤其是复核包装和配置药剂过程中相互干扰的对策。对干扰效果大而实施困难的对策不能够轻言放弃，可和药剂科领导共同讨论，寻求解决办法。循环圈在对策实施前应注意如下事项：①必须获得药剂科领导的同意；②在实施之前必须做好准备，包括应明确需收集记录的数据、各对策实施的负责人；③对负责圈员进行培训教育，如应密切注意实施状况，对发生的任何状况，无论正面还是反面的，都必须详细记录。

2. 对策的动态追踪

（1）对策检讨　此次循环圈应用 PDCA 循环对对策实施过程加以记录，其中 PDCA 中的 P、D、C、A 分别代表如下含义。

P（plan）——计划：确定目标，制订活动计划标准。

D（do）——对策实施：说明对策执行负责人、执行日期、执行过程及对策详细实施的过程。

C（check）——效果确认：确认计划执行的效果，计划与目标的差距，找出存在的问题。

A（act）——处理：对总结、检查的结果进行处置，肯定成功之处，并制定标准化。查明问题的原因，提出解决办法，并实施改善，修正计划，完善标准，未解决的问题放到下一个 PDCA 循环。

（2）记录实施结果。

（3）附带效果说明。

（4）对策效果确认尽量以数据图表表示。

（5）资料收集的时间及数量需要与现状把握或真相验证收集的时间与数量相同。

循环圈在现状把握时花费了 4 周的时间，收集了 18 份数据，在效果确认时也要收集 4 周的时间，至少 18 份数据。

十、循环圈效果确认

此次循环圈运用柱状图来表示改善效果，成品输液送至临床时间的改善目标现状是 60. 8 分钟，目标值是 22. 1 分钟，改善后是 29. 8 分钟，最终达成率为 80%，进步率为 50%，获得较大的进步。具体内容见图 3－4－10。

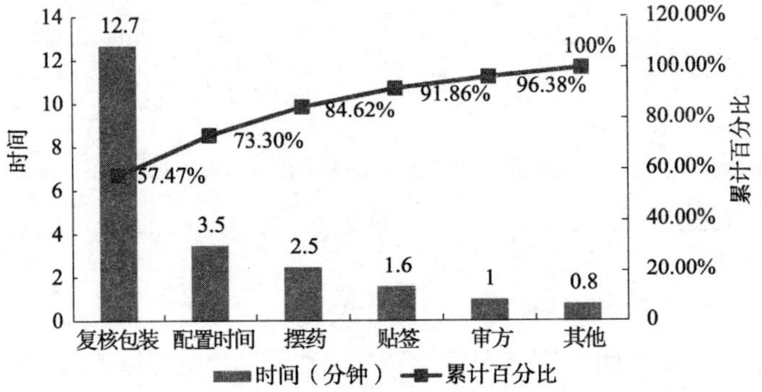

图 3－4－10　循环圈改善后柏拉图

1. 有形成果确认　成品输液送至临床的配送时间由原先 60. 8 分钟降到 29. 8 分钟，效果显著。

循环圈有形成果可用改善前后柏拉图、雷达图或其他适合的图表予以比较。

$$\text{目标达成率} = \frac{|\text{改善后的数据} - \text{改善前的数据}|}{|\text{目标设定值} - \text{改善前的数据}|} \times 100\%$$

$$= [(60.8 - 29.8) / (60.8 - 22.1)] \times 100\% = 80\%$$

$$\text{进步率} = [(60.8 - 29.8) / 60.8] \times 100\% = 51\%$$

2. 无形成果确认　无形成果则由药剂科领导或全体圈员共同认定后列出，同时再计算目标达成情形，以显示目标达成的情况及业绩。无形成果的作用：①增加了圈员的执行力，减少了圈员流动、缺席、怠惰，提高了静脉用药调配用药调配中心的工作效率；②增加了团队凝聚力，使团队减少冲突和摩擦；③提高了圈员的语言表达能力，使循环圈团队沟通更加默契；④提高了圈员解决问题的能力，使循环圈取得的成果更加容易被领导认可；⑤提高了圈员的创新能力，这是最重要的无形效果，它使得循环圈提出的对策越来越具有新颖性和可行性，直接增强了循环圈改善能力，能够迎接更大的挑战。循环圈具体无形成果见图 3－4－11。

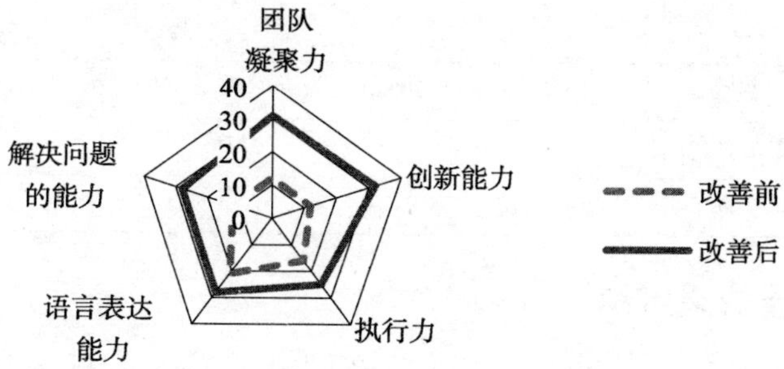

图 3－4－11　循环圈无形成果雷达图

十一、循环圈标准化

据循环圈的标准化流程表，针对审核医嘱等项目进行标准制定，列出修订前和修订后的内容，进行相互比对，形成标准流程。循环圈标准化的具体内容见表3－4－16。

表 3－4－16　循环圈标准化流程

类别：■流程改善 □提升质量 □医保行政 □临床路径	作业名称： 配置工作流程	编号：YXB－JPGL－1406 主办部门：药剂科
一、目的 缩短成品输液送至临床时间 二、适用范围 辅助、调配、复核包装工作流程 三、说明 （一）操作程序（见右图） （二）作业内容 1. 根据汇总单数目摆药，并使用喷雾消毒 2. 集中溶解药品，并使用新型振荡器振荡溶解 四、注意事项 针对每次工作失误做好项目登记，定期汇总 五、附则 （一）实施日期 该标准化于 2016 年 9 月 1 日正式全面实施 （二）修订依据 若工作流程有所变更，则本标准随时修正	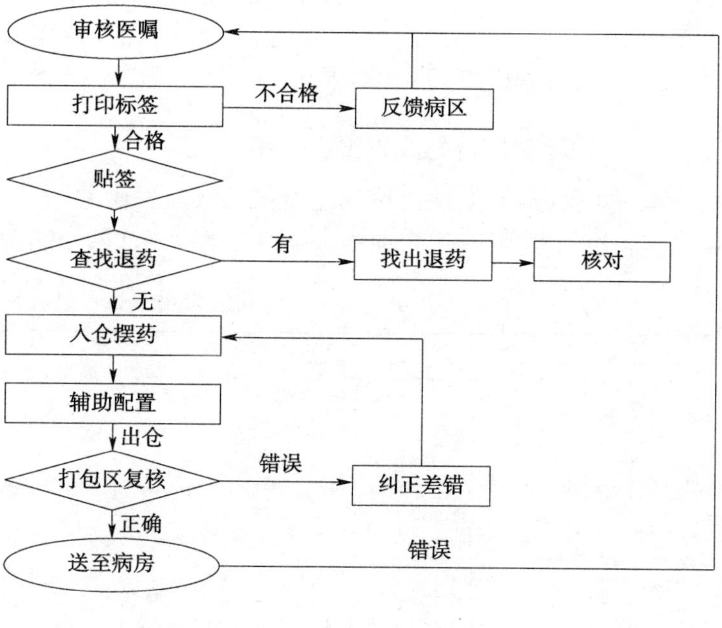	

续表

修订次数		核定	俞某	审核	罗某	主办人	李某
修订日期	2016 年 7 月 30 日						
制定日期	2016 年 9 月 1 日						

十二、循环圈效果维持

成品输液配送至临床标准化不是一个短期的活动，它需要长期的坚持和完善，标准化后的对策需要持续进行监控并将之转化为济南市某医院静脉用药调配中心的日常管理项目，以防问题再次发生。此次循环圈成果的标准化通过制定标准、贯彻标准，在实践基础上修改标准，使得产生的对策效果能够长期保持在合理的范围之内，达到运用品管圈的目的。循环圈效果维持图见图 3－4－12。

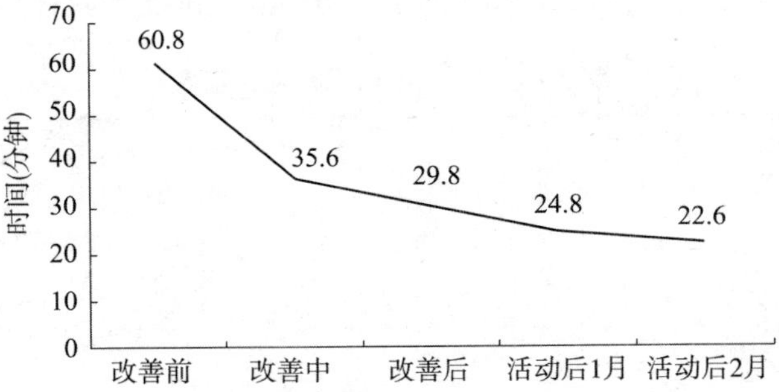

图 3－4－12　循环圈效果维持图

十三、循环圈检讨与改进

（一）循环圈检讨与改进报告

循环圈通过检讨与改进明确遗留问题或新发生的问题，同时形成总结报告，追踪本次标准化的遵守状况，定期检查是否有维持预计的效果。具体内容见表 3－4－17。

表 3－4－17　循环圈检讨与改进报告

活动项目	优点	今后努力方向
主题选定	加强二级科室与病房的联系，携手为医院建设出力，为病人保驾护航	新医改形式下，转变药师服务职能
活动计划拟定	具有可实施行动计划，提高工作效率	把拟定任务计划实践到个人
现状把握	制作适宜的查检表，收集客观正确的数据，并加以分析，把握改善重点	将相关项目、因素进一步深入、广泛继续保持，增加其无形成果附加值
目标设定	目标值设定具体明确，能让圈员共同发挥集体的智慧，努力达到	下一步进行多部门联合活动

续表

活动项目	优点	今后努力方向
解析	能对要因进行真因查检，保证解析过程把握重点	加强对品管工具的使用，特别尝试使用关联图
对策拟定	群策群力，可实施对策多	对其他对策可尝试性逐一实施
对策实施与检讨	集思广益，掌握对策要点	保证各项流程及对策实施
效果确认	认真收集数据，用客观数据分析反映成效	确保改善成果的持续性
标准化	简单易行，可操作性强	逐渐完善各项工作的作业标准
圈会运作情形	大家积极参与密切配合，可持续性强	充分调动圈员积极性
遗留问题	成品输液送至临床的时间在本部门将会持续得以改善	

（二）循环圈检讨与改进实施步骤

1. 总结评价　循环圈全体圈员评价本次活动的各品管步骤，归纳总结每一个步骤实施的优点以及存在的一些缺陷，由此明确今后将要努力的方向。

2. 形成报告　经过循环圈全体圈员一致认可后，检讨与改进的成果可用表格的形式形成报告，并在后续品管圈活动中进行分享。

（三）循环圈遗留问题

一般品管圈活动结束后都会有“遗留问题”，循环圈遗留问题就是“举办科室讲座”的部分，对象虽为病人服务，但应与临床及时沟通。

（四）循环圈活动启示

医院工作忙碌，成品输液配送的过程中可能无法深入地与病人进行沟通。但借此次活动能够增加与病人之间的交谈，增加病人对药师的信赖感，也通过本次活动了解到品管圈的手法运用。

（五）循环圈下期活动主题选定

主要是为下一期的品管圈活动确定好主题，确定主题的过程和方法与循环圈最开始确定活动主题的一样。此次循环圈所拟定的下期活动主题是：降低配置错误发生件数，如表 3－4－18 所示。

表 3－4－18　循环圈下期活动主题选定

主题评价题目	上级政策	重要性	迫切性	圈能力	总分	选定
提高晚班工作效率	55	51	55	47	255	
降低配置错误发生件数	43	27	33	25	128	√

续表

主题评价题目	上级政策	重要性	迫切性	圈能力	总分	选定
缩短成品输液送至临床时间	55	41	47	33	176	
提高配置速度	39	41	27	25	132	
降低仓内混科发生件数	43	37	33	19	132	
标签明细与液体汇总相符率	39	37	27	23	126	
降低摆药错误发生件数	31	31	25	33	120	

1. 主题范围 针对济南市某医院静脉调配中心的工作人员。

2. 专有名词 配置：指临床大夫根据病人病情，开具好处方，然后由静脉用药调配中心员工根据医生医嘱给病人调配液体。

第四章　药房作业流程实例分析

本章实例摘要

药房是医院药学工作者为病人提供药学服务和进行药品管理的重要场所。药师在调剂室依据医师的合理处方进行药品调配服务，通过多种途径或方式对病人进行用药交代，同时接受病人用药咨询以及开展一些与病人合理用药和用药安全有关的其他专业性服务工作，实现为病人服务的最终目的。通过优化调剂室作业流程，不断改进药品调剂工作的服务效率和质量，对于保证药物治疗效果和病人用药安全、体现药师服务价值、提高病人就医体验等方面都有非常重要的意义。本章就是围绕调剂室作业方面展开品管圈活动的实例分析。

其中，实例一、实例二、实例五是针对静脉用药调配中心作业流程而展开。静脉用药调配中心，国际上称为 PIVAS，隶属于医院的药剂科。实例三是针对住院药房的作业展开。实例四是针对门诊药房的作业展开。虽然五个实例的隶属部门不同，但展开的品管圈活动对于医院整体的作业方面的工作质量提升具有一定意义。本章的品管圈实例目的在于给广大的医院工作者提供一些品管圈活动参照，不断提高医院的作业规范性和管理质量，并将品管圈活动推广给更多的药品使用单位。

本章实例一为点滴圈，2016 年 12 月点滴圈获得中国药学会药学质量提升项目最佳案例奖，活动改善主题是缩短静脉用药调配中心贴签摆药时间。该圈根据医院管理目标方向、上级领导的建议等选定出主题。通过改善，人均贴签摆药用时间明显减少，同比降低 45.52%，达到预期的目标，改善工作质量，提高工作效率。该圈活动在调查影响静脉用药调配中贴签摆药时间的因素时，有效采用了问卷调查法，多方面搜集数据，为解析真因打下很好的基础。该圈在进行圈活动时能按照计划循序渐进开展，并保持两周开一次会议，及时对活动的实施状况进行信息反馈，使整个活动井然有序，高效推动，值得借鉴和学习。但该圈在活动过程中也存在相应的不足，例如对于本次活动部分真因提出的对策单一，缺少创新性；目标设定过程中未及时搜集好标杆性的学习资料；对于明确拆包人员岗位职责、实行奖惩制度这类对策，缺少标准化等，希望在下次活动前能够做更全面的准备。

本章实例二为萌芽圈，该圈的该期活动在 2016 年 11 月 30 日某大学肿瘤防治中心举办的 PDCA 大赛中荣获三等奖。大量使用图表和品管工具是本圈的特点所在，该圈活动改善的主题是“降低一体化药房在日间化疗中心静脉输液配置工作中出现的内差率”。活动主题是根据国家卫计委的方针、医院管理目标的方向及院领导的指示并考虑一体化药房内部解决问题的能力提出并最终选定。全体圈员通过 4 个月的数据收集，发现医院月平均内差件数为 103.5 件次，内差率为 2.75‰。该圈合理运用品管圈手法，经过 2 个月时间，最终内差率为 0.57‰，处于目标值以下，并进行了跟踪记录，发现活动效果维持良好。该圈全面考虑工作各环节，善于运用品管手法解析，分析真因直接准确，实施对策多，能够针对每一个问题提出有效的对策。但由于该圈在实施过程中未充分考虑节假日，导致时间紧张，希望下次活动时可以改善；此外，本次活动计划拟定和实际实施出入较大，原因是解析步骤走了弯路，但这也是品管圈活动实事求是精神的体现，难能可贵。

本章实例三为精灵圈，该圈活动改善的主题是降低住院药房药品发药差错件数。该圈成员采用头脑风暴法，集思广益，结合医院管理目标的方向、合作部门提出的意见及本部门存在的主要问题提出并最终选定本次活动的主题。该主题充分考虑到保证安全用药的重要性，切合实际工作，有针对性。通过现状把握，实事求是记录药房药品发药情况，分析资料，确定目标值为 27.8 件/周。在对策拟定和实施的过程中，圈内成员不断运用头脑风暴，不断对实施情况进行追踪并做出相应的调整，保证了目标的针对性。经过 3 个月的连续跟踪观察，该圈活动的效果维持良好，发药差错件数均处于目标值以下。但在圈活动的执行过程中，并未与计划拟定完全符合，规范整理方面可以作为继续加强的重点。

本章实例四为跨突圈。该圈活动改善的主题是降低自动发药机补药差错件数。本次活动的改善主题是根据医院管理目标的方向、主管的方针、领导的提示及指引并考虑自行可解决问题的能力而提出。经由圈员通过评价法根据一系列指标进行评价打分而最终确认下来。在活动计划拟定过程中，圈成员能够积极思考，充分考虑实际情况，制定出可行性、实施性非常好的计划，对以后的实际操作起到很好的推动作用。巧妙运用特性要因图解析要因，确认出 6 项改善真因并制定出有效的对策。经过了近 3 个月的努力，使平均差错件数由改善前的 20.75 件/周降低到 12.25 件/周，低于目标值，活动效果良好。但本次圈活动的持续时间较短，不能观察圈活动的持续效果，为了长久取得改善效果，可适当延长圈活动时间。

本章实例五为优品圈。该圈活动改善的主题是降低 PIVAS 内部差错数量。该圈充分考虑临床病人静脉输液安全，为了进一步规范 PIVAS 操作流程，从实际出发，结合医院相关政策选定主题。通过品管圈十大手法的运用，将原有的内部差错由 70.25 件/周降至 19.75 件/周，远远低于目标值，取得明显的改善成果。尤其是在解析真因的过程中，圈员们通过鱼骨图解析，再根据实际工作情况绘制因果关联图与冰山图，多种工具的合理交叉使用，使得真因清晰明了。对策拟定过程中不仅具有针对性，而且从多角度出发，思路更加开阔。但该圈复核环节差错有待进一步降低，从而更好地改善问题。

本章实例的研究对象是医院药房作业，院方十分关注改善药房药品内差方面的问题，对于提高用药安全和服务质量都给予了高度重视。通过本章实例的研究可以发现，各个品管圈之间是存在共同点的，从根据业务专业度等方面选择圈员到定期召开圈会，都说明医院本着认真负责的态度开展品管圈活动。圈员们集思广益解决问题，从了解到熟悉品管圈工具和手法的广泛运用，积极推动品管圈活动的进行，不断提高医务工作者的综合素质，都值得借鉴和学习。由于本章大部分都是第一次进行品管圈活动的实例，因此在学习中推行活动也存在一些共同的问题，例如对策效果确认阶段未分别统计，而是在所有对策施行后统一计算，使得每项对策的效果难以可视化；过分依赖头脑风暴法，缺少实证，从而遗留了真因等。虽然活动实施过程中存在不足，但都为即将展开的品管圈活动积累了宝贵经验。并且，初步进行品管圈活动，却又都取得了显著的效果，说明品管圈在医院的开展有着很强的塑造性，具有广阔的发展空间，能够帮助医疗工作质量获得更多的提升。

实例一　点滴圈

——缩短静脉用药调配中心贴签摆药时间

一、点滴圈内容摘要

本次品管圈的圈名为点滴圈，本次点滴圈活动改善的主题是“缩短静脉用药调配中心贴签摆药时间”，本次点滴圈的活动时间是2016年4月至2016年12月。负责本次点滴圈的活动单位是某大学附属医院药学部的静脉用药调配中心。

点滴圈组圈计划于2016年4月1日提出，2016年4月开始组建，2016年4月6日正式成立。本次活动是某大学附属医院静脉用药调配中心进行的第一次品管圈活动。本次活动针对的内容是某大学附属医院静脉用药调配中心的贴签摆药效率。本次点滴圈活动期间共开会13次，并开展了包含主题选定、活动计划拟定、现状把握、解析、目标设定、对策拟定、对策实施与检讨、效果确认、标准化、检论与改进十个品管步骤。

点滴圈的成员共10人，其中包括圈长1人，副圈长1人，秘书1人，辅导员1人，圈员6人。圈长吴药师在该院任药师，其沟通能力好，组织能力强，态度乐观向上，工作认真负责，故担任圈长职务。辅导员何某是主管药师，在该院任静脉用药调配中心组长，其工作细致，业务娴熟，故担任辅导员职务。

本次活动的主题范围包含改善PIVAS环境、缩短贴签摆药时间、减少溶剂差错发生率、减少电话铃响率、减少成品出错率。本次活动的主题是根据医院管理目标的方向、主管的指示及自身业务背景而提出，经由点滴圈全体圈员通过评价法，针对迫切性、重要性、可行性、政策性等一系列指标进行评价打分而决定的。最终选择的主题为缩短贴签摆药时间。

该圈采用问卷调查法，自行设计了一份针对科室人员的调查问卷，即《影响贴签摆药效率因素问卷调查表》，并通过预调查对问卷进行了修改、补充，形成最终问卷。共设16个条目（即影响因素），按6级评分，5分为非常重要，4分为很重要，3分为一般，2分为不重要，1分为很不重要，0分为极不重要（无影响）。得分越高，说明影响因素越大，≥3分认为有影响。对问卷调查结果进行统计分析，通过查找原因、要因分析以及真因验证，找出影响贴签摆药效率的因素主要有一筐一药、药品上架不及时、打印标签模式陈旧、打印汇总模式陈旧、药品拆包要求不明确、药品汇总摆放凌乱等；然后依照柏拉图80/20法则，找出前四项改善的要因为：审方标准不统一、打印标签模式陈旧、药品上架不及时、一筐一药。再考虑圈内新进药师未接触品管者占40%，计算出圈能力为68%，最终运用公式得出贴签摆药时间的目标值为73分钟。

为达到这一目标，点滴圈的圈员针对要因提出了相应的对策，经过实施后验证发现，对策实施后人均贴签摆药用时减少66分钟，同比降低45.52%。目标达成率为108%。相应的无形成果包括增进圈友的感情；使圈员了解并熟悉品管圈手法的运用；创造圈内自我学习的氛围；激发圈友头脑风暴、逻辑思维的整合能力；提高大家的沟通协调能力；增强团队凝聚力；提高药师专业形象等。

经过3个月的连续跟踪观察，本次点滴圈活动的效果维持良好，在2016年5、6、7月人均贴签摆药时间为145分钟，2016年9、10、11月人均贴签摆药用时为79分钟，同比降低45.52%。故此，通过新一轮的主题选定，确定下一次品管圈活动的主题为减少溶剂差错发生率。

二、点滴圈介绍

（一）点滴圈组成

点滴圈组成时间是2016年4月6日，活动结束时间是2016年12月，是药学部静脉用药调配中心的第一次品管圈活动。组成人员共10名，其中包括9名药师，1名护士；教育程度为研究生1名，本科生9名，点滴圈组成详见表4-1-1。

表4-1-1　点滴圈组成

圈　名	点滴圈	成立日期	2016年4月6日
活动期	第1期	活动期间	2016年4月1日至2016年12月31日
圈　长	吴药师	辅导员	何主管药师
圈　员	陈药师，杨药师，万药师，彭护士，曾药师，廖药师，孙药师，刘药师		
活动单位	某大学附属医院药学部静脉用药调配中心		
活动主题	缩短贴签摆药时间		

（二）点滴圈圈名与圈徽

1. 点滴圈圈名　此次品管圈的圈名为点滴圈，第一，是因为点滴能够直接形象地代表静脉调配工作。第二，病人用药安全是病人十大安全目标之一，而临床输液安全更是其中尤为重要的一环，身为医疗团队的一分子，药师不仅是专业的工作人员，亦是站在第一线的服务人员，希望能够从点滴做起，日积月累，给予病人更加专业且满意的药事服务。

2. 点滴圈圈徽及意义

（1）点滴圈的圈徽内部整体使用蓝色，给人宁静、安全之感，设计的水滴代表了静脉用药调配中心的主要工作——调配静脉点滴用药，同时也表达了工作需要从点滴做起，把细微之处做好，必须对日常的点点滴滴进行精细管理，才能获得优质的工作质量和产品质量的思想。水滴内部采用了医院的院徽，表明工作单位，下方的两个图案既是一对手掌，同时也是两片叶子，表示静脉用药调配中心工作人员用心护卫全院静脉输液调配的安全、及时，也寓意静脉用药调配事业焕发出勃勃生机，茁壮成长；外圈使用绿色，寓意本圈的工作是在医院和谐、协作的工作氛围下开展，静脉用药调配中心的工作得到了相关科室部门的大力配合；整体传达出的意思是静脉用药调配中心肩负输液生产安全的重任，静脉用药调配中心人有信心、有能力完成医院交托的重任。（图 4－1－1）

图 4－1－1　点滴圈圈徽

（2）在医院的大环境里，静脉用药调配中心的药师皆以自身点滴之行，致力于用药安全的提升和提供满意的药事服务，践行我们至高无上的服务理念。

（三）点滴圈活动历史

该院的 PIVAS 尚未正式开展过品管圈活动。在医院开展“三甲复评”的活动中，开始学习到工作质量持续改进的相关内容。最初接触的是“PDCA”，通过不断的学习，慢慢对本来完全陌生的品管圈开始有所了解。医院“三甲复评”对“PDCA”有数量上的要求，因此，一开始所做的工作仅仅是把已经做过的改进按照“PDCA”的格式进行“包装”，把一些简单的问题进行“PDCA 化”。这个过程不仅没有体现出品管圈的优越性和实用性，反而使大家产生了逆反心理，认为所谓的品管圈工作就是折腾，就是把简单的工作改为复杂化，就是“造假”。由于做“PDCA”都是利用业余时间，因此大家都觉得很困扰，很浪费时间。

但是随着工作的不断开展，对品管圈知识的不断深入学习，同事们渐渐发现，品管圈确实具有一套很好的理论和工具，便开始尝试利用品管圈的相关工具来帮助解决工作中的实际问题，同事们从抵触、抗拒变为积极参与。2015 年开始，PIVAS 的工作量大幅上升，大家开始思考如何能在不增加人员、保证生产安全的前提下，完成越来越大的工作量。点滴圈就在这种背景下成立了，且迅速地开展活动，并在相关单位和部门的帮助下取得了比较理想的成绩。

2016 年 12 月点滴圈《缩短贴签摆药时间》项目获得中国药学会药学质量提升项目最佳案例奖。

三、点滴圈主题选定

（一）点滴圈主题内容

点滴圈主题选定是由点滴圈的所有圈员根据在静脉用药调配中心所涉猎的工作中产生的相关问题提出备选主题，圈员提出的主题内容包括改善 PIVAS 环境、缩短贴签摆药时间、减少溶剂差错发生率、减少电话铃响率、减少成品出错率等。点滴圈活动的主题选定通过评价法从迫切性、重要性、圈能力、上级政策等方面对提出的备选主题进行评分，最终确定的主题为“缩短贴签摆药时间”，评分项目及评分内容见表 4－1－2。

表 4－1－2　点滴圈主题内容及评分

题目	上级政策	重要性	迫切性	圈能力	圈自豪	均分	排序	选定
改善 PIVAS 环境	2.8	3.5	4.8	3.4	4.5	19	4	
缩短贴签摆药时间	3.4	5	5	4.8	4.8	23	1	√
减少溶剂差错发生率	2.7	4.2	5	4	5	20.9	2	
减少电话铃响率	1.2	2.6	4.1	3.7	4.2	15.8	5	
减少成品出错率	2.5	3.8	4.5	4	5	19.8	3	

评价说明	分数/人数	重要性	迫切性	圈能力	上级政策
	1	次重要	次迫切	0～50%	次相关
	3	重　要	迫　切	51%～75%	相　关
	5	极重要	极迫切	76%～100%	极相关

注：以评价法进行评价，共 9 人参与选题过程；票选分数：5 分最高、3 分普通、1 分最低，第一顺位确定为本次活动主题。

每个人对每个主题的每个项目均要一一打分，合计得分最高为 23 分，为“缩短贴签摆药时间”，故该内容选定为点滴圈的主题。

（二）点滴圈活动主题

1. 点滴圈主题范围　缩短贴签摆药时间的主题范围——静脉用药调配中心整个工作流程中用于审方、打印标签、贴签、摆药的时长。

2. 点滴圈专有名词

（1）静脉用药集中调配　是指医疗机构药学部门根据医师处方或用药医嘱，经药师进行适宜性审核，由药学专业技术人员按照无菌操作要求，在洁净环境下对静脉用药进行加药混合调配，使其成为可供临床直接静脉输注使用的成品输液操作过程。

（2）成品输液　按照医师处方或用药医嘱经药师适宜性审核后生成的标签，其内容应当符合《处方管理办法》有关规定：应当有病人与病区基本信息、医师用药医嘱信息、其他特殊注意事项以及静脉用药调配各岗位操作人员的信息等。

（3）审方　是指静脉用药调配中心的药师按照《处方管理办法》有关规定对医师

处方或用药医嘱进行适宜性审核的过程。

(4) 贴签 是指静脉用药调配中心的药师把经适宜性审核后打印出来的标签按规定要求贴在输液袋（瓶）上的过程。

(5) 摆药 是指静脉用药调配中心的药师把贴好标签的输液袋按规定要求添加药品并分类摆放的过程。

(三) 点滴圈选题理由

1. 环境分析 近年来，随着医院的不断发展壮大，医院门诊量日益增大，住院病人也随之不断增加。2014 年 8 月份开始，随着新建的手术科大楼投入使用，服务病区数由 45 个逐渐增至 74 个，日均工作量由 2874 袋［含全胃肠外营养（TPN）］增至 3246 袋［含全胃肠外营养（TPN）］。由于工作量剧增，静脉用药调配中心的工作人员出现不同程度的职业损伤，包括肩关节、右手尺神经、拇指关节损伤等。同时，由于工作量剧增，延迟下班时长增加，尤其是每个周五，平均延迟下班时长已超过 20 分钟。

2. 对病人而言 疾病治愈是病人到医院就医的基本需求，保证病人及时、安全用药是医院提供药事服务的根本所在。点滴圈活动通过对贴签摆药时间的改善，能够提高病人用药的及时性，减少病人痛苦。

四、点滴圈活动计划拟定

点滴圈活动计划书基于医院的整体环境、静脉调配中心的内部环境，结合点滴圈圈员的业务素质和思维习惯而制订。

1. 计划拟定的方法 选择品管工具甘特图。具体的内容和时间进度安排见表 4-1-3。

2. 计划拟定的内容及顺序的确定 本次点滴圈活动的计划拟定通过对主题选定、活动计划拟定、现状把握、目标设定、解析、对策拟定、对策实施与检讨、效果确认、标准化、检讨与改进的顺序进行大品管手法的实施并确定时间进度。此外，点滴圈根据医院的具体评比管理，增加了成果评比环节。

表 4-1-3 点滴圈活动计划拟定

项目	4 月	5~6 月	7 月	8 月	9~10 月	11 月	12 月	负责人
主题选定	------→							何药师
现状把握		------→						廖药师 吴药师
目标设定		------→						何药师
解析			------→					曾药师 陈药师 杨药师
确定要因			------→					刘药师

续表

项目	4月	5~6月	7月	8月	9~10月	11月	12月	负责人
对策拟定			------→					杨药师 何药师 陈药师
对策实施与检讨				------→				彭药师 吴药师 曾药师
效果确认					------→			万药师 孙药师
效果维持						------	------→	吴药师 廖药师 陈药师
成果编写							------→	孙药师 彭药师

注：------→为表示计划线；———→为实施线。

五、点滴圈现状把握

在此次点滴圈活动中，主要采用问卷调查法，自行设计了针对科室人员的调查问卷一份，即《影响贴签摆药效率因素问卷调查表》，通过预调查，对问卷进行修改、补充，形成最终问卷。

1. 问卷调查内容

（1）调查时间　2016年4月10日至2016年4月20日。

（2）调查对象　PAVIS的25名药师。

（3）调查内容　了解科室员工在工作过程中认为影响贴签摆药效率的因素。

（4）负责人　廖药师、吴药师。

本次调查共发放调查问卷25份，回收调查问卷25份，有效问卷25份，问卷回收率100%，问卷有效率100%。所有资料均采用Excel进行统计分析。

2. 问卷调查表　自行设计针对科室人员的调查问卷一份，即《影响贴签摆药效率因素问卷调查表》。共设16个条目（即影响因素），按6级评分，5分为非常重要，4分为很重要，3分为一般，2分为不重要，1分为很不重要，0分为极不重要（无影响）。得分越高说明影响因素越大，≥3分认为有影响。问卷调查表见表4-1-4。

表4-1-4　影响贴签摆药效率因素问卷调查表

填表人：　　　　工号：　　　　职务：　　　　日期：

流程	影响因素	影响程度（0分为无影响）
审方	审方标准不一致	□5□4□3□2□1□0
	处方合用药品过多、复杂	□5□4□3□2□1□0

续表

影响因素		影响程度（0 分为无影响）
打印标签及汇总	打印标签模式陈旧	□5□4□3□2□1□0
	打印汇总模式陈旧	□5□4□3□2□1□0
捡汇总	药品上架不及时	□5□4□3□2□1□0
	药品拆包要求不明确	□5□4□3□2□1□0
	药品汇总摆放凌乱	□5□4□3□2□1□0
摆药	一筐一药	□5□4□3□2□1□0
	数筐与对应批次数目不相符	□5□4□3□2□1□0
	签名方式不科学	□5□4□3□2□1□0
	搭档式摆药方式影响效率	□5□4□3□2□1□0
核对	合作伙伴之间问题（速度不一致，合作不到位）	□5□4□3□2□1□0
	个人习惯不一致（贴标签习惯不一致，吃饭时间不一，药品摆放位置习惯不一）	□5□4□3□2□1□0
其他	沟通不到位	□5□4□3□2□1□0
	药品放置无定位	□5□4□3□2□1□0
	摆药台无关物品多	□5□4□3□2□1□0

3. 结果　调查结果显示，影响贴签摆药效率要因中平均得分靠前的要因依次为一筐一药、药品上架不及时、打印标签模式陈旧、打印汇总模式陈旧、药品拆包要求不明确、药品汇总摆放凌乱，具体内容见图 4－1－2、图 4－1－3。

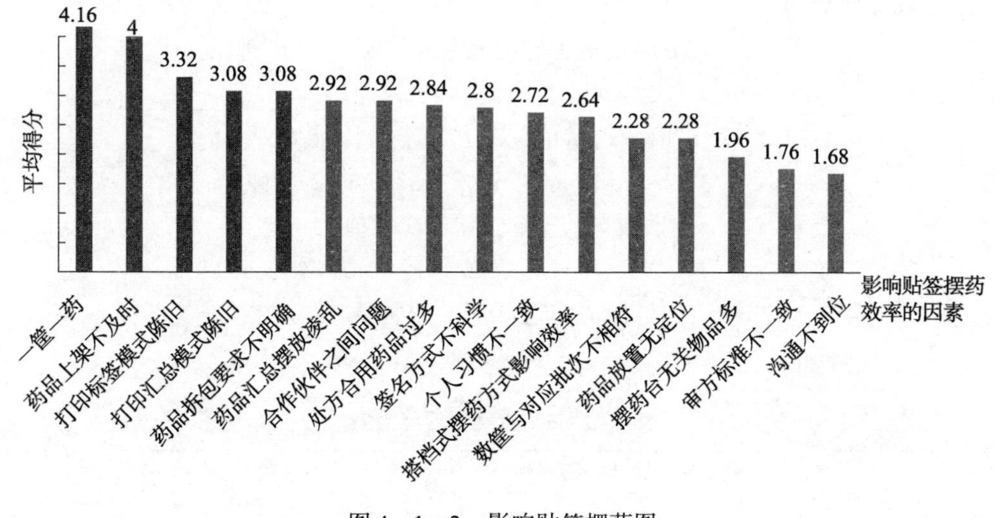

图 4－1－2　影响贴签摆药图

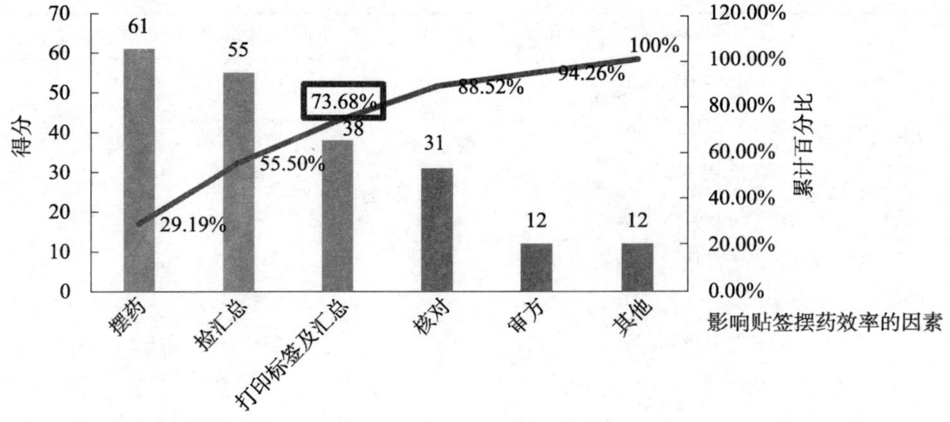

图 4－1－3　影响贴签摆药效率流程柏拉图

六、点滴圈目标设定

点滴圈依照柏拉图 80/20 法则，找出前四项改善的真因为：一筐一药、药品上架不及时、打印标签模式陈旧、打印汇总模式陈旧。为了明确点滴圈活动的改善方向和改善程度，现对贴签时间进行目标设定，目标值通过计算公式得到。先进行点滴圈成员圈能力的计算，得到圈能力为 68%，再计算出目标值为 73 分钟，具体方法如下。

1. 圈能力　点滴圈圈能力经过打分计算是 68%，见表 4－1－5。

点滴圈圈能力＝（平均分/最高分）×100%＝（6.1/9）×100%＝68%

2. 目标设定计算

现状值＝平均正常工作时长＋平均延迟下班时长

＝（2.2×60）＋13＝145 分钟

改善值＝现状值×改善重点×圈能力

＝145×73.68%×68%＝72 分钟

改善幅度＝改善值/现状值

＝（72/145）×100%＝49.66%

目标值＝现状值－改善值

＝145－72＝73 分钟

表 4－1－5　点滴圈圈能力表

姓名	吴药师	陈药师	杨药师	何药师	万药师	彭护士	曾药师	廖药师	孙药师	刘药师	平均分
分值	5	5	6	9	7	5	6	6	6	6	6.1
圈能力	圈能力＝平均分/最高分×100%＝6.1/9×100%＝68%										

七、点滴圈解析

（一）点滴圈查找原因

此次点滴圈查找原因运用的是绘制特性要因图（鱼骨图）的手法。圈长吴药师带领圈员运用头脑风暴的方法提出和收集原因，从各种不同角度找出问题产生的原因。首先从为什么会导致人均贴签摆药时间增加开始思考，找出大原因（即大鱼骨）为打印标签及汇总、捡汇总、摆药三个过程，产生了问题。然后再对大原因进行深究，找出中原因（即中鱼骨），如打印标签及汇总时间长可能是因为审方标准不统一、打印系统落后等原因。最后再对找出的中原因进行分析，找出小原因（即小鱼骨），如药品上架不及时可能是因为药品拆包要求不明确、药品缺药信息不了解等原因。以上种种原因并不是此次点滴圈找出的全部问题，还有其他原因被提出。点滴圈查找导致人均贴签摆药时间增加的原因，具体内容见图 4－1－4、图 4－1－5、图 4－1－6。

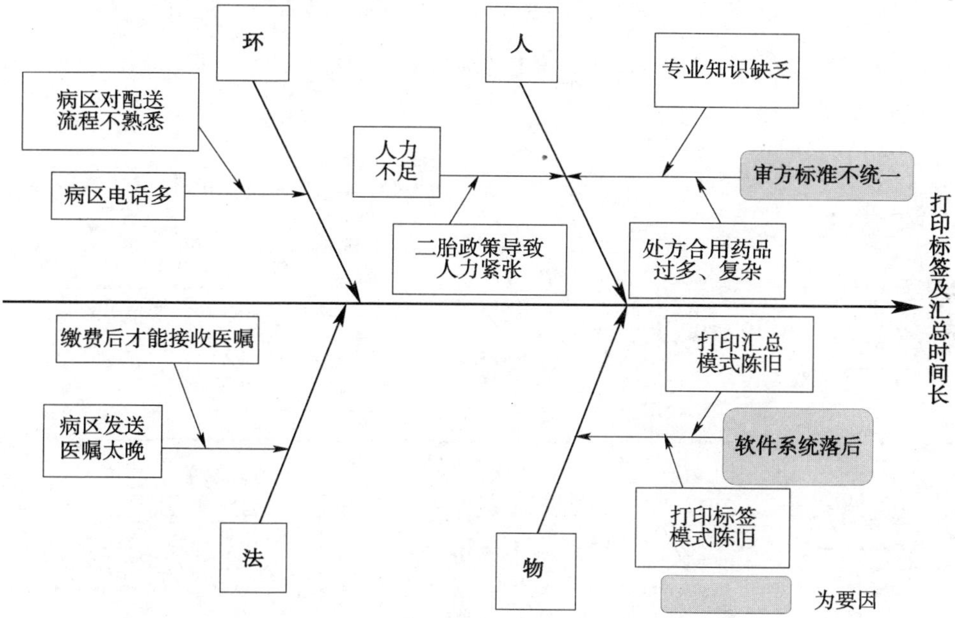

图 4－1－4　“打印标签及汇总时间长”特性要因图

（二）点滴圈要因分析

此次点滴圈活动采用投票法进行要因分析，经过 9 人票选，5 票以上作为圈选的要因。从打印标签及汇总、捡汇总、摆药三个过程对查找出的要因进行分类，包括审方、打印标签及汇总、捡汇总、摆药、核对等过程中的 16 项影响因素进行投票，其中审方标准不统一、打印标签模式陈旧、打印汇总模式陈旧、药品上架不及时、一筐一药 5 项票数超过 5 票，将其选为点滴圈问题的要因。具体要因分析内容见表 4－1－6。

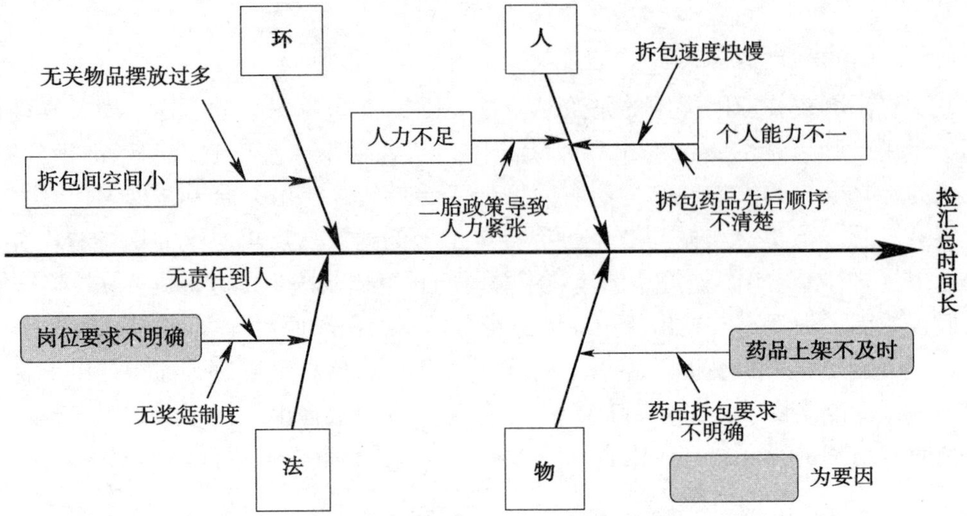

图4－1－5 “捡汇总时间长”特性要因图

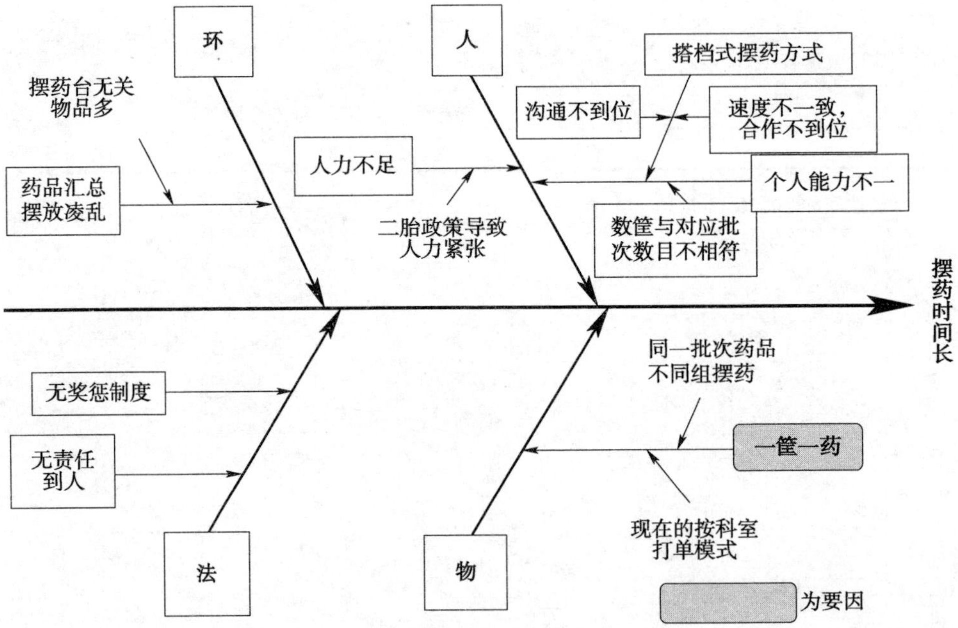

图4－1－6 “摆药时间长”特性要因图

表 4-1-6　点滴圈要因分析

过程	影响因素	得票数	选定
审方	审方标准不一致	7	√
	处方合用药品过多、复杂	4	
打印标签及汇总	打印标签模式陈旧	8	√
	打印汇总模式陈旧	8	√
捡汇总	药品上架不及时	7	√
	药品拆包要求不明确	4	
	药品汇总摆放凌乱	3	
摆药	一筐一药	6	√
	数筐与对应批次数目不相符	2	
	签名方式不科学	3	
	搭档式摆药方式影响效率	3	
核对	合作伙伴之间问题（速度不一致，合作不到位）	3	
	个人习惯不一致（贴标签习惯不一致，吃饭时间不一，药品摆放位置习惯不一）	2	
	沟通不到位	2	
其他	药品放置无定位	1	
	摆药台无关物品多	2	

八、点滴圈对策拟定

点滴圈依据评价指标和评价等级对所有的对策进行打分，即针对寻找出的真因审方标准不统一、打印标签模式陈旧、打印汇总模式陈旧、药品上架不及时、一筐一药五方面提出对策，具体对策拟定内容见表 4-1-7。

表 4-1-7　点滴圈对策拟定评分表

真因	对策方案	评价			总分	采用	提案人	实施计划					负责人	对策编号
		可行性	经济性	效益性				8月	9月	10月	11月	12月		
审方标准不统一	计算机审方	20	20	22	62		吴某							
	组织人员更新药品说明书文件册	32	34	32	100	√	廖某							1-1
	制定统一审方标准	40	36	40	116	√	曾某							1-2
	定期开展科室业务学习	40	35	30	105	√	廖某							1-3
打印标签及汇总模式陈旧	增加审方打单药师	22	25	28	75		杨某							
	启用智慧园 PIVAS 管理系统	40	34	38	112	√	何某							2

续表

真因	对策措施	评价			总分	采用	提案人	实施计划					负责人	对策编号
		可行性	经济性	效益性				8月	9月	10月	11月	12月		
药品上架不及时	明确拆包人员岗位职责	35	30	40	105	√	廖某							3-1
	实行奖惩制度	40	30	35	105	√	何某							3-2
	实习生帮忙上架	20	32	36	88		陈某							
一筐一药	实行药品统排模式	38	34	40	112	√	陈某							4-1
	相同药品溶剂放在一筐，药品数总数传进配置室	24	26	20	70		陈某							
	提前准备拆好待用药品	34	40	38	112	√	何某							4-2

注：优为5分，可为3分，差为1分；圈员投票人数8人；总分为120分，取96分（80%）以上作为可行对策。

九、点滴圈对策实施与检讨

本次点滴圈对策实施与检讨所得出的结果，根据PDCA循环列表，具体内容见表4-1-8至表4-1-11。

表4-1-8　点滴圈PDCA循环图对策一

对策一	对策名称	1. 组织人员更新药品说明书文件册 2. 制定统一审方标准 3. 定期开展科室业务学习
	真因	审方标准不统一
计划（P）		现状说明：有个别医嘱会出现不同审方人员不同审方意见 对策内容： 1. 组织人员更新药品说明书文件册 2. 组织人员更新审方手册及审方指南，进一步完善本科室审方统一标准 3. 定期开展科室业务学习，提高大家的专业水平
实施（D）		1. 组织人员更新药品说明书文件册 Who：廖药师、彭药师、吴药师 When：2016年8月26日至2016年9月15日 Where：办公室、会议室 How：收集静脉用药调配中心的所用现用的药品说明书，按照药品商品名称顺序进行统一排序 2. 制定统一审方标准 Who：廖药师、杨药师 When：2016年8月26日至2016年9月15日 Where：办公室、会议室 How：以药品说明书为主要参考资料，结合其他专业书籍或著作，编写静脉用药调配中心的统一审方标准

续表

实施（D）	3. 定期开展科室业务学习 Who：全体工作人员 When：2016 年 8 月活动开始 Where：会议室 How：每周一早上 10:30 定期开展科室业务学习，由科室全体成员轮流讲课，提高大家的专业水平
效果（C）	1. 现已完成药品说明书的更新工作，药品资料汇编工作还在进行当中 2. 每周一早上 10:30 定期开展科室业务学习
处理（A）	经查验，调研本对策为有效对策

表 4-1-9 点滴圈 PDCA 循环图对策二

对策二	对策名称	启用智慧园 PIVAS 管理系统
	真因	打印标签及汇总模式陈旧
计划（P）		现状说明：打印标签及汇总模式陈旧，需要手工盖章等 对策内容： 1. 2016 年 8 月 23 日起全面启用智慧园 PIVAS 管理系统 2. 引进 PDA 扫描机运用于调配、复核等过程 3. 持续改进升级新系统
实施（D）		启用智慧园 PIVAS 管理系统： Who：何药师、彭药师、吴药师 When：2016 年 8 月 15 日活动开好 Where：审方室 How： 1. 2016 年 8 月 15 日至 22 日开通神经一科、神经二科 2 个病区试运行新系统 1 周 2. 2016 年 8 月 23 日起全面开通所有病区 3. 持续改进升级新系统
效果（C）		1. 现在已经全面启用新系统审方、打单 2. 经持续改进升级系统后，现已越来越智能审方、拆分批次 3. 新系统可以直接在计算机上录入摆药、核对人员工号或者名字，解决了手工盖章的麻烦
处理（A）		经查验，调研本对策为有效对策

表 4－1－10　点滴圈 PDCA 循环图对策三

对策三	对策名称	1. 明确拆包人员岗位职责 2. 实行奖惩制度
	真因	药品上架不及时
计划（P）		现状说明：药品上架不及时、药品拆包要求不明确 对策内容： 1. 明确拆包人员岗位职责 2. 实行奖惩制度
实施（D）		1. 明确拆包人员岗位职责 Who：何药师、彭药师、陈药师 When：2016 年 8 月 1 日活动开始 Where：拆包间 How：明确拆包人员岗位职责，规定各拆药员具体拆包上架范围，要求做到保质保量完成工作 2. 实行奖惩制度 Who：全体工作人员 When：2016 年 8 月 1 日活动开始 Where：拆包间 How：实行奖惩制度，对药师进行监督评分，对拆包上架及时的给予相应加分鼓励，对于拆包上架工作延后影响药师摆药工作的给予相应扣分处理
效果（C）		1. 拆包人员的工作积极性及效率有所提高，能满足每日所需药品的上架要求 2. 各拆药班岗位职责明确
处理（A）		经查验，调研本对策为有效对策

表 4－1－11　点滴圈 PDCA 循环图对策四

对策四	对策名称	1. 实行药品统排模式 2. 提前准备拆好待用药品
	真因	一筐一药
计划（P）		现状说明：由于不是按相同药品出单，药品标签比较零散，导致很多一筐一药 对策内容： 1. 按批次、药品类别、药品顺序出单 2. 相同药品每 5 份实行统排 3. 摆药前先自行准备常用药品到各自摆药台旁，方便给药 4. 定期开展科室业务学习，提高工作人员的专业水平
实施（D）		1. 实行药物统排模式 Who：全体工作人员 When：2016 年 8 月 23 日活动开始 Where：摆药区 How：打印标签时按批次、药品类别、药品顺序出单，相同药品每 5 份实行小统排，即把 5 份相同溶剂、相同药品的输液放在同一筐中，并给予 5 份总数的药品

续表

实施（D）	2. 提前准备拆好待用药品 Who：全体工作人员 When：2016 年 8 月 23 日活动开始 Where：摆药区 How：各班次的摆药人员提前准备好每日用量较大的药品，并拆壳分类摆好，以便摆药时可以快速给药
效果（C）	1. 摆药速度明显提高 2. 复核速度加快 3. 溶剂差错发生率显著降低
处理（A）	经查验，调研本对策为有效对策

十、点滴圈效果确认

此次点滴圈运用柱状图来表示有形成果，对策实施后人均贴签摆药时长是 79 分钟，比实施前 145 分钟减少 66 分钟，目标值是 73 分钟，目标达成率是 92.4%（图 4－1－7）。通过数据的直观表达，可以判断点滴圈已经取得了一定的改善效果，静脉用药调配中心贴签摆药时间明显缩短，获得较大的进步。

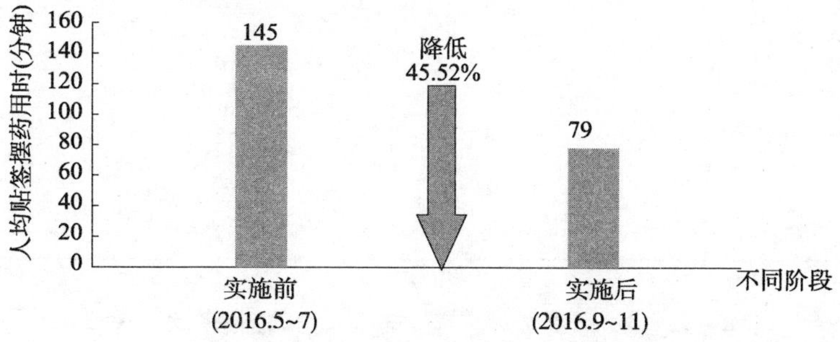

图 4－1－7　点滴圈达成情况柱状图

1. 有形成果确认　此次点滴圈有形成果计算步骤及结果如下。

（1）数据收集

Who：何药师。

When：2016 年 5 月 1 日至 11 月 30 日。

Where：PIVAS。

What：工作量统计、延迟下班时长统计。

Why：了解人均贴签摆药时长及人均延迟下班时长。

How：从智慧园 PIVAS 系统中导出每日的工作量，用 Excel 进行统计分析；登记延迟下班时长，统计分析数据。

（2）结果

①工作量增加，见表4－1－12。

②延迟下班时长显著下降，见表4－1－13。

③贴签摆药时间显著缩短，见表4－1－14。

表4－1－12　点滴圈对策实施前后工作量对比

	实施前（2016年5~7月）	实施后（2016年9~11月）	增加	
服务病区数	76个	84个	8个	10.53%
总工作量（含TPN）	342801袋	359903袋	17102袋	4.99%
TPN	15390份	18976份	3586份	23.30%
日均工作量（含TPN）	3726袋	3955袋	229袋	6.15%
日人均工作量（含TPN）	373袋	396袋	23袋	6.17%

表4－1－13　点滴圈对策实施前后延迟下班时长对比

	实施前（2016年5~7月）		实施后（2016年9~11月）	
	日均工作量（袋）	平均延迟下班时长（分钟/人次）	日均工作量（袋）	平均延迟下班时长（分钟/人次）
星期一	3526	0	3753	－20
星期二	3606	0	3852	－15
星期三	3806	11	4010	－6
星期四	3925	16	4082	0
星期五	3966	23	4158	3
星期六	3745	8	4042	0
星期日	3524	0	3788	－24

表4－1－14　点滴圈对策实施前后人均贴签摆药用时对比

	实施前（2016年5~7月）	实施后（2016年9~11月）	减少	
人均贴签摆药用时	145分钟	79分钟	66分钟	45.52%

2. 无形成果确认　点滴圈具体无形成果见表4－1－15、表4－1－16、图4－1－8。

表4－1－15　点滴圈无形成果确认

编号	成果	编号	成果
1	协助药师更进一步了解大众用药的需求	5	增进圈员的情感
2	了解品管圈手法运用	6	提升圈员的责任荣誉心
3	激发圈员头脑风暴、逻辑思维的整合能力	7	提升医疗服务品质
4	学习统计方法与技巧	8	提升药师的专业形象

表 4-1-16　点滴圈开展品管圈活动前后圈员能力自我评价对比

编号	评价项目	活动前合计	活动后合计	活动成长	正/负向
1	服务意识	45	49	4	↑
2	管理能力	38	46	8	↑
3	沟通协调能力	40	48	8	↑
4	凝聚力	41	50	9	↑
5	QC 知识	32	48	16	↑

注：小组成员 10 人评分，每项最高 5 分，最低 1 分，总分 50 分。

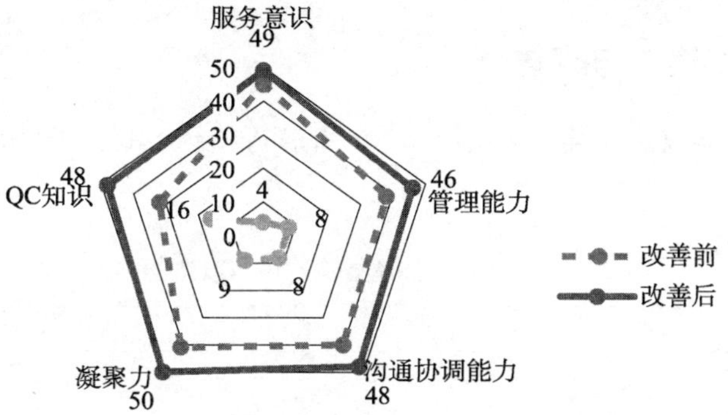

图 4-1-8　点滴圈圈员能力自我评价雷达图

十一、点滴圈标准化

点滴圈效果确认以后，将改善后的操作方法加以标准化，以供后来者参考和使用。如表 4-1-17 所示。

表 4-1-17　点滴圈标准化

项次	修订前	修订后	说明
审方	有个别医嘱会出现不同审方人员不同审方意见 审方标准过于陈旧 药品说明书文件册里的说明书过于久远 无定期开展科室业务学习	统一按最新修订的审方标准审方 参考最新版的药品说明书及相关文献，制定统一审方标准 收集最新版的药品说明书，按照药品商品名的首字母进行排序，汇编药品说明书文件册 每周一早上 10:30 定期开展科室业务学习，由科室全体成员轮流讲课，提高大家的专业水平	按实际工作增修条文
打印标签及汇总	按科室打印医嘱标签 需另外单独打印药品汇总单，有时会找不到对应的药品	按相同药品打印标签 医嘱标签与药品汇总清单可以打印在一起，保证药品汇总与医嘱标签对应得上	按实际工作增修条文
药物上架	无明确的拆包人员岗位职责无奖惩制度	制定详细的拆包人员岗位职责并实施 药师参与对拆包人员的工作考核，实行奖惩制度	按实际工作增修条文

续表

项次	修订前	修订后	说明
摆药方式	药物摆药方式不统一，不同药师摆药方式不统一，随意性较大	统一摆药方式，规定相同药物（化疗药及 TPN 除外）每 5 份摆放在同一筐中，并给足 5 个筐，待调配时再逐份分开放置，以方便药师复核	按实际工作增修条文
	打印出来的医嘱标签还需手工加盖摆药，核对人员的印章，耗时且模糊不清	打印医嘱标签之前统一在系统里录入摆药，核对人员姓名，方便快速	

十二、点滴圈检讨与改进

1. 点滴圈检讨与改进报告 以下是点滴圈进行检讨与改进时所形成的报告，见表 4－1－18。

表 4－1－18 点滴圈检研讨与改进报告

活动项目	优点	今后努力的方向
主题选定	能够明确选出较为重要的主题备案	持续研究寻找题目的方向
活动计划拟定	能按照计划循序渐进执行，维持两周开一次会议，计划有延误皆有明确的原因说明	继续保持下去
现状把握	问卷内容简短明确，可以缩短药师取得问卷结果的时间，可提升药师的专业形象	可以通过更多样的方式搜集数据，丰富资料内容
解析	善于运用鱼骨图等有效工具，能够快速把握问题重点	积极采用头脑风暴的做法，力求更加透彻
目标设定	依照圈员预估能力来设定目标，贴合实际状况	难以有标杆学习的参考资料，下次选提前可先寻找参考资料
对策拟定	可以增加圈员头脑风暴与逻辑思维能力，群策群力	针对真因希望能头脑风暴出更多的对策
对策实施与检讨	通过对策实施，提高自我管理	继续高质量进行对策实施
效果确认	数据效果良好	资料太过庞大，期待资管科部分能有资料库或其他工具辅助

2. 点滴圈下期活动主题选定 以评价法通过上级政策、重要性、迫切性、圈能力等几个方面进行主题评价，共 9 人参与选题过程；票选分数：5 分最高、3 分普通、1 分最低，第一顺位为本次活动主题。经过评价法确定，点滴圈拟定的下期活动主题为“减少溶剂差错发生率”，如表 4－1－19 所示。

表 4－1－19 点滴圈下期主题内容

题目	上级政策	重要性	迫切性	圈能力	圈自豪感	平均分	排序	选定
改善 PIVAS 环境	2.8	3.5	4.8	3.4	4.5	19	4	
缩短贴签摆药时间	3.4	5	5	4.8	4.8	23	1	

续表

题目	上级政策	重要性	迫切性	圈能力	圈自豪感	平均分	排序	选定
减少溶剂差错发生率	2.7	4.2	5	4	5	20.9	2	√
减少电话铃响率	1.2	2.6	4.1	3.7	4.2	15.8	5	
减少成品出错率	2.5	3.8	4.5	4	5	19.8	3	

评价说明	分数/人数	重要性	迫切性	圈能力	上级政策
	1	次重要	次迫切	0～50%	次相关
	3	重　要	迫　切	51%～5%	相　关
	5	极重要	极迫切	76%～100%	极相关

实例二　萌芽圈

——降低一体化药房内差率

一、萌芽圈内容摘要

本次品管圈的圈名为萌芽圈，改善的主题是“降低一体化药房内差率”，活动时间是2016年4月至2016年11月。负责此次萌芽圈活动的单位是某大学肿瘤防治中心药学部一体化药房。

一体化药房为更好地服务病人，提高医疗质量，3月28日决定成立品管圈，并取“萌芽”欣欣向荣之意为圈名。该期活动是萌芽圈的第一期品管圈活动，期间共召开圈会15次。该次活动主要针对的是一体化药房在日间化疗中心从事的静脉输液配置工作。该次活动包含主题选定、活动计划拟定、现状把握、解析、目标设定、对策拟定、对策实施与检讨、效果确认、标准化、效果维持、检讨与改进十一个品管步骤。

萌芽圈的成员共16人，其中包括圈长1人，辅导员1人，圈员14人。圈长曾某为主管药师，在医院担任药学部一体化药房组长，性格开朗、积极，工作认真负责，具有良好的协调统筹能力。辅导员刘某为副主任药师，任该医院的药学部副主任一职，主管科室的日常工作，具有丰富的管理经验。

本期活动的主题是降低一体化药房在日间化疗中心静脉输液配置工作中出现的内差率。活动主题是根据国家卫计委的方针、医院管理目标的方向及院领导的指示并结合一体化药房内部解决问题的能力提出。由全体圈员通过评价法，对上级政策、可行性、迫切性、圈能力等一系列评价项目进行打分而确定下来。

通过对一体化药房2015年12月至2016年3月的差错登记记录进行统计，发现月平均日间化疗中心输液贴数为37621贴，月平均内差件数为103.5件，内差率为2.75‰。对此数据进行解析，根据柏拉图80/20法则，发现82.6%的内差出现在摆药及配置环节。通过SMARTER原则得出目标设定公式，通过计算得到目标值为0.74‰，预计改善幅度为73%。通过查找原因、要因分析以及真因验证三个步骤，找出摆药差错出现的真因有三项，分别是药品的品名、品规容易混淆，药师对新药信息尚欠熟悉，审方工作量较大。针对这三项真因，圈员们经过头脑风暴提出相应的对策，经实施实证后发现，2016年7月至9月平均输液贴数为40706贴，月平均内差件数为23件，内差率为0.57‰，下降幅度为79%，目标达成率为108.46%。通过萌芽圈活动，取得相应的无形成果，其中，包括使各位圈员较为熟悉地掌握了品管方法，提高了工作效率，增强了团队协作能力与沟通能力等。

经过2016年10月份和11月份连续2个月追踪，结果表明，该次萌芽圈活动的维持效果良好，月平均内差率0.61‰，处于目标值以下。萌芽圈的该期活动在2016年11月30日某大学肿瘤防治中心举办的PDCA大赛中荣获三等奖。在继续进行主题选定后，该圈决定下期品管圈活动的主题为“降低配置环节的差错率”。

二、萌芽圈介绍

（一）萌芽圈组成

2016年3月25日，某大学肿瘤防治中心药学部一体化药房为了更好地服务患者，提高医疗质量，于2016年3月28日成立品管圈，并于4月5日经第一次圈会正式命名为萌芽圈。活动开始时间为2016年4月，结束时间为2016年11月。共16名成员，其中1名副主任药师，1名主管药师，14名药师；2名研究生，9名本科生，5名大专生。相关内容见表4－2－1。

表4－2－1　萌芽圈品管圈组成

圈　名	萌芽圈	成立日期	2016年3月25日
活动期	第一期	活动时间	2016年4月至11月
圈　长	曾主管药师	辅导员	刘副主任药师
圈　员	依药师、余药师、宇药师、敏药师、强药师、高药师、望药师、均药师、群药师、振药师、忠药师、杰药师、观药师、飞药师		
活动单位	某大学肿瘤防治中心药学部一体化药房		
活动主题	降低一体化药房内差率		

圈长曾主管药师在医院担任一体化药房组长，具有丰富的工作经验和较强的业务能力，起到了协调圈内工作、协助推行组织工作的作用。

辅导员刘副主任药师担任医院药学部副主任，主管科室日常工作，管理经验丰富。

萌芽圈圈员共14名。品管圈活动团的理想人数为5～10人，而萌芽圈成员较多，原因是：一体化药房A班（上班时间7:30～14:30）与B班（上班时间8:00～12:00、14:30～17:30）人数都较多且药师们均踊跃报名、积极主动、上进心强。

注：为方便圈会召集，萌芽圈将A班与B班药师搭配成小组，14名圈员分为7个小组，除特殊要求外，常规圈会小组1名代表出席即可，会后组内传达。

（二）萌芽圈圈名与圈徽

1. 萌芽圈圈名　一体化药房成立于2014年5月，是一个新生部门，寓意萌芽，并且部门成员的平均年龄为26岁，充满朝气，奋发向上，对工作充满热情。命名萌芽圈能更好地传达医院时刻以朝阳的面貌服务于病人，不断提高医疗质量的含义。

2. 萌芽圈圈徽及意义

（1）萌芽圈圈徽组成　M和Y字母组成绿芽，黄色的双手合圆在下面，呵护绿芽。

（2）萌芽圈圈徽意义　M的形象为叶子，Y的形象为绿芽。以萌芽首字母组合成"MY"，英文单词"my"译为"我的"，体现出"视圈活动为切身工作、积极参与""以己之心贴近病人之心、更好地理解病人"之意；左叶（内外两层）+茎意指QCC（quality control circles），茎+右叶（内外两层）意指PP（pharmacy & PIVAS），两者结合，象征品管圈活动也如萌芽般茁壮成长；圈徽下方环绕着双手的呵护，意指圈内各成员精心努力，推动医院品管圈活动的发展，呵护病人的身心健康；绿色代表希望、葱郁，绿色双心叶子象征药师与病人心连心，；黄色双手也象征肥沃的土壤，代表药师坚实的付出，是病人康复的有力保障（图4-2-1）。

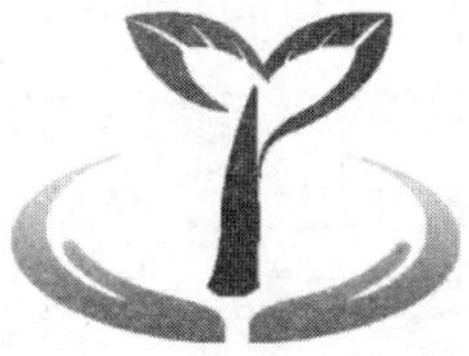

图4-2-1　萌芽圈圈徽

三、萌芽圈主题选定

（一）萌芽圈主题内容

鉴于此次活动的大部分圈员均是第一次接触品管圈，将本期活动的主题方向限制在药房内部。经过全体圈员的头脑风暴、积极讨论，得出三个待定的主题，分别为：①降低内差率；②降低摆药差错率；③降低配置差错率。经过全体圈员利用评价法，以上级政策、可行性、迫切性、圈能力作为评价要素进行评价，最终选定"降低摆药差错率"为萌芽圈的第一次活动主题，见表4-2-2。

萌芽圈活动的最初主题原为"降低摆药差错率"，2016年5月15日，本圈骨干参加天津第三届药学品管圈研讨会，在选题汇报会上，与会专家给出的意见为"未纳入流程优化、范围过小"，经圈会传达专家意见，并经全体圈员深入探讨后，重新选定主题为"降低内差率"。

表4-2-2　萌芽圈主题内容

评价要素	降低内差率	降低摆药差错率	降低配药差错率
上级政策	75	75	75
可行性	49	69	63
迫切性	67	61	59
圈能力	25	69	51

续表

评价要素	降低内差率	降低摆药差错率	降低配药差错率
总　分	216	272	248
选　定	√		
评分标准	上级政策：1分（没听说），3分（偶尔告知），5分（经常提醒） 可行性：1分（不可行），3分（可行），5分（高度可行） 迫切性：1分（半年），3（明天），5分（现在） 圈能力：1分（需多方配合），3（需一方配合），5分（自行解决）		

（二）萌芽圈活动主题

1. 萌芽圈主题范围　输液是日间病房工作的重要内容，为了保障病人用药安全，降低用药差错，从而在一定程度上推动医患关系的良好发展。我们从自身可控的能力出发，将降低药房内差率主题范围定义为日间化疗中心输液配置环节中的审方、摆药、校对、配置、审核及包装环节。

2. 萌芽圈专有名词

（1）内差　是药师在调配药品过程中发生的内部差错，即输液成品送至日间病房前出现的差错。

（2）衡量指标　内差率。

$$内差率=\frac{发生调配差错的件数}{查检总处方贴数}\times 1000‰$$

（三）萌芽圈选题理由

1. 对病人而言　忠实服务于广大病人是医院工作的本质所在，萌芽圈活动对于日间病房用药调配差错率的降低，实则是对于日间病房病人用药安全性的提升。通过对于调配工作流程的深入优化，能够真正给予病人更加安全、专业的药事服务，同时能够降低病人对于医院的抵触情绪，更加积极配合医生治疗。

2. 对医院而言　萌芽圈活动通过对病人用药安全性的提升，优化了日间病房病人的就诊体验，降低了病人的投诉率，提升了病人的满意度。同时提高了药师参与管理、自主解决问题的能力，强化了集体意识，对于树立医院的积极工作精神，建立医院的良好形象有着重要的作用。

3. 对药师而言　本次萌芽圈活动从根本上改善了日间病房调配发生差错的比率，通过对于活动成果的标准化程序，优化了药师工作流程，提升了药师的工作效率。同时，通过对药师工作误差率的降低，在一定程度上提升药师工作的积极性。

4. 对行业而言　在医患关系日趋紧张的环境下，萌芽圈活动带来的降低病人用药风险，降低病人投诉率等成果，对于推动医患关系良好发展起到了重要的作用，同时对于医患信任，医患和谐关系的建立起到了积极的作用。

四、萌芽圈活动计划拟定

萌芽圈通过详尽的活动计划拟定，做到步骤清晰、日程安排合理、分工明确、人尽其用，使得整个品管活动有条不紊，进度完成有保障。具体内容见表4－2－3。

表4－2－3　萌芽圈活动计划拟定

萌芽圈活动计划（2016年）																																		
What	When																														Who	How
步骤	月份/周次																														项目	
	4月				5月					6月				7月				8月					9月				10月						
	1	2	3	4	1	2	3	4	5	1	2	3	4	1	2	3	4	1	2	3	4	5	1	2	3	4	1	2	3	4	5		
主题选定	… —																														曾某	评分法
计划拟定		… —																													均某	甘特图
现状把握			… —	…																											群某、依某	柏拉图
目标设定			—	…																											望某、观某	柱状图
解析						… —	… —																								宇某、杰某	鱼骨图
对策拟订								…	… —	—																					曾某、均某	头脑风暴
对策实施与检讨										…	… —	… —	… —	… —	… —	… —	… —	… —	… —	… —	… —	… —	—									
效果确认																							…	… —	… —	… —	… —	—				
标准化																												…	… —	—			
检讨与改进																														…	—		

注：…为计划线；—为实施线；实际进度落后是因为解析步骤走了弯路；Where：一体化药房。

五、萌芽圈现状把握

1. 一体化药房作业流程　萌芽圈所在的一体化药房，服务于本院的日间化疗中心，一体化药房以输液配置为主，出院带药为辅，故萌芽圈主题“内差”专指在输液配置工作中产生的差错，一体化药房的主要业务是输液配置及出院带药发放。医生开立的医嘱，由护士分解发送，药师审核医嘱的安全、合理、经济性，通过审核的医嘱标签被打印出来，其中需要集中配置的输液医嘱经过摆药、校对、配置、审核、打包送至日间病房，由护士签收并为患者输注治疗；其中出院带药的医嘱则通过调配窗口发放给患者，全程强调“四查十对”。具体的流程见图4－2－2。

2. 数据收集　通过对2015年12月至2016年3月的差错登记信息进行汇总统计，具体内容见表4－2－4，柱状分布图见图4－2－3。发现月平均内差件数为103.5件，而对应的月平均日间化疗中心输液贴数为37621贴，计算得到内差率为2.75‰。

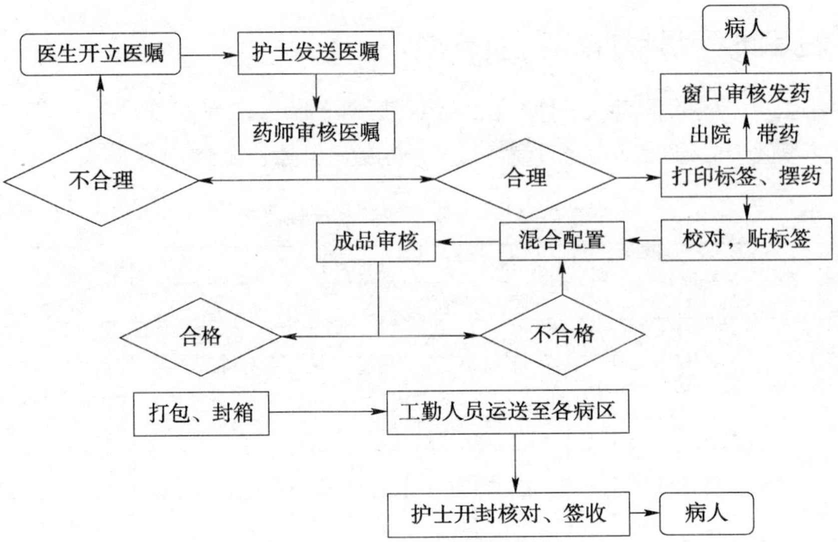

图4－2－2 一体化药房作业流程

表4－2－4 一体化药房差错统计表

月　份	月平均		2015年12月		2016年1月		2016年2月		2016年3月	
项　目	差错人次	比例(%)	差错人次	比例(%)	差错人次	比例(%)	差错人次	比例(%)	差错人次	比例(%)
审方不当	2.25	2.2%	2	1.79%	3	2.65%	0	0.00%	4	4.12%
摆药差错	51	49.3%	61	54.46%	54	47.79%	47	51.09%	42	43.30%
校对差错	15.75	15.2%	10	8.93%	20	17.70%	20	21.74%	13	13.40%
配置差错	34.5	33.3%	39	34.82%	36	31.86%	25	27.17%	38	39.18%
审核差错	0	0.00%	0	0.00%	0	0.00%	0	0.00%	0	0.00%
差错总人次	103.5	100%	112	100%	113	100%	92	100%	97	100%

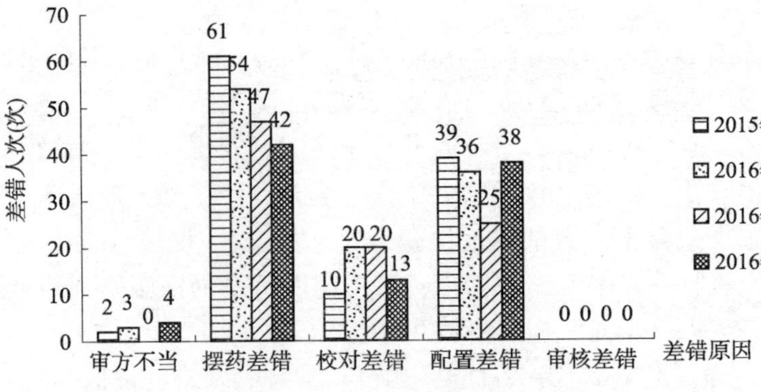

图4－2－3 一体化药房差错柱状分布图（2015年12月至2016年3月）

对此数据进行解析，根据柏拉图80/20法则，发现82.6%的内差出现在摆药及配置环节，见图4－2－4，由此选定出萌芽圈活动的改善重点。

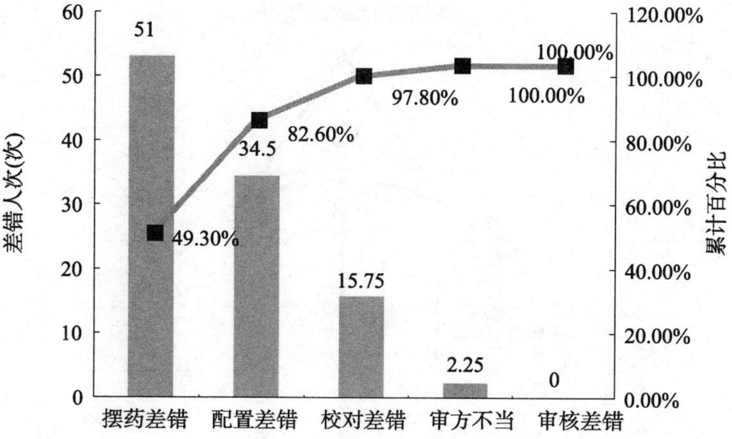

图 4－2－4　萌芽圈月平均内差柏拉图

六、萌芽圈目标设定

由现状把握过程可知，其中现状值为目前的月平均内差率 2.75‰；改善重点为摆药环节和配置环节，占 82.61%；圈能力为主题选定时打分 66/75，通过目标值计算公式计算出目标值。

计算公式为：

$$\text{目标值} = \text{现状值} - \text{改善重点} \times \text{现状值} \times \text{圈能力}$$
$$= 2.75‰ - 82.61\% \times 2.75‰ \times 66/75 = 0.74‰$$

$$\text{改善幅度} = \frac{(\text{现状值} - \text{目标值})}{\text{现状值}} \times 100\%$$
$$= [(2.75‰ - 0.74‰)/2.75‰] \times 100\% = 73\%$$

计算得出 9 月份的目标值为 0.74‰，预计改善幅度为 73%，将现状值与目标值以柱状图的形式表示出来，简洁清晰，见图 4－2－5。

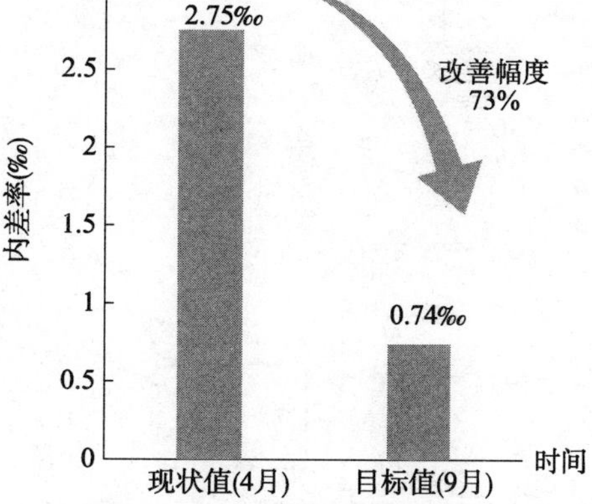

图 4－2－5　萌芽圈改善幅度

七、萌芽圈解析

圈长曾某带领圈员采用头脑风暴法从人、药、机、法、环五个方面来收集原因，经整理后得到摆药差错的特性要因图，并通过圈员投票，选出票数最多的若干项为要因，以圆圈的方式标记出，见图 4－2－6。

针对上述特性要因图选出的要因，萌芽圈成员设计了摆药差错真因查检表，见表 4－2－5，表中数据为查检两周的结果。

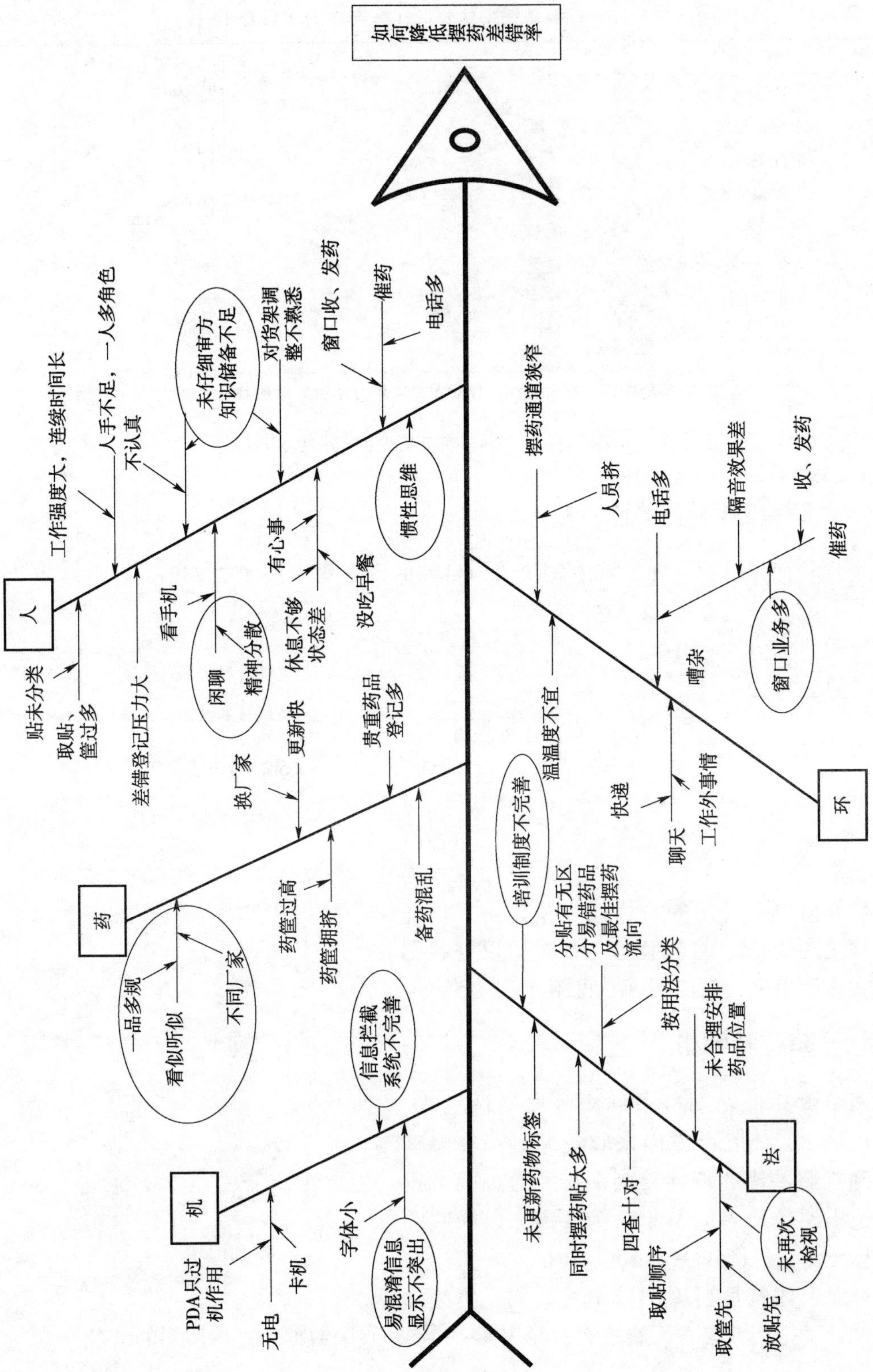
如何降低摆药差错率
人
药
机
法
环
工作强度大，连续时间长
人手不足，一人多角色
不认真
未仔细审方
知识储备不足
对货架调整不熟悉
窗口收、发药
催药
电话多
惯性思维
有心事
休息不够
状态差
没吃早餐
看手机
闲聊
精神分散
贴未分类
取贴、
管过多
差错登记压力大
换厂家
更新快
贵重药品
登记多
药筐过高
药筐拥挤
备药混乱
一品多规
看似听似
不同厂家
PDA只过
机作用
无电
卡机
字体小
易混淆信息
显示不突出
信息拦截
系统不完善
未更新药物标签
同时摆药贴太多
四查十对
取贴顺序
取筐先
放贴先
未再次
检视
未合理安排
药品位置
按用法分类
分贴有无区
分易错药品
及最佳摆药
流向
培训制度不完善
摆药通道狭窄
人员挤
电话多
隔音效果差
收、发药
催药
窗口业务多
嘈杂
温湿度不宜
快递
聊天
工作外事情

图 4-2-6　摆药差错特性要因图

表 4-2-5　摆药差错查检表（2016 年 5 月 1 日至 14 日）

序号	要因	发生次数	百分比（%）	累计百分比（%）
1	未仔细审方	25	56.82	56.82
2	未再次检视	7	15.91	72.73
3	惯性思维	5	11.36	84.09
4	工作强度大	2	4.55	88.64
5	业务多	2	4.55	91.19
6	看似听似、一品多规、不同厂家药品较多	1	2.27	95.46
7	知识储备不够	1	2.27	97.73
8	药品位置摆放错误	1	2.27	100
合计		44	100	

由表 4-2-5 看出，占比最高的要因“未仔细审方”的比例为 56.82%，远超其他要因，与预期不符。针对此查检表的异常情况，萌芽圈召开圈会深入讨论，认为产生问题的主要原因有：①未仔细审方，字眼含糊，并未进行深入探讨，导致查检时圈员无法准确将其归类；②之前所得特性要因图收集原因不够彻底，未进行因果关系判定；③特性要因图应有箭头指向，查检表无其他选项，而图 4-2-6 中并未标注出来。

通过总结经验，吸取教训，萌芽圈对主题进行了重新解析。

1. 萌芽圈查找原因　圈长曾某重新带领圈员从工作人员、环境因素、设备状态、药品因素、工作环境五个方面收集摆药差错出现的原因，所提出的原因经层层递进、因果判定及仔细遴选后，得出新的摆药差错的特性要因图，见图 4-2-7。

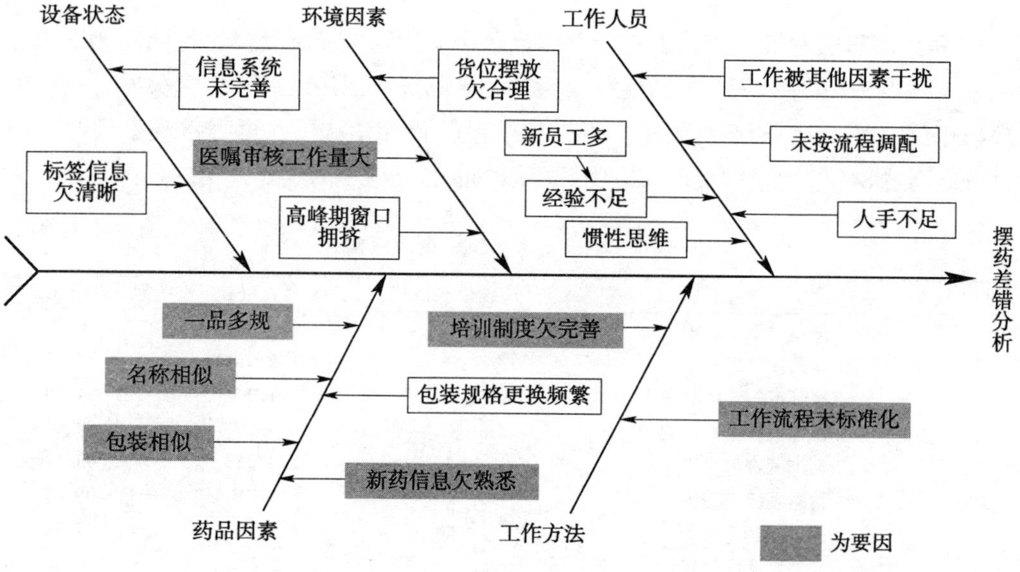

图 4-2-7　摆药差错分析特性要因图

2. 萌芽圈要因分析 针对图4-2-7摆药差错分析特性要因图所列的原因进行投票，共15人投票，超过2/3，即10票以上作为要因。具体情况见表4-2-6。最终得出五大要因为：医嘱审核工作量大、品名品规易混淆（即在用药品有一品多规、名称书写和读音相似、外包装相似的现象）、新药信息欠熟悉、工作流程未标准化、培训制度欠完善，见图4-2-6。

表4-2-6 摆药差错要因评分

项目		票数	选定
工作人员	惯性思维	5	
	经验不足	4	
	未按流程调配	8	
	工作被其他因素干扰	8	
环境因素	高峰期窗口拥挤	7	
	医嘱审核工作量大	15	√
	货位摆放欠合理	6	
设备状态	信息系统未完善	10	
	标签信息欠清晰	5	
药品因素	一品多规	13	√
	名称相似	12	√
	包装相似	12	√
	新药信息欠熟悉	13	√
	包装规格更换频繁	5	
工作方法	工作流程未标准化	11	√
	培训制度欠完善	11	√

3. 萌芽圈真因验证 查检表置于一体化药房摆药区域显眼处，经过两周的查检，结果见表4-2-7。其中，医嘱审核工作量大、品名品规易混淆、新药信息欠熟悉三项的发生次数相对较多，所占百分比较重。将查检结果转化为柏拉图，可直接观察到此三项累计百分比高达84%，见图4-2-8。由此可以判断，该三项为摆药差错的真因。

表4-2-7 摆药差错真因查检

序号	要因	发生次数	百分比（%）	累计百分比（%）
1	品名品规易混淆	25	56.82	56.82
2	新药信息欠熟悉	7	15.91	72.73
3	医嘱审核工作量较大	5	11.36	84.09
4	工作流程未标准化	2	4.55	88.64
5	培训制度欠完善	2	4.55	93.19
其他	信息系统未完善	1	2.27	95.46
	知识储备不够	1	2.27	97.73
	药品位置摆放错误	1	2.27	100.00
	合计	44	100.00	

注：摆药差错真因查检表完成时间（5月15日至5月28日）

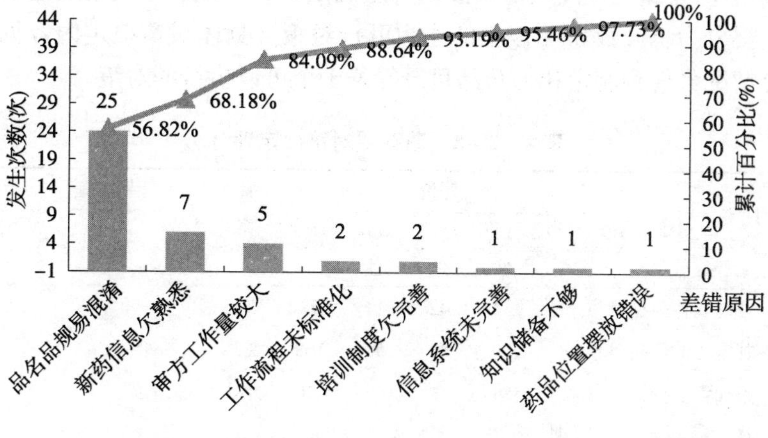

图 4－2－8　萌芽圈摆药差错分析柏拉图

八、萌芽圈对策拟定

萌芽圈全体圈员在圈长的带领下运用头脑风暴、同行交流、文献查证等多种方法，针对寻找出的真因：品名品规易混淆、新药信息欠熟悉、审方工作量较大进行思考并提出对策，采用对策拟定评分表，从可行性、经济性、效益性三个评价指标进行打分，选出相应对策，然后指定负责人实施计划。具体实施步骤如下。

1. 思考并提出对策　萌芽圈的全体圈员针对真因提出多种可能的解决对策，运用的方法主要有以下几种。

（1）头脑风暴　全体成员共同参加讨论，每次开会过程中，针对上一次会议提出的思考问题进行再一次交流，充分调动圈员的积极性，提出有效的解决对策。

（2）同行交流　邀请有丰富经验的同行进行授课交流，研究同行中针对一体化药房内差的经验及做法，针对同类问题所用的解决对策，寻找共同点，进行借鉴学习。

（3）文献查证　通过文献检索，借鉴已有的比较成熟的成果及经验，提出有效的解决对策。

2. 选择并确定对策　在萌芽圈中所提出的对策并不都是切实可行的。有些可能超出了团队成员的能力范围，有些在实际操作中未必能达到预期的效果，可行性不强。因此，需要从之前提出的各种对策中，确定并选取有效的对策，加以落实和开展。萌芽圈全体圈员针对已有的对策内容制定对策拟定评分表，通过根据圈员的能力和一体化药房的工作环境等因素，综合考虑，依据评价等级对所有的对策进行打分，步骤如下。

（1）确定评价指标和评价等级　对策的确定需要遵循科学的评价指标，依据统一的等级分数进行打分。评价指标和等级分数由品管圈推动小组进行统一制定。此次萌芽圈的评价指标包括可行性、经济性和效益性。

（2）打分　萌芽圈全体圈员依据推动小组确定的评价指标和等级分数来打分。列表并统计得分，得分为总分数80%以上的作为可行对策。具体对策拟定内容见表4－2－8。通过表中打分情况可得到制定相似药品目录等若干个可以执行的对策。

表4－2－8　萌芽圈对策拟定评分

真因	对策方案	评价			总分	提案人	计划实施			负责人	对策编号
		可行性	经济性	效益性			6月	7月	8月		
品名品规易混淆	合理调整药品货位	42	42	14	98	依某					
	制定相似药品目录	70	42	56	168	观某					1－1
	添加警示标识	58	56	56	170	群某					1－2
新药信息欠熟悉	建立新药告示，定期更新	60	58	56	174	曾某					2－1
	微信群及时通知	58	56	56	170	忠某					2－2
审方工作量较大	完善医嘱拦截系统	70	42	60	172	望某					3－1
	合理调整岗位	70	56	42	168	均某					3－2

注：评价方式，优为5分，可为3分，差为1分；圈员投票人数14人；总分210，取168分（80%）以上作为可行对策。

九、萌芽圈对策实施与检讨

（一）萌芽圈对策实施

根据PDCA循环列表所得，具体内容见表4－2－9、表4－2－10、表4－2－11。

表4－2－9　萌芽圈PDCA循环图对策一

对策一	对策名称	1－1制定相似药品目录 1－2添加警示标识
	真因	品名品规易混淆
计划（P）		现状说明： 1－1看似、听似、一品多规药品品种多，调剂时容易混淆 1－2药师进行药品调剂时容易拿错相似药品 对策内容： 1－1将药房内所有看似、听似、一品多规的药品制定目录并及时更新，同时提供给药师进行学习 1－2在相似药品的货位上添加相关警示标识，起到警示作用
实施（D）		实施内容： 1－1制定相似药品目录 Who：观药师、群药师、均药师、望药师、忠药师

续表

实施（D）	When：2016 年 6 月 6 日至 7 月 31 日 Where：一体化药房 How：收集药房内所有看似、听似、一品多规的药品，包括拍摄药品外包装照片、药品名称、规格，分成看似、听似、一品多规 3 个目录进行汇总，将相似的药品进行对照组对比，同时打印出来，放置于药房宣传栏，提供给药师学习与熟悉 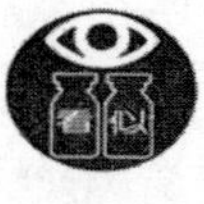 看似药品 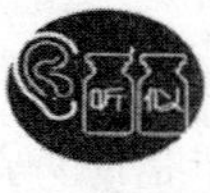 听似药品  多规药品 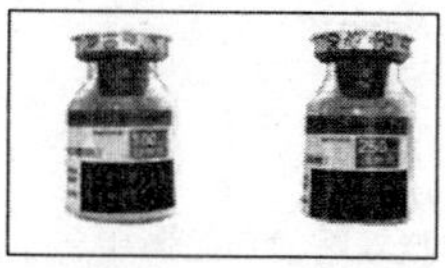 格拉诺赛特 100mg　250mg 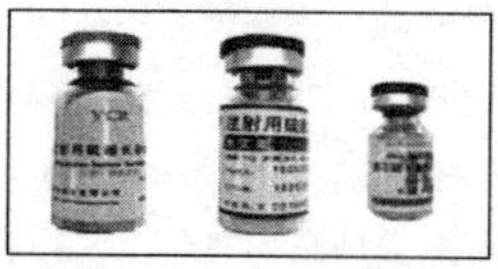 长春新碱　长春地辛　长春瑞滨 1mg　1mg　10mg 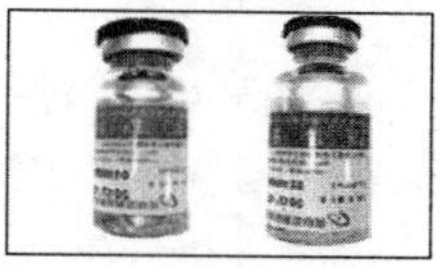 康艾 10ml　20ml 1－2 添加警示标识 Who：观药师、群药师、均药师、望药师、忠药师 When：2016 年 6 月 15 日至 7 月 31 日 Where：一体化药房 How：在相似药品的货位上添加看似、听似、一品多规的警示标识 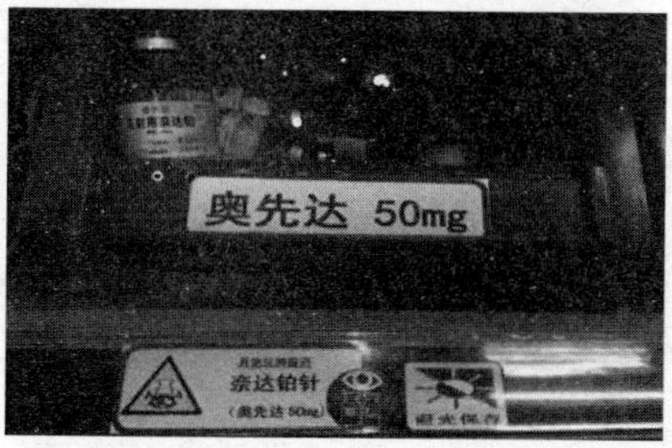 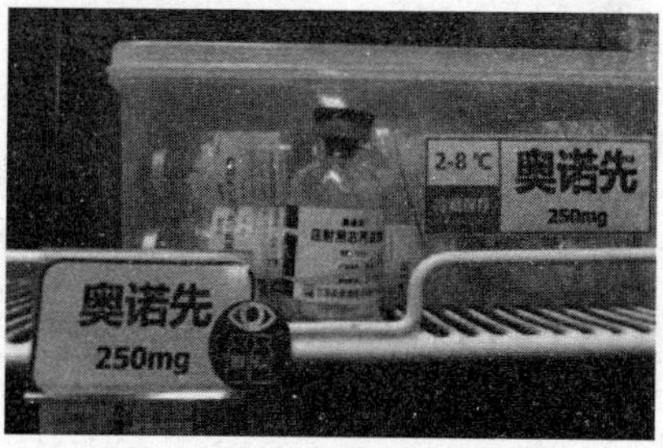
效果（C）	1－1 制定相似药品目录 1－2 添加警示标识 2016 年 5 月份摆药差错件数为 52 人次，6 月 6 日至 7 月 31 日实施对策，6 月份摆药差错件数为 40 人次，7 月份摆药差错件数为 32 人次，摆药差错件数逐渐减少
处理（A）	1－1 看似、听似、一品多规等相似药品制定相似药品目录的工作持续更新 1－2 相似药品货位上添加警示标识，列入药房常规工作内容

表 4-2-10 萌芽圈 PDCA 循环图对策二

<table>
<tr><td rowspan="2">对
策
二</td><td>对策
名称</td><td>2-1 建立新药告示，定期更新
2-2 微信群及时通知</td></tr>
<tr><td>真因</td><td>新药信息欠熟悉</td></tr>
<tr><td colspan="2">计划（P）</td><td>现状说明：
药品招标、新药引进等原因引起药品品牌更新频繁，药师对新进药品的相关信息未能及时学习，容易造成调配差错
对策内容：
2-1 在药房内部建立新药信息告示，定期更新
2-2 在药房内部微信群内通报新药信息，起到及时告知与提醒学习的作用</td></tr>
<tr><td colspan="2">实施（D）</td><td>2-1 建立新药告示，定期更新
Who：曾药师、均药师、群药师、望药师、华药师
When：新进药品当天开会并进行每月例会
Where：一体化药房
How：在药房内部建立新药信息告示，内容包括新药的药品通用名、商品名、规格、用法、用量，并定期更新；每月月度总结会上进行新药信息学习，熟知新药的调配方法
2-2 微信群及时通知
Who：曾药师、均药师、群药师、望药师、华药师
When：新进药品当天
Where：一体化药房
How：领药药师负责将新药的信息及时发布到药房内部微信群内，内容包括新药的药品通用名、商品名、规格、用法、用量、外观包装照片</td></tr>
<tr><td colspan="2">效果（C）</td><td>2-1 建立新药告示，定期更新
2-2 微信群及时通知
通过建立新药告示和微信群通知，药师能够在繁忙的工作中及时了解并学习新药的信息，帮助药师正确地进行新药的调配，降低药房调配差错率</td></tr>
<tr><td colspan="2">处理（A）</td><td>2-1 建立新药告示，由领药药师负责将新药信息及时更新，同时另一名药师核对新药信息的正确性；每月月度总结会上由经验丰富的药师进行新药信息的讲解；列入药房常规工作
2-2 药房内部微信群及时通知新药信息，由当事药师负责，列入药房常规工作</td></tr>
</table>

表 4-2-11 萌芽圈 PDCA 循环图对策三

<table>
<tr><td rowspan="2">对
策
三</td><td>对策
名称</td><td>3-1 完善医嘱拦截系统
3-2 合理调整岗位</td></tr>
<tr><td>真因</td><td>审方工作量较大</td></tr>
<tr><td colspan="2">计划（P）</td><td>现状说明：
3-1 医生开具医嘱存在溶剂选择不当、浓度超限、液体量超限、剂量有误等不适宜用药情况时，仅依靠人工对医嘱进行审核工作量较大，在高峰时段往往难以详尽审核，难以发现存在的用药安全性问题，“药品处方拦截分析平台”于 2015 年第三季度上线，但仍存在只针对抗肿瘤药物医嘱进行审核，覆盖率不完全，并且尚欠缺针对给药剂量的审核版块及新进药品定期维护工作不及时、针对普通药物目前无医嘱审核拦截系统等实际问题</td></tr>
</table>

续表

计划（P）	3－2 一体化药房工作流程中分设 5 类岗位，其中摆药岗负责当日医嘱的审方和调剂工作，摆药的同时由人工对医嘱进行适宜性的审核，工作量较大，尤其是高峰时段，同时还存在审核遗漏率高、人力成本高和时间成本高等问题 对策内容： 3－1 完善药品处方拦截分析平台，增加“给药剂量”模块，后台定期维护，建立普通药品拦截系统 3－2 合理调整岗位，审方、摆药、校对三个岗位实行每 2 小时岗位轮换制度
实施（D）	3－1 完善医嘱拦截系统 Who：本院临床药学室临床药师 When：2016 年 6 月至今 Where：临床药学室 How：针对抗肿瘤药物医嘱，建立适合本院的拦截系统平台，当医生开立医嘱时，通过此平台进行事前审核，问题处方得到实时修改，提高抗肿瘤药物临床应用合理率 3－2 合理调整岗位 Who：相关岗位当值药师 When：2016 年 7 月 15 日至 8 月 31 日 Where：一体化药房 How：在 5 个工作岗位中，审方、摆药、校对三个岗位实行每 2 小时岗位轮换制度
效果（C）	3－1 完善医嘱拦截系统 针对抗肿瘤药物建立了四大拦截模块：配制浓度、溶剂选择、溶剂液体量、用药剂量，改变了医嘱审核模式，问题医嘱得到实时修改，实现了事前审核，提高了审核效率和医护药患之间的沟通效率，问题处方修改的耗时从 1～24 小时下降到 1 分钟内。提高了抗肿瘤药物临床应用合理率，减少了用药差错发生率。目前普通药品审核拦截系统暂未上线 3－2 合理调整岗位 通过合理调整工作岗位，设置每 2 小时岗位轮换制度，减少了因重复动作或惯性思维等造成的人工审核差错
处理（A）	1. 进一步建设与完善适合本院实际用药情况的医嘱审核拦截平台，针对不合理、不适宜医嘱，添加“修改痕迹”模块，收集常见医嘱问题，并对常见问题进行统计分析与医师合理用药的教育培训；进一步完善不合理医嘱的汇总分析评价功能，增加“给药剂量”模块，并持续更新；继续协助临床药学室推动普通药品审核拦截系统上线 2. 日常工作进行常规岗位轮换，并将每 2 小时岗位轮换制度扩展到药品配制与成品审核岗位；进一步规划与建立配置间配药岗与摆药区摆药、校对岗上、下午工作轮换制度

（二）萌芽圈对策实施步骤

1. 对策实施的准备　将所有的对策经评估、排序后，讨论决定对策实施的次序。所有对策都要同时实施，排除可能相互干扰的对策。和上级主管讨论，寻求对干扰效果大而实施困难对策的解决办法。

2. 对策实施的动态追踪 对于每一个改善过程，萌芽圈圈员都时刻掌握其动态，对于未能赶上进度的或者数据不完整、对策不具体或对策实施发生困扰而无法产生预期效果的，萌芽圈圈长或辅导员都予以辅导、督促，以使萌芽圈的活动落实到实处。

十、萌芽圈效果确认

此次萌芽圈运用折线图来表示改善效果，药房内差率改善前是2.75‰，目标值是0.74‰，改善后内差率是0.57‰，目标达成率为108.46%。获得了较大的进步（图4-2-9）。

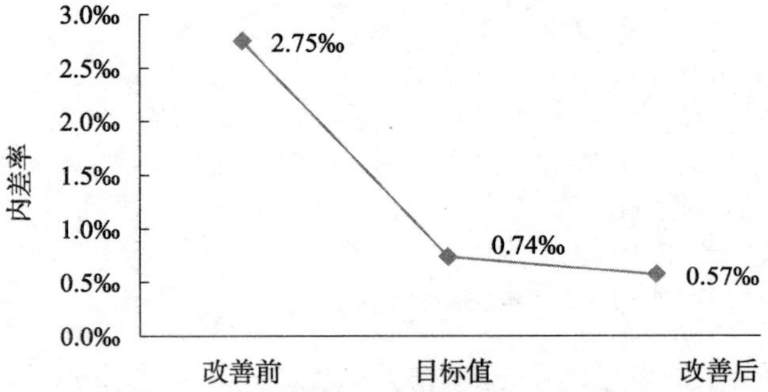

图4-2-9 萌芽圈改善前后折线图

1. 有形成果确认

（1）数据收集

Who：群药师。

When：2016年7月至9月。

Where：一体化药房。

What：一体化药房2016年第三季度各月的所有差错原始记录。

Why：计算2016年第三季度一体化药房内差率。

How：在出现错误的情况下，由第三方药师记录差错。

（2）计算方法

$$内差率=\frac{发生调配差错的件数}{查检总医嘱的贴数}\times 1000‰$$

结果：

2016年7月至9月，月平均输液贴数40706贴，月平均内差件数23件。

$$药房内差率=\frac{内差件数}{输液贴数}\times 1000‰$$

$$=(23/40706)\times 1000‰=0.57‰$$

$$目标达成率=[(2.75-0.57)/(2.75-0.74)]\times 100\%=108.46\%$$

$$进步率=[(2.75-0.57)/2.75]\times 100\%=79.3\%$$

2. 无形成果确认　萌芽圈无形成果具体得分见图 4－2－10。

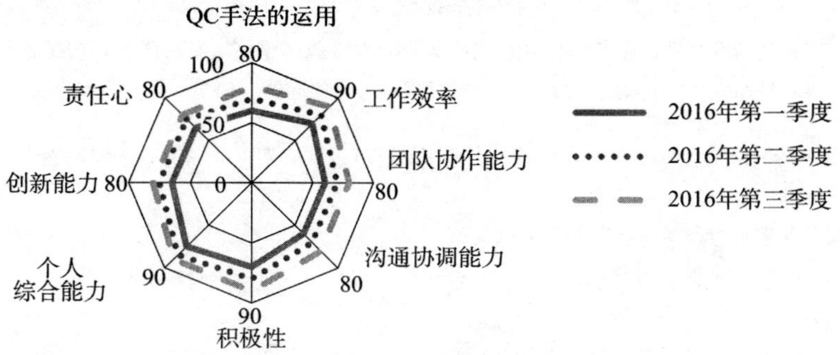

图 4－2－10　萌芽圈无形成果雷达图

3. 附加成果确认　萌芽圈的主题活动“守护针尖上的安全——降低药房内差率”在该医院首届 PDCA 大赛中荣获“三等奖”。

十一、萌芽圈标准化

萌芽圈标准化的具体内容包括：制定不同厂家、看似药品、听似药品等易混淆药品目录和图示，并定期更新。摆药流程图的绘制、岗位合理化设置等，见表 4－2－12、表 4－2－13 和图 4－2－11。

表 4－2－12　萌芽圈标准化项目

项目	修订前	修订后
岗位设置	分设 5 类岗位。摆药岗负责审方和调剂工作，摆药同时人工对医嘱进行适宜性的审核。校对、配置、审核、包装岗各司其职	常规岗位轮换： 2 小时轮换：摆药区摆药 2 与校对 1、配置间配置 2 与审核、包装区成品 2 与摆药区校对 3； 配制区岗位与摆药区岗位上、下午轮换
易混淆药品目录	看似、听似、一品多规等相似药品货位上添加警示标识	相似药品货位上添加警示标识。看似、听似、一品多规等相似药品制定相似药品目录的工作持续更新
调配流程	摆药环节随意性大，步骤因人异，或有缺漏	明确取标签、审方、扫码、取筐、登记、检视步骤
新进药品告示	由领药药师在货架上更新药品信息及口头通知等	领药药师负责将药品信息及时更新并在药房内部微信群发布，另一名药师核对新药信息的正确性；每月月度总结会上由经验丰富的药师进行新药信息的讲解
完善医嘱拦截系统	本院“药品处方拦截分析平台”于 2015 年第三季度上线，但仍存在只针对抗肿瘤药物医嘱进行审核、覆盖率不完全，且尚欠缺针对给药剂量的审核版块及新进药品定期维护工作不及时、针对普通药品目前无医嘱审核拦截系统等实际问题	协助临床药学室建设与完善适合医嘱审核拦截平台，收集常见医嘱问题，并对常见问题进行统计分析与医师合理用药的教育培训；进一步完善不合理医嘱的汇总分析评价功能，增加“给药剂量”模块，并持续更新

表 4－2－13　摆药规范操作标准

摆药规范操作标准
摆药为药房工作的始发步骤，摆药操作规范化有助于减少摆药差错，从源头降低药房工作的差错，避免不良事件的发生。现将摆药操作规范规定如下，若执行过程中有任何问题，请与一体化药房联系
1. 取标签时，核对药品溶剂、浓度、配合禁忌、用法用量的适宜性。如存在疑问，为保证病人及时输液，及时联系医生，确认医嘱
2. PDA 扫码，将药品按种类归类，选取相应的摆药筐
3. 找到与输液标准一致的药筐。取出药品，核对药品名称、规格、数量是否与输液贴一致
4. 如果使用该药品需要登记，做好登记工作
5. 将药品摆齐，输液标签与药品瓶身同向置于摆药筐中
6. 用药途径为 iv drip 加入相应溶剂，溶剂与药品标签应同向
7. 再次检视，如果有误，从步骤 3 重新操作
8. 将摆药栏置于校对台

十二、萌芽圈效果维持

此次萌芽圈成果的标准化，通过制定标准、贯彻标准，使得产生的对策效果能够保持在合理的范围之内，达到合理运用品管圈的目的。通过推移图反映标准化效果的维持情况，由图 4－2－11 可看出，截至 2016 年 11 月，曲线没有较大的波动，药房内差率始终平稳地保持在目标值 0.74‰以下，萌芽圈效果维持良好。

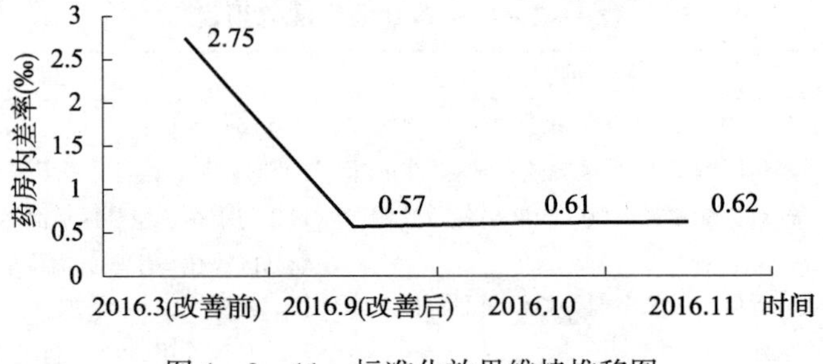

图 4－2－11　标准化效果维持推移图

十三、萌芽圈检讨与改进

1. 萌芽圈检讨与改进报告　以下是萌芽圈进行检讨与改进所形成的报告，具体说明了在活动过程中每一步骤的优点以及今后努力的方向，见表 4－2－14。

表 4－2－14　萌芽圈检讨与改进报告

活动项目	优　点	今后努力的方向
主题选定	符合药房工作特点	主题过于局限，今后要进一步扩大范围
计划拟定	圈员能完成各自负责的各项工作	未充分考虑节假日，导致时间紧张
现状把握	锻炼了圈员沟通能力	收集更多数据，而不仅分析现有数据
目标设定	达到预期目标	合理评估圈能力，团队达成共识

续表

活动项目	优　点	今后努力的方向
解析	全面考虑工作各环节，能运用品管手法解析	加强对品管工具的学习与运用
对策拟订	实施对策多	集思广益，进一步开拓创新
对策实施与检讨	加强了自我管理与积极性	更多的沟通交流，提高对策实施的效率
效果确认	使圈员能直观地感受到成就感	第三方进行效果评价，取改善前后相同时间跨度作对比
标准化	标准化的操作规程应用到实际工作中	完善各项标准操作规程，并定期培训
圈活动	提高了圈员间的沟通、协调与组织能力	开展更丰富的形式，比如改在野外聚餐等

2. 萌芽圈遗留问题

（1）解析时只针对摆药环节收集原因并提出对策，而药物配置环节因考虑到时间及人力成本并未开展解析工作。

（2）活动开展至今，降低了摆药环节的差错发生率，但是对相应岗位工作效率的影响并没有纳入本期品管活动的范围。

3. 萌芽圈活动启示

（1）通过萌芽圈，使全体圈员加深了对品管圈的认识，让圈员从不认识、不熟悉品管圈活动，到能够较为熟练地使用品管圈的各种管理手法和管理工具。另外，还激发了员工的潜力，提高了员工工作学习的积极性，使员工对利用管理工具提升工作效能、效率、效益有了比较深刻的了解和认识，培养了圈员们主动改善现状、把守护病人安全合理用药的工作做得更好的意识。但萌芽圈在实施过程中仍然可以发现部分圈员不能熟练有效地使用品管手法，故下次进行品管圈活动前，可针对成员进行分类培训，查缺补漏，使其以更加专业的姿态投入活动中。

（2）在开圈会的过程中，圈员们发言积极，但常出现跑题和圈会时间过长的情况。因此每次圈会要确定主持人，控制讨论主题和讨论时间，减少时间的浪费，提高会议效率。

（3）对照的数据收集周期应相同，而萌芽圈改善前把握现状收集的数据为 4 个月，改善后收集的数据为 3 个月，效果维持收集的数据为 2 个月，这是该次活动计划的疏漏，下一期的活动在制订计划时应更加严密科学。

（4）解析摆药环节及确认对策效果时，2016 年 7 月至 9 月的内差率取得的进步出乎圈员们的意料。讨论原因有：①品管活动人人参与，药师时刻谨记安全意识，工作中避免了差错的发生；②静脉药物配置工作为流水线操作，摆药环节是源头，从源头降低差错的发生，效果非常明显；③提示圈员们在今后的工作中要学会辨识和捕捉引起问题的关键要素并加以改进，才能比较快速地解决实际问题，提高效率。

4. 萌芽圈下期活动主题选定　萌芽圈的本期活动只改善了发生内差的关键因素之一：摆药环节。虽然目标达成率为 108.46%，但本着“止于至善”的理念，萌芽圈下一期品管活动将继续此主题，以配置环节为重点环节开展第二期活动。

实例三　精灵圈

——降低住院药房药品发药差错件数

一、精灵圈内容摘要

本次品管圈的圈名为精灵圈，精灵圈活动改善的主题是“降低住院药房药品发药差错件数”，活动时间是2016年7月至2016年12月。负责本次精灵圈活动的单位是济南市某医院药学部。

精灵圈由2013年6月1日提出，2013年7月开始组建，2013年10月成立。本次活动是该院进行的第二次品管圈活动。本次活动主要针对济南市某医院住院药房发药差错进行活动。本次精灵圈活动期间共开会10次，开展了主题选定、活动计划拟定、现状把握、解析、目标设定、对策拟定、对策实施与检讨、效果确认、标准化、检讨与改善十个品管步骤。

精灵圈的成员共8人，其中包括圈长1人，辅导员1人，圈员6人。他们的职称都是药师，是专业的药学技术人才，具有较高的专业素质，在此次品管圈活动的顺利推行过程中发挥了重要作用。

本次活动的主题范围是济南市某医院住院药房每周发药的错误件数。在紧张、繁忙的工作中，如何减少和降低发药差错是困扰每位药师的一个问题，保证病人用药安全是每个药师的工作主题。精灵圈根据医院管理目标的方向、上级领导的指示、合作部门提出的意见及本部门存在的主要问题提出本次活动的主题，希望能够通过本次活动制定出具体、可操作性强的技术规范，从而有效降低发药的差错次数。

本圈圈员使用头脑风暴法充分发挥大家的主观能动性和丰富想象力，集中评价主题项目，全体圈成员通过评价法从迫切性、重要性、可行性、上级政策四个方面对提出的四个主题选项进行评分，采用5、3、1打分标准选定主题，每项的平均分合计，将得分最高的“降低药品发药差错件数”确定为本次精灵圈活动的主题。

通过对该院住院药房所有的发药进行检索发现，精灵圈活动前发药多次出现差错，计算得到药品发药差错为52件/周（科室内差）。通过要因分析图查找原因，而后进行要因分析以及真因验证，对此现象进行解析，最后找出药品的发放错误主要有数量错误、品项错误、药名错误、产地错误、剂型错误。

依照柏拉图80/20法则，以包装相似、品名相似等四项为真因，计算出圈能力的大小为六成，最终运用公式得出目标值为27.8件/周。为达到这一目标，精灵圈的全体圈员通过头脑风暴法、查阅文献资料和参观学习其他同行的运作经验等方法针对要因提出相应对策，并由对策拟定评分表最终确定实施的对策。而后又一次组织圈员进行头脑风暴，针对已确定了的对策进行追踪评估，对措施内容进行全面把握，确保不偏离目标，不与基本政策相悖。随后进行效果确认，包括无形成果、有形成果和附加效益。相应的无形成果包括协助药师进一步了解大众用药的需求，激发圈友头脑风暴，增进圈员工作热情，提高药师专业形象等。最后建立标准化流程，提高工作效率，增强技术储备，防范再次发生相同的错误，保证对策效果得以长期稳定维持，并发挥同质化培训的作用，提高医院药学部药师的整体素质。

经过3个月的连续跟踪观察，本次精灵圈活动的效果维持良好，截至2016年12月，发药差错件数均处于目标值以下。

二、精灵圈介绍

（一）精灵圈组成

精灵圈活动的开始时间是2016年7月，活动结束时间是2016年12月，此次在本院进行的是第二期，组成人员共8名，均为药师。精灵圈组成见表4－3－1。

表4－3－1　精灵圈组成

圈　名	精灵圈	成立日期	2013年10月23日
活动期	第四期	活动期间	2016年7月1日
圈　长	苏药师	辅导员	庞药师
圈　员	张药师，东药师，邹药师，李药师，马药师，傅药师		
活动单位	济南某医院住院药房		
活动主题	降低药品发药差错件数		

精灵圈圈长是苏药师，作为该品管圈的代表人，起到了领导圈员参与活动，建立圈员间互相协助、全员参与、全员发言、全员分担的活动环境，维持全体圈员之间良好的人际关系，举行圈会，协助推行委员会组织活动等作用。

精灵圈辅导员庞药师营造了圈员自动自发参与圈会的氛围，使品管圈活动与内部的日常业务相结合，充分掌握圈员对于品管圈活动的想法和做法，保证了品管圈活动的持久性和永久性。

（二）精灵圈圈名及圈徽

1. 精灵圈圈名　此次品管圈的圈名为精灵圈，用海豚为主体，以海豚群友爱的团体特性代表了医院团结、奋进的工作氛围；海豚作为拥有高智商的象征，一直以精灵般的形象存在于人们的心中。因此，将此圈取名“精灵”，希望医护工作者能够像小精灵一样，积极发挥聪明才智、自信坚定，以不断进取的工作精神，全心全意地服务在人民身边。

2. 精灵圈圈徽及意义

（1）精灵圈的圈徽　红十字代表着仁爱、专业，是医疗相关工作者广泛使用的标志；黄色的帽子代表着积极、乐观，海豚象征着善良与聪慧的圈员们，蓝色代表严谨、负责、细致和谦和的工作态度；张开的双臂则代表全体圈员敞开胸怀，全心全意为患者服务（图4-3-1）。

（2）精灵圈圈徽意义　整体代表在该医院的大环境里，药房的药师皆以精灵般智慧的头脑不断学习，致力于用药安全的提升，以精灵般灵动的心态积极向上，为病人提供满意的药师服务，追求更高的品质。

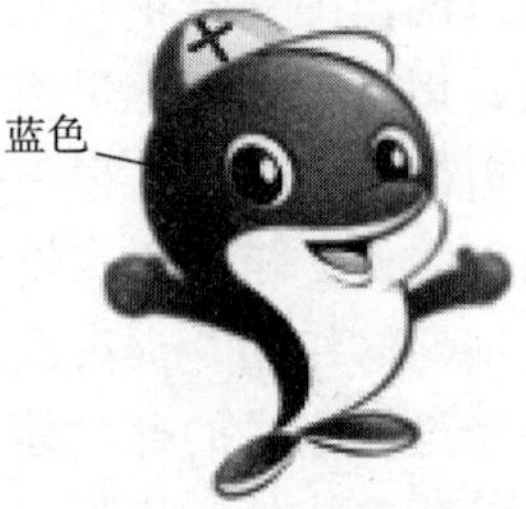

图4-3-1　精灵圈圈徽

（三）精灵圈活动历史

该院品管圈活动从2014年开始至2016年共进行了两期的活动，精灵圈活动的主题分别为加强药品效期管理、提高用药安全性和降低药品差错率。

在前期减少近效期药品发生次数的精灵圈活动中，精灵圈有3项改进成果，即对近效期的药品及时登记，药品药架分区域管理责任到人，设立专门药品效期监管人员，目标达成率高达83.97%，进步率为49.32%，取得了较为优异的成果，也得到了院方的肯定。通过此次活动，精灵圈圈员的质量意识得到了提高，降低了病人用药风险，减少了医疗纠纷的发生，促进了安全合理用药，同时为医院和病人创造更为和谐、稳定的医患关系提供了保障。此次活动在院内各项评比中均取得了良好的成绩，获得了院内团体二等奖（表4-3-2）。

表4-3-2　精灵圈活动历史

期数	活动主题	活动时间	目标达成率	进步率	荣誉
第一期	减少近效期药品发生次数	2014.1.2~2015.7.30	83.97%	49.32%	院二等奖
第二期	降低药品差错件数	2016.7.1~2016.12.1	27.8%	24.3%	

（四）精灵圈上期活动成果追踪

上期活动主题：减少近效期药品发生次数。

上期活动期间：2014年1月至2015年7月。

上期活动目标：减少近效期药品发生次数由平均每月8.07次降低到平均每月4.09次。

上期效果追踪：在连续几个月的时间内，精灵圈减少近效期药品发生的次数基本稳定，效果明显，精灵圈药品有效期管理改善前后状况见图4-3-2。

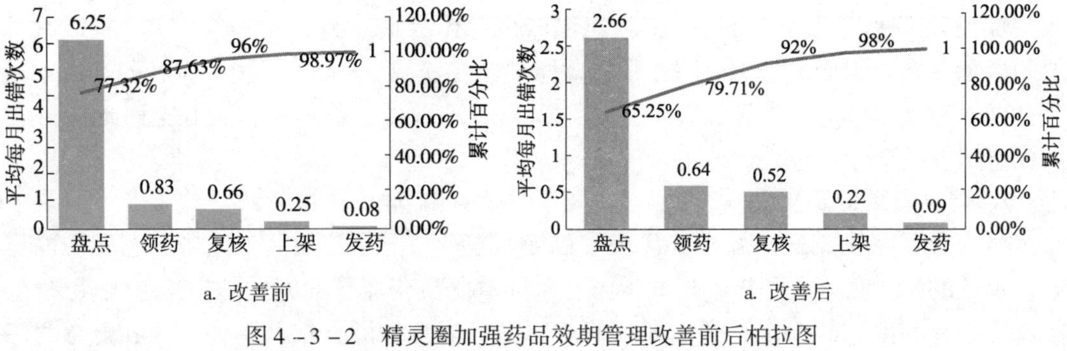

图4-3-2　精灵圈加强药品效期管理改善前后柏拉图

由两幅图对比可见，药品效期管理改善前，药品盘点出错平均每月发生 6.25 次，而改善后降至 2.66 次，进步率为 12.07%，领药差错发生由每月 0.83 次减少至 0.64 次，进步率为 7.92%，复核发生差错由平均每月发生 0.66 次降至每月 0.52 次，进步率为 4%，上架出错由每月 0.25 次减少到 0.22 次，进步率为 0.97%，而发药出错次数由平均每月 0.08 次到改善后每月 0.09 次，总体上药品效期管理改善取得了较为令人满意的成果，为该院药品质量安全提供了进一步的保障。

三、精灵圈主题选定

（一）精灵圈主题内容

1. 精灵圈备选主题的提出　此次几位圈员高度重视，基于医院管理目标的方向、上级的指示和主管方针、提高医院工作效率和品质的目标等方面提出了多个可供选择的有意义的主题，主要包括配送环节破损、发药差错失误、工作动力与激情、专业知识储备与更新、休假制度、摆药时间调整、增加复核环节等。

2. 精灵圈选择主题的方法　备选主题列出后，精灵圈的圈成员 8 人根据此次活动的需求列出评价项目，通过评价项目和备选主题制成交叉表，由此次精灵圈的全体圈员通过评价法从迫切性、重要性、圈能力、上级政策四个方面对提出的七个主题选项进行评分，分数等级为 5 分制，采用 5、3、1 打分制。然后将备选主题的各项评分合计，去除意外因素，最终总分最高者即为目前医院药房中大家一致同意优先解决的问题，据此最终得分为 17.5 的“发药差错失误”被确定为本次精灵圈活动的主题。具体内容见表 4－3－3。

表 4－3－3　精灵圈主题内容

主题评价题目	上级政策	重要性	迫切性	圈能力	总分	排序	选定
配送环节破损	3.8	3.6	4.0	4.2	15.6	2	
发药差错失误	4.2	4.5	4.8	4.0	17.5	1	√
工作动力与激情	3.4	3.8	3.6	2.8	13.6	3	
专业知识储备与更新	2.0	3.0	2.2	2.2	9.4	7	
休假制度	2.4	2.2	3.3	1.8	9.7	6	
摆药时间调整	2.8	3.0	3.2	2.0	11.0	5	
增加复核环节	3.2	2.8	3.6	2.4	12.0	4	

3. 精灵圈主题书写格式　精灵圈在选定确定的主题之后，需要将选定的主题配备与之相应的具体且可衡量的指标，查阅以往优秀品管圈活动的范例，得知规范的主题书写格式应该是“动词（正向或者负向）＋名词（改善的主题）＋衡量指标”。此次活动的最终目的是为了使发药差错失误减少，因而需采用负向动词，改善的主题为圈员们用评价法选出的“住院药房发药差错”。同时，为了使本次活动的成果能更为直观明了地呈现，将衡量指标具体化，采用百分比的方式，即差错率。由此最终将此次精灵圈的活动主题定为“降低住院药房药品发药差错件数”。

（二）精灵圈活动主题

1. 精灵圈主题范围 医院药房在保证将质量可靠的药品发至患者手中的过程中，会涉及多个环节，包括药品的配送环节、技术人员的知识储备、储存药品的条件、药品上架、发药、取药等诸多流程。根据药房人员自身所能控制的矛盾激化点，此次精灵圈活动将改善的对象设置为该医院药房所涉及的发药流程，减少发药差错失误。

2. 精灵圈主题名词

（1）*发药差错件数* 每周住院药房发药的错误件数。

（2）*发药差错发生率* $发药差错发生率=\frac{差错发生次数}{总发药次数}\times 100\%$

（三）精灵圈选题理由

1. 对病人而言 安全正确使用药物可以减轻病人痛苦，促进病人早日康复。提高病人对于临床用药的安全意识，增强药品安全保障，为病人提供更加安全优质的服务，增加病人的安全感和信任度，有助于构建良好的医患关系。

2. 对个人而言 参与精灵圈活动的圈成员能够在不断的改进过程中加强自己的专业技术能力，培养严谨、负责、细致、谦和的工作态度和自信、坚定、不断进取的工作精神，同时形成团结、奋进的优秀工作氛围。

3. 对医院而言 医院就医的人流量较大，相比之下，药房内配备的人手较少，在较大的工作压力之下，容易发生发药差错。在大环境无法立即改变的情况下，精灵圈活动致力于在流程、细节方面提升管理能力，减少发药差错发生率，即提高药房发药准确率及服务质量，降低患者投诉率。同时增加团队凝聚力，改善工作效率和品质，提高病区的整体形象。

4. 对同仁而言 药品发错率的降低，能间接降低医院医疗成本，促使医院服务质量持续改进，提升患者对医院的信任，增加社会效应，提升医院整体品牌形象，给医院同仁带来正向的品管圈活动反馈，推动圈活动发展。

四、精灵圈活动计划拟定

1. 活动计划拟定的原因 品管圈活动强调规划性和目的性，针对不同的品管圈活动，拟定的活动计划也不尽相同。所谓因地制宜，精灵圈在主题选定之后召开圈会，根据医院药学部以及病区的环境、圈员的工作效率和工作强度，查阅相关文献资料，回顾往期品管圈活动，为“减少发药差错”特制了一份详尽的活动计划。

2. 活动计划拟定的基础 精灵圈活动计划书是基于济南市某医院的内部环境、医院的背景及运行实际和项目实施要求，并结合精灵圈圈员的工作环境、思维习惯以及工作特长拟定的。

经过查询资料，精灵圈活动的计划拟定按照标准而严谨的品管圈十大步骤进行，即通过对主题选定、活动计划拟定、现状把握、目标设定、解析、对策拟定、对策实施与检讨、效果确认、标准化、检讨与改进的十大品管圈实施步骤进行计划安排。为给其他品管圈或下一次活动提供经验，此次精灵圈活动在检讨与改进后又添加了一项资料整理及发表，以规范此次活动成果。同时，由于住院药房的药师年资差距相对较大，精灵圈的圈长根据每个人的特点，指定每一步骤的负责人，避免项目实施过程与预定计划出现较大偏离。

3. 确定活动计划书的活动日程　精灵圈在拟定各步骤实施时间上，细化到“周”，并标注出自 2016 年 7 月到 2016 年 12 月相对应实施的年月时间。本次精灵圈活动按照一般圈活动时间分配，主题选定、活动计划拟定、现状把握、目标设定、解析、对策拟定占总活动时间的 30%，对策实施与检讨占 40%，效果确认和标准化占 20%，检讨改进和成果发表占 10% 的时间分配方式。但在此次具体实施过程中，为保证收集数据足够，影响了活动进程，活动时间延长了两周。

每个步骤有圈长指定或自荐的圈员负责，其他部分圈员参与各环节的活动。如果在实施过程中出现实施线与计划线不符，各步骤负责人需要做好记录并说明原因。

4. 绘制活动计划甘特图　精灵圈通过开圈会、小组讨论、回顾分析上一期的品管圈的活动计划书的内容等方法最终确定活动日程和人员分工等。然后，精灵圈的圈员们采用品管工具甘特图，把上述的各项因素整合起来，拟定出一份完整的活动计划拟定书，并以图示的方法通过活动列表和时间刻度表示，用连续的线条将其联系起来，代表活动的持续性。详细内容见表 4－3－4。

表 4－3－4　精灵圈计划内容和时间进度

项　目	2016. 7				2016. 8				2016. 9				2016. 10				2016. 11				2016. 12				负责人
	1	2	3	4	1	2	3	4	1	2	3	4	1	2	3	4	1	2	3	4	1	2	3	4	
主题选定																									高药师
活动计划拟定																									张药师
现状把握																									王药师
目标设定																									张药师
解析																									杜药师
对策拟定																									张药师
对策实施与检讨																									高药师
效果确认																									张药师
标准化																									杜药师
检讨与改进																									王药师
资料整理及发表																									张药师

注：……为计划线；——为实施线。

五、精灵圈现状把握

1. 住院药房工作流程　在精灵圈的实施过程中，为了充分掌握现行的工作内容，全体圈员通过各种形式的小组讨论，利用流程图进行归纳和总结。

精灵圈住院药房的工作流程：首先由医师开立医嘱，之后住院药房药师收到医嘱，前置药师根据“四查十对”的原则进行处方审核，如果发现处方不合理，则应与相应医师、护士联系更改处方，若医师决定更改处方，这时应请患者回诊室让医师重新开立新处方，然后重新下医嘱。此后，把核对好的医嘱进行打印，而后由药房班长负责退药工作，如果有退药，则减去退药后再进行调配医嘱；若没有，则直接进行调配医嘱。随后进行医嘱发放，由专业技术人员进行医嘱核对，若有错，则进行纠正差错后重新返回医嘱调配环节或纠正差错后仍有错误，则送至病区核对。医嘱核对无错就将医嘱送病区，进行病区核对，最终完成医嘱。具体的流程见图 4 –3 –3。

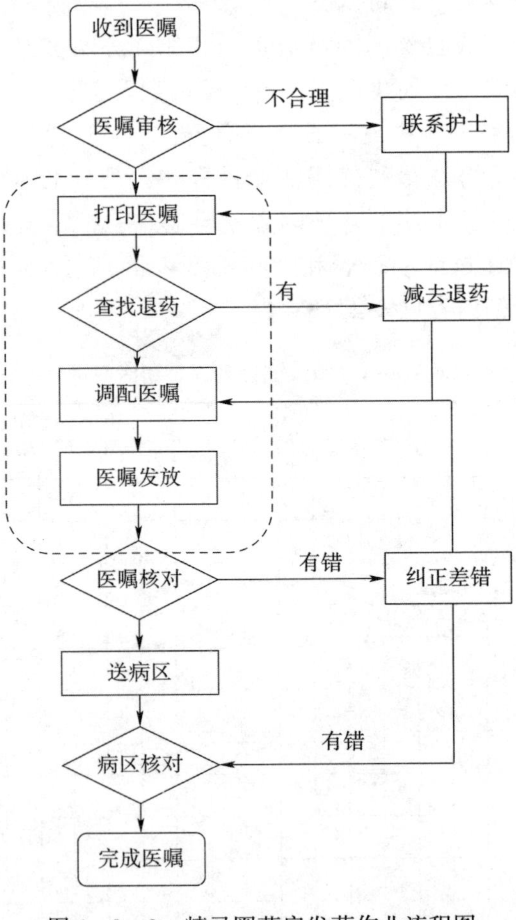

图 4 –3 –3　精灵圈药房发药作业流程图

2. 查检　本次精灵圈活动没有以往的数据，因而需要深入到现场、利用现物、做现实的观察，在工作现场，对于工作中存在的问题，进行客观且细微的观察。即参与此步骤的圈员从本院住院部药房配药发药的过程中开始查找问题，以事实为基础，把存在的问题与应符合标准的差距以及不符合标准的地方利用各种手段或方法及时记录下来。

精灵圈圈员分工按照上一步骤拟定的活动计划，通过收集、分析资料和数据（收集表格见附件1），得出住院药房发药内部差错的原因主要有数量错误、品项错误、药名错误、产地错误、剂型错误以及少数其他错误，其中“数量错误”和“品项错误”两项发生次数最多，所占比例最大。此次数据收集得出结果见表4－3－5。

表4－3－5　精灵圈现状分析（内差检查表）

日期	数量错误	品项错误	药名错误	产地错误	剂型错误	其他错误
6.4～6.10	25	21	8	5	3	1
6.11～6.17	23	20	7	2	2	0
6.18～7.24	24	19	7	4	1	1
7.25～7.31	21	18	6	2	2	0
8.1～8.7	18	15	4	2	0	0
8.8～8.14	20	17	5	3	2	1
8.15～8.21	22	19	7	4	2	1
8.22～8.28	21	20	6	3	1	1
合计	174	149	50	25	13	5
构成百分比（%）	41.82	35.82	12.02	6.00	3.14	1.20
累计百分比（%）	41.82	77.64	89.66	95.66	98.80	100

3. 确定改善重点　在确定精灵圈中的改善重点时，利用品管工具——柏拉图来把握重要原因或寻求改善重点。6月4日到8月28日的查检数据表明，数量错误、品项错误、药名错误、产地错误、剂型错误及其他错误是住院药房发药内部差错的主要原因。根据内差检查表绘制出相应柏拉图后，按照80/20法则找出造成80%错误结果的需要改善的20%的错误项目。在此次精灵圈的调查活动中，“数量错误”及“品项错误”累计百分比约为80%，即为需要改善的错误项目，因而可以将这两个项目定为该圈的改善重点。详情见图4－3－4。

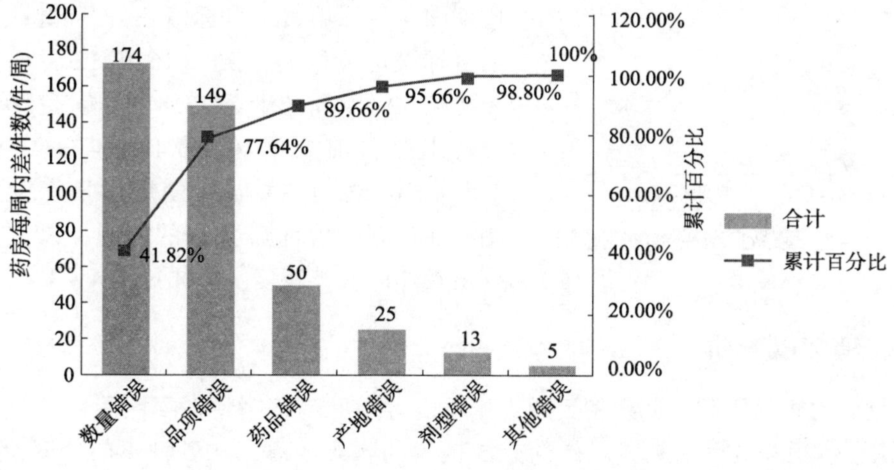

图4－3－4　精灵圈药房发药差错改善前柏拉图

六、精灵圈目标设定

1. 设定目标值 一般品管圈活动在进行目标设定时会设置相应的期限。此次精灵圈的圈员在设定目标时也规定了完成期限，即自2016年4月到2016年7月，大约3个月时间，给精灵圈的圈员带来一定的压力与动力，促使他们在活动中既保证质量又保证速度，从而提高此次圈活动的效率。

2. 目标值的计算 精灵圈活动设定的目标是精灵圈圈成员通过主题活动期望达到的标准要求，但活动结束后能否评价或能否被肯定，是否具有可及性，其值需具体化、数据化，因而首先要计算目标值。本次精灵圈活动的主题动词为负向，即减少，所以其目标值的计算公式为：

目标值 = 现状值 - 改善值 = 现状值 - （现状值 × 改善重点 × 圈能力）

（1）现状值 即现状把握阶段利用查检表收集到的数据。在本次精灵圈中以“降低药品差错件数”为主题的活动，通过查检得出现阶段平均药品发药差错为52件/周，即为目标设定阶段的现状值。

（2）改善重点 根据查检绘制的柏拉图和80/20法则发现的主要真因是数量差错和品项差错，两者的累计百分比达到79.64%，即为改善的重点。

（3）圈能力 指用一个具体的百分比数值来表示全体圈员完成目标的实际能力。本次精灵圈主题活动，因医院外部环境、硬件设施对主题改善的影响度较大，为了避免打击圈员的积极性，将圈能力设为了58%（根据公式判断，原始文件摘要中计算得来，但无具体数值）。

3. 绘制目标设定柱状图 由目标设定准备中的目标值计算公式，可以得出目标设定计算结果如下：

目标值 = 52 - 52 × 79.64% × 58% = 27.8件/周

在规范的品管圈步骤中，目标设定有其固定的表达格式，规范的叙述方式为“完成期限 + 目标项目 + 目标值”，因而此次精灵圈的目标设定应该为“到2016年12月药品发药差错从52件/周减少至27.8件/周”。为了直观呈现出改善前数据（现状值）与改善后数据（目标值）之间的差异，使用了目标设定柱状图，在呈现改善前后数据的同时，以文字形式列出具体的改善幅度。具体见图4-3-5。

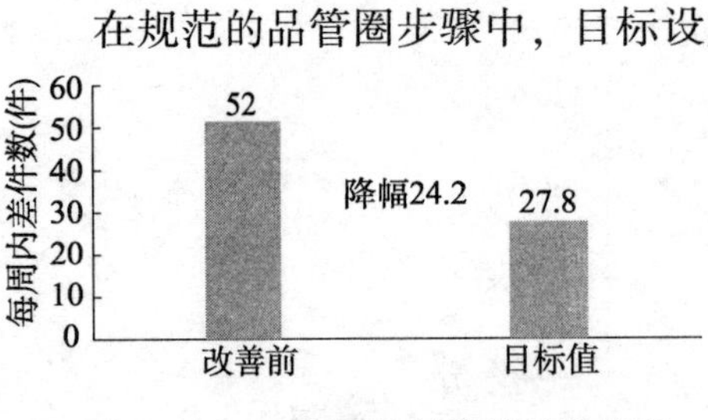

图4-3-5 药品发药差错的柱状图

七、精灵圈解析

1. 精灵圈查找原因 此次精灵圈查找原因运用的是绘制特性要因图（鱼骨图）的手法，圈长带领圈员运用头脑风暴的方法提出和收集信息，从各种不同角度，由浅入深挖掘原因。首先以为什么导致住院药房“数量错误”“品项错误”的问题开始思考，先找出较为浅显的大原因（大鱼骨），即方法、人员、设备、药品四个方面产生的问题；然后再对大原因进行深入思考，提出更多的原因（中鱼骨）进行思考分析，最终找出真正导致问题的小原因（小鱼骨），从而更准确地找出解决的方法。在此活动过程中，精灵圈查找出导致住院药房数量差错的小原因有只罚不奖、医嘱单数量显示不清以及药筐太小；而导致住院药房品项差错的原因有人员培训少、药品包装相似、药品品名相似以及新药入库和退药归位出现问题。

2. 精灵圈要因分析　精灵圈住院药房数量错误要因分析、住院药房品项错误要因分析见图4－3－6、图4－3－7。

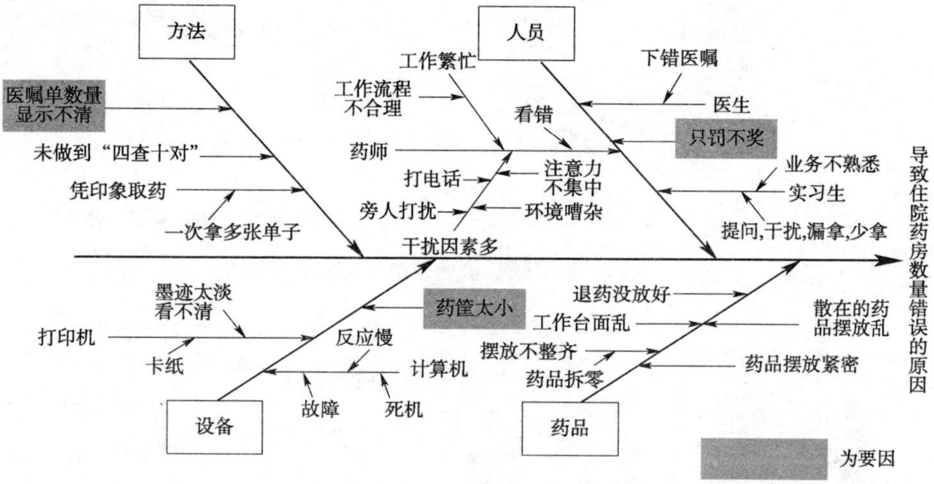

图4－3－6　住院药房数量错误要因分析

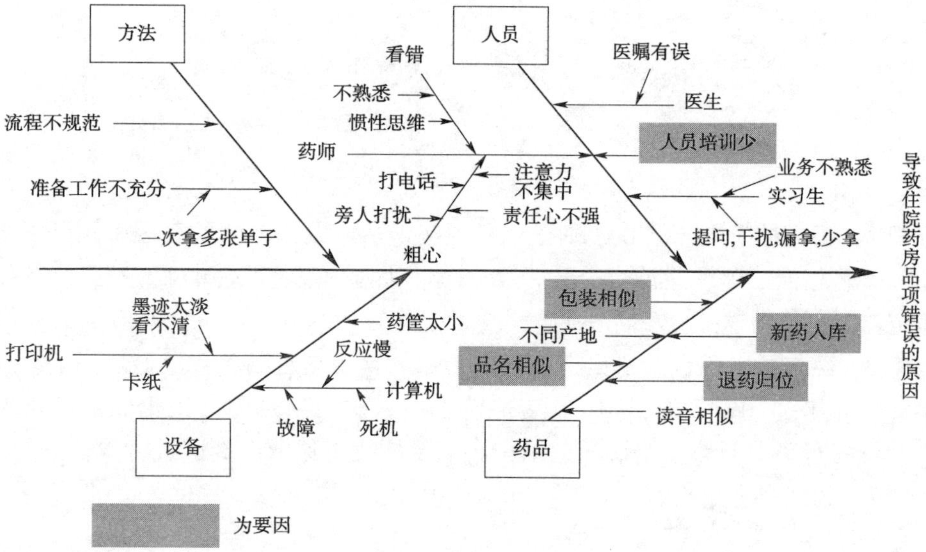

图4－3－7　住院药房品项错误要因分析

3. 精灵圈真因验证 此次精灵圈活动为了精益求精，又进行了真因验证，对圈出的要因进行为期一周的查检，最后发现包装相似、新药入库、品名相似所导致的品项错误占总数量76.1%，然后再结合数据绘制柏拉图进行分析。精灵圈真因验证的具体内容见图4－3－8和图4－3－9。

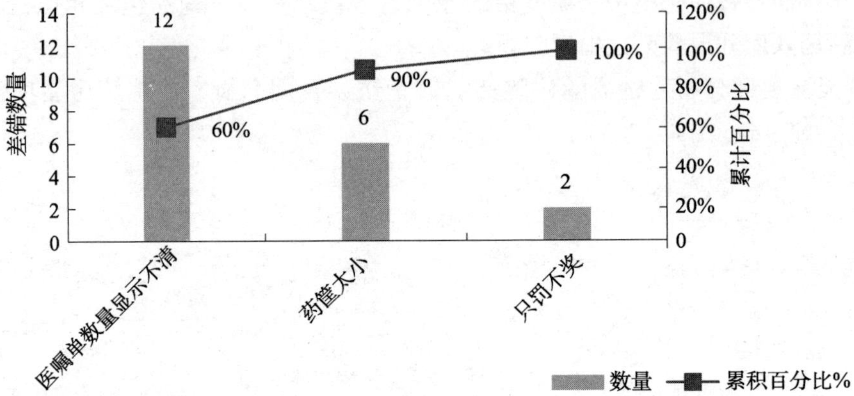

图4－3－8 精灵圈数量错误解析——真因验证

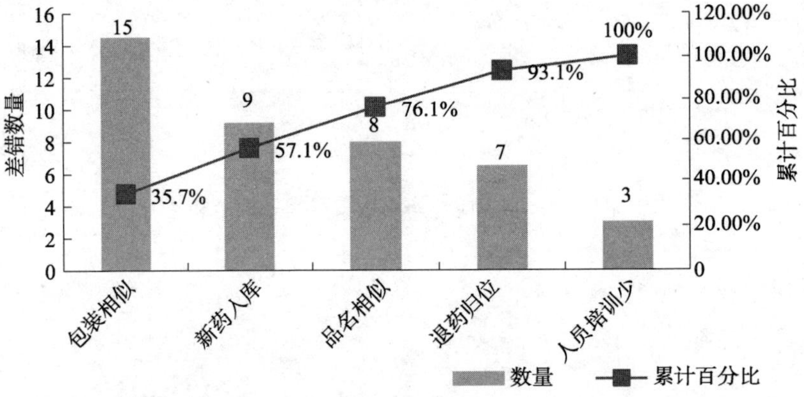

图4－3－9 精灵圈品项错误解析——真因验证

分析1：根据柏拉图80/20法则，因品项错误造成发药差错的真因中包装类似、新药入库、品名相似三项，累计百分比占76.1%，因此本次精灵圈对于发药品项错误对策的拟定需要围绕着这三个真因进行。

分析2：经查检，因数量错误造成发药差错的真因是医嘱单数量显示不清、药筐太小，累计百分比占90%。根据柏拉图80/20法则，这两项真因占比相加超过80%，因此本次精灵圈对于发药数量错误的对策拟定需要围绕着这两个真因进行。

八、精灵圈对策拟定

1. 提出对策方法 通过上一步的解析，已经明确了哪些是导致药品发药差错的关键性因素，因此这一步骤精灵圈的全体圈员针对已得出的真因：包装类似、新药入库、品名类似的品项错误，医嘱单数量显示不清、药筐太小的数量错误，展开想象，尽可能多地提出确切、有效且可行的策略，运用的方法主要有如下几种。

（1）头脑风暴　全体成员共同参加、共同思考，提出有效的对策。

（2）文献查证　通过文献检索，借鉴已有成果及经验。

（3）参观学习其他同行的运作经验。

2. 选择并确定对策　在提出对策的过程中，大家所提出的策略并非都是切实可行的，如有些对策可能解决问题的成本过高，经济性不强；有些可能超出了团队成员的能力范围，需要其他部门的合作才能解决；有些实际操作起来未必能达到预期效果。因此，需要从之前大家提出的各种对策中，筛选出大家能认可的、可行的对策，加以落实和开展。此次采用的品管工具为对策拟定评分表。

精灵圈全体圈员采用对策拟定评分表，依据评价指标——可行性、经济性、圈能力三项和评价等级——优5分、可3分、差1分对所有的对策进行打分，圈员共10人，总分150分，根据80/20法则规定125分以上为实行对策。由此，此次评价打分共选出5个对识，即重新设置药品数量显示格式，更换大筐子，规范药品标签并加警示标识，完善品名相似药品计算机及医嘱信息显示，设立新药筐，专门存放新药。但对具有共性的对策需要进行合并，因而最终确定为四项实施对策：新设置药品数量显示格式，更换大筐子，规范药品标签，并加警示标识，设立新药筐，专门存放新药。每项对策明确对策负责人，由负责人确保所负责的项目具有可操作性，并对其进行有效管理。具体对策拟定内容见表4－3－6。

表4－3－6　精灵圈对策拟定

要因	说明	对策	得分	采纳	提议人	负责人	执行时间	对策编号
医嘱数量显示不清	药品数量显示不清	重新设置药品数量显示格式	144	√	苏药师	苏药师	2016.6.1～6.30	对策一
筐子小	筐子小，频繁换筐	更换大筐子	130	√	邹药师	邹药师	2016.7.1～7.31	对策二
包装相似	同一厂家为了树立品牌，包装相似	分开放置，建立对比图并提醒	116		张药师	张药师		
		通知厂家更换包装加以区别	105		宋药师	宋药师		
		规范药品标签，并加警示标识	142	√	傅药师	傅药师	2016.8.1～8.31	对策三
退药归位	退药的清点归位	每天白班人员专人负责退药归位	97		马药师	马药师		
品名相似	不同药品通用名或商品名相似	整理品名相似的药品资料	104		杜药师	杜药师		
		完善品名相似药品计算机及医嘱信息显示	144	√	李药师	李药师	2016.6.1～6.30	对策一

续表

要因	说明	对策	得分	采纳	提议人	负责人	执行时间	对策编号
新药入库	新进药品提醒	规范新药入库流程	100		孟药师	孟药师		
		设立新药筐，专门存放新药	134	√	张药师	张药师	2016.7.20～8.31	对策四

注：评价方式，优5分；可3分；差1分。圈员共10人，总分150分，全体圈员决定以125分以上为实行对策。有些对策具有共性，需要合并。

九、精灵圈对策实施与检讨

1. 精灵圈对策实施 精灵圈通过对“数量错误”和“品项错误”的真因拟定对策后，针对这些对策进行实施情况的追踪记录。时刻掌握实施动态，关注“发药差错”数据的变化，利用小组会议对对策实施情况进行研讨，对出现的问题进行及时更正，以防偏离改善目标。本次精灵圈对策实施与检讨所得出的结果，根据PDCA循环列表所得具体内容见表4－3－7、表4－3－8、表4－3－9、表4－3－10。

表4－3－7 精灵圈PDCA循环图对策一

对策一	对策名称	重新设置药品信息及医嘱显示格式
	真因	药品数量显示不明显、不同药品通用名或商品名相近容易混淆
计划（P）		改善前： 由于药品药名相似、药品数量显示不明显等，导致拿药时出现差错 对策内容： 1. 对同一通用名药品在处方中增加商品名加以区别 2. 所有药品数量医嘱显示黑体加粗
实施（D）		对策实施：住院药房工作人员 负责人：苏某 实施地点：住院药房
效果（C）		对策效果确认： 错误件数由改善前的25件/周，降至改善后的14件/周
处理（A）		对策处置： 1. 经由效果确认，该对策为有效对策 2. 通过医嘱显示格式更改，拿错次数显著减少

表4－3－8 精灵圈PDCA循环图对策二

对策二	对策名称	更换大药筐
	真因	药筐小
计划（P）		改善前： 药筐太小，不能满足同一个医嘱大量药品的摆放，药品容易掉出药筐

续表

计划（P）	对策内容： 更换小药筐为大药筐
实施（D）	对策实施：住院药房工作人员 负责人：邹某 实施地点：住院药房
效果（C）	对策效果确认： 错误件数由改善前的16件/周降至改善后的6.3件/周
处理（A）	对策处置： 1. 经由效果确认，该对策为有效对策 2. 通过更换大药筐，拿错次数显著减少

表4-3-9 精灵圈PDCA循环图对策三

对策三	对策名称	规范药品标签，并增加警示标识，药品分开放置，建立对比图并公示提醒
	真因	同一厂家为了树立品牌，或不同厂家包装相似
计划（P）		改善前： 由于药品包装相似，同一药品由于剂型、规格不同等，导致取药时反复出错 1. 同一药品具有不同剂型、规格的药品，药架上采用醒目的彩色标签 2. 对所有药品标签重新设计更换 3. 在公告位置及时公示相似易混淆的药品名称及外观照片
实施（D）		对策实施：住院药房工作人员 负责人：邹某 实施地点：住院药房
效果（C）		对策效果确认： 药品差错件数由改善前的11.8件/周降至改善后的4件/周
处理（A）		对策处置： 1. 经由效果确认该对策为有效对策 2. 上述规范列入药品信息维护中

表4-3-10 精灵圈PDCA循环图对策四

对策四	对策名称	设立新药柜，专门存放新药
	真因	新药入库
计划（P）		改善前： 新进药品、厂家改变药品摆放位置，药方成员未及时获得通知，造成药房调剂差错

续表

计划（P）	对策内容： 由进药负责人及时入库定位，专门设立新药药柜，把新药放入新药柜
实施（D）	对策实施：住院药房工作人员 负责人：邹某 实施地点：住院药房
效果（C）	对策效果确认： 药品差错件数由改善前的11.8/件周降至改善后的4件/周
处理（A）	对策处置： 经由效果确认对策为有效对策，通过对药品摆放管理，减少差错件数发生

2. 精灵圈对策检讨 精灵圈对每一对策的实施结果都进行了检讨与分析，如果效果不佳，则视情况再重做解析的步骤，重新拟定对策，直到达到预期效果。运用PDCA循环对对策的实施过程加以记录，其中P为对策内容，说明如何工作，将对策的内容进行具体化；D表示对策的实施，说明对策实施的负责人、实施地点、实施时间；C表示对策效果的确认，主要说明此次精灵圈实施该对策的效果；A表示对策处置，当检验对策实施效果达到目标时，可列入标准化。

十、精灵圈效果确认

精灵圈在进行对策实施的记录与追踪后，对相应的结果进行整合分析，运用柱状图和柏拉图表示改善效果，改善前现状值是52件/周，目标值是27.8件/周，目标达成率是100%，进步率是46.5%，获得较为明显的改善成果。此次精灵圈的效果确认形式分为有形成果确认、无形成果确认、附加效益确认，具体分析如下。

1. 有形成果确认 有形成果是直接的、可以用数据形式表现的，通常能直接计算其收益的成果。此次项目改善前和改善后的调查时间：分别为8月26日至9月15日和10月3日至11月1日，精灵圈运用柱状图来表示改善效果，改善前现状值是52件/周，改善后最终值是27.8件/周，获得较大的进步，具体成果见图4-3-10。为了直观地呈现改善效果，使用了柏拉图，详见图4-3-11。

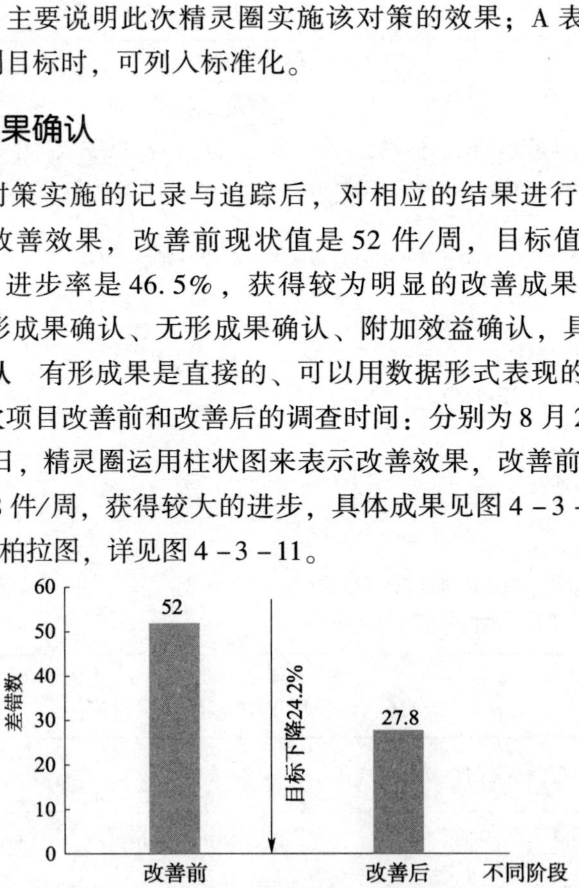

图4-3-10　精灵圈改善前后柱状图

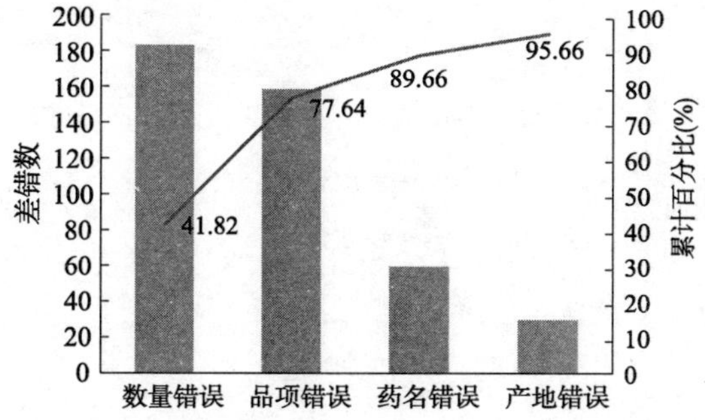

a. 改善前

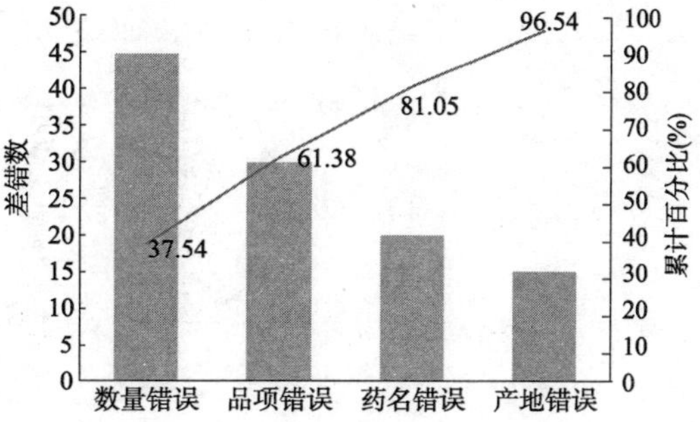

b. 改善后

图 4－3－11　精灵圈改善前后柏拉图

有形成果的计算：

$$目标达成率 = \frac{|改善后 - 改善前|}{|目标值 - 改善前|} \times 100\%$$

$$= (|27.8 - 52| / |27.8 - 52|) \times 100\% = 100\%$$

目标达成率以 80% ～150% 为宜，其中 90% ～110% 为优秀，过大（ >150%）或过小（ <80%）说明在目标设定阶段可能存在不合理情况，需要及时查找原因。而本次精灵圈的目标达成率为 100%，结果在接受范围内。

$$进步率 = \frac{(改善前 - 改善后)}{改善前} \times 100\%$$

$$= (52 - 27.8) / 52 \times 100\% = 46.5\%$$

2. 无形成果确认　根据评价项目的类型，由所有圈成员一起进行打分，每项每人最高 5 分，最低 1 分，总分 50 分。评价发现以上各方面均有所成长，具体无形成果见表 4－3－11。精灵圈圈员为将无形成果量化，将其绘制成雷达图，更为直观地表示，详见图 4－3－12。

表 4－3－11　精灵圈无形成果

编号	评价项目	活动前		活动后		活动成长	正向/负向
		合计	平均	合计	平均		
1	解决问题能力	34	3.1	48	4.4	1.3	↑
2	责任心	36	3.2	51	4.6	1.4	↑
3	沟通配合	30	2.8	46	4.2	1.4	↑
4	愉悦感	30	2.8	44	4.0	1.2	↑
5	凝聚力	30	2.9	46	4.2	1.3	↑
6	积极性	36	3.3	48	4.4	1.1	↑
7	品管手法	26	2.4	50	4.6	2.2	↑
8	和谐程度	34	3.1	46	4.2	1.1	↑

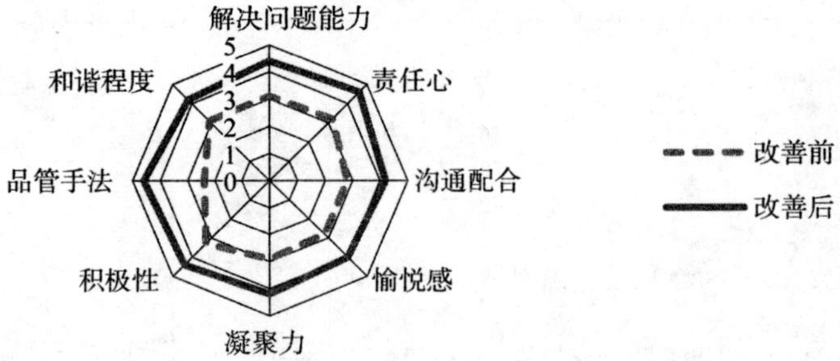

图 4－3－12　精灵圈无形成果改善前后比较

3. 附加效益确认

（1）社会效益　降低平均每天发药差错件数，从 52 件/周降至 27.8 件/周，从而降低住院药房药品损耗。

（2）提高管理效率，提高医嘱准确性。

（3）降低发药差错，减少医护纠纷，从而提高病人满意度。

十一、精灵圈标准化

精灵圈效果确认以后，圈员们通过小组会议的形式进行讨论，将切实有效的对策和改善后的操作方法加以标准化，即在对取药流程系统调查分析的基础上，将现行的取药流程的操作步骤细化，并以科学技术、规章制度为基础，形成规范化的作业程序，作为日后工作的参考。标准化是使精灵圈圈活动保持改善成果的重要步骤之一，以此保证对策效果得以长期稳定维持，并发挥同质化培训的作用，提高整体素质。根据精灵圈的针对项目进行标准制定，新制定的标准（规章制度、标准操作流程）的主要内容包括目的、适用范围、要点说明、附则、制定的年月日等，并明确标准化操作中的每个环节的使用者以及监督者。精灵圈标准化的具体内容见表 4－3－12。

表 4－3－12　精灵圈的标准化

类别： □流程改善 □提升质量 □临床路径	作业名称： 新进人员规范化培训的标准化	编号：QCC－1 主办部门：药学部－住院药房

一、目的

为使新进人员（包括轮转同志、实习同学）熟练掌握药房工作流程，能胜任每个工作岗位，能规范操作，正确并及时提供病人所需药品，提高病人满意度

二、适用范围

药学部住院药房所有工作人员

续表

三、要点说明

（一）操作步骤（流程图见右图）

（二）内容

1. 新进人员到岗

药剂科按照人事规定，安排新进人员至住院药房

2. 药学部调剂培训

由组长对新进人员进行安排，并指定带教老师进行调剂培训

3. 拿药、发药培训

根据药品的摆放位置，根据医嘱单进行拿药训练

4. 计算机操作培训

由组长对新进人员进行住院药房的计算机操作培训

5. 考核

培训结束，由组长对新进人员进行考核

6. 新进人员上岗

考核合格者上岗，不合格者根据考核情况继续专项培训

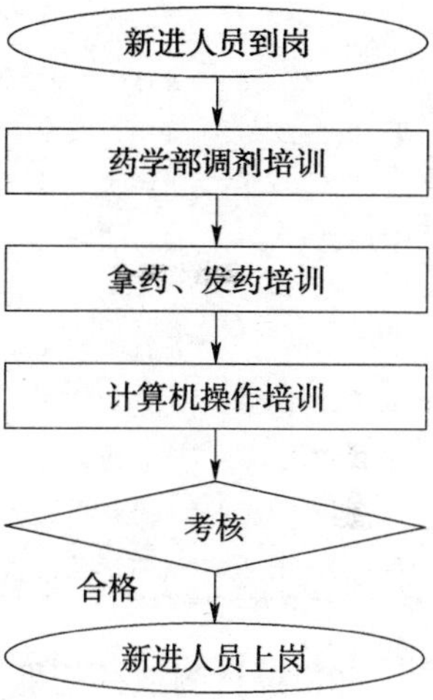

四、附则

1. 实施日期

新进人员规范化培训的标准化于2016年12月13日正式全面实施

2. 修订依据

若工作流程有所变更，则本标准随时修正

修订次数：	核定	李某	审核	庞药师	负责人	张药师
修订日期：						
制定日期：						

十二、精灵圈检讨与改进

1. 精灵圈检讨与改进报告　精灵圈这一期的活动，较之前一期的活动，品管手法运用得更加熟练，用时更短，但取得的效果很令人满意。这说明在汲取前者经验的条件下，品管圈活动的质量也在改善中不断提高。因此，精灵圈成员非常注重圈活动结束之后的检讨步骤。活动结束后，以精灵圈活动步骤为基础，利用圈会座谈、圈员访谈，圈员畅所欲言，做好谈话记录，利用问卷调查等多种形式进行信息收集并采用品管手法，整理归纳各活动环节中存在的优缺点，明确此次精灵圈活动遗留的问题，为精灵圈今后的发展指明了方向。以下是精灵圈进行检讨与改进所形成的报告，具体见表4－3－13。

表 4-3-13 精灵圈检讨与改进报告

项目	优点	缺点	努力方向
主题选定	调剂准确是药剂工作最基本的要求，切合实际工作，有针对性，是保证安全用药的首要因素		始终以病人为中心，解决身边的问题
计划拟定	分阶段，从自身做起，提高了积极性、工作效率	计划与实际执行不完全符合，拖拉，整理不规范	加强执行力度，把能力运用于实践
现状把握	详细、实事求是地记录点滴，寻求解决方案	对工作观察不细致，认真劲不够	注重细节，及时发现并解决问题，加强内差管理
目标设定	目标明确	品管圈手法运用不熟练	加强品管圈手法学习和应用，挑战更高目标
真因验证	积极细致完成	边工作、边发现、边解决	加强人力和时间
对策改善	选定对策，认真参与	对策实施不完善	增加压力，变压力为动力
效果确认	成就感大大提升		继续努力
标准化	标准化模式运用到实际工作中	落实不到位	严把标准，严格执行
圈会活动情况	气氛活跃，思维开阔，心情愉悦	利用业余时间	开拓思路，多元化

2. 精灵圈遗留问题 遗留问题是一些非本圈所能解决的问题，可与其他部门进行沟通或寻求上级领导的帮助与支持，从而在后续加以改进或完善。本次精灵圈遗留的问题主要是期望能以信息技术为支持来追踪近效期药品的踪迹，以方便数据的收集及提高工作效率，减少发药差错。

3. 精灵圈活动启示 利用品管圈活动提升科室管理，虽然步骤较多，但确实是一个有效的手段。在此次精灵圈品管圈活动中，医院药学部整体服务质量有了提升，形成了具有更高追求的工作团体，部内成员也有了展示自我的平台，发挥自己的特长与优势，部分成员脱颖而出。这样益处颇多的活动，希望能得到领导更多的关注，持续发展壮大医院品管圈队伍。

附 1 住院药房发药差错查检表

缺失项目		9.1		10.30	合计
数量错误	多发				
	少发				
	漏发				
品项错误	包装相似				
	品名相似				
	读音相似		……		
	产地不同				
	规格不同				
对象错误					
其他					
合计					

附2　住院药房圈会记录表

圈　名		所属单位	
开会时间		开会地点	
辅导员		圈　　长	
主　席		本次为第　次会议	

本次进度：

□主题选定 □目标设定 □计划拟定 □现状把握 □解析 □拟定对策 □对策实施 □效果确认 □标准化 □检讨与改进 □其他

出席人员签字									
缺席人员（请注明原因）									
会议记录									
1. 上次讨论议题									
2. 上次决议事项执行状况									
3. 讨论事项与决议									
4. 结论及工作分配									
执行单位		单位主管		辅导员		圈长		记录员	

实例四　跤突圈

——降低自动发药机补药差错件数

一、跤突圈内容摘要

本次品管圈的圈名为跤突圈。本次跤突圈活动改善的主题是“降低自动发药机补药差错件数”，本次跤突圈活动的时间是2016年2月3日至2016年12月31日，负责本次跤突圈活动的是济南市某医院门诊药房。

跤突圈是2015年12月1日提出，2016年1月1日创建并完成组建，本次活动是该院进行的第一次品管圈活动。本次活动针对的主要是济南市某医院门诊药房自动发药机补药的差错问题。本次跤突圈活动期间共开会10次，活动开展包含主题选定、活动计划拟定、现状把握、解析、目标设定、对策拟定、对策实施与检讨、标准化、效果维持、检讨与改进等品管步骤。

跤突圈的成员共6人，其中包括圈长1人，辅导员1人，圈员4人。圈长工作细致，具有很好的业务能力，经验丰富，工作认真负责，故担任圈长职务；辅导员沟通能力强，擅长心理辅导，富有乐观向上的感染力，故担任辅导员职务。

本次活动的主题范围是门诊药房自动发药机补药流程中补药差错（补药差错包括数量错误和品项错误）。本次活动的改善主题是根据医院管理目标的方向、门诊药房工作的特性、上级的建议及指引，同时兼顾药房工作人员的专业程度而提出。经由跤突圈全体圈员通过评价法，针对迫切性、重要性、可行性、上级政策等一系列指标进行评价打分而最终确认下来。

通过对补药差错中品项错误、数量错误进行解析，通过查找原因、要因分析以及真因验证，找出了补药差错原因主要有：药品存在一品双规，同一家药品企业包装相似，同一药品多种剂量、剂型，轨道挡板位置容易偏移，补药桌面杂乱，补药人员工作责任心不强，发药模块老化导致药品多出、少出，机器内库存不准确造成少出药等人、机方面的八项原因。依照柏拉图80/20法则，找出6项改善真因，制定出的相应对策为：添加药品警示标识，将药品分开放置；对挡板位置进行标注，定期检查，规范操作；保持桌面整洁，指定每日值日表，责任明确；定期检查模块并及时更换坏模块；每日盘点机器内药品6项工作内容。趵突圈圈员们针对要因提出了相应对策。经过实施验证，有形成果是在确认对策效果后，品项错误出现明显下降，品项错误由原来的7.75件/周下降为3.85件/周，取得了良好成绩，进步率较高，目标达成率为120%。相应的无形成果为，加强了圈员之间的沟通合作，使圈员了解了品管圈手法及工具的运用，激发了圈员积极思考，敢想敢做，为下一次品管圈活动储备了素质更高的圈员。

经过了3个月的连续跟踪观察，本次趵突圈活动效果维持良好。平均每周差错件数由改善前的20.75件降低到12.5件，改善幅度为39.76%，改善后的差错率处于目标值以下。

二、趵突圈介绍

（一）趵突圈组成

趵突圈的组成时间是2016年1月1日，活动结束时间为2016年12月31日。本期趵突圈活动是第一期，组成人员共6名，趵突圈组成的详细情况见表4－4－1。

表4－4－1　趵突圈组成

圈　名	趵突圈	成立日期	2016年1月1日
活动期	第一期	活动期间	2016年2月3日
圈　长	高药师	辅导员	郭药师
圈　员	杜某药师、张某药师、张某药师、王某药师		
活动单位	济南市某医院门诊药房		
活动主题	降低自动发药机补药差错件数		

趵突圈圈长高药师作为该品管圈的负责人，为全体圈员代表，领导圈员参与活动，组织成员运用头脑风暴法确定品管圈的圈名、圈徽等基础信息。在品管圈活动进行期间，对圈员进行合理分工，组织圈会，研讨活动中遇到的问题以及交流成果，促进药学品管圈活动的正常进行，并及时将药学品管圈的开展情况向上级汇报，培养圈长的后续人选。

趵突圈辅导员郭药师营造了品管圈自主活动的氛围，起到为品管圈辅助、对品管圈活动给予指导、建议、安排教育训练、协调工作的作用。在活动过程中，辅导员提供支持与援助，时刻关注圈员的情绪状态变化并展开适当的谈话，使圈员间有更密切的合作，在遇见困难时伸出援手，解决问题和疑惑，辅助品管圈活动的持续性和永久性。

（二）趵突圈圈名与圈徽

1. 趵突圈圈名　济南又称泉城，有72个名泉，每一个泉水的名称都可以作为品管圈的名称，所以我们利用地域的特性，把品管圈的名称选定为趵突圈。趵突泉被称作天下第一泉，设定这一圈名是希望我们的趵突圈可以像趵突泉一样，成为最优秀的品管圈之一，希望我们能给予病人最卓越的药事服务。

2. 趵突圈圈徽及意义

（1）趵突圈圈徽由趵突泉的图片抽象而来，与趵突圈的圈名相呼应。

（2）趵突圈圈徽的主题由三股源源不断迸发的泉水组成，代表着圈成员能够紧密团结在一起，思想汇聚在一起，智慧汇聚在一起，如泉水一般源源不断，充满活力，热情高涨，永远不知疲倦，见图4－4－1。

（3）在医院的大环境中，门诊药房的药师们希望能够思如泉涌，以群体的智慧，不断为医疗服务注入新鲜的能量，为病人提供更优质的药学服务。

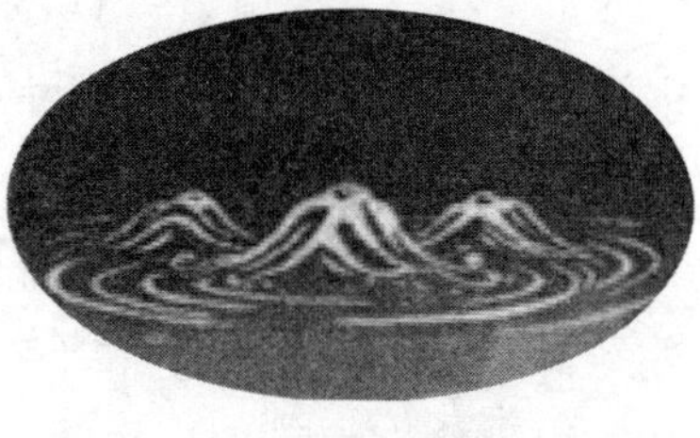

图4－4－1　趵突圈圈徽

三、趵突圈主题选定

（一）趵突圈主题内容

趵突圈主题选定是启动品管圈活动的第一个环节，由趵突圈的所有圈员根据门诊药房中存在的不足以及需要改善的方向，选定出若干个备选主题。圈员提出的主题内容包括：提高补药速度和提升工作效率、提高机内药品库存准确性、降低自动发药机补药差错、提高窗口服务满意度、提高补药人员工作积极性五个方面。趵突圈活动主题的选定根据上级政策、可行性、迫切性、圈能力四个方面提出的五个主题选项进行评分，最终确定主题为“降低自动发药机补药差错件数”，具体内容见表4－4－2。

表4－4－2　趵突圈主题内容

主题	评价项目				提案人	得分	选定
	上级政策	可行性	迫切性	圈能力			
提高补药速度和提升工作效率	1.44	2.55	2.55	2.67	杜某	8.21	
提高机内药品库存准确性	1.22	3.45	2.55	1.89	张某	9.11	
降低自动发药机补药差错件数	2.89	3.54	4.22	3.56	高某	14.21	√
提高窗口服务满意度	4.33	2.44	3.56	1.89	张某	12.22	
提高补药人员工作积极性	1.67	2.44	2.11	1.89	王某	8.11	

1. 趵突圈主题选定基准

（1）选择对于本圈或者医院具有一定意义且有一定迫切性的主题。

（2）表达方式力求具体准确，每个主题之间有明显的区别，不存在大面积的重复，不存在语言表达不清或让人产生歧义的主题。

（3）量化评价项目的评分，以数据形式表示。

（4）选择的主题是全体圈员有兴趣参加的，并在较短时间内能够解决的主题。

（5）全员能够并愿意达成共识且通力合作的主题。

2. 跨突圈主题选择方法 运用评价法的方式来选择主题，是将评价项目和备选主题制成交叉表，并让全体圈员对各个评价项目进行打分，通过总分排序对主题进行评价。此次跨突圈主题选定采用的就是该方法。每个圈员对提出的所有主题从上级政策、可行性、迫切性、圈能力四方面，按照优5分、可以3分、差1分三个等级，对每个主题的每个项目一一打分，合计得分最高的是“降低自动发药机补药差错，提升补药准确率”，共14.21分，故选定为跨突圈的主题。

（二）跨突圈活动主题

1. 跨突圈主题范围 降低自动发药机补药差错，提升补药准确率——药师把药品补到自动发药机中，由自动发药机处到发药药师手中的整个过程所发生的差错称为自动发药机补药差错。

本次跨突圈对象是本医院门诊药房经由自动发药机处到发药药师手中的所有药品。

衡量指标：每周所发生的补药差错件数。

2. 跨突圈专有名词

（1）数量错误 自动发药机补药时药品数量补错。

（2）品项错误 自动发药机补药时因包装相似，同一药品规格不同及挡板位置偏移所产生的错误。

（三）跨突圈选题理由

近年来，随着人民生活水平和医疗保障水平的提高，人们对医疗服务的需求在增加，对药学服务质量的要求在提高，对自身权益的维护在增强，但医疗卫生事业的改革与发展相对滞后，医患纠纷的数量逐年增多、关系日趋紧张，医患冲突时有发生，纠纷数量居高不下，发生范围明显扩大。构建和谐的医患关系，首先要坚持以人为本，建立医患互信。门诊药房作为医院与病人连接的直接桥梁，从人、机、规三方面降低门诊药房工作的差错率，有助于提升医患信任，提高临床治疗效果，提升医院品牌形象，增加社会效应。同时，在院内对于提高医务工作者的积极性，激发其工作热情，提高业务水平，增强科室凝聚力，提升工作效率与品质也有巨大帮助。故此选择以“降低自动发药机补药差错件数”作为本次品管圈活动的改善主题。

（四）跨突圈主题选定注意事项

（1）选定的主题契合济南市某医院门诊药房的发展方向，要小而实，避免大而空，同时选题要遵循先易后难原则，选择经过圈员努力配合能够在一定时间内解决的主题，避免久攻不下，打击圈员的积极性；所选的主题表意要具体明确，避免空洞模糊，有实际的改善方向和改善的意义；本次选题“降低自动发药机补药差错件数”来源于工作中的出现的问题，也是力所能及的课题。

（2）此次是跨突圈第一期活动，所以选定一个主题单一、涉及面小的主题“提升自动发药机补药准确率”，可以防止出现多个主题同时进行导致的逻辑混乱，难以统筹管理的问题，以及主题间改善问题的重复导致人力、物力的浪费。

（3）在主题选定过程中，圈长应引导全体圈员积极参与讨论，如有困难，圈长应及时向辅导员求助，在选择圈改善主题时，应当以圈会的方式进行并鼓励圈员积极参与，尽量做到每一位圈员都提出意见和建议，养成积极互动、积极思考的良好习惯。

（4）一个部门同时开展多个品管圈时，主题相仿可以探讨的方向不同，从而萌生出不同的解决对策。

四、跨突圈活动计划拟定

选定“降低自动发药机补药差错件数”为主题之后，跨突圈马上投入活动的实施当中。首先就是活动计划书的拟定，此计划是基于该医院的内部环境、医院的背景和门诊药房运行的实际及项目实施的要求而进行的，并且结合了跨突圈圈员在医院门诊药房工作时间的长短、积累经验的多少以及平时的工作表现和对医院门诊药房的熟悉程度等才做出的，以此避免跨突圈圈项目实施过程因为计划的不合理制定而受到推延，甚至停滞等不良影响。此次跨突圈活动的计划拟定是对主题选定、活动计划拟定、现状把握、目标设定、解析、对策拟定、对策实施与检讨、效果确认、标准化、检讨与改进的十大品管圈实施步骤进行时间以及运用工具的计划安排，并指定了各部分的负责人。具体的内容和时间进度安排见表4－4－3。

表4－4－3　跨突圈活动计划拟定

活动项目	2016.2		2016.3				2016.4				2016.5				2016.6				2016.7				2016.8				2016.9				2016.10				2016.11				负责人
	3	4	1	2	3	4	1	2	3	4	1	2	3	4	1	2	3	4	1	2	3	4	1	2	3	4	1	2	3	4	1	2	3	4	1	2	3	4	
主题选定																																							高某
活动计划拟定																																							张某
现状把握							30%																																王某
目标设定																																							张某某
解　　析																																							杜某
对策拟定																	40%																						张某
对策实施与检讨																														20%									高某
效果确认																																							张某某
标准化																																				10%			杜某
检讨与改进																																							王某
资料整理及发表																																							张某某

注：……为计划线；——为实施线。

1. 跨突圈活动计划实施步骤 跨突圈圈员选用甘特图作为此次品管圈活动计划拟定的主要工具，此工具以图示的方法通过活动列表和时间刻度形象地表示出任何特定项目的活动顺序和持续时间，明确整个活动的进度安排。

根据品管圈十大步骤按时间顺序确定步骤的活动内容，跨突圈根据该医院的具体评比管理，增加了最后的资料整理、成果参加评比的环节和进度上的考虑。最终确定主题选定、活动计划拟定、现状把握、目标设定、解析、对策拟定总共占 30%，对策实施与检讨占 40%，效果确认和标准化占 20%，剩下的检讨与改进和成果发表占 10%，跨突圈活动进度见表 4-4-3。活动日程是各步骤所需时间的排列，并将时间间隔细化到“周”。

本次跨突圈中各步骤的负责人是通过圈员自荐的方式或圈长根据每位圈员的思维习惯、特长爱好等进行安排的方式确定的，这样可以做到人尽其用、各司其职、分工明确、有条不紊。

2. 跨突圈活动计划拟定注意事项

（1）跨突圈成立时，即可拟定跨突圈本年度的活动计划，作为未来跨突圈活动进度的依据，活动计划的拟定进度是由圈员共同讨论确定的，拟定的方式是开圈会，借助的方法主要是头脑风暴法。为了扩大跨突圈活动在整个医院的效果，圈员将指定的活动计划表共享到全院，提供给不同的品管圈使用，促使全院所有品管圈活动可以互相参照，做出合理的进度安排。

（2）将跨突圈活动计划表挂在品管圈活动现场的门诊药房，以提醒每位圈员随时注意并了解跨突圈的进度，起到加深影响控制进度的目的，遇到困难应立即进行研讨，并提出解决问题的办法。

五、跨突圈现状把握

现状把握是针对跨突圈所选定的主题“降低自动发药机补药差错，提升补药准确率”，从工作现场出发，应用统计学方法掌握事实真相，并加以客观的系统分析，明确改善重点所在，为下一步目标设定和原因分析提供重要的依据。在此次跨突圈活动中，主要采用活动流程图进行系统的归纳和总结。

（一）自动发药机补药作业流程

跨突圈所在医院门诊药房自动发药机补药的工作流程是：首先打印配药清单，之后需要门诊药房补药人员按照配药清单进行配药，补药人员应认真执行双人核对，核对药品的规格、剂型、产地，如发现配药不正确应立即根据配药清单重新调配药品，若调配药品无误，应进行扫码检查药品，根据机内图片检查药品，若药品无误，则根据机内所需药品的数量进行补药，跨突圈流程见图 4-4-2。

（二）跨突圈现状把握实施步骤

跨突圈在现状把握阶段，其工作大致可分为配药、查检、补药三个阶段。

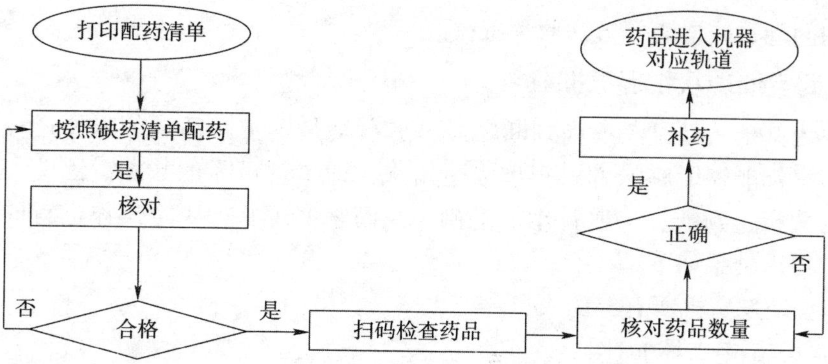

图 4－4－2　跨突圈作业门诊药房发药机补药流程

1. 明确工作流程　在跨突圈的实施过程中，为了充分掌握自动补药机补药存在差错的原因，全体圈员可通过各种形式的小组讨论，并通过对于流程图的研究进行归纳和总结，得出出现问题的原因。

2. 查检　查检过程需深入到现场，利用现物，做现实的观察，以事实为基础，把现象与标准的差距以及不对的地方加以观察记录，经过考虑和判断之后采取行动。跨突圈成员收集门诊药房自动发药机补药时品项错误、数量错误的所有差错事件，方式是利用查检表进行现场收集。

（1）*查检表的制作*　①跨突圈全体圈员明确观察和记录门诊药房自动发药机补药时品项错误、数量错误的所有差错事件；②圈员利用头脑风暴、特性要因图（鱼骨图）等方法确定要收集的项目；③最后项必为“其他项”，确保查检过程中出现事先未预设的项目。

（2）*数据收集*　①收集门诊药房自动发药机补药时所有差错事件数量，时间为每周；②遵循“三现”原则，即利用现物、到现场、利用查检表记录现状与标准之间的差距。

3. 确定改善重点

（1）*确定改善重点的方法*　在确定跨突圈中的改善重点时，根据 80/20 法则（80% 的错误结果由 20% 的原因造成），圈员只需要改善 20% 的错误项目，就可以纠正 80% 的错误。跨突圈在把握重要原因或寻求改善重点时运用了柏拉图这一工具。柏拉图是以数据项目来分类，并按其出现的次数顺序排列的图，通过柏拉图可以明显地看出“哪一个项目有问题”以及“其影响程度的大小”。

（2）*注意事项*　①列出与主题相关的作业流程：不同部门所提出的主题，因其专业性不同，可能其他部门会不了解实际的作业情况，故详细列出与主题相关的作业流程，有助于阅读者理解成果报告的内容，并对主题有更进一步的了解。②客观地掌握实际状态：在提出问题时，如果没有办法了解实际状况，也就无法决定目标值及达成期限，因此，跨突圈在决定目标值及达成期限前，应预先做好现状把握及分析，这也是活动步骤中非常重要的一项。③收集并整理问题现状的实际资料：对于所收集的数据资料，以 5W1H 的方式，全员分工收集，以获得数量可观的、符合实际的正确资料，此外，可用问卷、查检表等方法收集数据。

（三）跨突圈现状把握数据收集

以事实为基础，经过考虑和判断之后采取行动是跨突圈活动的重要过程，而事实必须是以大家都能够了解的方式正确表达出来，即呈现可靠的数据。因此，跨突圈均以数据作为分析、判断、采取行动的基础，从而掌握现状，决定工作进行的方向。此次数据收集得出结果如下。

Who：自动发药机所有补药人员。

When：2016 年 2 月 1 日。

Where：济南市某医院门诊药房。

Why：确定自动发药机补药每周平均差错件数。

What：门诊药房自动发药机补药过程中所有差错的药品。

How：对不同错误类型进行分类统计。

1. 调查方式 补药人员收集了 4 周时间内自动补药机差错的件数，并将差错件数进行登记。

2. 计算方法 $平均每周补药差错件数=\frac{各类差错总件数}{周数}$

3. 结果 调查结果显示，2016 年 4 月 12 日至 4 月 16 日，自动发药机补药差错件数为 21 件；2016 年 4 月 17 日至 4 月 21 日，自动发药机补药差错件数为 24 件；2016 年 4 月 22 日至 4 月 26 日，自动发药机补药差错件数为 20 件；2016 年 4 月 27 日至 5 月 1 日，自动发药机补药差错件数为 18 件，4 周时间自动发药机补药差错件数共计 83 件。由平均每周补药差错件数 = 各类差错总件数/周数，可得出每周平均补药差错件数。由计算知，此次跨突圈活动中的每周补药差错件数为 20.75 件。

六、跨突圈目标设定

（一）跨突圈设定目标值

目标设定影响着绩效的评估、影响团队的凝聚力以及工作的积极性。跨突圈活动设定的目标考虑了活动结束后能否评价或能否被肯定，是否具有可行性，并且尽可能地将其具体化、数据化。在设定目标时，通过对圈能力的评估以及改善活动意义的考虑，依照柏拉图 80/20 法则，找出前三项改善的真因是：包装相似、同一药品规格不同及轨道挡板位置偏移等三项，再考虑到圈外为新进药师没有接触过品管圈活动者占比为 30%，故圈能力以七成来计算，跨突圈目标设定计算结果如下：20.75 －（20.75 × 96.38% ×70%） =13.94。其他各圈目标值的计算也要先找出改善的真因，再根据圈能力的大小，套用公式得出计算结果。

根据设定的目标所绘制的跨突圈目标设定柱状图，直观地呈现出了改善前的补药差错件数以及改善后期望达到的目标值，即 4 月份的平均每周补药差错件数为 20.75 件，2016 年 10 月份每周补药差错件数期望达到的目标值是 13.94 件。跨突圈活动中补药差错件数现状值与目标值的比较见图 4－4－3。

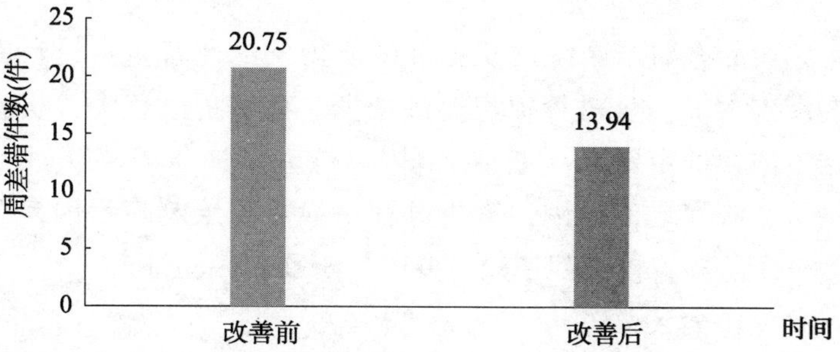

图 4－4－3　补药差错件数改善前后比较柱状图

（二）跑突圈目标设定实施步骤

1. 设定目标　跑突圈的目标设定在现状把握之后进行，如果其他品管圈在主题选定时已有现成的可追溯的数据可用，则不必通过现状把握阶段收集数据，此时的目标设定可在主题选定之后直接进行。跑突圈活动的目标设定有其固定的目标主题和内容表达方式，规范的叙述方式为“完成期限＋目标项目＋目标值”。例如，此次跑突圈的目标设定为 2016 年 11 月底，每周补药差错件数由 20.75 件降低至 13.94 件。

2. 设定完成期限　没有期限就等于没有目标。任何目标设定时都应该有相应的完成期限，这是对品管圈活动的约束，也是圈员对改善活动的承诺，考虑到本次品管圈活动主题的难易程度以及圈员的解决能力，本次跑突圈活动的完成期限设定为 3 个月。

3. 计算目标值

（1）主题动词为负向描述　（减少或降低）的目标值计算公式：

目标值＝现状值－改善值

＝现状值－（现状值×改善重点×圈能力）

跑突圈活动改善的主题是“降低自动发药机补药差错件数”属于负向描述。

（2）现状值　现状把握阶段利用查检表收集到的数据，在本次跑突圈中以“降低补药差错件数”为主题的活动，通过查检得出现阶段的补药差错件数 20.75 件/周，即为目标设定阶段的现状值。

（3）改善重点　根据查检绘制的柏拉图和 80/20 法则，发现药品包装相似、同一药品规格不同、轨道挡板位置偏移是造成补药差错的主要原因，三者累计占总比率的 79.73%，即为改善的重点。

（4）圈能力　指用一个具体的百分比数值来表示全体圈员完成目标的实际能力。圈能力值是通过全体跑突圈圈员对圈能力进行评价打分，计算得到平均分，再除以满分（5 分制），而得到的百分比数值。

4. 绘制目标设定柱状图　绘制跑突圈的自动发药机补药差错平均每周件数从 20.75 件降至 13.94 件，降低了 33%，直观呈现出改善前数据（现状值）以及改善后数据（目标值）；同时也可以用下降箭头等形式标注改善情况，并列出具体改善幅度。

七、跨突圈解析

解析即是对跨突圈在对本医院现状把握中所得到的改善重点进行的对应分析，找出问题产生的要因，为下一步对策拟定提供依据。在解析过程中，实施者可灵活运用多种图形及遴选方法，确定要因，并进行真因分析。

为了深入剖析造成问题的原因，解析过程一般需要绘制表示因果关系的图形。解析一般都可分为三个阶段，即查找原因、要因分析和真因验证。

（一）跨突圈查找原因

此次跨突圈查找原因运用的是绘制特性要因图（鱼骨图）的手法，圈长带领圈员运用头脑风暴等方法提出和收集原因，从各种不同角度找出问题产生的原因。

首先从为什么会产生补药差错的原因开始思考，从品项错误和数量错误两大方面分析找出大原因（即大鱼骨）为人员、工具、材料、其他四方面产生了问题；然后再对大原因进行深究，找出中原因（即中鱼骨），如人员可能是在人员少、操作不规范、个人状态等方面产生了问题；最后再对找出的中原因进行分析，找出小原因（即小鱼骨），如人员方面可能存在人员培训少、人员流动大、缺乏责任感等小原因，工具方面存在挡板位置偏移、发药机模块老化、HIS系统故障等问题，在材料方面可能存在药品包装相似，同一药品规格不同等原因。以上种种原因并不是此次跨突圈找出的全部问题，还有其他的原因被提出。各品管圈的圈员在进行头脑风暴时要积极发言，并提出更多的原因进行思考、分析，只有这样才能更准确地找出解决的方法。跨突圈查找品项错误原因的具体内容见图4-4-4，降低自动发药机补药数量差错要因见图4-4-5。

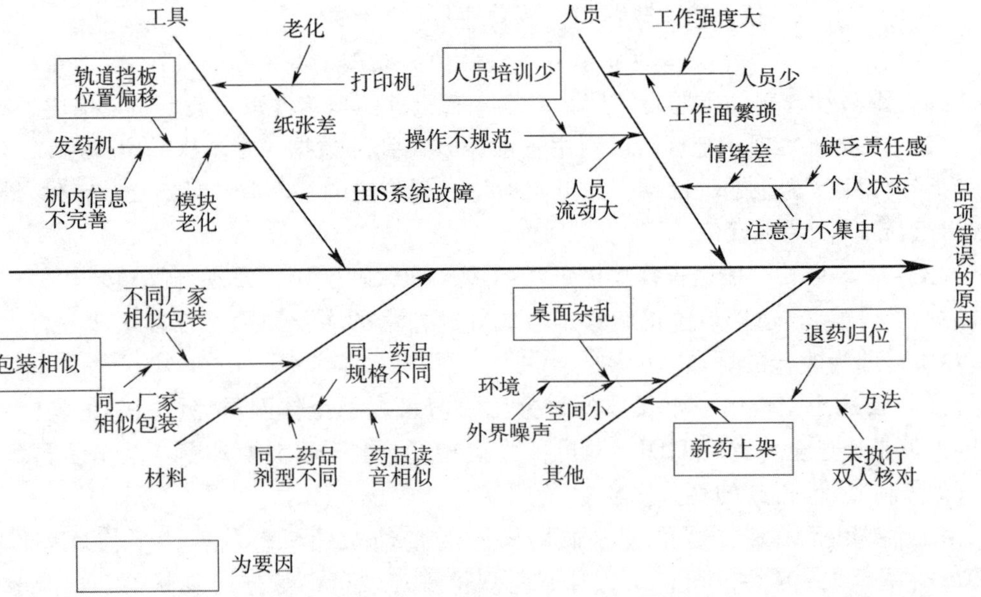

图4-4-4　降低自动发药机补药品项差错要因分析

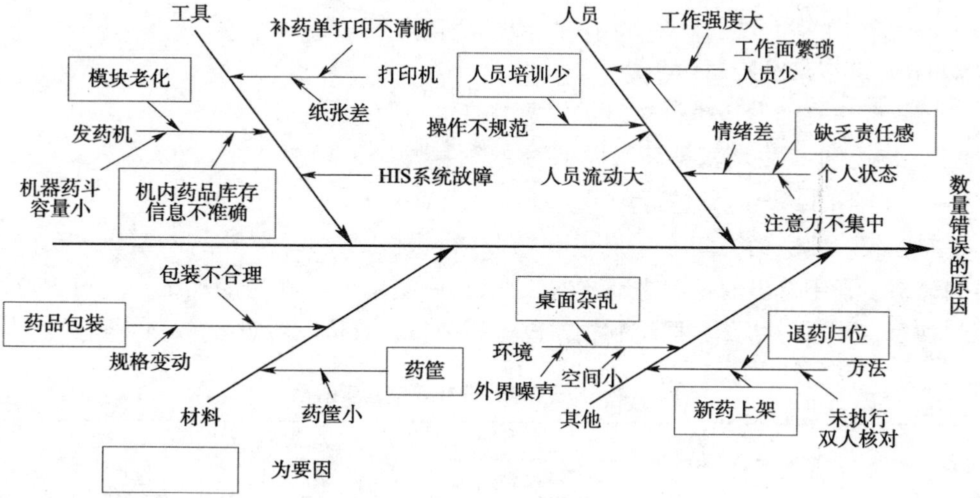

图 4-4-5　降低自动发药机补药数量差错要因分析

（二）跨突圈要因分析

1. 投票法　此次跨突圈活动采用评价法进行要因分析，经过 5 人评价，20 分以上作为圈选的要因。从人员、工具、材料、其他等四个方面对查找出的要因进行分类，包括“人员”方面的操作不规范、工作强度大、业务不熟练三项原因。“材料”方面的药品包装相似、同一药品规格不同等三项原因以及“工具”方面的挡板位置偏移、发药机模块老化、HIS 系统故障等原因，对其进行投票，其中药品包装相似、同一药品多种规格、挡板位置偏移、桌面杂乱、模块老化、机器内库存不准确、人员责任心不强 7 项票数超过 20，将其选为跨突圈的问题要因。跨突圈要因的具体内容见图 4-4-6。

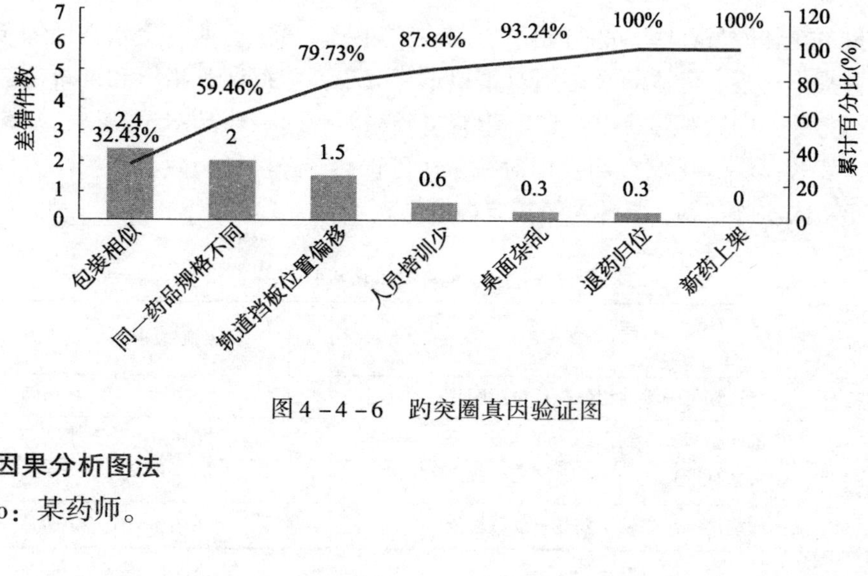

图 4-4-6　跨突圈真因验证图

2. 因果分析图法

Who：某药师。

When：2016 年 1 月 1 日至 2016 年 2 月 29 日。

Where：济南某医院门诊药房。

What：药房自动发药机补药过程中所有差错。

Why：确定自动发药机补药每周平均差错件数。

How：对不同错误类型进行分类统计。

资料收集：此次跑突圈活动通过现场数据收集，平均每周补药差错 20.75 件，针对要因分析步骤中选出的 4 项进行再次投票，“数量错误”和“品项错误”成为得票数最多的项目，然后再结合数据绘制柏拉图进行分析，具体内容见表 4－4－4。

表 4－4－4　门诊药房补药差错查验表

检查周	开始时间	结束时间	差错项目				
			数量错误	品项错误	标签错误	其他	合计
1	4.12	4.16	13	7	1	0	21
2	4.17	4.21	15	9	0	0	24
3	4.22	4.26	11	8	0	1	20
4	4.27	5.01	10	7	1	0	18
合计			49	31	2	1	83
周平均			12.25	7.75	0.5	0.25	20.75
累计百分比			59.04%	96.38%	98.80%	100%	

八、跑突圈对策拟定

通过上一步的解析，明确了哪些因素是导致自动发药机补药差错的关键性因素，所以这一步的对策拟定就是根据这些因素思考针对性的解决方案，并提出确切、有效且可行的策略。

跑突圈的全体圈员在圈长的带领下运用头脑风暴、员工访谈、文献查证等多种方法进行思考并提出对策，全体圈员采用对策拟定评分表，依据评价指标和评价等级对所有的对策进行打分，即针对寻找出的真因药品包装相似、同一药品多种规格、补药机挡板位置偏移、发药模块老化等方面提出对策，从可行性、经济性、效益性三个方面进行考虑，制订负责人实施计划，具体对策拟定内容见表 4－4－5。

表 4－4－5　跑突圈对策拟定评价表

问题	要因	对策方案	分数	采纳	实施时间	负责人	编号
品项错误	药品包装相似	补药计算机中添加相似药品警示图片	27	√	2016.5	杜药师	对策一
		规范药品标签，制作警示牌	28	√	2016.5	张药师	对策一
	同一药品多种规格	规范药品标签，制作警示牌	29	√	2016.5	张药师	对策一
		制作规格标签，贴于药品上加以警示	27	√	2016.5	王药师	对策一

续表

问题	要因	对策方案	分数	采纳	实施时间	负责人	编号
品项错误	轨道挡板位置偏移	对挡板位置加以标注，定期检查	26	√	2016.6	王药师	对策二
	桌面杂乱	利用空间合理摆放药品	18				
		规范操作保持桌面整洁，制定值日表每日清理	25	√	2016.7	张药师	对策三
	人员培训少	规定培训制度，加强业务培训	17				
		进行上岗操作考核	18				
		开展业务知识及操作技能竞赛	15				
	新药上架	新进药品由专人上架定位	15				
		新进药品及时更新机器内图片等信息	16				
	退药归位	需主要防止，通知病房成员注意	13				
数量错误	责任感不强	设立奖罚制度	19				
		明确岗位职责，制定责任人每日检查表	25	√	2016.6	高药师	对策四
	规格变动	及时在计算机上更新药品包装信息，通知药房成员	15				
		将包装前后对比资料贴于通知栏	18				
	模块老化	订购质量好的配件	13				
		制定每日检查表，对模块进行检查及时更换	24		2016.7	杜药师	
	卡药	每日下班对发药机轨道检查，对卡住的药品进行盘点					
	机器内库存不准确	对机内药品进行每日盘点，保证机内药品库存准确	23		2016.8	张药师	

九、跨突圈对策实施与检讨

在对策确定后，进一步根据对策拟定具体的改进措施，再次组织跨突圈圈员进行头脑风暴，针对确定的对策进行追踪评估，对措施内容进行全面的把握，确保不偏离目标，不与基本政策相悖。本次跨突圈对策实施与检讨所得出的结果，根据 PDCA 循环列表所得具体内容见表 4－4－6、表 4－4－7、表 4－4－8 和表 4－4－9。

表 4－4－6　跨突圈 PDCA 循环图对策一

对策一	对策名称	添加药品警示标签，将药品分开放置
	主要原因	由于存在一品双规，同一厂家包装相似，同一药品多种剂量、剂型等

改善前：	对策实施：
1. 一品双规药品、不同剂型药品较多，容易混淆	负责人：张药师
2. 相似药品摆放不合理，没有明显标签	实施时间：2016.6

续表

<table>
<tr><td>对策内容：
1. 相似药品分开放置，并添加“看似”警示标签，以提醒
2. 同一药品具有不同规格的非常易混淆的药品，在药品上面贴上显眼易于分辨的规格标签，以便区分
3. 在补药时的扫码环节，增加相似药品警示弹窗</td><td>实施地点：门诊药房</td></tr>
<tr><td>P</td><td>D</td></tr>
<tr><td>A</td><td>C</td></tr>
<tr><td>对策处置：
通过对策效果确认为有效对策</td><td>对策效果确认：
对策效果明显，增加了看似药品、一品双规药品警示标签，品项错误出现情况明显下降</td></tr>
</table>

表 4-4-7　跑突圈 PDCA 循环图对策二

<table>
<tr><td rowspan="2">对策二</td><td>对策名称</td><td>对挡板位置进行标注，定期检查</td></tr>
<tr><td>主要原因</td><td>轨道挡板位置容易偏移</td></tr>
</table>

<table>
<tr><td>改善前：
1. 轨道位置容易偏移，补药时药品容易掉入相邻轨道
2. 轨道没有明确定位，药品进错轨道现象很常见
对策内容：
1. 对挡板的初始位置用红色记号笔在轨道上进行标记
2. 制定检查表，每日对发药机轨道进行检查维护</td><td>对策实施：
负责人：王某药师
实施时间：2016.6
实施地点：门诊药房</td></tr>
<tr><td>P</td><td>D</td></tr>
<tr><td>A</td><td>C</td></tr>
<tr><td>对策处置：
通过对策效果确认为有效对策</td><td>对策效果确认：
增加了对药品发药机的人工查检，实施定期人工矫正，大幅度减少了由于机械故障引起的给药错误，使品项错误出现次数降低</td></tr>
</table>

表 4-4-8　跑突圈 PDCA 循环图对策三

<table>
<tr><td rowspan="2">对策三</td><td>对策名称</td><td>规范操作，保持桌面整洁，制定每日值日表</td></tr>
<tr><td>主要原因</td><td>桌面杂乱</td></tr>
</table>

<table>
<tr><td>改善前：
1. 补药桌面杂乱，药品放置不合理，补药时易拿错药品</td><td>对策实施：
负责人：高药师</td></tr>
</table>

续表

2. 对于退药不及时归位，桌面药品多，补药时容易顺手拿错药品 对策内容： 1. 窗口退药和机器多出药品单独放置，下班后由专人归位 2. 补药时将药品合理分类放置 3. 制定值日表，每日对室内卫生进行打扫（包括桌面）	实施时间：2016. 6 实施地点：门诊药房
P	D
A	C
对策处置： 通过对策效果确认，为有效对策	对策效果确认： 制定了新的工作规范，改变了以前药品摆放混乱的情况，使药品分类清楚，降低了品项错误出现情况

表 4－4－9　跄突圈 PDCA 循环图对策四

对策四	对策名称	责任明确
	主要原因	补药人员工作责任心不强

改善前： 发药机补药人员责任心不强，认为补药出错危险性小，没有发药核对环节，麻痹大意。补药时只追求速度，不追求质量 对策内容： 1. 明确每个岗位的职责 2. 制定责任人每日检查表 3. 核对人员严阵以待，把好质量关 4. 补药人员提高补药效率，发挥集体意识，相互监督，相互协助	对策实施： 负责人：张药师 实施时间：2016. 7 实施地点：门诊药房
P	D
A	C
对策处置： 通过对策效果确认，为有效对策	对策效果确认： 补药人员补药效率提高，责任意识得到加强，发药环节出错率整体下降

十、跄突圈效果确认

对策实施完毕以后应进行效果确认，观察改善前、中、后有无显著的改善效果，若无改善迹象时，表示对策无效，必须利用要因分析重新研讨原因，思考对策继续进行改善，若有显著效果，则进行成果研讨。在此阶段，效果确认是全部对策都实施完毕一段时间后所得到的效果，某些对策也许会有相辅相成的效果，所以在这一阶段是做“总效果”的确认。其次，效果可分为有形效果和无形效果。在进行效果确认时，本次跨突圈选择以柱状图的形式表现改善效果，此次活动中，自动发药机补药差错件数的现状值是20.75件/周，目标值是13.94件/周，目标达成率是12.25件/周，获得较大的进步，具体成果见图4－4－7。

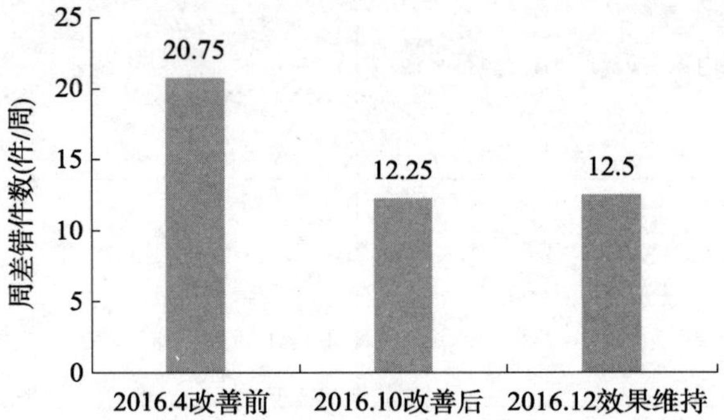

图4－4－7　跨突圈达成情况柱状图

确认形式包括有形成果确认、无形成果确认。

1. 有形成果确认　此次跨突圈有形成果计算步骤及结果如下。

（1）数据收集

Who：张药师。

When：2016年8月15日至9月10日。

Where：济南某医院门诊药房。

What：门诊药房自动发药机补药过程中所有差错。

Why：确定自动发药机补药每周平均差错件数。

How：抽样调查。

（2）调查方式　为数据分类统计。

（3）计算方法

①平均每周补药差错件数 $= \frac{\text{各类差错总件数}}{\text{周数}}$

结果：9月份多补药差错共49件。

$$\text{平均每周补药差错件数} = 49/4 = 12.25\text{件}$$

②目标达成率、进步率

目标达成率＝（20.75－12.25）/（20.75－13.94）×100%＝120%

进步率＝（20.75－12.25）/20.75）×100%＝40.96%

2. 无形成果确认　在跨突圈活动后，成员对无形成果也做了认真总结提炼。在圈长的带领下，经过全体圈员的总结，本次跨突圈活动的无形成果具体表现在：促进了团队凝聚力和解决问题的能力，增强了责任心，增强了圈员的协调沟通能力，增进了圈友间的和谐度，使圈员了解品管圈手法，提升了圈员工作的积极性等。

十一、跎突圈标准化

为使医院门诊药房的改善工作持续进行，可以供后来者参考和使用，对跎突圈的改善方法加以标准化，规范药师的操作，提升整体工作效率。跎突圈的标准化是通过对补药计算机中添加相似药品警示图片、规范药品标签、制作警示牌等方式进行制定，列出修订前和修订后的内容，进行相互比对，形成标准流程。跎突圈标准化的具体内容见表4－4－10。

表4－4－10　跎突圈标准化流程

类别： □流程改善 □提升质量 □临床路径	作业名称： 新进药品管理标准化	编号： QCC－1
		主办部门： 药学部门诊药房

一、目的

针对新进药品的通用名、规格、包装、库位等信息进行作业宣传，从而降低自动发药机补药品项差错概率

二、适用范围

药学部门诊药房所有工作人员

三、说明

（一）作业内容

1. 新进药品

药库内按规定发放新进药品

2. 新进药品信息输入

将新进药品的名称、规格、厂家、药品尺寸及图片输入发药机

3. 新进药品的轨道位置

根据药品尺寸大小在机器内选定轨道位置

4. 新进药品上架

将新进药品按照轨道位置进行补药

5. 新进药品信息发布

组长将新进药品的商品名、通用名、规格、厂家、库位、注意事项粘贴在通知栏上

6. 对新进药品应做到全员熟知，每月对药房成员进行药品信息考核

（二）操作步骤（流程图见右图）

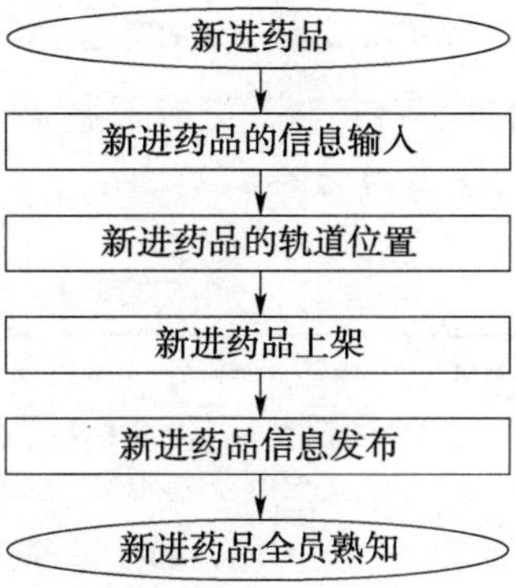
新进药品
新进药品的信息输入
新进药品的轨道位置
新进药品上架
新进药品信息发布
新进药品全员熟知

四、附则

实施日期：2016年12月13日

修订依据：若工作流程有所变更，则本标准随时修订

续表

修订次数：	核定	张药师	审核	张药师	负责人	高药师
修订日期：						
制定日期：2016 年 12 月 13 日						

十二、跨突圈效果维持

标准化不是一个短期的活动，它需要长期的坚持和完善，标准化后的对策需要持续进行监控并将之转化为日常的管理项目，以防问题再次发生。此次跨突圈成果的标准化通过制定标准、贯彻标准，在实践基础上修改标准，复又实施标准，使得产生的对策效果能够长期保持在合理的范围之内，达到品管圈持续改善的目的。通过推移图反映标准化效果的维持情况，由图 4－4－8 可看出改善后的自动补药机差错件数在 2016 年 10 月到 2016 年 12 月内始终保持在目标值以下。

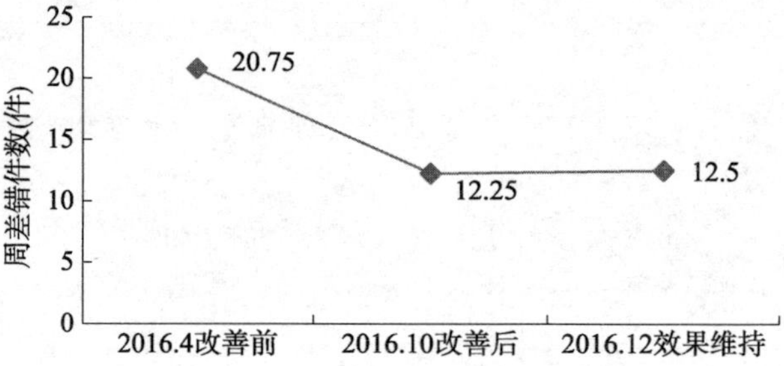

图 4－4－8　标准化效果维持推移图

十三、跨突圈检讨与改进

（一）跨突圈检讨与改进报告

表 4－4－11 是跨突圈进行研讨与改进所形成的报告，具体说明了在活动过程中每一步骤的优点以及今后努力的方向。

表 4－4－11　跨突圈检讨与改进报告

活动项目	优点	缺点或今后努力的方向
主题选定	调剂补药准确是基本工作要求，是保证病人安全用药的第一要素	将改善主题与更深层次把握药学工作的宗旨“一切以病人为中心”相联系
活动计划拟定	具有可实施行动计划，提高工作效率	把拟定任务计划的能力应用到实践中
现状把握	主动登记，认真检查	继续加强调剂质量控制管理
目标设定	设定目标与本部门的工作目标一致	应更加合理地评估圈能力，在团队内部达成共识
解析	全面考虑工作各个环节，能运用品管手法解析	加强对品管工具的使用，特别是对于头脑风暴这一品管工具的运用

续表

活动项目	优点	缺点或今后努力的方向
对策拟定	群策群力，可实施对策多	对于其他拟定的可实施性对策逐一实施
对策实施与检讨	通过对策实施，加强自我管理	有些方法需要其他部门的配合，时间无法自我掌握
效果确认	通过效果确认，使全员能直观地感受到成就感	希望在现有的成效下，继续努力
标准化	标准化的模式运用到实际工作中	逐渐完善各项调剂工作的工作标准
圈会运作情形	提高圈员间的沟通、协调、组织能力	充分调动圈员积极性
遗留问题	调剂准确在本部门将会持续得以改善	

（二）跨突圈检讨与改进实施步骤

跨突圈活动结束后，以跨突圈活动步骤为基础，引导全体圈员讨论并发掘各活动环节中存在的优缺点，保留做得好的点，反思做得不好的点，存在缺陷的地方可以作为下一期品管圈活动的参考，通过成果分享大会，在全院的范围内进行分享，调动全体员工参与品管圈活动的积极性，并通过对于缺陷的解释减少日后再进行的品管圈出现类似错误的概率。具体流程如下。

1. 信息收集　对于整个品管圈活动所经历的十个步骤进行全面的评价收集。其中圈长的作用至关重要，其如何调动圈员的积极性，减少圈员对于提出缺点的顾虑影响收集到信息的意义性。

2. 总结评价　归纳总结每一个步骤实施的优点以及存在的一些缺陷，由此明确今后将要努力的方向。

3. 形成报告　经过全体圈员一致认可后，检讨与改进的成果可用表格的形式形成报告，并在后续品管圈活动中进行分享。

（三）跨突圈下期活动主题选定

主要是为下一期的品管圈活动确定好主题，确定主题的过程和方法与跨突圈最开始确定活动的主题一样。此次跨突圈所拟定的下期活动活动主题："提高窗口服务满意度"，如表 4－4－12 所示。

表 4－4－12　跨突圈下期活动主题选定表

主题	评价项目				提案人	得分	选定
	上级政策	可行性	迫切性	圈能力			
提高补药速度，提升工作效率	1.44	2.55	2.55	2.67	杜药师	9.21	
提高机内药品库存准确性	1.22	3.45	2.55	1.89	张药师	9.11	
提高窗口服务满意度	4.33	2.44	3.56	1.89	张药师	12.22	√
提高补药人员工作积极性	1.67	2.44	2.11	1.89	王药师	8.11	

1. 主题范围　济南市某医院所有门诊药师。

2. 选题理由　近年来，随着人民生活水平和医疗保障水平的提高，人们对医疗服务的需求在增加，对服务质量的要求在提高，对自身权益的维护在增强，但医疗卫生事业的改革与发展相对滞后，医患纠纷的数量逐年增多、关系日趋紧张，医闹冲突时有发生，纠纷数量居高不下，发生范围明显扩大。构建和谐的医患关系，首先要坚持以人为本，建立医患互信。门诊药房作为医院与病人连接的直接桥梁，对于改善医患关系，建立医患信任，以及提高病人满意度，增加社会效应，提升医院品牌形象，有着重要作用，同时在院内对于提高员工的工作积极性，提高业务水平，提高科室凝聚力，提升工作效率与品质也有巨大帮助，故此选择以“提高窗口服务满意度”作为下一次品管圈活动的改善主题。

实例五　优品圈

——降低静脉用药调配中心内部差错数量

一、优品圈内容摘要

本次品管圈的圈名为优品圈，活动改善的主题是“降低静脉用药调配中心内部差错数量”，活动时间是2013年12月到2014年6月。优品圈活动由某大学第一附属医院药学部静配中心的员工发起并执行。优品圈成员共13人，包括圈长1人，辅导员1人，圈员11人。圈长罗副主任药师为静配中心组长，基于其沟通能力强，乐观向上，工作认真负责的考虑，选定其担任圈长职务。辅导员张副主任护理师为静配中心护士长，其工作细致，业务娴熟，故担任辅导员职务。

优品圈活动共包含主题选定、活动计划拟定、现状把握、解析、目标设定、对策拟定、对策实施与检讨、效果确认、效果维持、检讨与改进十个品管步骤。首先依据查检表记录情况得出的现状值为70.25件/周，并设定圈能力为七成，计算出设定目标值为27.37件/周。圈员们通过鱼骨图进行解析，再根据实际工作情况绘制因果关联图与冰山图，得出真因为药品易混淆、人员缺乏系统性培训、工作流程不完善和绩效考核不全面，相应的对策是实行“6S目视管理”“完善培训制度”“优化工作流程”“重新分配岗位权重”“分明奖罚”。从4个真因着手，通过将各项对策实施一段时间后，再通过查检表得出改善后内部差错数量为19.75件/周，目标达成率为117.78%，进步率为71.89%。

通过雷达图，可以清楚地看到圈员的积极性、责任感、凝聚力、解决问题的能力都有了很大提高，特别是增强了药护团队的协作能力。根据优化的新流程形成了标准化文件，持续改进了工作质量。相应的无形成果有助于药师更进一步学习专业知识，增进圈友的情感，了解品管圈手法的运用，激发圈友头脑风暴、逻辑思维的整合能力，提高药师的专业形象等，并由此建立了降低病人用药不安全率的标准化流程。

经过3个月的连续跟踪观察，本次优品圈活动的效果维持良好，2014年7月PIVAS内部差错数量为23件，2014年9月为24件，均处于目标值以下。

二、优品圈介绍

（一）优品圈组成

优品圈成立于2013年12月3日，活动结束时间为2014年6月21日，在本院是第一期品管圈活动，组成人员共13名，组成相关内容见表4－5－1。

表4－5－1　优品圈组成

圈　名	优品圈	成立日期	2013年12月3日
圈　长	罗副主任药师	辅导员	张副主任护理师
圈　员	庞药师、余药师、韩药师、张药师、安药师、王药师、李药师、刘主管药师、卢护师、张副主任护师、穆药师		
活动单位	某大学第一附属医院药学部静配中心		
活动主题	降低PIVAS内部差错数量		

（二）优品圈名与圈徽

1. 优品圈圈名　此次品管圈的圈名定为优品圈。其中“优”取意“优化工作流程，优良输液质量”；“品”代表“静脉用药品质，药师服务品质，护士配置品质”之意。同时“优品”也可以用于表达医院立足于“提供优秀的服务品质”的愿景。

2. 优品圈圈徽及意义　优品圈的圈徽为蓝色图案，由一圆形外圈和圆形外圈内的一个输液瓶的蓝色图案构成。圆形外圈上标有医院名称和圈名，输液瓶上有医院院徽和“PIVAS”的字样，表明举办活动的单位、科室以及活动名称。其中，优品圈中的输液瓶表示优良成品输液，院徽表示弘扬医院精神；圈徽使用代表严谨、冷静、沉稳的蓝色，整体代表药护齐心协力（图4－5－1）。

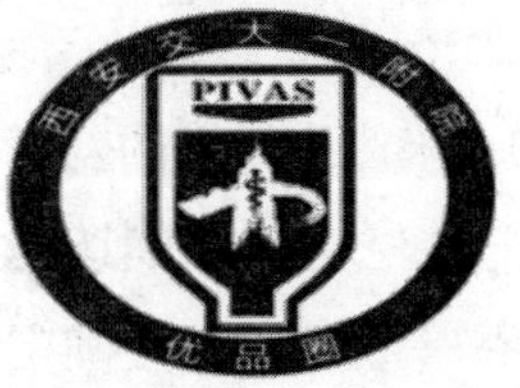

图4－5－1　优品圈圈徽

三、优品圈主题选定

（一）优品圈主题内容

优品圈最终确定的主题为“降低PIVAS内部差错数量”，其他具体内容见表4－5－2。

表4－5－2　优品圈主题评价内容

主题评价题目	上级政策	重要性	迫切性	圈能力	总分	排序	选定
降低PIVAS内部差错数量	65	65	65	47	242	1	√
降低不合理医嘱数量	65	49	47	47	208	2	
降低病区退药率	61	49	41	43	194	3	
减少PIVAS外部差错数量	65	47	35	25	172	4	

评价说明	分数	重要性	迫切性	圈能力	上级重视程度
	1	次重要	次迫切	0～50%	次相关
	3	重　要	迫　切	51～75%	相　关
	5	极重要	极迫切	76～100%	极相关

（1）备选主题由全体圈员通过头脑风暴的方式，依据工作中发现的不足提出，本圈在选择备选主题时特别考虑了自身解决问题的能力，避免出现过于复杂或是不值得进行品管圈活动的主题。

（2）主题选定由优品圈的所有圈员参加，并经过了多次开会讨论，圈员提出的主题内容包括降低PIVAS内部差错数量、降低不合理医嘱数量、降低病区退药率和减少PIVAS外部差错数量。

（3）活动主题的选定通过圈会的形式，运用评价法从迫切性、重要性、圈能力、上级政策四个方面对提出的四个主题选项进行评分，以评价法进行主题评价，共13人参与选题过程；票选分数：5分最高、3分普通、1分最低，第一顺位“降低PIVAS内部差错数量”获得242分，为本次优品圈活动主题。

（二）优品圈活动主题

1. 优品圈主题范围 降低PIVAS内部差错数量的主题范围是指所有在PIVAS内部发生的被及时发现的、未出门的、未产生后果的差错事件。如贴签错误导致的溶剂错误、药品品种或数量排错、成品输液投送前的分筐错误等。

2. 优品圈专有名词 PIVAS内部差错：PIVAS内部发生的被及时发现的、未出门的、未产生后果的差错，简称内差。

（三）优品圈选题理由

本次活动最终确定该主题的原因是静脉用药直接进入病人血液循环，是风险最高的给药方式之一，稍有疏忽，就可能造成不良后果，甚至危及生命。因此，PIVAS的工作性质决定了差错管理的重要性。PIVAS工作质量标准中对差错也有明确的要求：严格控制差错率，内差（千分之一）、严重内差（十万分之五）、外差（百万分之五）。同时，在等级医院评审中也要求：有差错分析制度和改进措施，定期进行差错防范培训。

本次活动对于提升医院药事服务质量，保障病人医疗安全有着重要作用。对广大病人而言，用药安全的保障是药品流通、使用环节合理用药的前提，是对病人生命健康安全的保障。同时，降低PIVAS内部差错也可以在一定程度上降低病人的治疗成本，提升药事服务的经济性。此外，本次活动的举办，对于科室良好形象的建立，科室凝聚力的提升也有积极意义。对于一个团队而言，凝聚力的提升对于工作效率的提高、工作质量的改善有着决定性的作用。

四、优品圈活动计划拟定

此次优品圈活动的计划拟定采取的是对主题选定、活动计划拟定、现状把握、目标设定、解析、对策拟定、对策实施与检讨、效果确认、标准化、检讨与改进的十大品管圈实施步骤进行时间及工具安排，指定计划中各部分的负责人和计划执行的活动场所的方法。具体内容见表4-5-3。

表 4－5－3　优品圈活动计划书

	日期																												负责人	活动场所	品管圈的手法
	2013.12				2014.1				2014.2				2014.3				2014.4				2014.5				2014.6						
	1周	2周	3周	4周	1周	2周	3周	4周	1周	2周	3周	4周	1周	2周	3周	4周	1周	2周	3周	4周	1周	2周	3周	4周	1周	2周	3周	4周			
主题选定																													张某	会议室	头脑风暴
计划拟定																													庞某	部会议室	甘特图
现状把握																													张某	PIVAS 排药区	查检表、柏拉图
目标设定																													刘某	PIVAS 排药区	公式制定
解析																													余某	PIVAS 排药区	鱼骨图、关联图
对策拟定																													王某	PIVAS 排药区	头脑风暴
实施与检讨																													卢某	PIVAS 排药区	PDCA 循环
效果确认																													安某	PIVAS 排药区	柏拉图、查检表
标准化																													穆某	药学部会议室	标准制定
检讨与改进																													韩某	药学部会议室	头脑风暴
成果发表																													李某	药学部会议室	头脑风暴

1. 确定拟定计划书的形式 此次优品圈活动计划拟定采用的方法是甘特图，通过活动列表和时间刻度形象地表示出任何特定项目的活动顺序和持续时间。甘特图具体内容的确定是通过圈会的方式集思广益得到的，使用甘特图是因为甘特图可以直观地表示出活动计划和实际进程之间的关系，将其放置在科室墙壁上，可起到提醒圈员的作用。

2. 确定活动计划书的具体日程 活动日程的拟定，按照主题选定、活动计划拟定、现状把握、目标设定、解析、对策拟定总共占全部活动日程的30%，对策实施与检讨占40%，效果确认和标准化占20%，剩下的检讨与改进和成果发表占10%的方式安排时间，其中主要运用的方法是头脑风暴法、PDCA循环、查检表、柏拉图等经典的品管工具，原因是此次优品圈活动是该科室的第一次品管圈活动，基于对圈员品管能力的考虑，避免使用了较为复杂的工具和图表，选择使用了较为基础常见的工具和图表。

3. 确定活动计划的负责人 本次优品圈活动共包含主题选定、活动计划拟定、现状把握、解析、目标设定、对策拟定、对策实施与检讨、效果确认、效果维持、检讨与改进十个品管步骤。每个步骤都有相应的负责人，选择负责人的标准是圈员的个人素质、工作特长、兴趣取向，选择负责人的方式是圈长指定和圈员自荐。

五、优品圈现状把握

（一）静配中心作业流程

（1）病区医生开立医嘱后，由护士站护士审核并分解医嘱。

（2）通过审核、分解的医嘱再由护士发送至静配中心，静配中心药师在接收到医嘱后进行合理性审核。

（3）当审方药师发现有不合理医嘱时会通知病区医师修改医嘱并重新进行审核。

（4）通过审核的合理医嘱分批次打印医嘱标签，由药师交给护理人员根据医嘱内容进行分签和给溶剂贴标签。

（5）贴好标签的溶剂依据批次的不同分别放到不同颜色的药筐中，由药学人员依据标签内容按照“四查十对”要求，严格调配处方。

（6）负责核对的药学人员在核对溶剂及药品种类规格数量后，由护理人员将准备好的药品依据不同配置批次分批入仓。

（7）在配置时，由护理人员入仓加药。配置好的药品通过传递窗送出配置仓后，由药学人员对成品输液进行复核并分装到不同投送筐中，扫描核对后由工人送至不同的病区。

（8）病区护理人员核对交接后再输注给患者。具体的静配中心流程见图4－5－2。

（二）优品圈现状把握实施步骤

在现状把握阶段，优品圈的工作分为明确工作流程、查检、确定改善重点三个阶段。

1. 明确工作流程 在优品圈实施过程中，为了充分掌握静配中心内差的发生情况，全体圈员通过小组讨论等形式进行分析研究，使用的品管工具为流程图。绘制流程图的目的是希望能以图形的方式展示流程图中所有步骤发生的次序，界定输入和输出间的相互关系，方便总览整个作业流程。

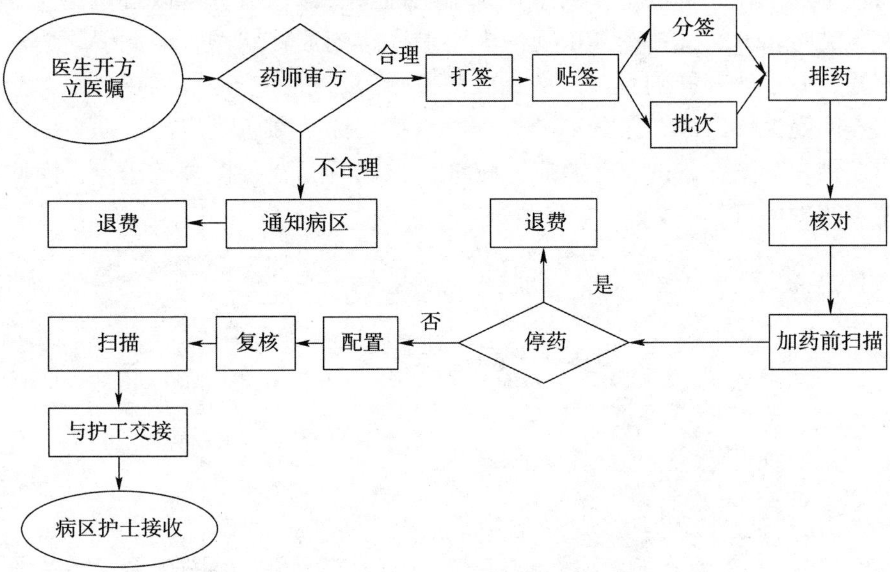

图4－5－2　静配中心作业流程

2. 查检　查检表通过对数据的统计，了解所关注问题在不同层面的分布情况，通过设计查检表和深入工作现场调查进行数据收集，然后绘制柏拉图。本次优品圈采用5W1H法（即Who、When、Where、Why、What、How）对整个查检方案设计进行说明，如表4－5－4所示。

表4－5－4　改善前数据收集查检表

周次	时　间	差错项目									合计
		摆药	分筐	核对	批次	配置	贴签	停药	系统	复核	
1	2013. 12. 16～12. 22	27	27	20	5	4	2	1			86
2	2013. 12. 23～12. 29	20	20	8	4	1	1	3	1		58
3	2013. 12. 30～2014. 1. 5	31	15	10		1	3	2			62
4	2014. 1. 6～1. 12	23	23	21	2	3	2			1	75
合　计		101	85	59	11	9	8	6	1	1	281
平均每周件数		25. 3	21. 3	14. 8	2. 8	2. 3	2. 0	1. 5	0. 3	0. 3	70. 6
累计百分比（%）		35. 9	66. 2	87. 2	91. 1	94. 3	97. 2	99. 3	99. 7	100	

Who：PIVAS全员。

When：2013年12月16日至2014年1月12日。

Where：药学部静配中心。

Why：确定静配中心内差的种类和数量。

What：静配中心所有内差事件。

How：静配中心所有人员在工作过程中发现内差并登记在内差登记本上。

3. 确定改善重点 根据80/20法则（80%的错误结果由20%的原因造成）确定优品圈的改善重点。在此步骤中，利用柏拉图把握重要原因或寻求改善重点。本次优品圈活动将各类差错分类，并按其出现的大小顺序排列成柱状图，如此清楚地发现哪些项目有问题，并了解其影响程度。数据收集完成后，进一步用80/20法则，绘制柏拉图，把重点问题提炼出来。如图4-5-3所示，在优品圈所确定的活动主题中摆药差错、核对差错和分筐差错占所有差错的80%，成为项目需要改善的重点，因此将此三项列为重点改善项目。

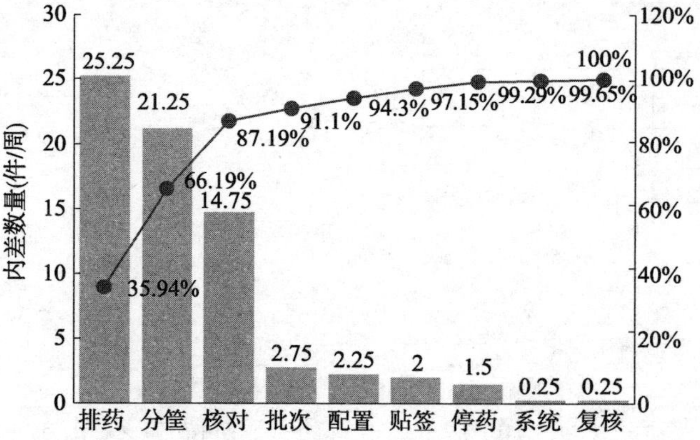

图4-5-3 优品圈柏拉图

在提出问题时，如果无法了解实际状况就无法决定目标值，更谈不上制定达成期限，因此本次优品圈活动收集并整理了问题现状的实际资料，以5W1H的方式，全员分工收集获得了客观、符合实际的正确资料，经过分析，PIVAS内部差错主要原因体现在摆药、分筐、核对三个方面，找出重点改善的问题，在现实中客观分析，降低PIVAS内部差错主要体现在作业流程的三个环节，见图4-5-4标注出的虚线框内环节。

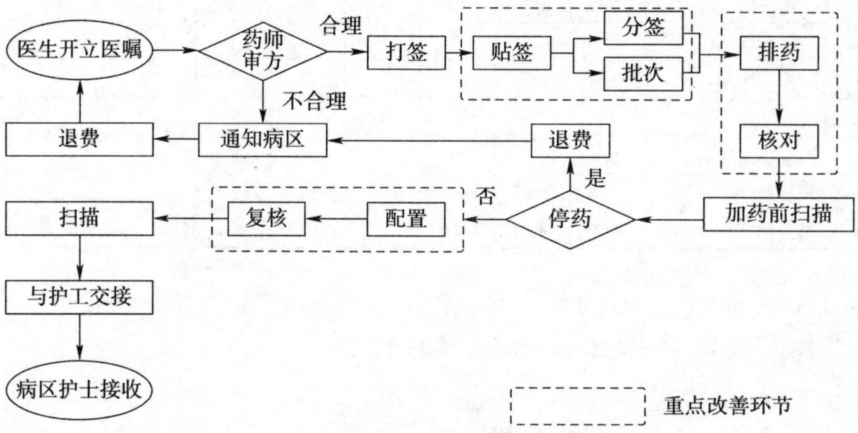

图4-5-4 优品圈作业流程中重点改善环节

（三）优品圈现状把握数据收集

1. 调查方式　静配中心所有人员在工作过程中发现的内部差错，经核实后如实记录。

2. 结果　调查结果显示，2013 年 12 月 16 日至 2014 年 1 月 12 日，每周的内差发生数平均为 70.25 件；2014 年 4 月 28 日至 2014 年 5 月 25 日，每周的内差发生平均为 19.75 件。

六、优品圈目标设定

（一）优品圈设定目标值

优品圈目标设定计算结果如下：目标值 = 现状值 - 改善值 = 27.37 件/周。

在所设定目标的基础上，绘制出优品圈目标设定的柱状图，直观地呈现出改善前后的内差数量。此处改善前的内差数为 70.25 件/周，2014 年 6 月份期望达到的目标值是 27.37 件/周。

（二）优品圈目标设定的实施步骤

1. 现状值　即现状把握阶段利用查检表收集到的数据。在本次优品圈中以“降低 PIVAS 内部差错数量”为主题的活动，通过查检得出现阶段的内差数量为 70.25 件/周，此数值即为目标设定阶段的现状值。

2. 改善重点　根据查检绘制的柏拉图和 80/20 法则发现摆药、分筐和核对是造成内差多的主要原因，三者累计占总比率的 87.19%，即为改善的重点。

3. 圈能力　指用一个具体的百分比数值来表示全体圈员完成目标的实际能力，本次优品圈活动的圈能力为七成。

4. 确定目标值　优品圈活动的目标设定有固定的目标主体和内容表达方式，其规范的叙述方式为“完成期限 + 目标项目 + 目标值”。本次优品圈活动为 PIVAS 的第一次品管圈活动，没有往届活动的资料作为参考，因此目标设定的描述方式为制定公式，主题动词设定为负向描述，公式如下：

目标值 = 现状值 - 改善值 = 现状值 - （现状值 × 改善重点 × 圈能力）= 70.25 - （70.25 × 87.19% × 70%）= 27.37 件/周。

本次优品圈活动的完成期限为通常品管圈活动所规定的 3 个月，即此次优品圈目标设定为“到 2014 年 7 月底，静配中心内差数量降至 27.37 件/周”。

5. 绘制目标设定柱状图　优品圈的内差数量从 70.25 件/周降至 27.37 件/周，优品圈活动中内差数量现状值与目标值比较见图 4-5-5。

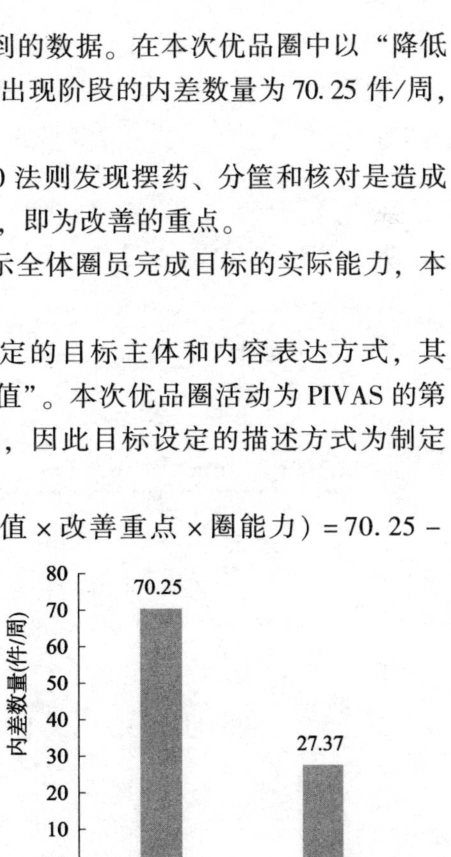

图 4-5-5　现状值与目标值对比

七、优品圈解析

本次优品圈活动在解析过程中，运用多种图形及遴选方法，首先运用特性要因图（即鱼骨图）进行要因确定，然后通过因果关系图和冰山图对真因进行了分析。为了深入剖析造成问题的原因，本次优品圈活动的解析步骤细分为三个阶段，即查找原因、要因分析和真因验证。

（一）优品圈查找原因

此次优品圈查找原因运用的是绘制特性要因图（鱼骨图），首先由圈长罗副主任药师带领圈员运用头脑风暴方法从各种不同角度找出问题产生的原因，针对每个重点改善项目绘制要因图。

本次优品圈活动以排药差错为例，从引起摆药差错的原因开始思考，由大至小，首先找出大原因（即大鱼骨）为信息设备、人员、药品、制度、环境五方面发现的问题；然后再对大原因进行深究，找出中原因（即中鱼骨），如人员方面的问题可能既是在药师工作中引起的差错，也可能是由护士工作疏忽导致了差错；最后再对找出的中原因进行分析，找出小原因（即小鱼骨），如发现可能存在操作不规范、缺乏系统培训、风险意识不强等方面的问题，制度上则可能存在岗位职责未细化、人才结构不合理、人力资源不足等问题，药品方面则可能是由于上架药品数量多、药品易混淆、说明书表述不清等原因引起了差错等。具体内容见图4－5－6、图4－5－7、图4－5－8。

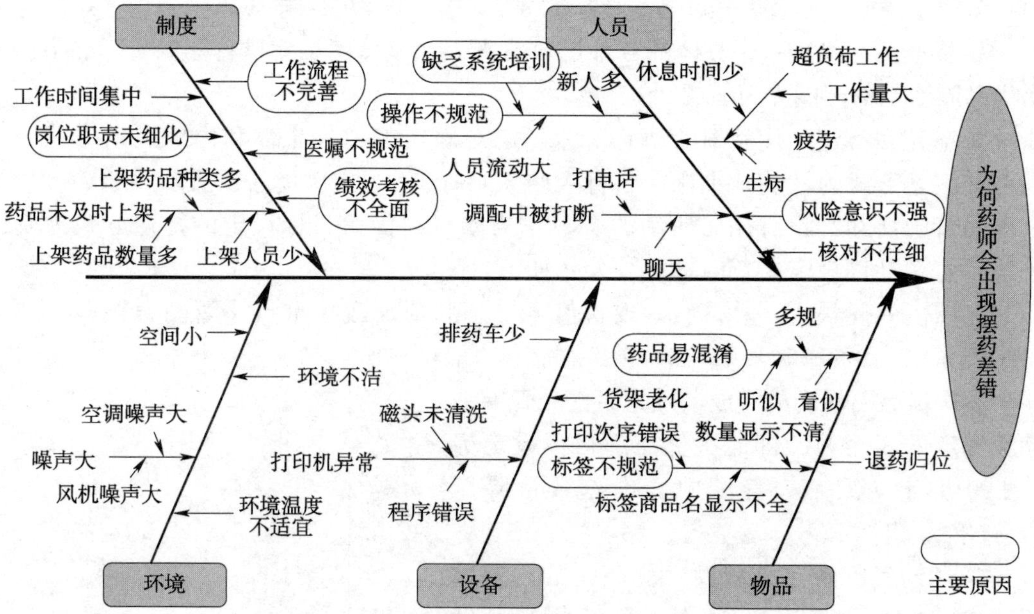

图4－5－6　排药差错要因分析图

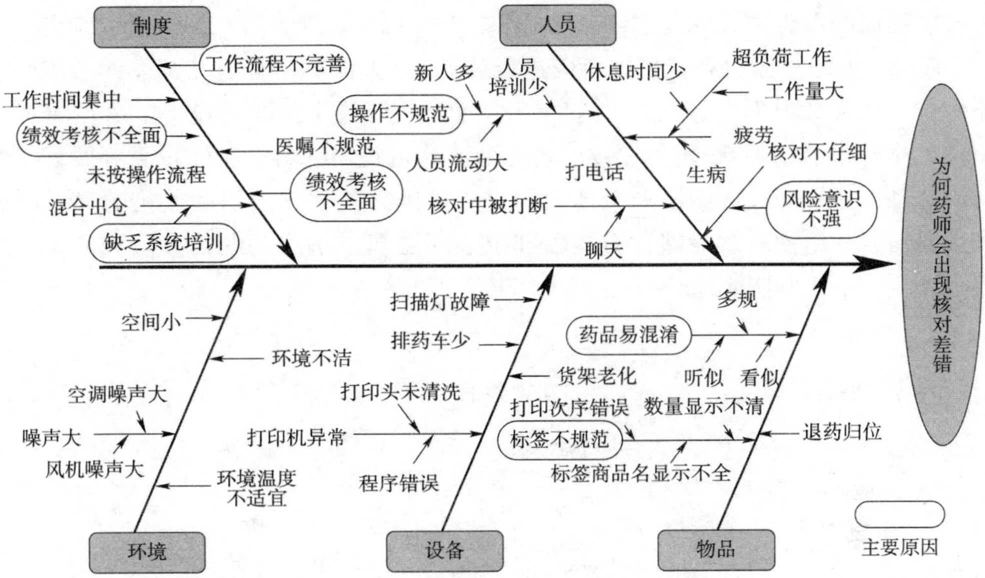

图 4－5－7　核对差错要因分析图

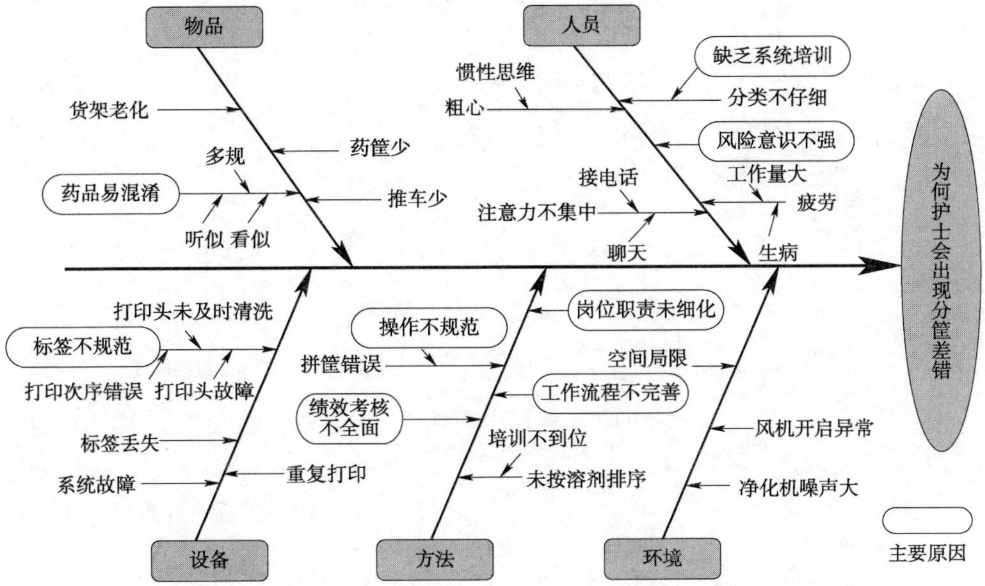

图 4－5－8　分筐差错要因分析图

（二）优品圈真因验证

1. 优品圈重点改善项目　优品圈是按照 80/20 法则选定排名在前 20% 的原因，采用了投票法和评价法，根据图 4－5－3 优品圈重点改善项目为排药、核对和分筐差错三个方面进行评价。

2. 真因验证方法　此次优品圈活动采用评价法进行要因分析，经过 13 人打分，总得分排名靠前的即为圈选的要因。从“人员”（药师、护理人员）“药品”“环境”“设备”“制度”五个方面对查找出的要因进行分类，“人员”方面有药师操作不规范、培训不到位、风险意识不强等原因；“药品”方面有药品易混淆；“设备”方面有打印机未清洗、排药车老化等原因；“制度”方面有工作流程不完善、工作量大等原因。本次品管圈活动采用因果关联图法结合冰山图进行原因分析，找出引起差错的真正原因和根本问题所在，以便后续能够针对真因和根本问题找出解决问题的方法和途径。具体内容见图 4－5－9 和图 4－5－10。

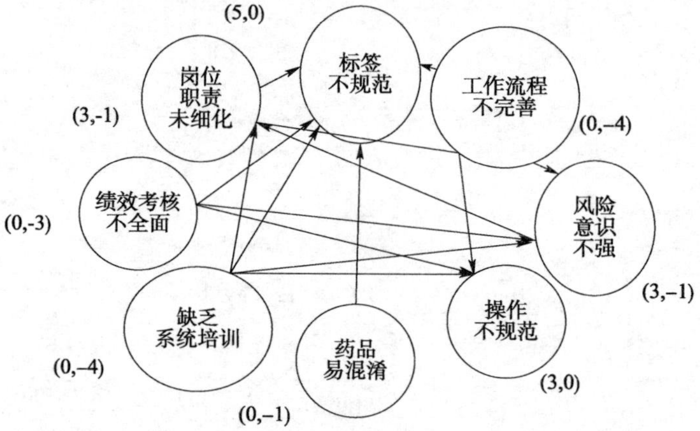

图 4－5－9　因果关联分析图

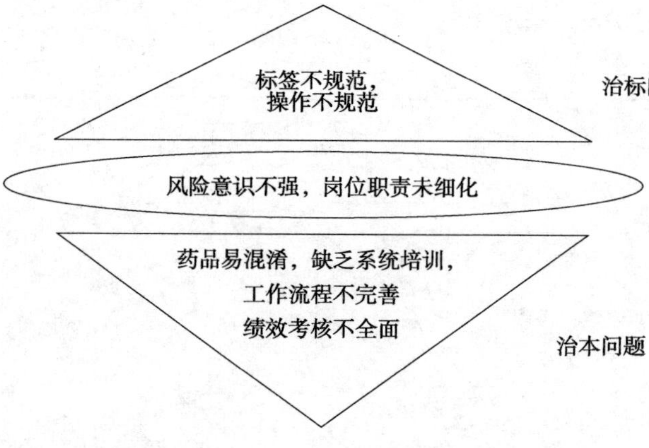

图 4－5－10　降低 PIVAS 内差数量冰山图

八、优品圈对策拟定

优品圈圈员运用头脑风暴、员工访谈等多种方法进行分析，并针对寻找出的要因等提出解决问题的对策，再采用对策拟定评分表依据评价指标和评价等级对所有的对策进行打分。圈员从可行性、经济性、效益性三个方面进行评价打分，评价方式为优记 5 分；可记 3 分；差记 1 分。共 13 人参加评分，总分 195 分，根据 80/20 法则 156

分以上为实行对策，制订负责人实施计划。具体对策拟定内容见表4－5－5。

表4－5－5　优品圈对策拟定表

What	Why	How	决策				判断	Who	When
主题	要因	对策措施	可行性	经济性	效益性	总分		负责人	执行时间
降低PIVAS内部差错数量	药品易混淆	制作多规、听似、看似药品的图案标识	65	53	61	179	是	王某	2014. 2. 3
		把易混淆药品的商品名提前	61	65	55	181	是		2014. 2. 1
		护士分筐不拼筐，单筐单药	65	65	59	189	是		2014. 2. 3
	缺乏系统性培训	规范培训制度，加强人员培训	65	63	57	185	是	张某	2014. 2. 1
		对在岗人员定期考核	53	57	52	162	是		2014. 3. 1
		实习生人员带教全程化	65	57	61	183	是		2014. 2. 1
		对进修人员规范化培训	63	53	53	169	是		2014. 2. 1
	工作流程不完善	根据工作现状，调整工作流程	53	65	61	179	是	余某	2014. 3. 17
		如发现未按正规流程操作，将会与绩效挂钩	55	45	57	157	是		2014. 3. 17
		各环节结束后增加专人清场	43	53	47	143	否		
	绩考效核不全面	分配岗位权重，奖罚分明	65	63	61	189	是	刘某	2014. 2. 17
		工作量由专人登记	57	52	53	162	是		2014. 2. 17
		取消绩效考核惩罚制度	43	43	47	133	否		

九、优品圈对策实施与检讨

将本次优品圈对策检讨、实施以及所得到的结果采用PDCA循环列表表示。具体内容见表4－5－6至表4－5－9。

表4－5－6　优品圈对策实施一

对策一	实施6S目视管理
真因	药品易混淆
改善前： 1. 易混淆药品未做明显标识 2. 标签上易混淆药品的商品名在通用名的后面 3. 护士分筐时拼筐 对策内容： 1. 制作混淆药品标识 2. 标签上易混淆药品商品名提前 3. 护士分筐时单筐单药	对策实施： 负责人：王某 实施时间：2014. 2 实施地点：PIVAS
对策处置： 经由效果确认该对策为有效对策	对策效果确认： PIVAS的摆药差错由25. 25件/周下降至9件/周

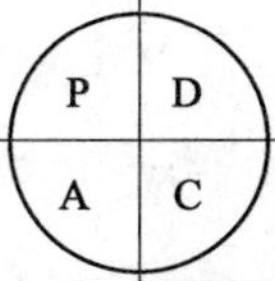

表 4－5－7　优品圈对策实施二

对策二	完善培训制度
真因	人员缺乏系统性培训
改善前： 1. 实习生缺乏实际工作经验 2. 进修人员培训标准低 3. 轮转人员对工作不熟悉 对策内容： 1. 细化培训内容 2. 强化分筐岗位培训 3. 强化打签岗位培训 4. 开展工作经验分享交流会 P	对策实施： 负责人：张某 实施时间：2014. 2 ~ 2014. 3 实施地点：PIVAS D
A 对策处置： 1. 经由效果确认该对策为有效对策 2. 上述规范列入培训标准中	C 对策效果确认： PIVAS 的核对差错由 21. 25 件/周下降至 4. 25 件/周

表 4－5－8　优品圈对策实施三

对策三	优化工作流程
真因	工作流程不完善
改善前： 现有工作流程不满足工作需求 对策内容： 1. 完善各班次工作内容 2. 二批摆药与核对互换岗位 3. 核对 3L 袋时倒筐 4. 发现差错由专人登记，并微信通知大家 P	对策实施： 负责人：余某 实施时间：2014. 3 实施地点：PIVAS D
A 对策处置： 经由效果确认该对策为有效对策	C 对策效果确认：PIVAS 的核对差错由 17. 75 件/周下降至 4. 5 件/周

十、优品圈标准化

本次优品圈活动在效果确认以后，筛选出了例如“PIVAS 工作制度及操作规程”，等多条有效对策，并将改善后的操作方法加以标准化，以供后来者参考和使用。优品圈的标准化是针对对策实施过程的处方调配等项目进行的，优品圈标准化的具体内容见表 4－5－10。

表 4-5-9　优品圈对策实施四

对策四	分配岗位权重，奖罚分明
真因	绩效考核不全面
改善前： 绩效考核只罚不奖，未考核工作完成质量 对策内容： 1. 成立绩效考核小组 2. 完善绩效考核细则 3. 分配岗位权重，奖罚分明 4. 工作量由专人登记 P	对策实施： 负责人：刘某 实施时间：2014. 2 实施地点：PIVAS D
A 对策处置： 经由效果确认该对策为有效对策	C 对策效果确认： PIVAS 的核对差错由 70. 25 件/周下降至 19. 75 件/周

表 4-5-10　优品圈标准化文件汇总

类别	作业名称	编号
易混淆药品	听似药品图集	YFYYXB-QCC-YP-01
	看似药品图集	YFYYXB-QCC-YP-02
	多规药品图集	YFYYXB-QCC-YP-03
	PIVAS 高频出错情况	YFYYXB-QCC-YP-04
系统性培训	PIVAS 工作制度及操作规程	YFYYXB-QCC-PX-01
	HIS 打签、查询等标准操作流程及使用注意事项	YFYYXB-QCC-PX-02
	拆药、排药、打包班次工作流程及消毒、清场事项	YFYYXB-QCC-PX-03
	PIVAS 应急预案	YFYYXB-QCC-PX-04
	药品的放置及保管	YFYYXB-QCC-PX-05
流程改进	摆药岗位操作细则	YFYYXB-QCC-LC-01
	核对岗位操作细则	YFYYXB-QCC-LC-02
	复核岗位操作细则	YFYYXB-QCC-LC-03
	护理贴签、加药岗位操作细则	YFYYXB-QCC-LC-04
绩效考核	绩效小组工作细则	YFYYXB-QCC-JX-01
	PIVAS 药学绩效考核标准	YFYYXB-QCC-JX-02

十一、优品圈效果确认

优品圈 4 个对策实施以后进行效果确认，确认形式分为有形成果确认、无形成果确认和附加成果确认。此次优品圈运用柱状图来表示有形的改善效果，改善前内差数为70.25件/周，目标值是27.37件/周，最终达成值是19.75件/周，获得较大的进步。具体结果见表4-5-11、图4-5-11。

表4-5-11　优品圈改善后数据收集查检表

周次	开始结束时间	差错项目							合计
		摆药	分筐	核对	配置	贴签	其他	复核	
1	2014.4.28~5.4	12	3	2		2	1		20
2	2014.5.5~5.11	9	7	5				1	22
3	2014.5.12~5.18	9	6	3	2		1		21
4	2014.5.19~5.25	6	2	7	1				16
合计		36	18	17	3	2	2	1	79
平均每周件数		9	4.5	4.25	0.75	0.5	0.5	0.25	19.75
累计百分比（%）		45.57	68.35	89.87	93.67	96.20	98.73	100	

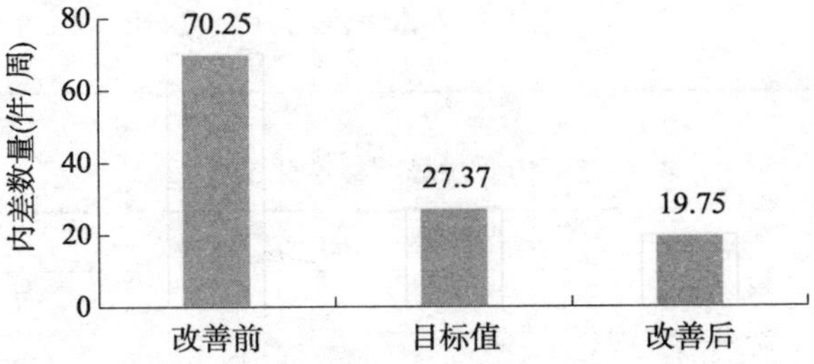

图4-5-11　优品圈改善前后数据与目标值对比图

1. 有形成果确认

（1）数据收集

Who：PIVAS全体人员。

When：2014年4月28日至5月25日。

Where：PIVAS。

What：所有PIVAS内差。

Why：确定内差发生的类型和原因。

How：通过查阅内差登记表记录内差数量和类型。

（2）目标达成情况

$$\text{目标达成率} = \frac{|\text{改善后} - \text{改善前}|}{|\text{目标值} - \text{改善前}|} \times 100\%$$

$$= (|19.75 - 70.25| / |27.37 - 70.25|) \times 100\%$$

$$= 117.78\%$$

$$\text{进步率} = \frac{|\text{改善后} - \text{改善前}|}{\text{改善前}} \times 100\%$$

$$= (|19.75 - 70.25| / 70.25) \times 100\%$$

$$= 71.89\%$$

2. 无形成果确认　无形成果往往是与有形成果相伴而生的，优品圈具体无形成果见表4－5－12和图4－5－12。

表4－5－12　优品圈雷达图评分表

评价分项目	活动前		活动后		活动成长	正/负向
	合计	平均	合计	平均		
积极性	37.5	3.1	56.5	4.7	1.6	正
责任感	39.5	3.3	54	4.5	1.2	正
凝聚力	26.0	2.2	48	4	1.8	正
解决问题能力	30.0	2.5	55	4.6	2.1	正
沟通配合	32.5	2.7	52	4.3	1.6	正
品管手法	24.0	2.0	52	4.3	2.3	正
和谐度	36	3.0	46.5	3.9	0.9	正
愉悦感	32.0	2.7	50.5	4.2	1.5	正

注：由圈员12人评分，每项每人最高10分，最低1分。

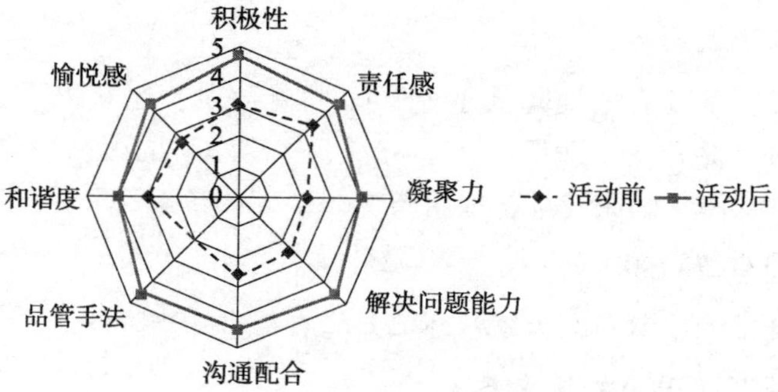

图4－5－12　优品圈无形成果雷达图

3. 附加成果确认

（1）管理效益　无一例因配置而出现的输液反应，提高了工作效率，节约工时517小时/年（64.6天），药品损耗节约0.2万元/月，合计一年节约2.4万元。

（2）社会效益　带教学生170人次，指导10余家下级医院PIVAS工作，国家级、省级继续教育授课7次。

（3）人才效益　获国家专利3项，申报陕西省科技攻关1项，院基金5项，新医疗、新技术1项，发表核心期刊论文6篇。

十二、优品圈检讨与改进

（一）优品圈检讨与改进报告

通过检讨与改进，可明确此次优品圈活动的遗留问题并发掘新问题，本次优品圈活动的检讨与改进是在圈长带领下，经过全体圈员对本次活动的十个步骤进行细致评价得出的，优品圈进行检讨与改进所形成的报告见表4－5－13。

表 4－5－13　优品圈检讨与改进报告

活动项目	优　　点	缺点或今后努力方向
主题选定	规范了 PIVAS 操作流程，保证了临床病人静脉输液安全	选题时对 QCC 了解不足，导致选题偏大
活动计划拟定	时间分配合理	忽略了人员轮转
现状把握	遵循“三现”原则	统计时间有限，反映情况不全面
目标设定	目标一致	评分标准把握不准
解析	能应用多种品管手法	加强对品管圈手法的多角度应用
对策实施与检讨	对策切实可行	熟练掌握 PDCA 手法
效果确认	实现目标	查检完整性有待进一步提高
标准化	将对策制度化、标准化	有待于持续落实
圈会运作情形	圈员皆能按规定时间到会场，会议沟通过程踊跃	形式可以多样化，激发圈员发言热情
遗留问题	复核环节差错有待进一步降低	

（二）优品圈活动启示

通过本次活动，不仅有效地降低了 PIVAS 内差数量，还获得了大量的无形成果，各方面能力都有很大提升，特别是增强了跨专业、跨学科的团队协作，主动为临床一线提供药学服务，保障了临床安全合理用药。

（三）优品圈遗留问题

本次优品圈活动的遗留问题为复核环节差错有待进一步降低。

（四）优品圈下期活动主题选定

主要是为下一期的品管圈活动确定好主题，确定主题的过程和方法与优品圈最开始确定的活动主题一样。此次优品圈所拟定的下期活动主题：降低 PIVAS 抗肿瘤药物不合理医嘱发生率，如表 4－5－14 所示。

表 4－5－14　优品圈下期主题选定评分

主题	评价项目				提案人	得分	选定
	上级政策	重要性	迫切性	圈能力			
降低 PIVAS 抗肿瘤药物不合理医嘱发生率	65	65	65	53	罗某	248	√
降低 PIVAS 药品破损率	65	65	63	53	王某	246	
降低 PIVAS 病区投诉率	55	53	35	19	韩某	162	
减少 PIVAS 风机设备维修次数	47	43	35	21	庞某	146	

1. 主题范围　全院所有开立在静脉用药调配中心的抗肿瘤药物医嘱。

2. 专有名词　抗肿瘤药不合理医嘱：指医生开立的抗肿瘤药医嘱不符合药品说明书或存在不适宜用药情况的医嘱统称。

3. 选题理由

（1）医院药学的发展方向是保障病人的用药安全。

（2）JCI 国际病人安全目标：改善病人用药安全性。

（3）CHA 病人安全目标：把提高用药安全性作为目标之一，要求医疗机构全员参加。

（4）《处方管理办法》和等级医院评审均要求对医嘱的适宜性进行审核。

（5）PIVAS 承担着全院抗肿瘤药的集中配置工作，抗肿瘤药属于高危药品，在使用过程中若出现不合理医嘱，又未能及时拦截，输注后会造成严重后果。

第五章　静脉用药调配流程管理实例分析

本章实例摘要

静脉用药调配中心，国际上称为 PIVAS，隶属于医院的药剂科，主要工作是在符合 GMP 标准下，依据药物特性设计的操作环境下，由受过培训的药学技术人员，严格按照操作程序，进行包括全静脉营养液、细胞毒性药物和抗生素等静脉用药的配置，为临床提供药物治疗与合理用药服务。对静脉用药处方进行审核、通过无菌操作进行加药混合调配的过程属于药品调剂的工作范围。临床常用的给药方式中，通过静脉用药的风险最高。在对静脉药物处方的合理性审核、静脉药物的准备、静脉输液的冲配、静脉用药的投送、发放以及静脉药物的注射或输注过程中，很小的差错或疏漏都有可能给病人造成伤害，严重的甚至会导致死亡。因此，加强静脉药物调配过程的管理对于防止配伍禁忌出错、减少用药差错和避免微生物污染等都有着特殊的意义。本章的品管圈实例主要围绕 PIVAS 的日常工作展开，目的在于给广大医院的静脉用药调配中心提供品管圈活动参照，并将品管圈活动推广给更多的静脉用药服务单位。

本章实例一为优配静品圈，由天津市某医院药学部 PIVAS 开展，该圈的主题为“降低静脉用药调配中心冲配药品调剂差错率”。圈员通过数据收集，确认优配静品圈活动改善前的调剂差错量为 28.5 件/周，差错率为 1.81‰。在综合考虑优配静品圈的改善能力后，将目标设定为降低差错率到 0.65‰，再经优配静品圈全体圈员头脑风暴后，对导致冲配药品调剂差错率高的原因进行解析并拟定出改善对策，在圈长穆药师的带领下，实施拟定好的对策。经过实施后验证，优配静品圈圈员通过数据收集确认改善后调剂差错量为 11 件/周，差错率为 0.54‰，目标达成率为 109.48%，进步率为 70.17%。优配静品圈成功完成了设定的目标，将 PIVAS 的冲配药品调剂差错率降到了合理的范围内。优配静品圈本期活动计划周密，过程详细，对导致冲配药品调剂差错率高的原因透彻解析，首先对出现调剂差错问题的原因进行思考，然后根据 80/20 法则，对出现差错的 3 个主要原因进行分析，并运用 4 个特性要因图直观地展示解析出的原因，通过这一步骤明确所要圈选的要因，同时也有利于下一步拟定对策的实施，这是本圈的一大优点。优配静品圈达成目标后，立即制定了降低静脉用药调配中心冲配药品调剂差错率的标准化流程，进行了效果维持，收集到的后续数据显示，该效果维持良好。但是美中不足的是，优配静品圈在效果确认阶段没有将改善前后的流程图、柏拉图、查检表进行对照，使得改善的效果没能直观地展示出来。优配静品圈通过第一次圈活动，熟悉了品管圈活动的步骤以及工具、手法的运用，为该圈以后的活动打下了良好的基础。

本章实例二为静思圈，由某大学医学院附属医院药学部静脉用药调配中心开展，本次活动的主题为“降低静脉用药调配中心成品输液中胶塞脱屑例数”，由圈长组织该圈10位成员利用评价法从迫切性、重要性、可行性、政策性四个方面采用评分法选定。该院PIVAS胶塞脱屑例数的现状值为110.8例/周，活动目标值为42.8例/周，最终改善结果为22.25例/周，目标达成率为130.3%，进步率为81.3%。静思圈本期活动有许多可圈可点之处，例如，圈员通过文献查询获得了大量有效数据，对解析和对策拟定步骤起到了很大的帮助。在活动过程中，静思圈收集了改善中的数据，将改善过程中前、中、后期的数据进行了对比，这是其一大特色。此外，圈员因工具的改善，获得了国家相关专利，全体圈员因此受到巨大鼓舞。但静思圈在数据收集时，没有将数据用查检表详细分类，针对要因所提出的对策方案的数量也较少，这些都是本次品管圈活动的不足，希望静思圈在下期活动中加以改善。

本章实例三为荷花圈，由济南市某医院药学部静脉用药调配中心开展，该圈成立于2013年7月8日，是国内开展活动较早的品管圈之一。本次是荷花圈第三次品管圈活动，活动主题为“缩短静配难溶粉针剂调配时间”，静配难溶粉针剂调配时间长是PIVAS工作中经常遇到的问题，具有普遍性，故该圈的改善活动过程具有很好的参考价值。该圈所处的静脉用药调配中心平均每支难溶解药品溶解时间的现状为0.66分钟，目标设定为平均每支0.23分钟，最终改善结果为0.16分钟，目标达成率为116.28%。该圈在以往的品管圈活动中积累了丰富的活动经验，故将本次品管圈类型设定为“课题达成型”，以攻克具有挑战性的课题。“课题达成型”品管圈是以现场改进为主要活动，通过方案探究而达成课题，其具有独特的运行方式，需要荷花圈圈员具有较高的创新思维，并具有扎实的品管圈知识。该圈成功实现了设定的目标，为下期“课题达成型”活动提供了重要参考。但该圈本期效果维持阶段仅仅持续一个月，时间有些不足，所收集的数据无法很好体现维持的效果。

本章实例四为同心圈，由陕西省某医院药剂科静脉用药调配中心开展，活动主题为“缩短静脉用药调配中心细胞毒成品输液配置时间”。同心圈通过总结上期活动的经验，为本期活动拟定周密的计划奠定了基础，并确定了每一步骤的负责圈员以及品管工具。同心圈所处的静脉用药调配中心细胞毒药物的配置时间的现状值是92分钟，目标设定为47分钟，改善后的配置时间缩短至42分钟，达成率为111.11%，进步率为54.35%。同心圈的优点在于，各活动步骤的进行都严格按照计划时间实施，未出现拖延情况，对改善问题所产生的原因解析得也较为透彻。另外，在效果确认阶段，将改善前后的流程图、查检表、柏拉图进行了对比，使得该圈的改善效果直观地显现出来。但同心圈在对策拟定阶段提出了缩短PIVAS细胞毒成品输液配置时间的方案数量不足，没有充分发挥头脑风暴的作用；该圈在形成标准化流程时，只修订了一次，便形成了标准化书，内容考虑欠佳，这可能给后续员工在执行标准化过程时造成麻烦。

本章实例五为S圈，它的活动主题是“提高综合静脉用药调配中心整体药品调配速度”，由某大学药学部开展。通过对本院HIS系统数据查询统计发现，“S圈”活动前的第三批次平均日调配 8746 袋，计算出调配速度为 77 袋/小时，经过一系列品管圈活动，最终调配速度为 98 袋/小时，目标达成率为 123%，进步率为 27%。本次品管圈活动的优点在于，要因分析通过三个鱼骨图分析查找影响问题的主要因素，原因查找深刻、细致，为后期的对策拟定与实施打下了坚实基础。其次，是对策拟定与实施阶段，每个对策的效果确认都通过柱状图表示，将活动效果数字化、具体化，结果清晰明了，更有说服性。

调配流程管理是医院药剂科最为重要的工作之一，本章所介绍的 5 个品管圈实例是以 PIVAS 为负责单位开展的品管圈活动，它们所选定的主题皆为调配工作中常遇到的问题，数据收集具有合理性和客观性，对策的选定多为工作流程的规范以及对于专业知识的指导，圈员分工合理。同时，在圈活动对策拟定与实施等方面具有各自的特点，优配静品圈更多的是人员的安排与培训，静思圈为操作的规范化，荷花圈为工作器具的改善，同心圈则是工作流程的规范。虽然各有不同，但都显现了本科室的特点，达成的目标效果良好，对各大医院药剂科室 PIVAS 开展品管圈活动具有极大的借鉴价值。通过本章的品管圈实例介绍，希望将品管活动的思想和步骤推广到更多医院的 PIVAS，期待更多的静脉用药调配中心可以组建品管圈这种具有高效性和一致性的质量控制小组，以使静脉药物调配工作品质得以大幅改善。

实例一　优配静品圈

——降低静脉用药调配中心冲配药品调剂差错率

一、优配静品圈内容摘要

本次品管圈的圈名为优配静品圈，本次优配静品圈活动改善的主题是“降低静脉用药调配中心冲配药品调剂差错率”，本次优配静品圈活动时间是 2016 年 1 月到 2016 年 8 月。负责本次优配静品圈活动的单位是天津市某医院药学部 PIVAS。

优配静品圈于 2016 年 1 月 20 日正式成立。本次活动是该部门进行的第一次品管圈活动，所有圈员也是第一次接触品管圈的实施步骤和具体应用方法。活动过程中，全体圈员集思广益、共同努力、边学边做，遇到难点查阅资料或请教专家，终于按预期完成了首次活动，并取得了较满意的结果。本次活动针对的主要是该院 PIVAS 的药学服务工作。本次优配静品圈活动期间共开会 14 次，开展了包含主题选定、活动计划拟定、现状把握、解析、目标设定、对策拟定、对策实施与检讨、效果确认、效果维持、检讨与改进十个品管步骤。

优配静品圈的成员共 11 人，其中包括圈长 1 人，辅导员 1 人，促导员 1 人，圈员 8 人。圈长穆某为该院 PIVAS 主任，技术职称为主任药师，其能力强，工作认真负责，故担任圈长职务。辅导员徐药师为药学部副主任，对品管圈活动了解较多，故担任辅导员职务。促导员张药师为药学部主任，其具有非常强的临床各部门协调与沟通能力，负责把控总体活动的进度，故担任促导员职务。

本次活动的主题是根据医院安全用药的管理目标所确定的。经由优配静品圈全体圈员通过评价法，针对迫切性、重要性、可行性、政策性等一系列指标进行评价打分而最终确定下来。

圈员们发现 PIVAS 工作流程中与调剂相关的差错记录，优配静品圈活动改善前调剂差错量为 28.5 件/周，差错率为 1.81‰。圈员对此情况进行解析，通过查找原因、要因分析以及真因验证，找出造成调剂差错出现的原因主要包括："数量错误""品种错误""外观相似""贴签错误""漏摆药品""审方错误""一品多规""多摆他种药品""一品多厂"等，然后依据柏拉图 80/20 法则得到"数量错误""品种错误"和"外观相似"这三项为主要因素。计算得出圈能力为 73%，改善目标值为 0.65‰。为达到这一目标，优配静品圈的圈员针对要因提出相应对策，经过实施后验证，改善后调剂差错量为 11 件/周，差错率为 0.53‰，目标达成率为 110.34%，进步率为 70.72%。相应的无形成果有：每位圈员学习了品管圈手法的运用，激发了圈员头脑风暴的潜力及提高了大家逻辑思维的整合能力，更增加了圈员的自信心、责任心、积极性及沟通能力、合作意识、凝聚力等，并由此优化了药品调剂的工作流程，使退药制度、人员培训制度标准化。附加成果为获得了一项避光储药盒的实用新型专利。

经过 3 个月的连续跟踪观察，本次优配静品圈活动的效果维持良好，2016 年 11 月至 2017 年 1 月，静脉用药调配中心每月的调剂差错率分别为 0.42‰、0.45‰和 0.29‰，均处于目标值以下。故此得出如下结论：运用品管圈方法可有效进行内部差错的评价与管理，大大降低调剂差错率，优化工作流程，从而确保配液质量，提高病人的用药安全性，并且增加员工的团队凝聚力，提高工作效率，提升医院整体药学服务的质量；优配静品圈确定了下一次品管圈活动的主题为："提高临床全肠道外营养液（TNA）应用的合理性"。

二、优配静品圈介绍

（一）优配静品圈组成

优配静品圈组成时间是 2016 年 1 月 20 日，活动结束时间为 2016 年 8 月，为该部门第一期品管圈活动，组成人员共 11 名，其中 8 名药师，3 名研究生，5 名本科生，优配静品圈组成的相关内容见表 5-1-1。

表 5-1-1　优配静品圈组成

圈　名	优配静品圈	成立日期	2016 年 1 月 20 日
活动期	第一期	活动期间	2016 年 8 月 31 日
圈　长	穆药师	辅导员	徐药师
促导员	张药师	圈　员	潘药师、解药师、冯药师、高药师、窦药师等
活动单位	天津市某医院药学部 PIVAS		
活动主题	降低静脉用药调配中心调剂差错率		

（1）优配静品圈圈长穆药师作为该品管圈的代表人，组织并领导圈员参与活动，起到统一意见、分配工作、追踪进度、向上级汇报、培养后继圈长的作用。

（2）优配静品圈辅导员徐药师作为该品管圈的辅导员，为全体圈员讲解基础品管知识、工具及使用方法，起到为品管圈辅导，对品管圈活动给予指导、建议、协调的作用。

（3）优配静品圈的促导员张药师主要负责整体的协调与沟通，使品管圈具有自主活动的气氛，起到督导活动的定期开展、追踪进度、适时与临床其他兄弟科室部门协调与沟通的作用。

（二）优配静品圈名与圈徽

1. 优配静品圈圈名 此次品管圈的名称为"优配静品圈"，寓意着热情、真诚、团结的静配成员以敬业的态度为病人提供优质的静脉药物治疗，同时不断优化配液流程，细化输液品质管理。

2. 优配静品圈圈徽及意义

（1）优配静品圈的圈徽整体为一朵莲花，寓意"和谐+仁爱"；六片相互重叠的莲花花瓣代表静脉用药调配中心工作环节紧密衔接，环环相扣；中心一滴心形水滴代表一心一意为病人静脉用药安全服务；三对花瓣分别象征医师、护士和药师的双手，代表医师、药师、护士协作，共同托起病人的用药安全。（图5-1-1）

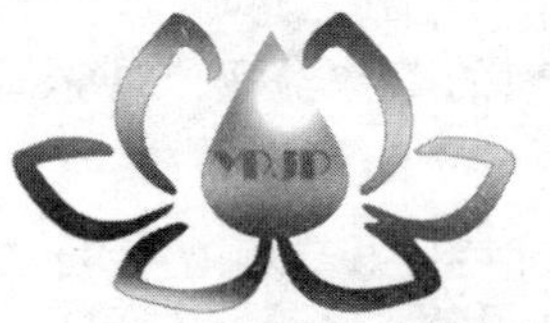

图5-1-1 优配静品圈圈徽

（2）天津市某医院整体的工作宗旨为："生命之托，质量为本"，同样寓意着药师们要为临床、为病人提供最优质的药学服务，守护病人健康。

三、优配静品圈主题选定

（一）优配静品圈主题内容

优配静品圈主题选定是启动品管圈活动的第一个环节，由所有圈员根据PIVAS存在和需要解决的问题进行讨论分析，提出5个候选主题："降低配液差错率""降低冲配药品调剂差错率""降低输液成品配送差错率""降低药品损耗率"及"提高肠外营养治疗不合理医嘱干预率"。优配静品圈活动的主题通过评价法选定，分别以政策性、迫切性、可行性及重要性作为评价项目，通过打分选定"降低冲配药品调剂差错率"作为本次QCC活动的主题，具体内容见表5-1-2，以平均每周差错件数作为最终的衡量指标。

表5-1-2 优配静品圈主题内容

主题	评价项目				提案人	得分	选定
	可行性	迫切性	重要性	政策性			
降低配液差错率	53	45	51	47	潘某	196	
降低冲配药品调剂差错率	55	55	44	53	杨某	207	√
降低输液成品配送差错率	39	39	25	45	冯某	148	

续表

主题	评价项目				提案人	得分	选定
	可行性	迫切性	重要性	政策性			
降低药品损耗率	37	35	47	37	王某	156	
提高肠外营养治疗不合理医嘱干预率	37	41	33	43	解某	154	

1. 优配静品圈备选主题基准

（1）医院整体管理的目标和方向；

（2）提高工作效率，优化工作流程；

（3）解决工作中亟待解决的，可以实际操作的问题。

2. 优配静品圈主题选择方法

评价法，即运用评价法的方式来选择主题，通过评价项目和备选主题制成交叉表，并通过各个评价项目对主题进行评价。此次优配静品圈采用的就是该方法。每个圈员对提出的所有主题从政策性、迫切性、可行性及重要性四个方面，按照优 5 分，可以 3 分，差 1 分分成三个等级，对每个项目一一打分，合计得分最高的为“降低冲配药品调剂差错率”207 分，故将该内容选定为优配静品圈的主题。

3. 优配静品圈主题书写格式

明确的主题应有具体可衡量的指标和规范的书写格式，应包含：“动词（正向或负向）+名词（改善的主题）+衡量指标”，即“降低+冲配药品调剂+差错率”。

衡量指标“差错率”，由优配静品圈圈员结合具体实际进行分析。

（二）优配静品圈活动主题

1. 优配静品圈主题范围　降低静脉用药调配中心调剂差错率的主题范围——统计所有需要集中调配的医嘱中发生调剂差错的件数，并分析原因。

将本次品管圈活动所涉及的改善对象作为主体范围，并对这个范围进行解释，对主体范围的含义、内容予以陈述，优配静品圈的改善对象是该院 PIVAS 冲配药品的调剂医嘱。

2. 优配静品圈专有名词

（1）*静脉用药集中调配*　是指医疗机构药学部门根据医师处方或用药医嘱，经药师进行适宜性审核，由药学专业技术人员按照无菌操作要求，在洁净环境下对静脉用药物进行加药混合调配，使其成为可供临床直接静脉输注使用的成品输液操作过程。静脉用药集中调配是药品调剂的一部分。

（2）*用药差错*　是指药物使用过程中出现的任何可预防事件，导致用药不当或病人受到侵害。该事件和专业技术、药品、操作程序，以及管理体系有关。用药差错可出现在处方、医嘱、药品标签与包装、药品名称、药品混合、配方、发药、给药、用药指导、监测及应用等过程中。

（3）*调剂差错*　是指药师在调剂处方（或医嘱）过程中出现药品品种错误、规格错误、数量错误、医嘱书写错误未发现、不合理医嘱未发现等。

（三）优配静品圈选题理由

1. 对病人而言

（1）确保病人应用的每一支药品的安全性，减少或杜绝临床用药差错。

（2）规范化管理保证药品的品质，从而提高病人临床用药的安全性。

2. 对同仁而言

（1）规范化管理有利于提高药师的专业水平，正确识别药物的各种信息，减少或避免用药错误的发生。

（2）规范化管理有利于优化工作的流程，提高工作效率，进一步完善标准操作规程，强化内部质量控制。

3. 对医院而言

（1）确保临床用药正确性，提高临床静脉输液安全性，体现了医院以病人为中心的服务理念。

（2）通过优化 PIVAS 的流程管理，进一步提高医院整体管理水平，减少或杜绝医疗纠纷的发生，提高社会效益。

四、优配静品圈活动计划拟定

此次优配静品圈活动计划的拟定对主题选定、活动计划拟定、现状把握、目标设定、解析、对策拟定、对策实施与检讨、效果确认、标准化、检讨与改进的十大品管圈步骤进行实施时间以及运用工具的计划安排，并指定各步骤的负责人。具体的内容和时间进度安排见表 5 – 1 – 3。

表 5 – 1 – 3 优配静品圈活动计划拟定

What	When												How	Who
	1月		2月		3月		4月		5月	6月	7月	8月		
	1～2周	3～4周	1～2周	3～4周	1～2周	3～4周	1～2周	3～4周	1～2周 3～4周	1～2周 3～4周	1～2周 3～4周	1～2周 3～4周	工具	
主题选定	…—												矩阵图	穆某
计划拟定		…—											甘特图	解某
现状把握			……—	……—									流程图 柏拉图	潘某
目标设定					…—								柱状图	冯某
解析					…—								鱼骨图	解某
对策拟定						…—							头脑风暴	穆某

续表

What	When												How	Who
	1月		2月		3月		4月		5月	6月	7月	8月		
	1～2周	3～4周	1～2周	3～4周	1～2周	3～4周	1～2周	3～4周	1～2周 3～4周	1～2周 3～4周	1～2周 3～4周	1～2周 3～4周	工具	
对策实施与检讨							… —	… —	… —	… —			PDCA	窦某
效果确认											… —		柏拉图 推移图	杨某
标准化												… —	无	王某
检讨与改进												…… ——	头脑风暴	高某

注：……为计划线；——为实施线。

五、优配静品圈现状把握

现状把握是针对优配静品圈所选定的主题，从静脉药物配置现场出发，应用统计学方法掌握事实真相，并加以客观地系统分析，明确改善重点所在，为下一步目标设定和解析提供重要的依据。在此次优配静品圈活动中，主要采用活动流程图进行系统归纳和总结。

（一）静脉用药调配中心工作流程图

1. PIVAS 优配静品圈的工作流程　临床医师开具静脉输液治疗处方或用药医嘱→用药医嘱信息传递→药师审核→打印标签→贴签摆药→核对→混合调配→输液成品核对→输液成品包装→分病区放置于密闭容器中、加锁或封条→由工人送至病区→病区药疗护士开锁（或开封）核对签收→给病人用药前护士应当再次与病历用药医嘱核对→给病人静脉输注用药。

药师应对传至 PIVAS 的用药医嘱进行适宜性审核，做到“四查十对”，即查处方，核对科别、床号、姓名是否正确；查药品，核对药名、剂型、规格、数量是否正确；查配伍禁忌，药物相容性，核对药品性状及用法用量是否适宜；查用药合理性，核对处方用药与临床诊断是否相符。

在处方审查过程中，审方药师对特殊用药，如青霉素类药物、肿瘤化疗药物、需要避光的药物或打包至病区自行配置的药物做出相应标记；如发现处方不合理，提出不合理原因及修改建议并及时与临床医生沟通。若医生更改处方，则重新审核；若医生拒绝修改，则静脉用药调配中心可拒绝调配。具体流程见图 5－1－2。

2. PIVAS 优配静品圈的调剂流程　经 PIVAS 药师审核合格的用药医嘱按病区、分批次打印出瓶签，由贴签人员按照输液种类进行贴签，并将需打包至病区的输液瓶签挑出，同时检查输液瓶完整性，不同批次输液瓶放置在不同颜色药品筐中；调剂药师按照输液瓶签进行药品调剂，多数情况采用单处方调剂，如遇病区同一品种用药量超过10支时，进行人工汇总调剂，然后由核对药师进行调剂核对，并记录调剂环节中发生的差错。如发现调剂错误，根据错误类型进行修正，核对无误后传入调配间准备冲配。具体流程见图5-1-3。

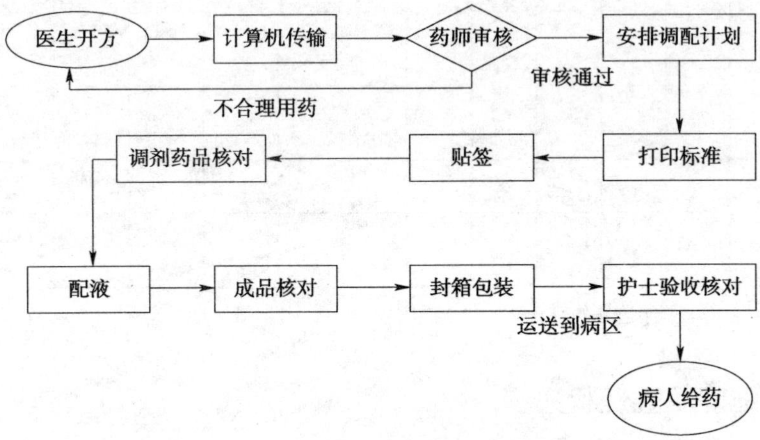

图5-1-2　优配静品圈工作流程图

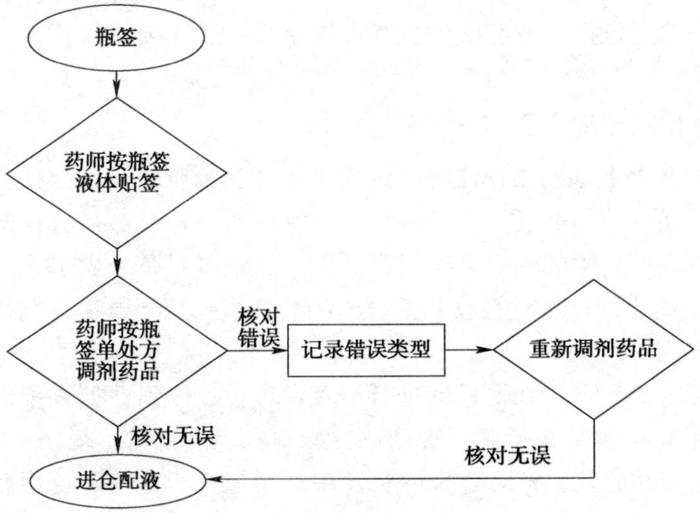

图5-1-3　优配静品圈调剂流程图

（二）优配静品圈现状把握实施步骤

优配静品圈在现状把握阶段，其工作大致可分为明确工作流程、查检、确定改善重点三个阶段。

1. 明确工作流程　在优配静品圈的实施过程中，为了充分掌握现行的工作流程中有关调剂差错发生的环节及原因分析，全体圈员通过各种形式的小组讨论，利用流程图进行归纳和总结。

2. 查检　查检过程中深入到静脉药物配置现场，利用现物做实际观察。圈员以事实为基础，把现象与标准之间的差距以及不对的地方加以记录，经过判断和分析之后采取改善行动。优配静品圈成员收集调剂工作流程中导致调剂差错的各环节错误医嘱，收集数据的方法可多样化，若已有明确的既往记录，则直接引用；若无现成的原始数据，就利用查检表进行现场收集，本次优配静品圈没有以往数据，所以从启动时开始自制查检表，真实记录各环节的调剂差错。

（1）*查检表的制作*　①明确所要观察和记录的事件；②圈员利用头脑风暴、层别法、特性要因图（鱼骨图）、文献查证、标杆参考等确定要收集的项目；③最后项必须为“其他项”，以防查检过程中出现事先未预设的项目。

（2）*数据收集*　①明确数据收集的目的、内容、时间和期限、地点、人员、方法、样本数等（及5W1H）；②遵循“三现”原则及利用现物、到现场、利用查检表记录现状与标准的差距。

（3）*数据统计*　①改善前收集2016年2月药品调剂过程中的差错件数记录；改善后收集2016年7月药品调剂过程中的差错件数记录。由优配静品圈成员对活动前后数据进行对比分析。②在数据收集过程中发现，由于该院对药品实行了月销售额限定，出现调剂量上、下半月不均衡的情况，即上半月明显多于下半月。因此，经过全体圈员讨论决定：首先以每半月的医嘱量及差错件数作为统计时段，然后再汇总计算每周的差错率。这样，可以比较直观获取医嘱量与差错件数的比率。③即使在对策拟定及实施过程中，优配静品圈圈员们同样对各环节差错持续记录，这样可以观察到对策实施的有效性。④优配静品圈圈员们对收集到的差错记录，做了详细分类，即分为数量错误、品种错误、外观相似、贴签错误、漏摆药品、审方错误、一品多规、多摆他种药品、一品多厂等类别，然后进一步计算累计百分比，绘制柏拉图。⑤优配静品圈圈员们在对差错进行分类的过程中，单独把外观相似、一品多规或一品多厂而导致的品种差错分离出来，是为了在解析及对策拟定过程中能更明确差错原因，更有的放矢地制定改进措施。

3. 确定改善重点　在确定优配静品圈中的改善重点时，根据80/20法则（80%的错误结果由20%的原因造成），圈员只需要改善20%的错误项目，就可以纠正80%的错误。优配静品圈在此步骤利用柏拉图来把握重要原因或寻求改善重点。

（1）*优配静品圈改善内容*　优配静品圈依照80/20法则绘制出柏拉图，发现前三个项目导致的差错已达到80%以上，所以此次改善的主要内容为：“数量错误”“品种错误”“外观相似”，本次主题的改善重点即为这三项指标。改善前见图5－1－4。

（2）*柏拉图的绘制方法*　①将检验项目按数据从大到小排列，“其他”项排列在最后；②计算各项所占检验总数的累计百分比：N项累计百分比＝（前N项查检数据累计/查检总数×100%；③左边纵轴最高刻度为检查总数，并标示衡量单位；右边纵轴为发生率，最高刻度是100%；横轴按数据大小写入分类项目；④画柱状图和累计曲线，并在柱状图上标示累计百分比达80%左右的重点项目。

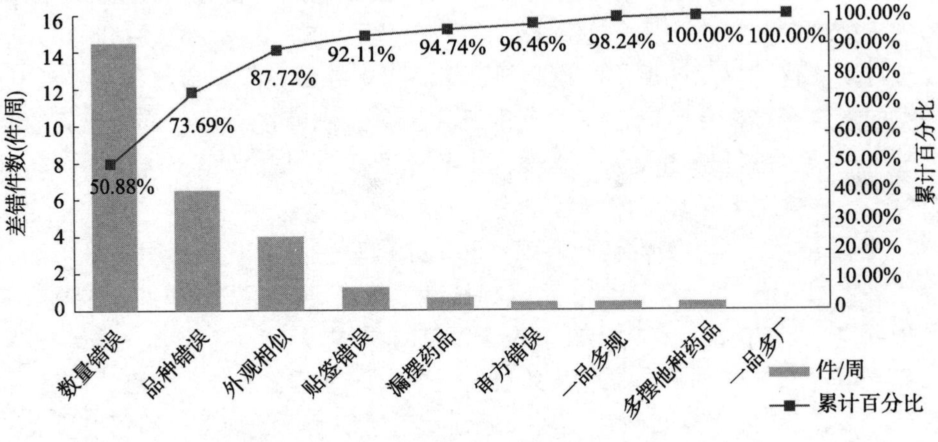

图 5-1-4　优配静品圈改善前柏拉图

(三) 优配静品圈现状把握数据收集

优配静品圈均以数据作为分析、判断、采取行动的基础，掌握现状，才能决定工作进行的方向，才能以通俗易懂的方式正确表达出来，呈现可靠的数据。此次数据收集得出结果如下。

Who：优配静品圈成员穆药师、潘药师、解药师、窦药师、冯药师、高药师等。

When：2016 年 1 月 20 日至 2016 年 8 月 31 日。

Where：PIVAS 工作现场、药学部会议室。

Why：以降低 PIVAS 冲配药品调剂差错率为主题按照品管步骤进行活动，并组织干预。

What：调剂流程各环节中出现的不同差错记录，以差错件数为单位，并计算累计百分率。

How：一是对调剂药品传入洁净间前发现的调剂流程中各种类型的差错，由调剂核对药师进行记录；二是对调剂药品传入洁净间冲配后发现的各种类型的调剂差错，由配液人员负责记录；三是对已冲配完成的输液在出舱审核过程中发现的各种类型的调剂差错，由成品核对药师进行记录。

1. 资料来源　资料来源于 2016 年 1 月至 2016 年 8 月在 PIVAS 开展品管圈活动前后药品调剂过程中的差错件数记录及对比统计数据。其中，活动前调查资料分两个阶段，分别为 2 月 1 日至 14 日及 2 月 15 日至 28 日调剂的处方数及调剂流程各环节可能发生的差错件数。

由于 2 月份包含了春节假期，故医嘱量出现不均衡的情况，为了避免数据偏移，以平均每周的调剂医嘱量及差错件数作为调查指标；活动后调查资料同样分两个阶段进行记录，分别为 7 月 1 日至 14 日及 7 月 15 日至 28 日调剂的处方数及调剂流程各环节可能发生的差错件数。为与活动前调查数据保持一致，同样取平均每周的调剂医嘱量及差错件数作为调查指标。

2. 计算方法

$$调剂差错率 = \frac{平均每周调剂差错件数}{平均每周总调剂量} \times 1000‰$$

$$累计百分比 = \frac{累计平均每周差错件数}{平均每周总差错件数} \times 100\%$$

3. 结果　调查结果显示，2016 年 2 月 1 日至 2 月 14 日，PIVAS 冲配药品调剂量为 25983 组，差错数为 41 件；而 2 月 15 日至 2 月 28 日，PIVAS 冲配药品调剂量为 36965 组，差错数为 73 件；平均每周 15737 组，产生的调剂差错为平均每周 28. 5 件。由调剂差错率 = （平均每周调剂差错件数/平均每周总调剂量） ×1000‰可得出 PIVAS 冲配药品的调剂差错率。

由计算可知，此次优配静品圈活动中的调剂差错率为 1. 81‰，计算的具体内容见表 5 – 1 – 4。

表 5 – 1 – 4　优配静品圈 PIVAS 调剂差错数据结果计算

时间与项目	2 月 1 日至 2 月 14 日	2 月 15 日至 2 月 28 日	汇总	平均每周数
调剂医嘱量（组）	25983	36965	62948	15737
调剂差错数（件）	41	73	114	28. 5
调剂差错率（‰）	1. 58	1. 97	1. 81	1. 81

活动前各项差错的累计百分比（%）计算结果见表 5 – 1 – 5。

表 5 – 1 – 5　活动前调剂各项差错累计百分比

序号	错误类型	件数/周	差错率（‰）	百分比（%）	累计百分比（%）
1	数量错误	14. 5	0. 921	50. 88	50. 88
2	品种错误	6. 5	0. 413	22. 81	73. 69
3	外观相似	4	0. 254	14. 03	87. 72
4	贴签错误	1. 25	0. 079	4. 39	92. 11
5	漏摆药品	0. 75	0. 048	2. 63	94. 74
6	审方错误	0. 5	0. 032	1. 75	96. 49
7	一品多规	0. 5	0. 032	1. 75	98. 24
8	多摆他种药品	0. 5	0. 032	1. 75	100
9	一品多厂	0	0	0	100
	总计	28. 5	1. 811	100	

六、优配静品圈目标设定

（一）优配静品圈设定目标值

依照柏拉图 80/20 法则，找出前三项改善的主要内容为：“数量错误”“品种错误”

和“外观相似”，因此本次主题的改善重点即为这三项指标。圈能力可根据圈的实际情况设定，一般为50%～100%，圈能力是根据圈员对圈能力的赋分情况统计之后计算得出的，圈能力＝［(0.85×1＋0.8×4＋0.7×4＋0.6×2）/11］×100%＝73%。优配静品圈目标设定计算结果如下：

目标值＝现状值－改善值

＝（现状值－现状值×改善重点×圈能力）

＝1.81‰－（1.81‰×87.72%×73%）＝0.65‰

圈员根据设定的目标所绘制的优配静品圈的目标设定柱状图，直观呈现出了改善前的调剂差错率以及改善后期望达到的目标值，2月份平均每周调剂差错率为1.81‰，到2016年7月份期望达到的目标值是0.65‰。优配静品圈活动中调剂差错率现状与目标值的比较见图5－1－5。

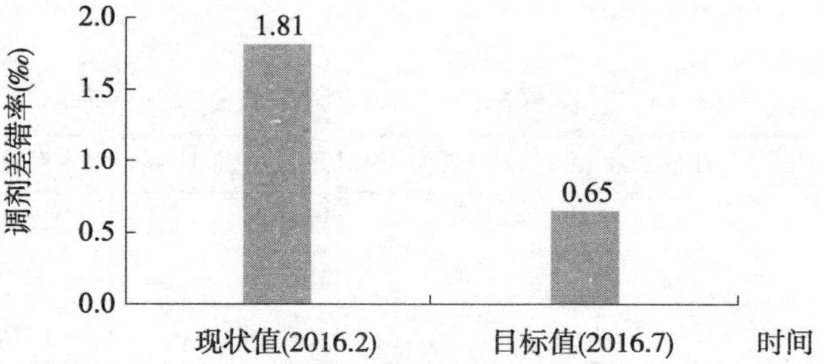

图5－1－5　优配静品圈调剂差错率柱状图

（二）优配静品圈目标设定实施步骤

1. 设定目标　此次优配静品圈的目标设定完成期限为2016年8月底，调剂差错比率由1.81‰降至0.65‰。

2. 设定完成期限　完成期限是对品管圈活动的约束，也是圈员对改善活动的承诺。此次优配静品圈的完成期限为8个月。

3. 计算目标值

（1）主题动词为负向描述　减少或降低的目标值，可由以下公式计算。

目标值＝现状值－改善值

＝现状值－（现状值×改善重点×圈能力）

（2）现状值　本次优配静品圈以“降低冲配药品调剂差错率”为主题活动，通过查检得出的现阶段冲配药品调剂差错率为1.81‰，即为目标设定阶段的现状值。

（3）改善重点　根据查检绘制的柏拉图和80/20法则，发现“数量错误”“品种错误”“外观相似”三项是造成调剂差错比率高的主要原因，三项累计占总比率的87.72%，即为改善的重点。

（4）圈能力　指用一个具体的百分数值来表示全体圈员完成目标的实际能力。圈能力值是通过全体优配静品圈圈员对圈能力进行评价打分，计算得到平均分，再除以满分（5 分制），而得到的百分比数值。

4. 绘制目标设定柱状图 优配静品圈的冲配药品调剂差错率从 1.81‰降至 0.65‰，降低了 1.16‰，从柱状图上可直观呈现出改善前数据（现状值）以及改善后数据（目标值）。

（三）优配静品圈目标设定常用手法

1. 问题点解析法 运用列举法、亲和法、头脑风暴法等根据现状把握，查检存在的问题，如人员、管理、设备、环境、软件等方面存在的问题，结合改善重点和圈能力，计算目标值。

2. 改善能力预估法 根据优配静品圈活动开展的程度和圈能力，预估设定的目标值。

3. 标杆学习法 圈员根据医院的方针及计划、领导指示、文献查证的结果以及兄弟单位的标准，结合本品管圈的特性进行预估，在已有数据的基础上多加几个百分点。

七、优配静品圈解析

1. 优配静品圈查找原因 此次优配静品圈查找原因运用的是绘制特性要因图（鱼骨图）的手法，圈长穆药师带领圈员运用头脑风暴法、思维导图法、曼陀罗法等方法提出和收集原因，并从各种不同角度找出问题产生的原因。首先从为什么会产生调剂差错的问题开始思考，找出大原因（即大鱼骨），为“人员”“管理”“环境”“软件”“物品”五方面产生的问题，这五方面共包含 18 项原因（人员因素包括包括“工作强度大”“注意力不集中”“核对不仔细”及“业务技能不足”；管理因素包括“排班不合理”“未实行绩效考核”“岗位职责不清”及“工作流程简单粗糙”；环境因素包括“摆药区域混乱”“空间小”“噪声大”；软件因素包括“药品汇总”“人工审核”“医嘱丢失”“批次规则”；物品因素包括“标签不清楚”及“药品易混淆”），见图 5－1－6；然后再分别根据 80/20 法则得到三个差错主要原因（“数量错误”“品种错误”及“外观相似”）进行具体分析，分别绘制出鱼骨图（图 5－1－7、图 5－1－8、图 5－1－9）。

2. 优配静品圈要因分析 “要因”即为主要因素或关键的中间因素。优配静品圈运用因果关联图法进一步确定主要因素。圈员们运用 80/20 法则得到三个差错（“数量错误”“品种错误”及“外观相似”）的特性要因图（鱼骨图），并将反复出现两次及以上的影响因素列为导致入仓前调剂错误的“主要原因”。这些原因之间又互为因果，因此在逻辑上可用箭头按照“原因→结果”的原则，把各要素之间的因果关系连接起来，标准为进一个箭头计 +1，出一个箭头计 -1，然后将结果标注（图 5－1－10）。

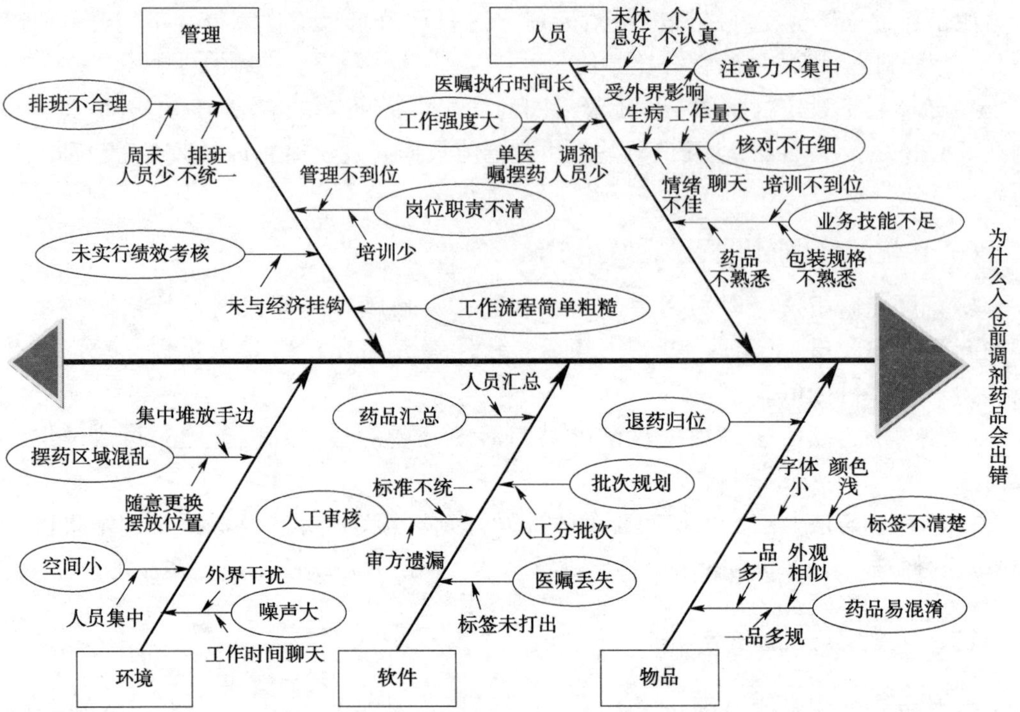

图 5-1-6　入舱前调剂药品差错特性要因图

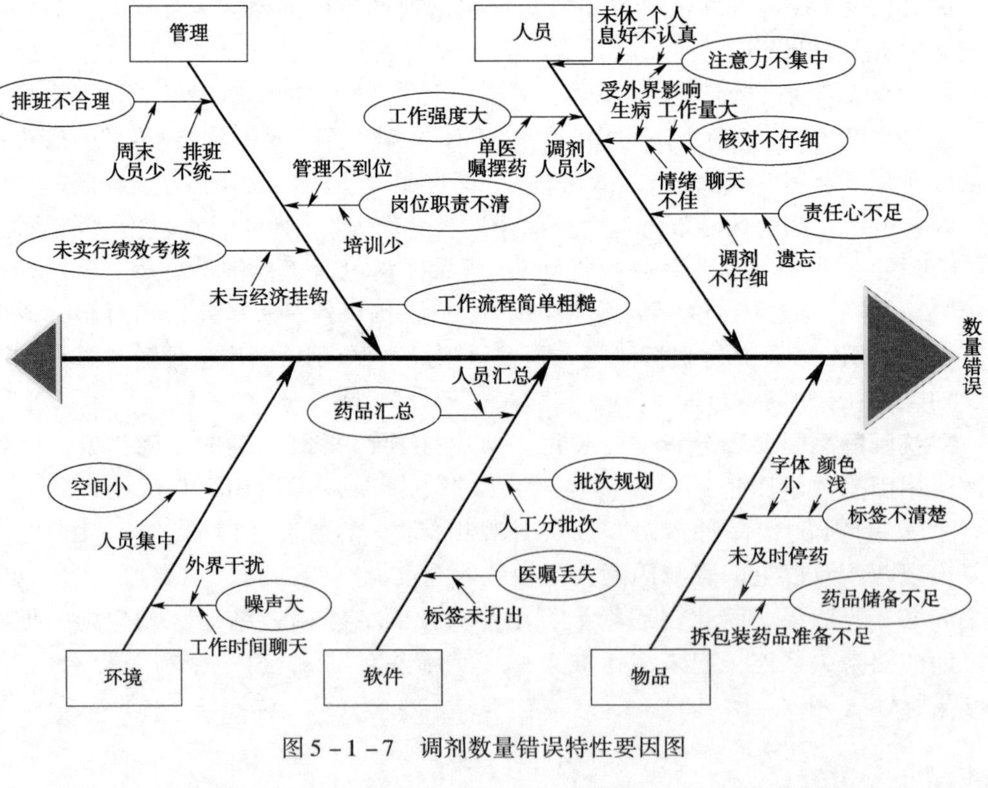

图 5-1-7　调剂数量错误特性要因图

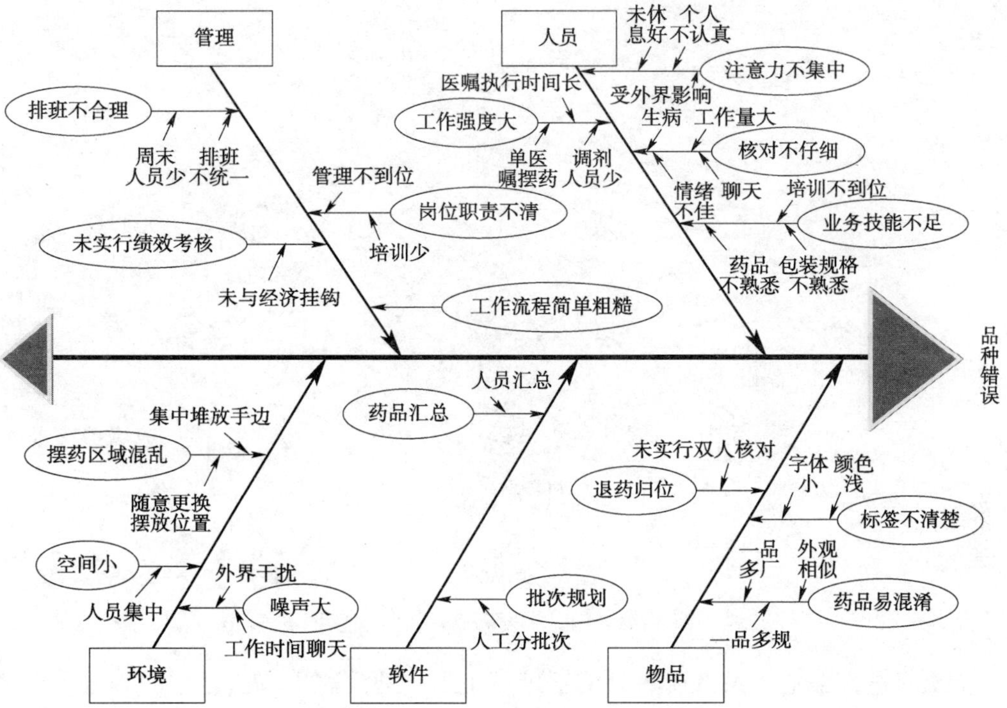

图5－1－8　调剂品种错误特性要因图

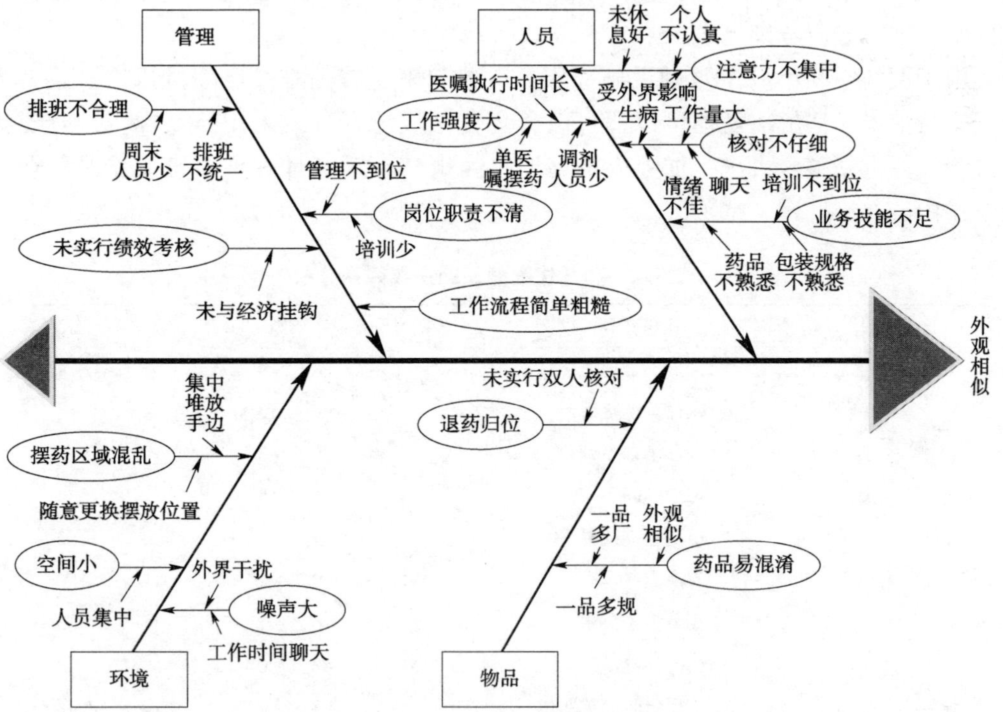

图5－1－9　调剂外观相似特性要因图

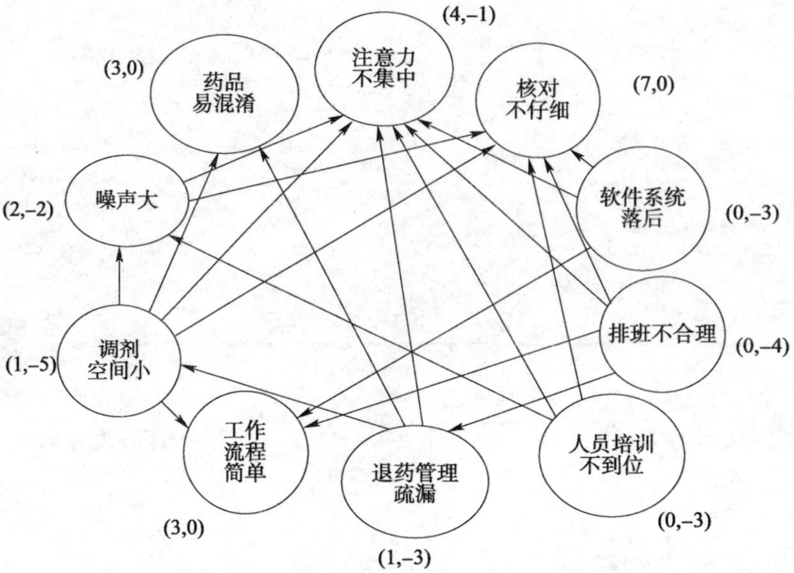

图 5－1－10　主要因素的因果关联图

箭头只进不出是结果，箭头只出不进是主因，箭头有出有进是中间因素，出多于进的中间因素是关键中间因素，将主因和关键中间因素选定为主要影响因素，即重点改善对象，包括排班不合理、软件系统落后、人员培训不到位、退药管理疏漏及调剂空间小，结果分析分别见表 5－1－6。

由于调剂空间小属于基础设施原因，改造起来比较困难。经圈员讨论，认为调剂空间小目前虽无法解决，但可以通过改善环境区域的划分或采用药品标识，对现状进行改善，并重新整合班次，加强人员培训，优化 PIVAS 管理软件，将加强退药管理纳入改进内容。

表 5－1－6　优配静品圈主要因素分析

分类项目	影响因素	连线数	分数
主因	排班不合理	+0，－4	－4
	软件系统落后	+0，－3	－3
	人员培训不到位	+0，－3	－3
关键中间因素	调剂空间小	+1，－5	－4
	退药管理疏漏	+1，－3	－2
中间因素	噪声大	+2，－2	0
	注意力不集中	+4，－1	+3
	药品易混淆	+3，－0	+3
结果	工作流程简单粗糙	+3，－0	+3
	核对不仔细	+7，－0	+7

八、优配静品圈对策拟定

全体圈员采用对策拟定评分表，依据评价指标和评价等级对所有的对策进行打分，即针对寻找出的真因“排班不合理”“软件系统落后”“人员培训不到位”“退药管理疏漏及调剂空间小”等方面提出对策，优配静品圈圈员从可行性、经济性、效益性三个方面进行打分，制订负责人实施计划，具体对策拟定内容见表5－1－7。

表5－1－7 优配静品圈对策拟定评分表

真因	对策方案	评价			总分	采用	提案人	实施计划			负责人	对策编号
		可行性	经济性	效益性				4月	5月	6月		
排班不合理	仍分组排班，排班前相互沟通协商	25	25	25	75		杨某					
	统一排班，确保调剂人员及核对人员均衡	43	45	41	129	√	穆某	第1周			潘某	1
	护理人员参与调剂，增加调剂人员	25	39	31	95		潘某					
软件系统落后	引进PIVAS专属工作平台PIVASmate软件，实现药品汇总、自动排批次等功能	45	45	45	135	√	解某	已于2月份实施安装、测试工作，预计6月份完成			穆某	2
	增加调剂人数，汇总摆药由核对药师完成	33	33	27	93		窦某					
	增加审方药师人数，药品汇总数量由审方药师提前计算出	27	25	31	83		高某					
人员培训不到位	制订全员各岗位培训计划、内容及考核制度。对调剂差错率高的人员重新培训考核，合格后方可上岗	45	45	45	135	√	冯某	第3周			穆某	3－1
	定期继续教育培训，对内部差错进行分析总结	45	40	45	130	√	王某	第3周			潘某	3－2
	针对差错制定惩罚制度	33	27	27	87		杨某					
退药管理疏漏	退药归位双人核对，专人负责	40	39	37	116	√	田某		第1周		王某	4－1
	制定退药管理制度，包括退药归位及病区退药	40	33	37	110	√	穆某		第1周		冯某	4－2
	更换电子药架，退药扫码	25	25	37	87		潘某					

续表

真因	对策方案	评价			总分	采用	提案人	实施计划			负责人	对策编号
		可行性	经济性	效益性				4月	5月	6月		
调剂空间小	扩大调剂空间，与相邻的贴签区域共用	23	27	27	77		高某					
	合理配置调剂区域，将抗菌药物和普通药物调剂区分隔，并将打包药物调剂另设区域，自行设计药品盒	40	40	37	117	√	窦某		第2周		潘某 王某 穆某	5－1
	各区域及药品标识实行目视化管理，尤其对听似看似等易混淆药品明显标记，特殊药品同样有标记	45	40	33	118	√	穆某			第1周	穆某 杨某	5－2
	分批次调剂，药品核对在成品核对区完成	45	40	37	132	√	王某		第3周		冯某	5－3

注：评价方式，优为5分，可为3分，差为1分；圈员投票人数9人；总分为135分，取108分（80%）以上作为可行对策。

九、优配静品圈对策实施与检讨

本次优配静品圈对策实施与检讨所得出的结果，根据PDCA循环列表所得具体内容见表5－1－8至表5－1－16。

表5－1－8　优配静品圈PDCA循环图对策一

对策编号	对策名称	统一排班，确保调剂人员及核对人员均衡
(1)	真因	排班不合理
计划（P）		现状说明： PIVAS内部工作人员由三部分构成：审方药师（主要负责医嘱审核、调剂核对及成品核对）、护理人员（主要负责药品冲配及贴瓶签）、派遣药师（主要负责药品调剂及药品冲配）。日常工作和排班也分成三个组进行，分别由三组组长负责。因此，存在人员排班统筹差、各组间人员配比不合理的情况，尤其遇到节假日时，会出现调剂人员少或调剂人员与核对人员比例失调的情况，常常导致人员劳动强度大，出现差错等问题 对策内容： 将三组排班由一人统一负责。确保每天（包括周六、日或节假日）调剂人员、核对人员、配液人员的数量基本一致；确保各班次工作量均衡，避免调剂药师在疲劳状态下工作；同样考虑各岗位人员工作间歇的休息时间。以此对策来降低调剂差错，提高工作质量 创意来源： 工作的统筹管理方法

续表

实施（D）	Who：药师组长潘某 Where：PIVAS 工作现场 When：2016 年 4 月第一周开始 Why：排班不合理 How：充分调研原排班时的工作状况，找出由此造成调剂差错的可能原因：如节假日调剂人员少，易疲劳；每日工作量不均衡易出差错等。根据现有工作流程将调剂人员分成四组（按医嘱量分配调剂人员及调剂病区）：分别负责汇总药品调剂（2 人）；长期医嘱 1 批调剂（1 人）；长期医嘱 2 批调剂（2 人）；长期打包药品调剂（2 人）。药品核对人员数量与长期医嘱调剂人员保证一致
效果（C）	此次重新调整班次后，大家仅用 3 天的时间即完全熟悉和适应了新的工作班次和内容，且 100% 反馈工作节奏慢了下来，但工作效率却提高了 每天保证 7 位派遣药师完成调剂工作，5 位审方药师完成调剂核对工作 及时跟踪了 4 月份第二周、第三周的调剂差错率分别为 1.32‰和 1.28‰，均低于 1.81‰的现状值，效果可以说明调整班次合理后对降低调剂差错率有效
处理（A）	将调整后的班次及工作内容列入岗位职责及人员管理规范

表 5-1-9　优配静品圈 PDCA 循环图对策二

对策编号（2）	对策名称	引进 PIVAS 专属工作平台 PIVASmate 软件，实现药品汇总、自动排批次等功能
	真因	软件系统落后
计划（P）		现状说明： 现阶段应用的 PIVAS 工作软件为本院信息科自主研发的程序。不具备系统自动审方功能，不能进行药品汇总或药品批次的排定；自由度差，仅能完成每日的瓶签打印和药品计费功能。审核医嘱及药品分批次完全靠审方药师手工完成，容易导致差错。如常见药品批次错误或需打包药品分到了冲配药品中而进行了冲配，从而造成调剂差错和药品浪费 对策内容： 引进百特公司为 PIVAS 工作流程专属打造的伴侣工作软件 PIVASmate。可实现系统自动审方、自动排批次、药品汇总等功能，自由度高；审方药师还可根据临床实际用药需求手动排定批次；还增加了护士工作站和医师工作站，使得医师、药师、护士的工作交流真正实现了信息平台互动 对策来源：学习兄弟医院的先进经验
实施（D）		Who：圈长穆某 Where：医院信息科及 PIVAS 工作现场 When：2016 年 2 月至 6 月 30 日 Why：软件系统落后

续表

实施（D）	How：由于软件系统问题一直是工作中需改进的方面，甚至严重影响了工作效率及工作质量。因此，在成立 QCC 之前就已将其列为 2016 年工作改进内容。2 月份完成了软件公司与医院 HIS 项目计划，3 月份进行了 PIVAS 内部硬件设施改造，4 月份完成了软件接口对接，并试运行一个病区，发现有医嘱丢失的问题，后经协商，将数据通过中控平台传输，重新进行了接口程序对接，5 月份正式上线，逐步向各病区推广，并完成各病区护士工作站及医师工作站的安装工作，直至 6 月底完成了全院各病区的程序应用。其中配液扫描图、护士站签收图、医师工作站图、药品汇总单如下所示 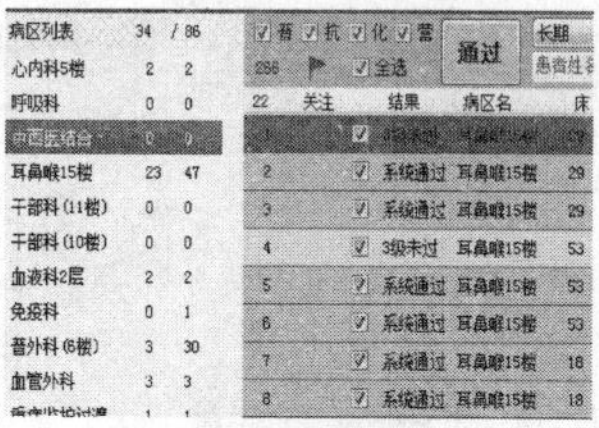 医嘱审核界面 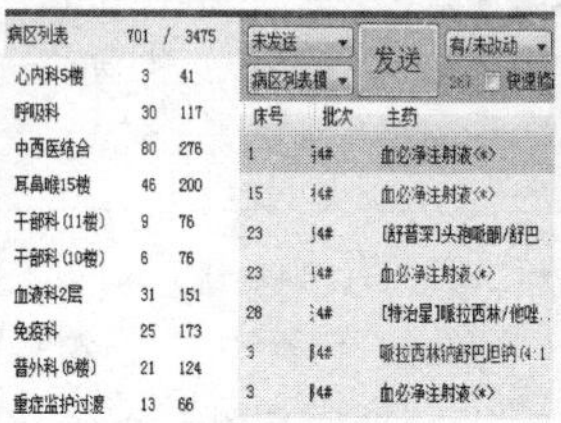 批次排定界面 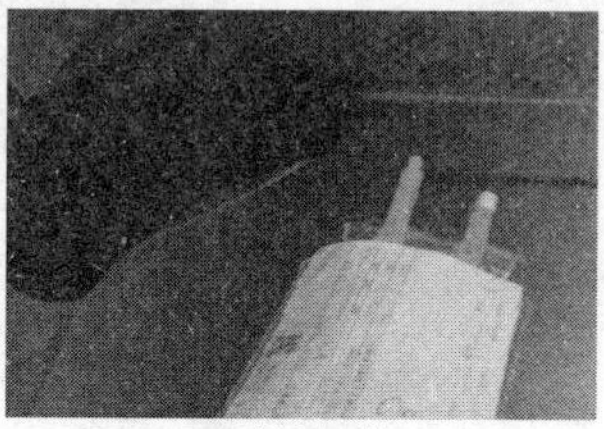 配液扫描 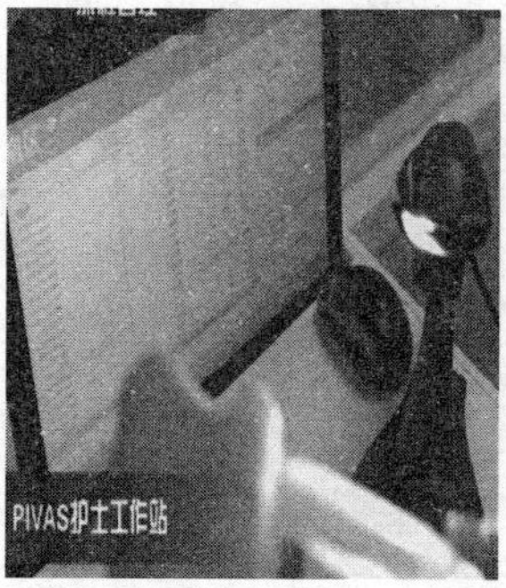 护理站签收 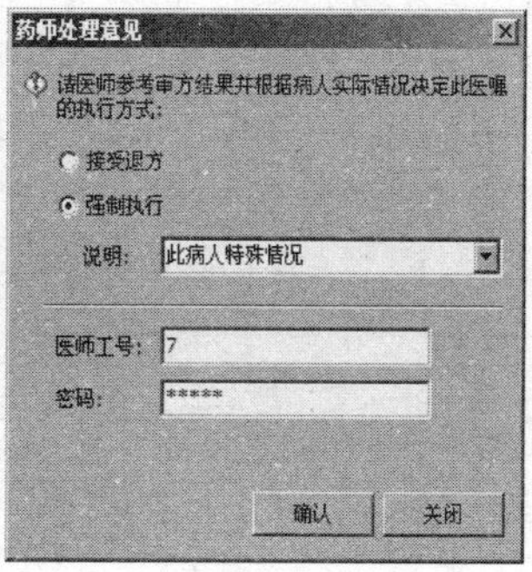 医师工作站 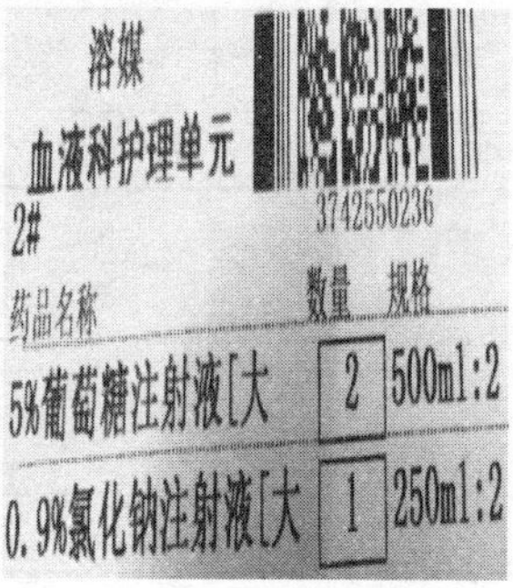 药品扫描
效果（C）	直至 6 月底，PIVASmate 在全院推行，同时也完成了其他对策的实施，并均取得了较好的效果，差错率呈逐月下降的趋势 7 月份的差错率为 0.54‰，与 4、5、6 月相比，不仅有了明显的改善，而且低于了目标值 0.65‰。结果说明软件系统的改造和完善对提高药品调剂的正确率有明显效果
处理（A）	将 PIVASmate 的工作优势与其他同行分享，推动天津地区 PIVAS 工作的整体发展水平快速提升

表 5－1－10　优配静品圈 PDCA 循环图对策三

对策编号（3）	对策名称	3－1 制订全员各岗位培训计划、内容及考核制度。对调剂差错率高的人员重新培训考核，合格后方可上岗 3－2 定期继续教育培训，对内部差错进行分析总结
	真因	人员培训不到位
计划（P）		现状说明： 由于 PIVAS 工作强度大，人员变动较其他药品调剂部门更频繁。派遣药师的聘用也是为了缓解 PIVAS 人员缺口的问题。派遣的药师均为具有药学专业的技术人员，一般为医学专科学校毕业的药学专业学生，主要在 PIVAS 从事药品调剂和药品冲配等最基础的药学工作。

续表

计划（P）

这些药学专业人员在校时对无菌操作和仪器设备的使用及养护接触不多，所学的药品知识也多与实际工作脱节。因此，对他们的系统培训非常重要，培训包括专业理论培训及实际操作培训。目前多采用带教合一的形式，即在实际工作中由有经验的操作者进行指导培训，但系统性较差，而且针对差错原因的总结分析工作也不到位

对策内容：

3－1 对新入职人员制订为期 2 周的岗前培训计划，按不同岗位设置不同的培训内容和计划。包括调剂药师岗前培训计划及课程；审方药师岗前培训计划及课程；护理人员岗前培训计划及课程；并对此次优配静品圈活动中查检出的差错率较高的人员进行了重新培训及考核

3－2 利用每双周例会时间总结内部差错，对典型事例进行分析总结；年中或年末进行不同形式的继续教育培训和考核

实施（D）

3－1 Who：圈长穆某

Where：PIVAS 工作现场

When ：2016 年 4 月中下旬

Why：人员培训不到位

How：4 月第三周完成调剂人员岗前培训内容及课程，根据查检表列出调剂差错发生 5 次以上的人员共 8 人。利用工作之余（由于无法实现全脱岗培训）有针对性地对这 8 名药师进行专业理论和实际操作再培训（其他药师同样可以参加），培训后进行考核。培训内容及课程设置如下

岗前培训计划——调剂药师组

一、培训目的

PIVA 全体工作人员在上岗前均要进行专业理论、岗位技术、医院感染知识的学习、培训和考核，经过培训并通过考核合格后方可上岗。目的是为临床提供安全可靠的药物治疗，确保临床病人输液用药更加安全、有效、经济

二、培训教材

1.《静脉用药集中调配质量管理规范》（2010 年版）

2.《静脉药物安全使用手册》（2014 年版）

3.《医院感染管理办法》（2006 年版）

4.《医院感染监测规范》（2006 年版）

三、培训形式

多媒体等形式

四、培训周期

两周（包括理论授课、调剂操作、无菌操作、培训考核）

PIVAS 调剂药师岗前标准化培训课时表

培训学员签名：　　　　　　　　　　日期：　　年　　月　　日

时间	培训内容	人员	培训形式	完成情况	签名
8:00－9:00am	化疗药物特点及应用	李某	理论授课		
9:00－9:30am	熟悉药品（化疗药）摆放及特点	潘某	参观讲解		
9:30－10:00am	熟悉化疗药临时医嘱的调剂	潘某	参观讲解		
10:00－12:00am	熟悉药品（抗生素）调剂流程	王某	实际操作		

续表

<table>
<tr><td>实施（D）</td><td>
<table>
<tr><th>时间</th><th>培训内容</th><th>人员</th><th>培训形式</th><th>完成情况</th><th>签名</th></tr>
<tr><td>12:00－2:00pm</td><td colspan="4">午间休息</td><td></td></tr>
<tr><td>2:00－3:00pm</td><td>化疗药配置无菌操作规程及注意事项（包括化疗药溢出的处理）</td><td>贺某</td><td>理论授课</td><td></td><td></td></tr>
<tr><td>3:00－4:30pm</td><td>药物冲配无菌操作训练（以普通配置为例，熟悉西林瓶操作）</td><td>贺某</td><td>实际操作</td><td></td><td></td></tr>
</table>
3－2 Who：圈长穆某。
Where：PIVAS 工作现场及药学部会议室。
When：2016 年 4 月中下旬。
Why：人员培训不到位。
How：利用每双周例会时间总结内部差错，对典型事例进行分析总结；大家集中讨论过程</td></tr>
<tr><td>效果（C）</td><td>经过对个别药师的专业技能再培训与考核及定期对差错事例的分析讨论，大家的专业水准大大提高。如药品通用名与商品名辨识达到 100%；药物分类及特性掌握达到了 98%</td></tr>
<tr><td>处理（A）</td><td>1. 将新入职人员的培训及全员的继续教育纳入人员管理制度；制订岗前培训计划、培训课程及时间表
2. 严格执行差错管理制度，完善各环节的差错记录，并纳入日常管理文件
3. 在全科范围内推广专业培训讲座，如差错分析讲座等</td></tr>
</table>

表 5－1－11　优配静品圈 PDCA 循环图对策四

<table>
<tr><td rowspan="2">对策编号（4）</td><td>对策名称</td><td>4－1 退药归位双人核对，专人负责
4－2 制定退药管理制度，包括退药归位及病区退药等</td></tr>
<tr><td>真因</td><td>退药管理疏漏</td></tr>
<tr><td colspan="2">计划（P）</td><td>现状说明：
在应用 PIVASmate 工作程序前后均存在退药归位不准确而导致调剂药品差错的情况。一般所退回的药品均会被混放到一个药品筐中，再由当班药师逐个品种挑拣放回到相应药品盒中。由于一个人操作而缺少核对环节，容易发生差错，尤其是外观相似药品；而且在病区退回的药品中发现有药品（尤其青霉素类）批号不一致或近效期的药品
对策内容：
4－1 退药工作规定由调剂岗正常班药师负责，由审方药师岗的正常班老师负责核对；并由调剂组长王老师专人负责该项工作的清场
4－2 对病区退回药品必须仔细核对药品种类、批号、效期及完整性，制定退药管理制度</td></tr>
<tr><td colspan="2">实施（D）</td><td>4－1：Who：调剂组长王某
Where：PIVAS 调剂室
When：2016 年 5 月第 1 周
Why：退药管理疏漏
How：将原来 1 名药师退回药品改为由 2 名药师负责，其中一人先对退回药品进行分类，然后按药品名称找到相应药品盒，另一名药师进行核对。操作如下</td></tr>
</table>

续表

实施（D）	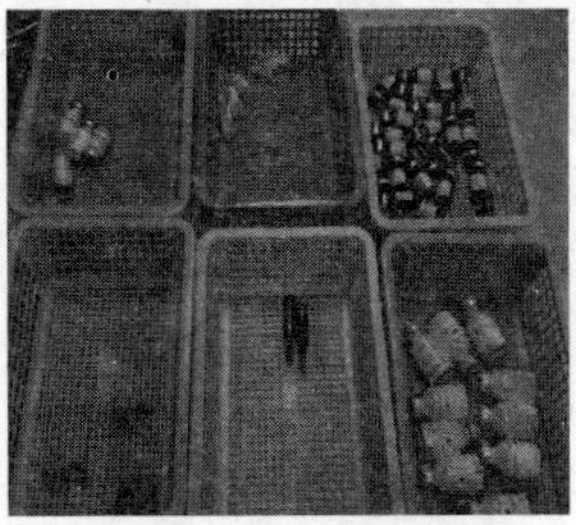 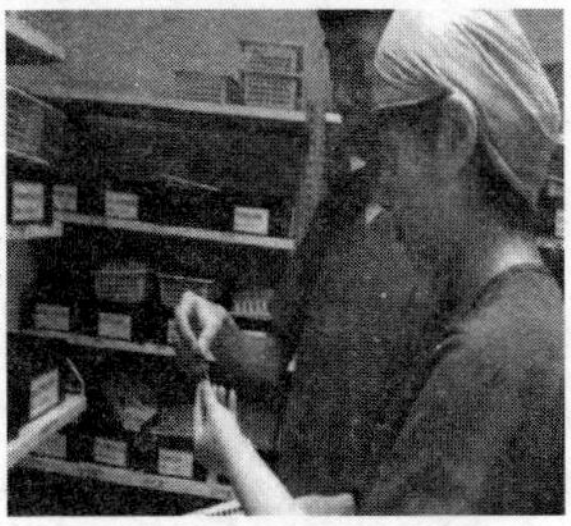 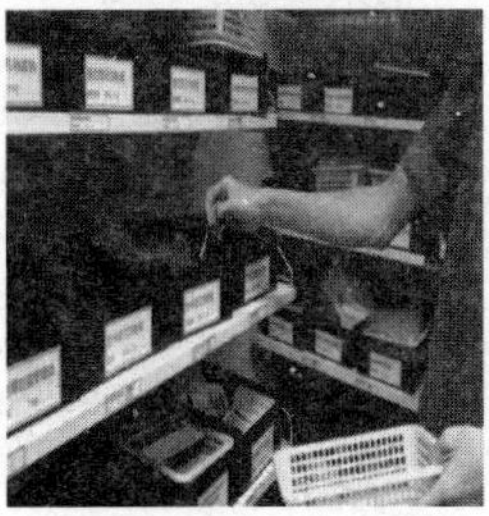 4－2 Who：审方药师冯某 Where：PIVAS 工作现场 When：2016 年 5 月第 1 周 Why：退药管理疏漏 How：针对病区退药及退药归位制定管理制度 **停、退药管理制度** 1. 调配中心只接受长期医嘱的停、退药信息 2. 医生对需要停止的医嘱只需在医师工作站执行“停止”操作即可，无需再电话通知或下停，退医嘱单 3. 对于打包至病区的药品，药品退回时药师需核对药品名称、剂型、规格、批号、效期、外包装等无误后方能接受并退药，冷藏药品不予清退 4. 药师对每日退回药品归位实行专人负责、双人核对制度，确保退回药品的正确性 5. 舱内扫描后需退药品应及时从汇总药品中拿出，并放置指定退药筐中 6. 已配置好的液体不允许清退 7. 不接受临时医嘱退药
效果（C）	5 月份第一周完成了退药管理制度的制定及退药归位流程培训后，于第二周每天退药工作完成后由调剂组长随机抽取抗菌药品 10 个品种、普通药品 20 个品种，检查药品盒中药品的正确性，结果显示，药品一致性为 100%，即退药归位差错率为 0
处理（A）	1. 退药归位操作流程纳入日常管理规范 2. 形成退药管理制度，并纳入药品管理制度

表 5－1－12　PDCA 循环图 对策五

对策编号（5）	对策名称	5－1 合理配置调剂区域，将抗菌药品和普通药品调剂区分隔，并将打包药品调剂另设区域；自行设计药品盒 5－2 各区域及药品标识实行目视化管理，尤其对听似看似等易混淆药品进行明显标记，特殊药品同样有标记 5－3 分批次调剂，药品核对在成品核对区完成
	真因	调剂空间小
计划（P）		现状说明： 药品调剂区域为独立的调剂室，与贴签区及成品核对区相邻。内部分为抗菌药品调剂区、普通药品调剂区及打包药品调剂区。在调剂工作高峰阶段调剂室尤显拥挤，工作现场比较混乱，

续表

计划（P）	相互干扰也是导致调剂差错的原因；且调剂药品由于用量大，原来的药品盒不足装下一日用量，多用药品筐代替。这样一来，一方面药品标识不清楚，另一方面避光药品贮存不合标准，同样是导致差错的原因 对策内容： 5－1 将打包药品调剂区移出调剂室，至临时医嘱调剂区，设计药品避光储存盒 5－2 引进目视管理项目，标识清楚，特殊标记 5－3 重新设计调剂时间，按批次调整，调剂核对在成品核对区完成，确保调剂间保持安静、有秩序的工作状态
实施（D）	5－1Who：王某、潘某、穆某 Where：PIVAS 调剂室 When ：2016 年 5 月第 2 周 Why：调剂空间小 How：在临时医嘱调剂区设置长期医嘱打包区，与物流出口相邻，便于成品运输；调剂与核对人员共 4 人同时移出调剂室；避光药盒获实用新型专利 5－2Who：穆某、杨某、潘某 Where：PIVAS 工作区域 When ：2016 年 6 月第 1 周 Why：调剂空间小 How：更换各区域标识（尤其药品调剂区域），使药品标识清晰并根据药品特性设置特殊标记，在药品调剂过程中以示提醒 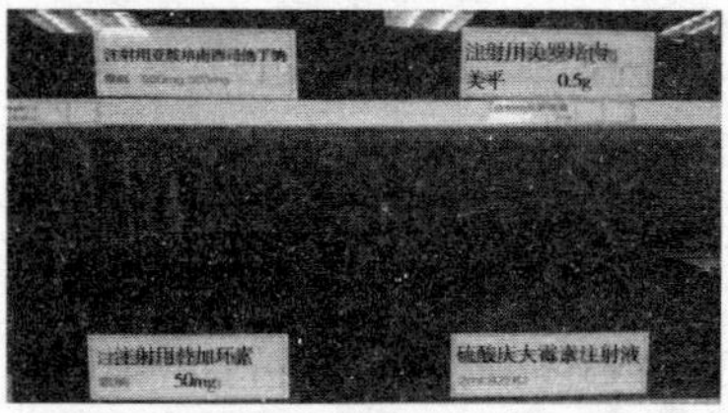 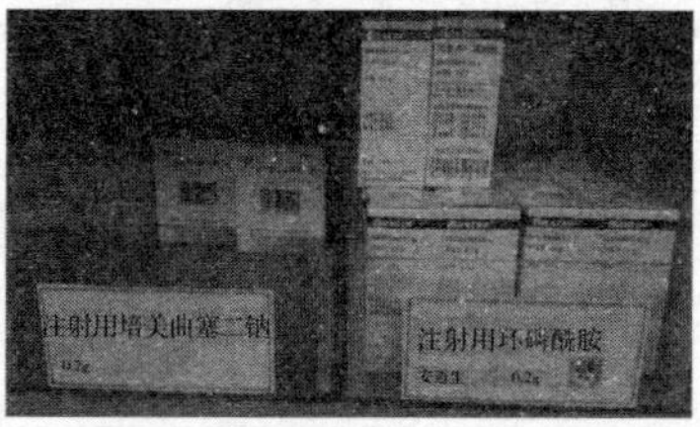 5－3：Who：冯某 Where：PIVAS 调剂室 When ：2016 年 5 月第 3 周 Why：调剂空间小 How：按批次时间点进行调剂，调剂核对在成品核对区进行。第一批于 10:30～11:30 调剂，主要为下午 16:00 治疗时间的长期医嘱，此时调剂间共 3 人；第二批于 12:00～2:00pm 调剂，主要为次日 8:00 治疗时间的长期医嘱，此时调剂间共 5 人
效果（C）	该对策实施共用了近一个月的时间，但实施后效果非常明显。调剂区域划分、人流物流走向更加合理；各区域标识清晰；调剂室人员大大减少，工作秩序安静且有条不紊；获得一项实用新型专利。对该项对策实施过程中的 6 月份差错数据进行了统计，结果显示为 0.58‰。已低于目标值，收效显著
处理（A）	1. 改善后调剂流程纳入标准操作规程 2. 获得实用新型专利

十、优配静品圈效果确认

对策实施完毕后应进行效果确认，观察改善前、中、后调剂差错件数有无显著减少。在此阶段，效果确认是全部对策都实施完毕一段时间后所得到的效果，是做“总效果”的确认。在进行效果确认时，此次优配静品圈运用柱状图来表示改善效果，冲配药品调剂差错率的现状值是1.81‰，目标值是0.65‰，最终实际值是0.54‰，获得较大进步，见图5-1-11。

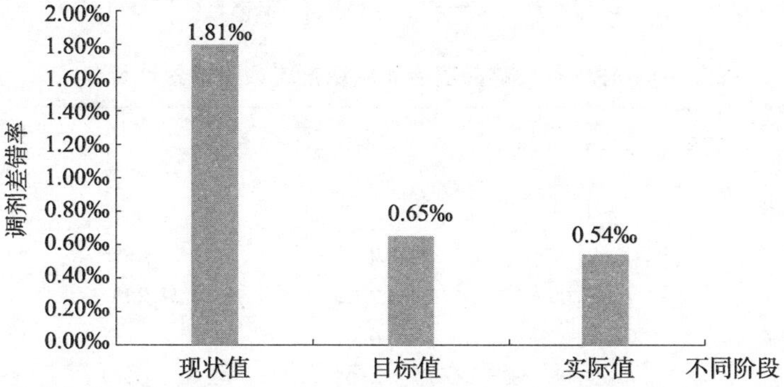

图5-1-11　优配静品圈达成情况柱状图

1. 有形成果确认　此次优配静品圈有形成果计算步骤及结果如下。

（1）收集数据

Who：潘某药师、冯某药师、解某药师。

When：2016年7月1日至7月28日。

Where：PIVAS工作现场。

What：调剂流程各环节中出现的各种原因的差错记录，以差错件数为单位。

Why：了解PIVAS冲配药品调剂差错率，并以降低该差错率为目的按照品管步骤进行活动，组织干预。

How：①对调剂药品传入洁净间前发现的调剂流程中各类差错，由调剂核对药师进行记录。②对调剂药品传入洁净间冲配后发现的各类调剂差错，由配液人员负责记录。③对已冲配完成的输液在出舱审核过程中发现的各类调剂差错，由成品核对药师进行记录。

（2）结果　2016年7月1日至7月14日，PIVAS冲配药品调剂量为42292组，差错数为25件；而7月15日至7月28日，PIVAS冲配药品调剂量为39492组，差错数为19件；平均每周调剂量为20446组，产生的调剂差错数为平均每周11件。由于该院实行药品销售的每月限额，所以导致上半月与下半月药品调剂量差异较大，也正是该原因，获取的数据均以每半月来计，然后再计算平均每周的调剂量及差错件数及累计百分比。改善后数据见表5-1-17；改善后柏拉图见图5-1-12。

$$调剂差错率 = \frac{平均每周调剂差错件数}{平均每周总调剂量} \times 1000‰$$

$$= (11/20446) \times 1000‰ = 0.54‰$$

$$目标达成率 = \frac{|改善后 - 改善前|}{|目标值 - 改善前|} \times 100\%$$

$$= |0.54\% - 1.81\%| / |0.65\% - 1.81\%| \times 100\% = 109.48\%$$

$$进步率 = \frac{|改善后 - 改善前|}{改善前} \times 100\%$$

$$= (|0.54\% - 1.81\%| / 1.81\%) \times 100\% = 70.17\%$$

表 5-1-13　优配静品圈活动后调剂各项差错累计百分比

序号	错误类型	件数/周	差错率（‰）	百分比	累计百分比
1	数量错误	3.75	0.18	34.09%	34.09%
2	品种错误	1.00	0.05	9.09%	84.19%
3	外观相似	1.50	0.07	13.64%	75.10%
4	贴签错误	3.00	0.15	27.28%	61.37%
5	漏摆药品	0.25	0.01	2.27%	95.55%
6	审方错误	1.00	0.05	9.09%	93.28%
7	一品多规	0.25	0.01	2.27%	97.82%
8	多摆他种药品	0	0	0	100%
9	一品多厂	0.25	0.01	2.27%	100%
	总　计	11	0.53%	100%	

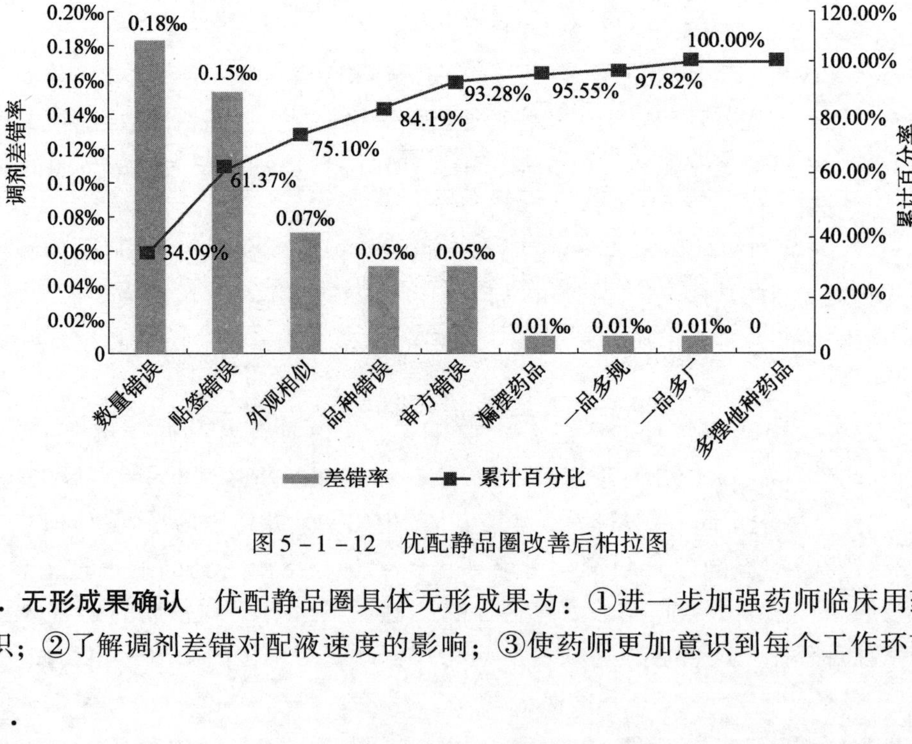

图 5-1-12　优配静品圈改善后柏拉图

2. 无形成果确认　优配静品圈具体无形成果为：①进一步加强药师临床用药安全性意识；②了解调剂差错对配液速度的影响；③使药师更加意识到每个工作环节的重

要性；④了解品管圈手法运用；⑤激发圈友头脑风暴、逻辑思维的整合能力；⑥学习统计方法与技巧；⑦增进圈友的情感；⑧提升圈友的责任心、荣誉感；⑨提升医疗服务品质；⑩提升药师专业的形象。雷达图见图 5－1－13。

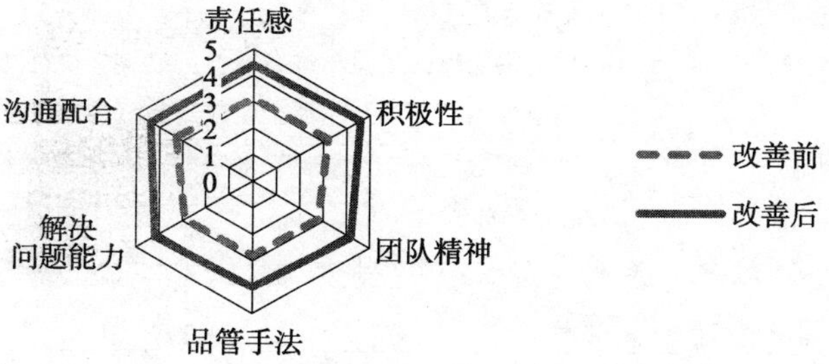

图 5－1－13　优配静品圈无形成果雷达图

3. 附加成果确认　优配静品圈在活动过程中获得的其他产出。优配静品圈获得避光药盒实用新型专利 1 项（CN204618860U）。

4. 效果确认注意事项

（1）有形成果　①改善前后的柏拉图需选取相同的纵坐标，横坐标的项目保持一致；②目标达成率的计算：目标达成率 $=\frac{|\text{改善后的数据}-\text{改善前的数据}|}{|\text{目标设定值}-\text{改善前的数据}|}\times 100\%$；③将改善成果换算为数据，则更加具体。

（2）无形成果　①加强不同组织层次员工的内外沟通，增加人际关系；②加强部门整体向心力的互动，让团队成员间学会合作，减少冲突和摩擦；③创造合乎人性而有朝气的工作环境；④便于对人力资源做更佳的运用；⑤圈员对 PIVAS 的目标与发展有更大的认同感。

十一、优配静品圈标准化

根据优配静品圈的标准化，对调剂工作流程、全员岗前培训及继续教育等项目进行标准制定，列出修订前和修订后的内容，进行相互比对，形成标准化流程。优配静品圈标准化的具体内容见表 5－1－14；优配静品圈标准调剂流程见图 5－1－14。

表 5－1－14　优配静品圈标准化流程表

项目	修订前	修订后	说明
一、冲配药品调剂流程 1. 标准调剂工作“四查十对”	1. 药师接收病区医师处方，审核处方，分批次，在处方上标注出打包药品，按科别打印出签 2. 护士按瓶签液体品种贴签，人工分出配液及打包药品瓶签	1. 药师接收病区医师处方，审核处方合理性，包括用药合理性、配伍禁忌、药品规格及数量是否正确、溶剂液体是否合理、用法用量是否正确 （1）全面审核通过，发送处方，准备打印 （2）存在不合理性的处方，人工审核未通过，发送审方结果及不合理原因给病区 （3）系统可按病人用药时间点自动分批次	按实际工作增修条文

续表

项目	修订前	修订后	说明
2. 药品调剂操作说明	3. 药师按照已贴瓶签人工汇总及摆药 4. 另一名药师核对无误后传送进仓	2. 按病区打印审核通过的处方，并打印各个病区处方中药品的汇总单及液体汇总单 （1）护士按照液体汇总单准备液体，贴签，核对液体品种及数量 （2）药师按照药品汇总单调剂汇总药品 3. 药师在汇总药品中按照已贴瓶签单剂量摆药，药品品种及数量应与汇总药品完全对应 4. 调剂后，另一名药师再次核对液体和药品的正确性 5. 核对无误后传送进仓	
二、人员岗前培训与继续教育系统化	多采用实际工作中培训带教的形式，即在实际工作中由各岗位药师或护理人员进行指导培训，系统性较差。同样培训考核也由带教老师承担；日常继续教育跟进不足，针对不合理用药或差错分析不够	1. 针对新入职人员建立岗前培训及考核制度、岗前培训计划及培训课程 2. 岗前培训制度、培训计划，应针对调剂药师、审方药师及护理人员分别制订不同内容 3. 各岗位培训为全脱产制，培训周期为两周 4. 培训课程设置专业理论培训及实际操作培训（包括无菌操作和仪器设备的使用及养护） 5. 带教老师分别由 PIVAS 主任、药师组长及护理组长负责 6. 培训期满的考核由药学部主任及 PIVAS 主任负责 7. 考核合格后方能上岗 8. 完善日常不合理医嘱及对差错问题分析讨论 9. 年终统一进行继续教育考核，并存档	按实际工作增修条文
三、药品管理环节与退药流程制度化	1. 冲配药品退药上架由当日正常班药师完成，没有专人负责，未做事先分类及双人核对 2. 打包至病区的退回药品由当日正常班药师完成，核对药品批号、效期及外观，但无双人核对环节	建立退药管理制度 1. 调配中心只接受长期医嘱的停、退药信息 2. 医师对需要停止的医嘱只需在医师工作站执行“停止”操作即可，无需再电话通知或下停、退医嘱单 3. 对于打包至病区的药品，药品退回时药师需核对药品名称、剂型、规格、批号、效期、外包装等无误后方能接受并退药，冷藏药品不予请退 4. 药师对每日退回药品归位实行专人负责、双人核对制度，确保退回药品的正确性 5. 舱内扫描后需退药品应及时从汇总药品中拿出，放置指定退药筐中 6. 已配置好的液体不允许清退 7. 不接受临时医嘱退药	按实际工作增修条文

十二、优配静品圈效果维持

本次优配静品圈通过制作推移图反映标准化效果的维持情况，由图 5－1－15 可看出自改善后调剂差错率始终保持在目标值以下。优配静品圈标准化效果维持推移图见图 5－1－30。

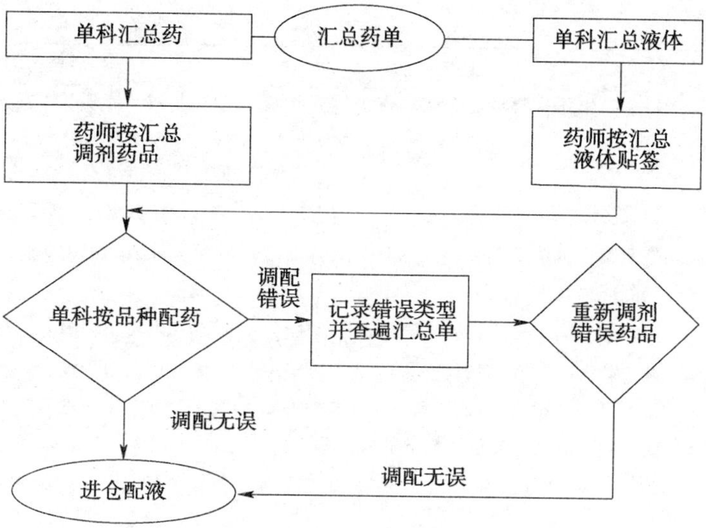

图 5－1－14　优配静品圈标准调剂流程

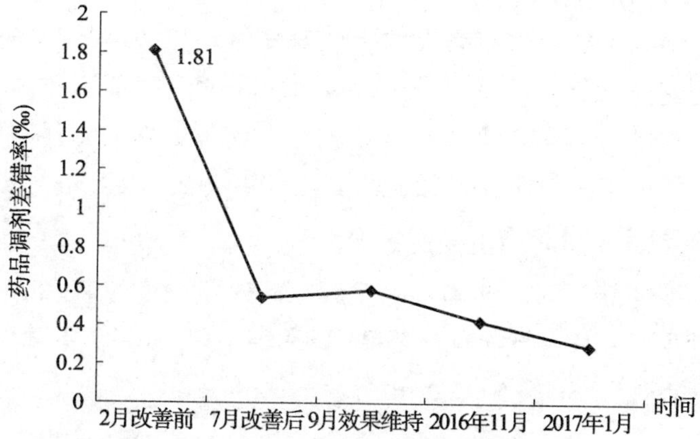

图 5－1－15　优配静品圈标准化效果维持推移图

十三、优配静品圈检讨与改进

（一）优配静品圈检讨与改进报告

以下是优配静品圈成员进行研讨与改进所形成的报告（表 5－1－15），其具体说明了在活动过程中每一步骤的优点以及今后努力的方向。

表 5－1－15　优配静品圈研讨与改进报告

活动项目（步骤）	优点	今后努力的方向
主题选定	首次接触品管圈管理，大家积极性很高，选题切合工作实际	持续研究寻找选题的方向，力争更贴近临床，扩大圈主题范围
活动计划拟定	能按照计划循序渐进执行，维持两周开一次会议，遇到难点问题大家共同克难攻坚	持续保持，并定期聘请业内专家给予指导

续表

活动项目（步骤）	优点	今后努力的方向
现状把握	每个工作环节药师都在认真收集数据并及时记录	形成差错记录制度，发现各种差错及时记录，一方面有助于 PDCA 的持续效果确认，另一方面可以发现新的改善课题
解　　析	因果关联图法更客观反映真实原因	结合现场数据进行真因验证
目标设定	依照圈员预估能力来设定目标，且首次活动圈能力有限	提高圈能力提高目标值，增加管理难度及挑战性
对策拟定	可以增加圈员头脑风暴与逻辑思维能力	针对真因希望能用头脑风暴提更多的对策
对策实施与检讨	改造软件平台在品管活动前即开始，确保了6月份各病区全面上线，否则该对策无法实施；其他各对策均有条不紊地进行	加大对策实施力度，并在实施过程中不断收集数据，力争做到每个对策实施后能有针对性地看到实施效果，再不断修正
效果确认	数据效果良好，有形与无形效果均达到预期	能够更多地完成附加成果，鼓励圈员多发表文章、专利或课题

（二）优配静品圈活动启示

静脉用药调配中心工作与临床病人的生命安全休戚相关，静脉输液的安全质量是确保临床病人用药安全、有效的基础。PIVAS 中的药师应区别于药剂科其他调剂部门的药师，更应该进行严格的岗前培训及继续教育，具备更强的责任心，通过品管圈活动可以使大家多掌握一个有效流程管理、日常工作管理的工具。

（三）优配静品圈下期活动主题选定

主要是为下一期的品管圈活动确定好主题，确定主题的过程和方法与优配静品圈最开始确定的活动主题一样。此次优配静品圈所拟定的下期活动主题为：“提高临床全肠道外营养应用合理性”，如表 5－1－16 所示。

表 5－1－16　优配静品圈第二期主题内容

主题	评价项目				提案人	得分	选定
	迫切性	重要性	可行性	政策性			
提高临床全肠道外营养应用合理性	53	55	47	47	解某	202	√
降低配液差错率	37	55	44	47	潘某	183	
降低输液成品配送差错率	47	41	44	45	冯某	177	
降低药品损耗率	37	41	53	47	王某	178	

1. 主题范围　优配静品圈成员对全院各病区病人全肠道外营养（TNA）处方合理性、输注途径及贮存条件的正确性进行调研与分析。

2. 专有名词

（1）全肠道外营养（TPN）　通过胃肠外途径供给营养物质的方法称为肠外营养，如果所需要的全部营养素均经胃肠外途径获得，则称为全肠外营养。

（2）全营养混合液（TNA）　是指将病人每天所需要的营养物质，在无菌条件下，全部混合置入一个输液袋，强调了所提供营养物质的完整性和有效性。

（3）渗透压　溶质分子通过半透膜的一种吸水力量。

（4）血浆渗透压　血浆渗透压约为300mOsm/kgH_2O，血浆渗透压分为晶体渗透压和胶体渗透压，由于血浆中晶体溶质数目远远大于胶体数目，所以血浆渗透压主要由晶体渗透压构成。

（5）糖脂比　糖类提供的热量与脂肪提供的热量的比例。

（6）热氮比　能量与氮量的比例，即肠外营养中非蛋白质热量与氨基酸氮的比例，常用的热氮比为100～200kcal:1g。（1kal＝4.186kJ）

（7）非蛋白质热量　由糖类及脂肪供给机体氧化产生的热量，即蛋白质以外的物质产生的热量，它是机体热量的主要来源。

3. 选题理由

（1）病人可以得到更合理的临床应用支持。

（2）提升药师的专业形象，提升药学服务质量。

（3）提升医院治疗质量及整体管理水平。

实例二　静思圈

——降低静脉用药调配中心成品输液中胶塞脱屑例数

一、静思圈内容摘要

本次品管圈活动的圈名为静思圈。活动的主题是“降低静脉用药调配中心成品输液中胶塞脱屑例数”。活动开始时间为2014年12月1日，结束时间为2015年6月27日。负责静思圈活动的单位是西安某大学医学院第一附属医院药学部静脉用药调配中心（PIVAS）。

静思圈于2014年10月1日提出，2014年11月开始组建，2014年12月1日成立。本次活动是该院PIVAS静思圈进行的第1次品管圈活动。活动针对西安某大学第一附属医院药学部PIVAS的护士和药师在静脉药品调配方面的服务质量项目。活动期间共召开圈会10次，活动内容包括主题选定、活动计划拟定、现状把握、解析、目标设定、对策拟定、对策实施与检讨、效果确认、效果维持、检讨与改进十大品管圈步骤。

静思圈的成员共11人，包括圈长1人，辅导员1人，圈员9人。圈长庞某药师在该院静脉用药调配中心任副组长职务，有较强的业务和沟通能力，是该圈的灵魂人物，故此担任圈长。辅导员张某副主任护师在该院静脉用药调配中心任护士长职务，曾经在2013年10月代表陕西省参加全国第二届品管圈大赛活动，并获得医技组的三等奖，具有一定的品管圈经验，故此担任品管圈的辅导员。

本次活动的主题范围包含了2014年12月1日至2015年6月27日7个月时间里西安某大学第一附属医院PIVAS所调配的成品输液中发现有胶塞脱屑的例数，圈活动主题是在西安某大学第一附属医院开展提升服务质量管理目标的倡导下，由本部门成员结合实际工作中所发现的问题而提出，静思圈全体圈员针对所提出主题的迫切性、重要性、可行性、政策性等一系列指标进行评价，经打分最终确定。

圈成员通过对本院PIVAS成品输液脱屑例数的统计发现，静思圈活动成立前成品输液的胶塞脱屑例数为110.8例/周。在活动中，全体圈员对此问题进行解析，并通过查找原因、要因分析以及真因验证，最终找出影响成品输液胶塞脱屑问题出现的原因，包括进针角度小于90°、穿刺部位胶塞较厚、同一部位反复穿刺、没有专门针对配置西林瓶类药品的标准操作规程、胶塞质量差、注射器型号选择不当、振荡加速胶塞的脱屑以及未按要求领用物料等。圈员依照柏拉图80/20法则，找出前四项改善的真因为：针头型号选择不同、同一部位反复穿刺、进针角度小于90°、选择胶塞较厚的地方穿刺。圈长和辅导员在综合考虑圈员们的学历、入职年限以及工作经验后，计算得出静思圈的圈能力为76.1%，最后运用公式计算得出活动目标为降低脱屑例数到42.8例/周。为达到这一目标，全体圈员针对要因提出相应对策，经对策实施后证实，实施后胶塞的脱屑例数有明显下降。最终本次活动的目标达成率为130.3%，进步率为81.3%，同时，活动也取得了一些无形成果：圈员们发现问题、解决问题的能力有所提高，团队协作能力加强，圈员之间的感情增进，圈员们的逻辑思维和思辨整合能力增强，PIVAS药师及护士的专业形象得到提高等。同时，活动优化了PIVAS药物调配的标准化操作流程。

通过一个月连续跟踪观察证实，本次活动的效果维持良好。在2015年6月28日至2015年7月26日观察期间，胶塞脱屑例数由19例/周降为15例/周，处于目标值以下。为了体现质量的持续改进，圈员以打分的形式选出下一次品管圈活动的主题为降低PIVAS送药的差错率。

二、静思圈介绍

（一）静思圈组成

静思圈组成人员共11名，其中6名药师，5名护士，其中6名是研究生，5名为本科生，静思圈组成相关内容见表5－2－1。

表5－2－1　静思圈管圈组成

圈　名	静思圈	成立日期	2014.12.1
活动期	第1期	活动期间	2014.12.1～2015.6.27
圈　长	庞某主管药师	辅导员	张某副主任护师
圈　员	余某，张某，孙某，王某，王某药师，马某，刘某，魏某		
活动单位	西安某大学第一附属医院静脉用药调配中心		
活动主题	降低PIVAS成品输液胶塞的脱屑例数		

静思圈圈长庞某作为该品管圈的代表人，负责领导圈员参与活动，从事统一意见、分配工作、追踪进度、向上汇报、培养后继圈长等工作。

辅导员张某，副主任护师，负责对品管圈活动给予指导、建议、培训、协调等。

（二）静思圈圈名与圈徽

1. 静思圈圈名　此次品管圈的圈名定为静思圈，“静”代表着安静与专注；“思”代表着总结与思考。整体寓意着 PIVAS 的每位员工要对工作中的每一个细节专注、认真，以求准确无误。对流程中的每一个环节反复思考，以求创新、优化。

2. 静思圈圈徽及意义

（1）静思圈的圈徽　静思圈的圈徽由一圆形图案以及圆形图案中的一支注射器和5个英文单词组成。圆形图案上标有“交通大学第一附属”和静思圈几个文字，5个引文单词为“Profession”“Idea”“Vitality”“Absorption”和“Safe”，注射器和五个英文单词的背景为一思想者的图案，如图5－2－1所示。

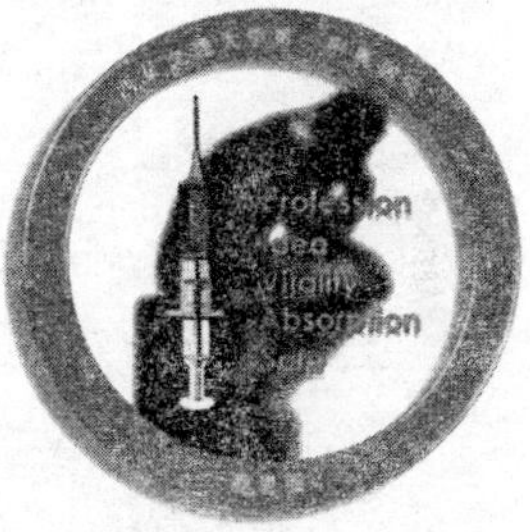
图5－2－1　静思圈圈徽

（2）静思圈的圈徽意义　静思圈的圈徽中的注射器：代表针尖上的静脉药物配置。

静思圈圈徽中的沉思者：代表 PIVAS 的每位员工对工作中各个细节的专注与思考。

静思圈圈徽中的英文：五个英文单词分别代表着专业、理念、活力、专注、安全，其首字母组成“PIVAS ”，寓意静配中心员工互相协作，共同努力为病人提供安全、无污染的静脉输液。

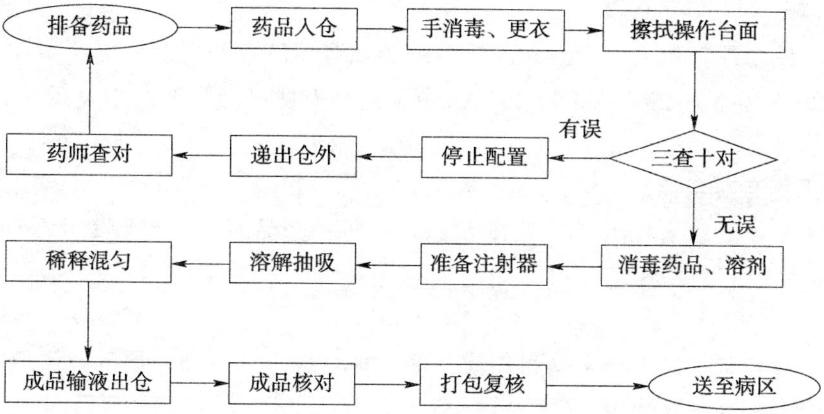

图5－2－2　静思圈作业流程图

三、静思圈主题选定

（一）静思圈主题内容

全体圈员以提高工作质量、提高工作效率、提高临床科室对 PIVAS 的满意度为宗旨，结合在 PIVAS 工作中出现的问题，用评价法进行主题选定。圈员提出的主题内容包括“降低 PIVAS 成品输液中胶塞脱屑例数”“降低送药差错率”“降低药品损耗率”和“降低病区退药率”。静思圈活动的主题选定通过评价法从迫切性、重要性、可行性、政策性四个方面对提出的四个主题选项进行评分，共 10 人参与选题，得出最高分 178 分，即“降低 PIVAS 成品输液中胶塞脱屑例数”。因此，最终确定主题为“降低 PIVAS 成品输液中胶塞脱屑例数”，具体内容见表 5－2－2。

表 5－2－2　静思圈主题内容

主题评价题目	上级政策	重要性	迫切性	圈能力	总分	顺序	选定
降低 PIVAS 成品输液中胶塞脱屑例数	48	46	44	40	178	1	√
降低送药差错率	42	44	46	42	174	2	
降低药品损耗率	44	42	36	32	154	3	
降低病区退药率	40	34	36	32	142	4	
评价说明	分数	重要性	迫切性	圈能力	上级政策		
	1	次重要	次迫切	0～50%	次相关		
	3	重　要	迫　切	51%～75%	相　关		
	5	极重要	极迫切	76%～100%	极相关		

注：以评价法进行主题评价，共 10 人参与选题过程；票选分数：5 分最高、3 分普通、1 分最低，第一顺位为本次活动主题。

（二）静思圈活动主题

1. 静思圈主题范围　PIVAS 成品输液中胶塞脱屑例数的主题范围——在 2014 年 12 月 1 日至 2015 年 6 月 27 日期间，PIVAS 调配的所有西林瓶类药品中发现有脱屑的成品输液例数。

2. 静思圈专有名词

（1）*成品输液胶塞脱屑*　员工在配置西林瓶类药品时，丁基胶塞因穿刺会发生脱屑现象，在抽吸药液时胶塞碎屑连同药液一起被加入输液袋中，即称为成品输液胶塞脱屑。

（2）*衡量指标*　PIVAS 平均每周成品输液被发现出现胶塞脱屑的发生例数。

（三）静思圈选题理由

1. 环境与政策制度分析　护师在配置成品输液的过程中，经常会发现有肉眼可见的胶塞脱屑现象。这种成品输液输给病人时，首先会造成病人的心理恐慌，临床科室多次提及此种现象，处理不当引起护患纠纷；其次，静脉输液中的不溶性微粒输入体内可能对病人造成伤害，还有可能会增加过敏反应、热原反应，严重的可引起肺肉芽肿、肺梗死等；此外，脱落的胶塞与药液接触，增加了药液被污染的风险。因此，希望采用品管圈的手法，降低成品输液中出现胶塞脱屑例数，提高病人的用药安全。

《中国药典》对输液中微粒有明确的规定，《中国药典》（二部，2015 年版）规定，每毫升输液中含直径 >10μm 的微粒不得多于 20 粒，含直径≥25μm 的微粒不得多于 2 粒。《中国药典》只对 >100ml 静脉注射液规定了不溶性微粒限量检查，但对注射用粉针剂和小剂量小针剂不溶性微粒未做规定。胶塞的脱落与胶塞自身的因素、穿刺针头及操作方法等有关。胶塞自身的因素包括胶塞的配方、胶塞的针刺圈部位厚度、胶塞的干燥处理时间等，其中有些与胶塞的内在质量有关。穿刺针头的因素包括针头规格、形状、结构，也包括针头的外形切削面、坡度、光洁度、锋利度、内径及针头的穿刺阻力和针头生产厂家等。操作方法包括穿刺的力度、位置、次数及刺入的速度与角度等。了解以上原因，有助于采取适当的方法尽量减少胶塞脱屑，减少因此对病人造成危害的风险。

2. 社会人文环境分析

（1）提供安全有效的静脉输液，保障病人静脉用药的安全。

（2）严把输液质量关，为病人提供安全、无污染的静脉输液，增进临床对 PIVAS 的信赖感。

（3）减少医疗纠纷的发生，确保医疗质量的安全。

四、静思圈活动计划拟定

本期品管圈活动开始时间为 2014 年 12 月 1 日，结束时间为 2015 年 6 月 27 日，计划及实施时间一致，体现了圈员们的执行力。静思圈活动计划进度表见表 5 - 2 - 3。

表 5 - 2 - 3 静思圈活动计划进度表

What	When																														Who	Where	How
步骤	月份/周次																														负责人	地点	品管工具
	2014 年 12 月					2015 年 1 月				2015 年 2 月				2015 年 3 月				2015 年 4 月					2015 年 5 月					2015 年 6 月						
	1 周	2 周	3 周	4 周	5 周	1 周	2 周	3 周	4 周	1 周	2 周	3 周	4 周	1 周	2 周	3 周	4 周	1 周	2 周	3 周	4 周	5 周	1 周	2 周	3 周	4 周	5 周	1 周	2 周	3 周	4 周			
主题选定																																马某	药学部会议室	头脑风暴
计划拟定																																庞某	药学部会议室	甘特图
现状把握																																余某	PIVAS 配置区	查检表 柏拉图
目标设定																																王某	药学部会议室	公式制定
解　析																																张某	药学部会议室	鱼骨图 关联图
对策拟定																																张某	药学部会议室	头脑风暴
对策实施与检讨																																刘某	药学部会议室	PDCA 循环
效果确认																																魏某	PIVAS 配置区	查检表 柏拉图
标准化																																孙某	药学部会议室	标准制定
检讨与改进																																林某	药学部会议室	头脑风暴
成果发布																																王某	药学部会议室	头脑风暴

注：……为计划线，——为实施线。

五、静思圈现状把握

（一）静脉用药调配中心作业流程

西安某大学第一附属医院静脉用药调配中心工作流程：输液长期医嘱→病区护士按照医嘱要求发送到静脉用药调配中心→药师审核医嘱→打印输液标签→护士贴输液标签→药师摆药核对→工作人员核对并进行药物调配→药师对配置成品进行检查和核对→输液分病区装箱→投送到病区→护理人员接收后用药。

上述流程中，与本次活动相关的工作流程主要体现在药师核对药品、药品入仓、工作人员配置前再次核对、核对无误后进行药品和溶剂消毒、注射器抽吸溶剂溶解药品、溶解后抽吸药液至输液溶剂中、药品出仓、检查核对、投病区。具体的工作流程见图5－2－2，重点改善范围见图5－2－3。

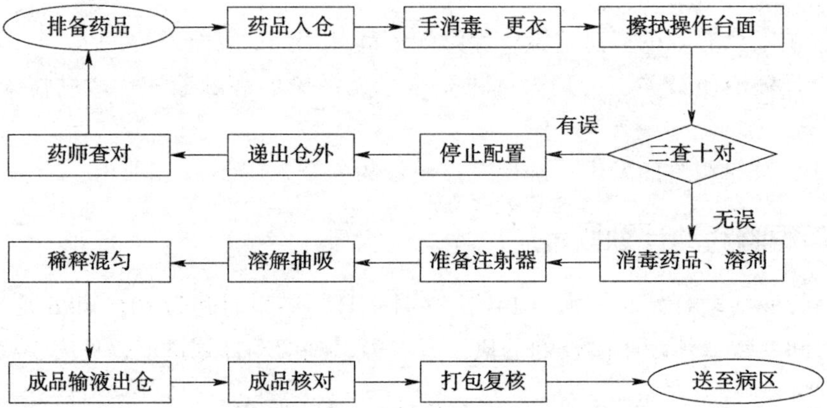

图5－2－2　静思圈作业流程图

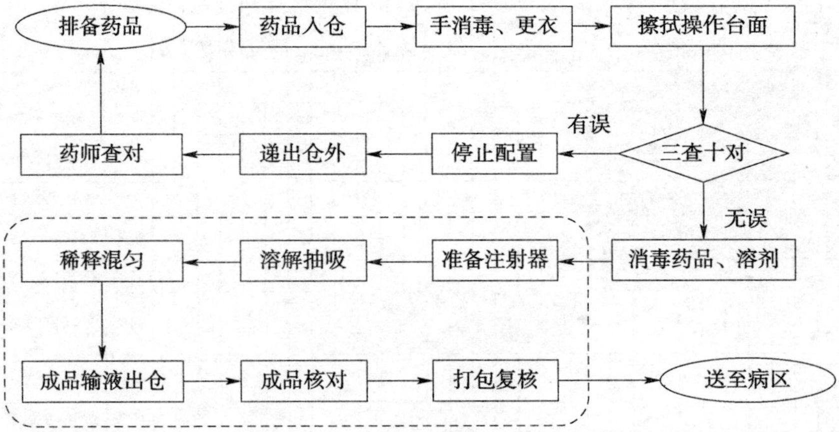

图5－2－3　静思圈作业流程图中活动重点改善的范围

注：虚线表示本次活动改善的范围

（二）静思圈现状把握实施步骤

静思圈在现状把握阶段，其工作大致可分为明确工作流程、查检、确定改善重点三个阶段。

1. 明确工作流图　在静思圈活动的实施过程中，为了充分掌握现行的成品输液胶塞脱屑现象，全体圈员通过多种形式的小组讨论和利用流程图进行归纳、总结，明确了造成脱屑现象的主要问题在于与配置相关的环节，因此将其作为本次活动改善的重点。

2. 查检　静思圈成员根据工作经验，从PIVAS工作的现场出发，对PIVAS药品配置过程中容易造成胶塞脱落的环节进行了初步梳理，进行数据收集后加以了客观、系统的分析，制成查检表，为下一步目标设定和原因分析提供了重要的依据；并以多样化的方法收集数据，同时直接引用明确的既往记录，结合查检表进行现场数据的收集。

（1）查检表的制作步骤　①明确所要观察和记录的事件；②圈员采用头脑风暴法、层别法、特性要因图（鱼骨图）、查证等确定要收集的项目；③表中最后项设置为“其他项”，确保查检过程中出现事先未预设的项目；④静思圈活动设计的查检表见表5－2－4。

表5－2－4　静思圈活动查检表

项　目		周数				小　计
物料选用不当	药品胶塞质量差					
	针头型号选择不同					
	未按照实际所需领用物料					
	担心工作效率下降					
	为了提高绩效					
	振荡器时间选择不当					
配置时操作不当	进针角度小于90°					
	选择胶塞较厚的地方穿刺					
	同一部位反复穿刺					
	人员缺乏培训					
	湿度影响加药人员情绪					
	温度影响加药人员情绪					
复核未拦截						
打包未拦截						
其他						
合计						

(2) 数据收集 ①明确数据收集目的、内容、时间和期限、地点、人员、方法、样本数等（即5W1H）；②遵循“三现”原则，即利用现物、到现场、利用查检表记录现状与标准的差距；③静思圈活动设计的数据收集见表5－2－5。

表5－2－5 静思圈活动数据收集表

查检项目	数量	所占比例（%）	累计百分比（%）
由大到小排列			
合计		100	

3. 确定改善重点 在确定静思圈中的改善重点时，根据80/20法则，圈员只需要改善20%的错误项目，就可以纠正80%的错误。静思圈在此步骤利用柏拉图来把握重要原因，寻求改善重点，见图5－2－4。通过柏拉图可以明显看出，改善“物料选择不当”和“配置时操作不当”两项即可达到80.59%的改善效果，因此将它们作为本次活动的改善重点。

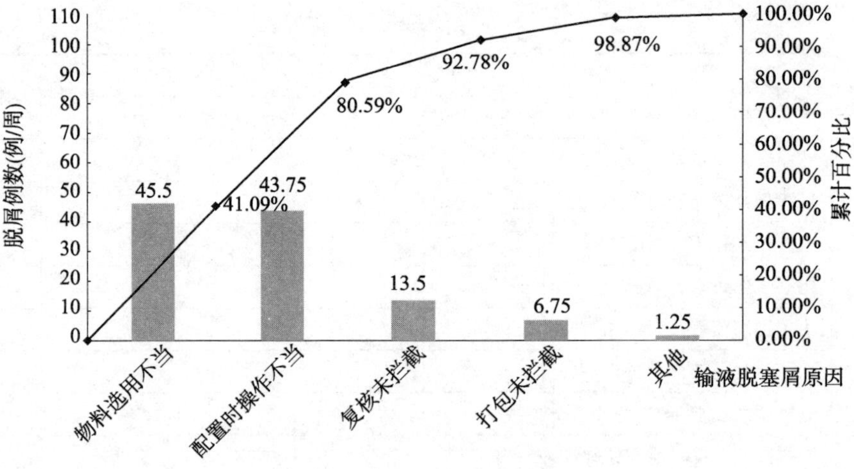

图5－2－4 静思圈改善前柏拉图

(三) 静思圈现状把握数据收集

静思圈均以数据作为分析、判断、采取行动的基础，掌握现状，已才能工作进行的方向。此次数据收集过程如下：

Who：PIVAS全体人员。

When：2014年12月14日至2015年1月10日。

Where：西安某大学第一附属医院PIVAS。

Why：确定发生成品输液胶塞脱屑的原因。

How：①透过药师与护士的数据统计，挑选出成品输液胶塞脱屑的例数；②两人观察，以肉眼看到的胶塞例数为准。

1. 调查方式　调查西安某大学静配中心所有配置工作人员在2014年12月14日至2015年1月10日配置过程中发现的胶塞脱屑输液数，并真实记录下来。

2. 结果　调查结果显示，2014年12月14日至2015年1月10日，胶塞脱屑例数合计为443例，每周平均发生例数为110.75例。2015年1月18日至2015年2月14日，脱屑例数合计为432例，每周平均发生例数为108例。由计算要知，此次静思圈活动中每月平均胶塞脱屑例数为437例，计算的具体内容见表5-2-6。

表5-2-6　静思圈每月发生例数数据结果计算

项目和时间	2014年12月14日至2015年1月10日	2015年1月18日至2015年2月14日	平均
月发生脱屑例数	443例	432例	437例

六、静思圈目标设定

（一）静思圈设定目标值

依照柏拉图80/20法则，找出前4项改善的真因为："注射器型号选择不当""进针角度小于90°""同一部位反复穿刺""穿刺部位胶塞较厚"4项。目前，国内对成品输液出现胶塞脱屑例数尚无明确规定，该院PIVAS成品输液中出现胶塞脱屑例数的统计结果为110.75例/周。圈员们根据现状，结合临床科室对胶塞脱屑的反馈意见，查检流程中存在的问题，通过相关步骤进行分析，最终确定了改善重点并依据圈能力计算目标值。

（二）静思圈目标设定实施步骤

1. 设定目标　此次静思圈的目标设定为2015年6月底，胶塞脱屑例数由110.75例/周降低为42.83例/周。

2. 设定完成期限　本次静思圈的活动期限设定为半年。

3. 计算目标值

（1）目标值计算　目标值=现状值-改善值=现状值-（现状值×改善重点×圈能力）

（2）现状值　本次静思圈以"降低PIVAS成品输液胶塞脱屑例数"为主题，通过查检得出现阶段的胶塞脱屑例数为110.75例/周，即为目标设定阶段的现状值。

（3）改善重点　根据查检表绘制的柏拉图和80/20法则，得出"物料选用不当"和"配置时操作不当"为本次活动的改善重点。

（4）圈能力　圈能力值是通过全体静思圈圈员对圈能力进行评价打分，计算出得到的平均分，再除以满分（5分制），而得到的百分比数值，此外，圈能力还应考虑到圈员的学历、经验等因素。具体内容可见表5-2-7。

表 5-2-7 静思圈圈能力

圈内职务	姓名	工作年资（A）		学历改善能（B）		主题改善能（C）		品管圈经验值	改善能力（%）
		工作年限	能力值	学历	能力值	改善能力	能力值		
圈长	庞某	8	76	硕士	80	4	80	5	83.4
圈员	王某	31	100	大专	40	5	100		82
	刘某	20	100	本科	60	5	100		88
	余某	5	70	硕士	80	4	80	5	81
	张某	4	68	硕士	80	4	80	5	80.2
	林某	9	78	本科	60	3	60		67.2
	魏某	8	76	本科	60	3	60		66.4
	马某	8	76	本科	60	3	60		66.4
	孙某	2	64	硕士	80	4	80		73.6
	王某	1	62	硕士	80	4	80		72.8
平均									76.1

因此，由上述结果可知，本次活动的圈能力为76.1%。由图5-2-4静思圈改善前柏拉图得到本次活动的改善重点值为80.59%，因而可计算出本次活动的目标值。

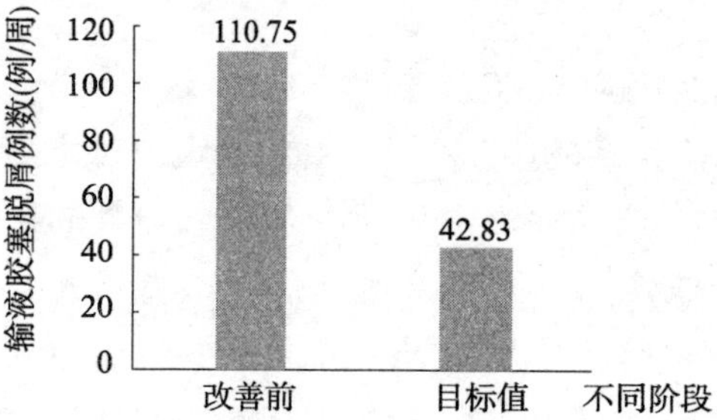

图5-2-5 静思圈目标值的设定

目标值 = 现状值 - 改善值

= 现状值 - （现状值 × 改善重点 × 圈能力）

= 110.75 - （110.75 × 80.59% × 76.1%） = 42.83 例/周

4. 绘制目标设定柱状图 静思圈的胶塞脱屑例数由110.75例/周降为42.83例/周，柱状图可直观呈现出改善前数据（现状值）以及改善后数据（目标值）。（图5-2-5）

七、静思圈解析

本次静思圈采用了鱼骨图分析方法，为了深入剖析造成成品输液胶塞脱屑问题的原因，绘制了表示因果关系的鱼骨图。

1. 静思圈查找原因 此次静思圈查找原因运用的是绘制鱼骨图的手法，圈长带领圈员运用头脑风暴、思维导图等方法提出和收集原因，从不同角度找出问题产生的原因。首先从为什么加药过程中会出现成品输液胶塞微粒开始思考，找出配置时为什么会出现操作不当和为什么会出现物料选用不当两大要因，再对两大要因分别找出大原因（即大鱼骨），为人、事、物三方面产生的问题；然后再对大原因进行深究，找出中原因（即中鱼骨），如人员因素可能是操作人员配置方法、穿刺部位选择不当等方面产生了问题；最后再对找出的中原因进行分析，找出小原因（即小鱼骨），如配置方法不当是因为抽吸方法和针头朝向不正确等，穿刺部位选择不当是因为选择较厚位置穿刺、同一部位反复穿刺等问题。在“事”方面可能存在培训制度与工作流程不完善等原因，以及“物”方面可能存在振荡器选择、空调、水泵等原因。以上种种原因并非此次静思圈找出的全部问题，还有其他原因被找出。品管圈的圈员在进行头脑风暴时积极发言，找出更多的原因进行分析，准确地找出解决的方法。全体圈员从人员、方法、材料、设备、环境等五个方面，针对日常工作中出现的问题，对活动中确定的改善重点，即“配制时操作不当”和“物料选用不当”分别进行了特性要因分析，绘制出鱼骨图，见图 5 –2 –6 和图 5 –2 –7。

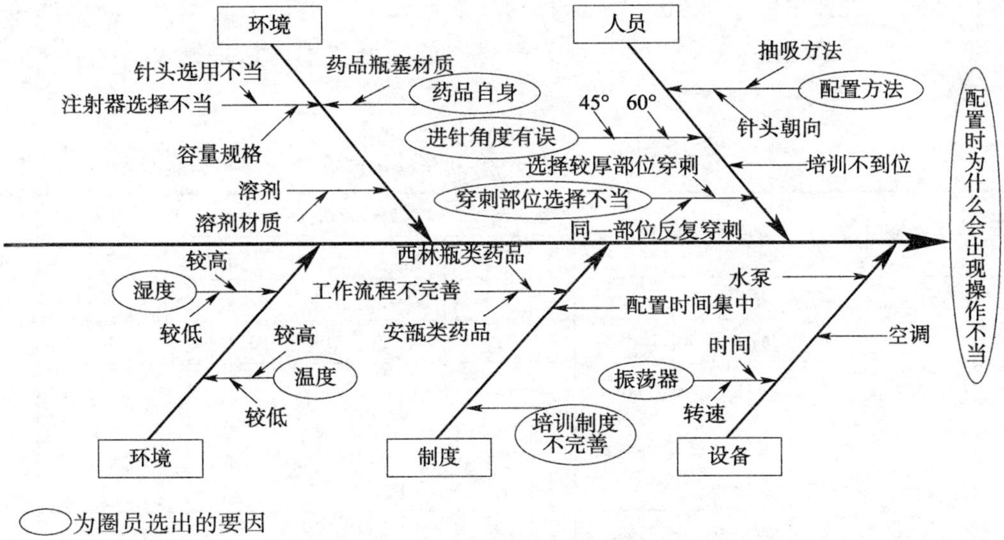

图 5 –2 –6　操作不当要因解析

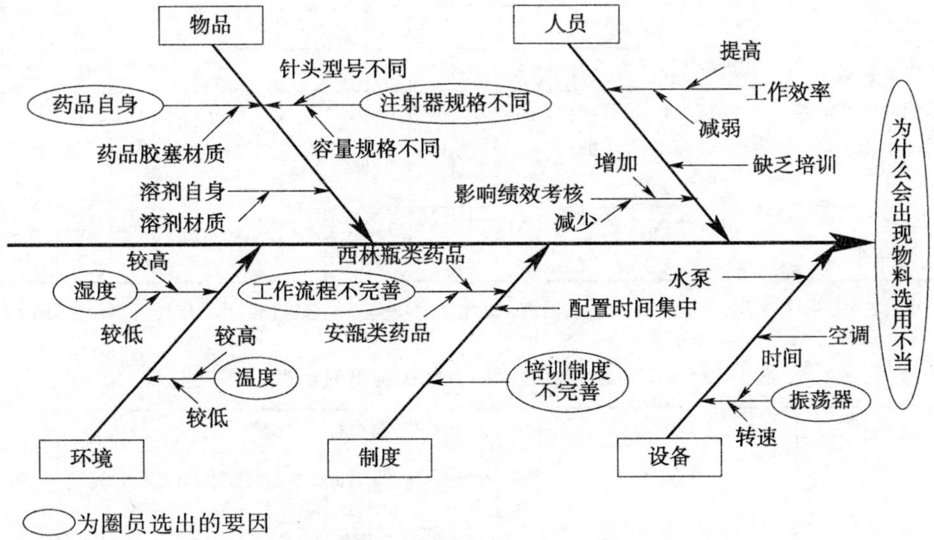

图 5 –2 –7　物料选用不当要因解析

2. 静思圈要因分析 要因即关键的小原因，静思圈是按照80/20法则选定排名在前20%的原因，一般多采用投票法和评价法。

此次静思圈活动采用投票法进行要因分析，经过10人投票，圈选总分在40分以上的要因。例如，配置时为什么出现操作不当，从人、事、物三个方面对查找出的要因进行分类，“人”方面的因素包括配置方法不当、进针角度有误、穿刺部位选择不当；“事”方面的因素包括药品胶塞本身的原因、室内的温度不稳定、湿度不稳定、科室的培训制度不完善4项原因；“物”方面的因素为振荡器原因，对以上进行投票，其中“进针角度小于90°”“选择西林瓶胶塞较厚的地方穿刺”“同一部位反复穿刺”三项分数超过40分，将其选为静思圈的问题要因。结果见表5－2－8和表5－2－9。

表5－2－8 配置时操作不当要因评价表

编号	中原因	小原因	圈员打分情况										总分	排名	选定
			A	B	C	D	E	F	G	H	I	J			
1	配置方法不当	抽吸方法不当	3	3	3	3	5	3	1	5	1	3	30	6	
		针头朝向选择不当	3	3	1	3	5	3	5	3	1	1	28	8	
2	进针角度有误	进针角度小于90°	5	3	5	3	5	5	5	3	3	5	42	1	√
3	穿刺部位选择不当	选择胶塞较厚的地方穿刺	5	3	5	3	5	3	5	3	5	5	42	2	√
		同一部位反复穿刺	5	5	5	1	3	5	3	5	5	3	40	3	√
4	药品自身	胶塞质量差	3	3	5	3	3	3	1	1	3	5	30	7	
5	温度不稳定	影响加药人员情绪	3	3	5	3	3	5	3	3	2	1	32	5	
6	湿度不稳定	影响加药人员情绪	1	3	1	3	1	1	1	1	3	1	16	10	
7	培训制度不完善	没有专门针对配置西林瓶类药品的标准操作规程	3	5	3	5	5	3	5	3	3	3	38	4	
8	振荡器	加速快脱落胶塞的脱屑	3	3	3	3	1	1	1	1	3	1	20	9	

注：重要5分，一般3分，不重要1分。根据80/20原则，40分以上选定，因此选定排名前4位为要因。

表5－2－9 要因评价表——为什么会出现物料选用不当

编号	中原因	小原因	圈员打分情况										总分	排名	选定
			圈员A	圈员B	圈员C	圈员D	圈员E	圈员F	圈员G	圈员H	圈员I	圈员J			
1	药品自身	胶塞质量差	3	3	5	3	5	3	5	5	3	5	40	3	√

续表

编号	中原因	小原因	圈员打分情况										总分	排名	选定
			圈员A	圈员B	圈员C	圈员D	圈员E	圈员F	圈员G	圈员H	圈员I	圈员J			
2	注射器规格不同	针头型号选择不同	5	3	5	3	5	5	5	3	5	5	44	1	√
		容量选择不当	1	3	3	3	1	3	1	3	5	1	24	6	
3	温度不稳定	影响加药人员情绪	3	3	5	3	5	5	3	5	5	3	40	5	√
4	湿度不稳定	影响加药人员情绪	1	3	1	3	1	1	3	1	3	1	18	8	
5	培训制度不完善	没有专门针对配置西林瓶类药品的标准操作规程	3	3	3	3	1	1	3	1	3	1	22	7	
6	振荡器	振荡加速胶塞的脱屑	3	3	3	5	5	5	5	3	5	3	40	4	√
7	工作流程不完善	未按照实际所需领用物料	5	3	5	3	5	5	5	3	5	1	40	2	√

3. 静思圈真因验证　要因如果没有通过现场所收集的数据加以验证，就会存在主观性强、说服力低的情况，较易忽略真正原因。在静思圈实施过程中为了追求精益求精，进行了更进一步的“真因验证”，即针对可查检的要因到现场对现物再次进行数据收集、验证，通过柏拉图进行分析，把不合格的“伪要因”剔除，得出真正原因。根据80/20法则，通过对要因的解析，选定了“胶塞材质质量差”“注射器针头型号选择不同”“未按照实际所需领用物料”“振荡器振动加速胶塞的脱屑”“进针角度小于90°”“选择胶塞较厚的地方穿刺”“同一部位反复穿刺”“温度影响加药人情绪”等8个因素进行真因验证，并自行绘制查检表进行真因验证。真因验证的数据按周进行汇总，如表5－2－10所示。

表5－2－10　真因验证数据结果汇总表

项目	周数				合计
	第一周	第二周	第三周	第四周	
胶塞质量差	7	5	10	6	28
针头型号选择不同	44	41	38	45	168
未按照实际所需领用物料	2	1	1	2	6
振荡加速胶塞的脱屑	5	3	9	6	23
进针角度小于90°	12	15	14	17	58
选择胶塞较厚的地方穿刺	11	9	12	15	47
同一部位反复穿刺	24	21	17	16	78
温度影响加药人员情绪	9	6	4	5	24

数据收集时间：2015年1月18至2015年2月14日。

收集地点：PIVAS 配置区。

查检表填写者：刘某、马某。

收集方式：自制查检表，对查检表中所列入的项目由专人进行记录并统计。

收集原因：对现状进行调查。

数据结果分析：依据数据的汇总结果，对胶塞质量差、针头型号选择不同、未按照实际所需领用物料、振荡加速胶塞的脱屑、进针角度小于 90°、选择胶塞较厚的地方穿刺、同一部位反复穿刺、温度影响加药人员情绪等 8 个容易造成胶塞脱屑的因素进行分析，结果如表 5-2-11。

表 5-2-11 真因验证数据结果汇总表

周数	时间	针头型号选择不同	同一部位反复穿刺	进针角度小于 90°	选择胶塞较厚的地方穿刺	胶塞质量差	影响加药人员情绪	振荡加速快脱落胶塞的脱屑	未按照实际所需领用物料	合计
第一周	1.20~1.24	44	24	12	11	7	9	5	2	
第二周	1.25~1.31	41	21	15	9	5	6	3	1	
第三周	2.1~2.7	38	17	14	12	10	4	9	1	
第四周	2.8~2.14	45	16	17	15	6	5	6	2	
合计		168	78	58	47	28	24	23	6	
平均值		42	19.5	14.5	11.75	7	6	5.75	1.5	108
百分数%		38.89	18.06	13.43	10.88	6.48	5.55	5.32	1.39	100
累计百分比%		38.89	56.95	70.38	81.26	87.74	93.29	98.6	100	100

对真因验证数据结果进行汇总，绘制真因验证柏拉图，按照 80/20 法则，找出了“针头型号选择不同”“同一部位反复穿刺”“进针角度小于 90°”“选择胶塞较厚的地方穿刺”四个真因，如图 5-2-8。

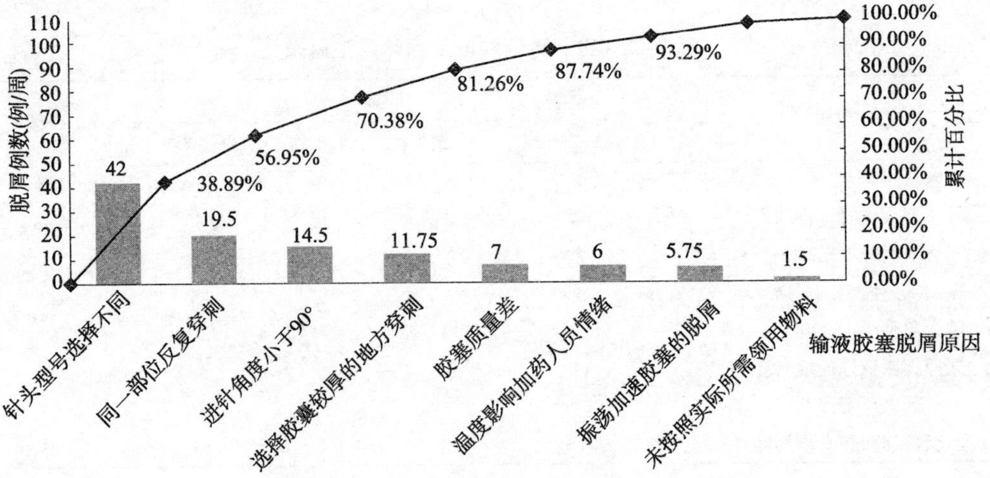

图 5-2-8 真因验证柏拉图

八、静思圈对策拟定

静思圈全体圈员采用对策拟定评分表，依据评价指标和评价等级对所有的对策进行打分，即针对寻找出的真因：注射器针头型号选择不当、进针角度小于90°、加药时选择胶塞较厚的地方穿刺、同一部位反复穿刺四方面提出对策，从可行性、经济性、效益性三个方面进行打分，制订对策实施计划，具体对策拟定内容见表5－2－12。

表5－2－12　静思圈对策拟定表

问题点	原因分析	对策方案	评价			分	采行	提案人	实施计划				负责者
			可行性	经济性	圈能力								
成品输液出现胶塞脱屑原因	注射器针头型号选择不当	加西林瓶类药品时选用单侧孔注射器	50	48	50	148	√	张某					张某
		加西林瓶类药品时选用小号钢针	34	36	42	112		王某					
		加西林瓶类药品时选用小容量注射器	32	44	42	118		马某					
	进针角度小于90°	加西林瓶类药品时采用120°角度进针	30	46	42	118		王某					
		加西林瓶类药品时采用垂直角度进针	46	50	50	146	√	刘某					刘某
	加药时选择胶塞较厚的地方穿刺	加药时选择胶塞较薄的地方穿刺	46	50	50	146	√	庞某					庞某
		可用适中的力度穿刺胶塞较厚的地方	32	32	46	110		余某					
	同一部位反复穿刺	避免橡胶塞同一部位反复穿刺	50	50	48	148	√	林某					林某

全体圈员就每一评价项目，依可行性、经济性、圈能力等项目进行对策选定，评价方式：优5分、可3分、差1分。圈员共10人，总分150分，根据80/20法则，148分以上为可实行对策，但静思圈希望能有较高的达标率，全体圈员决定以146分以上为可实行对策，共选出4个对策。

九、静思圈对策实施与检讨

在对策确定后，采用PDCA循环的方法，对对策拟定的方案进行实施，并对实施效果进行检查确认。具体结果见表5－2－13至表5－2－16。

表 5－2－13　静思圈 PDCA 循环对策一

对策编号（1）	对策名称	加西林瓶类药品时选用单侧孔注射器
	真因	注射器针头型号选择不当
计划（P）		改善前： 在 PIVAS 的净化环境下加西林瓶类药物时使用的是双侧孔注射器 对策内容： 在 PIVAS 的净化环境下加易出现胶塞脱屑的药物时使用单侧孔注射器
实施（D）		对策实施： 负责人：张某 实施时间：2015. 3. 15～2015. 3. 28 实施地点：西安某大学第一附属医院药学部 PIVAS 实施前、后选用的注射器类型的对比如右图所示 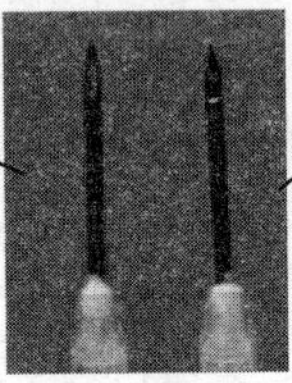 实施前　实施后
效果（C）		对策效果确认： 加西林瓶类药品时采用单侧孔注射器后，成品输液出现胶塞脱屑例数由 25. 5 例/周降为 3 例/周
处理（A）		对策处置： 1. 经效果确认，该对策为有效对策 2. 上述规范列入西安某大学第一附属医院药学部 PIVAS 药品配置标准操作流程中

表 5－2－14　静思圈 PDCA 循环对策二

对策编号（2）	对策名称	加西林瓶类药品时采用垂直角度进针
	真因	进针角度小于 90°
计划（P）		改善前： 1. 在 PIVAS 的净化环境下溶解西林瓶类药物时进针角度不一 2. 注射器在溶剂进针时进针角度不一 对策内容： PIVAS 的净化环境下统一选择垂直角度进针
实施（D）		对策实施： 负责人：刘某 实施时间：2015. 3. 29～2015. 4. 11 实施地点：西安某大学第一附属药学部 PIVAS 实施前、后加药时的进针角度对比如右图所示 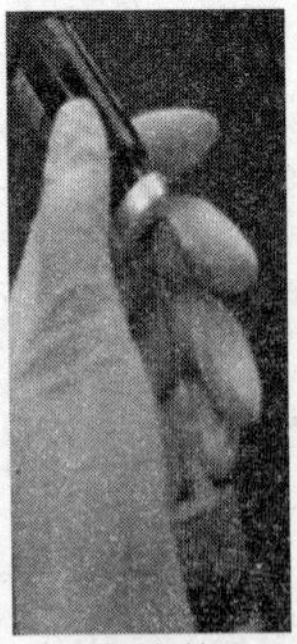 实施前 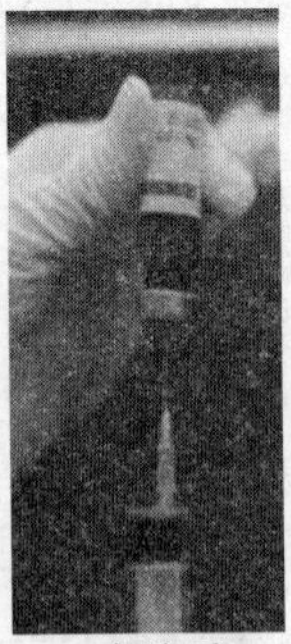 实施后

续表

效果（C）	对策效果确认： 加西林瓶类药品时采用垂直角度进针后，成品输液出现胶塞脱屑例数由12例/周降为3.5例/周
处理（A）	对策处置： 1. 经由效果确认，该对策为有效对策 2. 上述规范列入西安某大学第一附属医院药学部PIVAS药品配制标准操作流程中

表5-2-15 静思圈PDCA循环对策三

对策编号（3）	对策名称	加药时选择西林瓶橡胶塞较薄的地方穿刺
	真因	加药时选择西林瓶橡胶塞较厚的地方穿刺
计划（P）		改善前： 在PIVAS的净化环境下溶解和抽吸西林瓶药品时在胶塞较厚的地方穿刺 对策内容： 在PIVAS的净化环境下加药时选择胶塞中央较薄地方穿刺
实施（D）		对策实施： 负责人：庞某 实施时间：2015.4.26～2015.5.9 实施地点：西安某大学第一附属医院药学部PIVAS 实施前、后加药时的穿刺部位对比，如下图所示 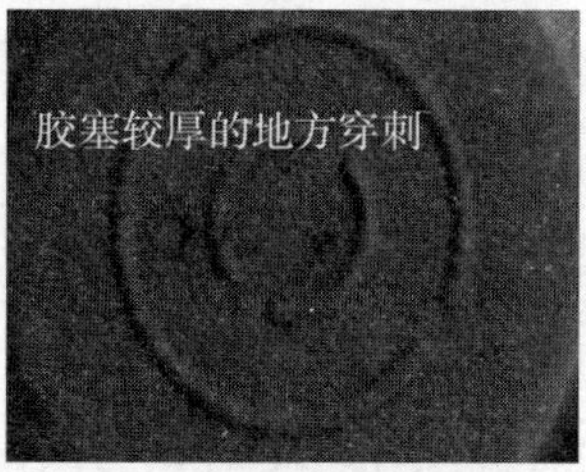 实施前 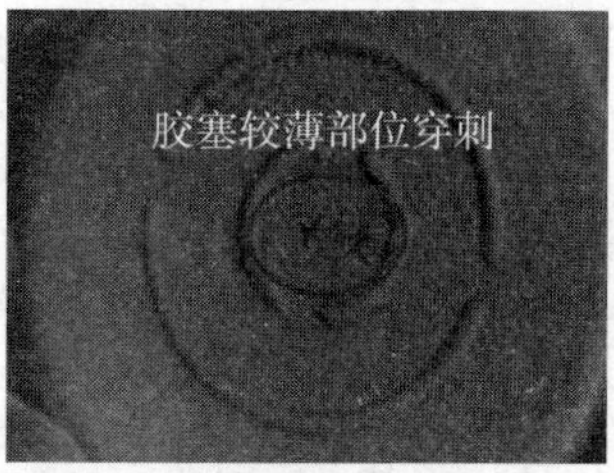 实施后
效果（C）		对策效果确认： 加药时选择西林瓶橡胶塞较薄的地方穿刺后，成品输液出现胶塞脱屑例数由8.75例/周降为1.25例/周
处理（A）		对策处置： 1. 经由效果确认该，对策为有效对策 2. 上述规范列入西安某大学第一附属医院药学部PIVAS药品配置标准操作流程中

表 5－2－16　静思圈 PDCA 循环对策四

对策编号（4）	对策名称	避免在胶塞同一部位反复穿刺
	真因	同一部位反复穿刺
计划（P）		改善前： 1. 在 PIVAS 的净化环境下溶解和抽吸西林瓶药品时在西林瓶橡胶塞同一部位穿刺 2. 在 PIVAS 的净化环境下抽吸溶剂时在西林瓶橡胶塞同一部位穿刺 对策内容： 第二次穿刺时应避开前一次穿刺部位
实施（D）		对策实施： 负责人：刘某 实施时间：2015. 4. 12 ~ 2015. 4. 25 实施地点：某西安大学某第一附属医院药学部 PIVAS 实施前、后加药时的进针角度对比，如下图所示 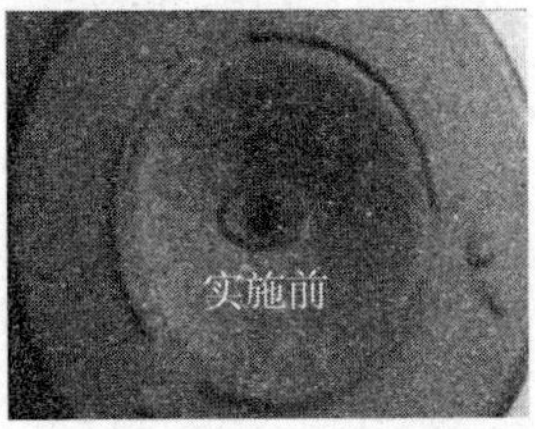 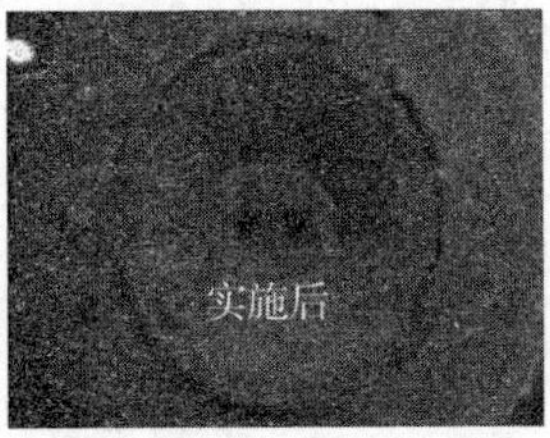
效果（C）		对策效果确认： 避免在胶塞同一部位反复穿刺后，成品输液出现胶塞脱屑例数由 12. 25 例/周降为 1. 25 例/周
处理（A）		对策处置： 1. 经由效果确认，该对策为有效对策 2. 上述规范列入西安某大学第一附属医院药学部 PIVAS 药品配置标准操作流程中

十、静思圈效果确认

对策实施后进行效果确认，此次静思圈运用柱状图来表示改善效果，见图 5－2－9。具体效果见表 5－2－17。

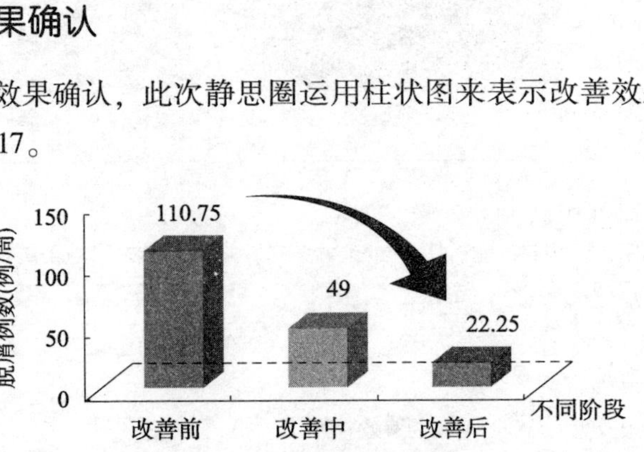

图 5－2－9　静思圈改善效果图

表 5-2-17　改善后成品输液中胶塞脱屑例数汇总

项目		周数				小计
		第一周	第二周	第三周	第四周	
物料选用不当	药品胶塞质量差	2	3	4	3	12
	针头型号选择不同	3	4	5	0	12
	未按照实际所需领用物料	0	0	0	0	0
	担心工作效率下降	0	0	0	0	0
	为了提高绩效	0	0	0	0	0
	振荡器时间选择不当	1	2	0	1	4
	小计	6	9	9	4	28
配置时操作不当	进针角度小于90°	4	3	4	3	14
	选择胶塞较厚的地方穿刺	2	1	2	0	5
	同一部位反复穿刺	1	2	2	0	5
	人员缺乏培训	0	0	0	0	0
	湿度影响加药人员情绪	0	0	0	0	0
	温度影响加药人员情绪	0	0	0	0	0
	小计	7	6	8	3	24
复核未拦截		4	3	5	6	18
打包未拦截		3	1	2	4	10
其他		3	2	0	4	9
合计		23	21	24	21	89

数据结果分析：依据数据的汇总结果，对物料选用不当、配置时操作不当、复核未拦截、打包未拦截、其他等5个容易造成胶塞脱屑的主要因素进行分析，结果见表5-2-18。

表 5-2-18　改善后成品输液中胶塞脱屑例数结果分析

周数	时间		项目					合计
	开始时间	结束时间	物料选用不当	配置时操作不当	复核未拦截	打包未拦截	其他	
1周	2015.5.17	2015.5.23	6	7	4	3	3	23
2周	2015.5.24	2015.5.30	9	6	3	1	2	21
3周	2015.5.31	2015.6.6	9	8	5	2	0	24
4周	2015.6.7	2015.6.13	4	3	6	4	4	21
合计（例）			28	24	18	10	9	89
平均值（例/周）			7	6	4.5	2.5	2.25	22.25
百分数（%）			31.46	26.97	20.22	11.24	10.11	100
累计百分比（%）			31.46	58.43	78.65	89.89	100	

1. 有形成果确认

（1）改善前、中、后比较　改善前、中、后数据均为4周的数据，改善前平均数据为110.75例/周，改善中平均数据为49例/周，改善后平均数据22.25例/周，如表5-2-19及图5-2-10、图5-2-11所示。

改善前后柏拉图对比见图5-2-12。

表5-2-19　改善前、中、后成品输屑例数结果

项目	改善前	改善中	改善后
调查日期	2015.1.18～2015.2.14	2015.4.5～2015.5.2	2015.5.24～2015.6.21
资料来源	PIVAS配置区	PIVAS配置区	PIVAS配置区
负责调查总人数	2人	2人	2人
平均数据	110.75例/周	49例/周	22.25例/周

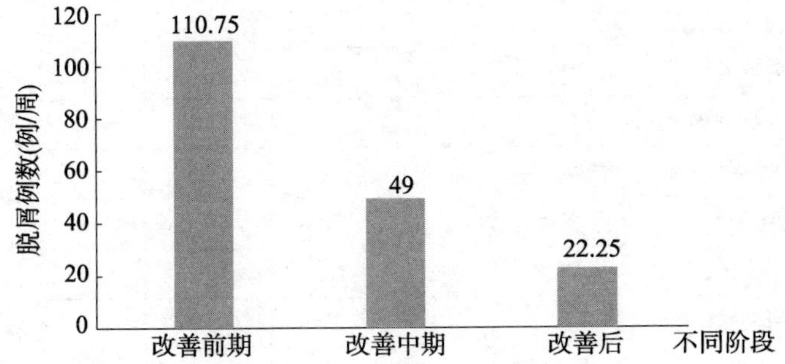

图5-2-10　改善前、中、后成品输液中胶塞脱屑例数结果柱形图

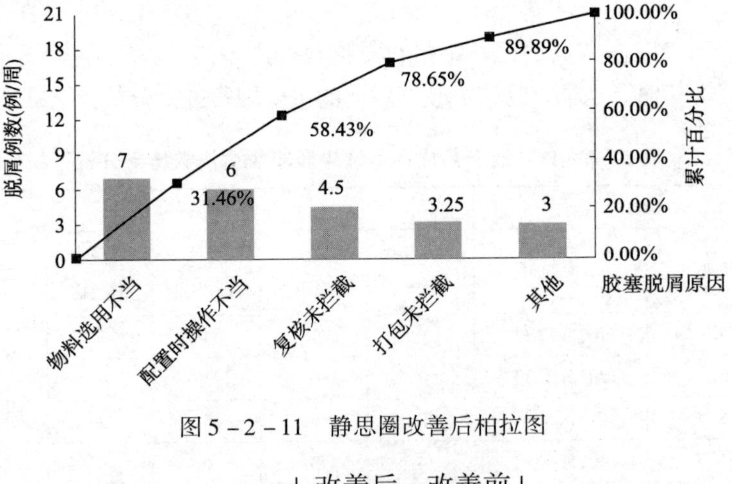

图5-2-11　静思圈改善后柏拉图

（2）目标达成率　$\text{目标达成率}=\dfrac{|\text{改善后}-\text{改善前}|}{|\text{目标值}-\text{改善前}|}\times 100\%$

$$=(|22.25-110.75|/|42.83-110.75|)\times 100\%=130.30\%$$

$$\text{进步率}=\frac{|\text{改善后}-\text{改善前}|}{\text{改善前}}\times 100\%$$

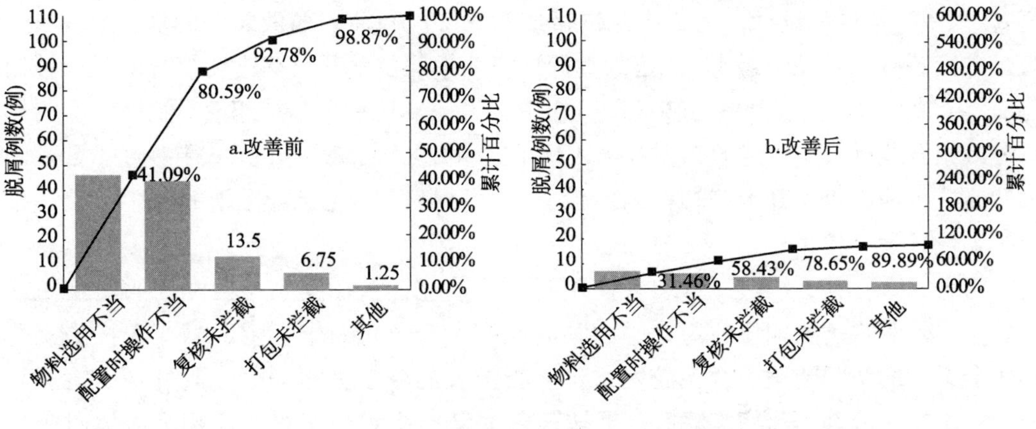

图 5－2－12　静思圈改善前后柏拉图对比

进步率＝（|22.25－110.75|/110.75）×100%＝79.91%

因此，本次活动的目标达成率为 130.30%，进步率为 79.91%，改善效果良好。

（3）经济效益　该院 PIVAS 采用的单侧孔注射器单价 0.78 元/个，双侧孔注射器单价 1.58 元/个，平均每日西林瓶药品配置量为 500 袋，采用单侧孔注射器配置胶塞易脱屑的西林瓶药品，每月可节约成本 3000 元。

（4）专利　在本期活动开展之前，圈员们针对在配置输液过程中减少穿刺次数、减少胶塞脱屑现象做了相关研究，并研制了一种组合式卡托针头输液配置装置，获得了国家实用新型专利（专利号：ZL201420144168.5）。

该新型输液配置器（图 5－2－13）由于可用注射器转移药物，因此可同时适用于安瓿和西林瓶类药物的配置，并且能根据需求进行精密配置（需定量溶剂溶解，非整支药物的配置等）。针管腔内带有凸台和排液块，针管内腔只保留药液通道和滤过腔，因而残留药液少。聚醚砜膜作为过滤介质，具有立体滤过、流量大、药物吸附性小、无介质脱落等优点，采用先进的双层滤膜设计，使之分层滤过，大大提高了滤过速度。同时，其通过在转换接头上增设卡托装置，可实施密闭性多支药品一次性的冲配，提高了工作效率，减少了污染。本配置器不受配置环境限制，可在洁净或开放环境中使用，既防止了输液袋输注口与操作面接触，又有效过滤了药液中的微粒，提高了临床用药的安全性及工作效率。

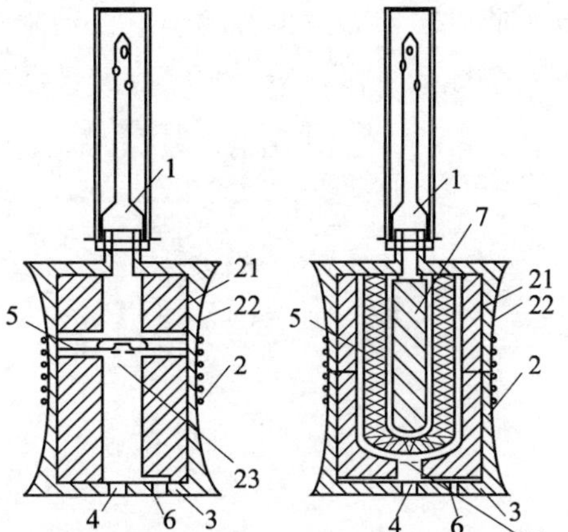

图 5－2－13　新型输液配置器结构示意图

圈员们在研制过程中对原有装置进行了改进，获得了一种组合式卡托针头输液装置专利（专利号 ZL201420689160.7），此专利正在进行成果转化。组合式卡托针头输液配装置，包括针筒底板 3、导管 6、爪式卡托 8、针筒 2（圆柱形内针筒 21 和柱形外针筒 22 采用一体成型设计，上下相互拼接成针筒 2）和插入输液袋中的输注针头 1，针筒 2 中安装有双膜过滤器 4，所述的针筒底板 3 中间位置开设有连接导管的密封转换接口 5，导管 6 一端插装到密封转换接口 5 中，另一端连接单一或组合式针头 7，所述的单一或组合式针头 7 通过丝扣连接插入到爪式卡托 8 中，所述的爪式卡托 8 由数片圆弧形叶瓣式卡瓣组成，其卡瓣端口内沿设有与西林瓶胶塞起卡合作用的防脱圆棱，爪式卡托 8 端口设有护盖 9。

组合式卡托针头输液配置装置使用时，将输注针头插装到需要配药的输液瓶或输液袋上，然后将需要配置的药物的西林瓶胶塞卡合于爪式卡托上，爪式卡托的三片叶瓣式卡瓣上的防脱圆棱卡合在胶塞颈部。当配置的药物为粉剂时，通过挤压输液袋向西林瓶中注入溶剂，药物溶解后，翻转药瓶底部向上；当配置的药物为液体时，直接翻转药瓶底部向上，然后将输液袋上端的空气挤压，使其进入西林瓶药液上端，产生的向下压力促使药物下移，西林瓶中产生一定的压力时，卡托可将西林瓶卡合牢固，防止崩托。药物可在压力作用下顺利通过配置器中的滤膜，过滤后进入输液袋中，通过反复多次操作，从而实现同一输液中多支相同药物的同时配置，免除注射器多次重复的抽吸转移，减少劳动强度，消除不规范配置操作带来的安全隐患，提高临床用药的安全性及工作效率。本输液配置器的使用示意图如图 5－2－14 所示。

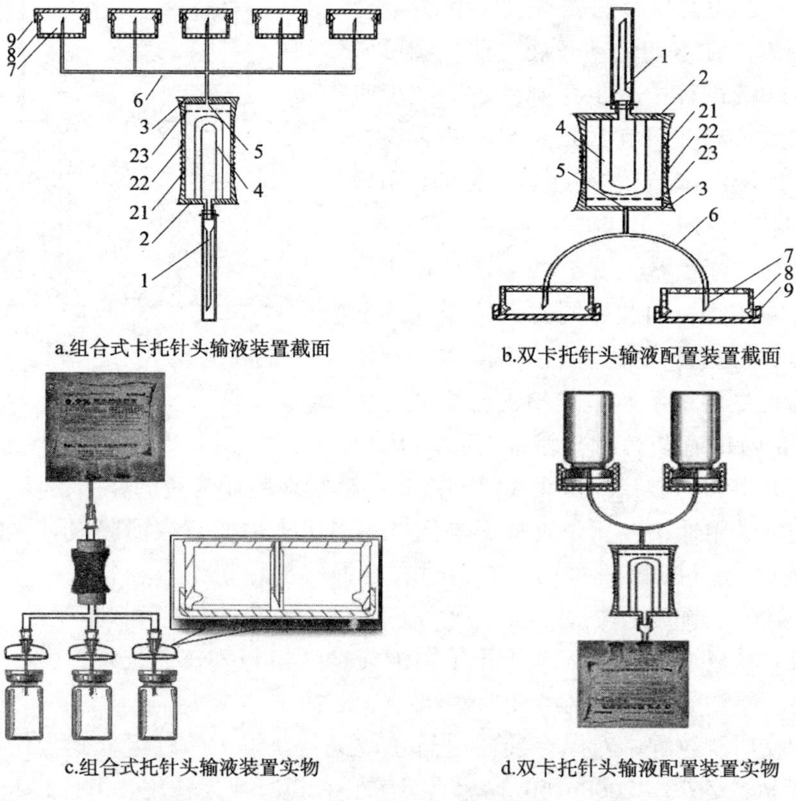

a.组合式卡托针头输液装置截面　　b.双卡托针头输液配置装置截面

c.组合式托针头输液装置实物　　d.双卡托针头输液配置装置实物

图 5－2－14　新型输液配置器使用示意图

2. 无形成果确认　静思圈具体的无形成果为：①协助药师和护士更进一步了解了临床输液质量的需求；②了解品管圈手法的运用；③激发圈友头脑风暴、逻辑思维的整合能力；④学习了统计方法与技巧；⑤增进了圈友的感情；⑥提升了圈友的责任心、荣誉感；⑦提升了医疗服务品质；⑧提升了药师和护士的专业形象。

此外，本次活动使静思圈圈员的积极性及责任感明显增加，加强了团队凝聚力，大家能运用品管圈的手法解决工作中的实际问题，雷达图评分如表 5-2-20 所示。

3. 附加成果确认　利用本次活动的两项对策，圈员们对“加西林瓶类药品时选用单侧孔注射器”和“避免在胶塞同一部位反复穿刺”，进行了更深入的研究，申请了两项某大学临床新技术，侧孔圆锥形针头在减少静脉药物集中配置时胶塞微粒污染的新技术应用（项目编号：XJLS-2015-122）和新型快速过滤精确输液配置器的设计与应用（项目编号：XJLS-2015-107），并通过了学校评审专家的认定。

表 5-2-20　雷达图评分表

评价项目	活动前		活动后		活动成长
	合计	平均分	合计	平均分	
积极性	36	3.6	42	4.2	0.6
责任感	32	3.2	48	4.8	1.6
凝聚力	30	3.0	46	4.6	1.6
解决问题能力	34	3.4	40	4.0	0.6
沟通配合	28	2.8	42	4.2	1.4
品管手法	26	2.6	46	4.6	2.00
和谐度	36	3.6	40	4.0	0.4
愉悦感	34	3.4	48	4.8	1.4

注：由圈员 10 人评分，5-3-1 评价标准，总分为 50 分。

十一、静思圈标准化

通过本期活动，针对“物料选用不当”“配置时操作不当”等容易造成胶塞脱落的问题修订了 PIVAS 药品配置标准操作流程，进一步提高了 PIVAS 的工作质量。

目的：明确静脉用药调配中心无菌调配的要求，规范其操作程序，保证输液的质量。

范围：适用于静脉用药调配中心输液的无菌调配过程。

责任人：静脉用药调配中心的护理及药学人员。

静思圈无形成果雷达图见图 5-2-15。

操作流程和标准化内容见表 5-2-21 和表 5-2-22。

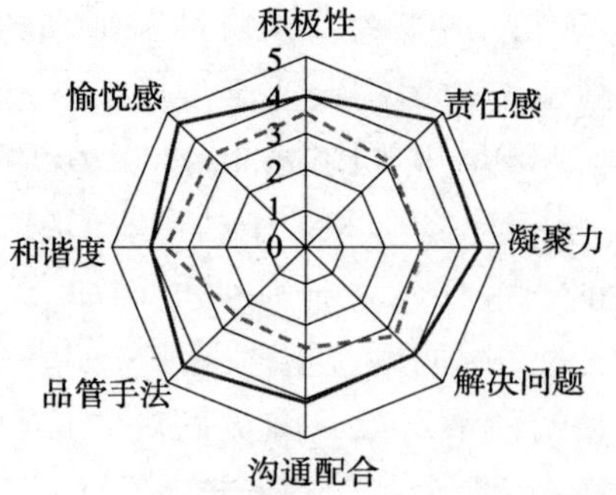

图 5-2-15　静思圈无形成果雷达图

表 5-2-21　静思圈标准化流程

序号	流程	要求内容
1	调配操作前准备	3
2	药车推至层流洁净操作台相应的位置	1
3	将输液标签扫描，核对，无误后进入加药混合调配操作程序	1
4	调配操作程序	8
5	每天按照调配操作后清洁消毒操作程序处理	1
6	静脉用药调配注意事项	6

表 5-2-22　静思圈标准化内容

1. 调配操作前准备	（1）在调配操作前 30 分钟，按操作规程启动洁净间和层流工作台净化系统，并确认其处于正常工作状态，操作间室温控制在 18～26℃，相对湿度 40%～65%，室内外压差符合规定。操作人员记录并签名	（2）每天早晨有 1～2 人提前上班，先阅读交接本记录，对有关问题及时处理	（3）按更衣操作规程，进入洁净区操作间，首先用蘸有 75% 乙醇无纺布从上到下，从里到外擦拭层流洁净台内部的各个部位	
2. 将摆好药品塑料筐的药车推至层流洁净操作台附近相应的位置				
3. 调配前人员将输液标签进行扫描，如无不予配置的相关提示，则根据输液标签对药品名称、规格、数量有效期及完好性等进行核对，确认无误后，进入加药混合调配操作程序				
4. 调配操作程序	（1）选用适宜的一次性注射器（西林瓶的胶塞脱屑严重的选用单侧孔的 20ml 注射器，不脱屑的选用 30ml 的注射器），检查包装完整并在有效期内后，撕开外包装，旋转针头，连接注射器，确保针尖斜面与注射器刻度处于同一方向，将注射器垂直放置于层流工作台的内测	（2）用 75% 的乙醇消毒输液袋（瓶）的加药处，放置于层流工作台中央区域	（3）用 75% 的乙醇消毒安瓿颈或西林瓶瓶塞，并在层流工作台的侧壁打开安瓿。避免对着高效过滤器打开，以防药液喷溅到高效过滤器上	（4）抽取药液时，注射器针尖斜面应朝上，紧靠安瓿瓶颈口抽取药液，然后注入输液袋（瓶）中，轻轻摇匀

续表

4. 调配操作程序	(5) 粉针剂需要注射器抽取适量静脉注射用溶剂，选择胶塞较薄的地方注入粉针剂的西林瓶内（进针角度为垂直），必要时轻轻晃动（或置振荡器上）助溶，全部溶解混匀后，用同一注射器抽出药液（穿刺时应避开胶塞上一次穿刺的地方）注入输液袋（瓶）内，轻轻摇匀	(6) 调配结束后，再次核对输液标签和所用药品名称、规格、用量、准确无误后，调配操作人员在输液标签上签名，并将调配好的成品输液和空西林瓶、安瓿，与输液标签一并放入框内，以供检查者核对	(7) 通过传递窗将成品输液送出，经药师对成品输液及空安瓿核对并签章后，由送药人员分病区扫描并投送	(8) 输液调配操作完成后，应立即清场，先用清水再用75%的乙醇擦拭台面，去除残留药液，不得留有与下批药液无关的药物、余液、注射器和其他物品
5. 每天调配操作完毕后，按本调配操作规程的清洁消毒操作程序进行清洁、消毒处理				
6. 静脉用药调配注意事项	(1) 不得采用交叉调配流程	(2) 静脉用药调配所用的药物，如果不是整瓶（支）用量，则必须在输液标签上明显标识，以便校对	(3) 不影响质量，可以多次重复使用的剩余药品应按照说明书及时置于准备区的冷藏柜内，尽量缩短药品在室温下存放的时间	(4) 若有2种以上粉针剂或注射剂需加入同一输液时，必须严格按药品说明书要求和药品性质顺序加入，对场外营养液、高危药品和某些特殊药品的调配，应严格按照相关的加药顺序操作规程执行
	(5) 调配过程中，输液出现异常或对药品配伍、操作过程有疑点时应停止调配，报告当班负责药师查明原因，与处方医师协商调整用药遗嘱，发生调配错误应及时纠正，重新调配并记录	(6) 调配操作危害药物时注意事项 ①危害药物调配应重视操作者的职业防护，调配时应拉下防护玻璃，前窗玻璃不可高于安全警戒线，以确保负压 ②危害药品调配完成后，必须将留有危害药物的西林瓶、安瓿单独置于适宜的包装中，可与成品输液及输液标签一并送出，以供核查 ③调配危害药物用过的一次性注射器、手套、口罩及检查后的西林瓶、安瓿等废弃物时，应按规定由本医疗机构统一处理 ④危害药品溢出的处理按照相关的规定执行		

十二、静思圈效果维持

通过本次活动，圈员们针对物料选用不当、配置时操作不当等容易造成胶塞脱屑的问题，修订了 PIVAS 药品配置标准操作流程，进一步提高了工作质量（表5-2-23）。

表5-2-23　静脉用药调配中心静脉药物无菌调配操作规程

标题	工作流程		修订日期	2015. 6. 26
文件号	YFYY××		版本	3
起草人	复核人		签发人	

目的：明确静脉用药调配中心无菌调配的要求，规范其操作程序，保证输液的质量

范围：适用于静脉用药调配中心输液的无菌调配过程

责任：静脉用药调配中心的护理及药学人员

程序：

1. 调配操作前准备

（1）在调配操作前30分钟，按操作规程启动洁净间和层流工作台净化系统，并确认其处于正常工作状态，操作间室温应控制在18~26℃、湿度在40%~65%、室内外压差符合规定，操作人员记录并签名

（2）每天早晨有1~2人提前上班，先阅读交接本记录，对有关问题应及时处理

（3）按更衣操作规程，进入洁净区操作间，首先用蘸有75%乙醇无纺布从上到下，从里到外擦拭层流洁净台内部的各个部位

2. 将摆好药品塑料筐的药车推至层流洁净操作台附近相应的位置

3. 调配前人员先对输液标签进行扫描，若无不予配置的相关提示，则根据输液标签对药品名称、规格、数量、有效期及完好性等进行校对，确认无误后，进入加药混合调配操作程序

4. 调配操作程序

（1）选用适宜的一次性注射器（西林瓶胶塞脱屑严重的选用单侧孔的20ml注射器，不脱屑的选用30ml的注射器），检查包装完整并在有效期内后撕开外包装，旋转针头连接注射器，确保针尖斜面与注射器刻度处于同一方向，将注射器垂直放置于层流工作台的内侧

（2）将75%乙醇消毒输液袋（瓶）的加药处，放置于层流工作台中央区域

（3）将75%乙醇消毒安瓿瓶颈或西林瓶胶囊放在层流工作台侧壁，打开安瓿，避免对着高效过滤器打开，以防药液喷溅到高效过滤器上

（4）抽取药液时，注射器针尖斜面应朝上，紧靠安瓿瓶颈口抽取药液，然后注入输液袋（瓶）中，轻轻摇匀

（5）粉针剂需用注射器抽取适量静脉注射用溶剂，选择胶囊较薄的地方注入粉针剂的西林瓶内（进针角度为垂直），必要时轻轻摇动（或置振荡器上）助溶，全部溶解混匀后，用同一注射器抽出药液（穿刺时应避开胶塞上一次穿刺的地方），注入输液袋（瓶）内，轻轻摇匀

（6）调配结束，再次核对输液标签与所有药品名称、规格、用量准确无误后，调配操作人员在输液标签上签名，并将调配好的成品输液和空西林瓶、安瓿与输液标签一并放入筐内，以供检查者核对

（7）通过传递窗将成品输液送出，经药师对成品输液及安瓿核对并签章后，由送药人员分病区扫描并投送

（8）输液调配操作完成后应立即清场，先用清水再用75%乙醇擦拭台面，除去残留药液，不得留有与下批输液无关的药物、余液、注射器与其他物品

5. 每天调配操作完毕后，按本调配操作规程的清洁、消毒操作程序进行清洁、消毒处理

6. 静脉用药调配注意事项

（1）不得采用交叉调配流程

续表

(2) 静脉用药调配所用的药物，如果不是整瓶（支）用量，则必须在输液标签上明显标识，以便校对
(3) 不影响质量、可以多次重复使用的剩余药品应按照药品说明书要求和药品性质顺序加入；对肠道外营养液、高危药品和某些特殊药品的调配，应严格按照相关的加药顺序、操作规程执行
(4) 调配过程中，输液出现异常或对药品配伍、操作程序有疑点时应停止调配，报告当班负责药师查明原因，与处方医师协商调整用药医嘱；发生调配错误应及时纠正，重新调配并记录
(5) 调配操作危害药物注意事项
①危害药物调配应重视操作者的职业防护，调配时应拉下防护玻璃，前窗玻璃不可高于安全警戒线，以确保负压
②危害药物调配完成后，必须将留有危害药物的西林瓶、安瓿等单独置于适宜的包装中，与成品输液及输液标签一并送出，以供检查
③调配危害药物用过的一次性注射器、手套、口罩及检查后的西林瓶、安瓿等废弃物，按规定由本医疗机构统一处理
④危害药品溢出的处理按照相关的规定执行

品管圈活动体现了质量的持续改进，本次活动对改善后的 2015 年 6 月 28 日至 8 月 1 日数据进行了收集和分析，PIVAS 改善后的成品输液脱塞脱屑例数呈平稳下降趋势，结果如表 5－2－24 所示。效果维持图如图 5－2－16 所示。

表 5－2－24　静思圈改善后期数据调查

周　数	开始时间	结束时间	胶塞例数
第一周	2015. 6. 28	2015. 7. 4	19
第二周	2015. 7. 5	2015. 7. 11	18
第三周	2015. 7. 12	2015. 7. 18	17
第四周	2015. 7. 19	2015. 7. 25	15
第五周	2015. 7. 26	2015. 8. 1	15
合　计			84
平均值			16. 8

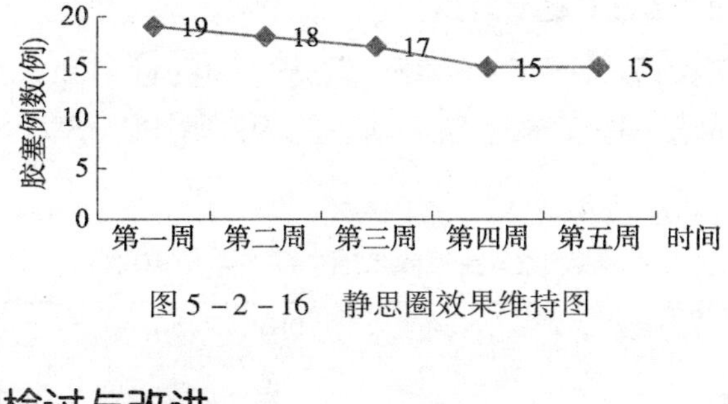

图 5－2－16　静思圈效果维持图

十三、静思圈检讨与改进

（一）静思圈检讨与改进报告

以下是静思圈进行检讨与改进所形成的报告，具体说明了在活动过程中每一步骤的优点以及今后努力的方向（表5－2－25）。

表5－2－25　静思圈检讨与改进报告

活动项目（步骤）	优　点	缺点及今后努力的方向
主题选定	降低PIVAS成品输液中胶塞脱屑例数	选题时熟悉品管圈活动各步骤内容，持续研究寻找题目的方向
活动计划拟定	能按照计划循序渐进开展，并维持两周开一次会，计划有延误皆有明确的原因说明	继续保持下去，节假日考虑在内
现状把握	遵循“三现”原则	由于工作现场忙碌等问题，使收集的数量不够多，反映的情况不全面，可以再想更好的办法加以改善
解　析	应用多种品管手法，增加内容真实性，能更加了解各种药品胶塞脱屑情况	加强对品管圈手法的多角度应用
目标设定	目标一致	评分标准把握不准
对策拟定	可以增加圈员头脑风暴与逻辑思维能力	针对真因希望能头脑风暴出更多的对策
对策实施与检讨	对策切实可行	圈内人人掌握PDCA手法
效果确认	实现目标	查检质量的持续改进

（二）静思圈遗留问题

给厂家反馈的胶塞材质问题不能及时处理。

（三）静思圈活动启示

按照品管圈活动步骤，并且利用系统化的改善工具，切实降低了PIVAS成品输液中出现胶塞脱屑的例数，减少了护患纠纷。另外，通过开展品管圈活动，不仅提高了圈员自身发现问题和解决问题的能力，而且促进了药护团队的凝聚力；也透过本次活动了解了品管圈的手法运用。

（四）静思圈下期活动主题

为了确定好下一期的品管圈活动主题，确定主题的过程和方法与静思圈最开始确定的活动主题一样。静思圈拟定的下期活动主题为降低PIVAS送药差错率，如表5－2－26所示。

表5－2－26　静思圈下一期主题内容

主题评价题目	上级政策	重要性	迫切性	圈能力	总分	顺序	选定
降低PIVAS成品输液中胶塞脱屑例数	48	46	44	40	178	1	
降低送药差错率	42	44	46	42	174	2	√
降低药品损耗率	44	42	36	32	154	3	

续表

主题评价题目	上级政策	重要性	迫切性	圈能力	总分	顺序	选定
降低病区退药率	40	34	36	32	142	4	
评价说明	分数	重要性	迫切性	圈能力	上级政策		
	1	次重要	次迫切	0～50%	次相关		
	3	重　要	迫　切	51%～75%	相　关		
	5	极重要	极迫切	76%～100%	极相关		

1. 主题范围　PIVAS 所发生的送药差错。

2. 专有名词

（1）*差错率*　是衡量传输质量的重要指标之一。

（2）*衡量指标*　PIVAS 平均每周发生送药差错的例数。

实例三　荷花圈

——缩短静配难溶粉针剂调配时间

一、荷花圈内容摘要

本品管圈的圈名为荷花圈，活动主题是“缩短静配难溶粉针剂调配时间”，活动时间是 2016 年 2 月到 2016 年 9 月。负责荷花圈活动的单位是济南市某医院药学部静脉用药调配中心。

静脉用药调配中心于 2013 年 6 月接受医院品管圈培训工作后，根据药学部的安排，开展了一系列准备工作，并于 2013 年 7 月 8 日成立荷花圈，本次是荷花圈第 3 次品管圈活动。有了前两次活动的经验，为了更好地提升品质、突破现状，经过所有圈员的投票，决定本次活动的类型为“课题达成型”。本次活动共召开品管圈会议 9 次，开展了包含主题选定、活动计划拟定、课题明确化、目标设定、对策拟定、最适对策追究、最适对策实施与检讨、效果确认、标准化、检讨与改进十个步骤。

荷花圈成员共 10 人，其中包括圈长 1 人，辅导员 1 人，圈员 8 人。圈长李某是主管药师，在本科室承担着带教老师的工作，其性格积极向上，能够带领和激励圈员参加品管圈活动，并且工作认真负责，学多识广，故担任圈长职务。辅导员罗某是副主任护师，在静脉用药调配中心任护士长，她工作细致、业务娴熟，创新意识强，故担任辅导员职务。

本次活动的主题范围是从对上次活动的反省、遗留课题以及日常工作中感觉困扰之处和不便之处划定出来。活动主题不仅根据医院管理目标的方向和扶持的方针，而且更多是为了提高员工工作效率，减轻人员疲劳度，减少差错发生。全体圈员通过评分法，对选出的几个活动主题的必要性、重要性、上级政策以及圈能力进行评价打分，分数最高者为最终选定的主题。

圈员们通过对静配中心难溶解药品调配时间的数据统计，得到活动前平均每支难溶解药品溶解所需要的时间是0.66分钟，并且还固定占用一个工作人员，因此大大减弱了团队的实力，并延长了配置时间。为了提高PIVAS工作人员的工作效率，圈员们查阅相关资料，以同行业标准参考，找出导致难溶解粉针剂药品耗时长的原因：①排药方法；②溶药器具；③消毒方式；④振荡器混匀溶解；从而进一步将课题明确化。圈员们得出望差值后确认攻坚点为6条：①优化摆药流程；②统一作业标准；③规范人员操作；④更换酒精缸；⑤改溶药方式为管路溶解；⑥改良药用振荡器。圈员们通过参考同行业的标准将目标设定为“平均每支难溶解药品的溶药时间由原先的0.66分钟降为平均每支0.23分钟”，降幅达到65%。为达到这一目标，荷花圈圈员针对找到的攻坚点进行一一对应分析，并用头脑风暴法提出最适对策。经过实施后验证发现，从7月份开始，平均每支难溶解药品的溶药时间已经在明显下降，经过计算，溶药时间由原先的平均每支0.66分钟降为0.16分钟，目标达成率为116.28%。课题达成型品管圈由于其独特的运行方式带来了不少优良成果：圈员团队能力增强，创新意识提高，问题表达能力提升，沟通交流深入，QCC工具及手法的运用更加熟练。最后，由荷花圈圈长将有效方案提交药学部俞主任签字认可，使其成为工作流程的一部分，继而开展培训推广，确认实施情况，维持改善的效果。

经过8周连续跟踪，本次荷花圈效果活动维持良好，截至2017年1月第1周，平均每支难溶解药品的溶解时间已经基本趋于稳定，在目标值以下。本次活动圈员们不仅改善了难溶解药品的旋转频率，还增加了每次溶解的支数，但仍存有遗留问题，故下期活动主题依然选定为“缩短静配难溶粉针剂的调配时间”，并以温度为主要方向。

二、荷花圈介绍

（一）荷花圈组成

荷花圈的成立时间是2013年7月8日。本期为荷花圈第3期活动，活动开始时间为2016年2月，活动结束时间为2016年9月。荷花圈共有10名组成人员，组成相关内容详见表5-3-1。

表5-3-1　荷花圈组成

圈名	荷花圈	成立日期	2013年7月8日
活动期	第3期	活动时间	2016年2月
圈长	李某	辅导员	罗某
圈员	郝某、邹某、刘某、曾某、李某、刘某某、韩某、曹某		
活动单位	济南市某医院药学部静脉用药调配中心		
活动主题	缩短静配难溶粉针剂调配时间		

圈长李某是主管药师，在科室承担着带教老师工作，其性格积极向上，工作认真

负责，学多识广，能够在品管圈活动过程中营造自主活动的气氛，起着承上启下的作用。

辅导员罗某副主任护师担任该院静脉用药调配中心的护士长，其工作细致，业务娴熟，创新意识强，故担任辅导员职务。

（二）荷花圈圈名与圈徽

1. 荷花圈圈名　荷花圈圈名的含义不仅意味荷花圈全体成员团结友爱，以“和”为贵，也意味着积小“和”为大“和”，创和谐医院，建和谐社会。

2. 荷花圈圈徽及意义

（1）荷花是济南的市花，象征着爱这座城市；绿色环绕象征着勃勃的生机与昂然的生命，粉色代表对病人美好的祝愿，希望病人的脸色红润有光。

图5-3-1　荷花圈圈徽

（2）荷花的花瓣圆润饱满，像湛蓝清水中的水滴，寓意着工作的特征。每片花瓣则象征着静配中心众多的工作环节，环环相扣；整个荷花紧紧相抱，代表团队对工作的用心、精心、细心和耐心；圆形荷叶形似“0”代表着我们追求工作上的零失误，荷叶上的PIVAS是静脉用药调配中心的英文缩写，与圈名相呼应。

（3）圈徽还表达了全体PIVAS工作人员严谨的工作态度：在济南这个“四面荷花三面柳”的城市托起病人的生命嘱托，为百姓生命健康保驾护航！

（三）荷花圈活动历史

荷花圈活动从2013年至2016年一共进行了3期活动，每一期的活动主题都不相同，分别为：“降低医院静配药品损耗件数”“缩短难溶粉针剂的调配时间”（目标达成率都保持在80%以上），在院内的品管圈活动中都取得了较好的成绩，尤其是第二期的品管圈活动不仅在医院QCC活动比赛中获得“一等奖”，而且还在全国第三届品管圈大赛上荣获“优秀奖”，各个时期的活动历史采用表格的形式直观明确地呈现。（表5-3-2）

表5-3-2　荷花圈活动历史

活动主题	活动时间	目标	成绩	达成率	进步率	院内外荣誉
降低静配药品损耗件数	2013.11~2015.6	16.92次/周	11.9次/周	110.69%	84.1%	院内：优秀团队奖
降低静配药品损耗件数	2014.8~2015.4	6.55/周	1.6次/周	107.71%	54.98%	院外：第三届品管圈大赛优秀奖 院内：中期汇报“模范奖”，年终汇报“一等奖”

续表

活动主题	活动时间	目标	成绩	达成率	进步率	院内外荣誉
缩短静配难溶粉针剂的调配时间	2016.2~2016.9	0.23分钟	0.16分钟	116.78%	75.76%	院外：第六届医学质量研讨会上获得“优秀案例奖”与“最佳组织奖” 院内：QCC年终汇报一等奖

(四) 荷花圈上期活动成果追踪

上期活动主题：“降低医院静配药品损耗件数”。

上期活动时间：2014年8月至2015年4月。

上期活动目标：静配药品损耗件数由改善前6.55件/周降为改善后7.5件/周。

上期效果追踪：在连续的半年内，荷花圈在静脉用药调配中心药品损耗减少的件数基本上维持在平均每周2件，不仅保持了改善效果，而且药品损耗件数还在下降中，效果非常明显。荷花圈维持效果图见图5－3－2。

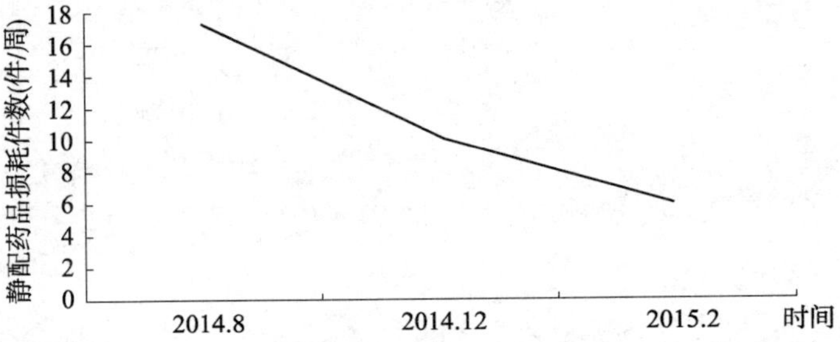

图5－3－2　荷花圈降低医院静配药品损耗件数维持效果图

三、荷花圈主题选定

(一) 荷花圈主题内容

本期活动圈员们经过头脑风暴决定解决上期活动的遗留问题，所以延用上期活动的主题评价表。荷花圈圈员提出的主题包括“提高医嘱审核通过率”“降低药品损耗件数”“缩短药品盘点耗时”“提高成品输液工作效率”“减少成品输液班次工作小时数”“缩短难溶粉针剂药品溶解时间”“降低工勤人员摔破药品次数”“降低贴签错误发生次数”“提高集中排药的工作效率”“提高夜班工作效率”，范围涉及工作的各个方面，然后依据三段评分法从上级政策、选题的重要性、迫切性、可行性和圈能力五个方面对10个主题进行评分，之后圈员将主题进行排序，由于排名第一的“降低医院静配药品损耗件数”在上期活动时已经进行，所以经过头脑风暴，决定本期活动不再提出新的主题，而是将排名第二的“缩短静配难溶粉针剂调配时间”选定为本期活动主题。具体内容见表5－3－3。

表 5-3-3　荷花圈主题内容

主题评价题目	上级政策	重要性	迫切性	圈能力	可行性	提案人	得分	选定
提高医嘱审核通过率	26	38	24	38	38	李某	164	
降低药品损耗件数	46	42	42	46	18	邹某	194	
缩短药品盘点耗时	30	20	18	37	42	韩某	147	
提高成品输液工作效率	34	30	30	36	14	李某	144	
减少 W 班次工作时间	12	36	38	46	46	曹某	178	
缩短难溶性粉针剂调配时间	46	46	36	38	14	刘某	180	√
降低工勤人员摔破药品的次数	14	26	16	12	34	刘某	102	
提高集中排药的工作效率	42	36	14	42	30	曾某	164	
降低贴签错误发生次数	18	20	20	42	46	刘某	146	
提高夜班工作效率	38	40	34	38	26	刘某	176	

（1）*评价法*　运用评价法的方式来选择主题，通过评价题目和备选主题制成交叉表，并通过各个评价项目对主题进行评价。此次荷花圈首先采用的就是这一种方法。每个圈员从上级政策、重要性、迫切性、可行性和圈能力五个方面，按照“优”5 分，“可以”3 分，“差”1 分三个等级，对主题项目一一进行打分，由于本次得分最高的“降低医院静配药品损耗件数”已经在上期活动进行，所以选择排名第二的“缩短静配难溶粉针剂调配时间”为本期活动的主题。

（2）*实际情况的需求*　根据目前的状况（或数据）来选择最需要改善的项目，因为本期活动涉及的范围并不大，虽然难溶粉针剂在整个配置时间当中所需要的时间和精力最多，但配置工作量却很少，所以更加坚定改善此主题的决心。

（3）*文献查证所得的结果或者公共卫生、医院管理领域中的重要议题*　查阅文献的结果显示：静脉注射剂中不溶性微粒超标是不良反应的第一大原因。《中国药典》（2015 年版）对注射剂中微粒的控制仅限于粒径 >10μm 和 >25μm 的微粒数，对粒径在 10μm 以下的微粒则未做规定，而现有大部分对微粒的研究也只限于《中国药典》的需求。实际上，人体最小的毛细血管内径仅有 4μm 微粒数，婴幼儿的更细，只有微粒在 2μm 以下的微粒才会通过肾排出体外，而2～10μm 的是无法排除的。此外，有调查数据显示，2009 年，我国医院共输液 104 亿瓶，相当于 13 亿人在 1 年内平均每天输液 8 瓶。

随着有关输液中微粒对人体造成危害的报道日益增多，人们对微粒危害的认识也越来越深入。如何加强对静脉注射剂不溶性微粒的控制和如何减少不溶性微粒对病人的危害已成为药品生产、流通和管理单位共同关注的课题。因此，缩短静配难溶粉针剂的调配时间不管是对静配工作者，还是对病人都成了刻不容缓的任务！

（二）荷花圈活动主题

1. 荷花圈主题范围　本期荷花圈活动的改善对象是难溶粉针剂，以一周内难溶粉针剂（≥200 支药品，包含不同形状不同规格的品种）的调配时间为调查对象。

2. 荷花圈专有名词 难溶：常温常压下，100g 水中的溶解的溶质质量小于 0.01g。

（三）荷花圈选题理由

1. 社会环境分析 有调查数据显示，2009 年我国医院共输输液 104 亿瓶，相当于 13 亿人在一年内平均一天输液 8 瓶。随着有关输液中微粒对人体造成危害的报道的日益增多，人们对微粒危害的认识也越来越深入，如何加强对静脉注射剂不溶性微粒的控制和如何减少不溶性微粒对病人的危害已成为药品生产、使用及国家管理部门共同关注的课题。

2. 人文环境分析

（1）保证病人的用药安全，缩短难溶粉针剂的调配时间，保证溶解后药物的稳定性，确保用药安全，减少药物不良反应发生。

（2）缩短调配时间，提高工作效率，增加员工幸福指数。

（3）提高临床满意度，能有更多的时间进行临床沟通；缓解人员工作紧张度，减少差错发生。

（4）提升医疗品质，丰富药学的服务内容，更好地促进病人合理用药，保证病人用药安全，减少医患纠纷，打造专属于济南市的医疗服务品牌。

（四）荷花圈确定的主题类型

一般情况下所进行的主题大多是问题解决型，荷花圈前两期的活动也是如此，但本期活动的主题“缩短难溶解药品的调配时间”是以前没有经验的新类型，是要打破现状，提升魅力品质的新项目，所以经过评分法（强相关 2 分，中相关 1 分，弱相关 0 分），确定本期活动为课题达成型。判定表的运用也分以下几种情况：①先有圈员再有主题，必须有主题类型判定表。②先有主题，再组圈，则不需要主题判定表。荷花圈主题类型判定详见表 5－3－4。

表 5－3－4 荷花圈主题类型判定

课题达成型 QCC	相关程度		问题解决型 QCC
以前未有经验、首次工作	13	12	原来已经在实施工作的问题
大幅度打破现状	13	12	维持或提升现状水平
挑战魅力品质的水平	14	12	确保当前品质的水平
提前应对可预见的问题	11	12	防止已经出现的问题再发生
通过方案探究而达成课题	14	12	通过真因探究而消除问题
判定结果	合计分数		判定结果
√	65	60	

（五）荷花圈主题选定的注意事项

（1）荷花圈在一期活动期间选择一个主题，不要苛求在同一期内同时解决数个主题。

（2）荷花圈所划定的主题范围属于本科室所研究的领域，避免跨领域太多。

（3）荷花圈主题选定过程中，圈长引导全体圈员积极参与讨论，有困难时，圈长及时向辅导员求助。

（4）荷花圈在选定主题时，应了解医院药学部的管理方针和发展方向，绝不可违背这些。选定的主题无论如何必须经过上级领导同意后才可开展活动。

（5）在课题达成型品管圈中，主题最好是呈正向的，目的是为了追求更高的品质，比如提高效率、优化流程、建立模式等。

（6）在课题达成型品管圈当中，圈长如果发现现有的圈员不能满足品管圈活动的开展，可以在选题理由阶段加入新的圈员。

四、荷花圈活动计划拟定

1. 确定拟定活动计划书的方式　关键的问题是谁来拟定活动计划书以及什么时候拟定活动计划书。荷花圈是以小组讨论形式通过对前几期历史资料进行回顾研究和共同讨论而确定的，以甘特图这样的品管工具手法来展示活动顺序并规划持续时间。活动计划书如表 5－3－5 所示。

2. 确定活动计划书的内容及顺序　按照品管圈活动的十大步骤的时间顺序，决定相应的活动计划书的活动内容，即：①目标选定；②活动计划拟定；③课题明确化；④设定目标；⑤拟定方案；⑥最适对策追究；⑦实施最佳方案；⑧效果确认；⑨效果维持；⑩反省及今后计划。另外，在品管圈活动结束后，还应该有成果发表环节。

不同品管圈的活动步骤也是不同的，所以十大步骤并不是一成不变的，在做活动计划拟定书的时候应根据品管圈自身的情况做适当调整。

表 5－3－5　荷花圈活动计划拟定书

步骤	月份周次																												负责人
	2016.2				2016.3				2016.4				2016.5				2016.7				2016.8				2016.9				
	1周	2周	3周	4周	1周	2周	3周	4周	1周	2周	3周	4周	1周	2周	3周	4周	1周	2周	3周	4周	1周	2周	3周	4周	1周	2周	3周	4周	
主题选定																													李某
计划拟定																													邹某
课题明确化																													郝某
目标设定																													刘某
对策拟定																													曾某
最适对策追究																													刘某
最适对策实施与检讨																													李某

续表

步骤	2016.2				2016.3				2016.4				2016.5				2016.7				2016.8				2016.9				负责人
	1周	2周	3周	4周	1周	2周	3周	4周	1周	2周	3周	4周	1周	2周	3周	4周	1周	2周	3周	4周	1周	2周	3周	4周	1周	2周	3周	4周	
效果确认																													韩某
效果维持																													曹某
检讨与改进																													李某
下期活动主题选定																													全体

注：———实施线。-------计划线。

3. 确定活动计划书的活动日程 圈员决定活动计划书的活动日程时，首先需回顾往期的时间安排，当然也可以借鉴其他品管圈活动的计划安排，再结合本品管圈的实际进行合理的安排。

荷花圈圈员决定活动日程及活动所需要的时间时，是以周为单位，另外标注相对应的年月等时间，周末和节假日不算在进度之内，有些月份是5周，则根据实际情况绘制本次活动的计划拟定表。

最后，圈员拟定各步骤所需要的时间，在一个完整的PDCA循环中，Plan（步骤一至六：由主题选定到最适对策追究）占总活动时间的30%；Do（步骤七实施最佳方案）占活动总时间的40%；Check（步骤八至九：效果确认至效果维持）占活动总时间的20%；Act（步骤十：反省及今后计划）占活动总时间的10%。

五、荷花圈课题明确化

在本次荷花圈活动中，采用活动流程图对调查项目进行系统的归纳和总结。

（一）配置难溶解药品作业流程

荷花圈所在的济南市某医院静脉用药调配中心的活动流程：①贴好标签的液体，依据标签明细进行排药，确认药品完好，做好“四查十对”，如果发现处方不合理，则应反馈给打包复核区工作人员，让其与临床进行沟通；②如合理，开始用酒精棉棒逐支消毒瓶口；③选择合适的注射器；④根据标签明细进行预溶，预溶后有三种处理方法：a. 手动摇晃，直至药品充分溶解；b. 振荡器溶解，将已经预溶的药品放置在医用振荡器上，等待药品溶解充分；c. 静置溶解，预溶后，药品本身经过几分钟的时间开始自溶。如果药品中依然有不溶性颗粒物，则重复上述①~④步骤；⑤如果药品溶解充分，则按照标签明细进行二次摆药；⑥再次消毒瓶口；⑦选择合适的注射器；⑧开始冲配，完成难溶解药品的配置，具体流程见图5-3-3。

（二）荷花圈课题明确步骤和实施方法

荷花圈在课题明确化阶段，其工作大致可分为：确定调查项目、把握现状水准、把握期望水准、明确望差与攻坚点三个阶段。所谓“水准”即古代测定水平的器具；犹水平即指每一方面所达到的程度。

1. 把握现状水准（明确工作流程） 为了避免造成歧义与误会，圈员绘制了一张流程图。对流程图当中体现出来的要点采用定性调查，进行数据把握（相当于问题解决型当中的查检），即同一小组对同一种药品定量进行连续一周的数据收集。各个环节以秒记，最后合计为分钟，统计难溶单只粉针剂药品的调配时间。由圈员绘制出改善前的柏拉图，根据80/20法则，决定本期活动的改善重点。

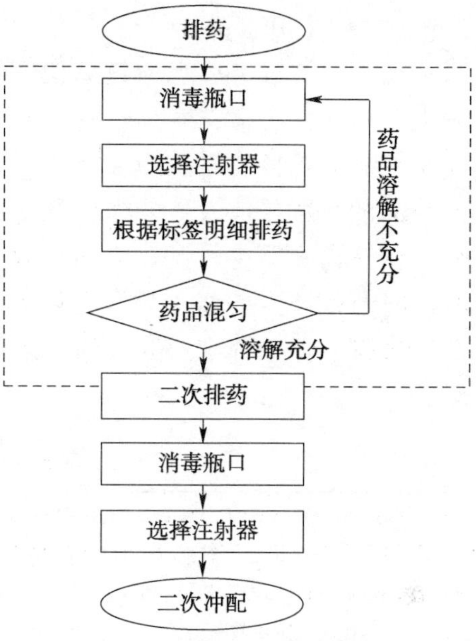

图 5－3－3　荷花圈作业流程

排药的现状水准是按标签明细摆药两次。消毒瓶口的现状水准是：①医用棉棒逐支消毒，为防止碰倒，需要双手操作；②偶然会发生西林瓶口铝盖封口齿轮挂棉絮、碰倒西林瓶和污染药品（20次/周）等失误；③酒精棉球缸容量小，仅能盛放40支，需要多次浸泡医用棉棒，在药品溶解器具方面的现况水准是现有的注射器每次抽取溶剂≤30ml。

此步骤的要点：①从现状的工作环境、经营资源（人、物、资金、情报）以及企业环境入手，具体把握有关课题的现状；②勿只做定性调查，尽量做定量化，以确定数值真假信息；③对于定性调查，应避免用“好像”的事实来掌握。

2. 把握期望水准 在设立期望水准时，一般讨论是无效的。荷花圈是通过大量的文献检索、标杆学习、领导期望设置的期望水平来设定出具有挑战性的期望水准。在摆药阶段，期望水准是可以实现按汇总进行摆药，化零为整。对于消毒瓶口期望实现：①固定药品，将药品摆放于磨具上，防止在消毒药品时碰倒，可改为单手操作；②减少西林瓶口铝盖封口齿轮挂棉絮、碰倒西林瓶和污染药品的次数，至少降低为3次/周；③根据每日每个操作台的用量，希望增加到200支/酒精棉球缸。注射器抽取溶剂务必要≥50ml，此为溶解药品器具的期望水准。采用振荡器混匀溶解，目的是增加溶解效率。

此步骤的要点：①圈员应从前后工作的期望，同行业或者其他公司的水准等，把握期望水准及未来展望；②预测不久的将来企业环境与工作环境，并尽量设定限制条件；③不只做定性的检查，尽可能做定量的调查，并把握数据化的信息。

3. 望差与攻坚点的明确化 期望水准与现状水准的差异就是望差值。把握现状水准与期望水准之间的望差值，以“何处”为重点检讨方案，圈员运用评价法（重要

3分、次要2分、微小1分）决定攻坚点。望差值越大，越是重要的攻坚点，现有的教材当中，并没有客观的数据说明望差值要差多大才是可以选择的项目，所以依据最大分差，确定荷花圈排药阶段攻坚点为：优化摆药流程。消毒瓶口攻坚点确定为：①统一医用棉棒消毒的作业标准；②针对西林瓶口铝盖封口齿轮挂棉絮、碰倒和污染药品的次数规范人员操作；③更换大的酒精棉球缸。溶解药品的器具改为管路溶解。振荡器在原有的基础上进行改良。以上级方针、圈的优势、克服能力为衡量标准，进行攻坚点的选择，最后确定荷花圈本期活动的攻坚点有4个：①优化摆药流程；②统一作业标准；③管路溶解；④使用振荡器。详见表5－3－6荷花圈课题明确化。

表5－3－6　荷花圈课题明确化

评价基准：1. 重要3分、次要2分、微小1分 2. 取各类分数需超过半数48.6分且单项得分高于16.2分者为攻坚点，单项9×3×60% ＝16.2分　总分：9×3×3×60% ＝48.6分 3. "★"代表决定的攻坚点 4. 合计圈员9人参与评分						评价项目				决定攻坚点
主题	调查项目	现状水准	期望水准	望差值	确定攻坚点	上级方针	圈的优势	克服能力	总分	
缩短静配难溶粉针剂调配时间	排药	按标签明细排药两次	按药品汇总排药	减少溶解前的排药	优化排药流程	24	21	19	64	★
	消毒瓶口	棉签逐支消毒双手操作（1.12支/秒×100支）	药品摆放固定模具，单手操作（0.13支/秒×100支）	缩短消毒时间为（0.99支/秒×100支）	统一作业标准	26	22	17	65	★
		偶发铝盖封口齿轮挂棉絮、碰倒和污染药品（20次/周）	偶发铝盖封口齿轮挂棉絮、碰倒和污染药品（3次/周）	偶发铝盖封口齿轮挂棉絮、碰倒和污染药品（17次/周）	规范人员操作	15	11	11	37	
		酒精棉缸容量小，仅盛放40支/缸	酒精棉缸盛放200支/缸	每缸增加160支/缸	更换酒精缸	14	14	19	47	
	溶解药品器具	注射器抽取溶剂小于等于30ml/次	注射器抽取溶剂大于50ml/次	增加溶剂20ml/次	管路溶解	21	23	21	65	★
	振荡器混匀溶解	手动摇晃混匀溶解耗时5分钟	振荡器溶解	振荡器增加溶解效率	使用振荡器	23	20	22	65	★

六、荷花圈目标设定

（一）荷花圈设定目标值

品管圈活动在主题选定和现状把握后，必须拟定改善的目标。因为目标能影响绩效评估、团队凝聚力和工作积极性。这个目标有的品管圈设置在主题选定以后，有的设置在课题明确化以后。但是针对课题达成型，可以有两个目标，分为“一次目标”和“二次目标”。“一次目标”是针对主题的，一般有1~2个；“二次目标”是针对攻坚点的，所以一般“二次目标”会有很多个。当然，如果在攻坚点阶段，已经把望差值量化了，就可以将目标合并。

荷花圈的目标设定是在将望差值量化以后，参考同行业标准，设定目标值：缩短静配难溶性粉针剂调配时间，设定出具有挑战性的目标难溶粉针剂调配时间，由平均单支0.66分钟降低至平均单只为支0.23分钟，详见表5-3-7。

表5-3-7　荷花圈目标设定

	做什么	到何时止	做多少	目标值
目标设定	缩短难溶性粉针剂的调配时间	2016年2月至2016年9月	难溶粉针剂调配时间由平均单只0.66分钟，降低至平均单0.23分钟	缩短难溶性粉针剂的调配时间至平均单只为0.23分钟

（二）荷花圈目标设定实施步骤

1. 明确何时进行设定目标　荷花圈的目标设定在课题明确化之后进行，但是其他品管圈如果在主题选定时便有现成的数据可用，那么“目标设定”可以在“主题选定”以后开始。

2. 目标设定的目的　此次荷花圈的目标设定为2016年9月底，静配难溶解药品单支配置时间达到0.23分钟。

3. 明确目标项目　目标项目是目标的主体，与主题呼应，荷花圈的目标项目是“难溶性粉针剂的调配时间”。

4. 设定完成期限　此次荷花圈的完成时间为2016年2月到2016年9月，期限为7个月。

5. 设定目标依据　静脉用药调配中心每日每人平均调配袋数

$$=\frac{\text{静脉用药调配中心静脉输液总袋数}}{\text{当日专业技术人员总人数}}$$

6. 绘制目标设定柱状图　静脉用药调配中心的难溶性粉针剂单支药品调配时间由原先的0.66分钟降为0.23分钟，直观呈现出改善前数据（现状值）以及改善后数据（目标值）。同时，圈员可以用下降或上升箭头等形式标注改善情况，并列出具体改善幅度。

七、荷花圈对策拟定

方案，日语译成英文是“idea”，即分散的、有创意的点子。拟定方案包括两步：①列出方案；②评估方案。荷花圈在拟定方案这步，以攻坚点为焦点，“对症下药”。圈员绘制出系统图，改进排药流程所对应的方案：①按汇总排药；②制定排药磨具，药品摆放整齐；③引进自动摆药机；④固定排药人员。统一作业标准对应的方案：①用喷雾法消毒，统一手法；②用物固定放置；③药品摆放整齐等。管路溶解对应的方案是使用输液器溶解等四项方案。对圈员提出的方案，视其与目标有关联性，暂不考虑方案的可行性，也不考虑所需要的成本，选出期望大的方案。这个过程可以用打分，也可以不经过打分，要多方考虑，尤其是时效方面。具体拟定方案见表 5－3－8。

表 5－3－8　荷花圈拟定方案表

评价基准：1. 重要 3 分、次要 2 分、微小 1 分

2. 取各类分数需超过半数 48.6 分且单项得分高于 16.2 分者为攻坚点，单项 9×3×60%＝16.2 分　总分：9＊3×3×60%＝48.6 分

3. “★”代表决定的攻坚点

主题	管理项目	攻坚点	改善方案	期待效果：作业性	效益性	挑战性	得分	效果顺位	判定
缩短PIVAS难溶粉针剂的配置时间	1. 排药	改进排药流程	1－1 汇总排药	27	27	18	72	4	★
			1－2 药品摆放整齐	19	15	12	46	10	
			1－3 自动摆药机排药	20	22	16	58	8	
			1－4 固定排药人员	21	13	17	51	9	
	2. 消毒瓶口	统一作业标准	2－1 喷雾消毒，增加消毒面积	23	23	17	63	6	★
			2－2 集中消毒	19	13	14	46	10	
			2－3 增加棉棒罐体容积	27	24	14	65	5	★
	3. 溶解药品	管路溶解	3－1 输液器溶解	25	19	16	60	7	★
			3－2 使用定制模具	28	27	22	77	2	★
			3－3 输液器更换针头型号，避免丁基胶塞	27	28	28	83	1	★
			3－4 难溶粉针剂固定操作台，避免污染	26	24	25	75	3	★
	4. 振荡器混匀溶解	使用药用振荡器溶解	4－1 试用不同型号振荡器	26	23	16	65	5	★

1. 步骤说明　荷花圈对圈员提出的方案，视其与目标的关联性，暂不考虑方案的可行性，也不考虑所需要的成本，选出期待效果大的方案。这个过程可以经过打分，也可以不经过打分，但要多方考虑，尤其是时效性方面。荷花圈经圈员评估后选出的方案有：①改变消毒方式，即喷雾消毒增加消毒面积；②增加棉球缸体积；③在 His 系统中打印难溶解药品汇总单；④注射器更换针头型号，避免丁基胶塞；⑤改良药用振

荡器；⑥使用定制模具；⑦难溶粉针剂药品固定操作台，避免污染。

2. 评估要点　此步骤的评估只是以效果大小为着眼点，不做“可行性”的评估，若一开始就考虑可行性，恐怕只能得到较普通的方案，甚至会遗漏真正有效的方案。

八、荷花圈最适对策追究

荷花圈还采用最适对策探究表，依据评价指标和评价等级对所有的方案进行打分，其主要方法分4步走：①检讨实施顺序；②评估期待效果；③预测阻碍及拟定预防措施和应急预案；④选择最适对策。由圈长根据各人擅长的工作内容以及其他方面的特质指派担当者。最后选出的最适对策实施顺序为：针对改变消毒方式最适对策为“将难溶药品根据汇总单预排模具，统一喷雾消毒”，担当者为邹某；针对增加棉棒罐容积的最适对策为“更换大容量酒精罐”，由李某为担当者；针对HIS中打印难溶粉针剂药品汇总单的最适对策为“打印汇总核对数目”，由审方人员郝某担当；刘某担当更换侧孔针头，避免多次穿刺带有丁基胶塞；曾某担当针对改良药用振荡器的最适对策实施；而刘某负责筛选出难溶解药品，定制专用模具；最后由曹某负责固定集中溶解操作台，难溶粉针剂品种的配置。整个过程，辅导员罗某为主要监督人，排除障碍。全员沟通提出建议，共同检讨执行方案。

荷花圈最适对策追究详见表5-3-9，在荷花圈最适跟踪的过程中，可以将相关的最适对策进行合并与整合（这也是课题达成型与问题解决型较为不同的地方），详见最适对策追踪表5-3-10。

表5-3-9　荷花圈最适对策追究表

评价基准：1. 重要3分；次要2分；微小1分 2. 取综合评价总分高于60%者为最佳方案 $9\times3\times4=108$ 分，$108\times60\%=64.8$（65分） 3. 合计圈员9人参与评分			实施人力	经费	困难度	不良影响	综合评价	最适对策
项目攻坚点	对策方案	最佳方案						
优化排药流程	汇总排药	HIS中打印难溶粉针剂药品汇总单	24	21	18	23	86	3
统一作业标准	改变消毒方式，喷雾消毒增加消毒面积	将难溶药品根据汇总单预排模具统一喷雾消毒	21	25	20	20	86	3
	增加棉棒罐体容积	更换大容量酒精罐	20	21	21	18	80	5
管路溶解	使用输液器溶解	输液器集中溶解药品	20	19	19	20	78	6
	使用定制模具	筛选难溶药品，根据品种形状定制模具	24	24	21	20	89	2
	输液器更换针头型号，避免带有丁基胶塞	更换侧孔针头	20	20	20	22	82	4
	难溶粉针剂固定操作台，避免污染	固定集中溶解操作台，难溶粉针剂品种的配置	22	19	20	21	82	4
使用药用振荡器	使用药用振荡器溶解	试用不同型号振荡器	25	20	23	23	91	1

表 5-3-10 荷花圈最适对策方案跟踪

方案项次	拟定改善方案	适策项次	最适对策实施	担当者
1-1	HIS 中打印难溶粉针剂药品汇总单	三	打印汇总核对数目	郝某
2-1	改变消毒方式，喷雾消毒增加消毒面积	三	将难溶粉针剂根据汇总单预排模具统一喷雾消毒	邹某
2-3	增加棉棒罐容积	五	更换大容量酒精罐	李某
3-1	使用输液器溶解	六	使用输液器集中溶解药品	刘某
3-2	使用定制托盘	二	筛选难溶药品，根据品种形状定制托盘	刘某
3-3	输液器更换针头型号，避免带有丁基胶塞	四	输液器溶解难溶粉针剂更换侧孔针头	曹某
3-4	难溶粉针剂药品固定操作台，避免污染	四	固定集中溶解操作台难溶粉针剂品种配置	曾某
4-1	使用药用振荡器	一	试用不同型号振荡器	曾某

（一）荷花圈最适对策追究步骤说明

1. 检讨实施顺序

（1）检讨实施顺序，即检讨实现认为有高度期待效果的方案的具体实施顺序。

（2）检讨实施顺序的要点：①针对个别期待效果高的方案，检讨其具体的实施顺序，至于功能相异的方案，虽然期待效果排在低顺位，也可以同时做具体实现化的检讨；②检讨考虑工作场所的环境、经营资源（人、物、资金、信息）、企业环境等的限制条件；③邀请上级或者领导一起研商，检讨具体的进行方式。

2. 评估期待效果

（1）圈员预估各个具体实施顺序的期待效果。

（2）期待效果评估要点：① 针对个别的具体实施顺序，尽量以数值等方式来展示期待的效果；② 比较期待效果的预估值与目标值，确认目标达成的可能性，如果方案不可能达成目标时，检讨下一个方案的具体实施顺序，并预估期待效果。

3. 预测阻碍及拟定预防措施和应急预案

（1）预测有无实施上的阻碍及不良影响，若预测到有阻碍及不良影响，即检讨其应急预案或预防措施方案。对荷花圈而言，因为只是涉及本科室的利益，所以在罗护士和俞主任的支持下，都基本克服了障碍。荷花圈进行过程中主动邀请上级人员的参与，这样就考虑到了意想不到的因素，解决了所遇到的问题，达成了最理想的目标。

（2）预测阻碍及拟定预防措施和应急预案实施要点：①预测方案实施上有无阻碍困难，并检讨如何回避的方法；②预防有无因方案的实施而引起不良影响或副作用，并检讨其事先预防的办法；③必要的话，采取仿真、试行、试验等方法，确认有无阻碍或不良影响；④对这些阻碍或者不良影响，很难找到有效回避方法或事前预防方法时，即采取次一顺位的方案进行具体的检讨或者可以直接取消。

4. 选择最佳方案

（1）对具体实施顺序的利害得失进行综合评估，选出可行的最适方案。

（2）最适对策追究的要点：对各项方案的具体实施顺序（包含期待效果、限制条件、阻碍及不良影响等）进行综合评估后，选出最佳方案。

（二）荷花圈最适对策追究注意事项

1. 确定评价指标和评价等级　最适对策的选择最好是遵循科学的评价指标，依据统一的等级分数进行打分确定。评价指标和等级分数可由品管圈推行小组等机构统一制定，或由荷花圈圈员自行制定。此次荷花圈的评价指标包括“实施人力”“困难度”“经费”“不良影响和综合评价”，这里的经费只是起到一个参考的作用，并不是决定性因素。

2. 打分　荷花圈全体圈员（包括圈长）依据前面确定的评价指标来打分，列表并统计得分的高低，根据80/20法则选择合适方案。

3. 确定人员和实施方案　确定对策实施的方案（5W1H法），并明确对策负责人，由圈长确保所负责的对策具有可操作性，并对其进行有效管理。

九、荷花圈对策实施

中国有句古话叫“未雨绸缪”，意思是要想达到预期理想的效果，就必须事先讨论确定最适对策实施的先后，再决定实行日期。尤其是存在相互干扰的对策时，必须要分开实施，以避免混淆实际效果。荷花圈实施最佳方案的计划详见表5－3－11。

表5－3－11　荷花圈实施最佳方案计划

方案项次	拟定改善方案	最适对策实施	提案者	提案编号	担当者	预订完成时间
1－1	改变消毒方式，喷雾消毒增加消毒面积	将难溶药品根据汇总单预排模具统一喷雾消毒	刘某	丙申－160604	邹某	2016.6.1～6.11
1－2	增加棉棒罐容积	更换大容量酒精罐	邹某	丙申－160612	李某	2016.6.5～6.12
2－2	HIS中打印难溶粉针剂药品汇总单	打印汇总核对数目	曹某	丙申－160613	郝某	2016.6.5～6.12
2－3	注射器更换针头型号，避免丁基胶塞	更换侧孔针头	李某	丙申－160614	刘某	2016.6.13～6.18
3－1	使用药用振荡器	试用不同型号振荡器	刘某	丙申－160615	曾某	2016.6.18～6.25
3－2	使用定制托盘	筛选难溶药品，根据品种形状定制托盘	曾某	丙申－160616	刘某	2016.6.12～6.25
4－1	难溶粉针剂固定操作台，避免污染	固定集中溶解操作台，难溶粉针剂品种配置	李某	丙申－160617	曹某	2016.6.25～6.30

（一）荷花圈制订实施计划

1. 为实施最佳方案，制订具体的实施计划

2. 实施计划的要点

（1）考虑各实施事项的实施顺序。

（2）以5W1H决定实施日程及角色分工等。

（3）取得上级认同。

（4）可以拟定对策实施计划书，最好是有“小日程表”。小日程表是呼应拟定活动计划时的大日程表，小日程表更具体。

（5）跨领域联合要联络相关部门及相关人员的计划内容，事先取得协助支持。

（二）荷花圈计划实施方案

1. 详见最佳方案实施记录表（表5－3－12至表5－3－18）。

2. 最佳方案实施的要点

（1）依照计划，圈员们自己锲而不舍地实施。

（2）实施时要能掌握方案与结果的对应状况。有数个最佳方案实施时，尽可能掌握各个最佳方案与结果的对应情况，或是一面把握效果，一面实施。若能把握每个最佳方案的内容及其效果，有些不必要的最佳方案在效果维持的前提下可以直接停止。

（3）积极与主管部门沟通，取得上级及相关者的援助、指导。

表5－3－12　荷花圈实施对策一

对策一	对策名称	将难溶药品根据汇总单预排模具，统一喷雾消毒
	主要因	消毒耗时长

实施前：按照标签明细棉棒逐支消毒药品 对策内容： 1. HIS中打印难溶粉针剂药品汇总数目 2. 按照品种在模具中集中排放难溶粉针剂 3. 消毒方式改变为喷雾集中消毒，大大增加单位时间内消毒面积	对策实施：早班班次人员 负责人：邹某 实施时间：2016.6.20～2016.6.26 实施地点：营养药物调配间
对策处置： 1. 经由效果确认该对策为有效对策，通过消毒方式的改变，提高调配效率 2. 成为工作流程一部分	对策效果确认：难溶粉针剂平均单支的消毒时间由实施前的1.75秒缩短至实施后的0.13秒

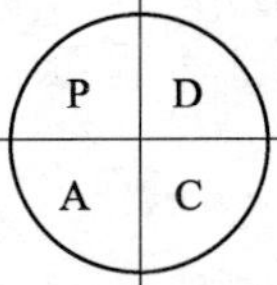

表5－3－13　荷花圈实施对策二

对策二	对策名称	更换大容量酒精罐
	主要因	罐体容量小，导致重复准备消毒用棉棒

实施前： 需要多次准备消毒用棉棒，影响调配工作进度	对策实施：早班班次人员 负责人：李某

续表

对策内容： 1. 更换大容量酒精罐 2. 申请更换消毒用棉棒规格，由原来 20 支/包换为 100 支/包 3. 保证消毒用棉棒准备一次即可满足一日需求，避免重复准备	实施时间：2016. 6. 27 ~ 2016. 7. 3 实施地点：静脉用药集中调配室
P	D
A	C
对策处置： 1. 经由效果确认该对策为有效对策，减少了准备消毒用物的中间环节 2. 成为新职工岗前培训内容	对策效果确认：调配间内准备消毒用物的次数由原来的 5 次减少至 1 次

表 5-3-14　荷花圈实施对策三

对策三	对策名称	打印汇总核对数目
	主要因	按照标签明细逐袋排药影响工作效率

实施前： 按照标签明细逐袋排药，溶解药品，重复劳动多 对策内容： 1. 确定难溶粉针剂药品种类 2. HIS 中选择品种以及批次，可以打印难溶粉针剂药品的调配数目，改进配置	对策实施：早班班次人员 负责人：郝某 实施时间：2016. 7. 4 ~ 2016. 7. 10 实施地点：配置间
P	D
A	C
对策处置： 1. 经由效果确认该对策为有效对策，由原来的按照标签明细排药改为根据汇总数目集中溶解药品 2. 成为工作流程部分	对策效果确认： 难溶粉针剂排药时间由实施前的 0. 5 秒降低至实施后 0. 15 秒

表 5-3-15　荷花圈实施对策四

对策四	对策名称	输液器更换侧孔针头
	主要因	传统斜面针头，穿刺后容易产生胶塞，且使用阻力大

实施前： 输液器针头为斜面针头，穿刺后易产生胶塞，且使用阻力大，影响配置效率	对策实施：辅助、配置人员 负责人：刘某

续表

对策内容： 1. 反馈给采购中心，更换注射器为侧孔针头，避免产生胶塞，促进配置流畅性 2. 培训人员注意注射器使用角度，避免穿刺时胶塞、针头的脱落，改进配置 P	实施时间：2016. 07. 4 ~2016. 7. 10 实施地点：配置间 D
A 对策处置： 1. 经由效果确认该对策为有效对策，更换注射器后配置效率明显提高 2. 为质量管理部分	C 对策效果确认： 难溶粉针剂配置耗时由实施前的平均单支 8. 41 秒降低至实施后的 4. 56 秒

表 5 –3 –16　荷花圈实施对策五

对策五	对策名称	使用药用振荡器
	主要因	手动摇晃需溶解时间长且占据人力资源

实施前： 1. 员工手动摇晃需要溶解时间长 2. 人工振荡过程中药品容易掉落，造成损耗 对策内容： 1. 使用药用振荡器，试用不同型号 2. 提高溶解效率，20 分钟内可完成多品种全部数量的药品溶解振荡 P	对策实施：早班班次人员 负责人：曾某 实施时间：2016. 6. 20 ~2016. 6. 26 实施地点：营养药物调配间 D
A 对策处置： 经由效果确认该对策为有效对策，大大提高药品溶解效率	C 对策效果确认： 难溶粉针剂的振荡溶解时间由原来的平均单支 20. 8 秒降低至 0. 23 秒

表 5 –3 –17　荷花圈实施对策六

对策五	对策名称	定制托盘
	主要因	可根据品种需要定制托盘，满足要求

实施前： 难溶粉针剂因瓶身形状不一，导致溶解不均匀，振荡溶解时可能发生掉落，导致药品损耗	对策实施：辅助人员 负责人：刘某

续表

对策内容： 1. 筛选难溶药品品种，根据瓶身形状定制托盘 2. 选择不同类型的托盘排药，方便消毒使用 3. 避免药品因模具不合适而溶解不均匀或者造成药品损耗，改进配置	实施时间：2016. 6. 20 ~ 2016. 6. 26 实施地点：调配间
P	D
A	C
对策处置： 经由效果确认该对策为有效对策	对策效果确认： 单支难溶粉针剂排药时间由原来的 0. 5 秒缩短至 0. 15 秒

表 5 - 3 - 18　荷花圈实施对策七

对策七	对策名称	固定操作台配置难溶粉针剂品种
	主要因	避免重复劳动，反复消毒

实施前：难溶粉针剂品种分散配置，需要人员将药品移动至相应操作台 对策内容： 1. 将集中溶解难溶粉针剂药品的 7 号操作台固定为相应品种的配置操作台 2. 药品振荡溶解结束后直接在模具内消毒排药，无需排入托盘中，避免重复劳动	对策实施：辅助人员 负责人：曾某 实施时间：2016. 7. 18 ~ 2016. 7. 31 实施地点：调配间
P	D
A	C
对策处置： 1. 经由效果确认该对策为有效对策，减少辅助人员在调配间内走动，提高药品配置效率 2. 成为工作流程一部分	对策效果确认： 难溶粉针剂配置耗时由原来的平均单支 8. 41 秒降低至 4. 56 秒

十、荷花圈效果确认

品管圈活动取得的成果有两种类型：一类是有形成果；一类是无形成果。在进行效果确认时，应选择正确的比较参数及合适的表现形式，如查检表、柱状图、推移图、柏拉图及雷达图等。荷花圈用柏拉图来表示改善后的有形成果。缩短静配难溶解粉针剂的调配时间，现状值是平均单支难溶解粉针剂的调配时间为 0. 16 分钟，目标值是 0. 23 分钟，最终达成率是 119. 4%，进步率为 72. 88%，并且减少穿刺次数多带来的瓶塞所产生的橡胶微粒，也减少了高速旋转时不耐磨材料中机械性微粒脱落，成果显著。无形成果往往是伴随着有形成果而产生的。知识产权的保护，工作经验的积累，日益增长的荣誉感与使命感都是圈员们在本期品管圈活动当中获得的无形财富。

1. 有形成果确认

（1）*荷花圈改善后各项攻坚点所需要的时间*　同一小组对同一种药品进行为期一周的数据收集，统计难溶粉针剂每百支调配耗时，各个环节以秒计，合计为分钟，计算每支调配耗时。

平均每支药品调配耗时为9.61秒/60秒≈0.16分钟。

收集时间：2016年6月至2016年7月；收集人：刘某。

详情见表5-3-19。

表5-3-19　荷花圈改善后的数据统计

	周一	周二	周三	周四	周五	周六	周日	平均值
消毒瓶口	0.1	0.2	0.15	0.1	0.12	0.14	0.11	0.13
溶解	0.3	0.2	0.4	0.18	0.19	0.17	0.18	0.23
排药	0.1	0.1	0.16	0.12	0.2	0.18	0.2	0.15
配置	9.3	8.5	9.0	8.9	9.1	9.2	9.7	9.1

（2）改善后的柏拉图　见图5-3-4。

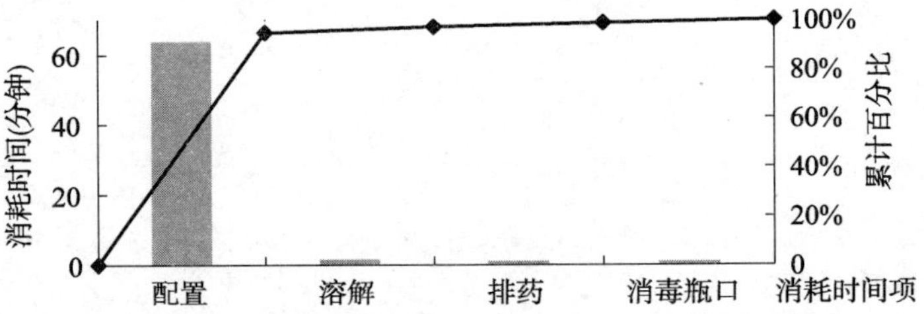

图5-3-4　荷花圈改善后的柏拉图

（3）计算方法　目标达标率 $=\frac{|改善后-改善前|}{|目标值-改善前|}\times 100\%$

目标达标率 $=\frac{|0.16-0.66|}{|0.23-0.66|}\times 100\% =116.28\%$

进步率 $=\frac{|改善后数据-改善前数据|}{改善前数据}\times 100\%$

$=(|0.16-0.66|/0.66)\times 100\% =75.76\%$

（4）知识产权　获得一项专利。

2. 无形成果确认　详见表5-3-20以及相对应的图5-3-5。

表 5－3－20　荷花圈无形成果评价

编号	项目	活动前		活动后		活动成长	正/负向
		总分	平均	总分	平均		
1	解决问题能力	30	3.0	48	4.8	1.8	
2	责任心	30	3.0	45	4.5	1.5	
3	沟通协调	33	3.3	45	4.5	1.2	
4	自信心	35	3.5	47	4.7	1.2	
5	团队凝聚力	36	3.6	45	4.5	0.9	
6	积极性	27	2.7	39	3.9	1.2	
7	品管手法	35	3.5	46	4.6	1.1	
8	和谐度	29	2.9	48	4.8	1.9	

注：由圈员＿10＿人评分，每项每人最高 5 分，最低 1 分，总分为＿50＿分

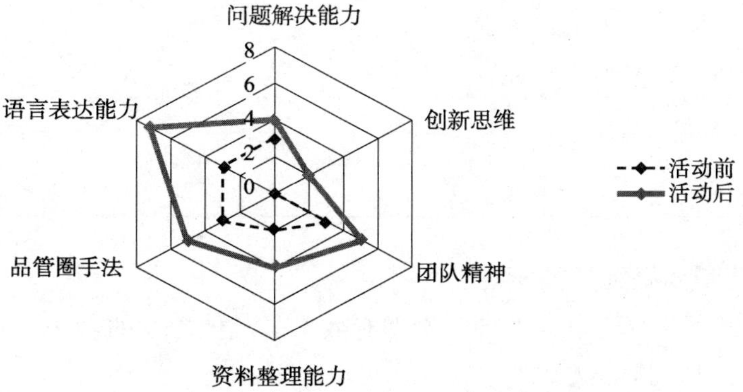

图 5－5－5　荷花圈活动前后雷达图

无形成果的把握要点：①圈的成长，团队的合作、角色分工、会议、解决能力等；②个人的成长，手法、改善意识、协调度、固有技术等。

十一、荷花圈效果维持

效果维持体现在对现行工作中的最佳对策案的每一操作程序进行维持，主要分为三步：①实施标准化；②周知彻底；③落实管理。荷花圈在效果维持阶段取得俞某主任的认同，将有效果的最佳方案制定为手册，纳入标准化作业，并定期训练操作规程，确认标准化的实施情况，维持改善的效果。荷花圈作业标准书详见表 5－3－21。

表 5－3－21　荷花圈作业标准书

类别	作业名称	编号
类别：■流程改善 □提升质量 □医保行政 □临床路径	作业名称： 调配工作流程	编号：YXB－JPGL－1407 主办部门：药学部

一、目的　缩短难溶粉针剂调配时间

二、适用范围　难溶粉针剂调配工作流程

三、说明

（一）作业程序（流程图）

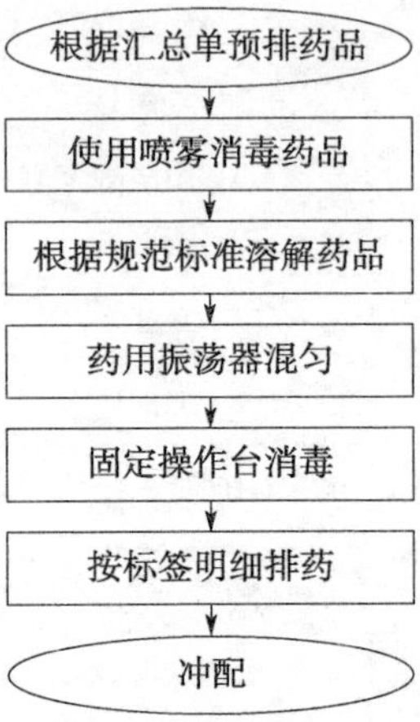
根据汇总单预排药品
使用喷雾消毒药品
根据规范标准溶解药品
药用振荡器混匀
固定操作台消毒
按标签明细排药
冲配

（二）作业内容

1. 根据汇总单数目排药，并使用喷雾消毒

2. 集中溶解药品，并使用新型振荡器振荡溶解

四、注意事项　针对每次工作失误做好项目登记，定期汇总

五、附则

（一）实施日期

该标准化于 2016 年 9 月 1 日正式全面实施

（二）修订依据

若工作流程有所变更，则本标准随时修正

修订次数：	核定	俞某	审核	罗某	主办人	李某
修订日期：						
制定日期：2016 年 9 月 1 日						

（一）荷花圈效果维持的标准化

1. 步骤说明　荷花圈决定维持和管理有效果的最佳方案的做法、架构，然后对有关规定、手册等进行制定或修订。

2. 标准化的要点

（1）荷花圈明确“由谁、何时、在何处、什么对象、如何做及为何这样做”的内容，达到易懂、易遵行，且不管谁来做均不会错的标准；

（2）明确实施日期或切换日期；

（3）决定确认及追踪的方法；

（4）强化与相关部门的合作和被上级认可。

（二）荷花圈效果维持的周知彻底

（1）确认实施日期或切换日期；

（2）荷花圈在实施最佳方策时务必让负责圈员充分理解，并且在标准化中做到不管由谁来做，皆能得心应手，十分熟练；

（3）圈员积极向相关人员说明实施理由及新的做法，必要时取得协助。

（三）荷花圈效果维持的落实管理

（1）最适对策实施后要确认标准化的执行情况；

（2）圈员应经常以数据来确认效果依旧维持着；

（3）圈员确认效果已维持时，立即转至日常管理的业务范围。

（四）荷花圈效果维持的注意事项

（1）荷花圈圈员对“缩短难溶解粉针剂的调配时间”的标准化，不仅是制定一个标准，而且要持续进行监控，并转化为日常管理项目。

（2）对于本次活动所确立的标准化体系，应尽快被应用于实际工作中。

（3）荷花圈的标准化不是一个孤立的事物，而是一项活动过程，即制定标准、贯彻标准，进而修订标准，又实施标准，如此反复循环，螺旋式上升，逐步提高标准化水平。

（4）荷花圈标准化的成果要形成正式文件，通过上级主管认可，最终纳入医院科室制度。

十二、荷花圈检讨与改进

（一）荷花圈检讨与改进报告

以下是荷花圈针对每一步骤进行的反省和今后的计划，见表5-3-22。

表5-3-22　荷花圈的检讨与改进报告

活动项目	优点	今后努力方向
主题选定	提高调配效率，减少人员工作压力	与工作密切相关，提高工作效率，更好地服务临床科室
活动计划拟定	具有可实施行动计划，提高工作效率	考虑人员变动因素
现状把握	制作适宜的查检表，收集客观正确的数据并加以分析，把握改善重点	将相关项目、因素再深入、广泛，继续保持，增加其无形成果附加值
目标设定	目标值设定具体、明确，能让圈员共同发挥集体的智慧，努力达到	下一步进行多部门联合活动
课题明确化	确认本次活动攻坚点	加强对品管工具的使用
对策拟定	群策群力，可实施对策多	对其他拟定的可实施对策逐一实施
最适对策追究	集思广益，掌握对策要点	保证各项流程及对策实施
效果确认	认真收集数据，用客观数据分析反应成效	确保改善成果的持续性
标 准 化	简单易行，可操作性强	逐渐完善各项工作的作业标准
圈会运作情形	大家积极参与密切配合，可持续性强	充分调动圈员积极性
遗留问题	提高调配效率将会在本部门继续实施	

（二）荷花圈活动启示

荷花圈圈员不仅学习了各种品管手法，更重要的是认识到如何在团队中分工合作，最终实现集体的进步。这对于科室管理工作也十分有益，所以品管圈的确是一项优秀的管理工具。荷花圈也会将积累的品管经验运用到日常工作中，以达到不断提升工作品质的目的，保证病人用药安全，更好地服务临床科室，以真正实现品管圈活动的魅力。

（三）荷花圈下期活动主题

每一期品管圈的结束就意味着新一期的开始，这是持续、上升的循环。检讨本期荷花圈活动的成果，同时，经过投票决定下期活动的改善主题依旧是“缩短静配难溶粉针剂的调配时间”，并以温度为主要改善点，如表 5 – 3 – 23 所示。

表 5 – 3 – 23　荷花圈下一期主题选定查检表

主题	评价项目				提案人	得分	选定
	迫切性	重要性	可行性	政策性			
提高避光药品关注度	20	26	22	20	李某	88	
缩短长期医嘱审核时间	20	20	26	22	郝某	88	
降低 PIVAS 人员倦怠率	28	22	20	24	曾某	94	
缩短难溶粉针剂的调配时间	26	22	26	24	邹某	98	√

1. 主题范围　缩短静配难溶粉针剂的调配时间的主题范围：本期荷花圈活动的改善对象是难溶粉针剂，以一周内难溶粉针剂（≥200 支药品，包含不同形状、不同规格的品种）的调配时间，为调查对象。

2. 专有名词　难溶：常温常压下，100g 水中溶解的溶质质量小于 0.01g。

3. 确定的主题类型　荷花圈第三期活动为课题达成型，但下期活动针对缩短难溶解药品的调配时间改善的是药品溶解期间的温度因素，经过评分法（强相关 2 分，中相关 1 分，弱相关 0 分）确定下期活动为问题解决型。

荷花圈主题类型判定详见表 5 – 3 – 24。

表 5 – 3 – 24　荷花圈下期主题类型判定

课题达成型	相关程度		问题解决型
以前未有经验、首次工作	12	13	原来已经在实施工作的问题
大幅度打破现状	11	13	维持或提升现状水平
挑战魅力品质的水平	13	14	确保当前品质的水平
提前应对可预见的问题	10	11	防止已经出现的问题再发生
通过方案探究而达成课题	0	14	通过真因探究而消除问题
判定结果	合计分数		判定结果
	46	65	√

故荷花圈下期活动主题为：“缩短静配难溶解粉针剂的调配时间”，品管圈类型为问题解决型。

实例四　同心圈

——缩短静脉用药调配中心细胞毒药物成品输液配置时间

一、同心圈内容提要

本次品管圈的圈名为同心圈，本次同心圈活动改善的主题是“缩短 PIVAS 细胞毒药物成品输液配置时间”，本次活动时间是 2015 年 9 月至 2016 年 4 月。负责本次活动的单位是陕西省某医院药剂科静脉用药调配中心。

同心圈由 2014 年 3 月提出并同时开始组建，于 2014 年 4 月正式成立。本次活动是同心圈进行的第 2 次品管圈活动，针对的主要是解决医院静脉用药调配中心护理人员所有工作环节中易出现的问题。本次同心圈活动期间共召开圈会 16 次，开展了包含主题选定、活动计划拟定、现状把握、目标设定、解析、对策拟定、对策实施与检讨、效果确认、效果维持、检论与改进十个品管圈步骤。

同心圈的成员共 11 人，其中包括辅导员 1 名，圈长 1 名，秘书 1 名，圈员 8 名。同心圈所有成员中，本科学历者占 30%；大专学历者占 70%；工作 1～5 年者占 40%；6～10 年者占 40%；10 年以上者占 20%；护士占 40%；护师占 40%；主管护师以上占 20%；20～29 岁的占 50%；30～39 岁的占 40%；40 岁以上的占 10%。经同心圈所有圈员统一研讨，护理部内科护士长刘某因经验丰富、耐心负责，被推选为圈辅导员；静配中心护士长吕某因组织能力强、善于沟通，被选为圈长；静配中心护师黄某因善于观察、工作能力强，被推选为圈秘书。

本次活动的主题是同心圈所有圈员通过 L 型矩阵图对所有可选主题进行评价，评价包括上级重视程度、迫切性、可行性及圈能力四个维度，同时，圈员查阅相关资料，并根据静脉用药调配中心的实际工作情况，结合病人、护士和医院领导的意见最终确定本次活动主题为“缩短 PIVAS 细胞毒药物成品输液配置时间”。

同心圈圈员通过对本院静配中心每日细胞毒药物配置时间的调查发现，由于细胞毒药物的特殊性，配置时间远远高于其他药物，细胞毒药物的配置时间长达 92 分钟。圈员对此现象进行解析，并以人、机、法、料、环为五个大原因绘制鱼骨图。之后，通过评分法和 80/20 法则，选定抽吸次数多、包装用时过长、药品易产生泡沫、溶解时间长、开启瓶盖费时、药品支数多为六个要因，再根据现场、现实、现物的原则与 80/20 法则，找出本次活动的真因是溶解时间长、包装费时及开启瓶盖费时。通过借鉴上期品管圈活动的经验，圈员根据公式计算出同心圈圈能力为 64%。依据现状值和圈能力，圈员计算出本次活动的目标值为 47 分钟，改善幅度为 48.91%。为达到这一目标，同心圈的圈员针对真因提出相应的改善对策。经过对策实施及效果确认后，同心圈圈员发现静脉用药调配中心细胞毒药物配置时间由原来的 92 分钟缩短至 42 分钟，目标达成率为 111.11%，进步率为54.35%，并取得了一定的经济效益。同时，圈员的团队精神、专业知识等方面都有了正向增长等。同心圈圈员还制定了细胞毒药物配置标准作业指导书。

经过3个月的连续跟踪观察，本次同心圈活动的效果维持良好，2016年2月的细胞毒成品输液配置时间为42分钟，5月的细胞毒药物配置时间为40分钟，均处于目标值以下。因此，决定进行下一次品管圈活动，活动主题为“缩短PIVAS细胞毒药物成品输液配置时间”。

二、同心圈介绍

（一）同心圈组成

本次品管圈活动的时间是2015年9月至2016年4月，是本圈的第2期活动，组成人员共11名，组成具体内容见表5－4－1。

表5－4－1　同心圈组成

圈　名	同心圈	成立日期	2014年4月
成员人数	11人	平均年龄	31岁
圈　长	吕某	辅导员	刘某
秘　书	黄某	所属单位	陕西省某医院静配中心
圈　员	祁某、张某、陈某、代某、王某、杨 某、李某、杨某		
主要工作	圈员提出迫切需要解决的问题，开放式讨论，针对具体问题，分析并拟定对策，列出解决方案，依照方案逐步解决问题		
活动时间	2015年9月至2016年4月		
活动主题	缩短PIVAS细胞毒药物成品输液配置时间		

同心圈圈长吕某主要负责该圈的整个活动安排、组织协调及计划工作，起到统一意见、追踪进度、向上汇报、培养后续圈长的作用。

同心圈辅导员刘某主要对该圈的活动起到给予指导、建议，安排教育培训，协调工作的作用。

同心圈秘书为静配中心护师黄某，主要负责该圈活动资料的记录整理、协调以及PPT的制作。

同心圈圈员的组织构成及分工详见表5－4－2及图5－4－1。

表5－4－2　同心圈圈员基本信息及分工

姓名	圈内职务	职称	学历	年龄	工作年限	分　工
吕某	圈长	主管护师	本科	33	10	计划、辅导、培训
黄某	秘书	护师	本科	38	20	记录整理、PPT制作
祁某	圈员	护师	大专	43	20	文献查阅、数据整理
陈某	圈员	护师	本科	30	9	照片采集、资料收集
张某	圈员	护师	大专	31	11	资料收集、制表
代某	圈员	主管护师	大专	31	9	资料收集、制表

续表

姓名	圈内职务	职称	学历	年龄	工作年限	分　工
杨某	圈员	护士	大专	26	4	资料收集
王某	圈员	护士	大专	27	3	数据计算、PPT 制作
李某	圈员	护士	大专	26	4	资料收集
杨某	圈员	护士	大专	26	3	资料收集

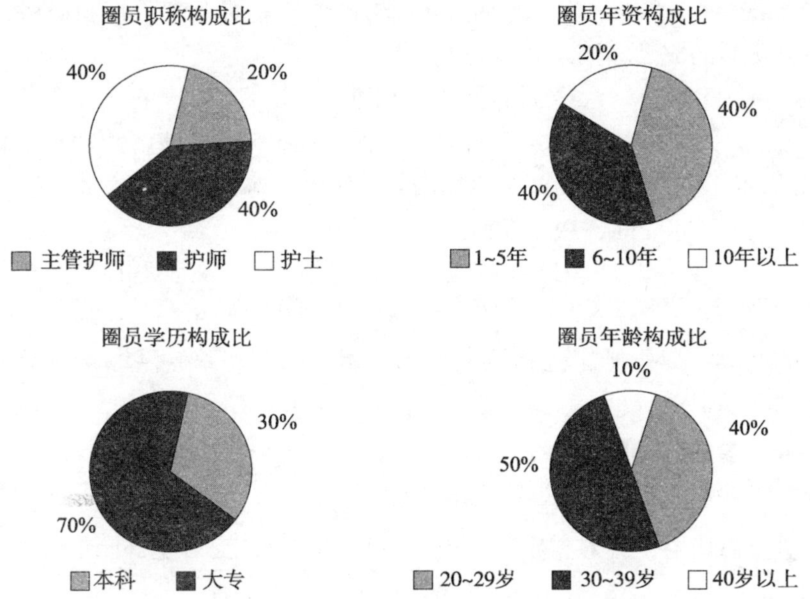

图 5－4－1　同心圈圈员各项构成比

（二）PIVAS 简介

PIVAS 即静脉用药调配中心（Pharmacy Intravenous Admixture Services），是根据国际标准建立的集临床药学与科研为一体的医疗机构。它是在符合 GMP 标准、依据药物特性设计的操作环境下，由受过培训的药学技术人员，严格按照操作程序，进行包括全静脉营养液、细胞毒性药物和抗生素等静脉用药的配置，为临床提供药物治疗与合理用药服务。世界上首个 PIVAS 于 1969 年建立在美国俄亥俄州州立大学医院，随后，美国及欧洲各国的医院纷纷建立起自己的 PIVAS。我国首个 PIVAS 在上海市静安区中心医院建立，此后，广州、上海及其他省市也相继建立 PIVAS。原卫生部 2002 年颁布的《医疗机构药事管理暂行规定》中指出："要根据临床需要逐步建立全静脉营养和肿瘤化疗药物等静脉液体配置中心，实行集中配置和供应"。时至今天，静脉药物集中配置和供应已发展成为医院药师的重要工作内容之一。

PIVAS 除了将护士配液改为药师配液外，最重要的改变在于增加了药师审方的步骤，它使药师从后台走到前台，医院静脉用药调配中心也完全改变了传统的用药方式，医生开好处方单后通过计算机输入到调配中心，先由药师核对检查其用药的合理性，然后再严格按照无菌配制技术配制药物，提供给病人正确的输液、正确的浓度、正确的给药持续时间。

然而，在PIVAS的日常工作中仍然会存在如外送输液差错、外送效率低、审方差错等问题，此时，便需要一个质控小组对其工作中所遇到的问题进行分析、监管和改善，而品管圈在其中就发挥了重要作用。

（三）同心圈圈名与圈徽

1. 同心圈圈名 “同心圈”代表心与心相连，寓意所有圈员将同心协力、团结一致为病人提供优质的成品输液。

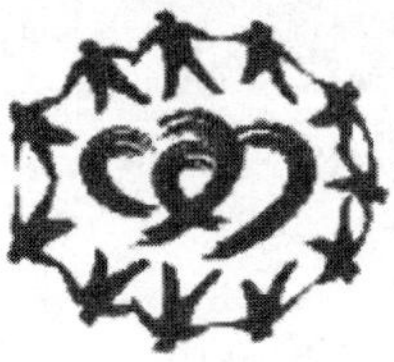

图5－4－2 同心圈圈徽

2. 同心圈圈徽及意义

（1）圈徽组成图案 “同心圈”以众人手拉手图案为主，中间以两个叠加的心形为辅，寓意凝聚力、团结、爱心环绕心间，快乐洋溢其中（图5－4－2）。

（2）圈徽色调 “同心圈”以鲜明的红色为主，代表生命、活力、健康、热情、朝气、欢乐。

（3）圈徽寓意 是静脉用药调配中心所有圈员团结一致，以饱满的精神状态为病人提供优质的成品输液。

（四）同心圈圈活动特点

全体圈员热情参与，团结互助，积极向上。

全体圈员集思广益，针对科室问题提出意见、建议，充分发挥圈员的潜能。

（五）同心圈活动历史

本次品管圈活动从2014年开始至2016年4月，共进行了两期活动，每一期的活动主题都不相同，分别为“降低成品输液胶塞脱屑的发生率”与“缩短PIVAS细胞毒药物成品输液配置时间”。每一期活动的主题与静脉用药调配中心的工作现状紧密联系，并取得较好的成果。具体内容见表5－4－3。

表5－4－3 同心圈活动历史

期数	活动主题	活动时间	目标值	成绩	达成率	进步率	取得荣誉
第一期	降低成品输液胶塞脱屑的发生率	2014.4～2015.1	5.23%	1.65%	132.81%	89.78%	院内二等奖、省级二等奖、国家级三等奖
第二期	缩短PIVAS细胞毒药物成品输液配置时间	2015.9～2016.4	47分钟	42分钟	111.11%	54.35%	院内一等奖

（六）同心圈上期活动成果追踪

上期活动主题：降低成品输液胶塞脱屑的发生率。

上期活动时间：2014年4月至2015年1月。

上期活动目标：成品输液胶塞脱屑的发生率由16.14%降至5.23%。

上期效果追踪：在连续 3 个月的时间内，降低成品输液胶塞脱屑的发生率基本在 1.65%～0.11%，效果显著，同心圈维持效果见图 5-4-3。

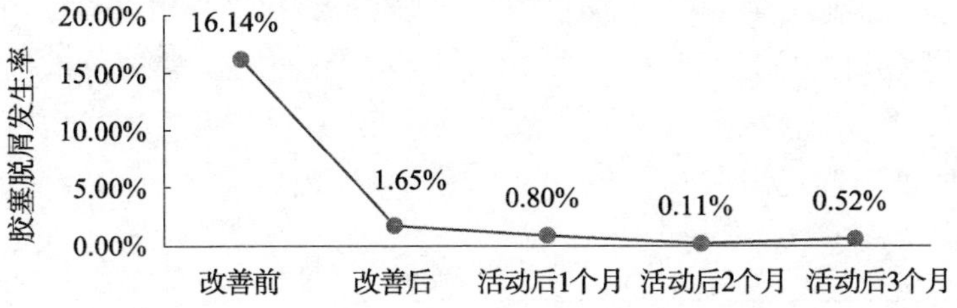

图 5-4-3　成品输液胶塞脱屑发生率推移图

三、同心圈主题选定

（一）同心圈主题选定步骤

主题选定是启动品管圈活动的第一个环节，由同心圈的所有圈员根据 PIVAS 质量管理目标的方向、主管的方针、上级的指示及指引，从所在工作岗位或工作中所发现、遇到的问题点出发，再经由头脑风暴而提出，对相关指标进行评分，结合权重分配，最终选定本次活动主题。

1. 权重分配　由圈长组织所有圈员用 L 型矩阵给“上级重视程度”“迫切性”“可行性”以及“圈能力”四个维度评分，每人以 1 分为总分，分别评价四个维度，得分越高的维度权重所占比例越大。最终得出“上级重视程度”“迫切性”“可行性”以及“圈能力”的权重分别为 14%、22%、34% 和 30%。具体内容见表 5-4-4 所示。

表 5-4-4　同心圈权重分配评价表

圈　员	上级重视程度	迫切性	可行性	圈能力	总　分
吕某	0.2	0.2	0.3	0.3	1
代某	0.1	0.2	0.3	0.3	1
祁某	0.1	0.2	0.3	0.3	1
陈某	0.2	0.4	0.3	0.3	1
张某	0.1	0.2	0.4	0.3	1
黄某	0.1	0.2	0.4	0.3	1
杨某	0.2	0.2	0.4	0.3	1
王某	0.1	0.2	0.4	0.3	1
李某	0.1	0.2	0.4	0.3	1
杨某某	0.2	0.2	0.3	0.3	1
总　分	1.4	2.2	3.4	3	10

2. 主题评价　圈员提出的主题内容包括：“避免药物调配差错率”“预防真菌发生”“缩短成品输液配送时间”“把控药品质量”“缩短 PIVAS 细胞毒药物成品输液配

置时间”“提高半量药品的准确率”“减少紫外线消毒对人员的伤害”“减少药液浪费”“降低人员的精神压力”“减少细胞毒药物溢出”。同心圈全体圈员通过评价法，通过评价项目和备选主题制成交叉表，并通过“上级重视程度”“迫切性”“可行性”以及“圈能力”四个维度对主题进行评价。共10人参与选题过程，票选分数标准：5分最高，3分普通，1分最低，结合权重值分配，最终确定第一顺位的“缩短PIVAS细胞毒药物成品输液配置时间”选定为本次同心圈的主题。具体内容见表5－4－5与表5－4－6。

表5－4－5　同心圈主题评价表

主题评价题目	上级重视程度（14%）	迫切性（22%）	可行性（34%）	圈能力（30%）	总分	顺序	选定
避免药物调配差错率	5.18	9.46	7.14	9.90	31.68	4	
预防真菌发生	2.94	5.94	5.78	9.30	23.96	8	
缩短成品输液配送时间	3.78	8.14	11.22	9.30	32.44	2	
把控药品质量	4.90	8.14	8.50	7.50	29.04	7	
缩短PIVAS细胞毒药物成品输液配置时间	4.90	8.14	13.26	9.90	36.20	1	√
提高半量药品的准确率	3.78	8.58	9.18	10.50	32.04	3	
减少紫外线消毒对人员的伤害	1.82	4.18	5.78	7.50	19.28	10	
减少药液浪费	3.78	8.14	9.18	9.90	31.00	5	
降低人员的精神压力	1.82	6.38	8.50	6.90	23.60	9	
减少细胞毒药物溢出	2.38	7.70	9.86	9.30	29.24	6	

表5－4－6　主题评价评分标准

	分数/人数	重要性	迫切性	圈能力	上级重视程度
评价说明	1	次重要	次迫切	0～50%	次相关
	3	重　要	迫　切	51%～75%	相　关
	5	极重要	极迫切	76%～100%	极相关

注：以评价法进行主题评价，共10人参与选题过程，票选分数：5分最高，3分普通，1分最低，结合权重值分配，第一顺位为本次活动主题。

（二）同心圈活动主题

1. 同心圈主题范围　细胞毒药物成品输液配置是静脉用药调配中心的日常工作，调配中心的药师在调剂时基本采用一般静脉药物调剂模式，但细胞毒药物成品输液具有一定特殊性，在配置其静脉注射剂时要换用特殊的配制方法，而药师往往会忽略这点，造成细胞毒药物成品输液配置时间过长。故将“缩短PIVAS细胞毒药物成品输液配置时间”选定为本次同心圈的主题。

2. 同心圈专有名词

（1）*成品输液*　按照医师处方或用药医嘱，经药师适宜性审核，通过无菌操作技术将一种或数种静脉用药进行混合调配，可供临床直接用于病人静脉输注的药液。

(2) 细胞毒药物　细胞毒药物又称抗肿瘤药物或者化疗药，是指具有基因病毒、致癌性、诱变性或者其他方面毒性的药物。

3. 衡量指标　细胞毒药物成品输液配置时间，为每一百组细胞毒药物从人员进仓至所有药品配置结束出仓所用时间。

(三) 同心圈主题选定理由

1. 选题背景

(1)《中国药典》(2015 年版) 指出：每毫升输液直径中大于 10μm 的微粒不得超过 20 粒，直径大于等于 25μm 的微粒不得超过 2 粒。

(2) 本院静配中心成品输液质量标准要求：成品输液内无色斑、纤维、胶塞、白片等异物。

2. 选题依据

(1) 文献报道　药品配置的时间过长，一方面可以增加药品污染的机会，增加输液不良反应；另一方面因药品的不稳定而出现降效水解，不仅使药品达不到理想的治疗效果，而且会增加药品毒副反应发生率。

(2) 实际工作情况　本院静脉用药调配中心于 2014 年 4 月开始接收内科系统长期细胞毒药物的配置工作，虽然每次配置的药量不多，但是因其特殊性，配置速度较慢。

(3) 圈外意见　临床科室及护理部意见为"不良反应上报有大量药品原因""如何确保药品疗效""减少输液反应非常重要"和"静配中心将缩短成品输液配置时间"。

3. 选题目的　本次活动可以帮助病人安全用药，无忧输液；优化护士工作流程，提高工作效率；协助医院药剂科确保药品时效，减少医疗纠纷。

四、同心圈活动计划拟定

同心圈活动计划拟定的具体内容和时间进度安排见表 5－4－7。

表 5－4－7　活动计划拟定（甘特图）

步骤	2015年9月			2015年10月					2015年11月				2015年12月					2016年1月				2016年2月				2016年3月					负责人	地点	品管工具
	2周	3周	4周	1周	2周	3周	4周	5周	1周	2周	3周	4周	1周	2周	3周	4周	5周	1周	2周	3周	4周	1周	2周	3周	4周	1周	2周	3周	4周	5周			
主题选定	…—																														吕某	药学部会议室	头脑风暴
计划拟定		…—																													黄某	药学部会议室	甘特图
现状把握			…—	…—	…—																										王某	药学部会议室	查检表、流程图
目标设定						…—																									陈某	药学部会议室	直方图
解析							…—	…—																							代某	药学部会议室	鱼骨图
对策拟定									…—																						祁某	药学部会议室	头脑风暴 5W1H

续表

步骤	2015年9月			2015年10月					2015年11月				2015年12月					2016年1月				2016年2月				2016年3月					负责人	地点	品管工具
	2周	3周	4周	1周	2周	3周	4周	5周	1周	2周	3周	4周	1周	2周	3周	4周	5周	1周	2周	3周	4周	1周	2周	3周	4周	1周	2周	3周	4周	5周			
对策实施与检讨										…… ——	…… ——	…… ——	…… ——	…… ——	…… ——	…… ——	…… ——	…… ——	…… ——	…… ——	…… ——										吕某	药学部会议室	头脑风暴 直方图
效果确认																						…… ——	…… ——	…… ——	…… ——	…… ——	…… ——				王某	药学部会议室	查检表、直方图、柏拉图
标准化																												…… ——			吕某	药学部会议室	流程图
检讨与改进																													…… ——		张某	药学部会议室	头脑风暴
成果发布																														…… ——	黄某	药学部会议室	PPT

注：……为计划线；——为实施线。

整个活动时间从2015年9月第2周到2016年3月第5周，历时30周。2015年9月第2周至2015年11月第1周进行主题选定、计划拟定、现状把握、目标设定、解析、对策拟定，占整个活动时间的30%；2015年11月第2周至2016年1月第4周进行对策实施与检讨，占40%；2016年2月第1周至3月第2周进行效果确认，占20%；2016年3月第3、4周进行标准化、检讨与改进、成果发表，占10%。

同心圈各项目的进行都严格按照计划时间实施，并按时完成，未出现拖延情况。

五、同心圈现状把握

（一）细胞毒药物成品输液配置流程

同心圈所在的静配中心对细胞毒药物成品输液配置的流程如图5-4-4所示。

（二）同心圈现状把握实施步骤

同心圈在现状把握阶段，其工作大致可分为明确工作流程、查检、确定改善重点三个阶段。

1. 明确工作流程 在同心圈的实施过程中，为明确影响细胞毒药物成品输液配置的原因，全体圈员通过各种形式的小组讨论，观察和收集造成细胞毒药物成品输液时间长的因素。

2. 查检 查检过程需由秘书黄某做实时记录，以事实为基础，对细胞毒药物成品输液配置过程中各个流程的使用时间进行准确记录。

（1）查检表的制作 ①明确所要观察和记录的内容；②利用圈员头脑风暴、文献查证等确定要查检的项目；③最后项必为“其他项”，以免查检过程中出现事先未预设的项目。细胞毒药物配置时间见表5-4-8。

（2）数据收集 ①明确数据收集目的、人员、时间、地点、方式、样本量等；②遵循“三现”原则，即利用现物、现场、利用查检表记录现状与标准的差距。

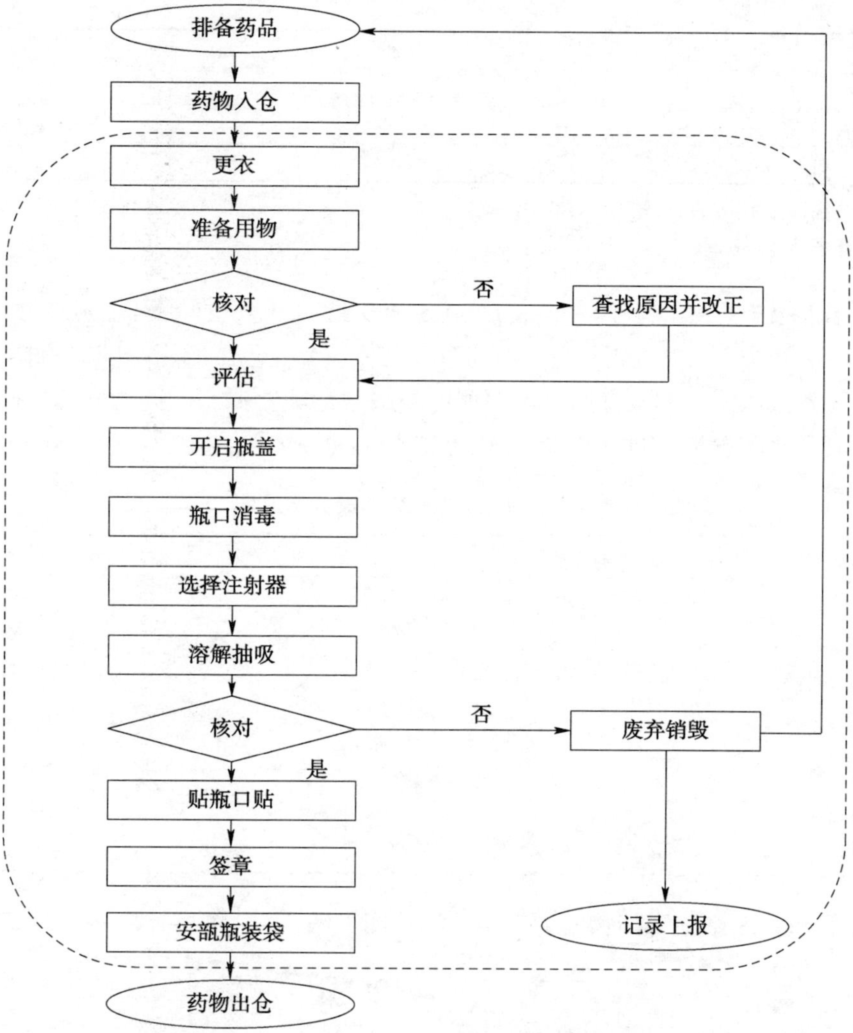

图 5－4－4　细胞毒药物成品输液配置流程图

注：虚线框内列出的部分为本次活动重点

表 5－4－8　细胞毒药物配置时间（样表）

查检项目	查检日期												合计	平均用时
更　衣														
准备用物														
加　药														
包　装														
出　仓														
其　他														
配置量														

续表

查检项目	查检日期										合计	平均用时
合　计												
查检人												

注：1. 查检目的（What）；2. 查检人员（Who）；3. 查检时间（When）；4. 查检地点（Where）；5. 查检方式（How）；6. 样本量（How much）。

（3）数据统计　该圈利用查检表在 2015 年 9 月 21 日至 10 月 4 日收集细胞毒药物配置流程中“更衣”“准备用物”“加药”“包装”“出仓”所用时间的数据，计算出现阶段陕西省某医院药剂科静脉用药调配中心细胞毒药物配置时间为 92 分钟。本次共收集细胞毒药物配置量 1400 组。具体内容见表 5－4－9 所示。

表 5－4－9　数据收集结果分析汇总

项　　目	所需时间（分）	百分比（%）	累计百分比（%）
加　药	48	52.17	52.17
包装用时	23	25.00	77.17
准备用物	8	8.70	85.87
出　仓	6	6.52	92.39
更　衣	4	4.34	96.74
其　他	3	3.30	100
合　计	92	100	

改善前 PIVAS 细胞毒药物配置时间的柏拉图见图 5－4－5。

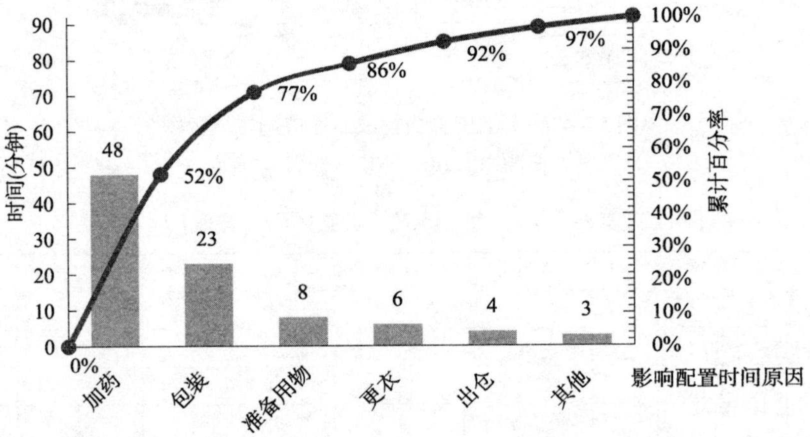

图 5－4－5　同心圈改善前柏拉图

3. 确定改善重点　查检结果表明，“加药”“包装”“准备用物”“更衣”“药品出仓”及“其他”是细胞毒药物配置时间长的主要原因。改善前的柏拉图显示，

“加药”“包装”用时占 77.17%，依据 80/20 法则将以上两个原因列为本次同心圈活动改善的重点。

六、同心圈目标设定

（一）同心圈目标值设定步骤

设立目标时，同心圈运用柱状图，并根据现状把握所得数据以及圈能力等信息对目标值进行了设定：2016 年 2 月 1 日前 PIVAS 细胞毒药物成品输液配置时间由 92 分钟降至 47 分钟。

1. 圈能力评价 目标设定前各位圈员对圈能力进行评估打分，得出圈能力为 64%，评分标准为：能自行解决问题为 5 分，需要一个科室配合解决问题为 3 分，需要多个科室配合解决问题为 1 分，具体情况见表 5-4-10。

表 5-4-10 同心圈圈能力评价表

成员	吕某	代某	祁某	陈某	张某	王某	李某	杨某	杨某	黄某	合计分值
分值	5	3	5	3	1	3	3	1	5	3	32
圈能力	(32/50) ×100% =64%										
评分标准	能自行解决			需 1 个科室配合				需多个科室配合			
参考分值	5			3				1			

2. 目标值计算

$$\text{目标值} = \text{现状值} - (\text{现状值} \times \text{改善重点} \times \text{圈能力})$$
$$= 92 - (92 \times 77.17\% \times 64\%) = 47 \text{ 分钟}$$
$$\text{改善幅度} = \frac{(\text{改善前} - \text{目标值})}{\text{改善前}} \times 100\%$$
$$= [(92-47)/92] \times 100\% = 48.91\%$$

根据设定的目标所绘制的同心圈目标设定柱状图，直观地呈现出改善前 PIVAS 细胞毒药物配置时间及改善后期望达到的目标值。2015 年 9 月第 4 周至 2015 年 10 月第 2 周，细胞毒药物配置时间为 92 分钟；2016 年 2 月第 1 周至 2016 年 3 月第 2 周，期望达到的目标值是细胞毒药物配置时间为 47 分钟。同心圈活动中细胞毒药物配置时间的现状值与目标值比较见图 5-4-6。

（二）同心圈目标设定注意事项

此次同心圈的目标设定为 2016 年 2 月第 1 周至 2016 年 3 月第 2 周，细胞毒药物配置时间缩减为 47 分钟。

1. 目标适当性的确定 目标值设定的适当与否，可由后面的“效果确认”时的“目标达成率”的高低来做初步判断。当目标达成率太高时（大于 150%），表示在设定目标值时对自己的信心不够，以至于目标值设定过低；目标达成率太低时（小于

80%），可能是因为目标值设定过高，但更多的是内部环节出现问题，需要仔细查找。

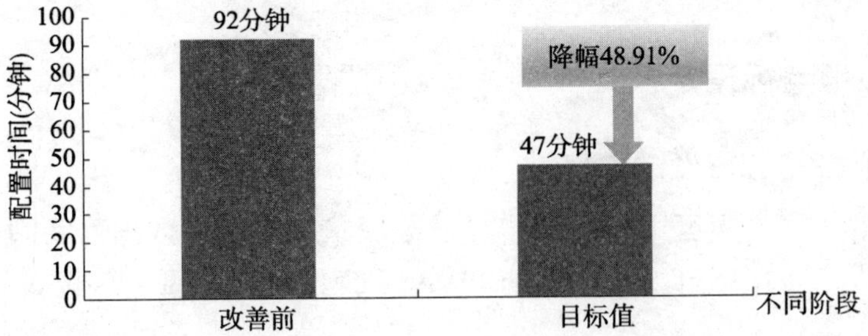

图5-4-6　同心圈改善前现状值与目标值柱状图

2. 设定活动目标的方法

（1）全体圈员根据陕西省某医院药剂科静脉用药调配中心现有的政策方针和未来的发展方向，再结合圈目前的水平，自主地设立目标值。

（2）全体圈员对细胞毒药物配置时间缩减为47分钟达成的可能性，是否力所能及，是否有共同的方向，是否能在活动期限内完成进行检讨。

（3）同心圈所设定的目标是数据化、具体化的，活动结束后是否能评价，能够被肯定的。

3. 目标值设定的参考依据

（1）配合陕西省某医院方针计划。

（2）依据药剂科领导的指示制定。

（3）依据医学或管理文献查证的结果设定。

（4）自我挑战。

七、同心圈解析

为了深入剖析造成细胞毒药物配置时间过长的原因，在本步骤中绘制了表示因果关系的图形——鱼骨图。同心圈解析分为三个步骤，即查找原因、要因分析和真因验证。

1. 同心圈查找原因　此次同心圈查找原因是绘制特性要因图（鱼骨图），圈长吕护士带领圈员召开头脑风暴会议，会上各位圈员积极发言、各抒己见，从各种不同角度找出问题产生的原因。首先从细胞毒药物配置所需的基本条件开始思考，找出大原因（即大鱼骨），为人员、机器、制度、材料、环境五方面产生了问题。然后，圈员们再对大原因进行深究，找出中原因（即中鱼骨），如人员方面可能存在年轻护士多、手法不当等。最后再对找出的中原因进行分析，找出小原因（即小鱼骨），如年轻护士可能实践经验少、熟练度不够等。手法不当可能存在抽吸次数多、进针角度不一致、穿刺部位不当等；机器方面可能存在生物安全柜、空调净化系统等原因；制度方面可能存在培训制度不完善、操作流程不完全等原因；材料方面可能是药品、注射器、手套等出现问题；环境方面湿度、温度、噪声等会对细胞毒药物配置过程造成影响。以上种种原因并不是此次同心圈找出的全部问题，还有其他原因被提出，所提出的原因由秘书黄某准确记录，并绘制鱼骨图。具体内容见图5－4－7。

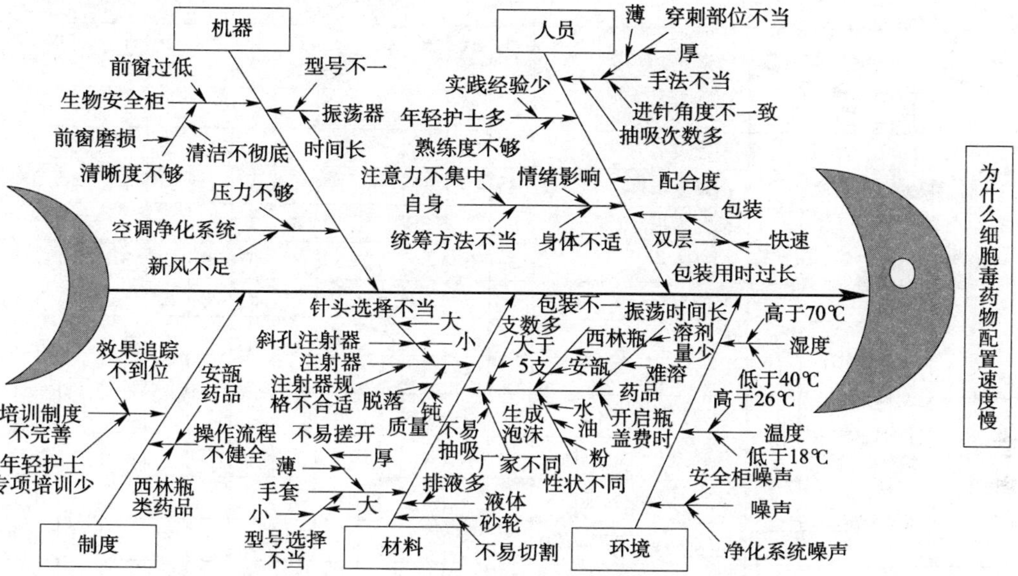

图5－4－7　细胞毒药物配置速度慢原因分析图

2. 同心圈要因分析　同心圈依据5－3－1评分法对鱼骨图中的原因进行评分，共10人参与评分，依80/20法则，40分以上为要因，经过排序，选定溶解时间长、抽吸次数多、包装费时、开启瓶盖费时、药品支数多、抽吸次数多、药品易产生泡沫等六个要因。具体内容见表5－4－11。

表5－4－11　成品输液胶塞脱屑要因评价

编号	鱼骨图中的要因			圈员打分情况										总分	排序	选定
	大原因	中原因	小原因	吕某	代某	祁某	王某	陈某	黄某	杨某	杨某	李某	张某			
1	人员	方法不当	穿刺部位不当	3	1	1	3	1	3	3	3	3	1	22	15	
2			抽吸次数多	5	5	3	3	5	5	1	5	5	3	40	5	√
3			进针角度不一致	1	1	3	3	3	3	3	3	3	3	26	13	
4		年轻护士多	实践经验不足	5	5	3	3	5	3	3	1	1	1	30	11	
5			熟练度不足	5	3	3	1	3	3	3	5	5	3	34	9	
6		配合度低	沟通少	3	3	1	1	1	3	3	1	1	3	20	16	
7		自身	身体不适	3	3	3	3	3	3	3	5	3	1	30	11	
8			情绪影响	3	1	3	3	1	1	1	1	1	1	16	18	
9			注意力不集中	3	5	5	3	3	3	3	3	3	3	34	9	
10			统筹方法不当	5	5	5	3	3	3	3	1	5	5	38	7	

续表

编号	鱼骨图中的要因			圈员打分情况										总分	排序	选定
	大原因	中原因	小原因	吕某	代某	祁某	王某	陈某	黄某	杨某	杨某	李某	张某			
11		包装	用时过长	5	3	5	5	5	5	3	5	3	5	44	3	√
12	设备	生物安全柜	前窗过低	3	1	1	3	3	3	1	1	3	3	22	15	
13			清晰度不够	3	1	1	3	3	1	3	1	55	1	24	14	
14			前窗磨损	5	3	5	3	1	3	3	3	5	1	32	10	
15		振荡器	型号不一	3	3	3	3	3	3	3	3	3	3	30	11	
16			时间过长	5	3	5	5	5	3	3	3	3	3	36	8	
17		空调净化系统	压力不够	1	1	1	1	1	1	1	1	1	1	10	21	
18			新风不足	3	5	1	3	3	1	3	3	3	3	28	12	
19	制度	培训制度不完善	效果追踪不到位	5	3	5	3	3	3	3	3	3	5	36	8	
20			年轻护士专项培训少	3	5	1	3	1	5	3	5	1	1	28	12	
21		操作流程不健全	无西林瓶配置流程	3	5	3	5	3	5	3	3	3	3	32	10	
22			无安瓿类药品配置流程	3	5	1	1	1	5	3	3	5	5	32	10	
23	材料	注射器	针头选择不当	5	3	3	3	3	3	3	35	35	35	30	20	
24			侧孔注射器不易抽吸	35	5	35	3	35	5	5	51	35	3	38	7	
25			注射器针头钝	15	13	3	15	15	3	13	3	15	3	18	176	
26			针头易脱落	1	1	1	3	3	3	3	1	1	1	18	7	
27			注射器规格选择不当	3	3	3	3	3	3	3	3	1	1	26	13	
28		液体	排液过多	5	3	5	5	3	5	35	3	35	35	38	7	
29		药品	药品易产生泡沫	5	51	3	3	5	51	5	31	31	31	40	6	√
30			溶解时间长	5	5	5	3	53	5	53	5	53	53	48	1	√
31			药品包装不一	3	1	3	11	1	1	1	1	1	1	14	19	
32			药品性质不同	3	3	1	1	1	1	1	1	1	1	12	20	
33			开启瓶盖费时	3	5	5	5	5	3	5	5	5	5	46	2	√
34			药品支数多	3	3	1	1	5	5	5	5	5	5	42	4	√
35		手套	型号选择不当	35	3	15	1	1	3	15	1	1	1	16	18	
36			手套质量差	3	1	1	1	3	1	1	1	3	1	16	18	
37		砂轮	不易切割	3	3	33	3	3	3	3	3	1	1	24	14	
38	环境	温度	高于26℃	35	3	1	15	1	11	13	15	1	15	14	19	
39			低于18℃	1	1	1	3	1	3	1	1	1	3	16	18	
40		湿度	高于70%	1	1	1	5	1	1	3	1	5	1	20	16	
41			低于40%	1	1	3	1	3	1	1	1	3	3	18	17	
42		噪声	生物安全柜噪声大	3	3	3	3	3	3	3	1	1	1	24	14	
43			净化系统噪声大	33	3	3	3	3	3	1	3	3	1	26	13	

说明：以5-3-1评价法进行要因圈选，共10人参与，总分50分，依80/20法则，40分以上为要因。

3. 同心圈真因验证　同心圈通过前期现状把握收集的数据，绘制柏拉图，依据柏拉图 80/20 法则，将累计占比 80% 的几项作为改善重点，并针对这几项进行要因分析，再次进行评价打分，并通过绘制真因验证柏拉图进行分析，得出真正要因。真因验证数据统计见表 5－4－12，真因验证柏拉图见图 5－4－8。

表 5－4－12　真因验证数据统计

要　因	所需平均用时（分钟）	百分比（%）	累计百分比（%）
溶解时间长	18	34.62	34.62
包装费时	15	28.84	63.46
开启瓶盖费时	8	15.39	78.85
药品支数多	5	9.61	88.46
抽吸次数多	4	7.69	96.15
药品易产生泡沫	2	3.85	100
合　　计	52	100	

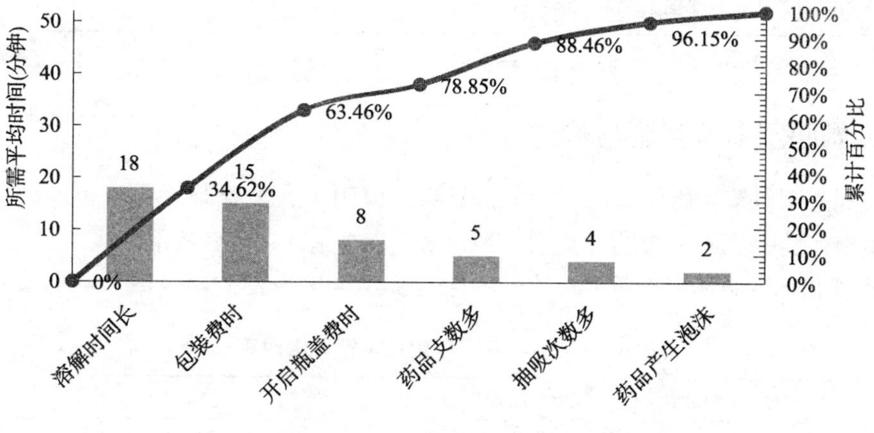

图 5－4－8　真因验证柏拉图

4. 结论　从真因验证柏拉图可以看出，“溶解时间长”“包装费时”“开启瓶盖费时”占 78.85%，依据 80/20 法则以上三条为真因。说明前述要因分析为真。

八、同心圈对策拟定

通过上一步的解析，同心圈确定了“溶解时间长”“包装费时”“开启瓶盖费时”为造成细胞毒药物配置时间长的真因。全体圈员在圈长的带领下运用头脑风暴方法进行思考并对三项真因提出对策。同心圈采用对策拟定评分表，依据评价指标和评价等级对所有的对策进行打分，全体圈员就每一对策，依据其可行性、经济性及效益性进行打分，总分 150 分，依据 80/20 法则，120 分以上为实施对策，最终选定“药物分类振荡”等三条对策为实施对策。具体内容见表 5－4－13 所示。

表 5-4-13　同心圈对策拟定评价

真因	对策拟定	提案人	评分			判断		负责人	地点	时间	编号
			可行性	经济性	效果性	总分					
包装费时	增加包装人数	李某	36	20	40	96	否				
	一主一辅协同加药	吕某	46	42	46	134	是	吕某	静配中心	2015.11.9～12.6	对策一
	提前整理包装袋	杨某	46	30	34	110	否				
溶解时间长	药品分类振荡	代某	40	44	46	130	是	代某	静配中心	2015.12.7～2016.01.3	对策二
	增加振荡器	陈某	34	30	36	100	否				
	药品提前溶解振荡	张某	36	30	44	110	否				
开启瓶盖费时	提前一天开启瓶盖	杨某	20	28	34	82	否				
	调整班次，增加协调班	祁某	46	38	44	128	是	祁某	静配中心	2016.01.4－01.31	对策三
	借用辅助工具	黄某	30	28	36	94	否				

注：以5-3-1评价法进行对策圈选，共10人参与，总分150分，依80/20法则，120分以上为本次采取对策。

九、同心圈对策实施与检讨

本次同心圈对策实施与检讨所得出的结果，应用PDCA循环法在对策实施过程中加以记录实施，其中PDCA中的P代表计划、D代表措施、C代表效果确认、A代表对策的处置。根据PDCA循环列表所得具体内容见表5-4-14、表5-4-15、表5-4-16。

表 5-4-14　同心圈 PDCA 循环图对策一

对策一	对策名称	同台次一主一辅合作协同加药
	真因	包装用时过长

改善前： 单人加药后完成包装工作 对策内容： 1. 同一台次双人由原有的单人加药变为一主一辅协同加药 2. 一人负责药品的配置，一人负责药品的消毒、贴瓶口贴、签章及空安瓿包装工作	对策实施： 负责人：吕某 实施准备：2015.11.7对全员进行对策实施培训，明确对策执行方法 实施时间：2015.11.9～2015.12.6 实施地点：静脉用药调配中心
对策处置： 1. 经实施效果确认，一主一辅协同加药为有效对策 2. 制定选择对应表利于护士工作，效果良好	效果确认： 使用查检表记录。细胞毒成品输液包装用时，由原来的23分钟降至8分钟

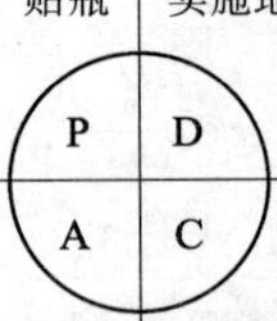

表 5 -4 -15　同心圈 PDCA 循环图对策二

对策二	对策名称	药品分类振荡
	真因	溶解用时长

改善前： 每组药品振荡溶解配置结束后再开始下一组药物的配置 对策内容： 将需要振荡的药品放在同一个台次 同类型药品一次溶解后进行振荡，再分组加药 制定细胞毒药物振荡溶解时间表	对策实施： 负责人：代某 实施准备：2015. 12. 进行对策实施培训，明确对策执行方法 实施时间：2015. 12. 7 ~ 2016. 1. 0 实施地点：静脉用药调配中心配置间 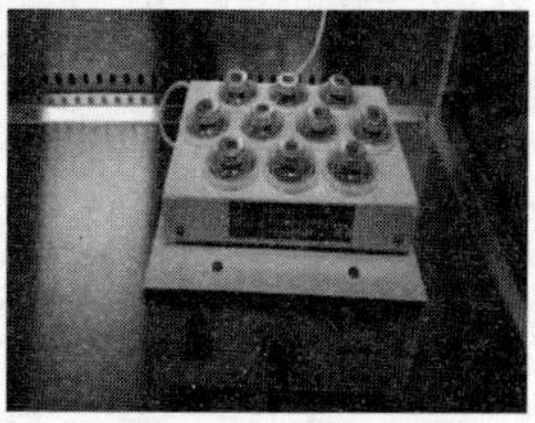
P	D
A	C
对策处置： 经确认药品分类振荡为有效对策	对策效果确认： 1. 质控检查溶解完全率 100% 2. 使用查检表记录药品振荡溶解所需时间，由 18 分钟降至 8 分钟

表 5 -4 -16　同心圈 PDCA 循环图对策三

对策三	对策名称	调整班次，增加协调班
	真因	开启瓶盖费时

改善前： 加药人员开启瓶盖 对策内容： 1. 将原有的调配人员中分出一人在协调班 2. 协调人员完成药品的分类、开启瓶盖、药品传送及内外协调沟通工作	对策实施： 负责人：祁某 实施准备：2016. 1. 3 进行对策实施培训，明确对策执行方法 实施时间：2016. 1. 4 ~ 2016. 1. 31 实施地点：静配中心细胞毒药物配置间
P	D
A	C
对策处置： 经确认该对策为有效对策	对策效果确认： 使用查检表记录细胞毒药物配置开启瓶盖用时，由 8 分钟降为 0 分钟（与其他工作同时进行）

十、同心圈效果确认

此次同心圈采用了查检表、柏拉图、柱状图来表示效果。在效果确认时，将改善前、后的数据进行对比发现，改善前、后期的数据有显著的差异。在最后的效果确认阶段，同心圈是将全部对策都实施完毕后所得到的数据与现状把握阶段的数据进行对比。陕西省某医院药剂科静脉用药调配中心细胞毒药物配置时间为 92 分钟，目标值是 47 分钟，最终达成率是 111.11%，进步率是 54.35%，获得较大的进步。

1. 有形成果确认 同心圈利用查检表于 2016 年 2 月 4 日至 2 月 17 日收集数据，共收集细胞毒成品输液配置量 1400 组，每百组用时为 42 分钟。具体内容见表 5－4－17 所示。

表 5－4－17 同心圈改善后数据收集结果汇总

项　目	所需平均用时（分）	百分比（%）	累计百分比（%）
加药	32	76.19	76.19
包装	5	11.90	88.10
准备用物	3	7.14	95.24
更衣	2	4.76	100
出仓	0	0	100
其他	0	0	100
合计	42	100	

同心圈圈员计算目标达成率与进步率，并绘制目标达成柱状图（图 5－4－9）。

$$目标达成率=\frac{|改善后-改善前|}{|目标值-改善前|}\times100\%=\frac{|42-92|}{|47-92|}\times100\%=111.11\%$$

$$进步率=\frac{(改善前-改善后)}{改善前}\times100\%=[(92-42)/92]\times100\%=54.35\%$$

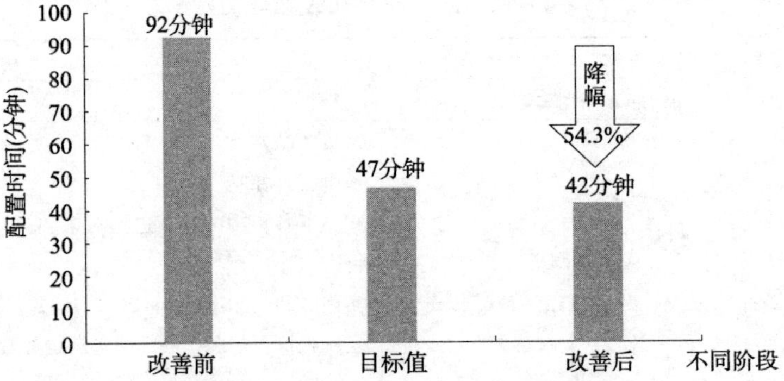

图 5－4－9 同心圈目标达成柱状图

同心圈活动过程中还取得一定的附加效益。

经济效益：垫巾每个 0.65 元，按日需要量 10 个计算，日节约 3.9 元，月节约 117 元，年节约 1423.5 元。注射器每个 1.55 元，按 20 种药物计算，日节约 62 元，月节约 1200 元，年节约 14600 元。两种合计年节约 15786 元。

荣誉获得：2016 年 5 月在该院品管圈比赛中荣获一等奖。

2. 改善前后比较 将改善前后的流程图对比，见图 5－4－10。将改善前后的数据对比，见表 5－4－18。将改善前后的柏拉图对比，见图 5－4－11。

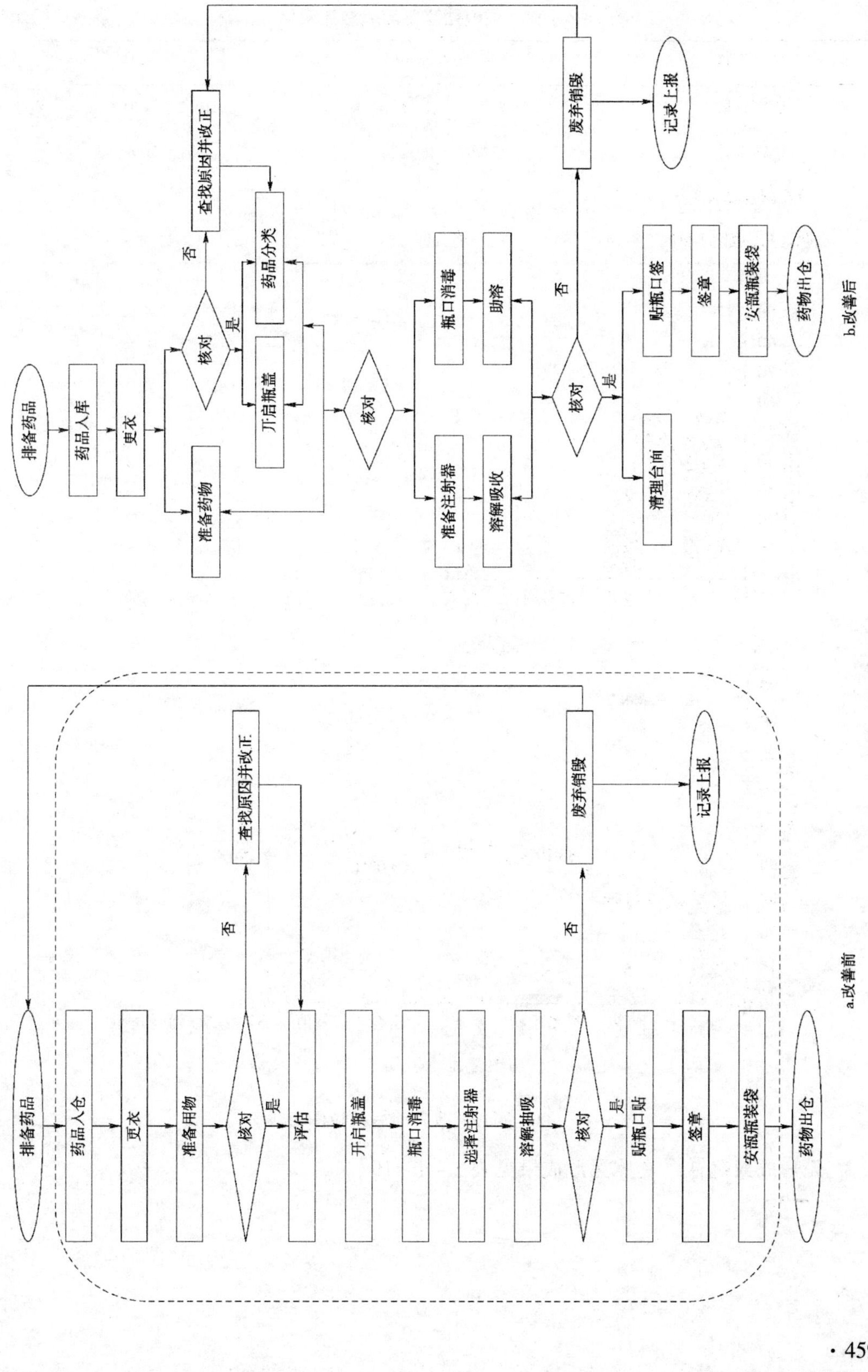

图 5－4－10　同心圈改善前后流程图对比

表 5-4-18　同心圈改善前后数据对比

项　　目	改善前	改善后
调查日期	2015. 9. 21 ~ 2015. 10. 4	2016. 2. 4 ~ 2016. 2. 17
资料来源	静配中心配置间	静配中心配置间
负责调查总人数	2	2
细胞毒药物配置用时	92 分钟	42 分钟

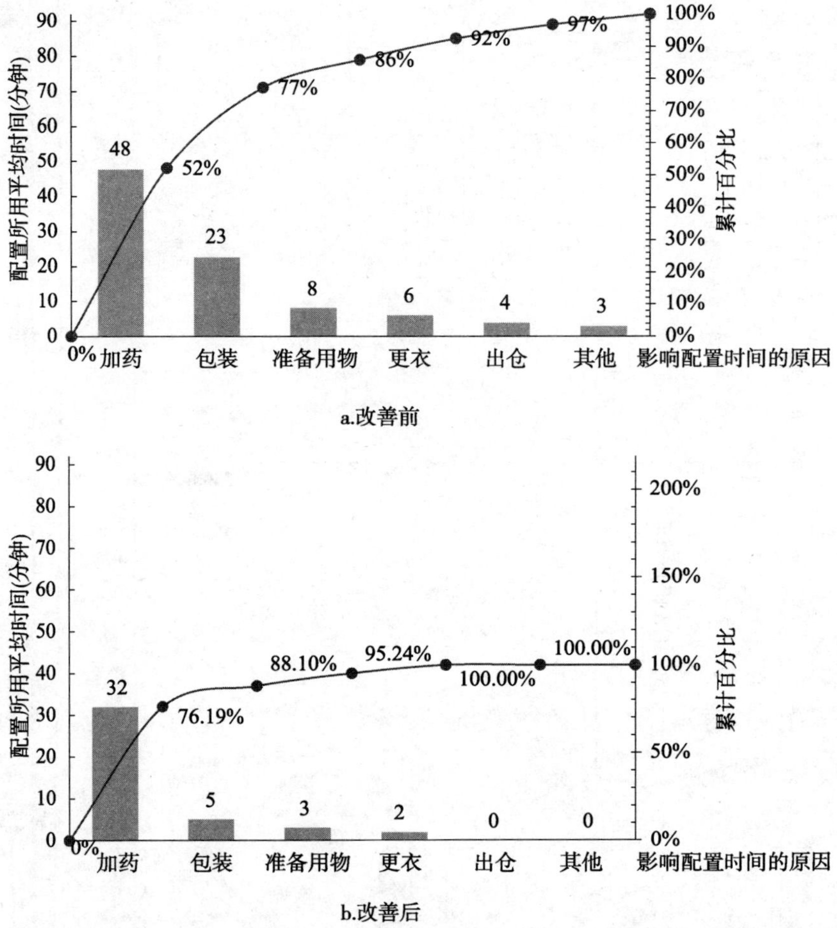

图 5-4-11　同心圈改善前后柏拉图对比

3. 无形成果确认　具体无形成果见表 5-4-19。

表 5－4－19　同心圈无形成果确认表

编号	项目	改善前		改善后		活动成长	正向/负向
		总分	平均	总分	平均		
1	QCC 手法运用	14	1.4	38	3.8	2.4	↑
2	团队精神	34	3.0	42	4.2	1.7	↑
3	专业知识	28	2.4	40	4.0	1.6	↑
4	沟通协调	21	2.1	42	4.2	2.1	↑
5	积极性	14	1.4	38	3.8	2.4	↑
6	责任荣誉	22	2.2	46	4.6	2.4	↑

注：由圈员 10 人评分，每项最高 5 分，最低 1 分，总分 50 分。

随后将同心圈无形成果统计数据绘制成雷达图，见图 5－4－12。

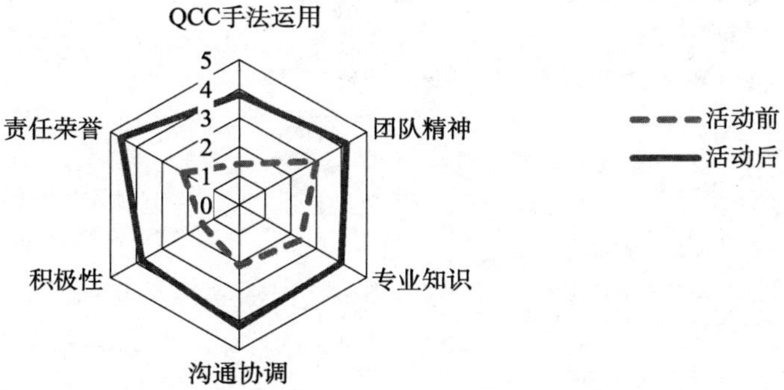

图 5－4－12　同心圈无形成果雷达图

通过以上两张图表可以看出，此项活动的开展不仅找到了造成细胞毒药物配置时间长的原因，而且提高了静配中心工作效率，同时增强了静配中心员工们工作的积极性和责任感，给大家搭建了一个需要每个人付出努力来共同完成的重要平台，提升了同心圈圈员的执行力和凝聚力。

十一、同心圈标准化

同心圈本次活动的效果得到确认后，通过小组会议进行讨论，选择可规范化、精细化的有效对策，将改善后的数据和通过验证的操作方法一同上报科室，在得到科室领导班子认可并同意的情况下，针对操作目的、使用范围、作业流程、作业内容和注意事项等进行标准制定。按照科室统一标准的文件格式修订组内的工作制度和操作规程，并装订入册，通告药剂科全体成员，做到全员知晓，全程执行，并提供给新进、轮转和实习员工们参考和学习。同心圈标准化的具体内容见表 5－4－20 所示。

表 5 -4 -20　成品输液配置作业标准书

类别	■流程改善 □提升质量 □临床路径	作业名称： 细胞毒药物配置	编号：PIVAS - LC - 016 编写部门： 静脉用药调配中心

一、目的

规范人员细胞毒药物配置操作方法，确保成品输液质量

二、使用范围

静配中心护理人员

三、说明

(一) 作业流程

(二) 作业内容

1. 正确选择药品溶解方式
2. 严格按照各环节要求进行工作
3. 所有药品必须完全彻底溶解，药品完全抽吸干净，避免药液浪费
4. 每组成品输液配置结束后及时粘贴瓶口贴，避免药液污染
5. 细胞毒空安瓿戴手套包装，做好个人防护，避免空气污染

四、注意事项

1. 所有环节必须遵守无菌技术操作原则及查对制度
2. 配置细胞毒药物时需穿防渗透洁净服，戴 N95 口罩、护目镜及双层手套，必须在生物安全柜内配置
3. 发现问题及时沟通确认无误后方可进行配置
4. 如有细胞毒药物溢出，按细胞毒药物溢出处理流程处理

五、附则

1. 2016 年 4 月 1 日正式全面实施
2. 若工作流程有所变更，本标准随时变更

修订次数：1 修订日期：2016. 3. 25 修订日期：2016. 3. 25	核定	谢某	审核	白某	制表人	吕某

十二、同心圈效果维持

本次活动结束后，同心圈进行了连续 3 个月的数据统计，在活动后第一个月，药剂科静配中心细胞毒药物成品输液配置时间为 41 分钟。活动后第二个月，细胞毒药物成品输液配置时间为 40 分钟。同心圈圈员依据数据绘制出效果维持的推移图，见图 5 -4 -13。

十三、同心圈检讨与改进

(一) 同心圈活动检讨与改进报告

同心圈具体检讨与改进的内容见表 5 -4 -21。

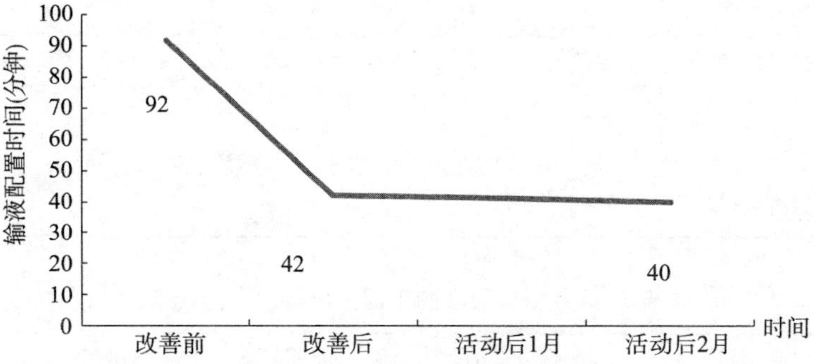

图 5－4－13　同心圈效果维持推移图

表 5－4－21　同心圈活动检讨与改进报告

活动项目	优　点	缺点或今后努力的方向
主题选定	根据工作中急需改善的问题选题	切合实际发现问题，并解决问题
活动计划拟定	按圈能力拟定可行性计划，圈员能够按计划分工，认真实施	突破固有思维模式，活用 QCC 手法
现状把握	详细收集数据，整理资料，仔细进行汇总，并分析原因	更准确地针对问题，找出重点
目标设定	目标切合实际	更加细化目标，争取做到能力决定目标，目标带动能力，提高速度，缩短时间
原因解析	抓住主要问题，解决问题	希望能灵活运用 QCC 工具
对策制定	对策的可操作性强	希望制定的对策更加有效简便
对策实施与检讨	圈员能积极实施各项对策	今后能对各项对策内容落实到位
效果确认	用统计法对数据进行分析，数据有科学性	在增加样本量的情况下继续提高成品输液的配置速度，严格把控质量
标准化	掌握技巧，提高熟练度，认真执行查对制度	提高速度，缩短时间，优化流程
遗留问题	继续将 QCC 手法灵活运用	

（二）同心圈下期活动主题选定

1. 选题方法　同心圈全体圈员通过评价法最终确定将第一位的“缩短 PIVAS 成品输液配送时间”选定为下次同心圈活动的主题。具体内容见表 5－4－22 与表 5－4－23。

表 5－4－22　同心圈下期主题评价表

主题评价题目	上级政策	重要性	迫切性	圈员能力	总分	顺序	选定
缩短 PIVAS 成品输液配送时间	37	43	21	33	134	1	√
预防真菌发生	21	27	17	31	96	8	
避免药物调配差错率	27	35	33	31	126	3	
把控药品质量	35	37	25	25	122	4	
提高半量药品的准确率	27	29	27	35	118	5	
减少紫外线消毒对人员的伤害	13	19	17	25	74	9	

续表

主题评价题目	上级政策	重要性	迫切性	圈员能力	总分	顺序	选定
减少药液浪费	27	37	27	37	128	2	
降低人员的精神压力	13	29	25	23	103	7	
减少细胞毒药物溢出及破损	17	35	29	31	112	6	

表 5-4-23 同心圈下期主题评价评分标准

	分数/人数	重要性	迫切性	圈能力	上级政策
评价说明	1	次重要	次迫切	0~50%	次相关
	3	重 要	迫 切	51%~75%	相 关
	5	极重要	极迫切	76%~100%	极相关

注：以评价法进行主题评价，共10人参与选题过程，票选分数：5分最高，3分普通，1分最低，结合权重值分配，第一位为下次活动主题。

2. 下期活动主题 陕西省某医院药剂科静配中心组建的同心圈，在11位药师的参与下，通过本次品管圈活动，快速、有效地缩短了细胞毒药物配置时间，提高了静配中心的工作效率。该圈通过评分法将下一期品管圈活动主题定为“缩短PIVAS成品输液配送时间”，继续加强对品管圈工具的运用，改善本期活动中存在的不足，充分应用品管圈方法来推动药剂科静配中心各项工作朝着更加合理、规范的方向持续发展。

实例五 S圈

——提高静脉用药调配中心整体药品调配速度

一、S圈内容摘要

本次品管圈的圈名为S圈，活动主题为“提高静脉用药调配中心整体药品调配速度”，圈组活动时间为2015年7月至2015年12月。负责本次品管圈活动的单位是某大学第一医院药学部。

S圈由2015年5月22日提出，2017年6月开始组建并正式成立。开展本次活动的主要目的是提高静脉用药调配中心整体调配速度，进而为病人提供优质、高效的药学服务。本次S圈圈组活动期间共开会14次，整个品管活动过程按照PDCA循环的十个步骤进行，包括主题选定、活动计划拟定、现状把握、解析、目标设定、对策拟定、对策实施与检讨、效果确认、效果维持、检讨与改进。

S圈圈组成员共7人，其中包括圈长1人，辅导员1人，圈员5人。圈长柳某药师，具有较强的沟通能力及组织协调能力，对待工作认真负责，且积极参加药学部品管圈专题系列培训，故本次担任圈长职务。辅导员张某药师为静脉用药调配中心组长，曾在2015年、2016年分别参加“同心圈”“精点圈”“CC圈”等多个圈组活动，能够掌握品管活动的各个步骤及操作手法，具有丰富的品管工作经验，故担任辅导员；李某药师、李某某药师、崔某药师、沈某药师及林某药师均为科室骨干员工，对待工作积极、热情，能够接受新鲜事物，且具备良好的协作精神，并积极参加科室的各项活动，故本次纳入品管圈活动小组中。

本次活动的主题范围包括了静脉用药调配中心第三批次用药从入药环节到药品调配完成及出药环节结束的总时间，每人每小时完成的调配药品袋数，本次活动的主题旨在提升优质的药学服务，提高药品调配速度，更好地服务于病人，它是由S圈全体圈员借助“评价法”，针对迫切性、重要性、可行性、上级政策等项目进行评价打分后最终确定的。

通过对该院HIS系统数据查询发现，S圈活动前的第三批次平均日调配为8746袋，从而计算出调配速度为77袋/小时，针对此现状运用QC手法“鱼骨图”进行解析，并通过查找原因、要因分析以及真因验证，找出影响调配速度的原因有：工作强度大，环境杂乱，人员疲劳，找药时药品位置不固定，入药时无规律，流程不完善，准备备品时单独准备，备品位置不固定等。依照柏拉图80/20法则，找出真因为：找药时药品位置不固定，入药时无规律，流程不完善，准备备品时单独准备，备品位置不固定，最终运用公式得出目标值为9千袋/小时。为达到这一目标，圈员针对真因拟定解决对策，并根据对策的可行性、经济性、效益性进行打分，找出可实施对策并予以实施，经过实施后的效果确认，发现有形成果是10月第三批次配置量平均为8410袋，调配速度为98袋/小时，目标达成率为123%，进步率为27%；无形成果为通过开展品管圈活动，能够有效提升圈员的责任心及团队协作精神，增进圈员的感情，提高圈员品管圈手法的运用能力，进而提高药师的专业形象等。通过开展品管圈活动，建立了药学部综合静脉用药调配中心预摆药制度，进一步完善了入药环节，并建立了备品准备标准化流程。

经过6个月的连续跟踪观察，本次S圈活动的维持效果良好，2017年1月整体调配速度为108.4袋/小时，2017年3月整体调配速度为99袋/小时。故决定进行下一期品管圈活动，活动的主题为提高静脉用药调配中心整体药品调配准确率。

二、S圈介绍

（一）S圈组成

S圈组成时间是2015年6月，活动结束时间2015年12月，组成人员共7名，其中1名是主管药师，6名是药师，7名均为本科生，S圈组成的相关内容见表5-5-1。

表 5－5－1　S 圈组成

圈　名	S 圈	成立日期	2015 年 6 月 22 日
活动期	第一期	活动时间	2015 年 12 月 30 日
圈　长	柳某	辅导员	张某
圈　员	李某药师，李某某药师，崔某药师，沈某药师，林某药师		
活动单位	某大学第一医院药学部		
活动主题	提高静脉用药调配中心整体药品调配速度		

S 圈圈长柳某药师作为该品管圈的代表人，领导圈员参与活动，起到统一意见、分配工作、追踪进度、向上汇报、培养后继圈长的作用。

S 圈辅导员张某药师，负责营造品管圈自主活动的氛围，起到为品管圈助产，对品管圈活动给予指导、建议，安排教育训练，协调备方面工作的作用。

（二）S 圈圈名与圈徽

1. S 圈圈名　此次品管圈的圈名定为 S 圈，由字母“S”命名为圈名，“S”代表 safe（安全），sage（智慧），speed（速度），super（超级）的首字母。在保障病人用药安全的前提下，全体圈成员，积极运用智慧快速有效地完成本次品管圈活动，使品管圈可以成为 super star！

2. S 圈圈徽及意义

（1）S 圈的圈徽中金色盾牌象征着要像护盾一样守护者病人的健康和用药安全，为病人的健康增加一道防线；翅膀象征着希望，带领大家越过遇到的困难；中间为艺术化的字母 S，“绿色”代表病人的健康，“黄色”代表希望和活力，“红色”代表工作热情。这三个颜色和交通信号灯一样，红色警示不合理处方，禁止调配；黄色警示问题处方，需与疗区沟通方可调配；绿色代表合理处方，要准确调配，及时发放至疗区；英文单词“speed”意为速度，契合本期的活动。

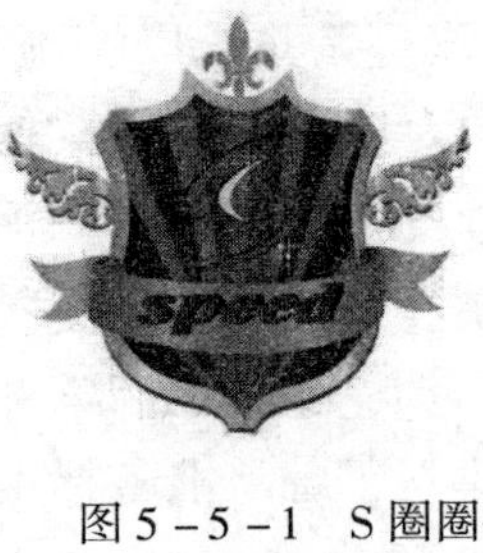

图 5－5－1　S 圈圈徽

（2）S 圈圈徽的寓意是在某大学第一医院的大环境里，药学部的药师们为病人的用药安全架起一道安全有效的防线。

三、S 圈主题选定

（一）S 圈主题内容

圈员提出的主题内容包括提高疗区满意度，提高调配准确率，提高整体药品调配速度，提高盘点准确率。通过评价法最终确定主题为“提高整体药品调配速度”，S 圈主题的具体内容见表 5－5－2。

表 5－5－2　S 圈主题

主题	评价项目				总分	顺序	选定
	上级政策	重要性	迫切性	圈能力			
提高疗区满意度	3.3	3.6	2	1	9.9	3	
提高调配准确率	4	3.3	3.6	1.6	12.5	2	
提高整体药品调配速度	4.3	3.6	4.3	3	15.2	1	√
提高盘点准确率	2	2.3	2	1.6	7.9	4	

1. S 圈主题选择方法　此次 S 圈采用评价法。每个圈员对提出的所有主题从迫切性、重要性、可行性、政策性四方面，按照优 5 分，可以 3 分，差 1 分三个等级，对每个主题的每个项目一一打分，合计得分最高的“提高整体药品调配速度”15.2 分，该内容选定为 S 圈的主题。

2. S 圈主题的衡量指标

$$调配速度（袋/小时）=\frac{配置总数（袋）}{人数\times时间（小时）}$$

（二）S 圈活动主题

1. S 圈主题范围　提高综合静脉用药调配中心整体药品调配速度的主题范围——综合静脉用药调配中心第三批次用药从入药环节到药品调配完成后出药环节结束的总时间，每人每小时完成的调配药品瓶（袋）数。

2. S 圈专有名词

（1）静脉用药调配中心　是指在符合国际标准、依据药物特性设计的操作环境下，经过药师审核的处方由受过专门培训的药学技术人员严格按照标准操作程序进行全静脉营养、细胞毒性药物和抗生素等静脉药物的混合调配，为临床提供优质的产品和药学服务的机构。

（2）整体调配速度　从入药环节到药品调配完成后出药环节结束的总体时间内，每人每小时完成的调配药品瓶（袋）数。

四、S 圈活动计划拟定

此次 S 圈活动的计划拟定是对十大品管圈实施步骤进行时间以及运用工具的计划安排，并指定各部分的负责人。具体内容见表 5－5－3。

表 5－5－3　S 圈活动计划书拟定

What	When																								Who	How	Where
项目	活动																								人	方法	地点
	2015 年 7 月				2015 年 8 月				2015 年 9 月				2015 年 10 月				2015 年 11 月				2015 年 12 月						
	1	2	3	4	1	2	3	4	1	2	3	4	1	2	3	4	1	2	3	4	1	2	3	4			
	周	周	周	周	周	周	周	周	周	周	周	周	周	周	周	周	周	周	周	周	周	周	周	周			
主题选定	…—																								柳某	头脑风暴法	PIVAS
计划拟定		…—																							李某	甘特图	PIVAS

续表

What	When																								Who	How	Where
	活动																										
项目	2015年7月				2015年8月				2015年9月				2015年10月				2015年11月				2015年12月				人	方法	地点
	1	2	3	4	1	2	3	4	1	2	3	4	1	2	3	4	1	2	3	4	1	2	3	4			
	周	周	周	周	周	周	周	周	周	周	周	周	周	周	周	周	周	周	周	周	周	周	周	周			
现状把握			…—	…—																					崔某	柏拉图	PIVAS
目标设定				…—																					沈某	柱状图	PIVAS
解　析						…—	…—																		柳某	鱼骨图	PIVAS
对策拟定								…—																	李某	头脑风暴法	PIVAS
实施与检讨									…—	…—	…—	…—	…—	…—	…—	…—	…—	…—							林某		PIVAS
效果确认																			…—	…—					李某某	雷达图 柏拉图	PIVAS
标准化																					…—	…—			李某		PIVAS
检讨与改进																							…—		林某		PIVAS
成果发表																								…—	柳某		

注：……代表计划；——代表实施。

五、S圈现状把握

（一）静脉用药调配中心作业流程

S圈所在某大学第一医院药学部综合静脉用药调配中心的作业流程：首先由医师开立医嘱，然后静脉用药调配中心药师审核处方，如果发现处方不合理，则与相应医师联系，更改处方。此后，由药师打印医嘱标签，按照静脉用药调配中心的相关制度、按疗区、按药品进行医嘱标签的分签工作，把分好的医嘱标签拿到药库排药，利用医院HIS系统查询疗区退药，确定疗区没有停药后再进行医嘱标签的粘贴，然后放入传递窗，并拿到生物仓内进行配置，配置完成的药品拿出生物仓外进行分科核对，最后送至疗区。具体的流程见图5－5－2。

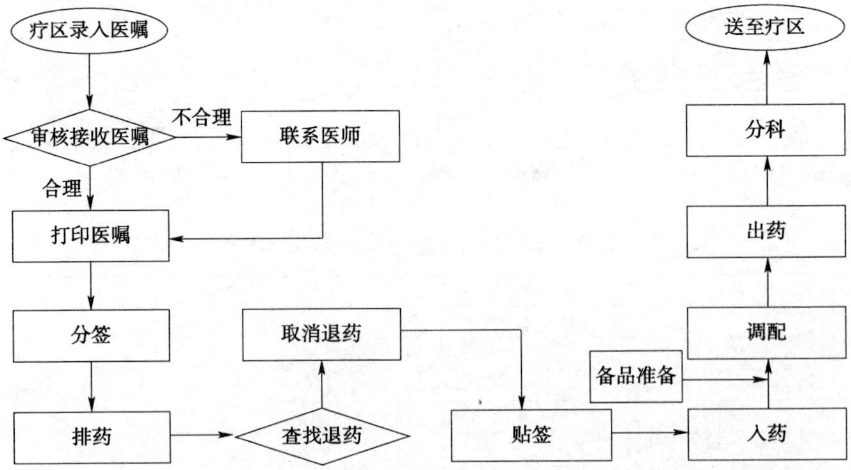

图5－5－2　S圈作业流程图

（二）S 圈现状把握实施步骤

1. 明确工作流程　在 S 圈的实施过程中，为了充分掌握现行的工作内容，全体圈员通过头脑风暴进行小组讨论，利用流程图进行归纳和总结。

2. 查检　S 圈成员统计 1 个月内的排药、准备备品、入药、更换注射器及其他一些事项所需要的时间。本次 S 圈没有以往数据，即从启动时开始统计各项所用时间，见表 5－5－4。

表 5－5－4　S 圈第一批次消耗时间项目统计

开始时间	结束时间	消耗时间项目						合计
		找药	准备备品	入药	出药	更换注射器	其他	
7 月 1 日	7 月 30 日							
时间（小时）		0.3	0.25	0.16	0.08	0.07	0.06	0.92
比例（%）		33	27	17	9	8	6	
累计百分比（%）		33	60	77	86	94	100	

3. 确定改善重点　通过查检表，绘制柏拉图，根据 80/20 法则（80% 的错误结果由 20% 的原因造成），圈员只需要改善 20% 的错误项目，就可以纠正 80% 的错误。S 圈在此步骤利用柏拉图来把握重要原因或寻求改善重点。如图 5－5－3 所示，确定改善重点为找药、准备备品、入药。

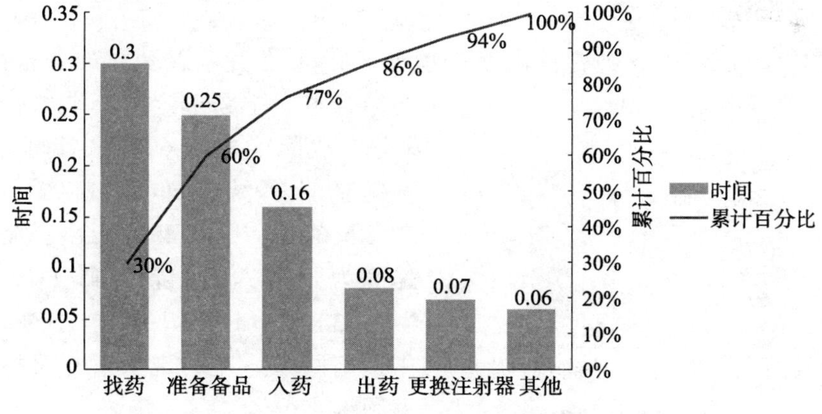

图 5－5－3　改善前柏拉图

（三）S 圈现状把握数据收集

此次数据收集得出结果如下：

Who：崔某药师。

Where：综合静脉用药调配中心。

Why：确定综合静脉用药调配中心整体药品调配速度。

What：每日第三批次调配袋数及所用时间。

How：通过每天早上观察计时，统计7月份第三批次各项用时并记录。

1. 调查方式

（1）通过本院HIS系统统计每日第三批次配置量。

（2）通过记录第三批次药品排药至出药时间，计算出每日第三批次配置所需时间。

2. 计算方法 药品调配速度（袋/小时）$=\dfrac{\text{配置药品总数（袋）}}{\text{人数}\times\text{时间（小时）}}$

3. 结果 调查结果显示，7月1日至7月31日，第三批次每日平均配置量为8746袋，平均用时为2.5小时，每日固定45人进行配置。由公式计算可知，综合静脉用药调配中心整体药品调配速度为77袋/小时。计算的具体内容见表5－5－5。

表5－5－5 S圈提高整体药品调配速度数据结果

项目	日期
	7月1日至7月31日
第三批次平均配置量	8746袋
第三批次平均配置用时	2.5小时×45
调配速度	77袋/小时

六、S圈目标设定

（一）S圈设定目标值

依照柏拉图80/20法则，找出前三项改善的重点为：找药、准备备品、入药，再结合本次主题选定时圈能力打分平均为3分，故圈能力以60%来计算，S圈目标设定的计算结果如下：0.92－（0.92×77%×60%）＝0.49。所以，提高后配置速度为：［8746（袋）/45（人）］/（2.5－0.43）（小时）＝94袋/小时。S圈活动中提高调配速度的现状值与目标值的比较见图5－5－4。

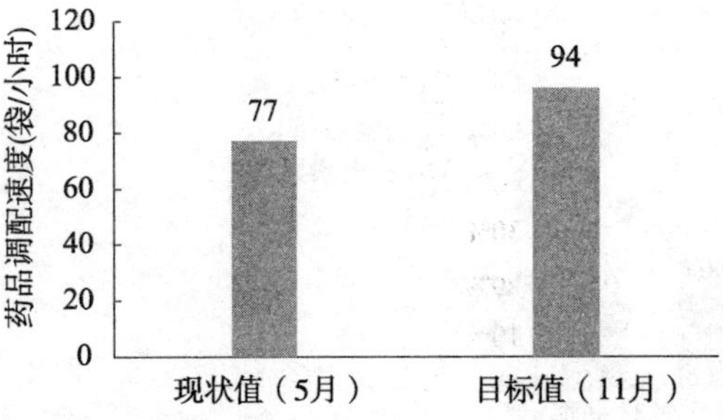

图5－5－4 改善前后调配速度对比图

（二）S圈目标设定实施步骤

1. 设定目标 此次S圈的目标设定为2015年12月31日前，整体调配速度由77袋/小时提高到94袋/小时。

2. 设定完成期限 此次S圈的活动时间为2015年7月至12月，活动时间为5个月。

3. 计算目标值

（1）目标值 目标值＝现状值－改善值＝现状值－（现状值×改善重点×圈能力）

＝0.92－（0.92×77%×60%）＝0.49小时

改善后的速度 = 8746/45（2.5 - 0.92 - 0.49）= 94（袋/小时）

（2）现状值　在本次 S 圈中以“提高综合静脉用药调配中心整体药品调配速度”为主题的活动，通过查检得出现阶段的调配速度为 77 袋/小时，即为目标设定阶段的现状值。

（3）改善重点　根据查检绘制的柏拉图和 80/20 法则，发现找药、准备备品、入药三个环节是造成整体药品调配速度慢的主要原因，三者累计占总比率的 77%，即为改善的重点。

（4）圈能力　圈能力值是通过全体 S 圈圈员对圈能力进行评价打分，计算得到平均分，再除以满分（5 分制），而得到的百分比数值。

4. 绘制目标设定柱状图　S 圈的整体药品调配速度由 77 袋/小时升至 94 袋/小时，由柱状图可直观呈现出改善前数据（现状值）以及改善后数据（目标值）。

七、S 圈解析

1. S 圈查找原因　此次 S 圈查找原因运用的是绘制特性要因图（鱼骨图）的手法，圈长柳药师带领圈员运用头脑风暴提出和收集原因，并从各种不同角度找出问题产生的原因。首先从为何准备备品会影响调配速度开始思考，找出大原因，即人员、方法、工具、其他四方面产生的问题；然后再对大原因进行深究，找出中原因，如个别员工可能状态不好、备品不足等；最后再对找出的中原因进行分析，找出小原因，如摆药的环境空间小、人员身体不适等。S 圈依次对为何找药影响调配速度和为何入药影响调配速度绘制特性要因图。具体内容见图 5 - 5 - 5、图 5 - 5 - 6、图 5 - 5 - 7。

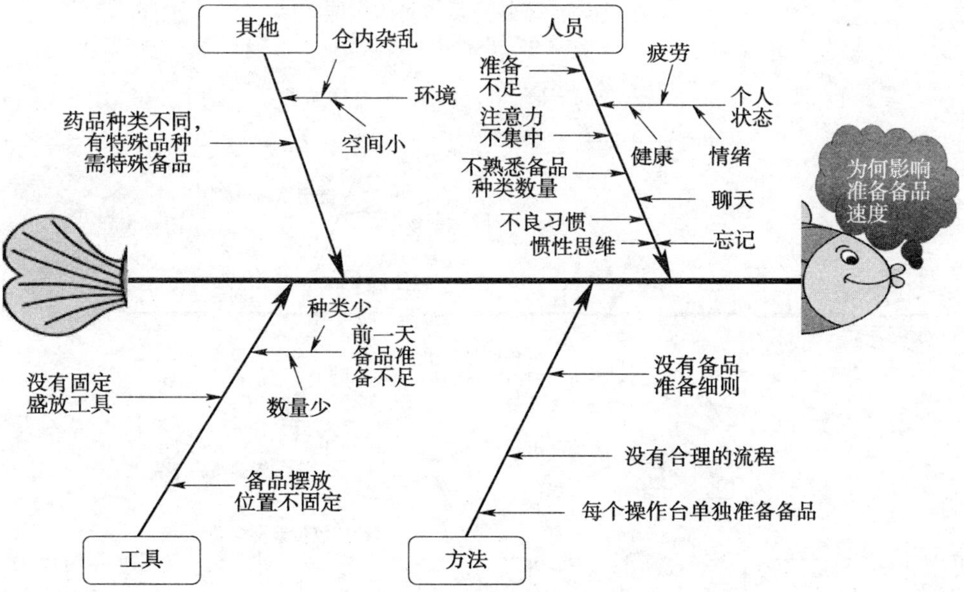

图 5 - 5 - 5　为什么准备备品影响调配速度

2. S 圈要因分析　“要因”即关键的“小原因”，S 圈按照 80/20 法则选定排名在前 20% 的原因，一般多采用投票法和评价法。此次 S 圈活动采用投票法进行要因分析，经过 6 人按评价法打分，重要的打 5 分，一般的打 3 分，不重要的打 1 分，总分占前 20% 为圈选的要因。按人、方法、工具、其他四个方面查找出的要因进行分类，由圈员打分并进行评价。在人员方面，主要是人员疲劳；在工具方面，主要是单独准备备品，备品位置不固定；在方法上，主要是入药无规律，流程不完善，每个操作台单独准备备品。具体投票打分见表 5－5－6。

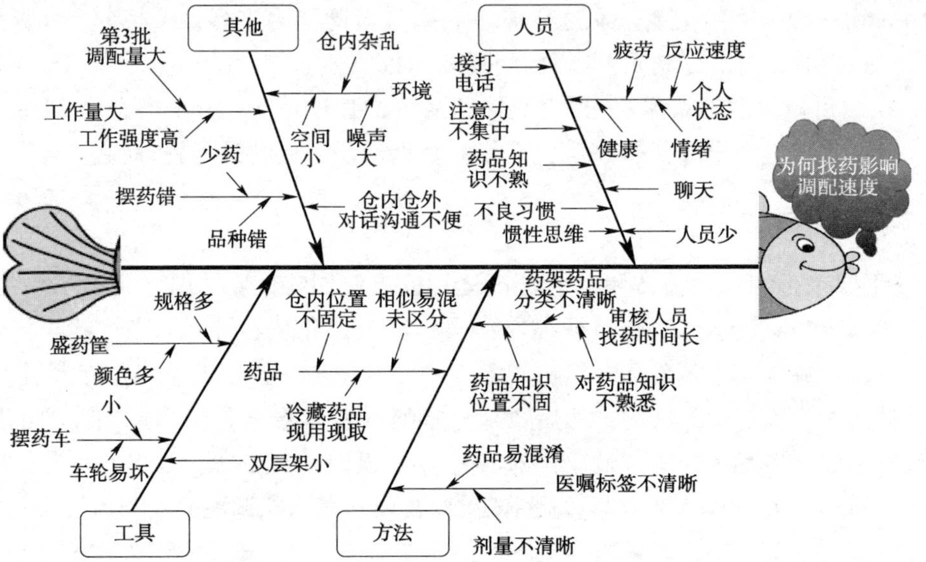

图 5－5－6　为什么找药影响调配速度

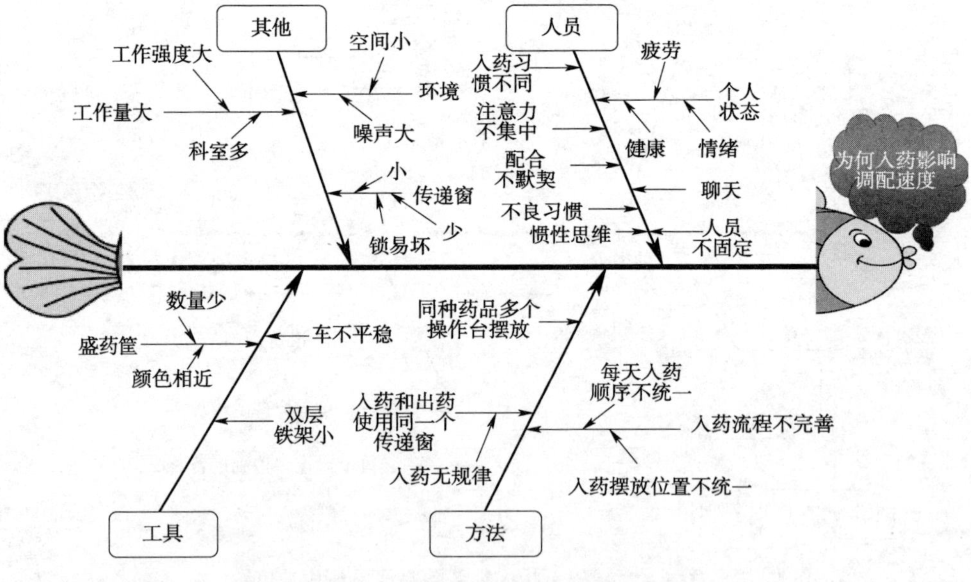

图 5－5－7　为什么入药影响调配速度

表 5-5-6　S 圈要因分析

编号	要因	影响整体调配速度原因		总分
		鱼骨图	鱼骨图	
		中原因	小原因	
1	人员	个人状态	疲劳	27
2			反应速度	18
3			健康	22
4			情绪	14
5		聊天		16
6		人员少		14
7		接打电话		19
8		注意力不集中		22
9		药品知识不熟悉		22
10		不良习惯		21
11		惯性思维		21
12		备品一次准备不足		18
13		不熟悉备品种类、数量		22
14		忘记准备备品		14
15		人药习惯不同		16
16		搭档配合不默契		14
17		人员不固定		19
18	工具	盛药筐	规格多	19
19			颜色多	22
20			数量不足	21
21			颜色相近	20
22		摆药车	小	18
23			车轮易坏	22
24		双层架小		14
25		前一天备品准备不足	种类少	16
26			数量少	14
27		备品位置不固定		26
28		备品没有固定盛放工具		21
29		车不平稳		22
30	方法	药品	仓内位置不固定	27
31			相似易混未区分	21
32			冷藏药品现用现取	18

续表

编号	要因	影响整体调配速度原因		总分
		鱼骨图	鱼骨图	
		中原因	小原因	
33	方法	审核人员找药时间长	药架药品分类不清晰	22
34			药架药品位置不固定	14
35			对药品知识不熟悉	16
36		医嘱标签不清晰	相似药品易混淆	14
37			剂量不清晰	19
38		没有备品准备细则		22
39		没有准备备品合理流程		22
40		同种药品多个操作台配置		21
41		入药和出药用同一个传递窗	入药无规律	27
42		入药流程不完善	没有固定入药顺序	26
43			入药摆放位置不统一	22
44		每个操作台单独准备备品		27
45	其他	环境	杂乱	26
46			噪声大	22
47			空间小	21
48		仓内仓外对话沟通不方便		23
49		工作量大	第 3 批调配量集中	21
50			工作强度高	26
51			科室多	14
52		摆药错	少药	16
53			品种错	14
54		传递窗	小	19
55			锁易坏	23
56			数量少	22
57		药品种类不同有特殊备品		21

3. S 圈真因验证 数据收集如下。

Who：沈某药师。

When：2015 年 8 月 10 日至 2015 年 8 月 16 日。

Where：综合静脉用药调配中心。

What：通过要因分析可以统计数据的项目为找药、入药、准备备品、出药、更换注射器所用时间。

Why：确定影响第三批次调配速度慢的因素。

How：统计各步骤所需时间。

资料收集：统计7天。

此次S圈活动通过现场数据收集，绘制柏拉图进行分析，S圈具体内容见表5-5-7、图5-5-8、图5-5-9。

表5-5-7 S圈真因查检表

开始时间	结束时间	消耗时间项目						合 计
8月10日	8月16日	找药	准备备品	入药	出药	更换注射器	其他	
时间（小时）		0.13	0.15	0.08	0.08	0.06	0.03	0.53
比例（%）		25	28	15	15	11	6	
累计百分比（%）		25	53	68	83	94	100	

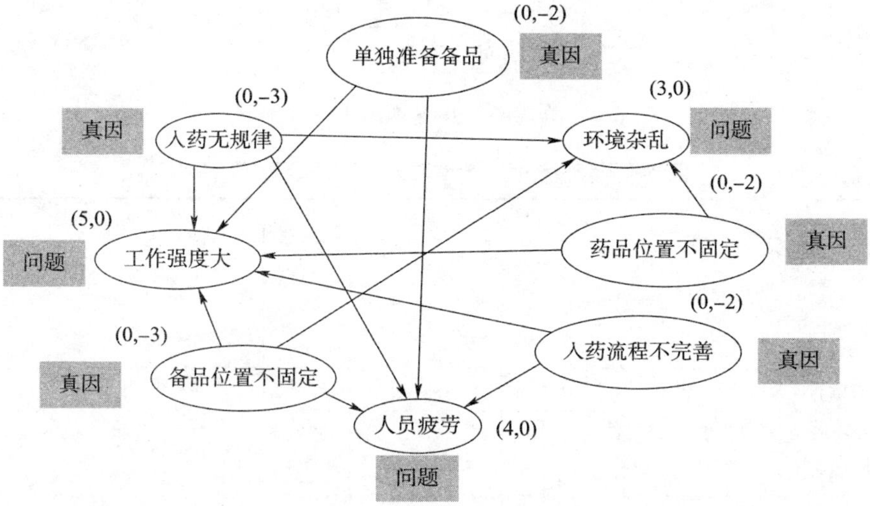

图5-5-8 S圈真因验证

八、S圈对策拟定

全体圈员采用对策拟定评分表，依据评价指标和评价等级对所有的对策进行打分，即针对寻找出的真因在入药、准备备品、找药等方面提出对策，S圈圈员从可行性、经济性、效益性三个方面进行打分，优：5分；可：3分；差：1分。圈员投票人数：6人；总分为90分，取72分（80%以上作为可行对策）制订负责人实施计划，具体对策拟定内容见表5-5-8。

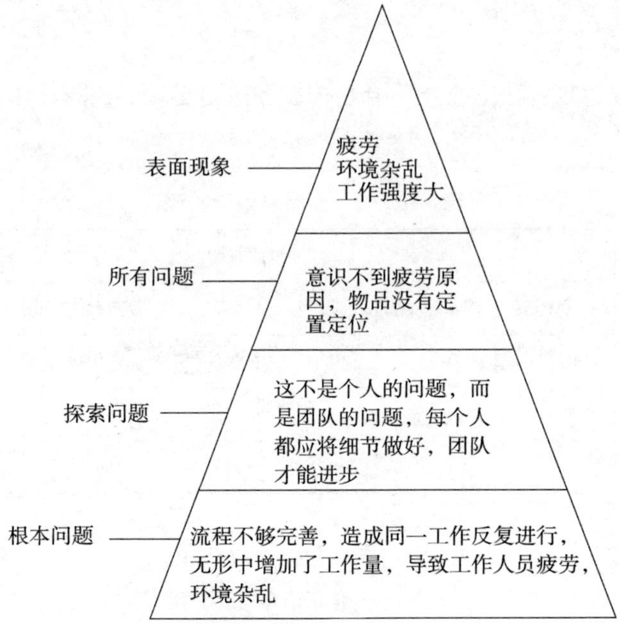

图 5－5－9　S 圈冰山图

表 5－5－8　S 圈对策拟定评分表

真因	对策方案	评价			总分	采用	提案	实施计划	负责人	对策编号
		可行性	经济性	效益性						
找药	实行双人复核散药	18	18	18	54		柳某			
	整合仓内配置流程，同种药品同台配置	16	18	18	52		李某			
	实行预摆药制度，减少散药种类	30	28	18	76	√	沈某	2015. 9 ~ 2015. 10	柳某	1
入药	由一人负责，提前入药	28	30	30	88	√	柳某	2015. 9 ~ 2015. 10	崔某	2－1
	一次性按顺序入进多个科室，避免重复起身	30	28	30	88	√	李某	2015. 9 ~ 2015. 10	李某某	2－2
	配置完成的药品固定位置放置	18	20	14	52		林某			2－3
准备备品	提前一天初步准备备品	28	28	22	78	√	李某	2015. 9 ~ 2015. 10	沈某	3－1
	当天配置由一人负责准备所有备品	30	28	22	80	√	李某某	2015. 9 ~ 2015. 10	李某	3－2
	仓内备品摆放位置固定	28	28	26	82	√	沈某	2015. 9 ~ 2015. 10	林某	3－3

九、S 圈对策实施与检讨

根据PDCA 循环列表所得具体内容见表5－5－9、表5－5－10、表5－5－11、表5－5－12。

表5－5－9　S 圈 PDCA 循环图对策一

对策编号（1）	对策名称	建立预摆药制度
	真因	找药浪费时间多
计划（P）		现状说明：第三批次用药品种多，逐一排药浪费时间，实行预摆药制度，减少散药种类。找药大约用时0.3小时 对策内容： 1. 统计第三批次药品数量 2. 将每个操作台药品品种固定 3. 建立预摆药流程
实施（D）		对策实施： 负责人：柳某 实施时间：2015年8～9月 实施地点：综合静脉用药调配中心 实施计划：制定预摆药制度
效果（C）		对策效果确认： 找药时间由原来的0.3小时缩短为0.03小时
处理（A）		对策处理： 1. 经效果确认，此对策为有效对策 2. 上述对策应用到第三批次药品调配中

表5－5－10　S 圈 PDCA 循环图对策二

对策编号（2）	对策名称	完善入药流程
	真因	入药浪费时间多
计划（P）		现状说明：入药没有固定顺序和模式，入药用时约为0.16小时 对策内容： 1. 安排4个班次负责第三批次的入药 2. 将每个操作台药品品种固定 3. 固定入药顺序及数量
实施（D）		对策实施： 负责人：崔某、李某 实施时间：2015年8～9月 实施地点：综合静脉用药调配中心
效果（C）		对策效果确认： 入药时间由原来的0.16小时缩短为0.08小时

续表

处理（A）	对策处置： 1. 经效果确认，此对策为有效对策 2. 上述对策应用到第三批次药品调配中

表 5－5－11　S 圈 PDCA 循环图对策三

对策编号（3）	对策名称	建立备品准备制度
	真因	备品准备浪费时间多
计划（P）		现状说明：备品准备时间为 0.25 小时 对策内容： 1. 安排 4 个班次负责第三批次备品准备 2. 将每个操作台药品品种固定 3. 固定入药顺序及数量
实施（D）		对策实施： 负责人：李某、沈某 实施时间：2015 年 8～9 月 实施地点：综合静脉用药调配中心
效果（C）		对策效果确认： 准备备品时间由原来的 0.25 小时缩短为 0.04 小时
处理（A）		对策处置： 1. 经效果确认，此对策为有效对策 2. 上述对策应用到第三批药品调配中

表 5－5－12　S 圈 PDCA 循环图对策四

对策编号（4）	对策名称	固定仓内备品位置
	真因	备品准备浪费时间多
计划（P）		现状说明：准备备品没有固定人员，备品没有固定地方，备品准备用时约为 0.25 小时 对策内容： 1. 统计全天备品种类和数量 2. 根据“5S”法，将仓内备品位置固定

续表

实施（D）	对策实施： 负责人：李某、沈某 实施时间：2015 年 8 ~ 9 月 实施地点：综合静脉用药调配中心 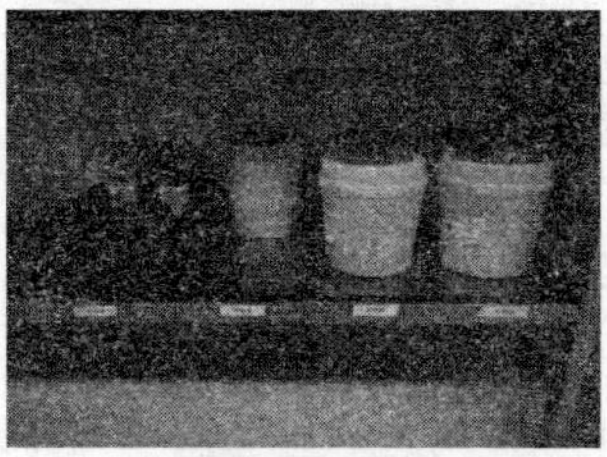 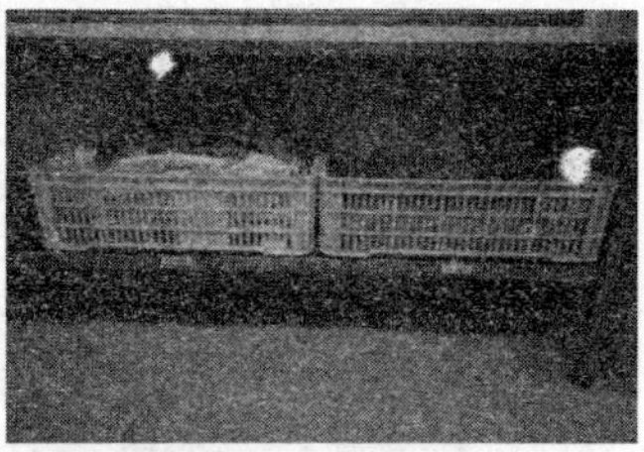 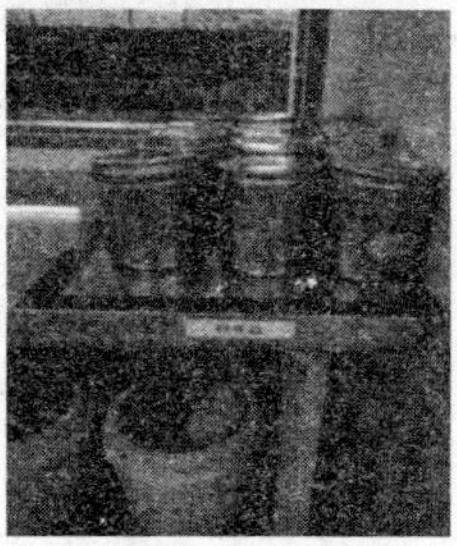 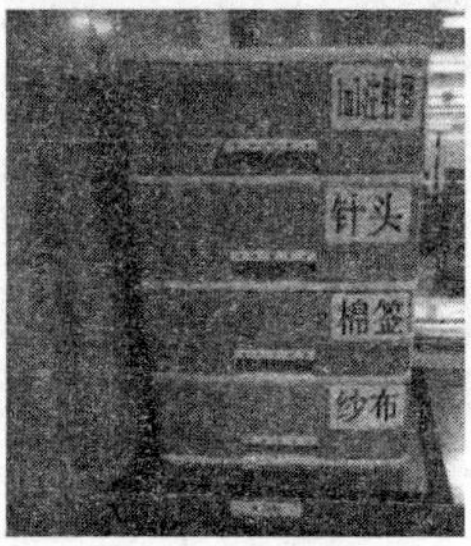
效果（C）	对策效果确认： 准备备品时间由原来的 0.25 小时缩短为 0.04 小时
处理（A）	对策处置： 1. 经效果确认，此对策为有效对策 2. 上述对策应用实际工作中去

十、S 圈效果确认

S 圈运用柱状图来表示改善效果，改善前调配速度为 77 袋/小时，目标值是 94 袋/小时，改善后为 98 袋/小时，获得较大进步，具体成果见图 5 – 5 – 10。

1. 有形成果确认　此次 S 圈有形成果计算步骤及结果如下。

Who：李某药师。

When：2015 年 10 月 8 日至 10 月 30 日。

Where：综合静脉用药调配中心。

What：第三批次每日配置量及所用时间。

Why：了解综合配液中心整体药物调配速度。

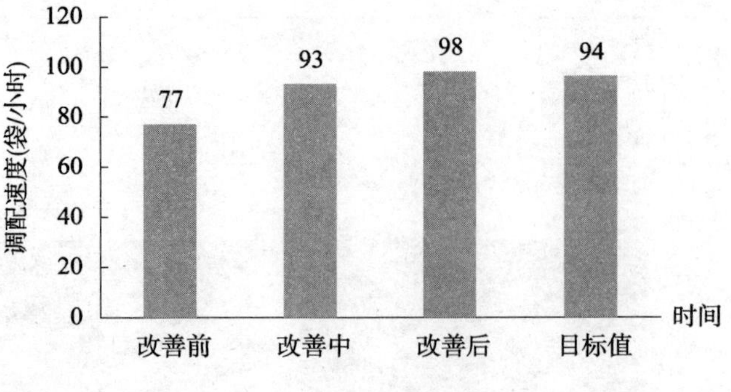

图 5-5-10　效果确认

How：①通过医院 HIS 系统统计每日第三批次配置量；②通过记录第三批次药品摆药至出药时间（表 5-5-13、图 5-5-11），计算出每日第三批次配置所需时间。

表 5-5-13　第三批次配置所需时间

开始时间	结束时间	消耗时间项目						合计
10 月 10 日	10 月 31 日	入药	出药	其他	准备备品	找药	更换注射器	
时间（小时）		0.08	0.08	0.06	0.04	0.03	0.03	0.32
比率（%）		25	25	19	13	9	9	
累计百分比（%）		25	50	69	82	91	100	

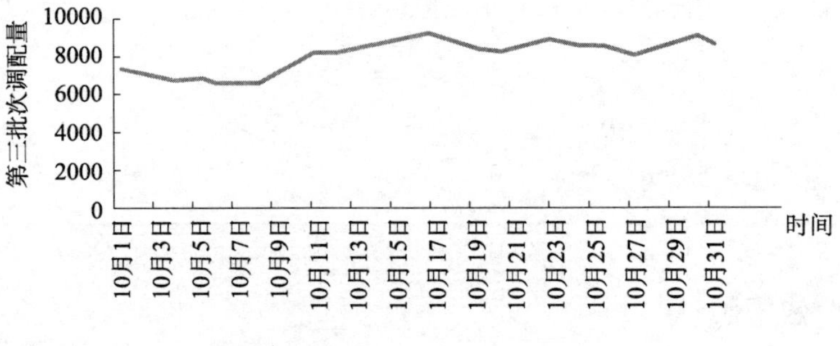

图 5-5-11　10 月第三批次调配量

①10 月的整体调配时间减少了 0.6 小时，10 月 8 日至 10 月 31 日每日第三批次调配量为 8410 袋。根据公式计算可得。

$$调配速度=\frac{第三批次平均配置量}{人数\times时间}=\frac{8410}{45\times1.9}=98\ 袋/小时$$

②目标达成率 $=\frac{(98-77)}{(94-77)}\times100\%=123\%$ 进步率 $=\frac{(98-77)}{77}\times100\%=27\%$

③改善前后柏拉图对比见图 5-5-12。

2. 无形成果确认　S 圈具体无形成果见表 5-5-14、图 5-5-13。

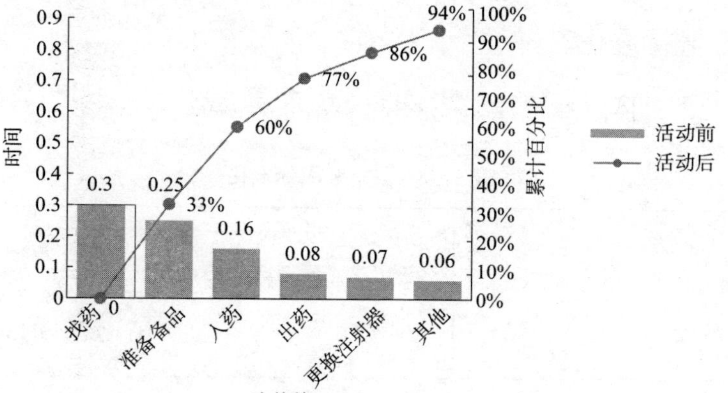

a.改善前

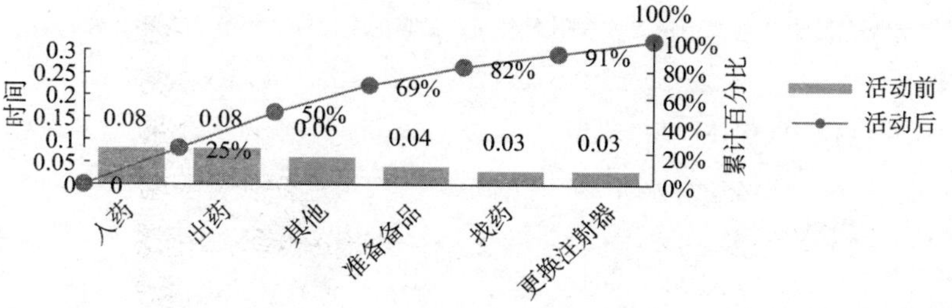

b.改善后

图 5－5－12　改善前后柏拉图

表 5－5－14　S 圈无形效果确认表

编号	评价项目	活动前		活动后	
		合计	平均	合计	平均
1	责任心	19	3.2	24	4
2	团队精神	17	2.8	23	3.8
3	沟通能力	17	2.8	21	3.5
4	荣誉感	16	2.7	22	3.7
5	解决问题能力	13	2.2	20	3.3
6	品管手法	12	2	19	3.2

3. 成果展示　2016 年紫禁城国际药师论坛上发表的《品管圈在静脉用药调配中心提高调配速度的应用与成效》，获大会优秀论文奖并做壁报交流。

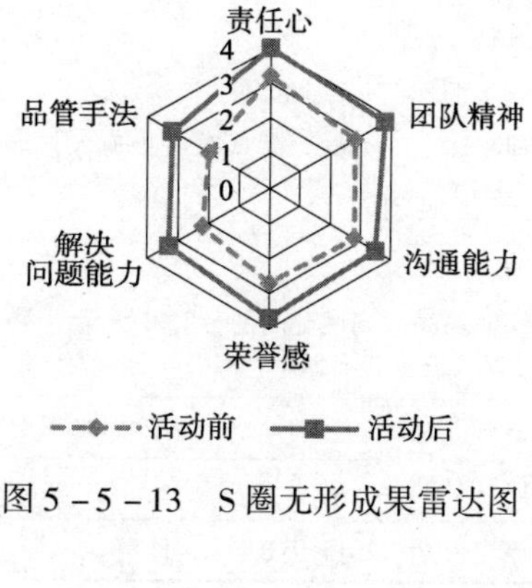

图 5－5－13　S 圈无形成果雷达图

十一、S 圈标准化

S 圈标准化的具体内容见表 5－5－15、表 5－5－16、表 5－5－17。

表 5－5－15　S 圈标准化一

<table>
<tr><td rowspan="2">类别：☐流程改善
☐提升质量
☐临床路径</td><td rowspan="2">名称：建立预摆药制度</td><td>文件编号：JDYY/YJ－SOP. YG. JMPW. 001</td></tr>
<tr><td>主办部门：综合静脉用药调配中心</td></tr>
</table>

一、目的

将同种药品集中调配，减少相互找药及更换注射器时间，提高配置速度，保证病人用药时间

二、适用范围

药学部综合静脉用药调配中心全体员工

三、说明

（一）操作程序（流程图）

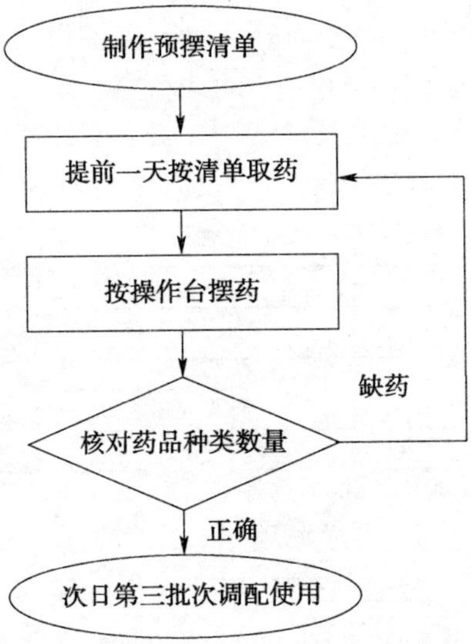
制作预摆清单
提前一天按清单取药
按操作台摆药
核对药品种类数量
缺药
正确
次日第三批次调配使用

（二）内容

1. 制作预摆药清单

根据综合静脉用药调配中心每日第三批次药品消耗清单，制作预摆药清单

2. 提前一天按清单取药

安排班次，按照清单数量，提前一天进行预摆药

3. 按操作台摆药

本班次人员按照清单取回药品，将药品由传递窗运至调配间，按操作台号将药品预摆到对应操作台

4. 核对药品种类数量

本班次人员按照清单，对应操作台号，再次核对药品品种，数量是否正确，如有错误，及时填补

5. 次日第三批次调配使用

预摆药工作结束，药品存放于调配间备次日第三批次调配使用

四、注意事项

保证药品入到调配间的种类和数量

<table>
<tr><td>修订次数：</td><td rowspan="3">核
定</td><td rowspan="3"></td><td rowspan="3">审
核</td><td rowspan="3"></td><td rowspan="3">主
办
人</td><td rowspan="3"></td></tr>
<tr><td>修订日期：</td></tr>
<tr><td>制定日期：2015 年 8 月 10 日</td></tr>
</table>

表 5-5-16　S 圈标准化二

类别：□流程改善 □提升质量 □临床路径	名称：建立备品准备流程	文件编号：JDYY/YJ-SOP. YG. JMPW. 003 主办部门：综合静脉用药调配中心

一、目的

提前准备调配过程中所需备品，节省调配人员调配时间

二、适用范围

药学部综合静脉用药调配中心全体员工

三、说明

（一）操作程序（流程图见右）

（二）内容

1. 制作备品准备清单

根据调配过程中所需备品情况，制作备品准备清单

2. 安排固定准备备品班次

安排班次，按备品清单进行备品准备

3. 提前一天将每个操作台备品除碘伏棉签外准备齐全

提前一天，将每个操作台所用备品除碘伏棉签外准备齐全，放置到各个操作台

4. 调配当日准备备品人员准备碘伏棉签

调配前调配间内一人按照所用操作台数量准备足够的碘伏棉签

5. 将碘伏棉签分发至各个操作台

准备备品人员将碘伏棉签分发到各个操作台

6. 开始入药

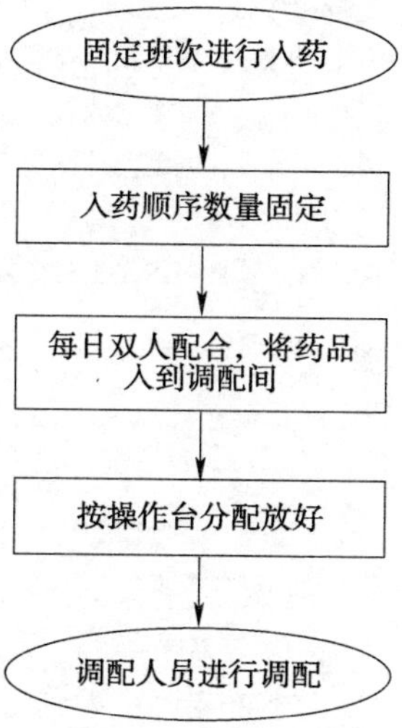
固定班次进行入药
入药顺序数量固定
每日双人配合，将药品入到调配间
按操作台分配放好
调配人员进行调配

修订次数：	核定		审核		主办人	
修订日期：						
制定日期：2015 年 8 月 10 日						

表 5-5-17　S 圈标准化三

类别：□流程改善 □提升质量 □临床路径	名称：完善入药流程	文件编号：JDYY/YJ-SOP. YG. JMPW. 005 主办部门：综合静脉用药调配中心

一、目的

固定班次入药，节省调配人员调配时间

二、适用范围

药学部综合静脉用药调配中心全体员工

三、说明

（一）操作程序（流程图见右）

（二）内容

1. 固定班次进行入药

根据综合静脉用药调配中心工作内容安排工作细则，固定班次进行每日调配前入药工作

续表

2. 入药顺序与数量固定

安排班次，按各个操作台药品种类及调配顺序进行入药

3. 每日双人配合，将药品入到调配间

调配间外一人将对应操作台需调配输液袋入到传递窗，关闭传递窗；调配间内一人将输液袋放运至对应操作台

4. 按操作台分配放好

调配间内一人按照预摆药品种，将输液袋放置到对应操作台工作车上

5. 由调配人员进行调配

调配人员完成调配间外贴签工作，换好洁净服即可入调配间进行调配工作

四、注意事项

保证按照预摆药清单上各个操作台药品种类将输液袋入到对应操作台

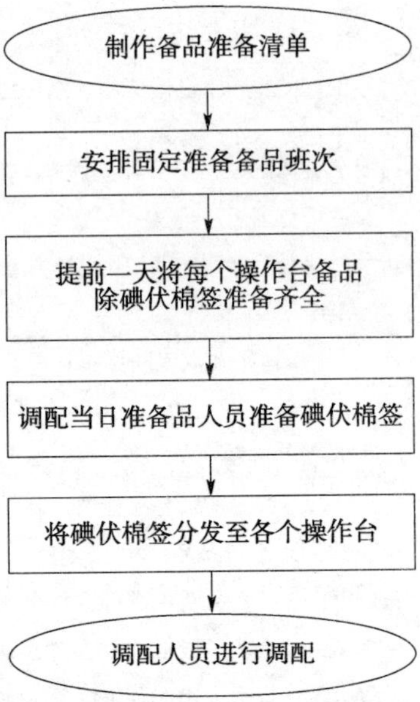
制作备品准备清单
安排固定准备备品班次
提前一天将每个操作台备品除碘伏棉签准备齐全
调配当日准备品人员准备碘伏棉签
将碘伏棉签分发至各个操作台
调配人员进行调配

修订次数：	核定		审核		主办人	
修订日期：						
制定日期：2015 年 8 月 10 日						

十二、S 圈效果维持

S 圈通过折线图反映标准化效果的维持情况，由图 5 – 5 – 14、图 5 – 5 – 15 可看出调配速度一直在目标值以上。

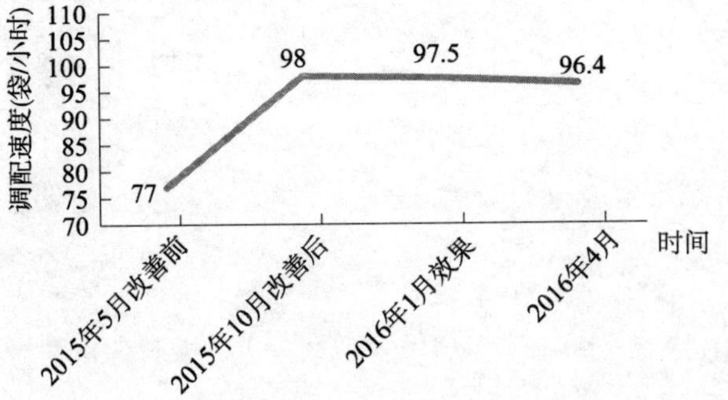
调配速度(袋/小时)
110
105
100
95
90
85
80
75
70
77
98
97.5
96.4
2015年5月改善前
2015年10月改善后
2016年1月效果
2016年4月
时间

图 5 – 5 – 15　S 圈标准化效果维持推移图

十三、S 圈检讨与改进

（一）S 圈检讨与改进报告

以下是 S 圈进行检讨与改进所形成的报告，具体说明了在活动过程中每一步骤的优点以及今后努力的方向，见表 5-5-18。

表 5-5-18　S 圈检讨与改进报告

活动项目	优　点	缺点或努力方向
主题选定	调配速度是保证病人能够按时用药的第一要素	从改善主题更深层次地把握药学工作的宗旨"一切以病人为中心"
活动计划拟定	具有可实施性	把制定任务能力运用到实际中
现状把握	主动登记，认真查检	工作量浮动大
目标设定	与本部门工作目标一致	合理评估圈能力
解析	全方位考虑工作细节，能运用品管手法解析	进一步加强对品管工具的使用
对策拟定	群策群力，集思广益，可实施对策多	进一步开展头脑风暴
对策实施与检讨	加强自我管理	根据实际情况，不断更新对策
效果确认	多种方法展示圈成果	继续努力，再获佳绩
标准化	制定的制度运用到实际工作中	不断完善工作流程
圈会运作情形	提高圈员各项能力	调动圈员积极性
遗留问题	维持当前调配速度，寻找方法，不断提高调配速度	

（二）S 圈遗留问题

S 圈的遗留问题是，如何维持当前调配速度，寻找方法，不断提高调配速度。

（三）S 圈活动启示

通过本次品管圈活动大家收获了很多，在个人价值方面，提供了自我展示的平台，体现了个人价值；在凝聚力方面，增强了团队凝聚力，提高了静脉用药调配中心整体工作效率；从调配速度看，通过品质管理，调配速度从 77 袋/小时上升为 98 袋/小时；从病人满意度看，减少了配置时间，使病人能够按时用药，为病人健康保驾护航。相信品管圈活动将更多地应用于以后的工作中，可达到更好地提高工作效率的目的。

（四）S 圈下期活动主题选定

主要是为下一期的品管圈活动确定好主题，确定主题的过程和方法与 S 圈最开始确定活动主题一样。经过圈员开会讨论出下期主题，见表 5-5-19。

表 5-5-19 下期活动主题

主题	评价项目				总分	顺序	选定
	上级政策	重要性	迫切性	圈能力			
提高疗区满意度	3.3	3.6	2	1	9.9	3	
提高调配准确率	4	3.3	3.6	1.6	12.5	2	下期活动主题
提高整体药品调配速度	4.3	3.6	4.3	3	15.2	1	完成
提高盘点准确率	2	2.3	2	1.6	7.9	4	

1. 主题范围 整体药品配置准确率包括排药差错、配置差错。

2. 专有名词

（1）摆药差错 按照医嘱标签进行溶液和药品摆放时出现的错误。

（2）配置差错 药品在配置过程中出现的错误，如配伍禁忌，溶剂选择错误或人为地排错药品。

第六章　临床用药服务实例分析

本章实例摘要

药师是药物治疗团队的重要组成部分；另一方面，促进合理用药和保证病人用药安全是药学服务的核心，也是药师专业技术服务价值的重要体现。药学人员的临床药学服务涵盖了用药交代与咨询、查房与会诊、用药教育与慢病管理、治疗药物监测与给药方案制订以及药学信息服务与合理用药监控等内容。药学人员通过持续改进和优化工作流程，不断提高临床药学服务的效率，努力加强为病人进行药学服务的专业技术水平，从而达到保证病人安全用药、合理用药的最终目的。本章以临床用药服务为主题，相关从业人员从医院、药房等方面对用药服务的不足之处进行品管圈活动，并取得相应成绩。

本章结合各单位改善临床用药服务的实际工作，通过对各案例分析介绍各圈参与临床用药服务的步骤与方法，达到将品管圈活动这个高效工具推广于广大医疗领域的目的。本章共四个圈案例，包括了杏林工匠圈、优品圈、紧医卫圈、宝塔圈，主题分别为“提高住院泌尿系统感染病人注射用抗菌药物医嘱审核正确率”“降低抗肿瘤药物不合理医嘱发生率”“提高门诊处方合格率”“降低住院病人抗菌药物使用率”。以下为对各圈的评价。

本章实例一为杏林工匠圈，由武汉市某医院药学部开展，该圈活动的主题为“提高住院泌尿系统感染病人注射用抗菌药物医嘱审核正确率”，该圈活动时间是 2016 年 1 月到 2016 年 7 月。此次活动的主题是根据该医院管理目标的方向、主管的方针、上级的指示及指引并结合自行可解决的问题而提出的。经由杏林工匠圈全体圈员通过评价法，针对迫切性、重要性、可行性、上级政策等一系列指标进行评价打分而确定。圈员通过对既往数据的检索发现，杏林工匠圈活动前医嘱审核正确率仅为 64.03%，通过品管圈活动的开展与正确运用，最终达到医嘱审核正确率为 93.33%，目标达成率为 101.60%，进步率为 45.76%。该圈全体圈员对品管圈步骤掌握十分灵活，基于品管圈十大步骤，融合医院总的指导方针，建立了住院病人医嘱审核的标准化流程和审方标准。但由于是初次进行品管圈活动，杏林工匠圈对品管圈工具的运用理解仍存在不足之处，在以后的活动中有待提高。

本章实例二为优品圈，是由西安交通大学某附属医院开展，经由优品圈全体圈员通过评价法，从迫切性、重要性、可行性、政策性四个方面进行评价打分，确定本次圈主题为“降低抗肿瘤药物不合理医嘱发生率”。该圈通过大量的数据收集，分析得出改善前不合理医嘱率为 6.81 件/千条，改善后得出不合理医嘱为 76 条，不合理医嘱率为1.93件/千条，目标达成率为115.91%，进步率为71.66%。优品圈最大的优势在于，它在2013年便接触了品管圈，至今进行了两次活动，期间不断改进，故本期活动取得了令人瞩目的成绩。优品圈能灵活运用评价法、柏拉图80/20法则等高效的工具与方法，为整个品管圈活动的成功举办奠定了基础。在真因分析与对策拟定过程中，优品圈充分运用评分表，于众多条款中寻找最佳结果，实属品管圈活动运用之佼佼者。

本章实例三为紧医卫圈，由武汉某医院药学部门诊药房负责开展，本次活动改善的主题是“提高门诊处方合格率”，活动时间为2015年11月至2016年7月。此为紧医卫圈的第一次品管圈活动，品管圈活动的步骤运用较为恰当，对品管圈活动做到了充分学习并理解。通过7个月的活动，紧医卫圈的活动成果较为显著，所拟对策逐步落实成该院的实施标准，并建立了违规处方曝光台等标准化活动。但是，本圈也有一些缺点，如圈活动中圈成员任务分配不合理，报告书中所列结果并无明确的数据来源。谨以此供后来者研究。

本章实例四为宝塔圈，由延安大学某附属医院临床药学科开展，该圈活动的主题是“降低住院病人抗菌药物使用率”，该次圈活动时间是2016年3月至2016年11月，历时6个月。宝塔圈活动前经过计算得到抗菌药物使用率为63.44%，经过对策实施后验证发现，从2016年8月份到10月份抗菌药物使用率降为59.64%，目标达成率为110.5%，进步率为5.99%。效果较为明显。该圈在活动过程中时间观念较强，超过计划时间的步骤能主观查找原因，值得学习。但在活动中，对品管圈方法的运用不是十分理想，构成品管圈活动过程的部分阻碍。由此可见，方法的精确掌握对品管圈的运行有着至关重要的作用。

本章实例五为彩虹圈，它的活动主题是“提高显微修复外科科室抗菌药物使用合理率”，活动时间为2016年1月至2016年12月。该圈严格按照品管十大步骤进行，由于此次为该圈第三次品管圈活动，活动之严谨性及各步骤衔接度较为良好，显微修复外科科室抗菌药物使用合理率从66.67%上升至9月份的90%，目标达成率为100%，进步率为34.99%，品管圈效果良好。相对大多数品管圈之优点在于，彩虹圈进行上期活动的总结追踪，圈活动的成熟性是大家有目共睹的。活动成果显著，有口袋书等成形规范，彩虹圈经过效果确认后，将骨科围手术预防用药制定了标准化评价标准。

本章的五个品管圈实例中，可圈可点之处在于各圈对品管圈活动步骤处理得比较到位，能融合实施单位的上级方针及文化特色，在未来的课题解决中，定能更上一层楼。

实例一　杏林工匠圈

——提高住院泌尿系统感染病人注射用抗菌药物医嘱审核正确率

一、杏林工匠圈内容摘要

本次品管圈的圈名为杏林工匠圈，本次杏林工匠圈活动的主题是“提高住院泌尿系统感染病人注射用抗菌药物医嘱审核正确率”，活动时间是 2016 年 1 月至 2016 年 7 月。负责本次杏林工匠圈活动的单位是武汉市某医院药学部。

杏林工匠圈于 2015 年 12 月 20 日被提出，2016 年 1 月开始组建，2016 年 1 月正式成立。本次活动是武汉市某医院药学部静脉药物调配中心进行的第 1 次品管圈活动。本次活动针对的主要是武汉市某医院的静脉药物调配中心的医嘱审核工作。本次杏林工匠圈活动期间共开会 12 次，活动开展包含主题选定、活动计划拟定、现状把握、解析、目标设定、对策拟定、对策实施与检讨、效果确认、效果维持、检讨与改进十个品管步骤。

杏林工匠圈的成员共 12 人，其中包括圈长 1 人，辅导员 1 人，圈员 10 人。杏林工匠圈圈员都是来自武汉市某医院的静脉药物调配中心的临床药师与临床医师，具备专业的临床用药知识和丰富的临床用药经验。杏林工匠圈通过改善 PIVAS 临床用药服务中常遇的问题，以实现提高临床用药服务品质的目的，从而增加病人对武汉市某医院的满意度。

本次活动的主题范围包含了所有住院泌尿系统感染病人所使用的注射用抗菌药物医嘱。本次活动的主题是根据医院管理目标的方向，主管的方针，上级的指示及指引并结合自行可解决的问题而提出。经由杏林工匠圈全体圈员通过评价法，针对迫切性、重要性、可行性、政策性等一系列指标进行评价打分而最终确定下来。通过对既往数据的检索发现，杏林工匠圈活动前医嘱审核正确率仅为 64.03%，圈长王药师组织全体圈员运用头脑风暴法对此现象进行解析，通过查找原因、要因分析以及真因验证，找出医嘱审核正确率低的原因主要有：未制定审核标准、未制定审方工作标准操作规程、药师对疾病的诊疗指南不了解、药师对说明书规定的重点掌握不熟、工作因素打扰五项。通过现状把握与圈能力的评估，杏林工匠圈最终运用公式得出目标值为 92.87%。为达到这一目标，杏林工匠圈的圈员针对要因提出相应对策，经过实施后验证发现，从 1 月份至 7 月份医嘱审核正确率从 64.03% 上升到 93.33%，目标达成率为 101.60%，进步率为 45.76%。相应的无形成果有：运用 QCC 的手法更加熟练，解决问题的能力得到提升，团队内和团队间的和谐程度得以提高，工作责任感得以提升，工作积极性得以提高，团队凝聚力得以提升，自我价值得以加强，协调沟通能力得以提升。杏林工匠圈在效果确认后建立了住院病人医嘱审核的标准化流程和审方标准，从而保证了本次活动的改善措施可以持续进行。

活动结束后，杏林工匠圈经过 3 个月连续跟踪观察证实，本次活动的效果维持良好，2016 年 10 月医嘱审核正确率为 95.83%，处于目标值以上。故此，决定进行下一次品管圈活动，活动的主题为“提高肺部感染住院病人注射用抗菌药物医嘱审核正确率”。

二、杏林工匠圈介绍

（一）杏林工匠圈组成

杏林工匠圈的组成时间是 2016 年 1 月，活动结束时间是 2016 年 7 月，在该院是第一期活动，组成人员共12名，其中10名是药师，1名博士，5名硕士，6名本科生，杏林工匠圈组成的相关内容见表6-1-1。

表6-1-1 杏林工匠圈组成

圈 名	杏林工匠圈	成立日期	2016年1月3日
活动期	第一期	活动期间	2016年3月5日至7月
圈 长	王药师	辅导员	吴主任药师
圈 员	李药师，王药师，章药师，刘药师，周药师，宁药师，张药师，张某某药师，钱医师，冯医师		
活动单位	武汉市某医院药学部静脉用药调配中心		
活动主题	提高住院泌尿系统感染病人注射用抗菌药物医嘱审核正确率		

杏林工匠圈圈长王药师是该院药学部临床药学组组长，其沟通能力强，态度乐观向上，工作认真负责，具备较强的组织协调能力，故此担任圈长职务。圈长的任务主要是作为品管圈的代表人，领导圈员参与活动。

杏林工匠圈辅导员吴药师是该院药学部副主任，其思维活跃，业务娴熟，曾多次参加过品管圈活动，有一定的经验，故此担任辅导员职务。辅导员的任务主要是营造品管圈的自主活动气氛，起到为品管圈助产，对品管圈活动给予指导、建议，安排教育训练，协调工作的作用。

此次品管圈的圈名定为杏林工匠圈，其活动为提高PIVAS审方药师的审方能力，特别是静脉用抗菌药物医嘱审核能力，促进医院合理用药。此外，建立抗菌药物医嘱审核标准，实现不同药师审方同质化。

（二）杏林工匠圈圈名与圈徽

1. 杏林工匠圈圈名 杏林是对医界的颂称。相传三国时吴国董奉为人治病，不取报酬，但求病人于病愈后在其宅旁种杏一株，日久杏树成林，后世遂以“杏林春暖”“誉满杏林”等来称颂医家的高尚品质和精良医术。

工匠一般是指技艺高超的手艺人，匠人精神的第一要素是乐趣和热情，正如《论语》中有“知之者不如好之者，好之者不如乐之者”的论述。匠人的精髓则是用心活、用心干、用心经营、用心诠释人生。

2. 杏林工匠圈圈徽及意义

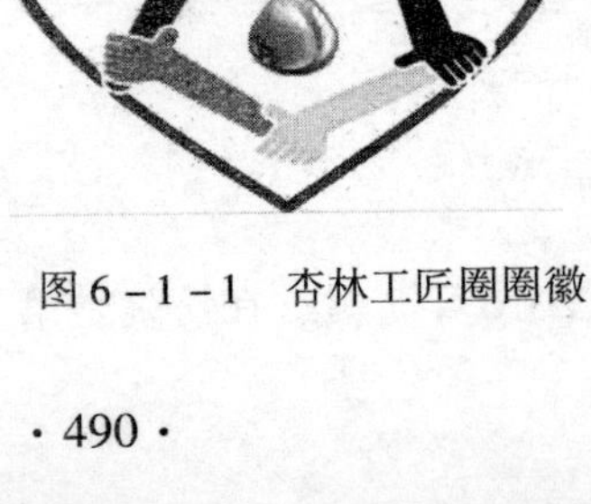

图6-1-1 杏林工匠圈圈徽

（1）杏林工匠圈的圈徽中蓝色水滴象征静脉输液，五种不同颜色的手臂围绕一起代表团结，外圈为红色心型，代表爱心、关心。（图6-1-1）

（2）圈徽整体表达的意思是大家团结在一起，共同关注静脉输液的合理使用。

（3）圈徽的精髓是本院PIVAS药师们致力于发扬工匠

精神，践行药师职责，用心想、用心做，为病人的用药安全保驾护航。

（三）杏林工匠圈活动历史

本品管圈从2016年1月至2016年7月进行了第一期活动，主题为“提高住院泌尿系统感染病人注射用抗菌药物医嘱审核正确率”。此期活动的目标设定结合实际，制定合理，取得的成绩较好，进步率较高，目标达成率101.60%，取得了良好的成绩，如表6-1-2所示。

表6-1-2　杏林工匠圈第一期活动

期数	活动主题	活动时间	目标	成绩	目标达成率	进步率	院内外荣誉
第一期	提高住院泌尿系统感染病人注射用抗菌药物医嘱审核正确率	2016.1.3～2016.7.26	64.03%→92.87%	93.33%	101.60%	45.76%	院外交流、版展

三、杏林工匠圈主题选定

（一）杏林工匠圈主题内容

圈员提出的主题内容包括“住院静脉用药医嘱审方同质化”“提高住院泌尿系统感染病人注射用抗菌药物医嘱审核正确率”“注射用PPI处方审核同质化”“药品出仓及配送流程改善”“肾功能不全病人用药医嘱的审核”“肿瘤科用药的医嘱点评”。此次杏林工匠圈采用评价法，每个圈员对提出的所有主题从迫切性、重要性、可行性、上级政策四方面，按照优5分，可以3分，差1分三个等级，对每个主题的每个项目一一打分，合计得分最高的“提高住院泌尿系统感染病人注射用抗菌药物医嘱审核正确率”188分，因此，该内容被选定为杏林工匠圈活动的主题。具体内容见表6-1-3。

表6-1-3　杏林工匠圈主题内容

主题项目评价	可行性	迫切性	圈能力	上级政策	总分	提案人	选定
住院静脉用药医嘱审方同质化	49	53	39	43	184	王某	
提高住院泌尿系统感染病人注射用抗菌药物医嘱审核正确率	53	45	47	43	188	李某	√
注射用PPI处方审核同质化	55	41	49	29	174	宁某	
药品出仓及配送流程改善	49	41	47	45	182	吴某	
肾功能不全病人用药医嘱的审核	45	43	39	35	162	张某	
肿瘤科用药的医嘱点评	47	41	41	37	166	刘某	

（二）杏林工匠圈活动主题

1. 杏林工匠圈主题范围　提高住院泌尿系统感染病人注射用抗菌药物医嘱审核正确率的主题范围——所有主要诊断或次要诊断时泌尿系统感染的注射用抗菌药物医嘱。

2. 杏林工匠圈专有名词

（1）医嘱审核　是对药品的适应证、禁忌、特殊人群用药、剂量、溶剂种类、溶剂体积、配伍禁忌、给药频次、相互作用的审核。

（2）医嘱审核正确率　指医嘱审核结果正确的比率。

（3）泌尿系统感染　临床诊断为泌尿系统感染。

（4）注射用抗菌药物　采用静脉滴注、静脉注射、肌内注射给药的抗菌药物。

（5）医嘱审核正确率　$医嘱审核正确率 = \frac{医嘱审核正确的条目数}{待审医嘱条目总数} \times 100\%$

（6）医嘱审核正确的条目数　医嘱审核正确的条目数 = 待审医嘱条目总数 - 漏审医嘱条目数 - 误审医嘱条目数

（三）杏林工匠圈选题理由

1. 对病人而言　抗菌药物使用不合理是造成病人细菌耐药的主要原因。统一抗菌药物审方标准，对提高病人安全用药、降低经济负担意义重大。

2. 对同仁而言　提高药学人员审方能力，降低医嘱的不合格率，从而减少因审方标准不统一而造成的用药安全隐患。

3. 对院方而言　正确统一的审方标准可有效保证临床抗菌药物的合理使用，从而降低因抗菌药物的不合理使用而造成的医院医疗风险。

四、杏林工匠圈活动计划拟定

杏林工匠圈活动计划的具体的内容和时间进度安排见表 6－1－4。

表 6－1－4　杏林工匠圈活动计划拟定

What	When																												How	Who
	年月																													
	2016年1月				2016年2月				2016年3月				2016年4月				2016年5月				2016年6月				2016年7月					
活动项目	1周	2周	3周	4周	1周	2周	3周	4周	1周	2周	3周	4周	1周	2周	3周	4周	1周	2周	3周	4周	1周	2周	3周	4周	1周	2周	3周	4周	工具	负责
主题选定	… —																												头脑风暴	王某
活动计划拟定		… —																											甘特图	李某
现状把握			… —	… —	… —	—																							流程图	刘某
目标设定						…	—																						柏拉图	章某
解析							… —	—	—																				鱼骨图	王某
对策拟定								…		—	—																		头脑风暴	冯某
对策实施与检讨									…	…	…	… —	… —	… —	… —	… —	… —	… —	… —	… —	—	—	—						PDCA	钱某

续表

What	When																												How	Who
	年月																													
	2016 年 1 月				2016 年 2 月				2016 年 3 月				2016 年 4 月				2016 年 5 月				2016 年 6 月				2016 年 7 月					
活动项目	1周	2周	3周	4周	1周	2周	3周	4周	1周	2周	3周	4周	1周	2周	3周	4周	1周	2周	3周	4周	1周	2周	3周	4周	1周	2周	3周	4周	工具	负责
效果确认																					…	…	…	… —	—	—			查检表	王某
标准化																									…	…	… —		标准书	宁某
检讨与改进																												… —		

注：…表示计划线，—表示实施线，Where：药学部 PIVAS 会议室。

五、杏林工匠圈现状把握

“知己知彼”方可“百战不殆”，针对所选的主题，从工作现场即静脉用药调配中心出发，采取各种方法对影响住院泌尿系统感染病人注射用抗菌药物医嘱审核正确率的可能原因进行客观系统分析，实事求是地明确改善重点，为下一步目标设定和原因分析提供真实有效的依据。在此次“杏林工匠圈”活动中，主要通过流程图进行系统归纳和总结。

（一）住院病人注射用药医嘱审核流程

杏林工匠圈所在武汉市某医院住院病人注射用药医嘱审核是由药学部静脉用药调配中心完成的，基本流程为：首先由静脉用药调配中心药师接收医嘱；之后药师审核医嘱用药的七个独立要素，即适应证是否合适，是否存在用药禁忌，是否存在老年人/儿童/哺乳期妇女/孕妇/肝功能不全者/肾功能不全者用药不适宜，单次给药剂量是否合适，药物溶剂种类是否合适，药物溶剂体积是否合适，是否存在配伍禁忌；其后药师审核给药频次和药物间相互作用；至此审核工作完成可以进行药品的配置。

以上审核环节中如任何一项内容出现审核结果为“不合理”时，应由医嘱审核药师记录问题并通知相关临床科室；当临床科室反馈的是接受审核意见时，应更改医嘱后再次发送至静脉用药调配中心，继续从开始环节启动审核流程；如果临床科室反馈的是不接受审核意见时，需要说明理由，由审核药师判断理由的合理性。如果理由合理，则将按照该内容修订医嘱审核标准；如果理由不合理，则拒绝配药。

具体的审核流程见图 6－1－2。

（二）杏林工匠圈现状把握实施步骤

1. 明确工作流程　在杏林工匠圈的实施过程中，为了充分掌握现行的住院泌尿系统感染病人注射用抗菌药物医嘱审核正确率不足，存在漏审、误审的现象，全体圈员通过小组讨论分析，利用流程图进行了归纳和总结。

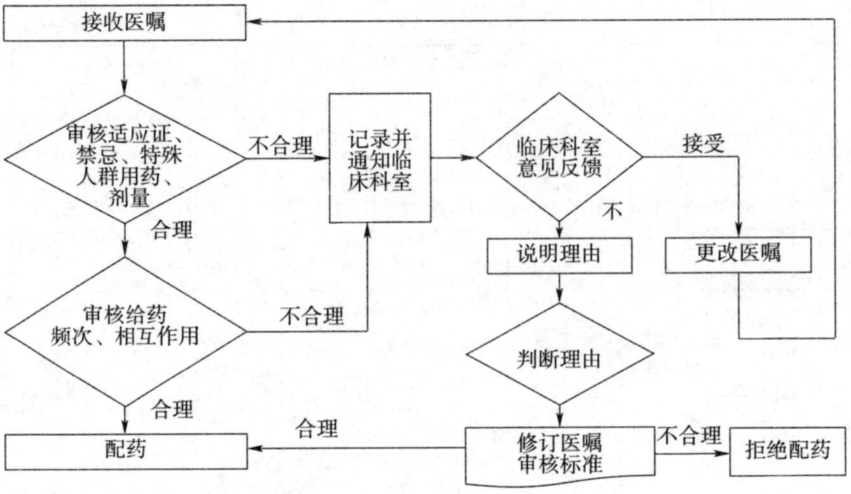

图 6－1－2　杏林工匠圈作业流程图

2. 查检　在查检过程中主要的问题是审核标准的拟定和对既往审核结果的复审。为了解决以上两个问题，圈员在静脉用药调配中心，采集医院信息系统中住院泌尿系统感染病人注射用抗菌药物医嘱审核的记录，并为医院所用的注射用抗菌药物拟定针对泌尿系统感染的医嘱审核标准。

Who：静脉用药调配中心药师。

When：2016 年 2 月 1 日至 2016 年 2 月 19 日。

Where：静脉用药调配中心。

Why：确定住院泌尿系统感染病人注射用抗菌药物医嘱审核正确率。

What：主要或次要诊断为泌尿道感染的住院病人所用的药物医嘱。

How：①拟定医嘱审核标准；②对医院信息系统中已经审核的医嘱进行复审，记录漏审及误审的情况及条目数。

（1）查检表的制作　①观察和记录既往住院泌尿系统感染病人注射用抗菌药物医嘱审核的结果，包括医院信息系统中的审核结果和文字记录的审核结果；②圈员按照《医嘱审核流程和处方管理办法》（2006 年中华人民共和国卫生部令第 53 号）第三十五条的规定确定要收集的项目为：适应证、禁忌、特殊人群用药、剂量、溶剂种类、溶剂体积、配伍禁忌、给药频次、相互作用的审核结果。采用拟定的医嘱审核标准复审，记录以上项目复审后漏审和误审的条目；③最后项为“其他项”，收集查检过程中出现的事先未预设的项目。

（2）数据收集　①收集 2015 年 10 月 1 日至 2016 年 1 月 31 日（圈活动前）主要诊断或次要诊断为泌尿道感染的住院病人人次，使用的药品医嘱条数，其中注射用抗菌药物医嘱的审核结果条数，为住院部使用的注射用抗菌药物拟定医嘱审核标准。②采用审核标准对以上医嘱进行复审，发现漏审及误审医嘱条数。

（3）计算方法及数据统计　①医嘱审核正确率＝（医嘱审核正确的条目数/待审核

医嘱条目总数）×100%。②共收集到2015年10月1日至2016年1月31日（圈活动前）主要诊断或次要诊断为泌尿道感染的住院病人395人次，使用的药品医嘱2092条，其中注射用抗菌药物医嘱的审核结果共606条。为住院部使用的55个品规注射用抗菌药物拟定医嘱审核标准。③调查结果显示，2015年10月1日至2016年1月31日，采用审核标准对以上606条医嘱进行复审，共发现漏审及误审医嘱218条，医嘱审核正确率为64.03%［注：（606－218）/606×100%］。

具体的现状把握查检表见表6－1－5。

表6－1－5　杏林工匠圈现状把握查检表

缺失项目	条数	百分比（%）	累计百分比（%）
滴速审核不正确医嘱	90	41.28	41.28
溶剂体积审核不正确医嘱	72	33.03	74.31
剂量审核不正确医嘱	24	11.01	85.32
给药频次审核不正确医嘱	12	5.50	90.83
溶剂选择审核不正确医嘱	6	2.75	93.58
禁忌证审核不正确医嘱	5	2.29	95.87
相互作用审核不正确医嘱	4	1.83	97.71
特殊人群用药审核不正确医嘱	3	1.38	99.08
配伍禁忌审核不正确医嘱	2	0.92	100.00

3. 确定改善重点　杏林工匠圈在此步骤利用柏拉图来把握重要原因或寻求改善重点，通过柏拉图可以明显地看出滴速审核不正确、溶剂体积审核不正确和剂量审核不正确是主要的问题，以上三类问题占全部九类问题的85.32%。

具体的现状把握柏拉图见图6－1－3。

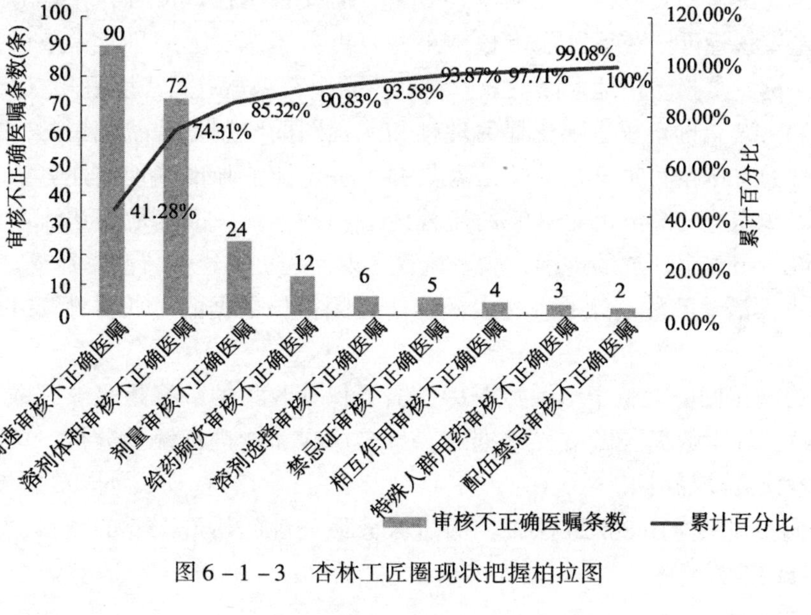

图6－1－3　杏林工匠圈现状把握柏拉图

4. 确定改善重点注意事项

（1）列出与医嘱审核相关的作业流程　杏林工匠圈由武汉市某医院医师、药师和医务管理人员组成。由于各人所在的部门不同，对于整个医嘱审核的流程熟悉程度不同。比如，药师对静脉用药调配中心内部的医嘱审核相关流程非常熟悉，却不十分清楚，当问题医嘱反馈给临床医生后如何反馈理由，如何接受审核意见更改问题医嘱。再如，医务管理人员对于流程中如果临床医生不同意审核意见而拒绝更改医嘱时拒绝配制药品环节的可操作性和操作的困难是什么缺乏理性的认识。列出清晰的流程利于不同专业、不同部门准确了解实际的作业情况。

（2）客观地掌握实际状态　提出本圈的主题时，对医嘱审核的正确率没有办法估算，不能了解实际状况，也就无法决定目标值及达成期限，所以对于现状的把握是决定目标值及达成期限前，必须做好的一项非常重要的工作。

（3）收集并整理现状问题的实际资料　为了获得数量足够、客观可靠的数据资料，本圈采取查检表收集数据。

5. 采用的管理手法

（1）查检表　采用点检用查检表是把审核不正确的医嘱全部列出来，既能找到具体的错误项，还能发现总错误项发生的宏观比例，例如每个病人人次出现医嘱审核不正确的条数，出现医嘱审核不正确的条数占总医嘱条数的比例，注射用抗菌药物医嘱审核不正确的条数占注射用抗菌药物医嘱总数的比例。

（2）柏拉图　利用不同医嘱错误出现的频率，抓住尽可能少的重点问题，解决尽可能多的错误。

（三）杏林工匠圈现状把握总结

杏林工匠圈活动要取得最佳的改善效果，需要系统梳理流程，整理总结医嘱审核要点，拟定审核标准，获得既往审核结果并复审；还需要运用科学有效的管理工具抓重点、抓关键，事半功倍地提高成效。在此步骤中，需重点关注以下几点。

（1）PIVAS 药师审核医嘱流程的理顺和流程图的绘制是现状把握的关键。看似平常日复一日的工作，其实身在其中的人员并不一定能清晰准确地描述其流程。不同专业、不同工作职能的圈员也对真实的流程体会不一。统一准确地表达流程是现状把握环节的关键，是整个环节的提纲，顺着流程考虑问题可以避免疏漏和重复。

（2）本次活动圈员设计的查检表确保了医嘱审核数据的可获得性，并且简易、迅速、准确。

（3）杏林工匠圈在整个活动过程中，需要保证收集的数据量足够，数据单位与主题特性一致，异常数据需做交代或剔除，只有这样才能进行统计分析，以足够有效的数据验证本次活动的成果。

（4）圈员灵活运用 80/20 法则，通过区分最关键的与最次要的项目，用最少的努力获得最佳的改进效果。

六、杏林工匠圈目标设定

（一）杏林工匠圈目标设定原因

圈员找出前三项改善的重点为：滴速审核不正确，溶剂体积审核不正确和剂量审核不正确，以上三项的累计百分比为85.32%。根据主题选定环节中11名圈员中因1人外出不能参加活动，其他10名圈员以头脑风暴法参与，圈能力评分为47分，总分50分，故圈能力为47/50的累计百分比为94%。杏林工匠圈目标设定计算结果如下：64.03%＋（1－64.03%）×85.32%×94%＝92.87%。根据设定的目标所绘制的杏林工匠圈目标设定柱状图，直观地呈现出了改善前的医嘱审核正确率以及改善后期望达到的目标比率，2016年7月医嘱审核正确率期望达到的目标值是92.87%。

（二）杏林工匠圈目标设定实施步骤

1. 设定目标　此次杏林工匠圈的目标设定为2016年7月底，住院泌尿系统感染病人注射用抗菌药物医嘱审核正确率由64.03%提高至92.87%。

2. 设定完成期限　本次活动完成期限为7个月。

3. 计算目标值

（1）现状值　本次杏林工匠圈以“提高住院泌尿系统感染病人注射用抗菌药物医嘱审核正确率”为主题活动，杏林圈圈员通过查检得出现阶段的医嘱审核正确率为64.03%，即为目标设定阶段的现状值。

（2）改善重点　根据查检表绘制的柏拉图和80/20法则，发现滴速审核不正确、溶剂体积审核不正确和剂量审核不正确是造成医嘱审核正确率不高的主要原因，三者累计占总比率的85.32%，故此，杏林工匠圈将这三项原因设定为改善的重点。

（3）圈能力　主题选定环节中11名圈员中因1人外出不能参加活动，其他10名圈员以头脑风暴法参与，圈能力评分为47分，总分50分，故圈能力为（47/50）×100%＝94%。

（4）目标值的计算　本次活动的主题为提高正确率，属于正向描述，适用如下的目标值计算公式。

目标值＝现状值＋改善值

＝现状值＋［（标准值－现状值）×改善重点×圈能力］

＝64.03%＋（1－64.03%）×85.32%×94%＝92.87%。

4. 绘制目标设定柱状图　杏林工匠圈的医嘱审核正确率从64.03%提高至92.87%，提高了28.84%，绘制柱形图直观呈现出改善前数据（现状值）以及改善后数据（目标值）。杏林工匠圈活动中住院泌尿系统感染病人注射用抗菌药物医嘱审核正确率现状与目标值的比较见图6－1－4。

（三）杏林工匠圈目标设定方法

医嘱审核在医疗机构中是医疗安全的重要内容，然而由于我国医院药学的传统是重供应、轻临床，药师尤其是具有医嘱审核能力的药师人数严重不足，药师的专业技术工作没有合理的收费项目，导致了医嘱审核工作在过去的几十年里得不到重视，药师的医嘱审核缺乏思想认识保证、技术支持保证和经济支撑保证，形同虚设。医嘱审核的正确率没有纵向的标准，也没有横向的标杆，该圈采取改善能力预估法，根据杏林工匠圈开展的程度和圈能力，预估设定的目标值。

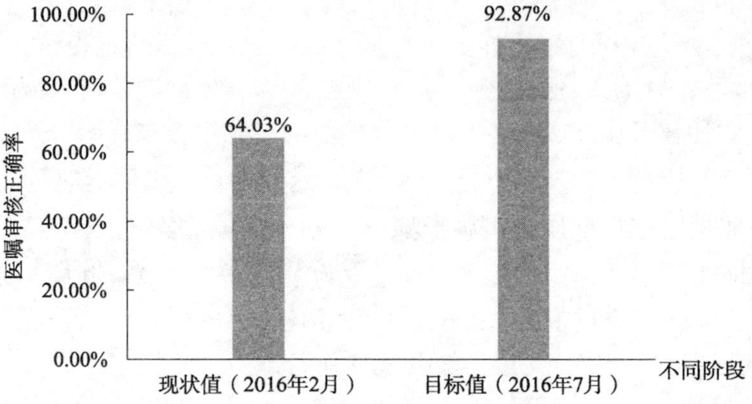

图 6－1－4　医嘱审核正确率柱状图

七、杏林工匠圈解析

1. 杏林工匠圈查找原因　此次杏林工匠圈查找原因运用的是绘制特性要因图（鱼骨图）的手法，圈长王某带领圈员运用头脑风暴法提出和收集原因，从各种不同角度找出问题产生的原因。首先从为什么医嘱审核正确率不高开始思考，找出大原因（即大鱼骨），为人员、机器、方法、环境、材料五方面产生的问题；然后再对大原因进行深究，找出中原因（即中鱼骨），如人可能是在药师、医师两方面产生了问题；最后再对找出的中原因进行分析，找出小原因（即小鱼骨），如药师方面可能会产生医学和药学知识储备不足，临床经验不足，对药品说明书理解不足和审方规则维护的欠缺等小原因，医师方面存在以临床经验干扰审方、审方标准与药师不一致的问题。方法方面可能存在缺乏审方标准，缺乏审方的标准操作规程，缺乏审方标准维护制度和流程，缺乏有效的绩效考核的原因。机器方面可能存在审方软件操作方法复杂，医院信息系统信息显示不足等原因。材料方面可能存在权威有效的审方参考资料不足，涉及药品种类繁多的原因。环境方面可能涉及工作因素干扰和私人因素干扰两种原因。以上原因并非此次杏林工匠圈找出的全部问题，还有更多的原因被提出。杏林工匠圈查找住院泌尿系统感染病人注射用抗菌药物医嘱审核正确率低的原因的具体内容见图 6－1－5。

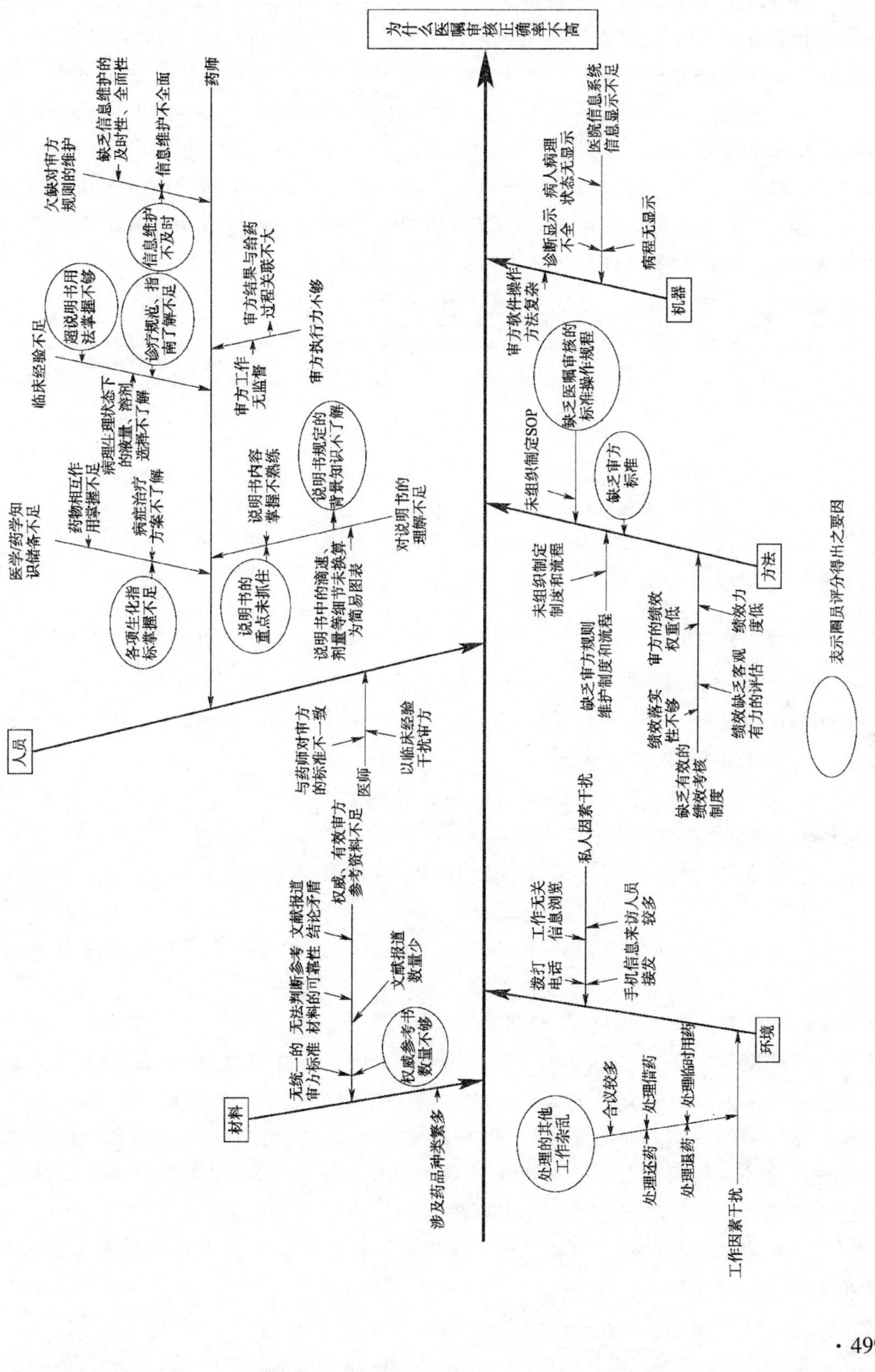

为什么医嘱审核正确率不高
人员
药师
欠缺对审方规则的维护
缺乏信息维护的及时性、全面性
信息维护不全面
信息维护不及时
临床经验不足
对说明书用法掌握不够
诊疗规范、指南了解不足
病理生理状态下的液量、溶剂选择不了解
审方工作无监督
审方结果与给药过程关联不大
审方执行力不够
医学/药学知识储备不足
药物相互作用掌握不足
病症治疗方案不了解
各项生化指标掌握不足
说明书内容掌握不熟练
说明书规定的背景知识不了解
说明书的重点未抓住
说明书中的滴速、剂量等细节未换算为简易图表
对说明书的理解不足
医师
与药师对审方的标准不一致
以临床经验干扰审方
材料
无统一的审方标准
无法判断参考材料的可靠性
文献报道结论矛盾
权威、有效审方参考资料不足
文献报道数量少
权威参考书数量不够
涉及药品种类繁多
机器
审方软件操作方法复杂
诊断显示不全
病人病理状态无显示
医院信息系统信息显示不足
病程无显示
方法
未组织制定SOP
缺乏医嘱审核的标准操作规程
缺乏审方标准
未组织制定制度和流程
缺乏审方规则维护制度和流程
审方的绩效权重低
绩效力度低
绩效落实性不够
缺乏有效的绩效考核制度
绩效缺乏客观有力的评估
环境
私人因素干扰
拨打电话
工作无关信息浏览
手机信息接发
来访人员较多
处理的其他工作杂乱
会议较多
处理还药
处理借药
处理退药
处理临时用药
工作因素干扰
表示圈员评分得出之要因

图6－1－5　医嘱审核正确率低问题特性要因图

2. 杏林工匠圈要因分析 “要因”即关键的“小原因”，杏林工匠圈是按照80/20法则选定排名在前20%的原因，采用投票评分法进行要因分析，经过11人对35项原因进行评分，每项评分满分5分，评分排名在前20%（即前七位）的原因为要因。从人员、机器、方法、环境、材料五个方面对查找出的要因进行分类，涉及药师方面的有药师对疾病的诊疗指南不了解，药师对药品说明书规定的重点掌握不熟，药师对审方系统信息维护不及时；涉及方法方面的有未制定审方标准，未制定审方工作标准操作规程；涉及材料方面的有权威有效的参考资料不足；涉及环境方面的有工作干扰因素的打扰。杏林工匠圈要因评分具体内容见表6－1－6。

表6－1－6 杏林工匠圈要因评分

项目	圈员评分	得分排名
未制定审核标准	55	1
未制定审方工作标准操作规程	51	2
药师对疾病的诊疗指南不了解	45	3
药师对说明书规定的重点掌握不熟	42	4
工作干扰因素打扰	39	5
权威有效的参考资料不足	38	6
审方规则系统信息维护不及时	33	7

3. 杏林工匠圈真因验证

真因验证的查检：

Who：静脉用药调配中心药师。

When：2016年2月20日至2016年3月6日。

Where：静脉用药调配中心。

Why：将住院泌尿系统感染病人注射用抗菌药物医嘱审核不正确的项目按发生的要因分类计数。

What：主要或次要诊断为泌尿系统感染的住院病人所用的药物医嘱审核不正确的条目。

How：审核不正确的医嘱按原因归类。

杏林工匠圈共收集到2015年10月1日至2016年1月31日（圈活动前）主要诊断或次要诊断为泌尿系统感染的住院病人395人次，使用的药品医嘱2092条，其中注射用抗菌药物医嘱的审核结果共606条，共发现漏审及误审医嘱218条。针对要因分析步骤中选出的7项进行再次分类，然后再结合数据绘制柏拉图进行分析，得到真因为：未制定审核标准，未制定审方工作标准操作规程，药师对疾病的诊疗指南不了解，药师对说明书规定的重点掌握不熟，工作干扰因素打扰五项。杏林工匠圈真因验证具体内容见表6－1－7、图6－1－6。

表6-1-7　杏林工匠圈真因验证查检表

项目	缺失次数	累计次数	累计百分比（%）
未制定审核标准	79	79	36.24
未制定审方工作标准操作规程	48	127	58.26
药师对疾病的诊疗指南不了解	29	156	71.56
药师对说明书规定的重点掌握不熟	18	174	79.82
工作干扰因素打扰	17	191	87.61
权威有效的参考资料不足	14	205	94.04
审方规则系统信息维护不及时	13	218	100.00

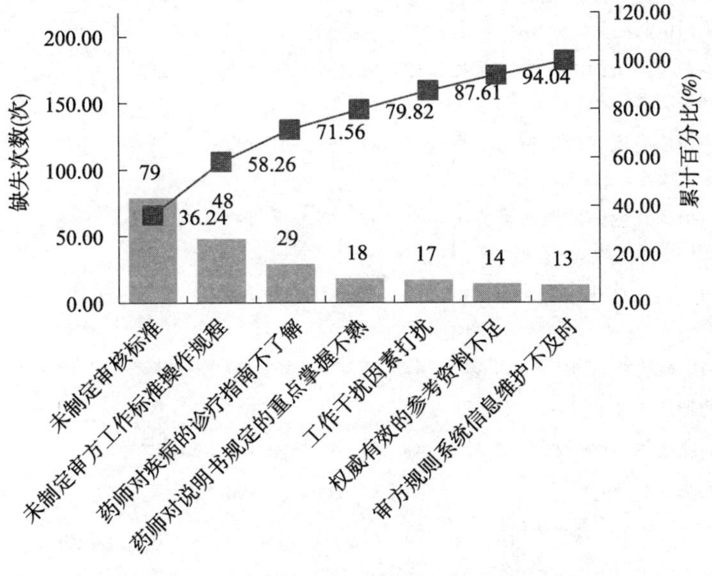

图6-1-6　杏林工匠圈真因验证柏拉图

八、杏林工匠圈对策拟定

1. 思考并提出对策　杏林工匠圈的全体圈员针对五个真因分类提出多种可能的解决策略。针对未制定审核标准提出：指定专人按照说明书及相关指南制定审核标准，PIVAS药师按照说明书及相关指南制定审核标准，临床药师组织PIVAS药师按照说明书制定审核标准。针对未制定审方工作标准操作规程提出：按照当前流程拟定审方工作标准操作规程，组织到其他医院调研审方工作标准操作规程，结合本院及外院情况拟定审方工作标准操作规程。针对药师对疾病的诊疗指南不了解提出：请临床药师和临床医生讲课，药师自学诊疗指南，请临床药师和临床医生带教，药师小组讨论。针对药师对说明书规定的重点掌握不熟提出：安排说明书学习进度时间表，请临床药师讲授重点应知应会，举行药品说明书知识竞赛，开展模拟审方考核。针对工作干扰因素打扰提出：划分专用工作区域审核医嘱，审方岗药师在审方时间内不处理其他事务。在对策拟定过程中为了展开想象的空间，尽可能多地提出各种角度的解决对策。

2. 选择并确定对策 杏林工匠圈全体圈员采用对策拟定评分表（表6－1－8），依据评价指标和评价等级对所有的对策进行打分，步骤如下。

表6－1－8 对策拟定评分表

真因	对策方案	有效性	可行性	经济性	可靠性	总分	采纳	提案人	实施时间	负责人	对策编号
未制定审核标准	指定专人按照说明书及相关指南制定审核标准	21	37	52	29	139	×	张某	2016.3.14～4.30	章某	
	PIVAS药师按照说明书及相关指南制定审核标准	45	37	47	46	175	×	周某			
	临床药师组织PIVAS药师按照说明书制定审核标准	52	55	42	55	204	√	章某			1
未制定审方工作标准操作规程	按照当前流程拟定审方工作标准操作规程	25	41	51	26	143	×	冯某	2016.3.14～3.31	王某	
	组织到其他医院调研审方工作标准操作规程	31	37	46	28	142	×	钱某			
	结合本院及外院情况拟定审方工作标准操作规程	52	43	46	57	198	√	王某			2
药师对疾病的诊疗指南不了解	请临床药师和临床医生讲课	48	55	51	55	209	√	张某	2016.4.1～6.19	宁某	3
	药师自学诊疗指南	25	41	51	26	143	×	冯某			
	请临床药师和临床医生带教	31	25	37	55	148	×	张某			
	药师小组讨论	37	55	55	47	199	√	宁某			4
药师对说明书规定的重点掌握不熟	安排说明书学习进度时间表	28	41	50	25	144	×	李某	2016.4.1～6.19	周某	
	请临床药师讲授重点应知应会	50	45	48	55	203	√	宁某			5
	举行药品说明书知识竞赛	53	48	47	50	198	√	周某			6
	开展模拟审方考核	50	38	40	43	171	×	李某			
工作干扰因素打扰	划分专用工作区域审核医嘱	51	55	46	55	207	√	张某	2016.3.14～3.21	李某	7
	审方岗药师在审方时间内不处理其他事务	50	48	42	55	195	√	张某			8

评价方式：优5分、可3分、差1分，共11人参加评分，总分220分。176分（80%）以上为实行对策。

（1）确定评价指标和评价等级 评价指标和等级分数由圈员自行制定。此次杏林工匠圈的评价指标包括有效性、可行性、经济性和可靠性，各对策的等级分数为优5分，可3分，差1分。随后统一进行打分确定。

（2）打分 杏林工匠圈全体圈员（包括圈长）依据前面确定的评价指标来打分，列表并统计得分的高低，根据80/20法则确定得分176分以上的对策为实行对策。

(3) 确定人员和实施方案 针对实行对策按照5W1H法明确各对策负责人和实施时间。由各负责人确保所负责的对策具有可操作性，并对其进行有效管理。

(4) 进行对策整合 实行对策中存在多条对策用于解决同一问题的情况，存在不同对策的实施方式相近的情况，对实施方式相近或针对的真因相同的对策进行整合，有利于对策的高效系统性实施。具体对策整合内容见表6-1-9。

(5) 拟定对策实施计划书 根据整合后的内容，拟定出一个对策实施计划书，并对实施内容形成统一认识。

(6) 送请药学部领导核定及协商必要的支援 计划书中要实施的内容往往需要对原来的工作步骤或者安排进行改动，资金和物品方面的支持需要主管部门领导同意后才可实施，另外，部分对策实施时涉及品管圈成员以外人员的工作范畴，需要领导协调。

表6-1-9 对策整合表

对策整合编号及名称	具体内容	真因
1. 知识的培训、巩固与提高	临床药师/医生讲课： 疾病诊疗指南/药品说明书应知应会知识 小组讨论 知识竞赛	药师对疾病的诊疗指南不了解 药师对说明书规定重点掌握不熟
2. 医嘱审核依据的制定	临床药师组织PIVAS药师按照说明书制定审核标准 结合本院及外院情况拟定审方工作标准操作规程	未制定审核标准 未制定审方工作标准操作规程
3. 改善工作环境	划分专区、专时，指定专人专管医嘱审核	工作干扰因素打扰

九、杏林工匠圈对策实施与检讨

本次杏林工匠圈对策实施与检讨所得出的结果，根据PDCA循环列表所得具体内容见表6-1-10、表6-1-11和表6-1-12。

表6-1-10 PDCA循环图对策一

对策编号	对策名称	知识的培训、巩固与提高
(1)	真因	1-1 药师对疾病的诊疗指南不了解 1-2 药师对说明书规定重点掌握不熟
计划(P)		现状说明： 1-1 药师审核医嘱仅凭个人经验，经验来源于零散的知识获取 1-2 药师没有学习过疾病的诊疗指南，对指南推荐的用药没有全面准确的认识 1-3 药师对药品说明书的内容不熟悉，不明白哪些是临床意义大的重点、哪些是临床意义不大的信息

续表

计划（P）	对策内容： 1-1 临床药师/医师讲授疾病诊疗指南/药品说明书应知应会的知识 1-2 以 PPT 和多媒体形式对 PIVAS 药师进行培训 1-3 培训后进行小组讨论和知识竞赛，人人发言、人人参与
实施（D）	1-1 临床药师/医师讲授疾病诊疗指南/药品说明书应知应会的知识 Who：周某、宁某 When：2016 年 4 月 1 日至 2016 年 6 月 14 日 How：每周两次组织抗感染专业的临床药师和药品说明书要点拟定的药师做抗菌药物相关知识的培训。组织一次泌尿系统感染防治指南的培训，由泌尿外科医生主讲 1-2 小组讨论 Who：周某、宁某 When：2016 年 4 月 1 日至 2016 年 6 月 14 日 How：每周两次培训完成后进行小组讨论，加深理解，实地运用 1-3 知识竞赛 Who：周某、宁某 When：2016 年 6 月 19 日 How：举行指南和药品说明书要点的知识问答竞赛
效果（C）	药师获得了全面系统的审方知识 药师对泌尿系统感染的药物治疗有了全面准确的认识 药师掌握了药品说明书的要点内容，经反复培训、讨论、竞赛、演练将知识转化为了审方技能
处理（A）	将培训列入每周一次的常态工作

表 6-1-11 PDCA 循环图对策二

对策编号	对策名称	医嘱审核依据的制定
(2)	真因	2-1 未制定审核标准 2-2 未制定审方工作标准操作规程
计划（P）		现状说明： 2-1 药师审核医嘱的尺度不一，没有统一可靠的标准执行 2-2 药师审核医嘱是一个自发的行为，相对随意，没有标准操作规程规范 对策内容： 2-1 临床药师组织 PIVAS 药师按照说明书制定审核标准 2-2 结合本院及外院情况拟定审方工作标准操作规程
实施（D）		2-1 临床药师组织 PIVAS 药师按照说明书制定审核标准 Who：章某 When：2016 年 3 月 14 日至 2016 年 4 月 30 日 How：由对策实施负责人先拟定审方标准的模板，全体圈员讨论通过定稿后组织圈员完成各种注射用抗菌药物审方标准的拟定 2-2 结合本院及外院情况拟定审方工作标准操作规程 Who：王某

续表

<table>
<tr><td>实施（D）</td><td>When：2016年3月14日至2016年3月31日
How：参观外院并结合本院情况，联合医务处、护理部制定审方工作的标准操作规程

操作规程

| 文件名称 | 静脉用药调配中心审核用药医嘱（处方）操作规程 | 文件号 | CZGC－GC－013－01 |
| 生效日期 | 2016年7月13日 | 修订日期 | 2016年7月10日 |

武汉市第X医院
静脉用药调配中心审核用药医嘱（处方）操作规程
一、目的
为规范静脉用药调配中心的工作程序，特制订本操作规程
二、范围
本操作规程适用于药学部
三、静脉用药调配中心审核用药医嘱（处方）操作规程
1. 审方药师启动用药医嘱（处方）信息系统，查阅审方记录，并按医师用药医嘱发动信息进行调整
2. 按病区接收用药医嘱（处方），根据《处方管理办法》有关规定逐一核对病人静脉输液医嘱，确认某处方信息的正确、合理与完整
（1）形式审查：用药医嘱是否符合处方三个组成部分的要求，内容是否正确、完整、清晰，没有遗漏《处方管理办法》所要求的信息
（2）分析鉴别临床诊断与所选用药品的相符性
（3）确认药品品种、规格、给药途径、用法、用量的合理性与适宜性
（4）确认单一或多种静脉药物配伍的适宜性，分析药物的相容性与稳定性
（5）确认静脉用粉针剂选用溶剂的适宜性
（6）确认药物与包装材料的相容性
（7）排除重复给药的错误
（8）药物皮试结果和药物严重或特殊不良反应等重要信息的确认
（9）需与医师进一步核实的任何终点或未确定的内容

用药医嘱制度

| 文件名称 | 药师审核处方或用药医嘱制度 | 文件号 | YYYZ－ZD－001－02 |
| 生效日期 | 2016年7月10日 | 修订日期 | 2016年7月7日 |

武汉市第X医院药师审核处方或用药医嘱制度
一、目的
药师重视并坚持合理行使药师的审方权。药房应严格执行《处方管理办法》《药品调剂操作规程》等相关法规、制度，严格执行“四查十对”（查处方，对科别、姓名、年龄；查药品，对药名、剂型、规格、数量；查配伍禁忌，对药品性状、</td></tr>
</table>

续表

实施（D）	用法用量；查用药合理性，对临床诊断），准确调剂药品 二、范围 本制度适用于药学部 三、药师审核处方或用药医嘱制度 1. 药师在计算机上收到处方或用药医嘱，先查看病人科别、姓名、性别、年龄、病历号、临床诊断、药品名称、剂型、规格、数量、使用剂量、给药方法、处方日期、处方医师等内容是否完整，确认其合理性。确定处方医师的处方权限，是否超权限处方 2. 药师对用药适宜性进行审核，内容包括 （1）规定必须做皮试的药品，是否注明过敏试验及结果的判定 （2）处方用药与临床诊断的相符性 （3）剂量、用法的正确性 （4）选用剂型与给药途径的合理性 （5）是否有重复给药现象 （6）是否有潜在临床意义的药物相互作用和配伍禁忌 （7）静脉输液确定溶剂的适宜性
效果（C）	2－1 拟定了审方标准 2－2 拟定了审方标准操作规程和审方制度
处理（A）	将拟定的审方标准、标准操作规程和制度作为合理用药文件在医院发布

表 6－1－12　PDCA 循环图对策三

对策编号（3）	对策名称	改善工作环境
	真因	3－1 工作干扰因素打扰
计划（P）		现状说明： 3－1 药师在审核医嘱时处理的其他工作杂乱，比如会议较多、处理还药与借药、处理退药、处理临时用药等分散了药师对审方工作的注意力 对策内容： 3－1 划分专区、专时，指定专人专管医嘱审核
实施（D）		3－1 划分专区、专时，指定专人专管医嘱审核 Who：李某 When：2016 年 3 月 14 日至 2016 年 3 月 21 日 How：由 PIVAS 组长划分专门的区域与计算机在每日 9:30～11:30 排专人负责医嘱审核
效果（C）		3－1 工作环境得到明显改善
处理（A）		将划分的专区做审方工作区域标识，常规每日 9:30～11:30 排审方药师专班

十、杏林工匠圈效果确认

对策实施完毕以后进行效果确认。杏林工匠圈效果确认是全部对策都实施完毕后，查验改善前、后的医嘱审核正确率有无显著的改善效果，除了这一有形成果外，还做无形成果确认。此次杏林工匠圈运用柱状图来表示改善效果，住院泌尿系统感染病人注射用抗菌药物医嘱审核正确率为64.03%，目标值是92.87%，最终提高到93.33%，获得较大的进步，具体成果见图6-1-7。

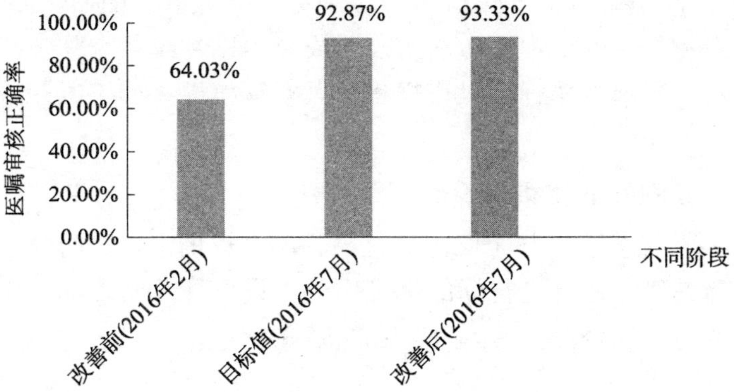

图6-1-7　杏林工匠圈达成情况柱状图

1. 有形成果确认

（1）数据收集

Who：刘某、李某药师。

When：2016年5月26日至7月26日。

Where：静脉用药调配中心（PIVAS）。

What：住院泌尿系统感染病人注射用抗菌药物医嘱审核记录和复审结果。

Why：了解医嘱审核的正确率。

How：①调出医院信息系统的医嘱审核记录；②重新审核已审医嘱并统计审核不正确的医嘱数量。

（2）计算方法　住院泌尿系统感染病人注射用抗菌药物医嘱审核正确率 = $\frac{\text{住院泌尿系统感染病人注射用抗菌药物医嘱审核正确条目数}}{\text{总条目数}} \times 100\%$。

结果：①共收集到2016年5月26日至7月26日主要诊断或次要诊断为泌尿系统感染的住院病人201人次，使用的药品医嘱1672条，其中注射用抗菌药物医嘱的审核结果共315条，采用审核标准对以上315条医嘱进行复审，共发现漏审及误审医嘱21条。医嘱审核正确率 = [(315 - 21)/315] × 100% = 93.33%。

②目标达成率、进步率

目标达成率 = [(93.33 - 64.03) / (92.87 - 64.03)] × 100% = 101.60%

进步率 = [(93.33 - 64.03)/64.03] ×100% = 45.76%

2. 无形成果确认 杏林工匠圈具体无形成果为：①运用 QCC 的手法更加熟练；②解决问题的能力得到提升；③团队内和团队间的和谐程度得以提高；④工作责任感得以提升；⑤工作积极性得以提高；⑥团队凝聚力得以提升；⑦自我价值得以加强；⑧协调沟通能力得以提升。

十一、杏林工匠圈标准化

杏林工匠圈效果确认以后，证明对策切实有效，将改善后的操作方法加以标准化，以供后来者参考和使用，保证本次活动的改善成果得以持续。杏林工匠圈的标准化构建了医嘱审核制度、医嘱审核标准操作规程、医嘱审核标准和审方区域、审方时间及审方药师。

（一）杏林工匠圈标准化实施步骤

1. 建立标准操作流程 杏林工匠圈通过品管圈会议的形式进行讨论，选择可规范化、精细化的有效对策，逐一进行标准化操作流程设置，并明确标准化操作流程中的每个环节的使用者以及监督者。具体内容见图 6-1-8。

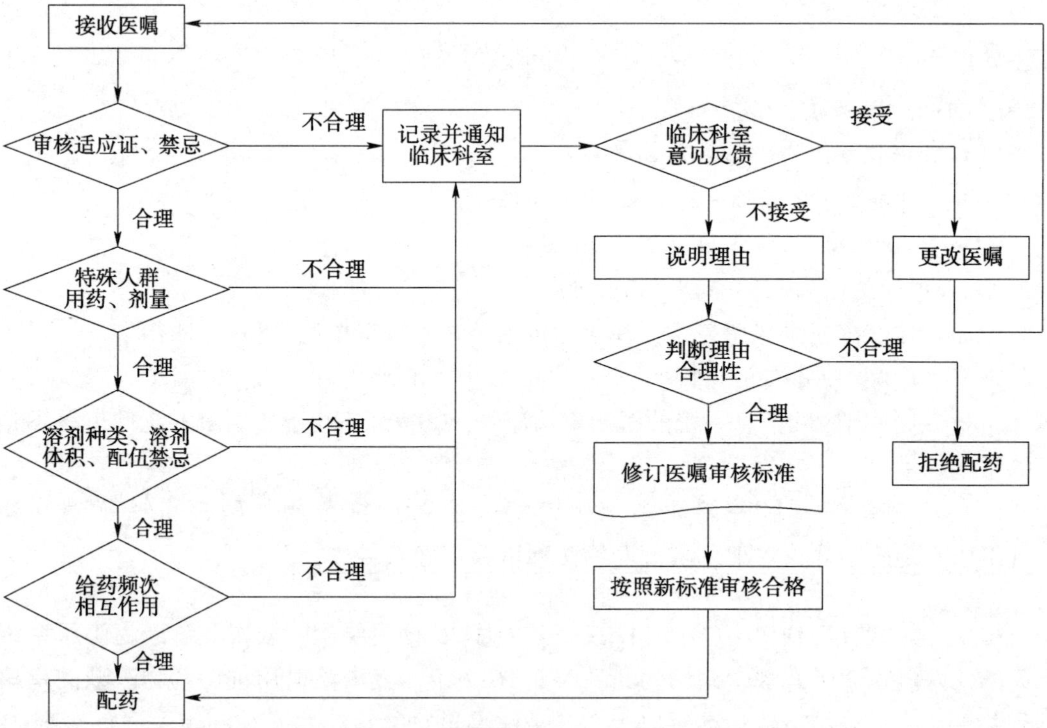

图 6-1-8 住院病人医嘱审核标准化流程

2. 统一标准文件式样 杏林工匠圈的标准化构建了医嘱审核制度、医嘱审核标准操作规程、医嘱审核标准和审方区域、审方时间及审方药师。

3. 上报药学部审核批准　新制定的标准化经上级药学部审核批准后，纳入制度，并按院科制度编订标准序号。

4. 遵循并加以落实　杏林工匠圈在医嘱审核操作过程中严格遵循经上级审核批准的标准化，并将其纳入教育培训内容，达到杏林工匠圈全员知晓、全程执行的状态。

（二）杏林工匠圈标准化注意事项

（1）此次标准化不是终点，而是本医院实施活动改善成果的起点。标准化后的对策还需持续进行监控并转化为日常管理项目，以防问题再度发生。

（2）有了标准以后，标准的执行至关重要，医院要建立监督制度，确保标准化的持续进行。

十二、杏林工匠圈效果维持

杏林工匠圈标准化不是一个短期的活动，它需要长期的坚持和完善，标准化后的对策需要持续进行监控并将之转化为 PIVAS 日常的管理项目，以防泌尿系统感染病人注射用抗菌药物医嘱审核正确率低再次发生。此次杏林工匠圈成果的标准化通过制定标准、贯彻标准，在实践基础上修改标准，复又实施标准，使得产生的对策效果能够长期保持在合理的范围之内，达到运用品管圈的目的。通过推移图反映标准化效果的维持情况，由此看出此医嘱审核正确率始终保持在目标值之上。杏林工匠圈标准化效果维持推移图见图 6－1－9。

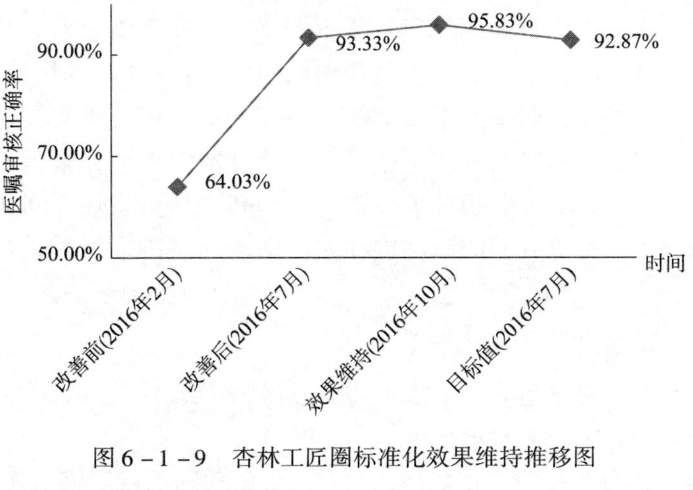

图 6－1－9　杏林工匠圈标准化效果维持推移图

十三、杏林工匠圈检讨与改进

（一）杏林工匠圈检讨与改进报告

以下是杏林工匠圈进行检讨与改进所形成的报告，具体说明了在活动过程中每一步骤的优点以及今后努力的方向，见表 6－1－13。

表 6-1-13 杏林工匠圈检讨与改进报告

活动项目	优 点	缺点或今后努力方向
主题选定	审方正确率是药师工作的基本要求，是保证病人安全合理用药的第一要素	从改善主题更深层次地把握了医院药学工作的重点——安全合理用药
活动计划拟定	具有可实施性，提高工作质量	把制订任务计划的能力运用到实践中
现状把握	翻查过去的原始记录，真实反映现状	继续加强历史数据的追踪、总结和分析
目标设定	设定目标与工作目标一致	合理评估圈能力，团队达成共识
解析	全面考虑工作各环节，能运用品管手法解析	加强对多样化的品管工具的使用
对策拟定	群策群力，可实施对策多	进一步拓宽思维
对策实施与检讨	通过对策实施，加强了制度管理、流程管理和自我管理	形式多样
效果确认	通过效果确认，使圈员能直观感受到成就感	希望在现有成效下，继续努力，保持效果
标准化	标准化的模式运用到实际工作中	逐渐完善各项医嘱审核的作业标准
圈运作情况	提高圈员间的有效沟通，协调与组织能力	重复调动每位圈员的积极性

（二）杏林工匠圈遗留问题

杏林工匠圈所遗留的问题是需要以此主题为蓝本将医嘱审核工作规范推广到全院用药领域。

（三）杏林工匠圈活动启示

医嘱审核是安全合理用药的一道重要防线，药师是这一防线的执行者。受各种主客观因素的影响，此项工作目前的情况不是很理想。这就更需要身处其中的药师、医师、医院管理人员自发地利用科学的工具找出问题、分析原因、拟定对策，不断地实行医嘱审核的 PDCA 循环。期待此次活动能够提高药师的审方水平，增加药师与医师间对专业的理解，增加医师对药师的信赖感，也通过本次活动完整地运用了品管圈的手法。各位圈员在平凡的工作中获得了成就感，提高了品质意识、问题意识、改善意识，促进了互助协作。希望后期的活动能在本次活动的基础上更加进步，永远在追求品质的路上。

（四）杏林工匠圈下期活动主题选定

杏林工匠圈所拟定的下期活动主题："提高肺部感染住院病人注射用抗菌药物医嘱审核正确率"，如表 6-1-14 所示。

1. 主题范围 所有肺部感染住院病人注射用抗菌药物医嘱审核正确率。

2. 专有名词

（1）医嘱审核 是对药品的适应证、禁忌、特殊人群用药、剂量、溶剂种类、溶剂体积、配伍禁忌、给药频次、相互作用的审核。

表 6-1-14　品管圈主题内容

主题	项目评价					选定
	单位方针	重要性	迫切性	圈能力	总分	
提高肾功能不全住院病人注射用抗菌药物医嘱审核正确率	45	31	35	19	130	
提高泌尿系统感染住院病人注射用药物医嘱审核正确率	45	27	35	27	134	
提高肺部感染住院病人注射用抗菌药物医嘱审核正确率	45	40	37	33	155	√
提高胆道感染住院病人注射用抗菌药物医嘱审核正确率	45	31	21	30	127	

（2）医嘱审核正确率　指医嘱审核结果正确的比率。

（3）肺部感染　指临床诊断为肺部感染。

（4）注射用抗菌药物　指采用静脉滴注、静脉注射、肌内注射给药的抗菌药物。

（5）医嘱审核正确率　$医嘱审核正确率=\frac{医嘱审核正确的条目数}{待审医嘱条目总数}\times 100\%$。

（6）医嘱审核正确的条目数　医嘱审核正确的条目数=待审医嘱条目总数-漏审医嘱条目数-误审医嘱条目数。

实例二　优品圈

——降低抗肿瘤药物不合理医嘱发生率

一、优品圈内容摘要

本次品管圈的圈名为优品圈，优品圈活动改善的主题是“降低抗肿瘤药物不合理医嘱发生率”，活动时间是2015年3月至2015年7月。负责开展本次优品圈2期活动的单位是西安交通大学某附院药学部静配中心。

优品圈于2013年12月成立，本次活动是第2次品管圈活动。圈活动主要针对的是静配中心危害药品的不合理医嘱。活动期间共开会12次，活动内容包含主题选定、活动计划拟定、现状把握、解析、目标设定、对策拟定、对策实施与检讨、效果确认、效果维持、检讨与改进十个品管步骤。

优品圈2期的成员共12人，其中包括圈长1人，辅导员1人，圈员10人。圈长罗副主任药师在该院静配中心担任组长职务，他沟通能力强，工作态度积极乐观，从事领导工作多年，很受员工爱戴，故此担任圈长职务；辅导员张副主任护师在该院静配中心担任护士长职务，其工作细致，业务娴熟，有强的集体荣誉感，故此担任辅导员职务。本次活动的主题选择范围包含了“降低抗肿瘤药物不合理医嘱发生率”“降低抗生素不合理医嘱发生率”“降低中成药不合理医嘱发生率”“降低 TPN 不合理医嘱发生率”等，这些选题是根据医院质量管理的目标、主管部门的方针政策、上级的指示并结合自行可解决的问题而提出的。经由优品圈全体圈员通过评价法，从迫切性、重要性、可行性、政策性四个方面进行评价打分，获得最高分的主题作为本次活动的主题，即“降低抗肿瘤药物不合理医嘱发生率”。

优品圈通过对改善前静配中心的抗肿瘤药物的医嘱点评分析数据进行收集并计算出不合理医嘱发生率为 6.81 件/千条。随后，优品圈对此现象进行解析，通过查找原因、要因分析以及真因验证，找出不合理医嘱出现的原因主要为溶剂不适宜、药品超量、录入错误、给药速度不适宜、频次错误、给药途径不适宜等，然后依照柏拉图 80/20 法则，找出需要重点改善的两个项目为：溶剂不适宜、药品超量。在目标设定阶段，首先根据圈员的学历、工作年限、品管圈经验值等加权计算出圈能力为 74.67%，最终运用公式得出目标值为 2.6 件/千条。为达到这一目标，优品圈的圈员针对真因提出相应对策，对策实施后，圈员对 2015 年 7 月到 8 月的抗肿瘤药物医嘱查检，得出不合理医嘱为 7 条，不合理医嘱率为 1.93 件/千条，目标达成率为 115.91%，进步率为 71.66%，达到设定目标。同时，优品圈获得了大量的无形成果，例如加强了药师专业知识的学习，增强了团队的协作能力，探索了多学科合作解决问题的新模式，掌握了品管圈手法的运用，激发了圈友对头脑风暴、逻辑思维的整合能力，提高了药师的专业形象等。

本期活动结束后，经过 3 个月的连续跟踪观察证实，本次优品圈 2 期活动的效果维持良好，2015 年 9 月抗肿瘤药物不合理医嘱发生率为 2.01 件/千条，2015 年 11 月为 1.87 件/千条，均处于目标值以下。同时确定了下一期的品管圈活动主题为“降低 TPN 不合理医嘱发生率”。

二、优品圈介绍

（一）优品圈组成

优品圈 2 期成立时间是 2015 年 3 月，结束时间是 2015 年 7 月，组成人员共 12 名，其中 2 名博士学历，2 名硕士学历，8 名本科学历，优品圈 2 期组成的相关内容见表 6－2－1。

表 6－2－1　优品圈 2 期管圈组成

圈　名	优品圈 2 期	成立日期	2015 年 3 月 1 日
圈　长	罗副主任药师	辅导员	张副主任护师
圈　员	牛药师，马药师，安药师，王药师，李药师，刘药师，晁主管护师，卢护师，焦主治医师，王主治医师，李高级工程师		
活动单位	某医院药学部静配中心		
活动主题	降低抗肿瘤药物不合理医嘱发生率		

（1）优品圈2期圈长罗副主任药师作为该品管圈的圈长，组织圈员参与活动，负责统一意见、分配工作、追踪进度、向上汇报和培养后继圈长等工作。

（2）优品圈2期辅导员张副主任护师营造愉悦活动气氛，负责对品管圈活动给予指导和建议、安排教育训练、协助圈长开展活动等工作。

（二）优品圈圈名与圈徽

1. 优品圈圈名 此次品管圈的圈名为优品圈，优代表优化工作流程，优良输液质量；品代表静脉用药品质，药师服务品质，护士配置品质。

2. 优品圈圈徽及意义

（1）优品圈2期的圈徽与1期一样，为蓝色图案，由一圆形外圈和圈内一个输液瓶图案构成。圆形外圈上标有“西安交通大学某附院”和优品圈的字样，输液瓶上有某附院院徽和“PIVAS”的字样。图中的输液瓶代表优良成品输液，院徽象征弘扬医院精神；圆形外圈寓意药师、护士齐心协力；蓝色为静配中心的主题色：严谨、冷静、沉稳。（图6－2－1）

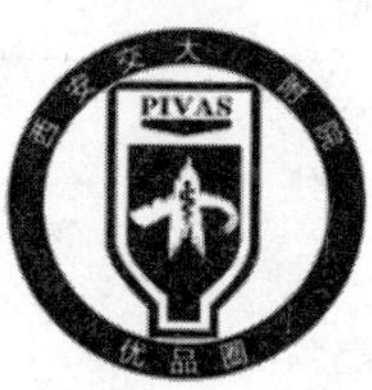

图6－2－1 优品圈2期圈徽

（2）秉承西安交通大学附院院训：厚德、博爱、精医、卓越，药学部静配中心员工以病人安全为中心，不断优化工作流程，促进合理用药，为临床提供优良的成品输液。

（三）优品圈活动历史

优品圈活动从2013年开始至2015年共进行了两期，优品圈1期的活动主题是“降低PIVAS内部差错数量”；优品圈2期的活动主题是“降低抗肿瘤药物不合理医嘱发生率”，两期活动的目标值设定合理，取得了较好的成绩，进步率较高，目标达成率两期均高于100%。同时，在省内及全国的评比中都取得了较好的成绩。圈员将优品圈各个时期的活动历史采用直观明确的数据表格形式呈现，具体见表6－2－2。

表6－2－2 优品圈活动历史情况

期数	活动主题	活动时间	目标	成绩	达成率	进步率	院内外荣耀
第1期	降低PIVAS内部差错数量	2013.12.1～2014.6.30	27.37件/周	19.75件/周	117.78%	71.89%	全国医院第二届品管圈大赛三等奖
第2期	降低抗肿瘤药物不合理医嘱发生率	2015.2.1～2015.8.31	2.6件/千条	1.93件/千条	115.91%	71.66%	全国医院第三届品管圈大赛三等奖

（四）优品圈上期活动成果追踪

上期活动主题：降低PIVAS内部差错数量。

上期活动期间：2013年12月至2014年6月。

上期活动目标：目标值为27.37件/周。

上期效果追踪：在连续几个月的时间内，PIVAS 内部差错数量位于 11 件/周至 20 件/周之间，效果明显。

三、优品圈主题选定

（一）优品圈维度权重分配

12 名圈员用 L 型矩阵对上级重视度、可行性、迫切性、圈能力 4 个维度进行打分。每人以 1 分为总分，分别评价 4 个维度，得分越高的维度权重所占比例越大。详见表 6－2－3。

表 6－2－3　圈员维度权重分配

圈员	上级重视度	可行性	迫切性	圈能力
罗药师	0.3	0.2	0.3	0.2
牛药师	0.3	0.1	0.4	0.2
马药师	0.2	0.2	0.3	0.3
安药师	0.3	0.2	0.4	0.1
李药师	0.3	0.2	0.4	0.1
王药师	0.3	0.2	0.3	0.2
王某药师	0.3	0.2	0.4	0.1
晁护师	0.3	0.2	0.3	0.2
卢护师	0.2	0.3	0.4	0.1
焦主治医师	0.2	0.2	0.3	0.3
王主治医师	0.2	0.2	0.3	0.3
李高级工程师	0.3	0.2	0.3	0.2
总分	3.2	2.4	4.1	2.3
百分比	0.27	0.2	0.34	0.19

注：最终结果为上级重视度、可行性、迫切性、圈能力的权重分别是 27%、20%、34%、19%。

（二）优品圈主题选定实施步骤

1. 优品圈 2 期拟定主题基准

（1）西安交通大学某附院管理的目标；

（2）药学部主管部门的方针，上级的指示及指引；

（3）药品浪费、不均以及 PIVAS 工作中常遇的问题；

（4）目的在于提高 PIVAS 对临床用药服务的效率或品质；

（5）考虑西安交通大学某附院药学部静配中心自行可解决的问题；

（6）对要选定的主题，不应涉及太大的活动范围或者太长的活动时间；

（7）要以西安交通大学某附院药学部静配中心的实际工作内容以及数据来选题。

2. 优品圈 2 期主题选择方法　优品圈 2 期的圈员运用头脑风暴，根据所在岗位或工作中相关内容存在的问题点而提出不同的主题，圈员提出的主题内容包括："降低抗肿瘤药物不合理医嘱发生率""降低抗生素不合理医嘱发生率""降低中成药不合理医嘱发生率""降低 TPN 不合理医嘱发生率"等。圈长罗副主任药师再组织圈员通过评价法从迫切性、重要性、可行性、领导重视度四个方面对提出的四个主题选项进行评分，获得最高分的主题是"降低抗肿瘤药物不合理医嘱发生率"，将其作为本次活动的主题。具体内容见表 6－2－4。

表 6－2－4　优品圈 2 期主题内容

主题评价项目	领导重视度（27%）	可行性（20%）	迫切性（34%）	圈能力（19%）	总分	顺序
降低抗肿瘤药物不合理医嘱发生率	15.66	8	20.4	2.28	46.34	1
降低抗生素不合理医嘱发生率	11.88	7.6	14.96	2.28	36.72	3
降低中成药不合理医嘱发生率	11.34	6	14.28	2.28	33.9	4
降低 TPN 不合理医嘱发生率	11.34	6.8	18.36	2.28	38.78	2

评价说明	分数	上级重视度	可行性	迫切性	圈能力
	1	次重视	不可行	半年后再说	需多数单位配合（0～50%）
	3	重　视	可　行	明天再说	需一个单位配合（51%～75%）
	5	极重视	高度可行	分秒必争	能自行解决（76%～100%）

3. 优品圈 2 期主题范围　降低抗肿瘤药物不合理医嘱发生率的主题范围——全院医师开立的，被静配中心接收的长期和临时抗肿瘤药物医嘱需要经过 PIVAS 的药师审核其正确性。例如，临床药师需要注意抗肿瘤药物对特殊人群的禁用、某些抗肿瘤药具有特殊的给药途径、抗肿瘤药物的溶剂以及联合用药等。

4. 优品圈 2 期主题专有名词

（1）抗肿瘤药物不合理医嘱　医师开立的医嘱中如果存在超说明书用药、药物剂量不适宜、溶剂不适宜、给药方法或给药途径不适宜以及其他用药不适宜的情况时，均判定为抗肿瘤药物不合理医嘱。

（2）抗肿瘤药物不合理医嘱发生率　一定时期内，抗肿瘤药物不合理医嘱发生数量占所有抗肿瘤药物医嘱的比例。

（三）优品圈选题理由

1. 选题背景

（1）医院药学的发展方向是保障病人的用药安全。

（2）JCI 国际病人安全目标：改善病人用药安全性。

（3）中国医院协会病人安全目标：把提高用药安全性作为目标之一，要求医疗机构全员参加。

（4）《处方管理办法》和等级医院评审均要求对医嘱的适宜性进行审核。

（5）静配中心承担着全院抗肿瘤药物的集中配置工作，抗肿瘤药物属于高危药品，在使用过程中若出现不合理医嘱，又未能及时拦截，输注后会造成严重后果。

2. 选题意义 抗肿瘤药物是用药安全风险很高的一类药物，抗肿瘤药物不合理医嘱的发生不但有可能关系到用药效果，更有可能直接关系到病人的生命安全。因此，抗肿瘤药物的合理使用值得医院、医生、病人高度关注。该选题可以促进医院保障医疗安全，提升服务质量，保障病人降低药品费用，减轻病人的经济负担；提升药学部的科室形象，增强员工之间的聚力；对医师和药师而言，则可以减少医疗纠纷，提高技术服务水平。

四、优品圈活动计划拟定

此次活动依据十大品管圈实施步骤，计划通过主题选定、活动计划拟定、现状把握、目标设定、解析、对策拟定、对策实施与检讨、效果确认、标准化、检讨与改进等过程，对活动时间以及计划运用的工具统筹安排，并且指定了各部分的负责人。

1. 优品圈活动计划拟定方法 优品圈2期活动计划分工以及活动的甘特图如表6－2－5、表6－2－6所示。

表6－2－5 优品圈2期活动计划分工

人员类别	姓名	学历	职称	工作年限	小组分工
药学	罗某	本科	副主任药师	24	统筹圈活动
	牛某	本科	药师	6	信息管理
	马某	本科	药师	4	专业知识指导
	安某	本科	药师	2	幻灯片制作
	李某	硕士	药师	1	查阅文献资料
	王某	硕士	药师	1	组织圈员活动
	王某某	本科	药师	1	图表制作
护理	晁某	本科	主管护师	21	后勤保障
	卢某	本科	护师	13	活动影像资料收集
医疗	焦某	博士	主治医师	3	调查数据
	王某	博士	主治医师	2	数据整理分析
信息	李某	本科	高级工程师	15	软件开发

2. 优品圈活动计划拟定注意事项

（1）优品圈2期的活动计划拟定按照正常品管圈活动步骤的顺序，放在主题选定和现状把握之间，但仅仅利用一周的时间，就要对本次活动进行详细的步骤描述和时间安排，因此圈长和辅导员较多地参与了此步骤的实施过程，起到了指导与监督的作用。

（2）优品圈2期所拟定的活动计划张贴在PIVAS的工作现场，方便每位圈员随时注意并了解活动进度，加深印象。圈员在接下来的步骤实施过程中遇到困难应立即提出检讨，并拟定解决方案。

表 6-2-6 优品圈 2 期活动计划拟定

What	When																												How	Who
年月	2015 年 2 月				2015 年 3 月				2015 年 4 月				2015 年 5 月				2015 年 6 月				2015 年 7 月				2015 年 8 月				工具	负责人
	1 周	2 周	3 周	4 周	1 周	2 周	3 周	4 周	1 周	2 周	3 周	4 周	1 周	2 周	3 周	4 周	1 周	2 周	3 周	4 周	1 周	2 周	3 周	4 周	1 周	2 周	3 周	4 周		
主题选定	…—																												头脑风暴	王某药师
活动计划拟定		…—																											甘特图	李药师
现状把握			…—	…—	…—	—	—																						柏拉图 查检表	王药师
目标设定					…	—	—																						公式制定	马药师
解析						…—																							真因验证 鱼骨图	罗药师
对策拟定							…—																						头脑风暴	李药师 焦医师
对策实施与检讨								…—	…—	…—	…—	…—	…—	…—	…—	…—	…—	…—	…—										PDCA	晁护师
效果确认																				…—	…—	…—	…—	…—	—	—	—	—	柏拉图 查检表	牛药师
标准化																								…—	…—				标准制定	卢护师
检讨与改进																										…—	…—		头脑风暴	李工程师
成果发表																												…—	头脑风暴	罗药师

注：…表示计划线，－表示实施线，为了收集更多样本延长了现状把握时间和效果确认时间。

五、优品圈现状把握

（一）静脉用药调配中心作业流程

开展优品圈 2 期的某医院药学部静配中心工作流程如下：首先，病区医师开立医嘱，护士站审核并分解医嘱；分解的医嘱发送给静配中心，静配中心药师接收医嘱后，送药学人员审核，当医嘱中发现有不合理医嘱时，则通知病区医师修改医嘱。随后，药师分批次打印医嘱标签，由护理人员根据医嘱内容分签并贴在溶剂包装上，分置于不同颜色的小筐中；经药学人员严格按照“四查十对”调配处方排药后，药学核对人员再次核对溶剂、药品、规格、种类及数量；完成后，由护理人员将药品分批次经传递窗入仓；护理人员加药后再传递出仓；药学人员对成品输液进行复核，复核正确的输液分置于不同病区的药箱，由护工送回病区护士站进行交接。具体流程见图 6－2－2。

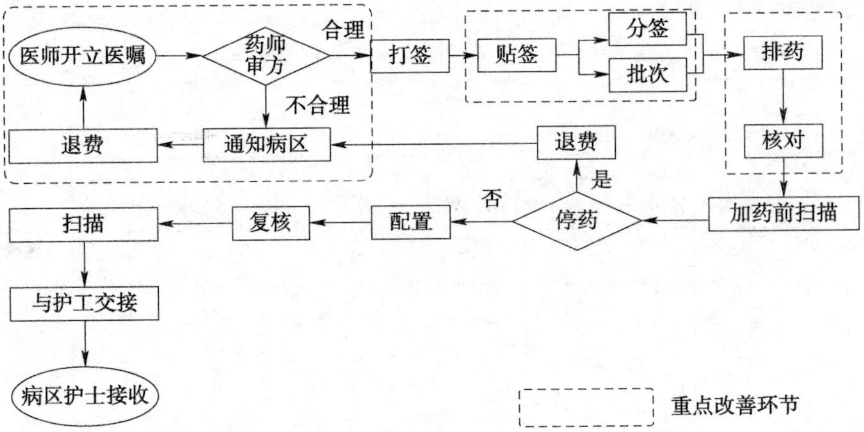

图 6－2－2　优品圈 2 期作业流程图

（二）优品圈现状把握实施步骤

1. 明确工作流程　在优品圈 2 期的实施过程中，为了充分掌握静配中心抗肿瘤药物的不合理使用现象，圈员们通过小组讨论采用流程图等形式对其进行归纳和总结，以期从整体上对现状进行了解。

2. 查检　优品圈 2 期成员首先从不合理医嘱登记表中挑选出抗肿瘤药物不合理医嘱，并统计出不合理医嘱类型数量，计算出不合理医嘱发生率。由于有些药品存在同一通用名下为不同生产厂商产品的现象，为了便于区分，部分药品在记录中采用商品名标识。数据收集查检表见表 6－2－7，查检汇总见表 6－2－8。

表 6－2－7　降低抗肿瘤药物医嘱不合理率项目查检表

2015.1 不合理医嘱						
日期	病区	住院号	药品名称	不合理医嘱内容	原因	药师建议
2015.1.1	肿内 2	1208823	依托伯苷	0.9% NS 500ml＋依托泊苷 200mg，QD	药物超量	建议溶解浓度不超过 0.25%
2015.1.3	放疗 2	1209701	艾恒	0.9% NS 500ml＋艾恒 200mg，QD	溶剂不适宜	建议使用葡萄糖溶解
2015.1.4	肿内 2	1180887	替加氟	0.9% NS 100ml＋替加氟 0.5g	溶剂不足	建议选用 500ml 溶剂
2015.1.6	腹肿	1175829	艾素	0.9% 100ml ＋ 艾素 6 支	溶剂不足	建议使用 250ml 溶剂
2015.1.6	腹肿	1193258	力扑素	0.9% NS 250ml＋力扑素 5 支	溶剂不适宜	建议用 GS
2015.1.8	血液	1162616	依托伯苷	0.9% NS 500ml＋依托泊苷 2 支	药品超量	不超过 0.25mg/ml

续表

2015.1 不合理医嘱						
日期	病区	住院号	药品名称	不合理医嘱内容	原因	药师建议
2015.1.8	腹肿	1195318	长春瑞滨（诺维本）	0.9% NS 100ml + 诺维本 35mg，QD	溶剂不足	建议稀释于 0.9% NS 125ml 溶剂中
2015.1.8	血液	1174918	鲁迈	0.9% NS 100ml + 鲁迈 3 支，QD	溶剂不足	建议稀释于 250 ~ 500ml 溶剂
2015.1.9	妇 1	1208146	艾素	5% GS 500ml + 艾素 5 支，QD	溶剂超量	建议使用 250ml 溶剂
2015.1.9	腹肿	1193835	奥沙利铂	5% GS 500ml + 奥沙利铂 14 支，QD	分解错误	与病区沟通应为 4 支
2015.1.10	肿内 2	1111193	替加氟	0.9% NS 100ml + 替加氟 1 支，QD	溶剂不足	建议使用 500ml 溶剂
2015.1.10	胸外 2	1205864	鲁贝	0.9% NS 100ml + 40mg 鲁贝 QD	溶剂不足	建议溶剂至少 500ml
2015.1.11	胸外 2	1187028	奥沙利铂	0.9% NS 250ml + 奥沙利铂 0.15g	溶剂不适宜	建议用 GS
2015.1.13	腹肿	1179550	注射用奈达铂（鲁贝）	0.9% NS 250ml + 鲁贝 70mg	溶剂不足	建议选用 0.9% NS 500ml
2015.1.14	胸外 2	1205502	顺铂	0.9% NS 500ml + 顺铂 4 支，QD	溶剂超量	建议用 50 ~ 100ml 溶剂
2015.1.15	血液科	1208723	长春新碱	0.9% NS 100ml + 长春新碱，静脉注射	给药途径不适宜	建议静脉滴注
2015.1.15	腹肿	1197278	艾素	0.9% NS 100ml + 艾素 5 支，QD	溶剂不足	建议使用 250ml
2015.1.16	呼吸 2	1196914	依托泊苷	0.9% NS 100ml + 依托泊苷 100mg，QD	溶剂不足	建议稀释于 500ml 溶剂中
2015.1.18	腹肿	1207155	诺维本	0.9% NS 100ml + 诺维本 40mg，QD	溶剂不足	建议稀释于 125ml 溶剂中
2015.1.21	放疗 3	1193153	艾素	5% GS 500ml + 艾素 6 支 QD	溶剂超量	建议使用 250ml
2015.1.22	腹肿	1209159	艾恒	0.9% NS 250ml + 艾恒 150mg，QD	溶剂不适宜	建议使用葡萄糖溶解
2015.1.23	腹肿	1144559	诺维本	0.9% NS 100ml + 诺维本 2 支	溶剂不足	建议使用 125ml
2015.1.23	放疗 2	1182825	鲁贝	0.9% NS 250ml + 鲁贝 100mg，QD	溶剂不足	建议溶剂选用 500ml
2015.1.28	肿内 2	1194285	替加氟	0.9% NS 150ml + 替加氟 4g，QD	药品超量	建议溶剂选用 500ml，药物用量不超过 1g
2015.1.29	肿内 2	1194285	替加氟	0.9% NS 100ml + 替加氟 0.6g，QD	溶剂不足	建议溶剂选用 500ml
2015.1.29	血液	1105887	顺铂	0.9% NS 500ml + 顺铂 4 支，QD	溶剂超量	建议用 50 ~ 100ml 溶剂
2015.1.31	放疗 2	1205156	泽菲	0.9% NS 250ml + 泽菲 1.2g，QD	给药速度不适宜	建议 100ml

续表

2015.2 不合理医嘱						
日期	病区	住院号	药品名称	不合理医嘱内容	原因	药师建议
2015.2.4	妇1	1204545	顺铂	0.9% NS 500ml + 顺铂85mg	溶剂超量	建议100ml溶剂
2015.2.9	胸外2	1173645	替加氟	0.9% NS 100ml + 替加氟0.6g	溶剂不足	建议500ml溶剂
2015.2.13	呼1	1137516	依托泊苷	0.9% NS 500ml + 依托泊苷1.5支	药物超量	建议不超过0.25mg/ml
2015.2.16	腹肿	1205009	顺铂	0.9% NS 250ml + 顺铂4支	溶剂超量	建议100ml溶剂
2015.2.18	腹肿	1190266	顺铂	0.9% NS 500ml + 顺铂4支	溶剂超量	建议选用50ml或者100ml
2015.2.19	肿内2	1205464	长春瑞滨（诺维本）	0.9% NS 100ml + 诺维本35mg，QD	溶剂不足	建议稀释于0.9% NS 125ml溶剂中
2015.2.19	肿内1	1189578	长春瑞滨（诺维本）	0.9% NS 100ml + 诺维本40mg，QD	溶剂不足	建议稀释于0.9% NS 125ml溶剂中
2015.2.20	妇2	1193430	顺铂	0.9% NS 250ml + 顺铂4支，QD	溶剂超量	建议选用50ml或者100ml
2015.2.20	胸外2	1173645	替加氟	0.9% NS 180ml + 替加氟4g	录入错误	建议选用500ml，常用量1g
2015.2.21	肿内2	1109155	替加氟	0.9% NS100ml + 替加氟0.6g，QD	溶剂不足	建议稀释于500ml溶剂
2015.2.22	妇科1	1189100	艾素	5% GS 500ml + 艾素6支，QD	溶剂超量	建议250ml溶剂
2015.2.23	血液	1112931	顺铂	0.9% NS 250ml + 顺铂1.5支，QD	溶剂超量	建议选用50ml或者100ml溶剂
2015.2.23	放疗1	1175170	泽菲	0.9% NS 500ml + 泽菲1.4g，QD	给药速度不适宜	建议溶解于100ml溶剂中
2015.2.25	妇1	1163600	艾素	5% GS 100ml + 艾素1支，QD	溶剂不足	建议250ml溶剂
2015.2.25	肿内2	1192254	右丙亚胺	0.9% NS 250ml + 右丙亚胺1400mg，QD	药物超量	建议1000mg
2015.2.26	血液	1075210	顺铂	0.9% NS 500ml + 顺铂2支，QD	溶剂超量	建议选用50ml或者100ml溶剂
2015.2.26	呼吸1	1198823	艾素	0.9% NS 500ml + 艾素75mg，QD	溶剂超量	建议250ml溶剂
2015.2.26	腹肿	1175829	艾素	0.9% NS 100ml + 艾素120mg，QD	溶剂不足	建议选用0.9% NS 250ml
2015.2.26	胸外2	1202115	依托泊苷	0.9% NS 500ml + 依托泊苷150mg，QD	药物超量	建议500ml液体最多加125mg
2015.2.27	胸外1	1205012	依托泊苷	0.9% 500ml + 依托泊苷800mg	录入错误	建议80mg

续表

2015.3 不合理医嘱						
日期	病区	住院号	药品名称	不合理医嘱内容	原因	药师建议
2015.3.1	腹肿	1158116	鲁贝	0.9% NS 250ml + 鲁贝 120mg，QD	溶剂不足	建议选用 0.9% NS 500ml
2015.3.3	胸外 1	1205012	依托泊苷	0.9% NS 500ml + 依托泊苷 800mg，QD	医嘱错误	建议 80mg
2015.3.3	妇科 1	1127488	依托泊苷	5% GS 500ml + 依托泊苷 1 支，QD	溶剂不适宜	建议选用 0.9% NS 500ml
2015.3.4	胸外 2	1160466	波贝	0.9% NS 250ml + 波贝 5 支，QD	溶剂不适宜	建议选用 5% GS
2015.3.6	肿内 2	1160126	依托泊苷	0.9% NS 500ml + 依托泊苷 2 支，QD	药物超量	浓度不超过 0.25 mg/ml
2015.3.6	胸外 2	1161691	鲁贝	0.9% NS 100ml + 鲁贝 4 支，QD	溶剂不足	建议选用 0.9% NS 500ml
2015.3.7	肿内 2	1144578	力扑素	10% GS 500ml + 力扑素 4 支，QD	溶剂不适宜	建议选用 5% GS
2015.3.7	腹肿	1171837	吡柔比星	0.9% NS 100ml + 吡柔比星 9 支，QD	溶剂不适宜	建议选用 5% GS
2015.3.9	呼吸 2	1160507	泽菲	0.9% NS 250ml + 泽菲 8 支，QD	给药速度不适宜	建议选用 0.9% NS 100ml
2015.3.11	肿内 2	1205464	长春瑞滨（诺维本）	0.9% NS 100ml + 诺维本 35mg，QD	溶剂不足	建议稀释于 0.9% NS 125ml 溶剂中
2015.3.12	胸外 2	1173645	替加氟	0.9% NS 100ml + 替加氟 0.6g，QD	溶剂不足	建议选用 0.9% NS 500ml
2015.3.13	胸外 2	1167161	奥沙利铂	5% GS 250ml + 奥沙利铂 2g，QD	医嘱错误	建议修改
2015.3.13	乳肿	1158402	洛铂	0.9% NS 250ml + 洛铂 1 支，QD	溶剂不适宜	建议选用 5% GS250 ~500ml
2015.3.14	血液	1173584	环磷酰胺	5% GS 100ml + 环磷酰胺 0.8g，QD	溶剂不适宜	建议选用 0.9% NS
2015.3.14	乳肿	1160823	艾素	0.9% NS 500ml + 艾素 1 支，QD	溶剂量过大	建议选用 250ml，静脉滴注 1 小时
2015.3.14	肿内 1	1158876	泰索帝	0.9% NS 100ml + 泰索帝 5 支，QD	药物超量	浓度不超过 0.74 mg/ml
2015.3.16	妇科 1	1121280	艾恒	5% GS 500ml + 艾恒 400mg，QD	药物超量	建议 200mg
2015.3.18	妇科 2	1125420	特素与泰素	皮试药品泰素与静滴药品特素不一致	医嘱错误	建议修改
2015.3.20	胸外 2	1152634	艾力	0.9% NS 500ml + 艾力 7 支，QD	溶剂量过大	建议选用 0.9% NS250ml
2015.3.20	胸外 2	1133369	键泽	0.9% NS 250ml + 键泽 200mg，QD	溶剂量过大	只能 100ml

续表

2015.3 不合理医嘱						
日期	病区	住院号	药品名称	不合理医嘱内容	原因	药师建议
2015.3.21	肿内2	1089545	氟达拉滨	5% GS 100ml + 氟达拉滨1支，QD	溶剂不适宜	建议选用0.9% NS100ml
2015.3.22	妇科1	1199897	环磷酰胺	0.9% NS 500ml + 环磷酰胺0.96g，QD	给药速度不适宜	建议溶解于100ml溶剂中
2015.3.23	胸外2	1204085	右丙亚胺	乳酸钠林格500ml + 奥诺先750mg，QD	溶剂不适宜	建议溶解于0.9% NS或5% GS后使用
2015.3.25	腹肿	1173762	奥沙利铂	10% GS 500ml + 奥沙利铂0.13g，QD	溶剂不适宜	建议选用5% GS
2015.3.25	胸外2	1222817	艾达生	0.9% NS 100ml + 艾达生900mg，QD	医嘱错误	建议修改
2015.3.26	妇科1	1068156	法码新	0.9% NS 500ml + 法码新10支，QD	溶剂量过大	建议选用0.9% NS 50~100ml
2015.3.27	肿内2	1197596	和美新	0.9% NS 250ml + 和美新1mg，QD	溶剂量过大	建议选用0.9% NS 100ml
2015.3.27	肿内2	1192254	右丙亚胺	0.9% NS 250ml + 右丙亚胺1400mg，QD	药品超量	建议最大量1000mg
2015.3.27	妇科1	1204545	顺铂	0.9% NS 500ml + 顺铂85mg，QD	溶剂量过大	建议选用100ml溶剂
2015.3.28	肿内2	1192254	右丙亚胺	0.9% NS 500ml + 右丙亚胺1000mg，QD	溶剂量过大	建议选用0.9% NS 250ml
2015.3.28	胸外2	1182468	鲁贝	0.9% NS 500ml + 鲁贝20mg，BID	频次错误	建议QD
2015.3.29	放疗2	1154809	替加氟	0.9% NS 250ml + 替加氟3.6g，QD	药物超量	单药成人一日剂量800~1000mg
2015.3.29	胸外2	1204074	奥沙利铂	5% GS 500ml + 奥沙利铂0.5g，QD	药物超量	建议0.2g
2015.3.31	放疗2	1172211	鲁迈	0.9% NS 500ml + 鲁迈4支，QD	医嘱错误	建议退费

表6-2-8　2015年1~3月抗肿瘤药物不合理医嘱发生率

改善前/项目	溶剂不适宜	药物超量	录入错误	给药速度不适宜	频次错误	给药途径不适宜	总计
不合理医嘱数量（件）	55	12	8	4	1	1	81
不合理医嘱发生率（件/千条）	4.62	1.01	0.67	0.08	0.08	0.34	6.81
百分比（%）	67.90	14.82	9.87	4.94	1.24	1.24	
累计百分比（%）	67.90	82.72	92.59	97.53	98.77	100.00	

Who：PIVAS审方药师。

When：2015 年 1 月 1 日至 2015 年 3 月 25 日。

Where：药学部静配中心。

Why：确定抗肿瘤药物不合理医嘱发生率。

What：静配中心所有抗肿瘤医嘱。

How：审方药师发现有不合理医嘱登记备案，并和病区医师沟通修改医嘱。

3. 确定改善重点　本次活动中，溶剂不适宜和药物超量占抗肿瘤药物不合理医嘱发生率的 82.72%（图 6－2－3），应将其作为项目改善的重点。

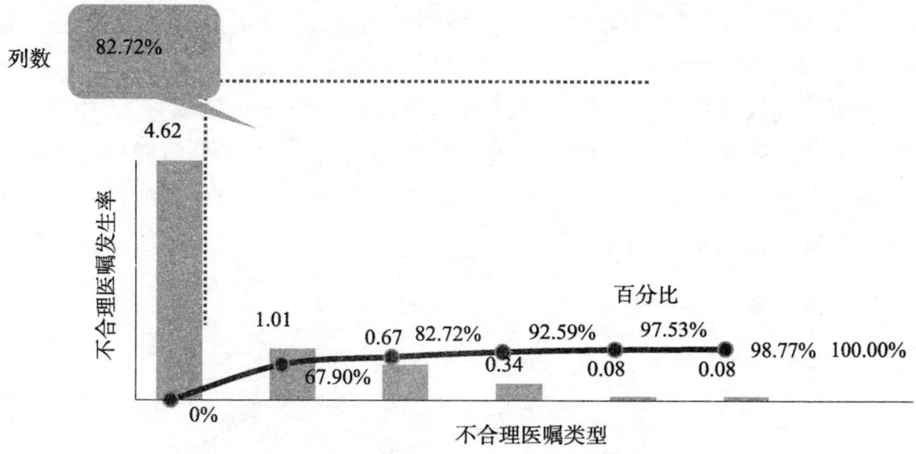

图 6－2－3　优品圈 2 期改善前柏拉图

（三）优品圈现状把握数据收集

1. 调查方式

（1）发现可疑的抗肿瘤药物医嘱，药师通过查阅说明书和专业资料，并和医师进行沟通，确定为不合理医嘱后予以记录。

（2）考虑到抗肿瘤药物的化疗方案不同，有些超常医嘱曾进行特殊医嘱备案，不作为不合理医嘱。

2. 计算方法　抗肿瘤药物不合理医嘱发生率 $= \frac{\text{抗肿瘤药物不合理医嘱数}}{\text{总抗肿瘤药物医嘱数}} \times 100\%$

3. 结果　调查结果显示，1 月 1 日至 3 月 31 日，抗肿瘤药物医嘱数为 11901 条，抗肿瘤药物不合理医嘱数为 81 条，由抗肿瘤药物不合理医嘱发生率 =（抗肿瘤药物不合理医嘱数/总抗肿瘤药物医嘱数）×100% 可得出不合理医嘱发生率。由计算知，此次优品圈 2 期活动中改善前抗肿瘤药物的不合理医嘱发生率为 6.81 件/千条。

4. 注意事项

（1）优品圈在数据收集时应注意的常见问题有：① 医嘱收集不真实或者收集的资料太少；② 数据的单位前后不一致；③ 有效位数不一致；④ 前后数据条件不一致（例如现状把握收集一个月的数据，改善后只收集一个星期的数据）；⑤ 数据异常未做交代或剔除；⑥ 数据应层别的未层别；⑦ 统计方法错误。

（2）现状把握时除了凭经验判断外，还要进行实际观察，必须将基本的事实资料进行客观、系统的分析，以便确定抗肿瘤药物不合理医嘱发生的真正重点问题。

六、优品圈目标设定

（一）优品圈设定目标值

优品圈依照柏拉图 80/20 法则，找出前两项改善的重点项目为：溶剂不适宜、药品超量。圈能力通过计算得 74.37%，优品圈 2 期目标设定计算结果如下：6.81 -（6.81 × 82.72% ×74.37%）=2.6。

优品圈圈员根据设定的目标绘制优品圈 2 期目标设定柱状图（图 6 -2 -4）。该图直观地呈现出了改善前的抗肿瘤药物不合理医嘱发生率以及改善后期望达到的目标比率，2015 年 1 月至 3 月的抗肿瘤药不合理医嘱发生率为 6.81 件/千条，到 2015 年 7 月期望达到的目标值是 2.6 件/千条。

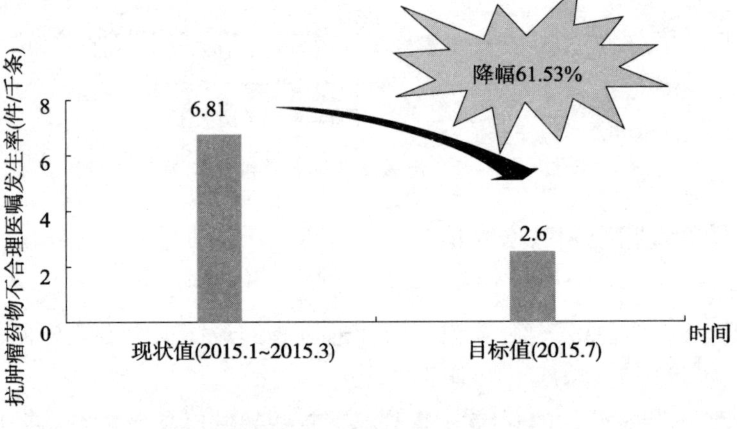

图 6 -2 -4　抗肿瘤药物不合理医嘱发生率柱状图（件/千条）

（二）优品圈目标设定实施步骤

1. 设定目标　目标设定有其固定的目标主体和内容表达方式，规范的叙述方式为"完成期限 + 目标项目 + 目标值"。此次优品圈 2 期的目标设定为：到 2015 年 7 月底，抗肿瘤药不合理医嘱发生率由 6.81 件/千条降低至 2.6 件/千条。

2. 设定完成期限　优品圈 2 期将目标达成的期限设定为 2015 年 7 月底。

3. 计算目标值　通过现状值、改善值计算出设定的目标值。改善值可通过现状值结合改善重点部分所占的百分率以及圈能力进行计算。

（1）主题动词为负向描述（减少或降低）

目标值 = 现状值 - 改善值

= 现状值 -（现状值 × 改善重点 × 圈能力）

目标值 = 现状值 - 改善值

= 现状值 - （现状值 × 改善重点 × 圈能力）

= 6.81 - （6.81 × 82.72% × 74.37%） = 2.6 件/千条

（2）现状值　即现状把握阶段利用查检表收集到的数据，在本次优品圈 2 期中以“降低抗肿瘤药不合理医嘱发生率”为主题的活动，通过查检得出现阶段抗肿瘤药医嘱不合理率为 6.81 件/千条，即为目标设定阶段的现状值。

（3）改善重点所占百分比　根据查检绘制的柏拉图和 80/20 法则，发现药品保存溶剂不适宜和药品超量是造成抗肿瘤药不合理医嘱发生率高的主要原因，两者累计占总比率的 82.7%，即为改善的重点。

（4）圈能力　指用一个具体的百分比数值来表示全体圈员完成目标的实际能力。圈能力值是通过全体优品圈 2 期圈员对圈能力进行评价打分，计算得到平均分，再除以满分（5 分制），而得到的百分比数值。品管圈圈能力计算公式为：圈能力 = A · a + B · b + C · c + 品管圈经验值。计算结果如表 6 - 2 - 9、表 6 - 2 - 10 所示。

表 6 - 2 - 9　优品圈 2 期圈能力计算值（一）

序号	姓名	工作年资（A）		学历改善能力（B）		主题改善能力（C）		品管圈经验值	改善能力
		工作年限	能力值	学历	能力值	改善能力	能力值		
圈长	罗某	24	100	本科	60	3	60	5	81
圈员	晁某	21	100	本科	60	3	60	5	81
	卢某	13	86	本科	60	3	60	5	75.4
	牛某	6	72	本科	60	3	60	5	69.8
	马某	4	68	本科	60	3	60	5	68.2
	安某	2	64	本科	60	3	60	5	66.6
	李某	1	62	硕士	80	4	80		72.8
	王某某	1	62	硕士	80	4	80		72.8
	王某	1	62	本科	60	3	60		60.8
	焦某	3	66	博士	100	5	100		86.4
	王某	2	64	博士	100	5	100		85.6
	李某	15	90	本科	60	3	60		72
平均		10.17	74.67		70	3.5	70	2.5	74.37

表 6 - 2 - 10　优品圈 2 期圈能力计算值（二）

工作年资	能力值	学历	能力值	主题改善能力	能力值
0 ~ 5	60 ~ 70	中专	20	1	20
6 ~ 10	72 ~ 80	大专	40	2	40
11 ~ 15	82 ~ 90	本科	60	3	60

续表

工作年资	能力值	学历	能力值	主题改善能力	能力值
16~20	92~100	硕士	80	4	80
>20	100	博士	100	5	100
评分标准	工作年资（a）	学历改善能力（b）		主题改善能力（c）	合计
权重	40%	30%		30%	100%

注：品管圈经验值：有参加品管圈1次者在能力值基础上加5分，以此类推，最高不超过20分。

4. 绘制目标设定柱状图 优品圈2期的抗肿瘤药物不合理医嘱发生率从6.81件/千条降至2.6件/千条，降低了4.21件/千条，由柱状图可直观呈现出改善前数据（现状值）以及改善后数据（目标值）；同时也可以用下降或上升箭头等形式标注改善情况，并列出具体改善幅度。

（三）优品圈目标设定参考依据

优品圈的目标设定并非仅仅依据目标值计算公式得出，而是同时也参考国内同行PIVAS品管圈的经验得出。具体参考的资料如表6-2-11所示。

表6-2-11 国内同行PIVAS不合理医嘱发生率

医院名称	抽样时间	不合理医嘱发生率（件/千条）
哈尔滨医科大学某附属肿瘤医院	2011.5~2012.5	16.9
新疆医科大学某附属医院	2012.8~2012.12	28
广东省某医院	2009.10~2010.10	3.1

七、优品圈解析

（一）溶剂不适宜原因解析

1. 溶剂不适宜查找原因 优品圈2期查找原因运用的手法是绘制特性要因图（鱼骨图），首先从造成溶剂不适宜问题开始找出大原因（即大鱼骨），即信息设备、人员、药品、制度、环境五方面的问题；然后再对大原因进行深究，找出中原因（即中鱼骨），如人可能是在医师、药师、护士三方面产生了问题；最后再对中原因进行分析，找出小原因（即小鱼骨），如业务知识欠缺、培训不到位、工作量大、风险意识不强、缺乏沟通等的问题。信息设备方面的原因则可能是因为信息系统不完善、数据维护不及时、运行速度慢等。环境方面可能存在空间小、噪声大、病人较多等问题。制度方面则可能有一线医师不固定、人才结构不合理、人力资源不足等问题。药品方面则可能有药品数量多、药品易混淆、说明书表述不清等问题。具体内容见图6-2-5。

2. 溶剂不适宜要因分析 此次优品圈2期采用评价法，经过12人的打分，按照80/20法则选定排名在前20%的原因，即为圈选的药因。从人员（药师、护士、医师）、药品、环境、信息设备、制度五个方面对查找出的要因进行分类。人员方面有医师业务知识欠缺、培训不到位、风险意识不强，药师缺乏沟通、工作量大；药品方面有药物易混淆；信息设备方面有信息系统不完善；制度方面有一线医师不固定。优品圈2期活动具体内容见表6－2－12。

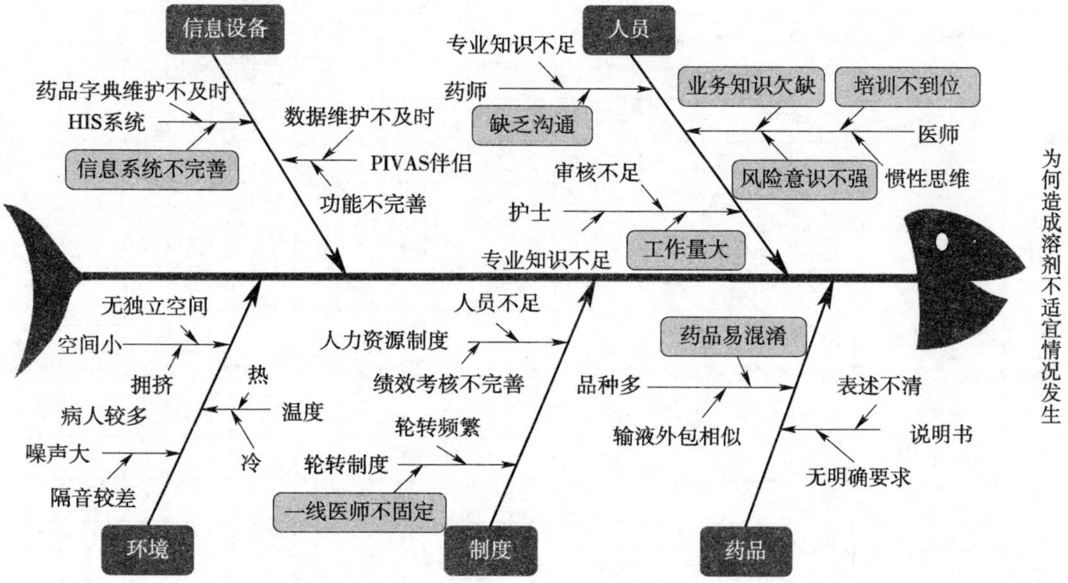

图6－2－5　抗肿瘤药物不合理医嘱中溶剂不适宜要因图

表6－2－12　溶剂不适宜要因分析表

项目			评分（关联性：高5分、一般3分、低1分）												总分	选定
			罗某	晁某	卢某	牛某	马某	安某	李某	王某	王某	焦某	王某	李某		
人员	医师	业务知识欠缺	3	3	5	5	5	5	5	5	5	3	3	3	50	√
		培训不到位	3	3	5	3	5	5	5	5	5	5	5	5	54	√
		风险意识不强	3	3	5	5	5	5	5	5	5	3	3	3	50	√
		惯性思维	1	1	3	1	3	1	1	1	3	1	1	3	20	
	药师	专业知识不足	1	1	3	3	3	3	3	3	3	1	1	1	26	
		缺乏沟通	5	5	3	3	5	5	3	5	5	5	3	3	50	√
	护士	责任心不强	1	1	1	3	1	1	1	1	3	1	1	1	16	
		专业知识不足	1	1	3	1	3	3	1	1	3	1	1	1	20	
		工作量大	1	1	3	3	1	3	1	3	3	1	1	3	24	
		审核不足	3	3	1	1	3	3	1	3	3	1	1	1	24	

续表

项目			评分（关联性：高5分、一般3分、低1分）												总分	选定
			罗某	晁某	卢某	牛某	马某	安某	李某	王某	王某	焦某	王某	李某		
药品	输液	外包相似	3	1	1	1	3	1	3	3	1	3	3	3	26	
	品种多	药品易混淆（听似、看似）	3	5	5	3	3	3	3	5	5	3	5	5	48	√
	说明书	表述不清	3	3	1	3	3	3	3	1	3	3	3	3	32	
		与文献不一致	1	1	3	3	3	1	3	1	1	3	1	1	22	
		与指南不同	1	3	1	1	3	3	1	1	1	3	1	3	22	
信息设备	HIS 系统	信息系统不完善	5	5	5	5	5	5	5	5	5	3	3	5	56	√
		药品字典维护不及时	1	1	1	3	1	1	1	1	1	1	1	1	14	
	PIVAS 伴侣	数据维护不及时	1	1	3	3	1	3	1	1	3	3	1	3	24	
		运行速度慢	3	1	1	3	1	1	1	1	1	1	3	3	20	
	计算机	计算机死机	1	1	1	1	3	1	1	1	1	3	3	3	18	
环境	空间小	无独立空间	1	1	3	1	1	1	3	3	3	3	3	1	24	
		拥挤	1	1	3	1	1	1	1	3	1	3	1	1	18	
	噪声大	病人较多	3	3	3	1	3	3	3	3	3	3	1	1	30	
		隔音较差	3	3	1	1	1	1	1	1	1	3	1	3	20	
	环境温度不适宜	冷	1	1	1	1	1	3	1	1	1	1	1	1	14	
		热	1	1	1	1	1	1	1	1	1	1	1	1	12	
制度	人力资源制度	人员不足	3	3	3	3	3	3	3	3	3	1	3	1	32	
		工作量大	3	5	5	5	5	5	5	5	5	3	5	3	54	√
	轮转制度	一线医师不固定	5	5	3	5	5	3	5	5	5	5	5	3	54	√
		轮转频繁	3	3	1	1	3	3	3	1	3	1	3	1	26	

3. 溶剂不适宜真因验证 此次优品圈2期活动通过HIS系统回顾性分析所有抗肿瘤药物医嘱，11901条为抗肿瘤药物医嘱，81条为不合理医嘱，其中，55条为溶剂不适宜。针对要因分析步骤中选出的8项进行筛选，“信息系统不完善”成为选项最多的项目，然后再结合数据绘制柏拉图进行分析，优品圈2期抗肿瘤药物溶剂不适宜原因及数量见表6－2－13真因验证表，图6－2－6溶剂不适宜柏拉图。

表6－2－13 溶剂不适宜的真因验证

查检项目	发生件数（件）	百分比	累计百分比
信息系统不完善	16	29.09%	29.09%
培训不到位	15	27.27%	56.36%
缺乏沟通	14	25.45%	81.82%

续表

查检项目	发生件数（件）	百分比	累计百分比
工作量大	3	5.45%	87.27%
药品易混淆	2	3.64%	90.91%
业务知识欠缺	2	3.64%	94.55%
一线医师不固定	2	3.64%	98.18%
风险意识不强	1	1.82%	100.00%
总计	55		

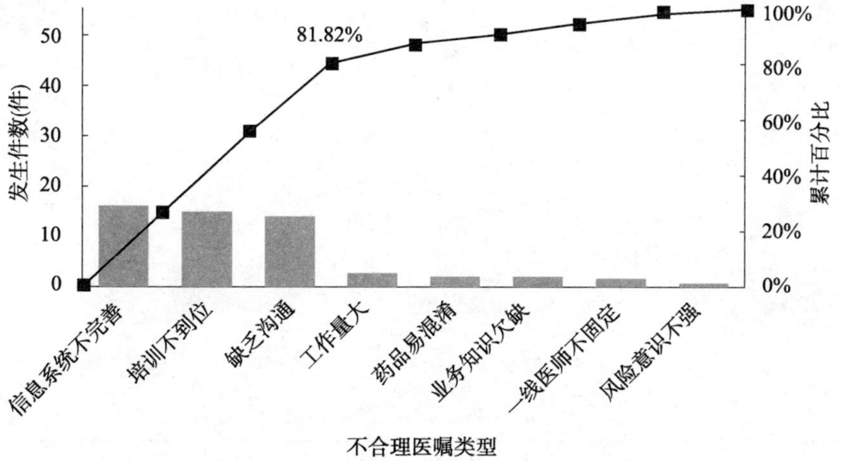

图6－2－6　溶剂不适宜改善前柏拉图

（二）药品超量原因解析

1. 药品超量查找原因　药品超量特性要因图：优品圈2期查找原因采用的是绘制特性要因图（鱼骨图）方法，圈长首先带领圈员运用头脑风暴法、思维导图法、曼陀罗法等方法提出和收集原因，尝试从各种不同角度找出问题产生根源；再从信息设备、人员、药品、制度、环境五方面找出造成药物超量的大原因；然后依次对大原因进行深究，找出中原因；最后再对找出的中原因进行分析，找出小原因。具体内容见图6－2－7。

2. 药品超量要因分析　采用评价法进行要因分析，经过12人打分，采用投票法和评价法，按照80/20法则选定排名在前20%的为药品超量原因。具体内容见表6－2－14。

3. 药品超量真因验证　此次优品圈2期活动通过HIS系统回顾性分析所有抗肿瘤药物医嘱，有11901条抗肿瘤药物医嘱和81条不合理医嘱，药物超量12例，针对要因分析步骤中选出的8项进行筛选，“信息系统不完善”成为选项最多的项目，然后再结合数据绘制柏拉图进行分析，优品圈2期药品超量原因及数量见表6－2－15、图6－2－8。

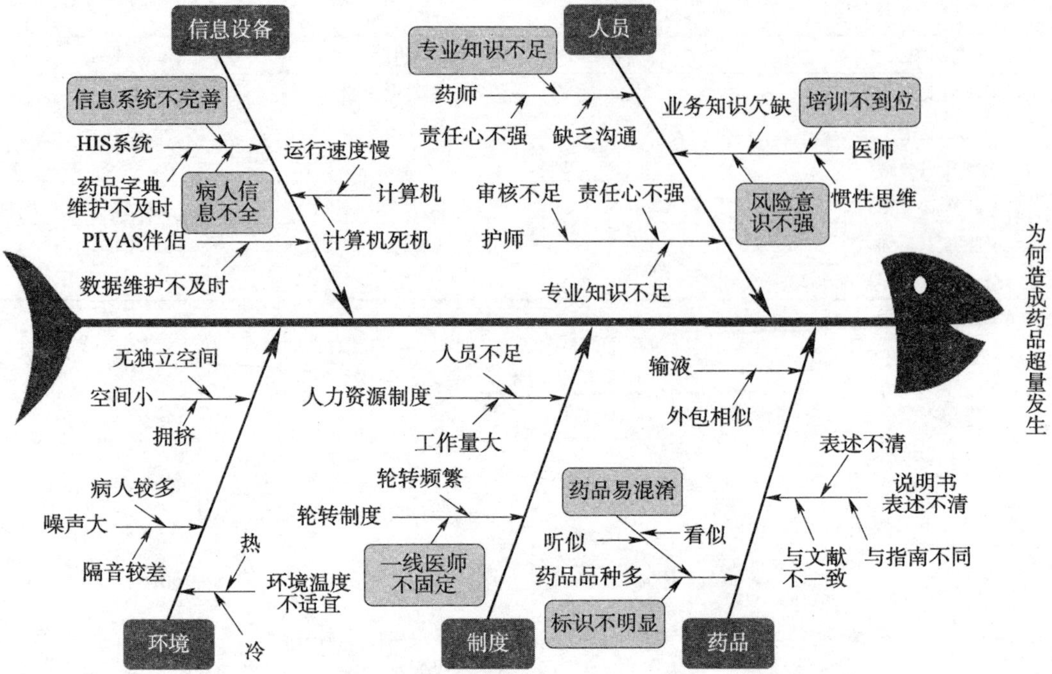

图 6-2-7　药品超量特性要因图

表 6-2-14　药品超量要因分析表

项目			评分（关联性：高 5 分、一般 3 分、低 1 分）												总分	选定
			罗药师	晁护师	卢护师	牛药师	马药师	安药师	李药师	王药师	王某药师	焦医师	王医师	李药师		
人员	医师	业务知识欠缺	3	3	3	1	1	3	1	3	3	1	1	1	24	
		培训不到位	3	3	5	3	5	5	5	5	5	5	5	5	54	√
		风险意识不强	3	3	5	5	5	5	5	5	5	3	3	3	50	√
		惯性思维	1	1	3	1	3	1	1	1	3	1	1	3	20	
	药师	专业知识不足	3	5	3	5	5	5	3	3	5	3	5	5	50	√
		缺乏沟通	3	1	3	1	1	3	1	1	3	3	1	1	22	
		责任心不强	1	1	1	3	1	1	1	1	3	1	1	1	16	
	护士	专业知识不足	1	1	3	1	3	3	1	1	3	1	1	1	20	
		责任心不强	1	1	3	3	1	3	1	3	3	1	1	3	24	
		审核不足	3	3	1	1	3	3	1	3	3	1	1	1	24	
药品	输液	外包相似	3	1	1	1	3	1	3	3	1	3	3	3	26	
		标识不明显	5	5	5	3	3	3	3	5	5	5	5	3	50	√
	药品品种多	药品易混淆（听似、看似）	3	5	5	3	3	3	3	5	5	3	5	5	48	√

续表

项目			评分（关联性：高5分、一般3分、低1分）												总分	选定
			罗药师	晁护理师	卢护理师	牛药师	马药师	安药师	李硕士	王药师	王硕士	焦医生	王医生	李硕士		
药品	说明书	表述不清	3	3	1	3	3	3	3	1	3	3	3	3	32	
		与文献不一致	1	1	3	3	3	1	3	1	1	3	1	1	22	
		与指南不同	1	3	1	1	3	3	1	1	1	3	1	3	22	
信息设备	HIS 系统	信息系统不完善	5	5	5	5	5	5	5	5	5	3	3	5	56	√
		病人信息不全	5	3	3	3	5	5	3	5	5	3	3	5	48	√
		药品字典维护不及时	1	1	1	3	1	1	1	1	1	1	1	1	14	
	PIVAS 伴侣	数据维护不及时	1	1	3	3	1	3	1	1	3	3	1	3	24	
	计算机	运行速度慢	3	1	1	3	1	1	1	1	1	1	3	3	20	
		计算机死机	1	1	1	1	3	1	1	1	1	1	3	3	18	
环境	空间小	无独立空间	1	1	3	1	1	1	3	3	3	3	3	1	24	
		拥挤	1	1	3	1	1	1	1	3	1	3	1	1	18	
	噪声大	病人较多	3	3	3	1	3	3	3	3	3	3	1	1	30	
		隔音较差	3	3	1	1	1	1	1	1	1	3	1	3	20	
	环境温度不适宜	冷	1	1	1	1	1	3	1	1	1	1	1	1	14	
		热	1	1	1	1	1	1	1	1	1	1	1	1	12	
制度	人力资源制度	人员不足	3	3	3	3	3	3	3	3	3	1	3	1	32	
		工作量大	3	3	3	1	1	1	3	1	3	1	3	3	26	
	轮转制度	一线医生不固定	5	5	3	5	5	3	5	5	5	5	5	3	54	√
		轮转频繁	3	3	1	1	3	3	3	1	3	1	3	1	26	

表6-2-15　药品超量真因验证表

查检项目	发生件数	百分比	累计百分比
信息系统不完善	4	33.33%	33.33%
培训不到位	3	25.00%	58.33%
标识不明显	3	25.00%	83.33%
一线医师不固定	1	8.33%	91.67%
专业知识不足	1	8.33%	100.00%
总计	12	100.00%	

八、优品圈对策拟定

优品圈2期圈员从可行性、经济性、效益性三个方面对对策进行打分，评价方式：

优5分，可3分，差1分；共12人参加评分，总分180分，根据80/20法则，144分以上为实行对策，制订负责人实施计划。具体对策拟定内容见表6－2－16和表6－2－17。

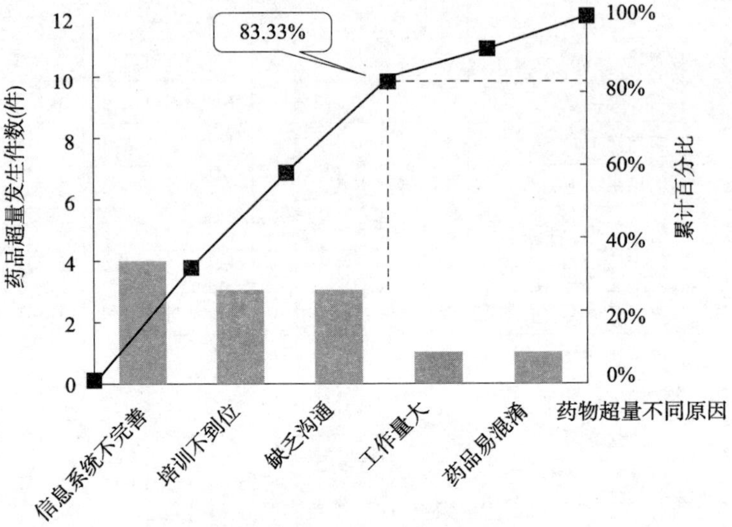

图6－2－8　药品超量改善前柏拉图

表6－2－16　优品圈2期“溶剂不适宜”的对策拟定评分表

真因	对策拟定		提案人	决策				判断	负责人	执行时间	对策编号
	编号	内容		可行性	经济性	效益性	总分				
信息系统不完善	1－1	开发HIS系统医嘱开立审核模块	罗药师	54	56	60	170	是	牛药师		对策1
	1－2	信息中心工程师培训医师	李工	42	50	48	140	否			
	1－3	完善PIVAS伴侣	牛药师	56	56	60	172	是	牛药师		对策4
缺乏沟通	2－1	实行责任药师制	罗药师	60	56	58	174	是	安药师		对策3
	2－2	建立医师、药师微信群，及时沟通病区出现的问题	马药师	44	50	44	138	否			
	2－3	专人接听电话，加强同病区联系	卢护师	42	54	40	136	否			
培训不到位	3－1	信息中心加强对医师开立医嘱的培训	焦医师	40	46	50	136	否			
	3－2	实行责任药师制，加强医师的培训	罗药师	60	58	56	174	是	安药师		对策3
	3－3	加强抗肿瘤药的培训	李药师	50	52	40	142	否			

表6-2-17　优品圈2期“药物超量”的对策拟定评分表

真因	对策拟定		提案人	决策				判断	负责人	执行时间	对策编号
	编号	内容		可行性	经济性	效益性	总分				
数据维护不及时	4-1	PIVAS增加临床药师合理用药权限	王药师	48	44	48	140	否			
	4-2	电话联系病区了解病人信息	卢护师	38	46	40	124	否			
	4-3	PIVAS伴侣审方界面增加病人信息	牛药师	36	46	40	122	否			
培训不到位	5-1	规范药学人员培训制度，加强业务培训	王硕士	56	54	54	164	是	王硕士		对策6
	5-2	每月召开读书会和药品说明书学习会	安药师	44	40	46	130	否			
	5-3	开展业务知识及操作技能竞赛	晁护理师	48	46	46	140	否			
药品标示不明显	6-1	PIVAS目视管理	马药师	54	50	54	158	是	卢护师		对策5
	6-2	高危药品风险防范系统	王药师	52	52	58	162	是	马药师		对策2
	6-3	完善药品字典，在标签上用符号标记加以区别	安药师	46	46	48	140	否			

九、优品圈对策实施与检讨

本次优品圈2期对策实施与检讨所得出的结果，根据PDCA循环列表所得具体内容见表6-2-18至表6-2-23。

表6-2-18　优品圈2期对策实施与检讨（PDCA）对策一

<table>
<tr><td rowspan="2">对策一</td><td>对策名称</td><td>开发HIS系统医嘱开立合理用药审核模块</td></tr>
<tr><td>真因</td><td>信息系统不完善</td></tr>
<tr><td colspan="2">改善前：
1. 溶剂选择错误多
2. 医嘱录入错误
3. 剂量计算错误
对策内容：
1. 对溶剂种类、用量的限制
2. 对药物用量的限制
3. 对使用频次的限制
4. 对不合理医嘱提示
P</td><td>对策实施：
负责人：马某
实施时间：2015年5月
实施地点：PIVAS
对策实施执行步骤：另附
D</td></tr>
</table>

续表

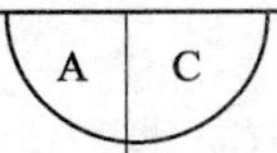

对策处置： 1. 经由效果确认该对策为有效对策 2. 合理用药审核模块维护规范纳入科室制度	对策效果确认： 溶剂不适宜造成的不合理医嘱由 4.62 件/千条下降至 1.10 件/千条

表 6－2－19　优品圈 2 期对策实施与检讨（PDCA）对策二

对策二	对策名称	高危药品风险防范系统的建立
	真因	药品标示不明显

改善前： 1. 在开立医嘱界面，高危药品标识不明显 2. 无风险提示，特别是用量上的提示 3. 审核医嘱界面抗肿瘤药无明显提示 对策内容： 1. 高危药品分级管理 A、B、C 2. 抗肿瘤药物要求用蓝色字体醒目显示 3. 开立抗肿瘤药物时，点右键可出现风险提示	对策实施： 负责人：马某 实施时间：2015 年 5 月 实施地点：PIVAS 对策实施执行步骤：另附

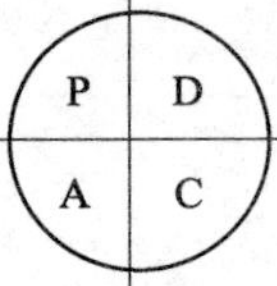

对策处置： 经由效果确认该对策为有效对策	对策效果确认： 药物超量造成的不合理医嘱由 1.00 件/千条下降至 0.55 件/千条

表 6－2－20　优品圈 2 期对策实施与研讨（PDCA）对策 3

对策三	对策名称	责任药师制
	真因	缺乏沟通，培训不到位

改善前： 与病区沟通主要靠电话，缺乏面对面的交流 对策内容： 1. 责任药师每个病区固定一个药师 2. 每月不合理医嘱反馈 3. 下病区讲课 4. 每月不合理医嘱汇总分析上报医务部，年底同各科室的绩效挂钩	对策实施： 负责人：安某 实施时间：2015 年 4 月 实施地点：PIVAS 对策实施执行步骤：另附

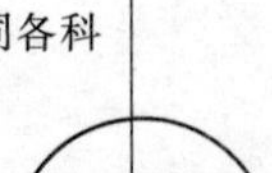

续表

A	C
对策处置： 1. 经由效果确认该对策为有效对策 2. 责任药师标准化流程纳入科室规范	对策效果确认： 溶剂不适宜造成的不合理医嘱由4.62件/千条下降至1.10件/千条

表6-2-21 优品圈2期对策实施与研讨（PDCA）对策四

对策四	对策名称	完善PIVAS伴侣审方系统
	真因	信息系统不完善

改善前： 1. 不能完全拦截不合理医嘱 2. 药品目录变化，未及时更新 3. 扫描系统有缺陷 对策内容： 1. 优化条码扫描系统 2. 补充药品合理用药信息 3. 增加临床药师医嘱查询 4. 超说明书用药	对策实施： 负责人：牛某 实施时间：2015年5月 实施地点：PIVAS 对策实施执行步骤：另附
P	D
A	C
对策处置： 1. 经由效果确认该对策为有效对策 2. 审方标准化纳入科室规范	对策效果确认： 不合理医嘱由6.81件/千条下降至1.93件/千条

表6-2-22 优品圈2期对策实施与研讨（PDCA）对策五

对策五	对策名称	6S目视管理
	真因	药品标示不明显

改善前： 1. 抗肿瘤药品未做明显标识 2. 标签上抗肿瘤药品的商品名在通用名的后面 对策内容： 1. 抗肿瘤药品专柜存放，并有红色醒目标识 2. 抗肿瘤药品商品名提前 3. 完善输液标签内容	对策实施： 负责人：卢某 实施时间：2015年4月 实施地点：PIVAS 对策实施执行步骤：另附
P	D

续表

A	C
对策处置： 经由效果确认该对策为有效对策	对策效果确认： 药物超量造成的不合理医嘱由 1.0 件/千条下降至 0.55 件/千条

表 6-2-23　优品圈 2 期对策实施与研讨（PDCA）对策六

<table>
<tr><td rowspan="2">对策六</td><td>对策名称</td><td>加强药学人员业务培训</td></tr>
<tr><td>真因</td><td>培训不到位</td></tr>
<tr><td colspan="2">改善前：
统一培训，未对在岗人员进行合理用药知识的强化
对策内容：
1. 实行分级培训，重点加强在岗培训
2. 利用微信平台，交流合理用药知识
3. 每天交班时，学习分析不合理医嘱
4. 新进药品时，及时学习说明书

P</td><td>对策实施：
负责人：王某
实施时间：2015 年 4 月
实施地点：PIVAS
对策实施执行步骤：另附

D</td></tr>
<tr><td colspan="2">A

对策处置：
经由效果确认该对策为有效对策</td><td>C

对策效果确认：
不合理医嘱由 6.81 件/千条下降至 1.93 件/千条</td></tr>
</table>

十、优品圈效果确认

对策实施完毕以后则进行效果确认。观察改善前、改善后有无显著的改善效果。此次优品圈 2 期运用柱状图来表示改善效果，抗肿瘤药不合理医嘱发生率为 6.81 件/千条，目标值是 2.6 件/千条，最终达成率是 1.93 件/千条，获得较大的进步，具体成果见图6-2-9。

1. 有形成果确认　此次优品圈 2 期有形成果的计算步骤及结果如下：

（1）通过 5W1H 的方式由全部圈员分工收集数据资料。

（2）计算方法

$$\text{抗肿瘤药物不合理医嘱发生率} = \frac{\text{抗肿瘤药不合理处方}}{\text{所有抗肿瘤药物处方}} \times 100\%$$

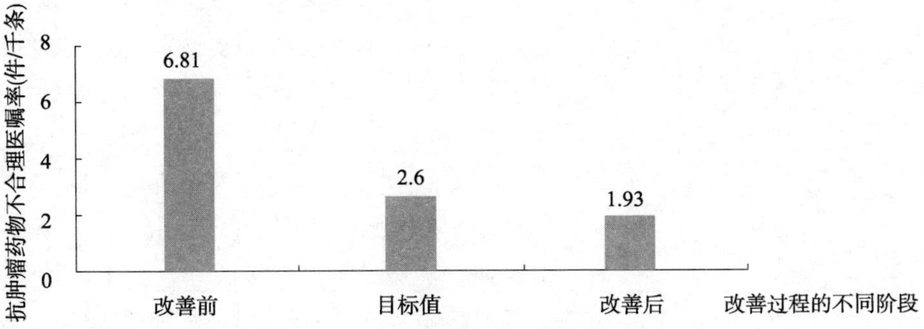

图 6－2－9　优品圈 2 期达成情况柱状图

以目标达成率、进步率分别表示对设定目标值的完成情况和实际的改善效果。

结果：①2015 年 7 月份抗肿瘤药物医嘱 3632 条，抗肿瘤药物不合理医嘱 7 条。

$$抗肿瘤药物不合理医嘱发生率=\frac{抗肿瘤药物不合理处方}{抗肿瘤药物处方}\times 100\%$$

$$=(7/3632)\times 100\% = 1.93\ 件/千条$$

②目标达成率、进步率

$$目标达成率=\left|\frac{改善后-改善前}{目标值-改善前}\right|\times 100\%$$

$$进步率=\frac{|改善前-改善后|}{改善前}\times 100\%$$

$$目标达成率=(|1.93-6.81|/|2.6-6.81|)\times 100\% = 115.91\%$$

$$进步率=[(6.81-1.93)/6.81]\times 100\% = 71.66\%$$

2. 无形成果确认　优品圈 2 期具体无形成果见表 6－2－24、图 6－2－10。

表 6－2－24　优品圈 2 期无形成果确认表

评分项目	活动前分数		活动后分数		活动成长	正/负向
	合计	平均	合计	平均		
积极性	36	3.0	54	4.5	1.5	+18
责任感	20	1.7	51	4.3	2.6	+31
凝聚力	26	2.2	48	4.0	1.8	+22
解决问题能力	32	2.7	53	4.4	1.8	+21
沟通配合	34	2.8	55	4.6	1.8	+21
品管手法	36	3.0	58	4.8	1.8	+22
和谐度	36	3.0	49	4.1	1.1	+13
愉悦感	30	2.5	52	4.3	1.8	+22

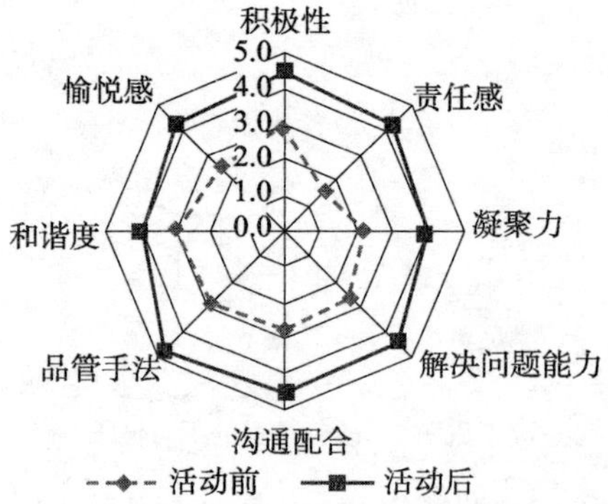

图 6-2-10　优品圈 2 期无形成果雷达图

3. 附加成果确认

（1）合理用药方面成果　①核心期刊文章 2 篇　a. 本院静脉药物配置中心不合理处方及药师干预分析，中国药房，2015，26（20）：2762-2764. b. 核糖核酸Ⅱ致过敏性休克 1 例，中国医院药学杂志，2015，35（3）：276-276. ②静脉用药说明书手册 1 本，院级医疗新技术 1 项：高危药品风险防范系统的建立与应用。③实用新型专利 1 项：一种扫描枪（专利号：ZL201520049031.6）。

（2）院内新闻网品管圈活动报道 4 篇　①PIVAS 品管圈系列活动之一——药学部 PIVAS 与肿瘤内科携手促医疗安全。②携手打造安全、高效的用药环境。③PIVAS 品管圈系列活动之一——药学部 PIVAS 与放疗科携手共促合理用药。④PIVAS 品管圈系列活动之一——药学部 PIVAS 与妇科携手共促合理用药。

（3）与抗肿瘤药物相关的基础研究方面成果　品管圈成员获得陕西科技攻关项目课题 1 项，发表 SCI 收录论文 1 篇。

4. 附加效益　在一系列的措施实施之后，医院信息系统中有关抗肿瘤药物的标识、信息有明显的改进，医师对不合理医嘱的关注进一步加强，临床医生开具处方医嘱的正确率和工作效率提高。每位使用抗肿瘤药物的医师每天开立医嘱时间缩短。大体按平均每个病区每天节省 10 分钟估计，全院 20 个病区计算，每天节约 200 分钟，合计约 1200 小时/年，折合经济效益 = 1200 小时/年 × 100 元/小时，约合 12 万元/年。

不合理医嘱的减少，可缩短药师审方时间。平均每条医嘱节省审方时间约 1 分钟，抗肿瘤药医嘱平均每天 120 条，合计约 720 小时/年，折合经济效益 = 720 小时/年 × 50 元/小时，约合 3.6 万元/年。

药品损耗有所降低，平均每月减少药品损耗 2000 元，年节约 2.4 万元。

上述附加效益折合经济效益，每年可达到 18 万元。

十一、优品圈标准化

根据优品圈 2 期的标准化针对处方调配等项目进行标准制定，列出修订前和修订后的内容，进行相互比对，形成标准流程。审核用药医嘱（处方）操作规程、医嘱开立模块合理性审核维护、静配中心责任药师制度、静配中心人员培训具体内容见表 6-2-25、表 6-2-26、表 6-2-27 所示。

表 6-2-25　HIS 系统审方维护模块标准操作规程

类别： ■流程改善 □提升质量 □临床路径	作业名称： HIS 系统审方维护模块标准操作规程	编号：XX 主办部门：药学部静配中心

操作方法

1. 登录 HIS 系统，点击“数据维护”进入“审方模块”
2. 搜寻选择需要维护的药品，注意药品名称、规格
3. 确定药品后，选择“溶剂名称”，注意按照药品性质，可以选择一种溶剂或者多种溶剂
4. 在溶剂选择后维护使用条件，选择“必须使用”“推荐使用”或“高危药品”
5. 设定“每次投量”范围
6. 设定“使用”频次

表 6-2-26　静脉用药调配中心责任药师制度

类别： ■流程改善 □提升质量 □临床路径	作业名称：静脉用药调配中心责任药师制度	编号：XX 主办部门：药学部静配中心

一、责任药师

是指被 PIVAS 指定负责不同病区合理用药工作的药师

二、责任药师的工作职责

1. 每月将不合理医嘱反馈给所负责的病区
2. 定期对所负责病区的不合理医嘱进行分析，并结合其用药特点进行合理用药宣传，同时对医嘱开立时注意事项、退费流程及其他应注意事项进行讲解，对于病区提出的疑问进行面对面的沟通
3. 负责对临床一线医师及护士进行用药知识相关培训工作
4. 重点关注所负责病区开立医嘱存在的问题，发现后及时与病区联系解决

三、合理用药小组每月 10 日前汇总统计全部不合理医嘱，病案病区通知责任药师，责任药师于每月 20 日前完成同病区的沟通并填写信息反馈表，合理用药小组再根据病区反馈表认真核对不合理医嘱分析报告，确认无误后上报科室

四、组长每月 20 日督促检查病区信息反馈表

修订次数：1	核定	罗某	审核	封某	主办人	卢某
修订日期：2015. 8. 6						
制定日期：2015. 8. 3						

表 6-2-27　静脉用药调配中心药学人员培训制度

类别：	作业名称：静脉用药调配中心药学人员培训制度	编号：XX
■流程改善 □提升质量 □临床路径		主办部门：药学部静配中心

一、PIVAS 所有人员的培训　由调配小组负责

二、各类人员的培训内容

1. 新进人员的岗前培训

①PIVAS 简介及意义

②工作流程介绍

③药品的放置及保管

④静配中心药学班次

⑤标签打印流程培训

⑥扫描流程及注意事项

⑦打包注意事项

⑧3 号班及摆备药品的工作流程

⑨PIVAS 核对岗位操作规程

⑩PIVAS 应急预案

2. 进修人员的培训

①PIVAS 简介及意义

②工作流程介绍

③药品的放置及保管

④打包注意事项

⑤3 号班及摆备药品的工作流程

⑥PIVAS 核对岗位操作规程

⑦消防安全通道及灭火器位置

⑧静配中心易混淆药品培训

⑨其他

十二、优品圈效果维持

优品圈通过推移图反映标准化效果的维持情况，由此可看出抗肿瘤药物不合理医嘱发生率始终保持在目标值以下。优品圈 2 期具体内容见图 6-2-11。

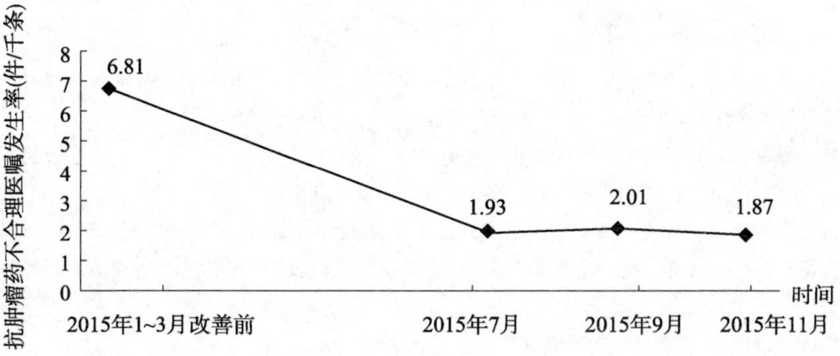

图 6-2-11　优品圈 2 期标准化效果维持推移图

十三、优品圈检讨与改进

（一）优品圈检讨与改进报告

以下是优品圈 2 期进行检讨与改进所形成的报告，具体说明了在活动过程中每一步骤的优点以及今后努力的方向，见表 6-2-28。

表 6-2-28　优品圈 2 期检讨与改进报告

活动项目	优点	缺点或今后努力方向
主题选定	圈员对选题方向高度一致，从不同角度提出问题	选题前应更多地查阅文献资料，避免走弯路
活动计划拟定	时间分配合理，与信息科合作愉快	忽略了科室人员轮转
现状把握	收集数据全面	药师合理用药知识还需加强
目标设定	目标设定合理，肿瘤内科大力配合	圈能力评估应考虑多部门配合难度增加
解析	能应用多种品管手法	应加强对品管圈手法的多角度应用
对策实施与检讨	对策切实可行有效	有些措施需要其他部门配合，时间不好掌控
效果确认	实现目标	现有效果持续保持
标准化	将对策制度化、标准化	有待于持续落实并推广
圈会运作情形	圈员皆能按规定时间到会场，会议沟通过程踊跃	形式可以多样化，激发圈员发言热情
遗留问题	信息系统有待持续完善，溶剂不适宜已解决，但药品超量限制需进一步解决	

（二）优品圈遗留问题

优品圈 2 期所遗留的问题是“信息系统有待持续完善”。

（三）优品圈活动启示

通过本次活动，不仅有效地降低了抗肿瘤药不合理医嘱发生率，还获得了大量的无形成果，各方面能力都有很大的提升，特别是增强了跨专业、跨学科的团队协作和主动为临床一线提供药学服务的意识，保障了肿瘤病人临床安全、合理用药。

（四）优品圈下期活动主题选定

此次优品圈 2 期所拟定的下期活动活动主题：“降低 TPN 的不合理医嘱发生率”，如表 6-2-29 所示。

表 6-2-29　品管圈主题内容

主题评价项目	上级重视度（27%）	可行性（20%）	迫切性（34%）	圈能力（19%）	总分
降低抗肿瘤药不合理医嘱发生率	15.66	8	20.4	2.28	46.34
降低抗生素不合理医嘱发生率	11.88	7.6	14.96	2.28	36.72
降低中成药不合理医嘱发生率	11.34	6	14.28	2.28	33.9
降低 TPN 不合理医嘱发生率	11.34	6.8	18.36	2.28	38.78

1. 主题范围　静配中心接收的全院所有 TPN 长期医嘱。

2. 专有名词 TPN：全肠外营养。

3. 选题理由 保障病人用药安全是医院药学服务的基本内容；《处方管理办法》和等级医院评审要求对医嘱的适宜性进行审核；TPN 成分多，配置方法要求严格，不合理医嘱对输液安全有重大影响，有可能产生严重后果；静配中心承担着全院 TPN 的集中配置工作，有条件开展此项工作。

实例三　紧医卫圈

——提高门诊处方合格率

一、紧医卫圈内容摘要

本次品管圈的圈名为紧医卫圈，本次活动改善的主题是“提高门诊处方合格率”，活动时间为 2015 年 11 月到 2016 年 7 月。本次紧医卫圈的活动主要由武汉某医院药学部门诊药房负责。

紧医卫圈于 2015 年 11 月开始组建，2016 年 3 月正式成立。本次活动是紧医卫圈进行的第一次品管圈活动。本次活动主要针对该院门诊不合理用药情况较多，处方合格率较低的问题，采取一系列改善措施，达到提高该院门诊处方合格率的目的。本次紧医卫圈活动期间共召开 12 次会议，活动开展包括主题选定、活动计划拟定、现状把握、解析、目标设定、对策拟定、对策实施与检讨、效果确认、效果维持、检讨与改进及资料整理十个品管步骤。

紧医卫圈共有成员 24 人，其中包括圈长 1 人，辅导员 2 人，圈员 21 人。其中，圈长李某为院门诊药房组长，有着丰富的药事管理经验，沟通能力与组织能力强，工作认真负责，故担任本次品管圈活动圈长一职。辅导员郑某为医院分管医疗药事方面工作的副院长，可从院级层面给予行政支撑，故担任本次品管圈活动辅导员一职。辅导员付某为院药学部副主任，从事医院药学管理多年，近年来多次参与药学部品管圈活动，故担任本次品管圈活动辅导员一职。圈成员包括了医务处主任、门诊办公室主任、门诊办公室护士长、信息科技术工程师、药学部调剂药师以及临床药师数人，以保证活动的顺利开展。

2016 年 2 月，该院作为该市首批公立医院综合改革试点，正式取消药品加成政策，切断医院运行与发展中与药品收入的联系，改革以药补医的机制，严格控制药品的不合理使用。为了更好地完成公立医院改革任务，紧医卫圈运用评价法，针对迫切性、重要性、可行性、政策性等一系列指标进行评价打分，最终确定本次活动的主题为：提高门诊处方合格率。本次活动的主要任务在于利用提高门诊处方合格率的形式，达到提高该院门诊合理用药水平的目的。

经过连续跟踪观察，本次紧医卫圈活动的效果维持良好：2016 年 8 月，门诊处方合格率为99.19%；2016年9月，门诊处方合格率为99.20%，均在本次活动的目标值以上。

二、紧医卫圈介绍

（一）紧医卫圈组成

紧医卫圈活动开始时间是2015年11月，活动结束时间2016年7月，组成人员共24人，其中药学人员18人，医护人员5人，信息维护人员1人。紧医卫圈组成的相关内容详见表6－3－1。

表6－3－1 紧医卫圈品管圈组成

圈 名	紧医卫圈	成立日期	2016年3月1日
活动期	第1期	活动期间	2015年11月至2016年7月
圈 长	李某	辅导员	郑某、付某
圈 员	穆某，冯某，胡某，钟某，陆某，刘某，熊某，肖某，吴某，晏某，吕某，代某，蔡某，万某，陈某，杨某，朱某，余某，罗某，胡某某，张某		
活动单位	某医院药学部门诊药房		
活动主题	提高门诊处方合格率		

紧医卫圈圈长李某，门诊药房组长，带领并激励全体圈员参与活动，起到统一全体圈员的意志与理念的作用。他充分发挥圈长的领导力与影响力，制订品管圈活动计划，定期向上级汇报活动进度及概况，并配合辅导员参与指导活动。

紧医卫圈辅导员郑某，分管医疗药事工作副院长，从院级层面给予圈活动支持，公正评价圈活动的全过程并促使标准化。

紧医卫圈辅导员付某，药学部副主任，了解圈成员对活动的想法与做法，通过定期组织会议，提高圈活动的能力。帮助营造自主活动的氛围，协调药学部日常工作与圈活动之间的关系。

（二）紧医卫圈圈名与圈徽

1. 紧医卫圈圈名 本次品管圈圈名为“紧医卫圈”，以“紧医卫”作为品管圈的名字，是因为锦衣卫具有很多优秀的团队品质。该圈将以其专业的洞察力、年轻的活力、追逐梦想的勇气、坚定不移的执行力不断地武装自己，让团队像锦衣卫一样，守护病人生命健康，出色、保质地完成医院药学的每一项任务。

2. 紧医卫圈圈徽及意义 蓝色字母H，代表Health，象征着病人的健康；红色字母M，代表Medicine，象征着药品的合理应用；外层的橙色字母Q，代表Quan（圈），象征着紧医卫圈。（图6－3－1）

图6－3－1 紧医卫圈圈徽

紧医卫圈的圈徽代表着这个团队，像锦衣卫一样，保障药品的合理应用，保卫病人的健康。

（三）门诊药房简介

承担本次紧医卫圈活动的是某医院药学部门诊药房。该医院门诊药房是集管理、技术、经营、服务于一体的综合性科室。药房不仅要保证提供给病人准确、质量合格的药品，而且要保证病人安全有效地使用药品，确保医疗费用更为经济合理。

三、紧医卫圈主题选定

（一）紧医卫圈主题内容

通过头脑风暴法提出一系列备选主题，包括："提高门诊病人满意率""降低门诊发药差错率""提高门诊处方合格率"及"降低门诊病人取药等候时间"。圈成员通过评价法，从迫切性、重要性、可行性、政策性四个方面对提出的四个备选主题进行评分，评分标准为5分最高，3分普通，1分最低，按照评分情况将备选主题进行排序，评分最高者即为本次活动主题。

通过圈成员现场评分及网络评分后，共有19人参与评分，最终主题选定为"提高门诊处方合格率"，具体内容见表6－3－2。

表6－3－2　紧医卫圈主题内容

主题	评价项目				提案人	得分	选定
	迫切性	重要性	可行性	政策性			
提高门诊病人满意度	28	48	48	38	杨某	162	4
减少门诊发药差错率	57	75	82	57	陈某	271	2
提高门诊处方合格率	89	73	73	89	付某	324	1
降低门诊病人取药等待时间	48	73	57	29	万某	207	3

（二）紧医卫圈活动主题

1. 紧医卫圈主题范围　提高门诊处方合格率的主题范围——本院门诊部开具的在门诊药房取药的处方，包括西药及中成药处方，不包括中药处方。

2. 紧医卫圈专有名词

（1）门诊处方　指门诊部开具的在门诊药房处取药的西药及中成药处方，不包括中药处方。

（2）超量处方　按医嘱用法用量计算，药品用量超过15日的处方。

（3）评价指标　处方合格率、门诊药品比、门诊人均药品费用。

（4）不合理处方的判定　具有适应证不适宜、遴选的药品不适宜、药品剂型或给药途径不适宜、用法用量不适宜、联合用药不适宜、重复给药、配伍禁忌或不良相互作用、单张处方超过15日用量、有分解处方现象的处方称为不合理处方。

(5) 不合理处方的判定标准 上述不合理处方的判定均以该药品在医院使用品种的药品说明书为判定依据。

(6) 处方合格率 $处方合格率=\frac{(门诊药房总处方数-不合理处方数)}{门诊药房总处方数}\times 100\%$。

(7) 门诊人均药品费用 $门诊人均药品费用(元)=\frac{门诊药品总金额(元)}{门诊就诊总人次}$。

(三) 紧医卫圈选题理由

1. 环境分析

(1) 国家公立医院改革试点 本院作为市首批公立医院综合改革试点，正式取消药品加成政策，对合理用药水平、病人人均费用及医院药品（不含中药饮片）的收入占比提出了更高的要求。为了更好地完成国家关于城市公立医院综合改革试点的工作目标，提高门诊处方合格率、提高门诊合理用药水平刻不容缓。

(2) 市卫生计生委大型公立医院巡查 为贯彻落实和深化医药卫生体制改革重点任务，深入开展纠正行业不正之风和进一步改善医疗服务质量，该市卫生计生委拟对医院进行大型公立医院巡查。巡查内容中将医院管理方面是否加强合理用药，是否完善处方点评制度作为重点检查内容。

(3) 医院关于开展医疗服务监管不到位问题的公开承诺 根据市委、市政府的部署，医疗服务监管不到位问题被列为该市亟待解决的“十个突出问题”之一，院长公开做出承诺：严格规范诊疗行为。实行门诊处方每日点评制，并在门诊大厅设立不合理处方曝光台。利用医院信息系统和市医保智能审核系统，对不规范的诊疗行为进行监控，处方点评结果纳入绩效考核及晋级晋升考评，遏制“重复检查”“大处方”“小病大治”等过度医疗行为。该项承诺对药学部的处方点评工作给予了大力的支持和行政手段干预，保障了处方点评工作的开展。

2. 对病人而言 提高合理用药水平，享受优质医疗服务，降低病人药品费用，增加病人满意度。

3. 对同仁而言

(1) 药学人员 提高药学专业知识水平，提升药学人员专业形象，在药品零加成的背景下更好地实现药学人员的价值，同时促进团队协作，增强集体的凝聚力。

(2) 医务人员 提高合理用药水平，加强医师、药师、护士三者的相互沟通和团队协作能力，和谐医患关系。

4. 对院方而言 更好地完成国家关于公立医院改革试点的任务，更好地完成该市卫生计生委关于大型公立医院巡查的任务，更好地落实关于开展医疗服务监管不到位问题的公开承诺，改善医院的收入结构，建设医院良好的就医环境。

四、紧医卫圈活动计划拟定

本次紧医卫圈的活动主要分为以下几个步骤：主题选定、活动计划拟定、现状把握、目标设定、解析、对策拟定、对策实施与检讨、效果确认、标准化、检讨与改进，资料整理。紧医卫圈结合科室实际情况与医院目标达成时限等要求，用甘特图法对品管圈实施步骤在时间上进行统筹安排，并指定各个部分的具体负责人员，具体情况见表6－3－3。

表6－3－3　紧医卫圈活动计划拟定

What	When																																				How	Who
	2015年11月				2015年12月				2016年1月				2016年2月				2016年3月				2016年4月				2016年5月				2016年6月				2016年7月					
活动项目	1周	2周	3周	4周	1周	2周	3周	4周	1周	2周	3周	4周	1周	2周	3周	4周	1周	2周	3周	4周	1周	2周	3周	4周	1周	2周	3周	4周	1周	2周	3周	4周	1周	2周	3周	4周	工具	负责
主题选定	…—																																				头脑风暴	吴某
活动计划拟定		…—																																			甘特图	付某
现状把握			…—	…—	…—	…—																															流程图 查检表 柏拉图	肖某
目标设定							…—																														柱形图	付某
解析								…—																													柏拉图 鱼骨图	李某
对策拟定								—	…	…																											鱼骨图 查检表 柏拉图	熊某
对策实施与检讨									—	—	…—	…—	…—	…—	…—	…—	…—	…—	…—	…—	…—	…—	…—	…—	…	…											PDCA	刘某
效果确认																									—	—	…—	…—	…								雷达图 查检表	冯某
标准化																													—	—	…—	…—	…—				流程图	胡某
检讨与改进																																		…—			头脑风暴	穆某
资料管理																																			…—	…—		
Where（会议地点）	药学部会议室 、紧医卫圈徽信群																																					

注：…表示计划完成时间，—表示实施完成时间。

五、紧医卫圈现状把握

1. 门诊处方点评流程　本次紧医卫圈活动的主题为“提高门诊处方合格率”，圈员们对该院门诊部处方合格率判定的流程进行了现状把握：门诊药房药学人员每月在当月16日（若逢周六、日或节假日，则顺延至下一个工作日）处方中随机抽取100张处方，进行处方点评，处方点评的规程参照《医院处方点评管理规范（试行）》中相关要求进行，将处方划分为合理处方与不合理处方，统计计算处方合格率。处方点评药师将判定为不合理处方的情况形成反馈表交于门诊办公室，由门诊办公室护士长向当事医生进行反馈，具体流程见图6－3－2。

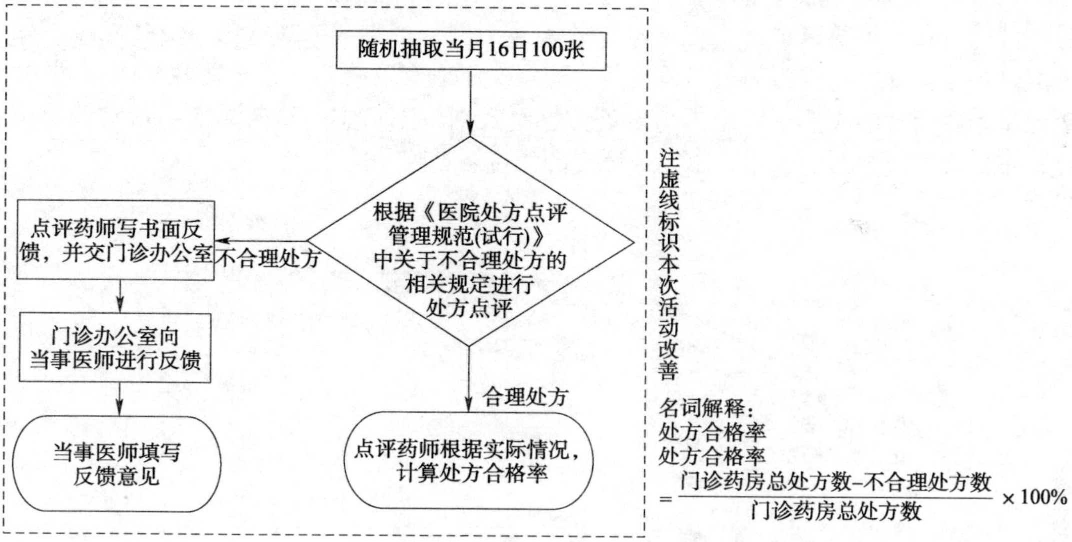

图6－3－2　处方点评流程

2. 紧医卫圈数据收集　在现状把握阶段，为了更好地了解本院门诊处方不合理用药情况，利用医院HIS系统以及合理用药软件（PASS 3.0），结合药师点评，对本院门诊药房2015年11月16日至2015年12月11日（不包括周六、周日）的处方进行全点评。

结果发现，2015年11月16日至2015年12月11日（不包括周六、周日）共有处方27697张，其中用药不合理处方共494张，处方合格率为98.22%，具体统计结果见表6－3－4。

表6－3－4　门诊用药不合理情况查检表

序号	不合理情况	不合理处方例数	占不合理总数的百分比（%）	累计百分比
1	超量处方	181	36.64%	36.64%
2	给药剂量不适宜	132	26.72%	63.36%
3	给药频次不适宜	56	11.34%	74.70%
4	给药途径不适宜	51	10.32%	85.02%
5	分解处方	31	6.28%	91.30%
6	溶剂选择不适宜	15	3.04%	94.33%
7	重复给药	12	2.43%	96.76%
8	配伍禁忌或不良相互作用	8	1.62%	98.38%
9	适应证不适宜	4	0.81%	99.19%
10	遴选药品不适宜	3	0.61%	99.80%
11	联合用药不适宜	1	0.20%	100.00%
合计		494	100.00%	

3. 紧医卫圈确定改善重点 紧医卫圈运用柏拉图法对改善前门诊用药不合理情况进行分析，在确定紧医卫圈本次活动的改善重点时，根据80/20法则，最终确定主要原因是：超量处方、给药剂量不适宜、给药频次不适宜及给药途径不适宜这四个问题。因此将本次活动的改善重点定为超量处方、给药剂量不适宜、给药频次不适宜及给药途径不适宜。改善前门诊用药不合理情况的柏拉图见图6-3-3。

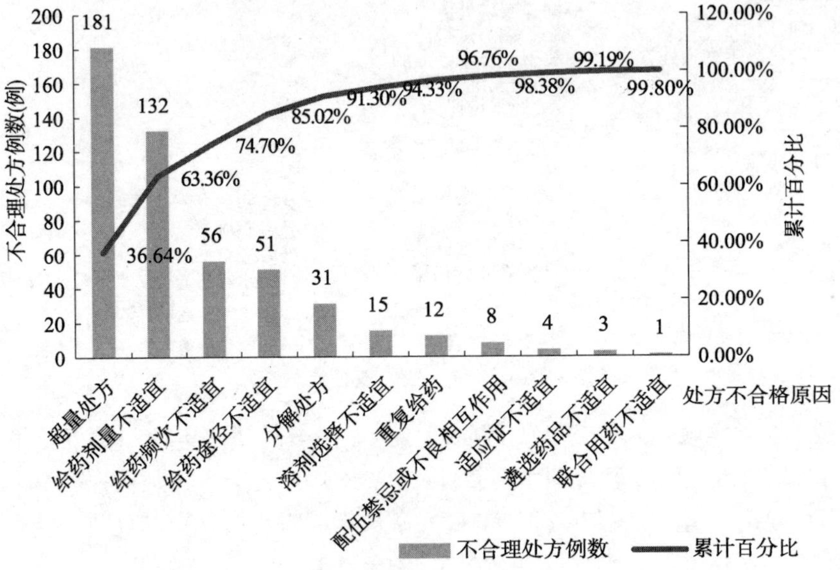

图6-3-3 改善前门诊用药不合理情况的柏拉图

六、紧医卫圈目标设定

1. 紧医卫圈目标值的设定 改善前，院门诊处方合格率为98.22%。考虑到三级医院等级评审对处方合格率的要求，结合本院的实际情况，将本次活动的目标值设定为：2016年4月将门诊处方合格率提升至99.11%。

2. 紧医卫圈目标值的计算 现状值：98.22%。

改善重点占百分比：85.02%。

圈能力：采用评价法对紧医卫圈圈能力进行打分，共有16位圈员参与本次圈能力评价，最终计算紧医卫圈圈能力值为58.75%，具体评估标准见表6-3-5。

表6-3-5 圈能力评价表

项目	得分	项目	得分
需多部门配合完成	1	需一个部门配合完成	3
能自行解决	5		

目标值=现状值+改善值=现状值+［(1-现状值)×改善重点×圈能力］

=98.22% + [（1-98.22%）×85.02%×58.75%] =99.11%

3. 紧医卫圈改善幅度　紧医卫圈本次活动计划将该院门诊处方合格率由改善前的98.22%，改善至99.11%，提升0.89%，具体情况见图6-3-4。

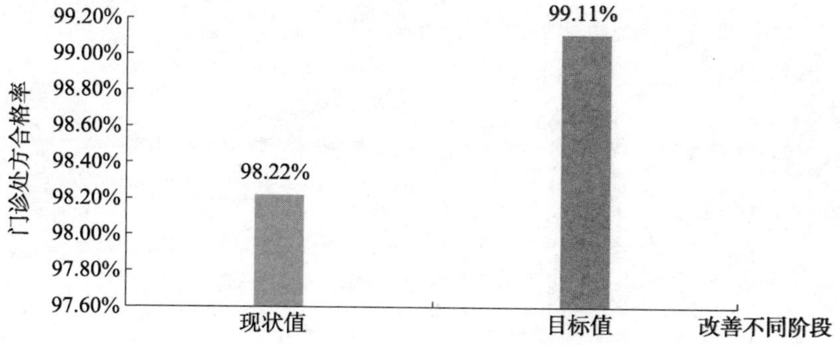

图6-3-4　门诊处方合格率改善前后对比图

七、紧医卫圈解析

（一）紧医卫圈查找原因

紧医卫圈查找原因运用特性要因图对本次活动的四个改善重点：超量处方、给药剂量不适宜、给药频次不适宜、给药途径不适宜，一一进行原因分析。超量处方特性要因图见图6-3-5，给药剂量不适宜、给药频次不适宜及给药途径不适宜三者之间存在较大的相似性，故将其合并分析，其特性要因图见图6-3-6。

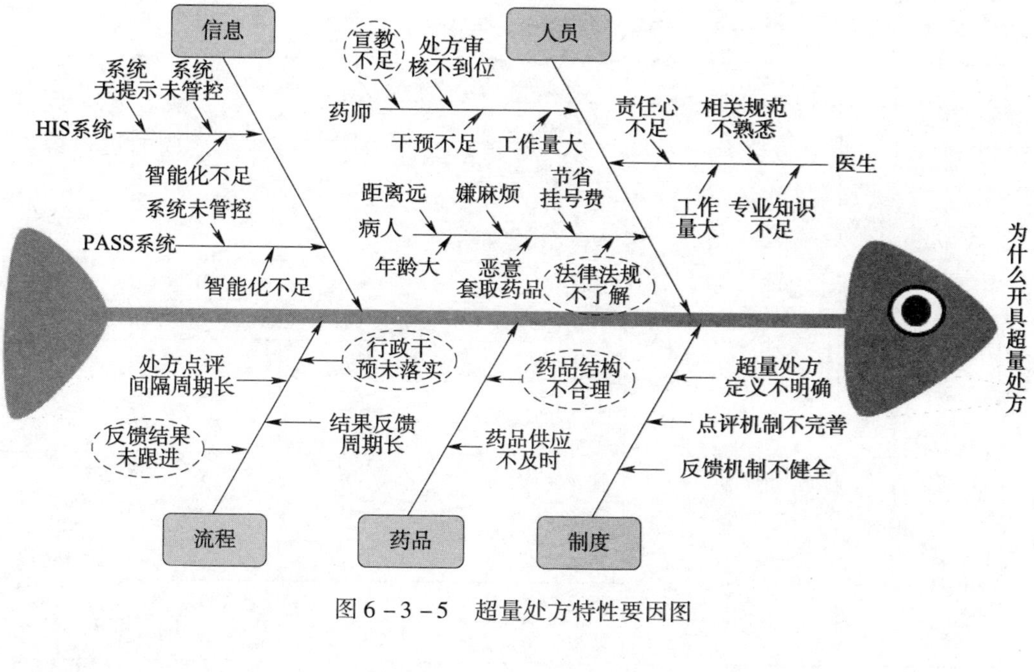

图6-3-5　超量处方特性要因图

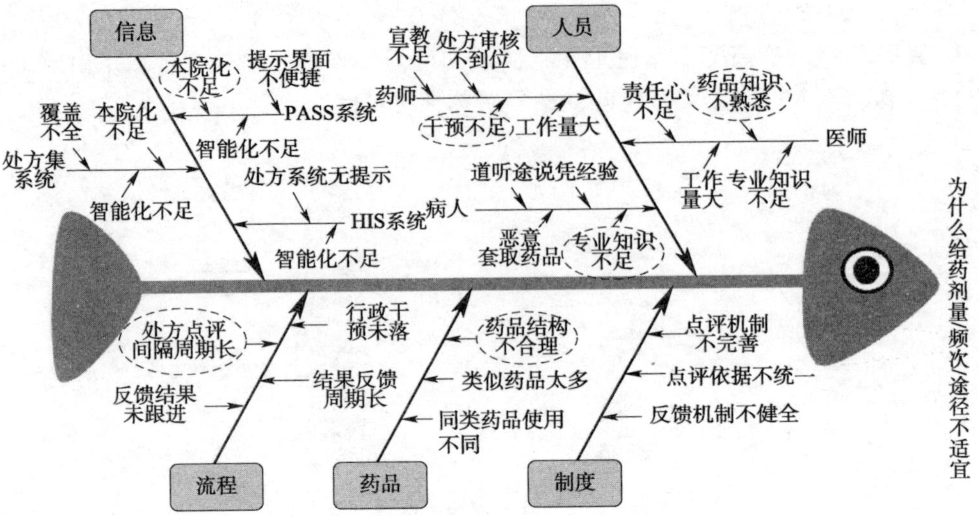

图6-3-6　给药剂量/频次/途径不适宜特性要因图

（二）紧医卫圈要因分析

紧医卫圈采用投票法对特性要因图中各种原因进行分析，每名圈员对各种原因进行集体分析讨论并达成统一认识后进行投票。

本次投票共有18名圈员参与，每名圈员有6票，按照原因的重要程度进行投票。最后根据80/20法则，选定排名在20%的原因作为要因。具体情况见表6-3-6及表6-3-7。

表6-3-6　超量处方要因分析投票表

编号	特性		原因	票数	排名
1	人员	医师	责任心不足	2	
2			药品知识不熟悉	1	
3			工作量大	3	
4			专业知识不足	1	
5		药师	宣教不足	10	3
6			处方审核不到位	5	
7			干预不足	7	
8			工作量大	3	
9		病人	距离远	1	
10			嫌麻烦	2	
11			节省挂号费	1	
12			年龄大	1	
13			恶意套取药品	3	
14			法律法规不了解	14	1

续表

编号	特　性		原　因	票　数	排　名
15	信息	HIS 系统	系统无提示	2	
16			系统未管控	3	
17			智能化不足	1	
18		PASS 系统	系统未管控	1	
19			智能化不足	1	
20	制度		超量处方定义不明确	2	
21			点评机制不完善	4	
22			反馈机制不健全	4	
23	药品		药品结构不合理	12	2
24			药品供应不及时	1	
25	流程		行政干预未落实	9	5
26			结果反馈周期长	1	
27			处方点评间隔周期长	3	
28			反馈结果未跟进	10	3

表 6-3-7　给药剂量/频次/途径不适宜要因分析投票表

编号	特性		原　因	票　数	排　名
1	人员	医师	责任心不足	3	
2			药品知识不熟悉	8	3
3			工作量大	3	
4			专业知识不足	2	
5		药师	宣教不足	3	
6			处方审核不到位	4	
7			干预不足	7	4
8			工作量大	4	
9		病人	道听途说	1	
10			凭经验	1	
11			恶意套取药品	3	
12			专业知识不足	6	5
13	信息	HIS 系统	处方系统无提示	4	
14			智能化不足	3	
15		PASS 系统	本院化不足	9	1
16			提示界面不便捷	4	
17			智能化不足	1	

续表

编号	特性		原因	票数	排名
18	信息	处方集系统	本院化不足	1	
19			覆盖面不全	3	
20			智能化不足	4	
21	制度		点评机制不完善	3	
22			点评依据不统一	1	
23			反馈机制不健全	4	
24	药品		药品结构不合理	9	1
25			相似药品太多	2	
26			同类药品使用不同	3	
27	流程		行政干预未落实	1	
28			结果反馈周期长	1	
29			处方点评间隔周期长	6	5
30			反馈结果未跟进	4	

由圈成员投票选定的要因分别为：

(1) *超量处方要因* 法律法规不了解、药品结构不合理、药师宣教不足、处方点评反馈结果未跟进、行政干预未落实。

(2) *给药剂量/频次/途径不适宜要因* PASS系统本院化不足、药品结构不合理、药品知识不熟悉、药师干预不足、专业知识不足、处方点评间隔周期长。

(三) 紧医卫圈真因验证

紧医卫圈将圈员投票选定的要因进行语言转换，并制作真因验证调查问卷，具体转换见表6-3-8。具体操作为：对2015年12月14日至2015年12月18日门诊处方进行回顾性全面点评，并将其中属于超量处方、给药剂量/频次/途径不适宜的处方进行收集，按照开方医生进行整理，并对其进行原因评价，最后由药师对收集的数据进行汇总分析。

表6-3-8 要因转换表

改善重点	要因	语言转换
超量处方	法律法规不了解	病人对相关规定不了解
	药品结构不合理	药品结构不合理
	药师宣教不足	药师宣教不足
	处方点评反馈结果未跟进	未跟进反馈结果
	行政干预未落实	当事医师惩处未落实

续表

改善重点	要　因	语言转换
给药剂量/频次/途径不适宜	PASS 系统本院化不足	PASS 系统本院化不足
	药品结构不合理	药品结构不合理
	药品知识不熟悉	医生对药品说明书掌握不足
	药师干预不足	药师对不合理处方干预不足
	专业知识不足	病人对药品知识的了解不足
	处方点评间隔周期长	处方点评间隔周期长

1. 超量处方真因验证　对 2015 年 12 月 14 日至 2015 年 12 月 18 日门诊处方进行回顾性点评，点评处方共计 7610 张，其中超量处方为 39 张。随后，对 39 张处方中涉及的责任医师进行问卷调查，责任医师可以对选定要因进行不定项勾选。评价时，查检表计数时按照实际发生的例数进行计算，得出超量处方的真因验证查检汇总情况，见表 6－3－9 及图 6－3－7。

表 6－3－9　超量处方真因验证查检汇总表

数　据	项　目				当事医师惩处未落实
	药品结构不合理	药师宣教不足	病人对相关规定不了解	未跟进反馈结果	
发生项数（个）	21	17	11	5	4
发生百分比	36.21%	29.31%	18.97%	8.62%	6.90%
累计百分比	36.21%	65.52%	84.48%	93.10%	100.00%

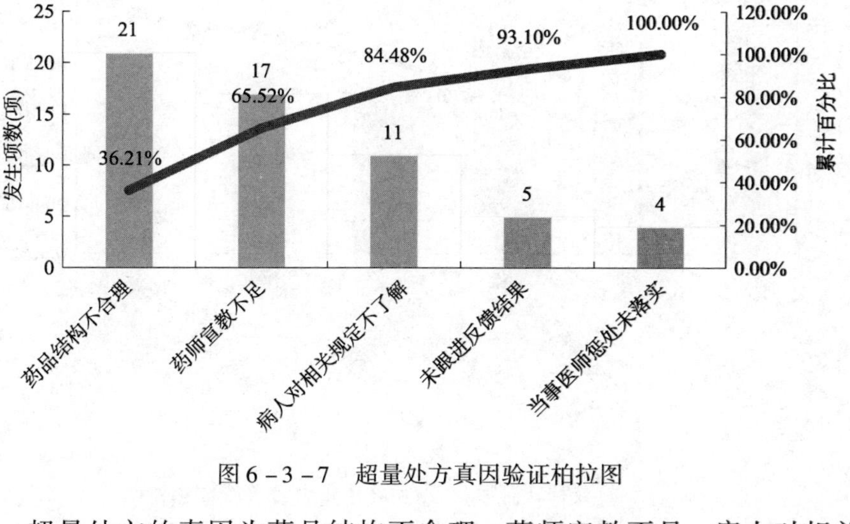

图 6－3－7　超量处方真因验证柏拉图

结论：超量处方的真因为药品结构不合理、药师宣教不足、病人对相关规定不了解。

2. 给药剂量/频次/途径不适宜真因验证　紧医卫圈圈员对 2015 年 12 月 14 日至

2015 年 12 月 18 日门诊处方进行回顾性点评，点评处方共计 7610 张，其中超量处方为 47 张。对 47 张处方中涉及的责任医师进行问卷调查，责任医师可以对选定要因进行不定项勾选。评价时，查检表计数时按照实际发生的例数进行计算，得出超量处方的真因验证查检汇总情况，见表 6 - 3 - 10 及图 6 - 3 - 8。

表 6 - 3 - 10　给药剂量/频次/途径不适宜真因验证查检汇总表

数　据	项　目					
	药品结构不合理	医师对药品说明书掌握不足	处方点评间隔周期长	PASS 系统本院化不足	药师对不合理处方干预不足	病人对药品知识了解不足
发生项数（个）	19	15	14	11	7	5
发生百分比	26.76%	21.13%	19.72%	15.49%	9.86%	7.04%
累计百分比	26.76%	47.89%	67.61%	83.10%	92.96%	100.00%

结论：给药剂量/频次/途径不适宜的真因为药品结构不合理、医师对药品说明书掌握不足、处方点评间隔周期长、PASS 系统本院化不足。

八、紧医卫圈对策拟定

圈员将针对上述步骤找到的真因，运用头脑风暴提出确切、有效、可行的对策。针对提出的对策，采用评分法，从政策性、可行性、经济性、效益性四个方面进行评价。评分标准为：优为 5 分，一般为 3 分，差为 1 分。

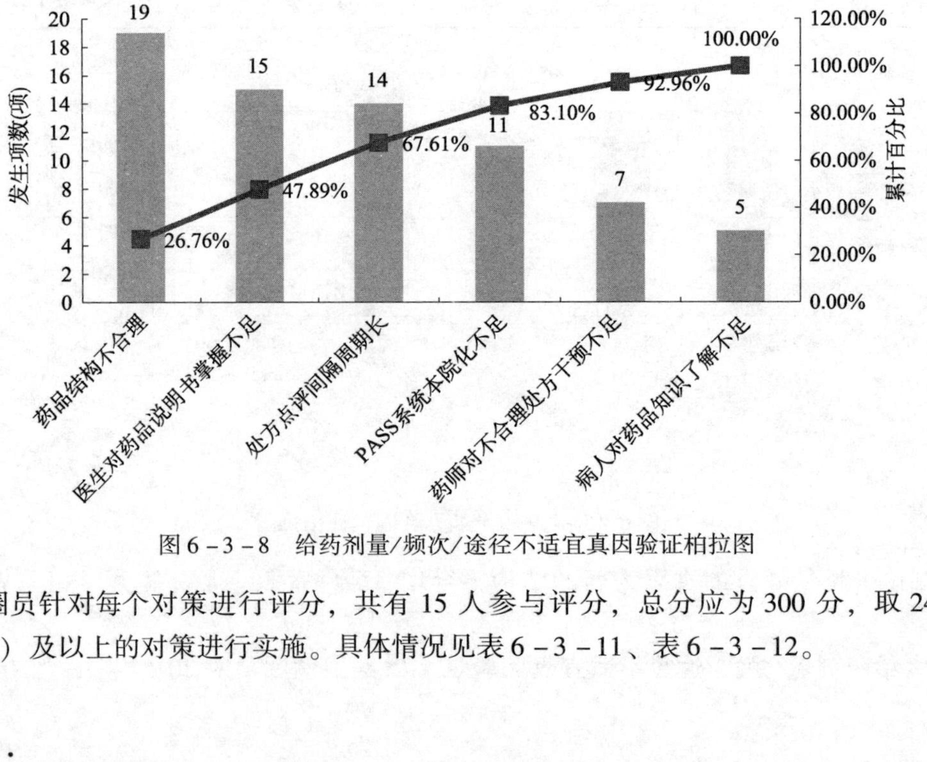

图 6 - 3 - 8　给药剂量/频次/途径不适宜真因验证柏拉图

圈员针对每个对策进行评分，共有 15 人参与评分，总分应为 300 分，取 240 分（80%）及以上的对策进行实施。具体情况见表 6 - 3 - 11、表 6 - 3 - 12。

表 6-3-11　超量处方的对策拟定

真因	对策措施	政策性	可行性	经济性	效益性	提案人	得分	采用	执行时间	负责人	对策编号
药品结构不合理	调整门诊抗菌药物结构	63	31	60	52	付某	206				
	调整门诊辅助用药结构	70	53	67	64	熊某	254	√	1.1~4.30	付某	对策一
	停止门诊输液	52	47	51	49	李某	199				
	相同通用名药品仅留一种	53	45	53	51	刘某	202				
药师宣教不足	窗口药师加强用药宣教	49	59	68	52	钟某	228				
	增加门诊咨询药师人数	41	55	47	58	万某	201				
	临床药师在门诊定期进行宣教活动	68	62	71	67	晏某	268	√	1.1~3.31	吕某	对策二
	参与处方点评反馈过程，针对责任医师宣教	61	68	53	57	吕某	239				
病人对相关规定不了解	门诊药房发放相关宣传单	64	67	42	51	杨某	224				
	临床药师在门诊定期进行宣教活动	70	64	68	65	晏某	267	√	1.1~3.31	吕某	对策二
	门诊增设相关宣传板	57	62	46	55	罗某	220				
	窗口药师发药时加强相关宣教	60	57	66	50	张某	233				

表 6-3-12　给药剂量/频次/途径不适宜的对策拟定

真因	对策措施	政策性	可行性	经济性	效益性	提案人	得分	采用	执行时间	负责人	对策编号
药品结构不合理	调整门诊抗菌药物结构	63	31	60	52	付某	206				
	调整门诊辅助用药结构	70	53	67	64	熊某	254	√	1.1~4.30	付某	对策一
	停止门诊输液	52	47	51	49	李某	199				
	相同通用名药品仅留一种	53	45	53	51	刘某	202				
医生对药品说明书掌握不足	加强对医务人员的宣教	57	61	65	52	胡某	235				
	处方系统可调阅药品说明书	63	68	57	61	穆某	249	√	3.1~4.30	晏某	对策三
	门诊医师计算机加装药品处方集	59	63	52	58	冯某	232				
	对医务人员设专线电话解答相关问题	55	46	57	63	刘某	221				

续表

真因	对策措施	政策性	可行性	经济性	效益性	提案人	得分	采用	执行时间	负责人	对策编号
处方点评间隔周期长	缩短处方点评周期	68	52	66	61	杨某	247	√	3.1～4.30	肖某	对策四
	设专职人员点评处方	51	57	56	62	晏某	226				
PASS系统本院化不足	PASS软件升级	60	51	43	65	吕某	219				
	将PASS软件中处方集与本院处方集对应情况更新	61	63	62	50	罗某	236				
	增设PASS系统自定义功能	62	60	55	61	万某	238				

经过15名圈员拟定对策并进行评分后，最终确定对策如下：①对策一，调整门诊辅助用药结构；②对策二，临床药师在门诊定期进行宣教活动；③对策三，处方系统可调阅药品说明书；④对策四，缩短处方点评周期。

九、紧医卫圈对策实施与检讨

紧医卫圈本次活动对策实施与检讨的PDCA循环的具体内容见表6－3－13、表6－3－14、表6－3－15、表6－3－16。

表6－3－13　紧医卫圈PDCA循环图对策一

对策一	对策名称	调整门诊辅助用药结构
	主要因	药品结构不合理
计划（P）		现状说明：1－1门诊药房辅助用药品种较多 1－2门诊药房中成药输液占比较大 1－3辅助中成药用量无限制 对策内容：1－1全院调整药品结构，停用部分辅助用药 1－2门诊停止部分中成药输液 1－3门诊对医保重症病人限制部分口服中成药最高用量
实施（D）		对策实施： 1－1全院调整药品结构，停止部分辅助用药 Who：郑某、付某、李某、穆某、冯某、胡某、钟某 Where：全院 When：2015.12.28～2016.2.25 How：制定《辅助用药临床应用干预方案》，参照北京市及云南省发布的辅助用药目录，交叉对比本院用药目录，共筛选出35个辅助用药品种，经本院药事管理与药物治疗学委员会审核通过后，拟将上述35个品种分两批，逐步停止购进，现有药品用完为止。

续表

<table>
<tr><td>实施（D）</td><td>

关于辅助用药管理的第一号通知

各临床科室：

一、经院领导同意，我院从2016年元月起，停止采购专家共识的辅助用药目录药品，具体品种见附表，直到现有药物临床用完为止。

二、其他需管理的辅助用药，将从限量购进到临床合理应用监管等方面逐步健全其综合管理机制。

三、重申临床用药原则

1. 医师要按照药品说明书所列的适应证、药理作用、用法、用量、禁忌、不良反应和注意事项等制定合理的用药方案，超出药品使用说明书范围或更改、停用药物，必须在病历上做出分析记录，门、急诊用药不得超出药品使用说明书规定的范围。

2. 医师制定用药方案时必须根据药物作用特点，结合病人病情和药敏情况，强调个体化用药。同时，必须考虑药物的成本与疗效比，可用可不用的药物坚决不用，可用低档药的不用高档药，用最少的药物达到诊疗目的。

医务处　药学部

2015年12月28日

关于辅助用药管理的第二号通知

各临床科室：

一、院领导决定，从2016年3月1日起，停止采购22种辅助用药，具体品种见附表，直到现有药物临床用完为止。

二、其他需管理的辅助用药，将进一步从临床合理应用及监管等方面逐步健全其综合管理机制。

三、重申临床用药原则

1. 医师要按照药品说明书所列的适应证、药理作用、用法、用量、禁忌、不良反应和注意事项等制定合理的用药方案，超出药品使用说明书范围或更改、停用药物，必须在病历上做出分析记录，门、急诊用药不得超出药品使用说明书规定的范围。

2. 医师制定用药方案时必须根据药物作用特点，结合病人病情和药敏情况，强调个体化用药。同时，必须考虑药物的成本与疗效比，可用可不用的药物坚决不用，可用低档药的不用高档药，用最少的药物达到诊疗目的。

药事管理与药物治疗学委员会

2016年2月25日

1－2门诊停止部分中成药输液

Who：郑某、付某、李某、穆某、冯某、胡某、钟某
</td></tr>
</table>

续表

实施（D）

Where：门诊部

When：2015. 12. 28～2016. 2. 25

How：邀请医务处、中医科、药学部及部分临床科主任一同对医院门诊药房使用中的中成药注射剂剂型的必要性进行研讨，最终确定9种中成药注射液属于不需在门诊使用的品种，经药事管理与药物治疗学委员会讨论通过后，决定从2016年3月1日起，门诊停用上述9种中成药注射液

> 关于门诊停止9种中药针剂输液的通知
>
> 各临床科室：
>
> 院领导决定，从2016年3月1日起，停止9种中药针剂门诊输液。具体品种见附表。
>
> 药事管理与药物治疗学委员会
>
> 2016年2月25日

1－3门诊对医保重症病人限制部分口服中成药最高用量

Who：郑某、付某、李某、穆某、冯某、胡某、钟某

Where：门诊部

When：2016. 3. 15～2016. 4. 30

How：邀请医务处、医保办、中医科、信息科及药学部相关工作人员，结合医院实际情况，参照相关药品说明书中用法用量的相关规定，拟对门诊医保重症病人使用口服中成药的最高限量进行控制，并将处方限量嵌入HIS系统中，由处方系统自动对其进行控制。上述方案经药事管理与药物治疗学委员会讨论后决定，分两批，对门诊医保重症病人开具的上述24种口服中成药的限量进行控制

效果（C）

超剂量处方由改善前181例降为103例，百分比由0.65%降为0.36%；给药剂量不适宜例数由132例降为64例，百分比由0.48%降为0.22%；给药频次不适宜例数由56例降为35例，百分比由0.20%降为0.12%，如下所示

改善项目	改善前		改善后	
	例数（例）	百分比（%）	例数（例）	百分比（%）
超剂量处方对比情况	181	0.65	103	0.36
给药剂量不适宜	132	0.48	64	0.22
给药频次不适宜	56	0.20	35	0.12

处理（A）

对策处置：

经效果确认，附院处方合格率由改善前的98.22%，提升至99.23%，达到目标设定值，坚持对门诊药房药品结构进行持续改进，对新进入门诊药房的药品进行适宜性审核，加强对用药结构的管控

表 6-3-14　紧医卫圈 PDCA 循环图对策二

对策二	对策名称	临床药师在门诊定期进行宣教活动
	主要因	药师宣教不足 病人对处方用量相关规定不了解
计划（P）		现状说明：门诊设立用药咨询窗口，由门诊药师轮班值守 对策内容：全体临床药师在门诊大厅进行合理用药咨询活动
实施（D）		对策实施： 每月第二周的周一，全体临床药师在门诊大厅进行合理用药咨询活动 Who：李某、吕某、晏某 Where：门诊部 When：2016.1.1～2016.3.31 How：每天由1位临床药师至门诊药房咨询窗口轮班，每月的第二个周一，全体临床药师至门诊大厅进行合理用药宣传活动，提高病人相关法律法规、合理用药知识
效果（C）		对策效果确认： 临床药师团队配合“春季防控流感，合理用药咨询”活动，每月在门诊开展合理用药咨询活动，宣传药事相关法律法规，受到病人欢迎，门诊超剂量处方例数由原来的181例降低为103例，发生率由原来的0.65%降低为0.36%
处理（A）		对策处置： 由临床药师团队组成的合理用药咨询团队得到了来自病人的大力支持，不仅提高了各方面的合理用药知识，且加强了病人对药师的信任度与支持度。2016年度，药学部拟在门诊开设专门的用药咨询室

表 6-3-15　紧医卫圈 PDCA 循环图对策三

对策三	对策名称	处方系统可调阅药品说明书
	主要因	医生对药品说明书掌握不足
计划（P）		现状说明：3-1 电子处方集在门诊部覆盖不全 3-2 HIS系统门诊医生处方模块不能直接调阅药品说明书 对策内容：3-1 门诊医生的办公计算机加装电子处方集 3-2 将HIS系统与PASS系统进行对接
实施（D）		对策实施： 3-1 门诊医生的计算机加装电子处方集 Who：晏某、付某、肖某、刘某 Where：门诊部 When：2016.3.1～2016.4.30 How：对全院门诊部所有科室进行排查，加装电子处方集，并对其使用方法进行一对一宣教 3-2 将HIS系统与PASS系统进行对接 Who：晏某、付某、肖某、刘某 Where：门诊部

续表

实施（D）	When：2016. 3. 1 ~ 2016. 4. 30 How：将 PASS 系统进行升级，并将其与 HIS 系统对接，使医师在处方系统能直接调阅处方药品的药品说明书
效果（C）	对策效果确认：采取对策后，给药剂量不适宜、给药频次不适宜及给药途径不适宜处方均有明显下降，活动效果良好
处理（A）	对策处理：改善后，给药剂量、给药频次及给药途径不适宜处方数量及比例均有明显下降。PASS 系统与处方系统的对接为门诊医生开具处方提供了有力的参考依据

表 6 – 3 – 16　紧医卫圈 PDCA 循环图对策四

对策四	对策名称	缩短处方点评周期
	主要因	处方点评周期长
计划（P）		现状说明：4 – 1 目前门诊药房每月进行一次处方点评，每次点评 100 张 4 – 2 处方点评结果反馈周期长 对策内容：4 – 1 处方点评频率改为每日一次 4 – 2 门诊办公室每日对处方点评结果进行公示及反馈
实施（D）		对策实施： 4 – 1 处方点评频率改为每日一次 Who：肖某、吴某、杨某、万某、罗某 Where：门诊部 When：2016. 3. 1 ~ 2016. 4. 30 How：将处方点评频率改为每日点评，由门诊药师轮流对每日处方进行全点评。点评依据为各药品的药品说明书 4 – 2 门诊办公室每日对处方点评结果进行公示及反馈 Who：肖某、吴某、杨某、万某、罗某、胡某、钟某 Where：门诊部 When：2016. 3. 1 ~ 2016. 4. 30 How：点评药师将处方点评结果交给门诊办公室。门诊办公室护士长接收后，当日将不合理处方向责任医生进行反馈，对于合理性反馈，交由药学部继续改进，不合理处方在门诊大厅进行公示
效果（C）		对策效果确认：改善前后，门诊处方合格率由原来的 98. 2% 提高到 99. 23%
处理（A）		对策处理：根据本次处方全点评效果，结合我院实际情况，拟在今年持续进行每日处方全点评工作

十、紧医卫圈效果确认

（一）紧医卫圈有形成果确认

1. 改善前后处方合格率　改善前（2015 年 11 月 16 日至 2015 年 12 月 11 日）与改

善后（2016年5月1日至2016年5月31日）处方合格率的对比见图6-3-9。

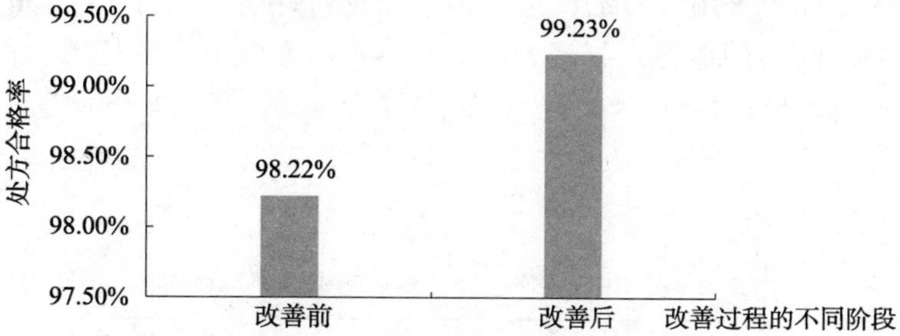

图6-3-9 改善前后处方合格率

2. 改善后处方不合理情况查检汇总表 改善后（2016年5月1日至2016年5月31日）共计点评处方30096张（不包括节假日），处方合格率为99.23%，不合理处方数量为231张，具体情况见表6-3-17。

表6-3-17 改善后不合理处方查检表

序号	不合理情况	不合理处方例数	占不合理总数的百分比
1	超量处方	72	31.17%
2	给药剂量不适宜	55	23.81%
3	给药频次不适宜	29	12.55%
5	分解处方	24	10.39%
7	重复给药	21	9.09%
9	适应证不适宜	11	4.76%
4	给药途径不适宜	7	3.03%
6	溶剂选择不适宜	5	2.16%
8	配伍禁忌或不良相互作用	4	1.73%
10	遴选药品不适宜	2	0.87%
11	联合用药不适宜	1	0.43%
	合计	231	100.00%

3. 目标达成率 目标达成率 $= \left|\dfrac{\text{改善后}-\text{改善前}}{\text{目标值}-\text{改善前}}\right| \times 100\%$

$$= \left|\frac{99.23\% - 98.22\%}{99.11\% - 98.22\%}\right| \times 100\% = 113.48\%$$

4. 进步率 进步率 $= \dfrac{|\text{改善前}-\text{改善后}|}{\text{改善前}} \times 100\%$

$$= (|98.22\% - 99.23\%|/98.22\%) \times 100\% = 1.03\%$$

（二）紧医卫圈无形成果确认

本次活动无形成果采用评分法，运用雷达图进行评价。共有 14 名圈员参与评分，从品管手法、解决问题的能力、凝聚力、愉悦感、沟通配合、责任感、积极性及和谐程度八个维度进行评价。评分方法为：5 分为最高、3 分一般、1 分为差，圈员打分后，统计得分，计算每个评价维度的平均值，具体无形成果评分结果见表 6－3－18 及图6－3－10。

表 6－3－18　紧医卫圈改善后无形成果评价表

评价项目	活动前	活动后	活动成长	趋势
品管手法	3.8	4.7	0.9	↑
解决问题的能力	4.1	4.5	0.4	↑
凝聚力	3.5	4.4	0.9	↑
愉悦感	3.7	4.6	0.9	↑
沟通配合	3.5	4.3	0.8	↑
责任感	3.9	4.5	0.6	↑
积极性	3.8	4.6	0.8	↑
和谐程度	3.9	4.5	0.6	↑

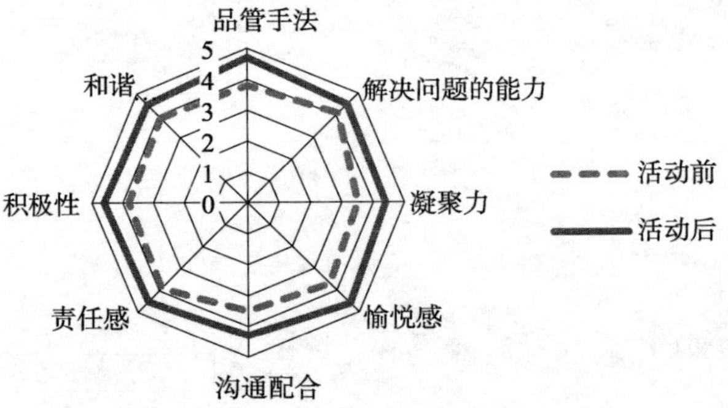

图 6－3－10　紧医卫圈改善前后无形成果图

（三）紧医卫圈附加效果确认

1. 降低门诊药品所占比例　该院门诊药品所占比例由 2016 年 2 月（取消药品加成）的 58.16%，下降至 2016 年 5 月的 51.50%。

2. 降低门诊病人人均费用　该院门诊病人人均费用（元/人次）由 2016 年 2 月的 290.9 元/人次，下降至 2016 年 5 月的 211.2 元/人次。

3. 降低门诊注射药品使用比例　该院门诊注射药品使用比例由 2016 年 2 月的 30.21%，下降至 2016 年 5 月的 25.53%。

十一、紧医卫圈标准化

门诊处方点评相关标准化文件见表6－3－19。

表6－3－19　门诊处方点评流程

类别： ■流程改善 □提升质量 □临床路径	作业名称： 门诊处方点评流程	编号：HLYY－LC－006－02 主办部门：药学部

一、目的

提高门诊处方合格率，提高门诊合理用药水平，为处方点评提供规范化操作流程

二、适用范围

本流程适用于涉及门诊处方点评的各个方面

三、门诊处方点评流程

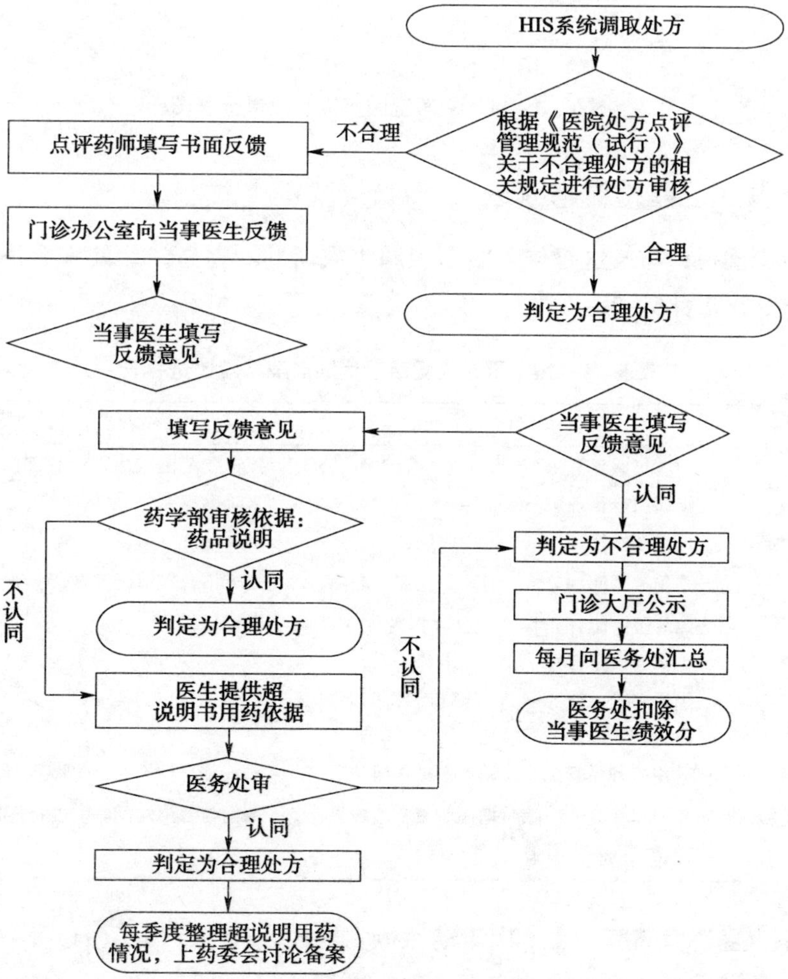

十二、紧医卫圈效果维持

紧医卫圈在处方点评流程标准化后，持续对处方合格率进行监控，具体内容见图6－3－11。

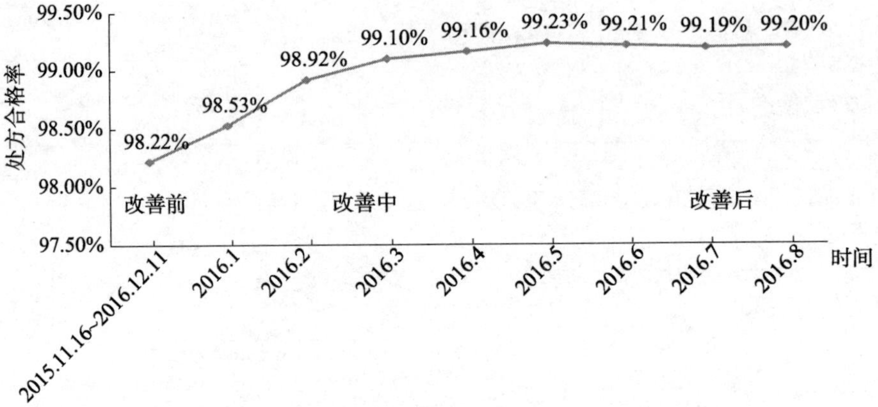

图6－3－11　紧医卫圈标准化效果推移图

十三、紧医卫圈检讨与改进

1. 紧医卫圈检讨与改进报告　紧医卫圈本次活动：提高门诊处方合格率的优缺点及持续改进报告见表6－3－20。

表6－3－20　紧医卫圈活动优缺点及持续改进报告

活动项目	优　点	缺点或持续改进方向
主题选定	顺应等级医院评审及公立医院改革要求，提高门诊合理用药水平	该选题范围较大，设计部门较多，实施起来难度较大
活动计划拟定	可操作性较强，任务分配明确	继续保持
现状把握	采用数据回顾分析，对现状把握较准确	处方不合理情况较复杂，细化不彻底
目标设定	以等级医院评审标准及公立医院改革原则为指导设定目标	继续保持
解析	采用多种品管工具进行解析，头脑风暴法充分调动圈员的积极性	继续保持
对策拟定	采用多种品管工具，调动圈员积极性	对策创意性不足，仍需努力
对策实施与检讨	任务责任到人，随时把握对策实施效果	部门与部门之间联动性仍需加强
效果确认	对策实施效果良好	继续保持

2. 紧医卫圈遗留问题　在本次活动对策实施的过程中，由于门诊处方全点评工作量较大，由多位药师轮流进行处方点评，不可避免地存在点评标准不尽相同的问题，

下一步将进行持续改进。

随着药学部新技术、新业务等工作的开展，门诊处方全点评的压力越来越大，如何在保证活动效果的前提下，尽量拉长处方点评的周期，是亟待解决的问题。

3. 紧医卫圈活动启示

（1）本次品管圈活动给医药护团队一个共同协作的平台，大大增进了各部门之间协调工作能力。

（2）活动过程中，各种品管工具的大量运用，也大大提高了紧医卫圈圈员们发现问题、解决问题的能力，并提高了自我管理的水平。

4. 紧医卫圈下期活动主题选定　根据本次活动主题选定表，选定第二顺位主题为下次活动主题，即“减少门诊发药差错率”。

实例四　宝塔圈

——降低住院病人抗菌药物使用率

一、宝塔圈内容摘要

本次品管圈的圈名为宝塔圈，本次宝塔圈活动改善的主题是“降低住院病人抗菌药物使用率”，活动时间是2016年4月到2016年10月。负责本次宝塔圈活动的单位是延安大学某附属医院临床药学科。

宝塔圈由2016年2月提出，2016年3月初开始组建，2016年3月底正式成立，本次活动是宝塔圈成立以来的第一次品管圈活动。本次活动主要针对该院质量管理目标中的药学质量考核进行。本次宝塔圈活动期间召开公开会19次，开展了包含主题选定、活动计划拟定、现状把握、解析、目标设定、对策拟定、对策实施与检讨、效果确认、效果维持、检讨与改进十个品管步骤。

宝塔圈的成员共11人，其中包括圈长1人，圈员10人。圈长黄主任在该院临床药学科担任主任职务，同时兼任抗菌药物管理小组副组长，其协调沟通能力强，工作认真负责，故此担任圈长职务。在宝塔圈中，还有在院担任领导职务的圈员李院长及孙副院长，具有较强号召力及影响力，但因领导较为繁忙，故此担任圈员。宝塔圈其余圈员均为相关专业技术人员及医务、质控管理人员。

本次宝塔圈活动的主题范围包含了所有附属医院门诊和住院开立的处方，特别是连续处方开方天数在28天（含）以上的口服药处方，本次宝塔圈活动的主题是根据医院发展的方向、管理的方针、服务的宗旨并结合临床药学科的工作问题而提出的。经由宝塔圈全体圈员通过评价法，针对迫切性、重要性、可行性、政策性等一系列指标进行评价打分而最终确定下来。

通过对院病人数据的检索发现，宝塔圈活动前的无指征使用抗菌药物病历数644

例，经过计算得到抗菌药物使用率为63.44%，宝塔圈圈员对此现象进行解析，通过查找原因、要因分析及真因验证，找出无指征使用抗菌药物病历数较高的原因主要有医师专业培训不到位，抗菌药物绩效考核制度不完善，抗感染专业临床药师配备不足，HIS系统缺乏无指征用药拦截功能，药师医嘱审核过于形式化，手术室环境较差，无院内统一的抗菌药物应用标准规范，病人缺乏医疗常识等。依照柏拉图80/20法则，找出前三项改善的真因为医师专业培训不到位，抗菌药物绩效考核制度不完善和抗感染专业临床药师配备不足。为达到改善目标，宝塔圈的圈员针对真因提出相应对策，经过对策实施后验证发现，从2016年8月到10月，抗菌药物使用率降为59.64%，目标达成率为110.5%，进步率为5.99%。除了抗菌药物使用率下降这一有形成果，无形成果也很明显，通过活动使公众及医护人员进一步认识到合理使用抗菌药物的重要性及滥用抗菌药物的危害，同时增强了医院不同部门间的沟通交流，增进了圈友间的感情。通过品管圈活动多种工具的运用，提升了圈员的逻辑思维整合能力，增强了宝塔圈的凝聚力。

二、宝塔圈介绍

（一）宝塔圈组成

宝塔圈组成时间是2016年3月初，活动结束时间2016年11月底。本次活动是该圈组建后的第一期活动，组成人员共11名。其中，7名是临床药师，2名医院管理者，2名医院质量管理考核者；5名是硕士学历，6名为本科学历。宝塔圈组成相关内容见表6－4－1。

表6－4－1　宝塔圈组成

圈　名	宝塔圈	成立日期	2016年3月6日
活动期	第一期	活动期间	2016年4月至10月
圈长	黄主任		
圈员	李院长、孙副院长、郑科长、曹药师、张药师、白药师、赵药师、张科长、段药师、师药师		
活动单位	延安大学某附属医院		
活动主题	降低住院病人抗菌药物使用率		

宝塔圈圈长黄主任作为该品管圈的代表人，其具有丰富的临床实践工作经验，娴熟的专业技术和很强的日常管理能力及解决问题能力。

（二）宝塔圈圈名与圈徽

1. 宝塔圈圈名　本次品管圈的圈名为“宝塔圈”，是因为全体圈员都来自革命圣地延安，巍巍宝塔作为圣地的象征，也是对老一辈革命前辈英勇奋斗、努力拼搏的延安精神的最好诠释。希望能够继续发扬前辈们不怕苦、不怕累、拼搏进取的精神做好

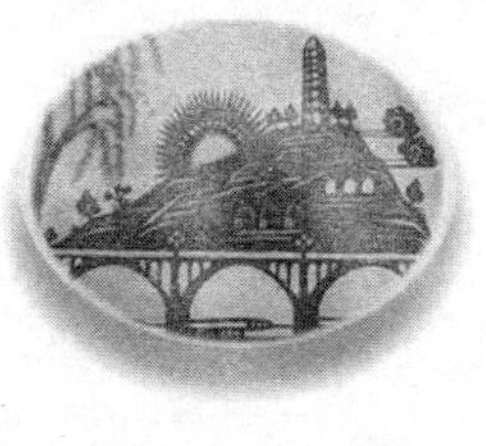

图6－4－1　宝塔圈圈徽

这次活动。

2. 宝塔圈圈徽及意义

（1）宝塔圈的圈徽由宝塔、阳光和垂柳组成，延安宝塔山是革命圣地的象征。

（2）宝塔圈圈徽寓意延安大学某附属医院临床药学科发展似早晨一片金色的阳光，带给各位临床药师欣欣向荣之感。又如初春的垂柳一般，带给所有需要药事服务的病人以蓬勃生机之感。

（三）临床药学科室简介

延安大学某附属医院临床药学科是一个以服务病人为中心，以临床用药为核心，促进临床科学、合理用药的科室，起着将临床与药学结合起来的桥梁作用 。

临床药学科是延安市各家医院中创建最早、现已积累了丰富临床经验的科室。现有副高以上高级技术职称人员8名，其中“市117人才”2名。科室开展了各项临床药学服务，包括临床药师参与查房、会诊；对病人进行用药教育；对医务人员进行合理用药知识宣传及药品信息的提供；负责医院药物评价，抗菌药物合理应用监测，合理用药及处方点评；进行药品不良反应的收集整理、因果关系分析、信息反馈；促进临床合理用药，为临床提供个体化给药服务；同时兼有职能部门的作用。

三、宝塔圈主题选定

（一）宝塔圈主题内容

宝塔圈圈会上由圈员围绕病人用药安全相关问题而提出，圈员提出的主题内容包括“提高药学服务能力率”“降低住院病人抗菌药物使用率”“提高ADR上报率”“提高儿科激素合理使用率”“提高癌痛病人规范化治疗率”“降低临床科室药占比”等。宝塔圈活动的主题选定通过评价法来确定，从可行性、迫切性、圈能力、上级政策四个方面对提出的六个主题选项评分，最终确定最高分“降低住院病人抗菌药物使用率”为本次宝塔圈活动主题。具体内容见表6－4－2。

表6－4－2　宝塔圈主题内容

项目	可行性	迫切性	圈能力	上级政策	总分	顺序	选定
提高药学服务能力率	29	25	15	25	94	3	
降低住院病人抗菌药物使用率	33	31	21	33	118	1	★
提高ADR上报率	31	27	19	33	110	2	
提高儿科激素合理使用率	23	21	11	21	76	5	
提高癌痛病人规范化治疗率	17	19	9	19	64	6	
降低临床科室药占比	19	25	17	25	86	4	

1. 宝塔圈主题选定基准

（1）延安大学某附属医院整体要求及管理目标；

（2）临床药学科室及个人能力提升；

（3）抗菌药物合理用药问题；

（4）宝塔圈圈员有共识且能通力合作的问题；

（5）改善活动的周期在可把控时间内。

2. 宝塔圈主题选择方法 宝塔圈采用评价法。对圈员提出的可供选择的所有主题，从可行性、迫切性、圈能力、上级政策四个方面按照重要5分、一般3分、不重要1分三个等级进行评价，对每个主题进行打分，选定最高分的作为宝塔圈的主题，然后用矩阵的形式来表示。最后"降低住院病人抗菌药物使用率"以118分被选定为宝塔圈的活动主题。该法评价的角度有：是否属于医院管理本身问题？上级是否要求改善？迫切性高吗？达成可能性如何？

（二）宝塔圈活动主题

1. 宝塔圈主题范围 降低住院病人抗菌药物使用率的主题范围——该医院每月内开具抗菌药物的住院病历。

将宝塔圈活动所涉及的改善对象作为主体范围，即宝塔圈的对象是医院所有使用抗菌药物的病例。

2. 宝塔圈专有名词

（1）*抗菌药物* 指治疗细菌、支原体、衣原体、立克次体、螺旋体、真菌等病原微生物所致感染性疾病的药物，不包括治疗结核病、寄生虫病和各种病毒所致感染性疾病的药物以及具有抗菌作用的中药制剂。

（2）*住院病人抗菌药物使用率* 住院病人抗菌药物使用率 =（住院病人中使用抗菌药物例数/同期住院病人总数）×100%。

（3）*抗菌药物品种统计释义* 此项是以病人使用抗菌药物例数计算的，一个病例中无论其使用了几种抗菌药物（包括不同剂型），都只计为一例使用抗菌药物例数。

（三）宝塔圈选题理由

1. 环境分析 抗菌药物临床应用管理是医院药事管理工作的重要内容，抗菌药物使用情况也是医院基础医疗质量的关键评价指标。自2011年起，原卫生部开始在全国范围内开展了《抗菌药物临床应用专项整治活动》，并将其作为"三好一满意"活动、"医疗质量万里行"活动及"医院等级评价评审"工作的重要内容。随着3年《抗菌药物临床应用专项整治活动》开展，延安大学某附属医院住院病人抗菌药物使用率、使用强度等指标均达到了卫计委的指标要求。2014年及2015年医院抗菌药物相关管理指标出现了反弹，为了使抗菌药物管理工作从阶段活动转入制度化、规范化的管理轨道，医院尝试运用新的医疗品管工具，以多学科合作的形式成立品管圈，针对住院病人抗菌药物使用率过高的问题进行了改善管理。

2. 对病人而言　不合理应用抗菌药物，导致病人临床治疗难度增加，严重时甚至会导致无药可用的细菌感染，不仅会给病人造成较大的痛苦，对其治疗后造成影响，而且还会导致病人住院时间延长，增加病人经济负担。

3. 对同仁而言　通过宝塔圈活动，增进了临床药学人员与医师、护士、病人的沟通交流，促进了医务人员合理应用抗菌药物。

4. 对院方而言　如果滥用抗菌药物，将导致条件致病菌大量生长，引起二重感染，从而使医院感染率明显增加，且会导致院内获得性感染治疗难度增大、耐药菌株增多，造成医院卫生资源浪费，甚至医患纠纷增加。

（四）宝塔圈主题选定注意事项

（1）选定的主题应该契合各领域的发展方向，宝塔圈选定降低住院病人抗菌药物使用率是具体明确的，虽然题目涉及医院内多个部门，有一定的难度，但选题有依据，有来自国家有关部门的规范要求，选择的主题也是力所能及的主题。

（2）宝塔圈在主题选定过程中，应由圈长引导全体圈员积极参与讨论，鼓励大家提出自己想到的合理主题。

（3）宝塔圈选择主题题目时，需与医院的管理方针、政策吻合，题目选定后得到医院领导同意才可展开活动，后期领导可作为圈员亲自参加。

（4）本次活动主题要遵守国家对抗菌药物临床使用的评价指标，包括特殊使用级抗菌药物使用量占比、抗菌药物使用率、住院病人抗菌药物使用强度、Ⅰ类切口手术预防用抗菌药物比例、Ⅰ类切口手术预防使用抗菌药物合理情况等。

四、宝塔圈活动计划拟定

具体的实施内容、时间进度、负责人及工具安排见表 6－4－3。

1. 预计各步骤所需时间　宝塔圈活动时间为 2016 年 4 月至 2016 年 10 月，共计 6 个月。前期按照品管圈一般时间要求进行安排，将主题选定、活动计划拟定、现状把握、目标设定、解析、对策拟定，总共占 30%，对策实施与检讨占 40%，效果确认和标准化占 20%，剩下的检讨改进和成果发表占 10%。但是，在实际操作时，现状把握阶段超过了预期的时间，这是由于调查的病例数较多，且全部由人工收集和统计完成导致的。

2. 决定活动日程及圈员的工作分配　圈员是品管圈活动的主人，为了让圈员积极参与品管圈活动，充分发挥潜能和聪明才智，宝塔圈对圈员的抗菌药物知识、感染性疾病知识、品管圈工具掌握程度等进行了深入了解，分配给每一个圈员适合的工作内容，即每一活动的步骤。如现状把握、目标设定等都有相应的圈员一一负责，包括召集圈会、担任圈会主席、主持小组讨论、统筹措施等。

3. 制订活动计划书　宝塔圈是以小组讨论的形式拟定活动计划书，甘特图是“活动计划拟定”阶段的必备工具，宝塔圈活动采用的管理方法就是甘特图。

4. 管控活动进度 宝塔圈活动进度制定时，参照了医院历史资料，并由圈员共同讨论商定宝塔圈活动进度，品管圈负责人组织圈员每两周进行一次会议，确保活动顺利开展。

表 6-4-3 宝塔圈活动计划拟定

月份	2016 年 4 月				2016 年 5 月				2016 年 6 月				2016 年 7 月				2016 年 8 月				2016 年 9 月				2016 年 10 月				负责人	工具
项目	1	2	3	4	1	2	3	4	1	2	3	4	1	2	3	4	1	2	3	4	1	2	3	4	1	2	3	4		
主题选定	… —																												全体圈员	头脑风暴、评分、排序法
计划拟定		… —																											曹某 段某	甘特图
现状把握			… —	… —	—	—																							张某 赵某	查检表、流程图、柏拉图
目标设定					…		—																						师某 白某	直方图
解析						…	…	—																					王某 雷某	因果关系图
对策拟定								…	… —	—																			曹某 段某	头脑风暴、评价法
对策实施与检讨										…	… —	… —	… —	… —	… —	… —	… —	… —	… —	… —	… —	… —	… —	—					张某 赵某	头脑风暴、小组讨论
效果确认																								…	… —	… —			王某 雷某	小组讨论
标准化																											… —		王某 雷某	小组讨论
检讨与改进																												… —	全体圈员	小组讨论

五、宝塔圈现状把握

（一）宝塔圈抗菌药物管理流程

该医院宝塔圈活动前流程：首先住院医师开具医嘱，每月 25 日 HIS 系统统计临床各科室住院病人抗菌药物使用率，按照各科室所定的指标进行评价，若统计值小于科室指标时，直接上报职能科室（医务部、质控科）；若统计值大于科室指标时，临床药师对不达标的科室进行分析，将无指征使用抗菌药物的病历上报职能科室（医务部、质控科）。医务部、质控科分别对达标及不达标的科室进行奖惩，并将汇总的问题反馈于各临床科室。宝塔圈活动前抗菌药物管理流程见图 6-4-2。

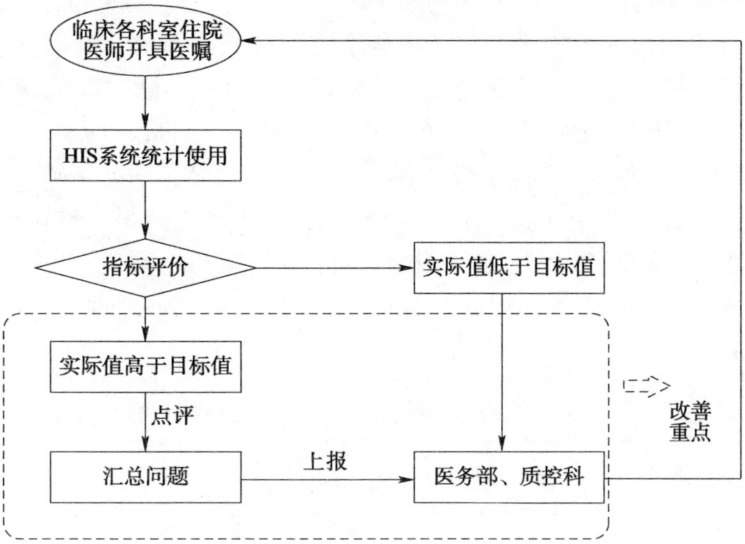

图6－4－2　宝塔圈活动前抗菌药物管理流程图

（二）宝塔圈现状把握实施步骤

宝塔圈在现状把握阶段，其工作大致可分为明确工作流程、查检、确定改善重点三个阶段。

1. 明确工作流程　宝塔圈在实施过程中，充分掌握抗菌药物管理工作的内容，通过各种形式小组讨论，把现行工作进行归纳和总结。

2. 查检　明确了工作流程后，宝塔圈针对选定的主题，寻找出导致住院病人抗菌药物使用率过高的影响因素，且尽能力收集正确的、有用的数据。通过制作查检表，对医院抗菌药物使用现状与国家要求指标进行对照分析。宝塔圈圈员分组、分类进行抽查病历，以求获得客观、真实的数据资料。

（1）查检表进行的步骤　①明确所要观察的导致无指征使用抗菌药物的类型；②宝塔圈圈员利用头脑风暴确定要收集的项目；③查检表设计时应清晰、明确、易用。

（2）数据收集　宝塔圈按照卫办医政发【2013】37号文2013年全国抗菌药物临床应用专项整治活动方案中的要求，落实抗菌药物处方点评制度，充分运用信息化手段，每个月组织对25%具有抗菌药物处方权医师所开具的处方、医嘱进行点评。将所有使用抗菌药物的病历，按病案号大小顺序依次编码放入EXCEL单元格中，然后以编码除以2，筛选出余数为0的编码（末尾为偶数的编码病案号），再对筛选出的病案号依次编码，再次将筛选出的病历编码除以2，最终筛选出编码余数为0（末尾为偶数的编码病案号）的所有使用抗菌药物病案号，即得到3～5月所有使用抗菌药物出院病历25%的病案号。宝塔圈圈员将3～5月所有使用抗菌药物出院病历25%的病案号分为内科和外科系统两组，按要求制作用药调查表，对使用抗菌药物的指征初步进行评判，确定为对强征推荐使用抗菌药物的病历判断为合理；没有任何指征推荐使用的判断为不合理指征；由临床药师暂不能准确判断其指征的为待定，待临床、药学专家共同讨论后再判断其有无指征使用抗菌药物。内科系统调查表涉及内容有：科室类别、主诊医师姓名、病人年龄、性别、既往病史、入院诊断、出院诊断、症状、实验室及其他辅助检查结果，抗菌药物使用情况（药品名称、剂型、剂量、疗程、是否联合用药等）。外科系统调查表涉及内容有科室类别、主诊医师姓名、病人年龄、性别、既往病史、入院诊断、出院诊断、症状、实验室及其他辅助检查结果，抗菌药物使用情况（药品名称、剂型、剂量、疗程、起止用药时间、联合用药等），手术情况（手术名称、切口类型、手术时间、出血量、切口大小等。）表6－4－4为宝塔圈内科、外科病人抗菌药物使用评价。

表6－4－4　宝塔圈内科、外科病人抗菌药物使用评价

住院号	住院科室	感染诊断	感染征象	体温（℃）	WBC（$\times 10^9$）	N%	PCT	ESR	CRP	抗菌药物	评价
******	******	喘息性肺炎	咳嗽、气喘、可闻及中湿啰音、痰鸣音及大量喘鸣音	37	2.9	36.94				拉氧头孢	合理
******	******	喘息性肺炎	咳嗽7天，加重伴气喘3天，发热，可闻及湿啰音	36.7	7.02	27.7				拉氧头孢＋红霉素	合理
******	******	急性支气管炎	双肺呼吸音粗，可闻及痰鸣音	36.2	8.19	18.74				拉氧头孢	不合理
******	******	急性胃肠炎	发热3天、呕吐、稀水便2天，无脓血及黏液	33.6	5.73	57.7				超敏：5.9 拉氧头孢	待定
******	******	喘息性肺炎	咳嗽、发热、气喘，双肺呼吸音粗，可闻及喘鸣音及痰鸣音	39.3	8.57	45.8				拉氧头孢＋红霉素	合理
******	******	喘息性肺炎	咳嗽、发热、气喘，呼吸音粗		11.55	20.14		14		拉氧头孢	合理
******	******	急性支气管炎	咳嗽、发热、双肺呼吸音粗，可闻及散在干鸣音	39.3	5.87	40.4				拉氧头孢＋阿奇霉素	待定
******	******	喘息性肺炎	咳嗽发热气喘，双肺呼吸音粗，可闻及湿啰音、喘鸣音	39.8	4.64	31.32				超敏：6.3 拉氧头孢	合理

住院号	年龄	主要诊断	手术名称	抗菌药物	其他备注	评价
******	25	副耳（双）	双副耳切除术	罗红霉素1盒	无记录	不合理
******	29	（右耳前）表皮样脓肿	右耳前包块切除术	头孢唑啉2.0g		不合理
******	60	结节性甲状腺肿伴囊性变	颈部包块切除术	头孢硫脒2.0g		不合理
******	14	左踝关节骨折	左踝关节骨折切开复位内固定术	克林霉素1.2g	螺钉	合理

续表

住院号	年龄	主要诊断	手术名称	抗菌药物	其他备注	评价
******	25	副耳（双）	双副耳切除术	罗红霉素 1 盒	无记录	不合理
******	50	左股骨粗隆间骨折术后	内固定装置取出术	头孢硫脒 2.0g		不合理
******	1	双手多指畸形	双手多指截指矫形术	头孢硫脒 1.0g	剂量过大	不合理
******	52	腰 1 椎体骨折内固定术后	腰 1 椎体及右锁骨骨术后内固定取出术	头孢甲肟 2.0g	切口 20cm	不合理
******	8	右股骨近端骨折	切开复位内固定植骨术	头孢硫脒 2.0g	钢板、多个螺钉	合理
******	65	腰 1 椎体骨折术后	内固定物取出术	头孢硫脒 2.0g		不合理
******	40	左胫腓骨骨折术后	内固定装置取出术	头孢硫脒 2.0g		不合理

（3）*数据统计*　宝塔圈圈员对所收集的数据按合理、不合理及待定分类统计。

3. 确定改善重点　宝塔圈根据 80/20 法则确定需要改善重点（80% 的错误结果由 20% 的原因造成），圈员只需要改善 20% 的错误项目，就可以纠正 80% 的错误。

（三）宝塔圈现状把握数据收集

宝塔圈负责数据收集的人员按照所设计的表格，在规定时间内，针对住院病人抗菌药物有无指征使用，进行抗菌药物使用数据的收集，并将结果填入表格内。数据收集结果如下。

Who：张药师、段药师、曹药师等。

When：2016 年 5 月 4 日至 2016 年 6 月 1 日。

Where：临床药学科。

Why：确定住院病人使用抗菌药物情况。

What：对 2016 年 3 月至 5 月使用抗菌药物的出院病历按 25% 的比例随机抽查。

How：①临床药师逐个浏览电子病历，按照统计表要求，逐个填写内容；②对病历涉及内容不清楚时，咨询其他药师、主诊医师或相关专家。

1. 调查方式　按照预先设计的调查表，逐条填写所需要的内容。

2. 计算方法

$$\text{住院病人抗菌药物使用率} = \frac{\text{住院病人中使用抗菌药物例数}}{\text{同期住院病人总数}} \times 100\%$$

$$\text{无指征使用抗菌药物率} = \frac{\text{住院病人中无指征使用抗菌药物例数}}{\text{住院病人中使用抗菌药物例数}} \times 100\%$$

3. 结果　调查结果显示，在 2016 年 3 月 1 日至 5 月 31 日期间，住院病人为 16848 例，使用抗菌药物 2672 例，住院病人抗菌药物使用率为 63.44%；其中无指征使用例数为 644 例，无指征使用抗菌药物率为 24.10%。计算的具体内容见表 6－4－5。

表 6-4-5　宝塔圈住院病人抗菌药物使用率过高的影响因素

无指征使用抗菌药物病历类型	病例数（人）	百分比（%）	累计百分比（%）
Ⅰ类清洁手术无指征用药	276	42.86	42.86
庆大霉素注射液局部应用	231	35.87	78.73
内科无指征用药	85	13.20	91.93
出院带药	29	4.50	96.43
入院常规皮试	17	2.64	99.07
硝基咪唑类冲洗	6	0.93	100
合计	644	100	100

4. 注意事项

（1）*数据收集的常见问题*　①收集的数据要有客观性，宝塔圈采取分层抽样的方法，收集病例25%，避免只收集对自己有利的数据，或者从收集的数据中只挑选对自己有利的数据而忽略其他数据。②收集的数据是宝塔圈活动开始后连续3个月出院病历，具有可比性，不可比的数据无法真实反映小组改进前后的变化程度，更无法证明采取对策的有效性。③收集数据的时间都是2016年内的，只有收集小组活动开始最近时间的数据，才能真实反映现状。

（2）*现状把握最大的要点*　除了以经验为基础外，还要到现场对现场做实际的观察，因为完全靠经验是不够的，必须将事实的基本资料加以客观系统地分析，以确定问题的重点所在。

六、宝塔圈目标设定

宝塔圈所在医院住院病人使用抗菌药物的现状值为63.44%。通过查阅国内外文献和《2013年全国抗菌药物临床应用专项整治活动方案》可知，综合医院的住院病人抗菌药物使用率应不超过60%。

（一）宝塔圈目标设定过程

本次活动成员11人中，经过品管圈专业知识培训的有4人，所以圈能力为36.36%。因此，目标设定结果计算如下。

$$目标值 = 现状值 - （现状值 \times 改善重点 \times 圈能力）$$

$$= 63.44\% - （63.44\% \times 78.73\% \times 36.36\%）\approx 45.28\%$$

但根据文献选定的目标值较高，综合考虑，将目标值定为60%制作柱状图，直观地呈现出了改善前的住院病人抗菌药物使用率以及改善后期望达到的目标比率，宝塔圈活动中住院病人抗菌药物使用率与目标值的比较见图6-4-3。

（二）宝塔圈目标设定手法

1. 问题点解析法　宝塔圈运用列举法、头脑风暴法等方法根据现状，查检存在的问题，如手术环境差、病人缺乏医疗常识、HIS 系统缺乏无指征用药拦截功能等方面存在的问题，结合累计百分比，计算目标值。

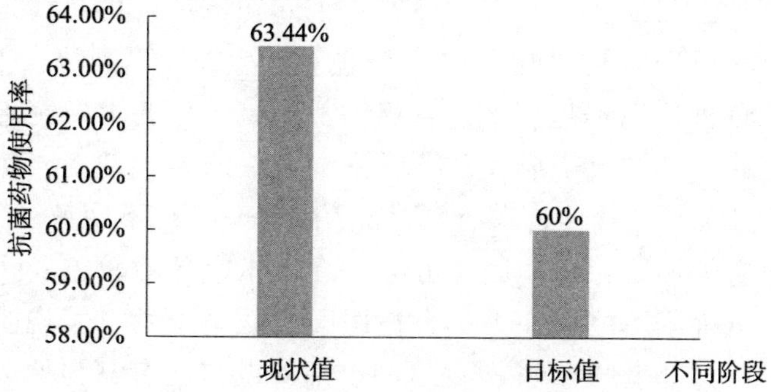

图 6－4－3　住院病人抗菌药物使用率柱状图

2. 标杆学习法　宝塔圈的目标设定是根据医院的方针及计划、领导的指示、文献查证的结果，并参考兄弟单位的标准，在已有数据的基础上多加几个百分点。不同的品管圈每期开展的程度和圈能力都是不同的，圈员可适当借鉴其他品管圈方法，但更多的要结合本品管圈的特性，进行预估。

（三）宝塔圈目标值设定注意事项

目标值设定的适不适当，可由后面"效果确认"时的"目标达成率"高低来做初步的判断。当目标达成率太高时，表示在设定目标值时对自己的信心不够，以至于目标值设定过低；目标达成率太低可能是因为目标值设定过高，但更多的是内部环节出现问题，需要仔细查找。

（1）宝塔圈应参考《2013 年全国抗菌药物临床应用专项整治活动方案》文件中对于综合性医院对住院病人抗菌药物使用率的要求设定目标。

（2）宝塔圈召开圈会时应考虑检讨目标达成的可能性，是否力所能及，是否有共同的方向，是否能在活动期限内完成。

（3）宝塔圈设定的目标应尽可能数据化、具体化，并考虑活动结束后是否能评价，是否能被肯定。

（4）宝塔圈圈员遇到不能收集到的数据时，应以文字叙述表示欲达成的目标。例如以抗菌药物替代药物的名称。

七、宝塔圈解析

（一）宝塔圈查找原因

1. 特性要因图分析　此次宝塔圈查找原因运用的是绘制特性要因图（鱼骨图）的手法，黄圈长带领圈员运用头脑风暴、思维导图法等方法提出和收集原因，从各种不同角度找出问题产生的原因，包含大原因、中原因、小原因等。首先从什么导致住院病人无指征使用抗菌药物开始思考，找出大原因（即大鱼骨），为人员、管理、环境及信息系统四方面产生的问题；然后再对大原因进行深究，找出中原因（即中鱼骨），如人方面可能是在医师、药师及病人三方面产生了问题；最后再对找出的中原因进行分析，找出小原因（即小鱼骨），如医师方面可能会产生培训不到位、工作量大、基础知识缺乏、药物滥用危害认识不足、不重视指南、上级医师要求及医患沟通不足等小原因，药师方面存在医嘱审核流于形式，抗感染专业临床药师缺乏，医师、药师沟通不畅，自身专业知识不足等小原因；管理方面存在管理组织不明确、管理流程不清晰、绩效考核制度不完善等原因；环境因素方面存在手术室环境较差及术中保温措施不佳等原因；信息系统方面则可能存在无不合格医嘱拦截系统及电子说明书更新不及时等原因。以上种种原因并非此次宝塔圈找出的全部问题，还有其他原因被提出。宝塔圈查找无指征使用抗菌药物原因的具体内容见图6－4－4。

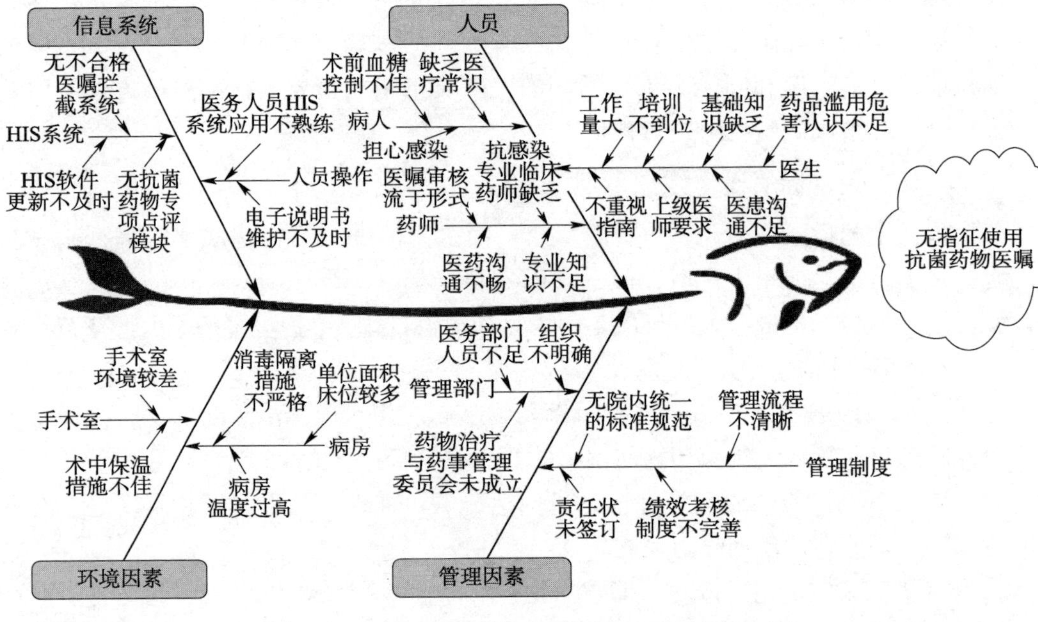

图6－4－4　无指征使用抗菌药物医嘱特性要因图

2. 运用特性要因图注意事项

（1）*集合全员的知识与经验*　特性要因图所列出的要因，必须经过全员充分讨论与认识，再决定应予的事项及实施的步骤，方能按照顺序做各种试验与试行，以检讨所行的结果是否有效。

（2）*应用头脑风暴法，全员发言*　把握头脑风暴的原则，尽量使全员发言，表达全员的意见。由于结合了全员们的心智结晶，因此实施时自会特别热心，增加对质量的责任感。

（3）*把重点放在解决问题上，依5WIH的方法逐项列出*　绘制要因图时，重点应放在“为什么会发生这种原因”上，可依5WIH（连续问5次为什么）的方法逐项列出。

(4) *原因解析愈细愈好* 原因解析的原则，务必要达到能采取措施的小原因才可。因此，画出的特性要因图是又肥又大的“鲸鱼”，不是瘦巴巴的“沙丁鱼”。

(5) *管理者避免批示* 因为宝塔圈圈员中有院领导参加，在讨论进行过程中，院领导或管理者不要凭个人之好恶去决定或交办，以免影响讨论者参与的热忱。

(二) 宝塔圈要因分析

上一阶段找出的原因，对于引发问题的影响度是不一样的。因此需要继续讨论、辨别出引发问题的主要原因，也就是要因。针对所有原因中的最末端原因，也就是不能再往下分析的原因，进行列表。从人员、管理、环境及信息系统四方面对找出的要因进行分类，包括医师方面培训不到位、工作量大、基础知识缺乏、药物滥用危害认识不足、不重视指南、上级医师要求及医患沟通不足等7项原因；药师方面存在医嘱审核流于形式，抗感染专业临床药师缺乏，医师、药师沟通不畅，自身专业知识不足等4项原因及病人方面的术前血糖控制不佳、缺乏医疗常识及担心感染等3项原因；管理方面存在管理组织不明确、管理流程不清晰、绩效考核制度不完善等7项原因。环境因素方面存在手术室环境较差及术中保温措施不佳等5项原因；信息系统方面存在无不合格医嘱拦截系统及电子说明书更新不及时等5项原因。针对列出的末端原因，宝塔圈全体圈员按照“三现原则”根据临床实践经验最终圈选出医师专业培训不到位、抗菌药物绩效考核制度不完善、抗感染专业临床药师配备不足、HIS系统缺乏无指征用药拦截功能、药师医嘱审核流于形式、手术室环境较差、无院内统一的抗菌药物应用标准规范、病人缺乏医疗常识等8项要因。

(三) 宝塔圈真因验证

数据收集结果如下：

Who：曹药师、张药师、段药师。

When：2016年6月6日至2016年6月26日。

Where：延安大学某附属医院住院部。

What：住院病人使用抗菌药物病历。

Why：确定无指征使用抗菌药物的要因。

How：抗菌药物使用病历调查问卷。

由临床药师深入住院部每个临床科室发放调查问卷，耐心询问医师是否清楚问卷内容，积极解释沟通，然后医师圈选要因后收回进行统计。共收集有效调查问卷507份，根据调查统计结果，对“无指征使用抗菌药物医嘱”的要因进行验证，确定真因。

根据80/20法则，将占比为79.88%的3项要因：医师专业培训不到位、抗菌药物绩效考核制度不完善及抗感染专业临床药师配备不足作为无指征使用抗菌药物医嘱的真因。宝塔圈真因验证见表6-4-6。

表6－4－6　宝塔圈真因验证

项　目	件　数	百分比	累计百分比
医师专业培训不到位	158	31.16%	31.16%
抗菌药物绩效考核制度不完善	139	27.42%	58.58%
抗感染专业临床药师配备不足	108	21.30%	79.88%
HIS 系统缺乏无指征用药拦截功能	44	8.68%	88.56%
药师医嘱审核流于形式	21	4.14%	92.7%
手术室环境较差	15	2.96%	95.66%
无院内统一的抗菌药物应用标准规范	13	2.56%	98.22%
病人缺乏医疗常识	9	1.78%	100.00%
总计	507		

八、宝塔圈对策拟定

（一）宝塔圈对策拟定实施步骤

1. 思考并提出对策　宝塔圈针对运用鱼骨图选出来的“要因”或“真因”，在圈长黄药师的带领下运用头脑风暴、员工访谈、文献查证等多种方法进行思考并提出解决方案。全体圈员采用对策拟定评分表，依据评价指标和评价等级对所有的对策进行打分，即针对寻找出的真因“医师专业培训不到位”“抗菌药物绩效考核制度不完善”及“抗感染专业临床药师配备不足”等方面提出对策，宝塔圈圈员从可行性、经济性、效益性三个方面进行打分，制订负责人实施计划，具体对策拟定内容见表6－4－7。

表6－4－7　宝塔圈对策拟定评分表

问题	真因分析	对策方案	评价					提案人	实施计划时间	负责人	编号
			可行性	经济性	效益性	总分	选定				
无指征使用抗菌药物	医师专业培训不到位	建立定期培训制度	32	35	30	97	√	黄药师	6.27～6.29	郑科长	1－1
		加强抗菌药物合理应用宣传	36	33	34	103	√	张药师	7.18～7.24	张药师	1－2
		组织医师参与培训计划	30	32	36	98	√	师药师	7.27～7.28	孙副院长	1－3
		成立 AMS 团队	35	32	31	98	√	曹药师	8.8～8.9	李院长	1－4
		购买相关书籍	38	25	26	89		张药师			
		培训考核相结合	31	32	30	93		张药师			

续表

问题	真因分析	对策方案	评价					提案人	实施计划时间	负责人	编号
			可行性	经济性	效益性	总分	选定				
无指征使用抗菌药物	抗菌药物绩效考核制度不完善	改善考核机制	36	33	33	102	√	李院长	7.6～10.29	黄药师	2－1
		形成院内使用共识	35	36	31	102	√	郑科长	7.12～10.29	张科长	2－2
		优化抗菌药物管理流程	34	32	35	101	√	孙副院长	7.27～10.29	曹药师	2－3
		加强考核信息化建设	30	25	26	81		孙副院长			
		加大奖惩力度	29	32	30	91		张药师			
	抗感染专业临床药师配备不足	增加抗感染专业临床药师培养	30	32	33	95		张科长			
		临床药师“蹲点值守”	35	36	30	101	√	张药师	7.28～10.29	张药师	3－1
		对其他专业临床药师“培训”	33	35	34	102	√	段药师	7.26～10.29	段药师	3－2
		引进专业临床药师	30	25	26	81		孙副院长			
		扩大药师进修、实习生数量	25	30	23	78		白药师			

2. 选择并确定对策　依据前面确定的评价指标来打分，总分 120 份，列表并统计得分的高低，根据 80/20 法则选定 96 分（80%）以上为可实行对策，包括针对医师专业培训不到位而制定的建立定期培训制度、加强抗菌药物合理应用的宣传及成立 AMS 团队等；针对抗菌药物绩效考核制度不完善而制定的形成院内使用抗菌药物共识、优化抗菌药物管理流程等；针对抗感染专业临床药师配备不足制定的增加抗感染专业临床药师培养、临床药师“蹲点值守”等对策。将欲实施对策拟定后，要确定对策实施的方案，明确好每一个具体对策的负责人，由其进行监督实施并确保其所负责的对策具有可操作性。

（二）宝塔圈对策拟定注意事项

（1）对策拟定时须宝塔圈全员共同参与讨论和决策，切莫少数人草率为之。

（2）提出的对策力求具体可行，避免笼统抽象，但在进行头脑风暴时，可以先天马行空、不加限制地产生对策，追求“量”，再逐项审慎评估对策施行的可行性。

（3）宝塔圈拟定的对策要符合经济效益，在保证对策方案顺利实施的前提下，尽量节省人力、财力、物力的使用，即制定的对策要以最低成本为目标。

(4) 国家对抗菌药物的使用有着极为严格的管理规定，宝塔圈要顾及圈员对于对策执行的接受性及时效性。对策选出后需进行说明，包含对策执行的目的、意义、实施顺序及有效时间，以利于圈员的了解与管控。

(5) 宝塔圈提出的对策需考虑长久、有效，且能长期控制医院抗菌药物的过度使用，即所提对策应治本而非治标。

九、宝塔圈对策实施与检讨

本次宝塔圈对策实施与检讨所得出的结果，根据PDCA循环列表所得的具体内容见表6-4-8至表6-4-10。

表6-4-8 宝塔圈PDCA循环图对策一

对策编号(1)	对策名称	1-1 建立定期培训制度 1-2 加强抗菌药物合理应用的宣传 1-3 组织医师参与培训计划 1-4 成立AMS团队
	真因	医师专业培训不到位
计划(P)		现状说明：1-1 医院及临床科室无规范的抗感染药物培训 1-2 合理使用抗菌药物的普及率较差，医师及病人不了解 1-3 医院细菌、真菌感染诊治水平不高，感染科主要收治肝病病人 1-4 医院没有统一的抗菌药物管理组织 对策内容：1-1 建立规范的抗菌药物临床应用知识定期培训制度 1-2 举办抗菌药物合理应用宣传周活动，扩大影响力 1-3 定期选送优秀医师参加培训计划 1-4 成立AMS团队
实施(D)		对策实施： 1-1 建立定期培训制度 Who：孙副院长、郑科长、张科长、黄药师、张药师、段药师 When：6/27-6/29 Where：医务部 How：建立规范，明确全院范围内每月须进行一次抗菌药物合理应用知识的专场讲座，全体医护人员均须参加。每个临床科室内部每月需进行一次抗菌药物合理应用知识培训或抗菌药物相关疑难病例讨论 1-2 加强抗菌药物合理应用的宣传 Who：李院长、孙副院长、郑科长、张科长、黄药师、张药师、段药师 When：7/18-7/24 Where：门诊大楼 How：举办首届抗菌药物合理应用宣传周活动，通过倡议签名、游戏互动及抗菌药物合理应用知识竞赛等丰富多彩的活动提高医护人员及公众的参与度，极大地宣传

续表

实施（D）	了合理应用抗菌药物的重要性与紧迫性，通过媒体电视的宣传推广作用，使合理应用抗菌药物的理念深入人心 1－3 组织医师参与培训计划 Who：孙副院长、郑科长、张科长、黄药师、张药师、段药师 When：7/27－7/28 Where：医务部 How：通过笔试及竞答方式选派出具有较高的抗菌药物临床应用能力的医师参与国家正在积极推广的培训计划项目，进一步增强医院的细菌、真菌感染诊治能力 1－4 成立 AMS 团队 Who：李院长、孙副院长、郑科长、张科长、黄药师、张药师、段药师 When：8/8－8/9 Where：医务部 How：医务部牵头组织成立由感染、管理、检验、影像及临床药学等人员组成的 AMS（抗菌药物科学化管理）组织，下设 MDT 团队，负责全院疑难感染病例的会诊、讨论等，建立与临床良好的沟通协调机制
效果（C）	对策效果确认： 于2016 年11 月1 日至11 月20 日进行检查，共检查病历 1515 份，其中无指征使用抗菌药物病历 352 份，无指征使用抗菌药物率由改善前的 24.1% 下降到改善后的 14.0%
处理（A）	对策处置： 经效果确认，认为该对策为有效对策，将继续坚持实施，继续扩大宣传推广抗菌药物合理应用理念。每年选派人员参加培训计划，并且选拔骨干人员加入 AMS 团队

表 6－4－9　宝塔圈 PDCA 循环图对策二

对策编号（2）	对策名称	2－1 改善考核机制 2－2 形成院内使用共识 2－3 优化抗菌药物管理流程
	真因	抗菌药物绩效考核制度不完善
计划（P）		现状说明：2－1 医院抗菌药物管理以行政处罚为主 2－2 院内抗菌药物使用没有统一规范标准，不同科室、同一科室、不同病区间抗菌药物应用标准不一致 2－3 抗菌药物管理流程较为粗糙，临床参与度较低 对策内容：2－1 改善绩效考核机制，正向激励为主 2－2 制定特定病种、手术用药的院内使用抗菌药物共识 2－3 改善抗菌药物管理流程，让一线临床医师真正参与进来
实施（D）		对策实施： 2－1 改善考核机制 Who：孙副院长、郑科长、张科长、黄药师、曹药师、师药师

续表

<table>
<tr><td>实施（D）</td><td>When：7/6－10/29
Where：医务部
How：讨论制定医院抗菌药物绩效管理考核制度，弱化既往行政处罚手段，增加正向鼓励机制，对抗菌药物应用和管理的先进个人在全院范围内通报表彰，形成模范带头作用
2－2 形成院内使用共识
Who：孙副院长、郑科长、张科长、黄药师、张药师、段药师
When：7/12－10/29
Where：医务部
How：针对Ⅰ类清洁切口手术、择期腹腔镜胆囊切除术及庆大霉素雾化使用等影响住院病人抗菌药物使用率升高的问题进行讨论，制定院内统一的院内使用抗菌药物共识
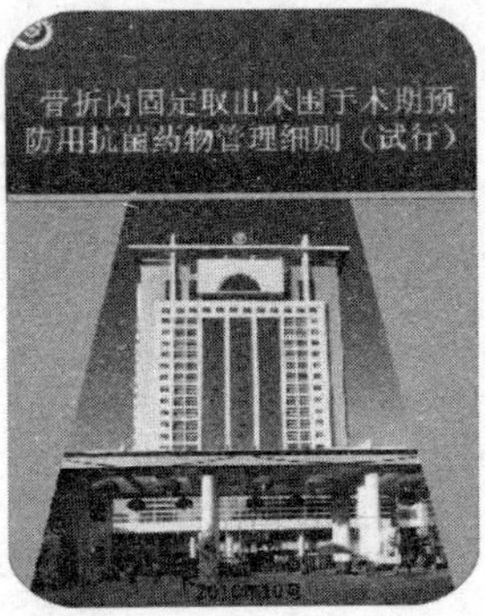

2－3 优化抗菌药物管理流程
Who：孙副院长、郑科长、张科长、黄药师、张药师、段药师
When：7/27－10/29
Where：医务部
How：修订医院抗菌药物管理流程，废除以往的硬性行政指标方式，让临床医师真正参与抗菌药物管理和监测指标的动态管理，由行政管理部门会同临床科室协商调整</td></tr>
<tr><td>效果（C）</td><td>对策效果确认：
于2016年11月1日至11月20日进行检查，共检查病历1515份，其中无指征使用抗菌药物病历352份，无指征使用抗菌药物率由改善前的24.1%下降到改善后的14.0%</td></tr>
<tr><td>处理（A）</td><td>对策处置：
经效果确认，改善前后的无指征使用抗菌药物率由24.10%变为14.00%，该对策为有效对策，可继续制定其他手术及疾病的院内抗菌药物使用共识，抗菌药物管理流程也可以继续优化，让临床拥有更多的发言权</td></tr>
</table>

表6－4－10　宝塔圈PDCA循环图对策三

<table>
<tr><td rowspan="2">对策编号
（3）</td><td>对策名称</td><td>3－1 对其他专业临床药师“培训”
3－2 临床药师“蹲点值守”</td></tr>
<tr><td>真因</td><td>抗感染专业临床药师配备不足</td></tr>
<tr><td>计划（P）</td><td colspan="2">现状说明：全院44个临床科室，而抗感染专业临床药师只有2人，无法全面覆盖
对策内容：3－1 由抗感染专业临床药师对其他专业临床药师进行系统培训，增强其抗感染药物知识水平
3－2 对长期超过管理指标的重点科室由抗感染临床药师“蹲点值守”</td></tr>
</table>

续表

实施（D）	对策实施： 3－1 对其他专业临床药师“培训” Who：黄药师、曹药师、师药师、赵药师、白药师 Where：临床药学科 How：由现有的 2 名抗感染专业临床药师每周对其他专业临床药师进行系统的抗菌药物知识培训，增强其抗菌药物合理应用水平，增加临床药师临床覆盖面，增加抗感染专业临床药师相对数量 3－2 临床药师“蹲点值守” Who：黄药师、张药师、段药师 When：7/28～10/29 Where：医务部 How：对临床科室抗菌药物使用率指标连续两个月超过医院既定管理指标的，由抗感染专业临床药师到临床科室“蹲点值守”，找出问题，并向“值守”科室及医院抗菌药物管理组织汇报，多方讨论沟通，共同解决问题
效果（C）	对策效果确认： 于 2016 年 11 月 1 日～11 月 20 日进行检查，共检查病历 1515 份，其中无指征使用抗菌药物病历 352 份，无指征使用抗菌药物率由改善前的 24.1% 下降到改善后的 14.0%
处理（A）	对策处置： 经效果确认，认为该对策为有效对策，此外，同时改善临床药师工作机制，让临床药师有更多时间参与临床

十、宝塔圈效果确认

此次宝塔圈运用柱状图来表示改善效果，住院病人抗菌药物使用率改善前是 63.44%，目标值是 60.0%，改善后是 59.64%，最终达成率是 110.5%，获得较大的进步，具体成果见图 6－4－5。

1. 有形成果确认

Who：白药师。

When：2016 年 8 月 1 日至 10 月 31 日。

Where：临床药学科。

What：住院病人使用抗菌药物病历。

Why：了解住院病人抗菌药物使用率。

How：通过 HIS 系统检索，2016 年 8 月 1 日至 10 月 31 日全院共计出院 12596 人次，其中使用抗菌药物人数 7512 人次。

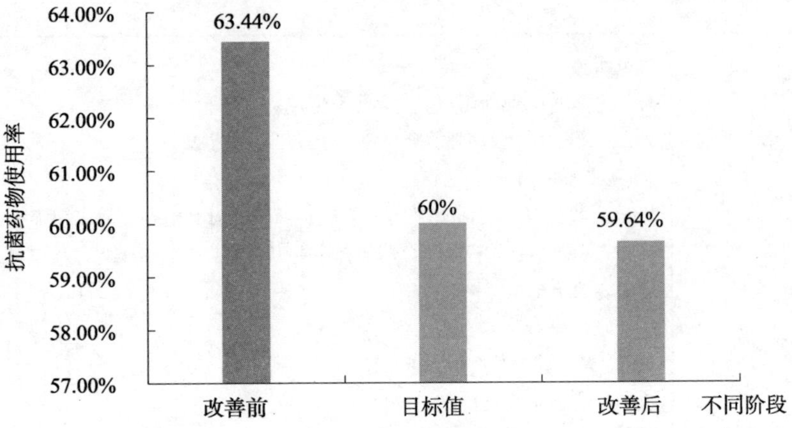

图 6－4－5　宝塔圈达成情况柱状图

计算方法：

$$住院病人抗菌药物使用率=\frac{调查期间使用抗菌药物人数}{调查期间全院共计出院人次}\times 100\%$$

结果：① 8 月到 10 月住院病人人次数 = 12596 人次

8 月到 10 月使用抗菌药物人次数 = 7512 人次

$$住院病人抗菌药物使用率=\frac{调查期间使用抗菌药物人数}{调查期间全院共计出院人次}\times 100\%$$

$$=(7512/12596)\times 100\% = 59.64\%$$

② 目标达成率、进步率

目标达成率 = $(|59.64\% - 63.44\%| / |60.0\% - 63.44\%|) \times 100\% = 110.5\%$

进步率 = $[(63.44\% - 59.64\%)/63.44\%] \times 100\% = 5.99\%$

2. 无形成果确认　宝塔圈成员活动无形成果，具体见表 6－4－11 和图 6－4－6。

表 6－4－11　宝塔圈无形成果确认

项目	改善前		改善后		活动成长
	总分	平均	总分	平均	
责任感	28	2.8	48	4.8	↑2.0
团队凝聚力	21	2.1	41	4.1	↑2.0
个人自信心	21	2.1	40	4.0	↑1.9
交流沟通力	22	2.2	42	4.2	↑2.0
发现问题能力	20	2.0	40	4.0	↑2.0
组织协调能力	21	2.1	39	3.9	↑1.8
QCC 手法运用	10	1.0	38	3.8	↑2.8

注：由圈员 10 人评分，每项每人最高 5 分，最低 1 分，总分 50 分。

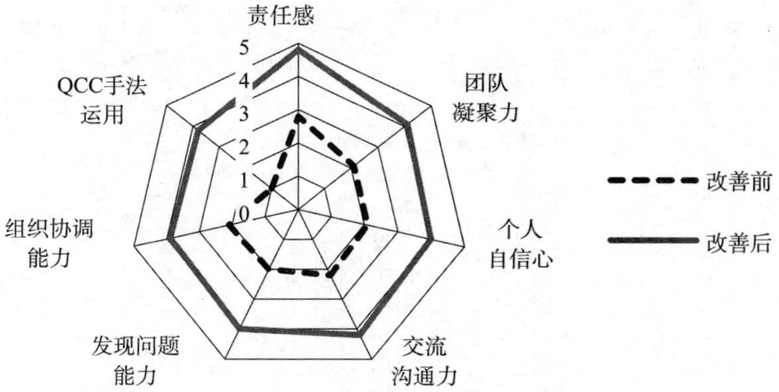

图 6-4-6　无形成果雷达图

3. 附加成果确认　宝塔圈的活动在院内引起强烈反响，多次受到院领导的称赞、表扬，获得2016年度院内新业务特等奖，同时被医药论坛报进行报道，且在相关药学核心期刊发表学术论文一篇。

4. 效果确认注意事项

（1）效果确认时，抗菌药物使用衡量指标应与改善前一致，若改善前与改善后收集的数据不一致，则无可比性，无法确认总效果。

（2）对抗菌药物使用情况的统计效果要实事求是。

（3）宝塔圈活动改善前、中、后的时间段要明确（可参考活动计划拟定书），否则会导致数据收集产生误差。

（4）效果确认时，要避免收集的数据太少，收集的方式不正确或数据收集时间太短。

（5）宝塔圈用柱状图形象化地展示现状值、目标值及改善后的住院病人抗菌药物使用率，并将数据标示在图形上。

（6）圈员需要对雷达图改善前后结果变化明显的评价项目做说明。

十一、宝塔圈标准化

根据宝塔圈的标准化Ⅰ类切口手术抗菌药物使用及抗菌药物管理流程的标准制定，形成标准流程。宝塔圈标准化的具体内容见表6-4-12。

十二、宝塔圈效果维持

此次宝塔圈成果的标准化通过制定抗菌药物管理流程标准化流程、贯彻抗菌药物合理应用对策方法，并积极结合实际改进标准化对策，复而又实施标准，使得产生的对策效果能够长期保持在合理的范围之内，达到运用宝塔圈的目的。宝塔圈具体内容见图6-4-7，可看出改善后住院病人抗菌药物使用率始终保持在目标值以下。

表 6－4－12　宝塔圈标准化流程

项次	改善前	改善后	说明
一、抗菌药物管理流程	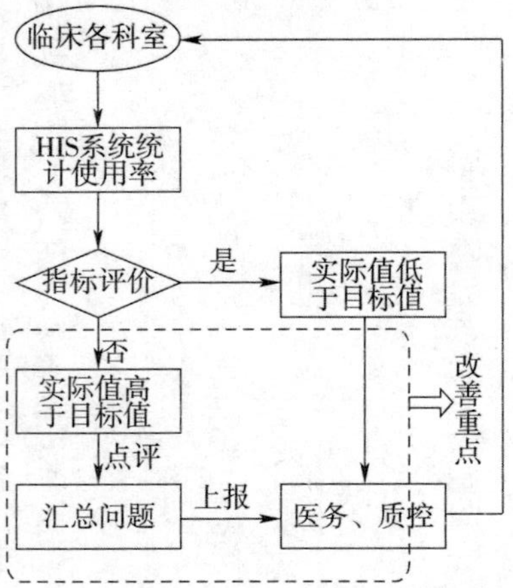	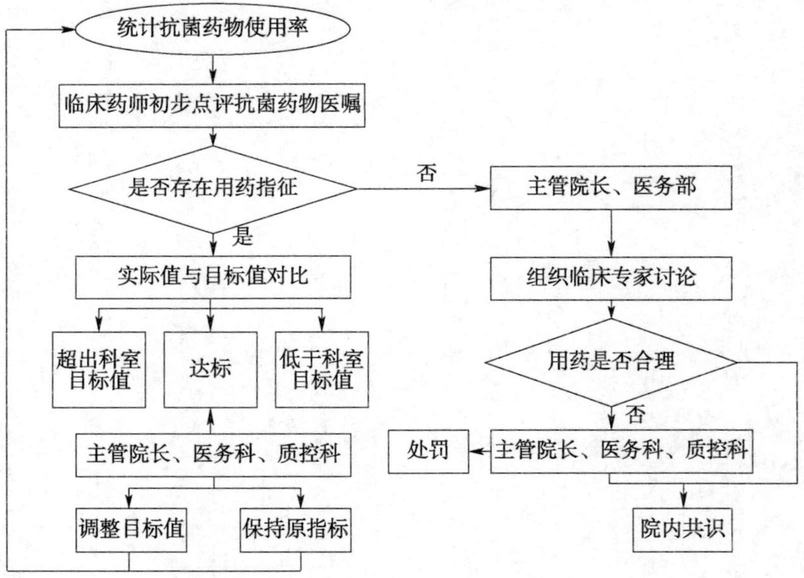	按实际工作增修条文，优化抗菌药物管理流程，让一线临床医师真正参与进来
二、骨折内固定取出术围手术期预防用抗菌药物管理细则	没有统一标准，各科室根据自身经验自主决定	一般情况下，骨折内固定取出术围手术期不需预防用药，存在下列一种或多种情况时可考虑预防用抗菌药物： 1. 手术时间预期大于 2 小时； 2. 手术切口预期大于 10 cm； 3. 病人年龄大于 70 岁； 4. 糖尿病（血糖波动较大，控制不佳者）； 5. 正在服用糖皮质激素或免疫抑制剂者； 6. 接受肿瘤放化疗或器官移植病人； 7. 营养不良者（BMI 数值低于 18.5）	按实际工作增修条文，规范标准，有统一参照目标

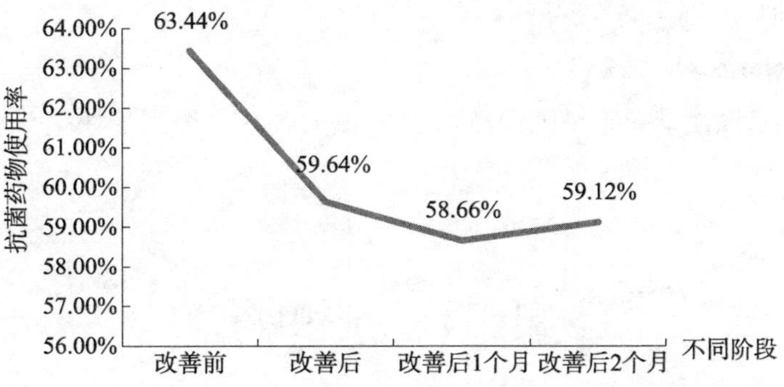

图 6－4－7　宝塔圈标准化效果维持推移图

十三、宝塔圈检讨与改进

（一）宝塔圈检讨与改进报告

宝塔圈进行检讨与改进所形成的报告见表 6－4－13。

表 6－4－13　宝塔圈研讨与改进报告

活动项目（步骤）	优　点	今后努力的方向
主题选定	凸显临床重点问题	有多个临床问题需要逐个解决
活动计划拟定	基本上可以依计划拟定的进度进行	时间有点紧，大家加班加点
现状把握	收集数据时与临床科室合作愉快	工作量较大，有时候对标准判定有冲突，需要两人同时在场讨论
解析	能全面考虑到开具抗菌药物医嘱的各个环节	原因众多，还可以细分，要具体，提高解析问题的能力
目标设定	根据国家政策要求及圈能力综合制定目标	达成预定目标，以后可以提高难度
对策拟定	群策群力，对策的针对性强	还可以进一步拓展
对策实施与检讨	实施对策时得到全院各科室的积极配合，确实掌握实施的要点	实施对策的时间较长
效果确认	根据数据的显示，目标达成	

（二）宝塔圈检讨与改进实施步骤

宝塔圈活动结束后，应以宝塔圈活动步骤为基础，讨论并发掘各活动环节中存在的优缺点，作为下一期品管圈活动的参考。具体流程如下。

1. 讨论每个步骤的优缺点　宝塔圈进行检讨与改进时，以开会的形式讨论，并将检讨与讨论改进表格发给每位圈员填写后再汇总。

2. 列出遗留问题　宝塔圈的遗留问题，如对内科系统无指征使用抗菌药物及出院带药等其他不规范使用抗菌药物的行为没有采取足够干预措施，活动后改善效果不明显。

3. 整理成果报告书　经过全体圈员一致认可后，检讨与改进的成果可用表格的形式形成报告，并在后续品管圈活动中进行分享。

（三）宝塔圈活动启示

通过这次品管圈活动，宝塔圈团队取得了很大收获，得到了快速成长，增强了团队协作意识、沟通能力及集体荣誉感。此外，通过活动中积极宣传合理应用抗菌药物知识，极大地增强了公众及医护人员对抗菌药物合理应用的认识，提高了合理用药水平。

实例五　彩虹圈

——提高显微修复外科科室抗菌药物使用合理率

一、彩虹圈内容摘要

本次品管圈圈名彩虹圈，彩虹圈活动改善的主题是“提高显微修复外科科室抗菌药物使用合理率”，活动时间为2016年1月至2016年12月。负责本次彩虹圈活动的单位是某大学第一附属医院药学部。

彩虹圈由2014年6月提出，2014年7月开始组建，2014年9月正式成立。本次活动是彩虹圈进行的第3次品管圈活动。针对的主要工作是如何提高某大学第一附属医院骨科科室显微修复外科抗菌药物使用合理率。本次彩虹圈活动期间共开会14次，开展了包含主题选定、活动计划拟定、现状把握、解析、目标设定、对策拟定、对策实施与检讨、效果确认、效果维持、检讨与改进十个品管步骤。

彩虹圈的成员共9人，其中包括圈长1人，辅导员2人，圈员6人。圈长朱药师在该院主要承担医院药学部药学信息室相关工作，并负责医院抗菌药物合理使用的动态监测，工作认真负责，对医院各临床科室抗菌药物合理应用情况较为了解，故担任圈长职务；辅导员王主任、杨主任分别为药学部主任、临床药学科主任，能够结合目前最新管理要求，为品管圈指明方向，提供专业指导并协调与医院其他部门之间的工作配合，对整个品管圈的工作开展创造了良好的条件并给予大力支持。

彩虹圈各位圈员结合自身工作内容提出活动主题，通过评价法，针对重要性、迫切性、可行性、政策性四个方面最终确定本期活动主题为“提高显微修复外科科室抗菌药物使用合理率”。本期活动的主题范围包含了显微修复外科科室出院病人中所有在显微修复外科使用抗菌药物预防或治疗的出院病历。主题确定后参照前两期活动经验，积极筹划活动计划，经过反复讨论明确活动计划、任务分工。

结合信息系统及人工查阅汇总等形式，调查发现，2015年显微修复外科科室抗菌药物使用合理率为66.67%，低于全院平均水平，对此通过查找原因、要因分析以及真因验证最终找出医生的药品和感染知识欠缺、处方审核存在漏洞、信息系统过于复杂、医护人员参与培训度不高四项为导致合理率低的最主要原因。根据80/20法则、圈能力评价以及前期数据调研获得的现状数据，最终将此次主题的目标值确定为≥90%。

为了能够达到目标，彩虹圈根据问题提出相应对策，经过多方验证、积极实施后，显微修复外科科室抗菌药物使用合理率从66.67%上升至9月份的90%，目标达成率为100%，进步率为34.99%。不仅如此，彩虹圈通过此次主题活动在品管圈手法的掌握、解决问题的能力等无形成果方面也获得了很大收获。为此，积极建立标准化作业流程，在具体实施过程中，将一些好的对策逐步在其他科室推广。

9月份以后对科室抗菌药物使用合理率情况进行了为期3个月的持续追踪观察，科室抗菌药物使用合理率持续高于90%，高于目标值。同时，针对此次活动展开讨论、总结经验，并积极准备下一期品管圈活动。

二、彩虹圈介绍

（一）彩虹圈组成

彩虹圈组成时间是2014年9月，是彩虹圈的第三期，组成人员共9名，其中8名是药师，1名是临床医师，彩虹圈成员组成的相关内容见表6-5-1。

表6-5-1 彩虹圈成员组成

圈　名	彩虹圈	成立时间	2014年9月
活动期	第三期	活动时间	2016年1月1日
圈　长	朱药师	辅导员	王主任药师、杨主任药师
圈　员	丁药师、吴主管药师、吕主管药师、林副主任药师、单药师、任主治医师（特邀圈员）		
活动单位	某大学医院药学部		
活动主题	提高显微修复外科科室抗菌药物使用合理率		

彩虹圈圈长朱药师作为本期品管圈活动的负责人，主要起到带动、协调圈员共同完成品管圈此期活动的作用，负责分配工作任务、追踪工作进度、落实工作安排，与大家一同学习并运用品管手法解决实际工作中遇到的问题。

彩虹圈辅导员王主任药师、杨主任药师结合目前最新管理要求，为品管圈指明方向，提供专业指导并协调与医院其他部门间的工作配合，对整个品管圈的工作开展创造了良好的条件并给予大力支持。

彩虹圈圈员分别来自不同的部门，负责着不同的岗位，丁药师、吴药师、吕药师来自药学信息岗位；林药师、单药师来自临床药师岗位；任医师是来自显微修复外科的临床医生，他们各司其职，为共同完成此次品管圈活动付出了自己的努力。

（二）彩虹圈圈名与圈徽

1. 彩虹圈圈名　此次品管圈的圈名定为彩虹圈，正所谓“彩虹总在风雨后”，药事服务工作任重而道远，只有经过大家与医生的共同努力，医药结合，服务病人，才能够看到“彩虹”，真正发挥一名药师的作用，就如同药学部的服务理念一样“心系病人，精诚服务；面向临床，和谐进步”，圈员们满怀着热情、信心，希望在这“风雨”

后终能见“彩虹”！

2. 彩虹圈圈徽及意义

（1）彩虹圈的圈员是一群青春、热情、有活力、有爱心的80后，大家秉承着药学部的服务理念“心系病人，精诚服务；面向临床，和谐进步”。外圈由五颜六色的彩条缠绕在一起组成的彩虹象征着药学部来自不同民族的药师们，中间圆圈中的双手，象征着大家用勤劳的双手呵护着我们心系的病人和我们的白衣“天使”们。（图6－5－1）

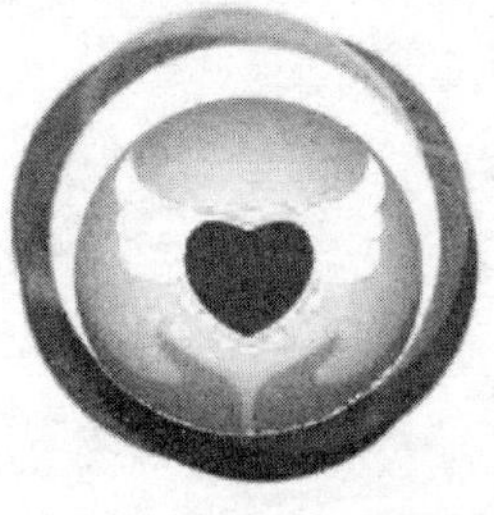

图6－5－1　彩虹圈圈徽

（2）在某大学第一附属医院的大环境里，药学部各族药师秉承着“心系病人，精诚服务；面向临床，和谐进步”的信念，努力为药学事业贡献出自己的一份力量。

（三）彩虹圈活动历史

彩虹圈从2014年成立至2016年共开展3期活动，分别为“提高手术术前抗菌药物给药时机合理率”“提高抗菌药物临床应用监测网成员单位数据上报及时率”“提高显微修复外科科室抗菌药物使用合理率”，具体见表6－5－2，从一开始的懵懵懂懂到之后的轻车熟路，圈员们感受到了其中带来的惊喜，也看到了实实在在的进步。在第一期活动中，虽然圈员们最终并未达到目标值，但却因为这个活动的开始而学到很多品管圈中的质量管理工具，也真正地深入到了临床科室、手术室，了解到了很多以前不曾发现的实际存在的问题，这个好的开始让大家在之后的品管路上更加有信心！

表6－5－2　彩虹圈活动历时表

期数	活动主题	活动时间	目标	成绩	达成率	进步率	院内外荣誉
第一期	提高手术术前抗菌药物给药时机合理率	2014年9月至2015年12月	86.8%～100%	91.87%	34.85%	5.3%	院内决赛第二名，科室决赛第三名
第二期	提高抗菌药物临床应用监测网成员单位数据上报及时率	2015年1月至12月	57.50%～92.90%	96.00%	108.75%	66.96%	科室决赛第三名
第三期	提高显微修复外科科室抗菌药物使用合理率	2016年1月至12月	66.67%～90.00%	90.00%	100%	34.99%	院内决赛第二名，科室决赛第一名

（四）彩虹圈上期活动成果追踪

上期活动主题：提高显微修复外科科室抗菌药物使用合理率。

上期活动期间：2016年1月至2016年12月。

上期活动目标：显微修复外科抗菌药物使用合理率从66.67%提高至90.00%。

4. 上期效果追踪：2016年9月之后，连续3个月显微修复外科科室抗菌药物使用合理率持续在90%以上，改进效果明显，彩虹圈维持效果见图6－5－2。

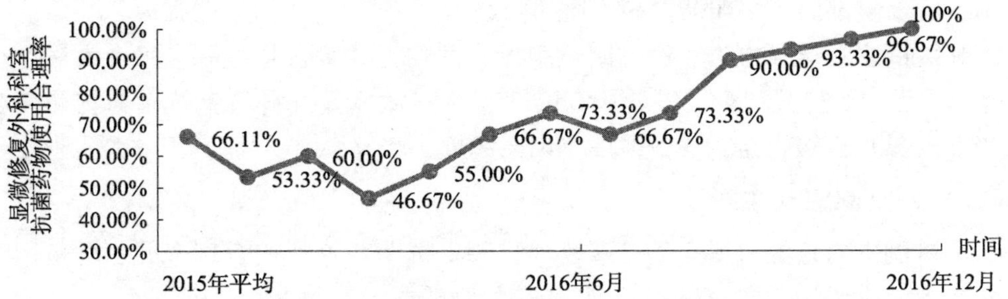

图6－5－2　彩虹圈显微修复外科科室抗菌药物使用合理率维持效果图

三、彩虹圈主题选定

（一）彩虹圈主题内容

彩虹圈主题选定由彩虹圈的所有圈员根据所在工作岗位或工作中存在的相关问题点而提出，圈员提出的主题内容包括优化临床科室一次性外购药品申请流程，优化组内绩效考核方案，提高药学部工作人员业务学习参会率，提高药学部绩效考核计算结果准确率，提高组内成员工作积极性等。彩虹圈活动的主题选定通过评价法从重要性、迫切性、可行性、政策性四个方面对提出的六个主题选项进行评分，最终确定主题为“提高显微修复外科科室抗菌药物使用合理率”，具体内容见表6－5－3。

表6－5－3　彩虹圈主题选定

主题	评价项目				提案人	总分	选定
	重要性	迫切性	可行性	上级政策			
优化临床科室一次性外购药品申请流程	10	12	8	14	朱某	44	
优化组内绩效考核方案	12	8	8	12	吴某	40	
提高显微修复外科科室抗菌药物使用合理率	18	18	16	18	朱某	70	√
提高药学部工作人员业务学习参会率	10	10	8	8	丁某	36	
提高药学部绩效考核计算结果准确率	10	12	8	10	丁某	40	
提高组内成员工作积极性	9	11	9	11	吕某	40	

1. 彩虹圈主题选定基准

（1）医院的政策导向；

（2）工作中存在的不合理问题；

（3）提高员工工作积极性或工作效率；

（4）现有工作中流程存在漏洞、发生误差概率较高的问题；

（5）实际工作中临床科室或其他部门提出有待解决的问题；

（6）需要多部门、多团队共同解决的问题。

2. 彩虹圈主题选择方法 彩虹圈运用评价法的方式来选择主题，每个人对每个主题的每个项目均要打分，合计得分最高的“提高显微修复外科科室抗菌药物使用合理率”70分，该内容被选定为彩虹圈的本期主题。

（二）彩虹圈活动主题

1. 彩虹圈主题范围 提高显微修复外科科室抗菌药物使用合理率的主题范围——显微修复外科科室出院的病人中使用抗菌药物预防或治疗的出院病历。

2. 彩虹圈专有名词 合理病历：按照评价标准每份病历如存在任何一项不合理问题则认为是不合理病历，只有所有项目均合理才被认为是合理用药病历。

（三）彩虹圈选题理由

1. 环境分析 无论外国还是我国，细菌耐药问题都很突出。世界卫生组织在2011年世界卫生日提出了“抵御耐药性——今天不采取行动，明天就无药可用”的口号，呼吁制止耐药性传播，并于2014年4月公布了首份基于全球114个国家数据的全球抗生素耐药性报告。

某大学第一附属医院作为新疆地区三级甲等医院、全国抗菌药物临床应用监测网挂靠单位，在抗菌药物的合理应用方面对全疆有示范作用。同时，医院在抗菌药物合理使用管理方面非常重视，医院对全院各临床科室抗菌药物监测工作已开展近10年，在抗菌药物出院病历质控上已积累了大量经验。在临床科室的选择上并未选择不合理问题病历最多的科室，而是选择了显微修复外科，主要原因：一是显微修复外科存在的问题较为典型，有代表性；二是显微修复外科主任对工作高度重视并积极配合抗菌药物督导工作。

2. 对病人而言 提高病人合理使用抗菌药物的意识，合理地使用抗菌药物不仅可以降低病人住院期间的药品使用费用，也可不同程度地避免耐药菌的产生。

3. 对同仁而言 积累实践经验，共同做好医院临床抗菌药物合理使用工作。

4. 对院方而言 降低不必要的医疗资源浪费，规避在药物使用中存在的不合理用药风险，切实做到以病人为中心。

四、彩虹圈活动计划拟定

此次彩虹圈活动的计划拟定通过对主题选定、活动计划拟定、现状把握、目标设定、解析、对策拟定、对策实施与检讨、效果确认、标准化、检讨与改进这十大品管圈实施步骤进行时间以及运用工具的计划安排，并指定各部分的负责人。具体的内容和时间进度安排见表6-5-4。

表6-5-4 彩虹圈活动计划拟定

What	When																																															How	Who
	1月				2月				3月				4月				5月				6月				7月				8月				9月				10月				11月				12月				工具	负责人
	1	2	3	4	1	2	3	4	1	2	3	4	1	2	3	4	1	2	3	4	1	2	3	4	1	2	3	4	1	2	3	4	1	2	3	4	1	2	3	4	1	2	3	4	1	2	3	4		
主题选定	……——	……——																																															矩阵图	朱某
活动计划拟定			……——	……——																																													甘特图	朱某
现状把握					……——	……——	……——																																										查检表	丁某
目标设定								……——	……——																																								柱状图	丁某
解析										……——	……——	……——																																					鱼骨图 柏拉图	吴某
对策拟定													……——	……——	……——																																		头脑风暴	吕某
对策实施与检讨																……——	……——	……——	……——	……——	……——	……——	……——	……——	……——	……——	……——	……——	……——	……——	……——	……——	……——	……——	……——	……——													PDCA	林某
效果确认																																					……——	……——	……——	……——									推移图	单某
标准化																																									……——	……——	……——						无	朱某
检讨与改进																																												……——	……——	……——	……——	……——	头脑风暴	吕某

注：……表示计划线；——表示实际线；Where 药学部会议室 及药学信息室。

五、彩虹圈现状把握

（一）开具医嘱流程

彩虹圈所在某大学第一附属医院住院部的活动流程如下。

（1）非手术需要治疗或预防使用抗菌药物的病人　医生开具住院医嘱，发送至护士校对，校对无误后发送至住院药房药师，药师认真审核处方，做到“四查十对”，即查处方，核对科别、姓名、年龄是否正确；查药品，核对药名、剂型、规格、数量是否准确；查配伍禁忌，检查所配药物是否能够混合使用，核对药品的性状以及用法用量是否合宜，最后查用药合理性，核对处方用药与临床诊断的相符性，规定必须做皮试的药品，处方医师是否注明过敏试验及结果的判定，剂量、用法是否准确，选药剂型和给药途径是否合理，是否有重复给药的现象。在进行处方审查以后，如果发现医嘱不合理，则退回医嘱并注明理由，医师修改医嘱后，再次按照以上流程发送医嘱，审核合格后由药师按照医嘱内容调配药品，并由医院物流配送人员送至临床科室，在临床科室核对无误后，由护士给予使用。

（2）手术前需要预防使用抗菌药物的病人　医生在手术前一天开具抗菌药物皮试医嘱，皮试结果阴性者，由医生开具用药医嘱，按照以上流程发送审核通过后，由药房药师打包配送至临床科室，手术当天随同病人一起带入手术室，由手术室护士给予使用。具体的开具医嘱流程见图 6-5-3。

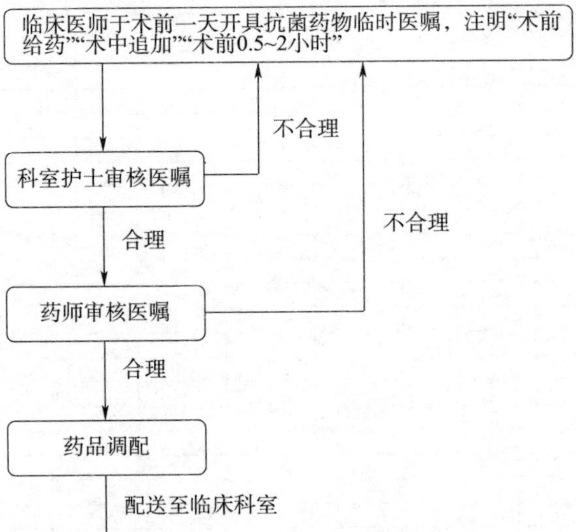

图 6-5-3　开具医嘱流程图

（二）彩虹圈现状把握实施步骤

1. 明确工作流程　组织彩虹圈小组成员对医嘱开具流程进行讨论、整理，分析查找可能出现问题的环节。

2. 查检 收集2015年每月药学人员对显微修复外科科室住院病历审核及点评结果，整理出与抗菌药物不合理使用相关的出院病历，按照以往的不合理用药记录，参照现有要求进行重新分类、整理。

3. 确定改善重点 在确定彩虹圈中的改善重点时，根据80/20法则（80%的错误结果由20%的原因造成），圈员只需要改善20%的错误项目，就可以纠正80%的错误。彩虹圈在此步骤利用柏拉图来把握重要原因或寻求改善重点。

（三）彩虹圈现状把握数据收集

彩虹圈均以数据作为分析、判断、采取行动的基础，掌握现状，以决定工作进行的方向。此次数据收集得出结果如下：

Who：丁药师。

When：2016年2月2日。

Where：信息中心、静脉用药调配中心。

Why：确定显微修复外科科室抗菌药物使用合理率。

What：出院病历中存在使用抗菌药物不合理项目≥1项的出院病历。

How：①对药房药师在医嘱执行前审核发现的不合理用药问题进行统计、整理，并将抗菌药物不合理使用的情况进行记录；②调取抗菌药物质控人员质控结果，对其中显微修复外科的不合理问题进行分类整理。

1. 调查方式

（1）通过医院信息系统中的记录，结合事前审方人员数据统计结果，查找在2015年中显微修复外科科室出现的不合理使用抗菌药物医嘱，组织一致性评价小组对其重新评价，按照评价结果将不合理用药信息按照不合理的问题类型进行归类。

（2）整理2015年医院质控小组公示的所有显微修复外科科室不合理使用抗菌药物的问题病历，组织一致性评价小组对其按照统一标准重新评价，将结果与事前审方结果汇总。

2. 计算方法

$$\text{显微修复外科科室抗菌药物使用合理率}=\frac{\text{合理使用抗菌药物的病例数}}{\text{同期使用抗菌药物的出院病历数}}\times 100\%$$

3. 结果 数据调研结果显示，2015年1～12月显微修复外科科室平均抗菌药物使用合理率为66.67%，其中2015年12月合理率为60%。具体结果见表6-5-5、表6-5-6。

表6-5-5 显微修复外科2015年每月抗菌药物使用合理率

月份	1月	2月	3月	4月	5月	6月	7月	8月	9月	10月	11月	12月	平均
合理率	40.00%	93.33%	73.33%	86.67%	66.67%	73.33%	60.00%	66.67%	66.67%	66.67%	46.67%	60.00%	66.67%

表 6-5-6 显微修复外科科室 2015 年不合理病历问题整理

序号	不合理病历类型	百分率
1	无适应证	6.33%
2	选药不合理	17.72%
3	单次用量不正确	6.33%
4	给药次数不正确	21.52%
5	溶剂选择不正确	0.00%
6	溶剂剂量不正确	0.00%
7	联合用药不合理	2.53%
8	更换药品不合理	18.99%
9	手术术后用药时间不合理	26.58%
10	非手术用药疗程不合理	0.00%

六、彩虹圈目标设定

依照品管圈目标设定计算公式：

目标值=现状值+改善值=现状值+［（标准值-现状值）×改善重点×圈能力］

现状值：采用 2015 年 1～12 月显微修复外科科室平均抗菌药物使用合理率为 66.67%。

标准值：100%。

改善重点：依照柏拉图 80/20 法则，找出的前四项改善的真因为：医师对药品和感染知识欠缺、医护人员对培训的参与度不高、信息系统过于复杂、病人对药品知识认识不足，其比例为 84.85%。

圈能力：通过全体彩虹圈圈员对圈能力进行评价打分，满分为 5 分，计算得到平均分，再除以满分，而得到的百分比数值为 70%。

将以上数据代入公式后计算得到目标值为：86.47%。

在查阅 2015 年全院各临床科室整体抗菌药物使用合理率时发现，全院合理率为 89.65%，圈员讨论后一致认为应该将此作为活动目标，大家决定挑战自我，最终将目标值提高至≥90%。彩虹圈活动中显微修复外科科室抗菌药物使用合理率现状值与目标值的比较见图 6-5-4。

七、彩虹圈解析

1. 彩虹圈查找原因 彩虹圈查找原因运用的是绘制特性要因图（鱼骨图）的手法，圈长朱药师带领圈员运用头脑风暴、心智图法等方法提出和收集原因，从各种不同角度找出问题产生的原因。首先从导致显微修复外科科室抗菌药物使用合理率低的问题开始思考，找出大原因（即大鱼骨），为人员、环境、信息系统、方法四方面产生了问题；之后再进行深究，找出中原因（即中鱼骨），如医生未开具合理的用药医嘱，护士未正确执行用药医嘱；最后针对中原因再进行分析，找出小原因（即小鱼骨），如医师对处方的药品知识欠缺或对感染知识欠缺，病人受到固有思维的影响认为多用药、用好药可以加速疾病的康复等小原因。除了以上列举的一些问题外，大家还积极发言，提出更多可能的原因并进行思考与分析，这个环节很重要。此外，在讨论前，对处在实际工作环节的医师、护士和病人进行了访谈，从他们的角度去发现问题，找出导致抗菌药物使用合理率低的所有可能原因。彩虹圈将头脑风暴中讨论出的所有问题绘制成鱼骨图，见图6－5－5。

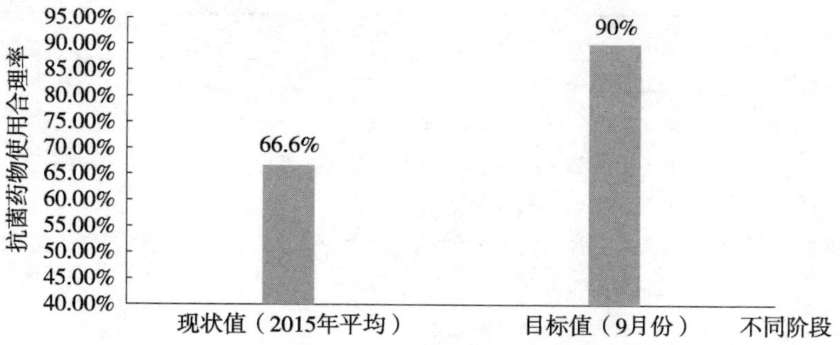

图6－5－4 显微修复外科抗菌药物使用合理率柱状图

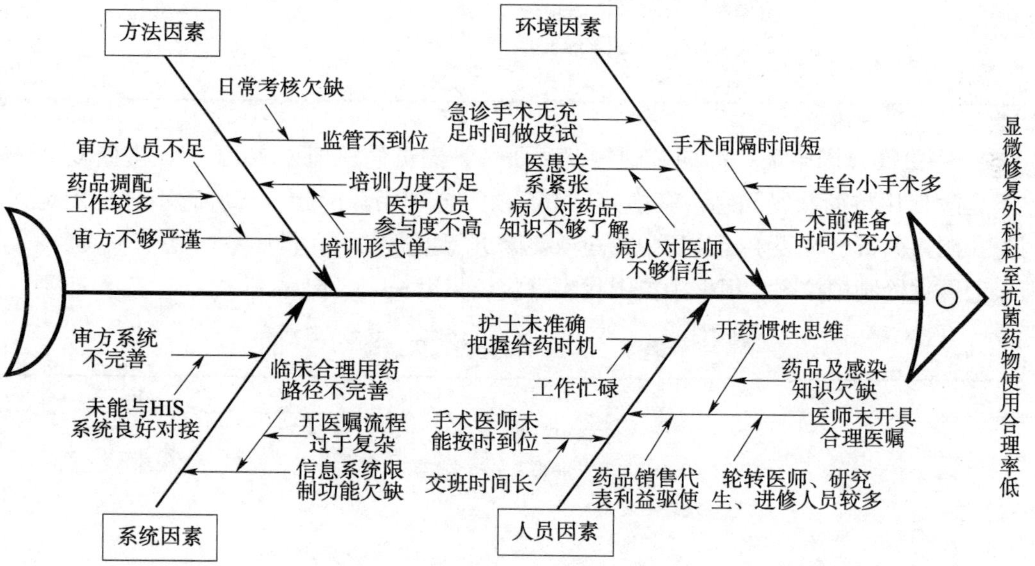

图6－5－5 导致显微修复外科科室抗菌药物使用合理率低的问题特性要因图

2. 彩虹圈要因分析 彩虹圈采用投票法进行要因分析，经过7人票选，4票以上作为圈选的要因，从人员、系统、方法、环境四个方面对查找出的要因进行分类，包括人员因素方面的医师对药品及感染知识欠缺，轮转医师、研究生、进修人员较多，护士工作繁杂，药品销售代表利益驱使4项原因；系统因素方面有开具医嘱流程过于复杂，医院现有审方系统不完善，临床合理用药路径不完善3项原因；方法因素方面有医护人员对培训的参与度不高，日常考核欠缺，处方审核存在漏洞3项原因；环境因素方面有病人对药品知识不够了解，连台小手术多2项原因。对以上12项原因进行投票，其中药品及感染知识欠缺，轮转医师、研究生、进修人员较多，开具医嘱流程过于复杂，医护人员培训参与度不高，处方审核存在漏洞、病人对药品知识不够了解6项票数超过4票，将其选为彩虹圈的要因。彩虹圈要因分析的具体内容见表6－5－7。

表6－5－7　彩虹圈要因分析

项　目		票　数
人员因素	药品及感染知识欠缺	5
	轮转医师、研究生、进修人员较多	4
	护士工作繁杂	3
	药品销售代表利益驱使	1
系统因素	开具医嘱流程过于复杂	6
	医院现有审方系统不完善	3
	临床合理用药路径不完善	2
方法因素	医护人员对培训的参与度不高	5
	日常考核欠缺	3
	处方审核存在漏洞	6
环境因素	病人对药品知识不够了解	4
	连台小手术多	2

3. 彩虹圈真因验证　前期基础数据调研中，圈员们整理了2015年显微修复外科科室不合理使用抗菌药物问题，其中共有165项不合理用药问题，将所有不合理用药问题讨论，深入分析，按照要因分析中的6项要因进行分类归纳，具体数据见表6－5－8。按照以上数据绘制柏拉图，根据柏拉图找到真因，见图6－5－6。

表6－5－8　彩虹圈真因验证

序号	原　因	数　量
1	医师的药品和感染知识欠缺	55
2	轮转医师、研究生、进修人员较多	15
3	信息系统过于复杂	30
4	医护人员对培训的参与度不高	20
5	处方审核存在漏洞	35
6	病人对药品知识不够了解	10

八、彩虹圈对策拟定

通过真因验证，明确了导致显微修复外科科室抗菌药物使用合理率低的关键因素，彩虹圈在圈长的组织下，采用头脑风暴、文献查证、现场调研等多种方法进行讨论并提出对策，依照对策拟定评分表，从可行性、经济性、效益性三个方面进行打分，具体对策拟定详见表6－5－9。

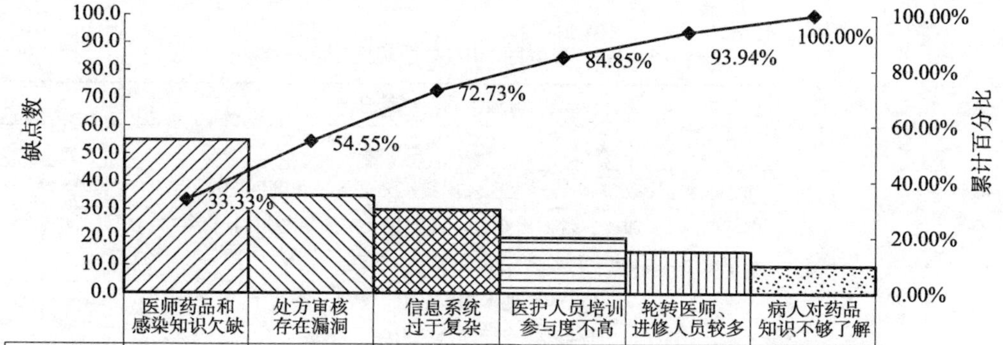

不良数量	55	35	30	20	15	10
累计百分比	33.33%	54.55%	72.73%	84.85%	93.94%	100.00%

图6－5－6　彩虹圈柏拉图

表6－5－9　彩虹圈对策拟定评分表

真因	对策方案	评价			总分	采用	提案人	实施计划					负责人	对策编号
		可行性	经济性	效益性				5月	6月	7月	8月	9月		
药品及感染知识欠缺	针对科室既往用药习惯，梳理抗菌药物信息	33	31	33	97	√	朱某						朱某	1
	举办集中培训班	21	15	33	69		吕某							
	将常见用药信息及注意事项维护在信息系统里	25	23	23	71		任某							
	利用医生交班时间反馈问题	29	27	27	83		任某							
处方审核存在漏洞	购买新的医嘱审核软件	11	13	25	49		丁某							
	优化现有医嘱审核软件	15	15	31	61		吴某							
	统一审核标准	33	27	35	95	√	单某						单某	2－1
	事后医嘱质控人员及时反馈给事前审核人员，联合审方	33	31	35	99	√	林某						丁某	2－2
	添加信息提示功能	19	15	19	53		单某							
信息系统过于复杂	嵌入抗菌药物开具模块	29	29	27	85	√	林某						林某	3
医护人员培训参与度不高	制作合理用药口袋书	33	23	31	87	√	朱某						朱某	
	及时将质控病历中发现的问题反馈临床科室	33	31	35	99	√	吴某						吴某	

注：评价方式——优，5分；可，3分；差，1分。圈员投票人数：7人；总分为105分，取84分（80%）以上作为可行对策

九、彩虹圈对策实施与检讨

根据PDCA循环列表所得具体内容见表6－5－10、表6－5－11、表6－5－12、表6－5－13。

表6－5－10　彩虹圈PDCA循环图对策一

对策编号 （1）	对策名称	针对科室既往用药习惯，梳理抗菌药物信息
	真因	药品及感染知识欠缺
计划（P）		现状说明：在数据调研过程中发现科室无适应证用药问题占6.33%、给药次数不合理问题占21.52%，说明医师对药品知识及疾病用药知识仍存在欠缺 对策内容：1. 梳理科室使用的抗菌药物信息 2. 梳理疾病、手术相关信息 3. 结合两者信息反馈临床科室
实施（D）		针对科室既往用药习惯，梳理抗菌药物信息 Who：朱药师 When：5月1日至5月20日 Where：药学信息室 How：通过信息系统调取科室2015年使用过的抗菌药物品种、手术种类
效果（C）		通过梳理，整理得到以下数据：

序号	医学分类码	数量	序号	医学分类码	数量
1	青霉素＋酶抑制剂	2	6	糖肽类	1
2	氨基糖苷类	2	7	林可酰胺类	1
3	其他类	1	8	青霉素类	2
4	喹诺酮类	5	9	头孢菌素类	12
5	其他β－内酰胺类	2	10	硝咪唑类	1

序号	手术名称	例数	序号	手术名称	例数
1	手清创（缝合）术	90	19	尺桡骨切开复位内固定	22
2	血管探查术	67	20	指骨切开复位内固定	22
3	骨折内固定物取出术	64	21	桡骨切开复位内固定	21
4	骨髓炎刮除术	47	22	尺神经松解术	17
5	股骨切开复位内固定	37	23	肌腱成形术	16
6	胫骨切开复位内固定	36	24	跟腱修补术	15
7	上肢清创（缝合）术	35	25	臂丛神经松解术	14
8	胫腓骨内固定取出术	33	26	臂丛神经移植术	14
9	神经松解术	33	27	股骨病损切除术	14
10	踝关节切开复位内固定	32	28	跟腱缝合术	13

续表

处理（A）	针对科室既往用药习惯，梳理抗菌药物信息 根据以上获得的信息，整理常用药物的给药信息、相关手术围手术期预防用药品种，将整理后的信息通过指定医师反馈给科室

表 6-5-11　彩虹圈 PDCA 循环图对策二

对策编号（2）	对策名称	2-1 统一审核标准 2-2 事后医嘱质控人员及时反馈给事前审核人员，联合审方
	真因	处方审核存在漏洞
计划（P）		现状说明： 药房药师在事前审核医嘱后，医院质控人员会从已出院病历中抽取部分病历再次进行点评。从前期收集的不合理问题中发现，一部分药房药师未发现的问题，在之后质控药师中被点评出来，而质控药师并未将点评中发现的问题及时反馈给审方药师，导致前后审核的标准存在一定差异，且信息的沟通不畅，导致事前审方药师未能及时纠正错误 对策内容：1. 统一审核标准 2. 事后医嘱质控人员及时反馈给事前审核人员联合审方
实施（D）		2-1 统一审核标准 Who：单药师 When：5 月 10 日至 6 月 10 日 Where：药学信息室、药房审方办公室 How：将之前审核、质控中的差异性问题进行整理，对不一致的地方通过文献的查阅、指南的推荐、专家的审阅等方式统一出一致性评价标准 2-2 事后医嘱质控人员及时反馈给事前审核人员，联合审方 Who：丁药师 When：5 月 1 日至 9 月 30 日 Where：药学信息室 How：收集每月药房审核出的显微修复外科科室不合理医嘱以及质控专家点评出的不合理医嘱，将信息互通，并从质控点评结果中筛选出里面的突出问题，交由审方药师，审方药师在审核处方时会重点关注，将发现的不合理医嘱退回科室，待科室修改正确后再次调配医嘱发送至科室
效果（C）		通过药师们的共同努力，自 7 月份开始已经全面杜绝了给药次数不合理问题，给药次数不正确问题由 21.52% 下降至 0
处理（A）		由于效果显著，已经将措施纳入日常常规工作内容

表 6－5－12　彩虹圈 PDCA 循环图对策三

<table>
<tr><td rowspan="2">对策编号
（3）</td><td>对策名称</td><td>嵌入抗菌药物开具模块</td></tr>
<tr><td>真因</td><td>信息系统过于复杂</td></tr>
<tr><td colspan="2">计划（P）</td><td>现状说明：临床上病人情况千变万化，无法做到将所有的情况都考虑在内，都提前预计，如何能够让医师在有限的资源下，正确开具抗菌药物医嘱，就需要借助信息系统，但购买新的软件一方面代价过高且市面上无合适的软件，另一方面多个软件交叉增加工作流程
对策内容：嵌入抗菌药物开具模块</td></tr>
<tr><td colspan="2">实施（D）</td><td>嵌入抗菌药物开具模块
Who：林副主任药师
When（How）：5 月 1 日至 6 月 1 日前期文献查阅及调研
6 月 2 日至 6 月 15 日提出方案模块
6 月 16 日至 7 月 15 日信息中心工程师按照要求制作模块
7 月 16 日至 7 月 30 日根据模块第一版进行模拟运行
8 月 1 日至 8 月 30 日显微修复外科试运行
9 月初正式启用</td></tr>
<tr><td colspan="2">效果（C）</td><td>按照以下路径设计了开具抗菌药物的模块，事先维护好用药数据库，医师按照流程一步步进行操作，填写相关信息后自动生成可供选择的药品信息库。通过 9 月正式启用后，10 月份科室选药不合理问题得到了明显的改善，从之前的 17.72% 下降至 5.00%
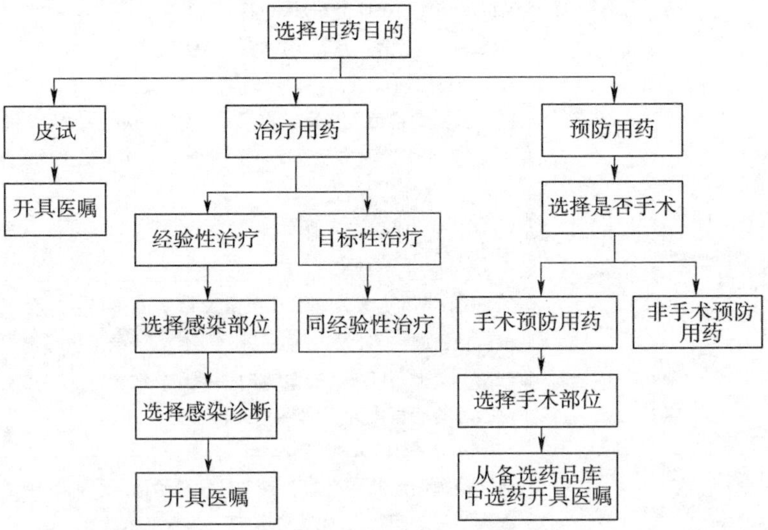
</td></tr>
<tr><td colspan="2">处理（A）</td><td>该模块的运行已推广至全院各临床科室，且运行良好</td></tr>
</table>

表 6－5－13　彩虹圈 PDCA 循环图对策四

<table>
<tr><td rowspan="2">对策编号
（4）</td><td>对策名称</td><td>4－1 制作合理用药口袋书
4－2 及时将在质控病历中发现的问题及时反馈给临床科室</td></tr>
<tr><td>真因</td><td>医护人员培训参与度不高</td></tr>
<tr><td colspan="2">计划（P）</td><td>现状说明：由于医院床位数量较大，医护人员数量紧张，导致医护人员工作强度大，在繁忙的工作中挤出时间参加培训往往存在各方面的困难
对策内容：4－1 制作合理用药口袋书
4－2 及时将在质控病历中发现的问题反馈给临床科室</td></tr>
<tr><td colspan="2">实施（D）</td><td>4－1 制作合理用药口袋书
Who：朱药师
When：6 月 10 日至 6 月 30 日
Where：药学信息室
How：将前期梳理好的信息整理，并汇总其他圈员整理的资料后，排版、印刷
4－2 制作合理用药口袋书，及时将在质控病历中发现的问题反馈给临床科室
Who：吴主管药师
When：5 月 1 日至 9 月 30 日
Where：药学信息室
How：将每月医嘱审核及质控点评结果通过医院办公软件 OA 发送至科室负责人和科室秘书邮箱，医生根据实际问题进行反馈
抗菌药物合理使用存在问题整改通知单
<table>
<tr><td>科室：</td><td colspan="4">出院病历日期：</td></tr>
<tr><td colspan="5">一、责任状指标</td></tr>
<tr><td>项目</td><td>目标值</td><td>本月数值</td><td>是否达标</td><td>扣款金额（元）</td></tr>
<tr><td>住院患者抗菌药物使用强度</td><td></td><td></td><td></td><td></td></tr>
<tr><td>住院患者抗菌药物使用率</td><td></td><td></td><td></td><td></td></tr>
<tr><td>Ⅰ类清洁切口预防用药比例</td><td></td><td></td><td></td><td></td></tr>
<tr><td>围手术期术前用药时机（术前0.5～2小时内给药）</td><td></td><td></td><td></td><td></td></tr>
<tr><td>使用限制级抗菌药物治疗前微生物样本送检率</td><td></td><td></td><td></td><td></td></tr>
<tr><td>使用特殊级抗菌药物治疗前微生物样本送检率</td><td></td><td></td><td></td><td></td></tr>
</table>
二、不合理病历
<table>
<tr><td>住院号</td><td>不合理原因</td><td>治疗组</td></tr>
<tr><td></td><td></td><td></td></tr>
<tr><td></td><td></td><td></td></tr>
<tr><td colspan="3">不合理病历扣款合计（元）</td></tr>
</table>
</td></tr>
</table>

续表

实施（D）	三、科室扣款原因分析及整改方案措施 联系人：　　　　联系电话：
效果（C）	通过及时的反馈得到临床科室的高度认可，口袋书也成为临床医生随身携带的必备资料之一
处理（A）	通过反馈加强了药师与临床科室间的互动，已经按照格式要求将其他科室的不合理用药问题整理后同步反馈给科室主任和科室秘书

十、彩虹圈效果确认

彩虹圈运用柱状图来表示改善后的效果，显微修复外科科室抗菌药物使用合理率已从66.67%提高至90.00%，具体成果见图6-5-7。

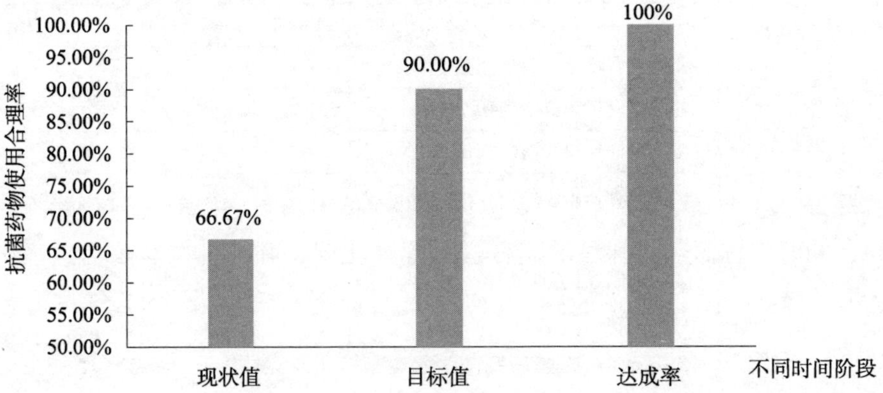

图6-5-7　彩虹圈达成情况柱状图

1. 有形成果确认

（1）数据收集

Who：单药师、丁药师。

When：2016年1月1日至2016年9月30日。

Where：药学信息室。

What：显微修复外科科室抗菌药物使用不合理病历数及科室抗菌使用抗菌药物的病例数。

Why：计算显微修复外科科室每月抗菌药物使用合理率。

How：①信息系统统计显微修复外科科室使用抗菌药物的病历数；②药师汇总事前审方及事后质控中发现的不合理病历数。

（2）计算方法

$$显微修复外科科室抗菌药物使用合理率=\frac{合理使用抗菌药物的病例数}{同期使用抗菌药物的出院病历数}\times 100\%$$

（3）结果　①9月份显微修复外科科室抗菌药物使用合理率为90.00%；②目标达成率、进步率分别为100%、34.99%。

目标达成率＝（0.9－0.6667）/（0.9－0.6667）×100%＝100%

进步率＝（0.9－0.6667）/0.6667×100%＝34.99%

2. 无形成果确认　彩虹圈具体无形成果采用雷达图体现，具体见图6－5－8。

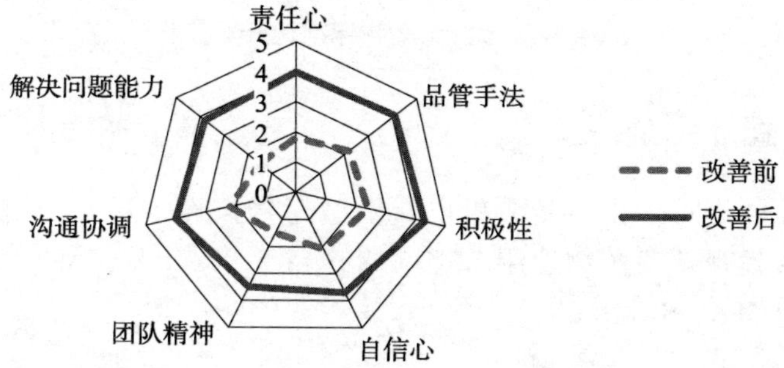

图6－5－8　彩虹圈无形成果雷达图

十一、彩虹圈标准化

彩虹圈经过效果确认后，将骨科围手术期预防用药制定标准化评价标准，详见表6－5－14，同时将抗菌药物开具的流程进行标准化确认并维护在医院信息系统中，见图6－5－9。

表6－5－14　彩虹圈制定围手术期预防用药标准化评价标准

手术名称	切口类别	抗菌药物选择
关节置换成形术、截骨、骨内固定术、腔隙植骨术、脊柱术（应用或不用植入物、内固定物）	Ⅰ	第一、二代头孢菌素［1］，MRSA感染高发医疗机构的高危病人可用（去甲）万古霉素
外固定架植入术	Ⅱ	第一、二代头孢菌素［1］
截肢术	Ⅰ、Ⅱ	第一、二代头孢菌素［1］±［2］甲硝唑
开放骨折内固定术	Ⅱ	第一、二代头孢菌素［1］±［2］甲硝唑

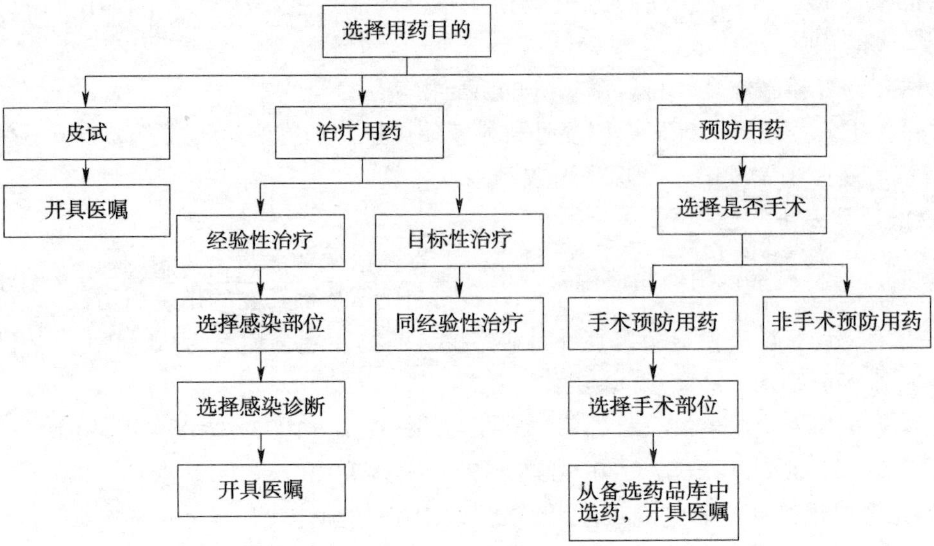

图 6－5－9　抗菌药物标准化开具流程

十二、彩虹圈效果维持

按照标准化流程进行操作后是否可以长期维持是关键，彩虹圈通过对之后 3 个月的数据持续监测，发现抗菌药物使用合理率始终高于 90.00%，甚至在 12 月无不合理用药病历，具体见图 6－5－10。

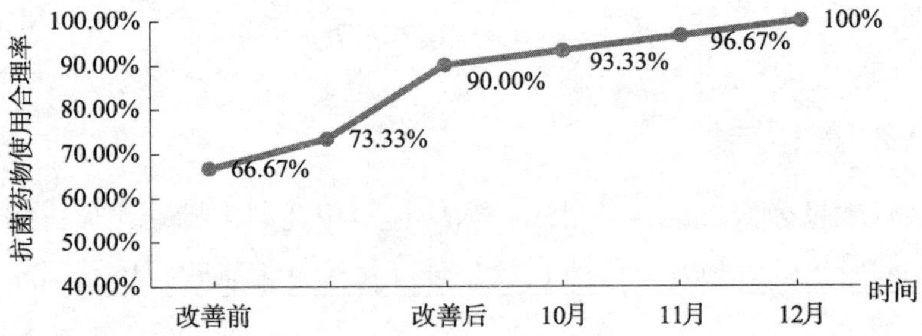

图 6－5－10　标准化效果维持推移图

十三、彩虹圈检讨与改进

圈长组织圈员对彩虹圈进行检讨并将结果以表格形式展现，大家不仅发现了活动中存在的问题，同时也提出了今后可以改进的方向，详见表 6－5－15。

下期主题确定的过程和方法与彩虹圈一致。彩虹圈所拟定的下期活动主题：提高医院药物不良事件报表的合格率，如表 6－5－16 所示。

表 6-5-15　检讨与改进成果彩虹圈报告

活动项目	优　点	缺　点	改进方向
主题选定	结合目前实际问题，贴近临床合理用药		
活动计划拟定	时间安排合理		
现状把握	数据充分，有参考价值	工作量较大	养成日常工作记录与统计习惯
目标设定	按照计算公式科学计算		
解析	利用头脑风暴充分讨论	临床医务人员参与较少	建议之后可纳入护士等临床工作人员
对策拟定	有针对性，操作性强		
实施与检讨	按照拟定计划逐步实施	临床收治病人变数较大	做好应急措施
效果确认	结合临床实际与指标		
标准化	建立评价标准及规范化流程	尚未向全院推广	逐步推广至其他科室
圈活动参与情况	积极参与		
遗留问题	科室改进后效果明显，但如果想维持好效果，还需要进一步规范信息化流程		

表 6-5-16　彩虹圈主题内容

主题	重要性	迫切性	圈能力	上级政策	提案人	总分	选定
降低医院用药错误发生率	18	14	8	10	朱药师	50	
提高医院药物不良事件报表的合格率	20	20	14	18	吴药师	72	√
提高新疆抗菌药物监测网数据上报质量	12	12	12	12	朱药师	48	
提高临床科室抗菌质控结果反馈率	12	8	10	8	丁药师	38	
提高抗菌药物出院病历质控结果准确率	14	8	10	8	丁药师	40	
提高药学部人员对医院药讯投稿的积极性	10	10	4	10	吕药师	34	

1. 主题范围　全院各临床科室上报的药品不良反应报表和药物不良事件报表。

2. 专有名词

（1）*药品不良反应*　指合格药品在正常用法用量下出现的与用药目的无关的或意外的有害反应，排除用药过量、用药不当所致的药物反应。

（2）*药物不良事件*　指药物治疗期间所发生的任何不利的医学事件，但该事件并非一定与用药有因果关系。

第七章　顾客关系管理实例

本章实例摘要

药师与顾客（病人）的关系是医患关系的重要组成部分。药师通过细致专业的药学服务，加强与顾客的交流与沟通，提供安全、有效的用药服务，从而建立相互信任的医患关系。这种紧密和谐的医患关系不但有助于病人的治疗和康复，而且有助于减少医疗差错和管控医疗风险。因此，有的放矢地加强药师与顾客关系的管理，提高就医用药顾客的整体满意水平，对于提高医疗服务质量具有重要意义。本章五个品管圈围绕顾客关系管理这个主题，主要从药品的退换等角度展开，通过教育培训、规范流程为消费者服务，提高工作质量。

本章实例一为朝阳圈，该品管圈活动的主题为提高门诊药房窗口服务满意度。通过问卷调查以及自我查验，从顾客不愿主动交代用药情况及退药流程繁琐两方面进行质量改善活动，服务满意度由74.5%上升至85%，效果显著。朝阳圈充分运用品管手法，数据收集充分，结合医院现实情况，提出切实可行的方案，在现状把握和目标设定阶段，充分发挥每一位圈员的作用，收集大量数据，为后面的要因分析以及对策拟定奠定了基础，虽然朝阳圈在对策拟定以及效果确认阶段收集数据较少，问题说明不够充分，但瑕不掩瑜，朝阳圈仍然是一个做得很好的品管圈。

本章实例二为跃众圈，该圈与朝阳圈的活动主题相同，为提高顾客满意度。通过头脑风暴、同事访谈、文献查证等多种品管手法对引起门诊取药病人等候时间长和药师发药态度差的各方面原因提出对策，顾客满意度由改善前的86.2%上升至活动后的95.7%。与朝阳圈相比，跃众圈的优点在于数据丰富。跃众圈的调查问卷以及调查表种类多，分类齐全。通过表格，数据清晰明了，有利于圈员以及品管圈以外的成员了解品管圈成果，有利于整个医院的质量改善活动。在对策拟定阶段选择的对策较多，实施阶段采取的措施少于选定措施，两者数量的不对称，是跃众圈在以后活动中需要注意的地方。

本章实例三为美丽圈，活动主题为缩短护士候药时长，活动前护士的平均候药时长为16.5分钟，大量的时间浪费在候药上，开展品管圈活动以后，护士的候药时长缩短为5.4分钟，节约出的时间可以使护士更好地为顾客提供药事服务，解决病人的问题。在此次品管圈活动之中，美丽圈充分运用圈员的智慧，经过头脑风暴，将影响护士候药时长的因素剖析到底。通过鱼骨图、表格的形式一一展现，从根源解决问题，从而使护士候药时间长的问题得到真正解决，目标达成率106%，达到预期目标。数据收集时间较短，数据收集不足是美丽圈存在的问题之一，其次，美丽圈在活动过程中圈员准备不足，造成品管圈活动时间延长，超过预期时间。

本章实例四为湘药圈，是本章唯一一个药店品管圈实例，活动主题为提高门店日均来客数。湘药圈2016年8月的日均来客数为233人/日，经过质量改善活动，湘药圈的日均来客数上升至287人/日。作为药店品管圈实例，湘药圈对于药店的指导意义十分重大，湘药圈数据收集丰富，基于事实说话，找出药店来客数的问题，要因分析深刻，剖析彻底。湘药圈的一大亮点为改良了制订实施计划的甘特图：该甘特图只表明拟定计划的时间规划，体现了该圈学习品管圈的灵活性。凡事皆有利弊，如果在计划书中加入实际步骤的进行时间，将更能表现其严谨性。同样，在对策拟定以及实施阶段存在一定的问题，解决方案多为培训、指导等，但这样见效慢，效果不易衡量，应采取培训加操作的方式，效果会更好。

本章实例五为拉手圈，选题与前几个案例不同，活动主题为药品不良反应的上报数量以及质量 。拉手圈前期数据丰富，数据收集过程中的细节、标准等都很明确，关注到影响药品不良反应上报的每一问题，圈员分工明确，即使是没有参加品管圈活动的药师也能很明确地掌握品管圈的过程，充分运用品管圈的成果，提高整个科室、医院的药品不良反应上报率，从而提高顾客满意度。拉手圈从个人、医院及上级政策三个角度开展品管圈活动，措施有力有效，但是拉手圈后期效果确认缺少详细数据支持，缺乏可信度。

综上所述，本章的五个品管圈在开展品管圈活动的过程中，各施其长，为团队的进步而协力团结，使圈员对品管圈活动的步骤理解得更深刻，故能做出令各单位满意的成果。五个品管圈实例深入解析顾客关系管理，从不同的角度关注点不同，尽管品管圈活动也存在一定的差异，但是目的只有一个：通过品管圈活动，提高服务质量，提高服务满意度。

实例一　朝阳圈

——提升门诊药房窗口服务满意度

一、朝阳圈内容摘要

本次品管圈的圈名是朝阳圈，本次朝阳圈活动改善的主题是“提升门诊药房窗口服务满意度”。本次朝阳圈活动时间是2015年7月至2015年12月。负责本次朝阳圈活动的单位是某大学附属医院临床药学科。

朝阳圈由2014年7月1日提出，2014年7月至2015年3月，科室先后邀请品管圈专家张某等就品管圈的相关内容组织药师进行学习、培训，使药师初步熟悉品管圈概述、品管圈活动改善流程与步骤、品管圈应用工具与手法等。2015年7月1日，科室要求各个小组（如药房、药品库房、临床药学等）根据工作不同内容成立了相应的品管圈。门诊药房于2015年7月2日成立了朝阳圈。本次活动针对的主要工作是提升窗口服务满意度。本次朝阳圈活动期间共开会13次，活动开展了包含主题选定、活动计划拟定、现状把握、解析、目标设定、对策拟定、对策实施与检讨、效果确认、效果维持、检讨与改进十个品管步骤。

朝阳圈的成员共10人，其中包括圈长1人，辅导员1人，圈员8人。圈长黄主任药师担任该院临床药学科主任，其业务能力和沟通能力强，态度乐观向上，工作认真负责，故此担任圈长职务；辅导员赵药师在该院门诊药房工作，其工作细致，业务娴熟，曾经在2014年7月至2015年3月参加过品管圈相关内容的培训活动，有一定的经验，故此担任辅导员职务。

本次活动的主题范围包含了某大学附院门诊药房所有的窗口服务。本次活动的主题“提高门诊药房窗口服务满意度”是根据医院管理目标的方向、医院药学质量考核的要求及三甲医院复审指标并结合自行可解决的问题而提出的。经由朝阳圈全体圈员通过评价法，针对迫切性、重要性、可行性、政策性等一系列指标进行评价打分而最终确定下来。

通过对该院门诊顾客2015年6月6日至2015年7月5日发放满意度调查表，回收有效问卷921份，其中包括不满意调查表235份和门诊药房收集整理的2015年1月至2015年6月药房顾客投诉信息，将此制定药房内部查检表，发现朝阳圈活动前经过计算得出门诊药房服务满意度为74.5%，对此现象进行解析，通过查找原因、要因分析以及真因验证，找出服务不满意的原因主要有：用药交代不清、退药流程繁琐、服务态度差、排队等候时间长以及其他原因5项。朝阳圈依照80/20法则，将以上累计百分比66.81%的原因，即用药交代不清、退药流程繁琐这两个问题加以改善，即可对本次活动起到很大的正向作用。结合实际圈能力改善重点，设定出本次活动的目标值为85%，由改善值＝目标值－现状值＝85%－74.5%＝10.5%，得出本次活动重点提升满意度10.5%。计算目标达成率，目标达成率＝［（活动后值－活动前值）/（目标值－活动前值）］×100%＝［（86.5－74.5）/（85－74.5）］×100%＝114.2%。通过本次活动完成了目标值设定。经过6个月的品管圈活动形成的相应无形成果使圈员们的协调能力、积极性、解决问题能力、自信心等方面都有较大幅度的提高，并熟悉了品管圈多种手法运用，创造出有朝气的工作环境，逐步形成了共同努力、互相学习、互相帮助和协同解决问题的品管圈文化氛围。这不仅提高了药师的专业水平，更展示了某大学附属医院药师的风采，提升了药房窗口服务的对外形象，提高了顾客对门诊药房和医院的整体满意度和信任度。

经过5个月的连续跟踪观察，本次朝阳圈活动的效果维持良好，2016年1月顾客对门诊药房窗口服务的满意度上升到89%，处于目标值以上。故此，决定进行下一次品管圈活动，活动的主题为降低门诊药房调剂差错件数。

二、朝阳圈介绍

（一）朝阳圈组成

朝阳圈组成时间是2015年7月1日，活动结束时间是2015年12月，在本院是第1期，组成人员共10名，其中4名是研究生，6名为本科生，朝阳圈组成相关内容见表7－1－1。

表7－1－1　朝阳圈组成

圈　名	朝阳圈	成立日期	2015年7月1日
活动期	第一期	活动期间	2015年7月1日至2015年12月25日
圈　长	黄主任药师	辅导员	赵药师
圈　员	白药师、张药师、曹药师、段药师、李药师、师药师、雷药师、王药师		
活动单位	某大学附属医院临床药学科		
活动主题	提高门诊药房窗口服务满意度		

（1）朝阳圈圈长黄主任药师作为该品管圈的代表人，领导圈员参与活动，起到统一意见、分配工作、追踪进度、向上汇报、培养后继圈长的作用。

（2）朝阳圈辅导员赵药师起营造品管圈自主活动的气氛，推动品管圈活动的开展，对品管圈活动给予指导、建议，安排教育训练，协调工作的作用。

（二）朝阳圈圈名与圈徽

1. 朝阳圈圈名　此次品管圈的圈名定为朝阳圈，是因为药师身为医疗团队的一分子，不仅是药学专业的工作人员，亦是站在第一线的药学服务人员，希望年轻药师朝气蓬勃、充满活力，不断学习，提升自我，为顾客提供专业且优质的药学服务，让顾客感到温暖，从而提高顾客对门诊药房和医院整体的满意度和信任度。

2. 朝阳圈圈徽及意义

（1）朝阳圈圈徽是由笑脸、向日葵、心形、麦穗和圆形组成，以金色和橙色基本色为主。

（2）朝阳圈圈徽中的笑脸象征着阳光般积极的工作热情，可以催人上进，使人身心健康，能以饱满的精神为病人服务。（图7－1－1）

（3）朝阳圈圈徽中的向日葵作为光明之花象征着健康、快乐、活力，追求积极的人生，永远保持积极的心态。

（4）朝阳圈圈徽中的麦穗象征着真正的学者就像田野上的麦穗，饱满成熟的时候，低垂着脑袋表现出温顺的样子，启发大家要钻研专业知识，以谦虚的态度服务于顾客。

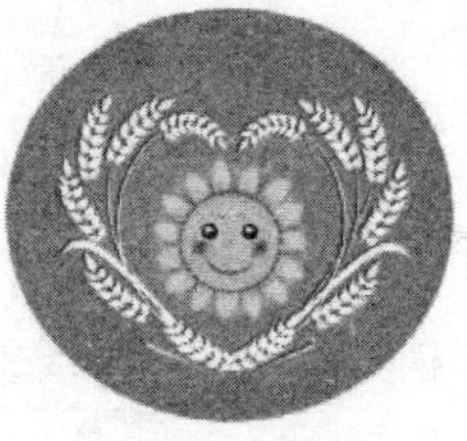

图7－1－1　朝阳圈圈徽

（5）朝阳圈圈徽中的麦穗围绕的心型象征着用心做事、用心沟通，提升用药安全和提供满意的药师服务是圈员们最大的心愿。

（6）朝阳圈圈徽中的橙色圆形象征朝阳是欢快活泼的光辉色彩，表明药师希望病人感到满意。

（三）朝阳圈本期活动成果追踪

本期活动主题：提升门诊药房窗口服务满意度。

本期活动期间：2015 年 7 月至 2015 年 12 月。

本期活动目标：门诊药房服务满意度由 74.5% 上升至 85%。

本期效果追踪：在连续几个月的时间内，顾客对门诊药房朝阳圈的满意度从 74.5% 上升至 85%。朝阳圈达成效果见图 7－1－2。

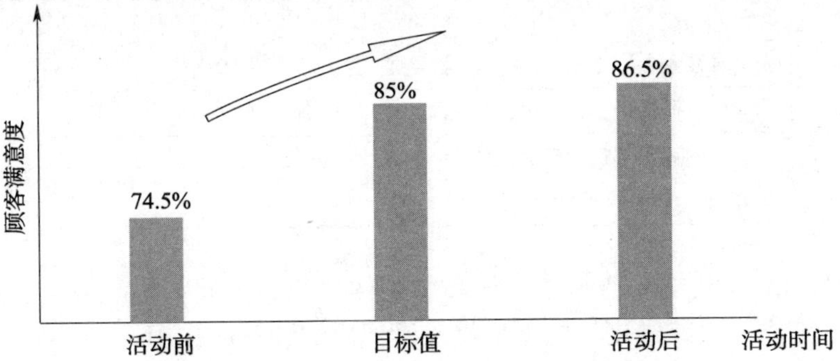

图 7－1－2　朝阳圈活动前后病人满意度对比

三、朝阳圈主题选定

（一）朝阳圈主题内容

圈员提出的主题内容包括提高门诊药房盘点账务相符率，降低发药内差件数，提高处方书写的合格率，减少近效期药品的数量，提高门诊药房窗口服务满意度。朝阳圈活动的主题选定通过评价法从可行性、迫切性、圈能力、上级政策四个方面对提出的五个主题选项进行评分，最终确定主题为“提升门诊药房窗口服务满意度”，具体内容见表 7－1－2，评分标准见表 7－1－3。需注意的是，选题范围可涉及各个方面的工作内容，如提高服务质量、降低药品内差件数、优化退药管理流程、提高服务对象满意率等。

表 7－1－2　朝阳圈主题内容

主题评价项目	上级政策	迫切性	可行性	圈员能力	总分	顺序	选定	提案人
提高门诊药房盘点账务相符率	40	46	50	46	182	2		曹药师
降低发药内差件数	46	42	45	44	177	3		赵药师
提高处方的合格率	42	40	42	42	166	5		张药师
减少近效期药品的数量	45	40	45	40	170	4		段药师
提高门诊药房窗口服务满意度	50	48	50	44	192	1	※	黄药师

表 7－1－3 朝阳圈主题内容评分表标准

分数	可行性	迫切性	圈能力	上级政策
1	不可行	半年后再说	需多数科室配合	没听说过
3	可行	明天再说	需一个科室配合	偶尔告知
5	高度可行	分秒必争	能自行解决	常常提醒

1. 朝阳圈主题选定基准

（1）医院管理目标的方向，主管部门的方针，上级的指示及指引。如原卫生部颁布的《三级综合医院评审标准（2011 年版）》，要求医院设计与确定社会满意度测评指标体系，实施社会评价活动。

（2）随着医疗改革的深入，药品零加价的实施，门诊药房工作即将由过去的保障供应型和劳动密集型向药学服务型和知识密集型转变。保障合理用药成为医院、病人和社会三方的公共需求。

（3）提高药学服务品质，通过药房药师的努力可以自行解决。

（4）满意度不高导致顾客投诉，是门诊药房窗口经常发生且急需解决的问题。

（5）涉及范围在药师的工作范围内，问题点是在日常工作的处理过程中，“应有”现象与“实际”现象所产生的偏差。

2. 朝阳圈主题选择方法

（1）*头脑风暴法* 朝阳圈的圈员利用头脑风暴列出药房工作过程中经常遇到的问题，并将收集到的大量问题，用亲和图进行了归纳，把繁多的问题集中在少数几个主题上，使问题明朗化，达成共识，随后进行评价和选择。

（2）*评价法* 运用评价法的方式来选择主题，通过评价项目和备选主题制成交叉表，并通过各个评价项目对主题进行评价。此次活动中朝阳圈的每个圈员对提出的所有主题从迫切性、圈能力、可行性、政策性四方面，按照优 5 分，可以 3 分，差 1 分三个等级，对每个主题的每个项目一一打分，合计得分最高的是“提高门诊药房窗口服务满意度”，得分 192 分，故该内容选定为朝阳圈的主题。

（二）朝阳圈活动主题

1. 朝阳圈主题范围 提升顾客对门诊药房窗口服务满意度——范围包括门诊药房（中、西药房）所有服务窗口，将本次品管圈活动所涉及的改善对象作为主体范围，并对这个范围进行解释，将主体范围的含义、内容加以陈述，即朝阳圈的对象是在门诊药房领药的所有人。

2. 朝阳圈专有名词 顾客满意度：指人们基于健康、疾病和生命质量等方面的要求，对医疗保健服务产生某种期望，并对所经历的医疗保健服务情况进行的评价。

（三）朝阳圈选题理由

1. 环境分析 门诊药房作为展现医院医疗服务能力的一个重要窗口，是药师与顾客直接接触的窗口，也是顾客就医的最后环节，其管理水平、服务质量好坏直接关系到病人利益和服务感受，也影响着医院的对外整体形象和社会口碑。顾客对门诊药房服务的满意度是衡量其服务优劣的重要指标，因此维护好药患关系，提升药学服务质量，提高顾客对药房的满意度是药师需长期持续改进的目标。

2. 对顾客而言 可以接受到更好的药事服务，从而可以提高顾客对药师的满意度和信任度。

3. 对同仁而言 可以提高参与人员的沟通协调能力、荣誉感、团队精神、工作责任心和解决问题的能力。

4. 对院方而言 可以改善药患之间的关系，提高医疗服务质量，赢得顾客口碑和好评。

5. 对科室而言 可以增强科室聚力，有助于门诊药房更加科学、规范、合理地进行药事服务，提高专业品质。

（四）朝阳圈主题选定注意事项

（1）选定的主题应该契合各领域的发展方向，要小而实，避免大而空，同时选题要遵循先易后难原则，避免久攻不下；选题要具体明确，避免空洞模糊；选题要有依据，注意来源，也要注意选身边的课题和力所能及的课题。对于医院药房而言，服务满意度关系着药房服务的质量和水平，无论从哪个方面，这个主题都很适合朝阳圈。

（2）朝阳圈在一期活动期间选定一个主题即可，不要在一个期间同时选择和解决数个主题。

（3）朝阳圈在主题选定过程中，圈长引导全体圈员积极参与讨论，如有困难，圈长应及时向辅导员求助。

四、朝阳圈活动计划拟定

凡事预则立，朝阳圈活动计划书的拟定基于附属医院马上要进行三级甲等医院复审，满意度就是其中一项重要的考核内容以及药品实施零加价后，要求药师从过去的保障供应型转向药事服务型。只有提供专业的药学服务，才能提高顾客的满意度。所以结合药师的专业特长做出具有可行性的行动计划，具体的内容和时间进度安排见表7－1－4。

表7－1－4　朝阳圈活动计划拟定

项目	月/周期活动																								人	方法	地点
	7				8				9				10				11				12						
	1	2	3	4	1	2	3	4	1	2	3	4	1	2	3	4	1	2	3	4	1	2	3	4			
主题选定	…																								全体圈员	头脑风暴/评价法	门诊药房
活动计划拟定		…																							赵药师	甘特图	办公室

续表

项目	月/周期活动																								人	方法	地点
	7				8				9				10				11				12						
	1	2	3	4	1	2	3	4	1	2	3	4	1	2	3	4	1	2	3	4	1	2	3	4			
现状把握			…																						赵药师	查检表/柏拉图	办公室
目标设定				…																					白药师	柱状图	门诊药房
解析				…	…																				张药师	鱼骨图	办公室
对策拟定						…	…	…																	李药师	头脑风暴/文献法	办公室
对策实施与检讨									…	…	…	…	…	…	…	…									段药师	PDCA	门诊药房
效果确认																	…	…	…						师药师	柏拉图、雷达图	门诊药房
标准化																				…	…				曹药师	流程图	门诊药房
检讨与改进																						…	…		王药师	头脑风暴	办公室

五、朝阳圈现状把握

（一）门诊作业流程

朝阳圈所在某大学附属医院门诊部的活动流程：首先由医师开具门诊电子处方，并同步打印处方，窗口药师应认真审核处方，做到“四查十对”，即查处方，核对科别、姓名、年龄是否正确；查药品，核对药名、剂型、规格、数量是否准确；查配伍禁忌，检查所配药物是否能够混合使用，核对药品的性状以及用法用量是否合宜；最后查用药合理性，核对处方用药与临床诊断的相符性，规定必须做皮试的药品，核对处方医师是否注明过敏试验及结果的判定，剂量、用法是否准确，选药剂型和给药途径是否合理，是否有重复给药的现象。在进行处方审查以后，如果发现处方不合理，则应与相应医师联系更改处方；若医师决定更改处方，这时应请顾客回诊室让医师重新开具新处方，然后到药房重新划价扣费。此后，发药药师依据处方内容并确认顾客身份无误后交付正确的药品，交代药品的用法、用量及注意事项。具体的门诊流程见图 7－1－3。

（二）朝阳圈现状把握实施步骤

朝阳圈在现状把握阶段，其工作大致可分为明确工作流程、查检、确定改善重点三个阶段。

1. 明确工作流程　在朝阳圈的实施过程中，为了充分掌握现行的工作内容处方中病人用药交代及退回处方的情况，全体圈员通过各种形式的小组讨论，利用流程图进行归纳和总结。

2. 查检 查检过程需深入到现场，利用现物，做现实的观察，以事实为基础，把现实与标准的差距以及不对的地方加以观察记录，经过思考和判断之后采取行动。朝阳圈成员在门诊药房取药高峰期（工作日上午 10 点至 12 点）发放服务满意度调查表共 1000 份。有效回收 921 份，其中有不满意的问卷 235 份。把 235 份导致顾客不满意的几种情况归纳、整理，并结合门诊药房内部收到的顾客投诉信息，制定药房内部查检表。统计品管圈活动前、后的有关数据。

3. 确定改善重点 本次朝阳圈需改善的重点是用药交代差、退药流程繁琐。

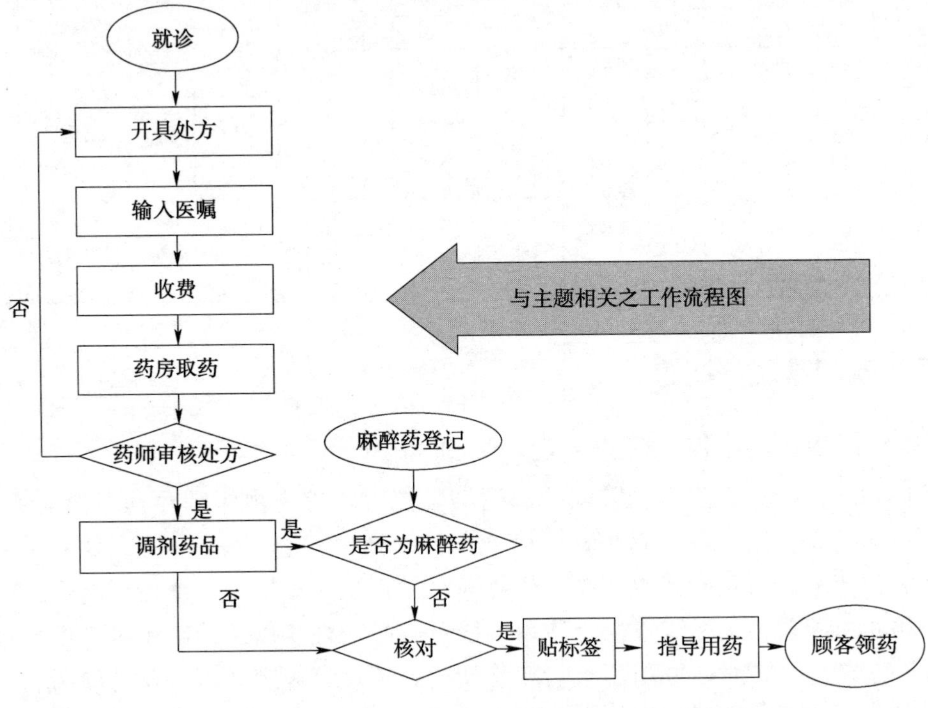

图 7－1－3 朝阳圈圈作业流程图

（三）朝阳圈现状数据收集

此次数据收集得出结果如下：

Who：李药师。

When：2015 年 7 月 18 日至 7 月 22 日上午 10:30～12:00。

Where：某大学附院门诊药房窗口。

Why：确定多少顾客因为什么原因对窗口服务不满意。

What：统计在本次调查中对药房窗口服务不满意的顾客人数。

How：①以问卷方式进行不满意原因的调查，并回收有效问卷；②将药房内部收到的顾客投诉问题进行汇总，制定查检表。

1. 调查方式 药房窗口服务满意度问卷调查的具体内容见表 7－1－5，顾客对门诊药房窗口不满意原因调查内容见表 7－1－6。

表 7－1－5 药房窗口服务满意度调查表（顾客）

被调查对象（本人□家属□其他□）	性别（男□女□）	年龄（ ）	职业（职工□学生□）	
1. 您对门诊药房窗口服务态度总体满意度				
很满意□	满意□	一般□	不满意□	很不满意□（ ）
2. 您对药师的服务态度				
很满意□	满意□	一般□	不满意□	很不满意□（ ）
3. 药师是否做用药交代				
很满意□	满意□	一般□	不满意□	很不满意□（ ）
4. 您对药师的发药速度				
很满意□	满意□	一般□	不满意□	很不满意□（ ）
5. 您对药师调配药品的准确性				
很满意□	满意□	一般□	不满意□	很不满意□（ ）
6. 您对等候取药的时间				
很满意□	满意□	一般□	不满意□	很不满意□（ ）
7. 您能接受的取药等候时间				
很满意□	满意□	一般□	不满意□	很不满意□（ ）
8. 您对取药流程的满意度（划价、计费、取药过程）				
很满意□	满意□	一般□	不满意□	很不满意□（ ）
9. 您对特殊人群服务的满意度（老、幼、孕妇及军人等）				
很满意□	满意□	一般□	不满意□	很不满意□（ ）
10. 您对门诊药房标示方便及实用性的满意度				
很满意□	满意□	一般□	不满意□	很不满意□（ ）
11. 您对等候环境的满意度				
很满意□	满意□	一般□	不满意□	很不满意□（ ）

表 7－1－6 药房内部查检表

顾客对门诊药房窗口服务满意度不高的原因分析（顾客投诉）	
导致发药错误的可能原因：	
1. 发药数量错误□	2. 发药品规错误□
3. 顾客一般资料错误□	4. 药柜上药品摆放相邻□
5. 其他原因（至少 1 条）	
导致药师服务积极性不高的原因：	
1. 工作量大、人员少□	2. 奖罚制度不合理□
3. 心理素质差□	4. 工作单一，容易疲劳□
5. 培训少，药品信息不能及时更新□	6. 其他原因（至少 1 条）

续表

您对药房工作流程是否满意：　　是□　　否□	
1. 药品用法不合格导致退方□	2. 药品用量不合格导致退方□
3. 药品多开，患者退药□	4. 药品不全，需换药□
5. 诊断用药不合理□	6. 其他原因（至少1条）
您认为经常退药的原因：	
1. 药品库存短缺□	2. 短缺药品未及时补充□
3. 病人出现不良反应□	4. 划价收费错误□
5. 药品信息更新慢□	6. 其他原因（至少1条）
您认为导致排队等候时间过长的原因（最少写两条以上）：	

2. 计算方法　$满意度 = \frac{满意的顾客人数}{被调查顾客的总人数} \times 100\% = (686/921) \times 100\% = 74.5\%$

3. 结果　调查结果显示，6月6日至7月5日，被调查的顾客总人数为1000人，回收的有效问卷921份，对窗口服务满意的顾客人数686人，顾客对窗口服务的满意度为74.5%。不满意的顾客人数为235。对满意度低的235份调查数据进行汇总、统计分析。造成顾客满意度低的原因为：用药交代不清，退药流程繁琐，服务态度差，排队等候时间长以及其他原因5项。依照80/20法则，将以上累计百分比66.81%的原因，即用药交代不清、退药流程繁琐这两个问题加以改善，即可对本次活动起到很大的正向作用。具体见表7－1－7和图7－1－4。

表7－1－7　朝阳圈顾客对门诊药房满意度低的影响因素数据结果计算

序号	不满意的原因	出现次数	百分率	累计百分比
1	用药交代不清	93	39.58%	39.58%
2	退药流程繁琐	64	27.23%	66.81%
3	服务态度差	42	17.87%	84.68%
4	排队等候时间长	25	10.64%	95.32%
5	其他	11	4.68%	100.00%
	合计	235	100.00%	100.00%

六、朝阳圈目标设定

（一）朝阳圈设定目标值

朝阳圈依照柏拉图80/20法则，得出造成服务满意度低的原因为：用药交代不清、退药流程繁琐、服务态度差、排队等候时间长以及其他原因5项。将以上累计百分比

66.81%的原因，即用药交代不清、退药流程繁琐这两个问题加以改善，就对本次活动起到很大的正向作用。结合实际圈能力改善重点，设定出本次活动的目标值为85%，由改善值=目标值-现状值=85%-74.5%=10.5%，本次活动重点提升满意度10.5%。

朝阳圈活动中顾客满意度的现状值与目标值的比较见图7-1-5。

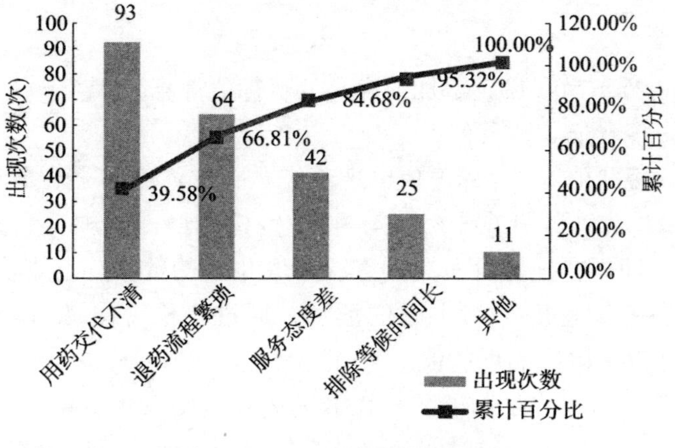

图7-1-4　改善前的柏拉图

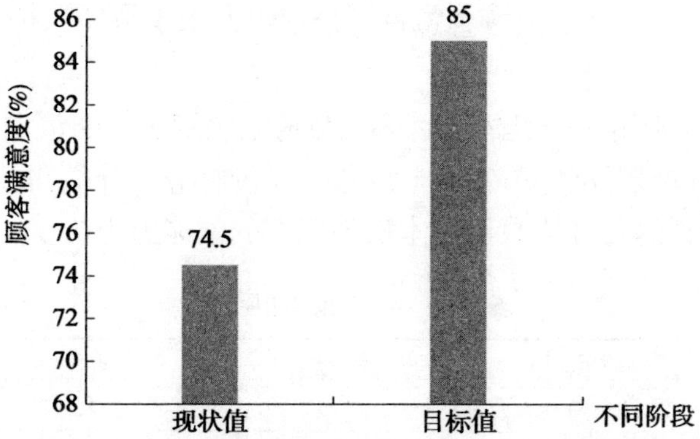

图7-1-5　顾客满意度现状值与目标值比较的柱状图

（二）朝阳圈目标设定实施步骤

1. 设定目标值　朝阳圈的目标设定在现状把握之后进行，朝阳圈小组成员根据统计数据计算分析，用药交代不满意顾客数93个，占到不满意顾客数39.58%，小组成员通过充分讨论，认为可以解决“用药交代不清”这一问题的74.5%，计算出满意度能达到：

顾客满意度=［1-（235-93×75%）/921］×100%）=82.00%

数值82.00%——未达到活动要求！说明只解决“用药交代不清”这一问题，还不能满足顾客对医院满意度达到85%的要求，还需要解决居第二位的“退药流程繁琐”的问题。经过讨论，解决“退药流程繁琐”这一问题的35%，顾客的满意度能达到：

满意度 = ［1 - （235 - 93 × 75% - 78 × 35%）/921］ × 100% = 85.02%

数值85.02% > 85%，表明满足活动要求。

2. 设定完成期限 没有期限就等于没有目标。任何目标设定时都应该有相应地完成期限，这是对品管圈活动的约束，也是圈员对改善活动的承诺。朝阳圈的完成期限为5个月。

3. 计算目标值

（1）主题动词为正向描述 增加或提高的目标值计算公式：

目标值 = 现状值 + 改善值

= 现状值 + ［（标准值 - 现状值） × 改善重点 × 圈能力］

= 74.5% + ［（95% - 74.5%） × 66.81% × 75%］ = 85%

（2）现状值 即现状把握阶段利用查检表收集到的数据，在本次朝阳圈中以“提高门诊药房窗口服务满意度”为主题的活动，通过查检得出现阶段服务的满意度为74.5%，即为目标设定阶段的现状值。

（3）改善重点 由查检绘制的柏拉图和80/20法则发现，用药交代不清、退药流程繁琐、服务态度差、排队等候时间长以及其他原因5项。将以上累计百分比66.81%的原因，即用药交代不清、退药流程繁琐两个问题加以改善，即可对本次活动起到很大的正向作用，结合实际圈能力改善重点，设定出对本次活动累计占总比率的66.81%即为改善的重点。

（4）圈能力 即指用一个具体的百分比数值来表示全体圈员完成目标的实际能力。圈能力值是通过全体朝阳圈圈员对圈能力进行评价打分，计算得到平均分，再除以满分（5分制），而得到的百分比数值。本次朝阳圈的圈能力为75%。具体见表7-1-8。

表7-1-8 朝阳圈圈能力

序号	圈员	评分	满分	圈能力
1	黄药师	5	5	100%
2	段药师	4	5	80%
3	张药师	5	5	100%
4	师药师	5	5	100%
5	赵药师	5	5	100%
6	白药师	4	5	80%
7	李药师	2.5	5	50%
8	王药师	3	5	60%
9	曹药师	2	5	40%
10	雷药师	2	5	40%
	合计	37.5	50	75%

4. 绘制目标设定柱状图 朝阳圈的服务满意度从74.5%上升到85%，直观呈现出改善前数据（现状值）以及改善后数据（目标值）。

七、朝阳圈解析

1. 朝阳圈查找原因　此次朝阳圈查找原因运用的是绘制特性要因图（鱼骨图）的手法，圈长黄主任药师带领圈员运用头脑风暴方法提出和收集原因，从各种不同角度找出问题产生的原因。

首先从为什么会产生顾客不满意问题开始思考，找出大原因（即大鱼骨），为人、机、环、物四方面产生了问题；然后再对大原因进行深究，找出中原因（即中鱼骨），如人可能是在药师、顾客两方面产生了问题；最后再对找出的中原因进行分析，找出小原因（即小鱼骨），如药师方面可能是专业知识不足、用药交代差、责任心不强；顾客方面可能是医患角度不同、顾客期望值高、身体不适等；机也就是机制，可能是顾客不满意，比如退药流程繁琐、多部门协作等；物是指药品，如药物品项或数量不符、处方量大、一品双规、存在看似、听似等小原因；环是指环境，如取药大厅引导标识不清、顾客多、现场管理混乱等原因。以上种种原因并非此次朝阳圈找出的全部问题，还有其他原因未被提出。圈员在进行头脑风暴时积极发言，提出原因进行思考分析，准确地找出解决的方法。朝阳圈查找顾客满意度低的原因的具体内容见图7－1－6。

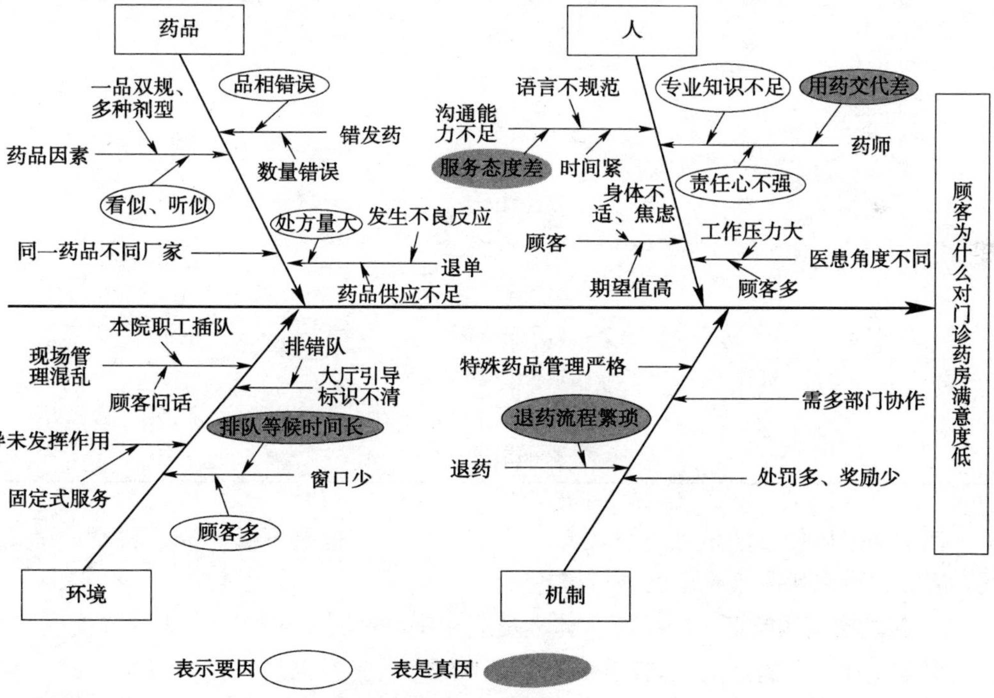

图7－1－6　顾客满意度低的影响因素特性要因图

2. 朝阳圈要因分析　此次朝阳圈活动采用三现原则并用投票法进行要因分析，经过10人票选，得票最多的为圈选的要因。从人（药师、顾客）、物、环、机方面对查找出的要因进行分类，包括药师方面不愿主动交代用药、专业知识不足、责任心不强、工作压力大4项原因，顾客方面期望值高、身体不适2项原因；“物”方面药品看似听似、一品双规、不良反应、库存不足4项原因；“环”方面大厅标识不清、排队等候、顾客及陪人多、医导未发挥作用、管理现场混乱5项原因以及“机”方面退药流程繁琐、处罚多、奖励少，多部门协作3项原因，对其进行投票，其中不愿主动交代用药、退药流程繁琐两项票数高达9票，将其选为朝阳圈问题的要因。朝阳圈要因分析的具体内容见表7－1－9。

表7－1－9　朝阳圈要因分析

要因与分类		项目	票数
人	药师	责任心不强	5
		专业知识不足	7
		不愿主动交代用药	9
		工作压力大	4
	顾客	期望值高	5
		身体不适	5
物	药品	库存不足	5
		看似听似	7
		不良反应	4
		一品多规	5
环	窗口周围环境	大厅标识不清	5
		排队等候	6
		顾客及陪人多	4
		医导未发挥作用	5
		管理现场混乱	6
机	机制	退药流程繁琐	9
		处罚多、奖励少	5
		多部门协作	3

朝阳圈采用投票法虽然操作简单、省时、省力，但是不够严谨、科学，随机性较强。因此，可采用多重投票法进行修正。

3. 朝阳圈真因验证　朝阳圈全体人员利用头脑风暴提出要因，通过多次圈员投票，选出用药交代差、退药流程繁琐两项要因，这两项要因也是工作中经常遇到顾客投诉的两大原因，是大家急需解决的问题，所以，把这两项定为“真因”。此外，在现状把握阶段，已把这些影响因素通过问卷调查到现场进行了数据收集、验证，经过分析，把不合格的“伪要因”剔除，得出真正原因。由于是首次圈活动，真因可能存在主观性，希望在下次活动中把这两项要因再次通过现场调查，用收集的数据进行客观分析，会更准确。这次所选的主题涉及的面较广，做起来有些困难。

八、朝阳圈对策拟定

全体圈员采用对策拟定评分表，依据评价指标和评价等级对所有的对策进行打分，即针对寻找出的真因不愿主动交代用药、退药流程繁琐等方面提出对策，朝阳圈圈员从可行性、迫切性、圈能力三个方面进行打分，制订负责人实施计划，具体对策拟定内容见表7－1－9。

表7－1－9　朝阳圈对策拟定评分表

What	Why	How	决策				采纳	提议人	负责人
主要问题	主要原因	对策拟订	可行性	迫切性	圈能力	总分			
用药交代	工作繁忙、顾客多	扫二维码	5	3	3	11		师药师	赵药师
	药师责任心不强	专项培训、正向激励	4	3	5	12		段药师	
	药师业务水平储备不足	业务培训、学习，HIS系统嵌入说明书	5	5	4	14	√	赵药师	
	不愿主动交代（处方与说明书有出入）	主管药师以上发药	5	4	5	14	√	王药师	
	未开设用药咨询窗口	开设用药咨询窗口	5	4	2	11		师药师	
退单	处方量大	规范处方、联评通报	3	4	3	10		张药师	张药师
	处方不规范	规范处方、处方点评	4	5	5	14	√	李药师	
	药品数量错	双人核对、四查十对	3	3	4	10		赵药师	
	药品品项错误	粘贴警示语、分类管理	5	5	5	15	√	段药师	
	不良反应	用药交代	4	2	3	9		白药师	
	库存不足	二级库、HIS系统信息同步	3	4	2	9		师药师	
医患沟通	医患角度不同	换位思考、展示专业性、不卑不亢	4	4	4	12		王药师	王药师
	药师态度不好	加强服务意愿	4	3	2	9		白药师	
	顾客受教育不同	通俗易懂的语言	4	4	3	11		张药师	
	药师语言不规范	推行标准化语言	3	2	4	9		王药师	
等候	顾客多	增加人员	3	2	3	8		曹药师	曹药师
	导医未发挥作用	站立固定、变走动式引导服务（优化）	4	4	4	12		段药师	
	有应急窗口，但未标准化	开启活动窗口、标准化	3	4	5	12		师药师	
	现场管理混乱	安装叫号器	3	2	2	7		曹药师	

注：评价方式，优为5分，可为3分，差为1分；圈员投票人数8人；总分为120分，取96分（80%）以上作为可行对策。

九、朝阳圈对策实施与检讨

（一）朝阳圈对策实施

本次朝阳圈对策实施与检讨所得出的结果，根据 PDCA 循环列表所得的具体对策内容见表 7-1-10 和表 7-1-11。

表 7-1-10　朝阳圈 PDCA 对策一

确认一：用药交代 确认时间：2015 年 8 月 15 日至 9 月 1 日 确认地点：门诊药房 确认方法：现场调查、发放调查表 确认内容：用药交代率低 确认标准：提升用药交代率 负责人：赵药师	确认结果： 通过现场调查发放调查问卷，用药交代率稳步上升，活动前为 45.32%，活动中上升至 68.35%，活动后达到最大值 85.67%
确认步骤： 一、每周定期组织药品说明书学习 二、开设用药咨询窗口 三、扫二维码 四、HIS 系统嵌入药品说明书 五、帮教，从简单做起	

表 7-1-11　朝阳圈 PDCA 对策二

确认一：退药流程 确认时间：2015 年 8 月 15 日至 9 月 1 日 确认地点：门诊药房 确认方法：现场调查、发放调查表 确认内容：处方规范化培训、简化服务流程 确认标准：降低退药频次 负责人：赵药师	确认结果： 通过对于退药流程的质量改善活动，退药发生频次明显下降，由原来的 25 次下降到 17 次，经过活动后的效果维持，退药频率下降到 7 次/日，效果显著
确认步骤： 一、加强处方管理，使电子化处方全覆盖。针对不规范处方进行专项培训，对规范化处方进行全院表彰 二、加强跨科室之间的协作，通过医生工作站及时更新药品信息 三、药房内部严格执行“四查十对”，发放药品实行双人核对 四、对于易混淆的药品进行分类管理，粘贴警示标签。引进药师规范化目视管理项目	

2008 年卫生部在全国开展“以病人为中心，以提高医疗服务质量”为主题的质量管理年活动，其目的是提高医疗服务质量，和谐医患关系；在“医改”的大环境下，药师也应加强专业学习，提高药学服务能力，用行动和效果证明自身的价值。对于门诊药房而言，可以通过对顾客进行用药交代、改善药学服务来实现。用药交代有利于保证病人正确用药，提高用药依从性，减少药品不良反应，提高顾客满意度与药学服务量，从而提高药学服务质量，实现药师的价值。

（二）朝阳圈活动实施过程

朝阳圈在整个活动过程中，从培训到每一个步骤实施下来，收获很多，相关步骤的工作现场见图 7－1－7 至图 7－1－10。

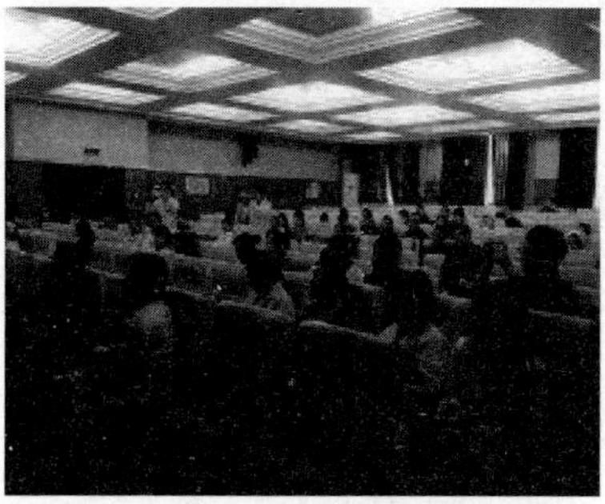

图 7－1－7　药师培训

扫描本文二维码

图 7－1－8　微信平台

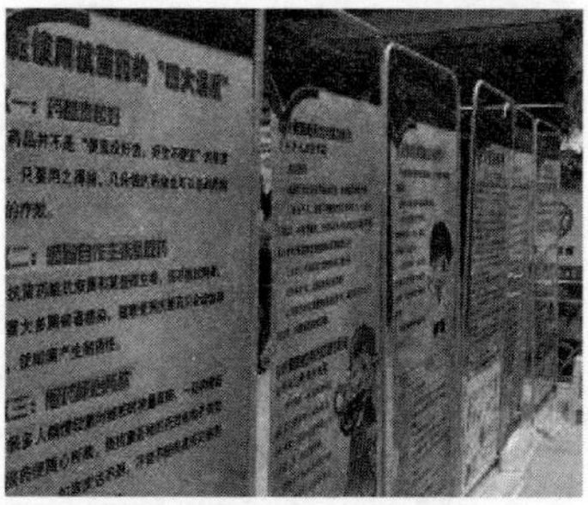

图 7－1－9　用药宣传

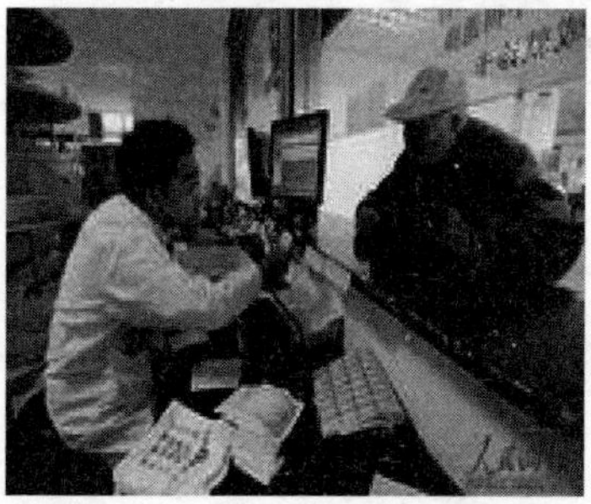

图 7－1－10　用药交代

十、朝阳圈效果确认

在进行效果确认时，选择正确的比较参数及合适的表现形式，如查检表、柱状图、推移图、柏拉图及雷达图等。此次朝阳圈运用柱状图来表示改善效果，病人对门诊药房窗口服务满意度的现状值是 74.5%，目标值是 85%，最终改善后的值是 86.5%．目标达成率是 114.2%，获得较大的进步，具体成果见图 7－1－11。

1. 有形成果确认　此次朝阳圈有形成果计算步骤及结果如下。

Who：赵主管药师。

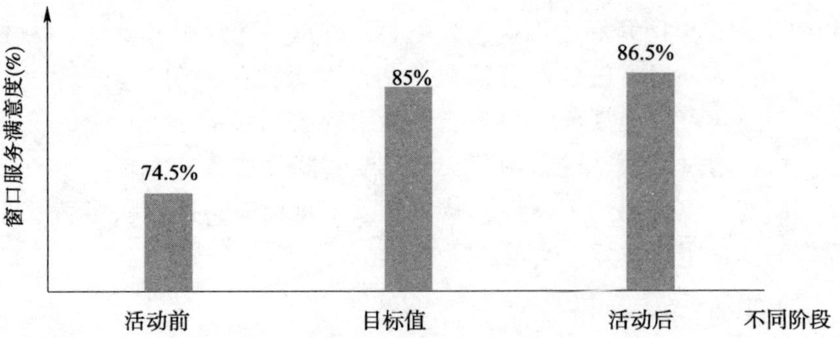

图 7-1-11　朝阳圈达成情况柱状图

When：2015 年 11 月 1 日至 11 月 18 日上午 10:30～12:00。

Where：某附院门诊药房窗口。

Why：确定多少顾客因为什么原因对窗口服务不满意。

What：统计在本次调查中对药房窗口服务不满意的顾客人数。

How：（1）以问卷方式进行不满意原因的调查，并回收有效问卷，进行汇总，本次调查共发放问卷 1000 份，收集的有效数据 953 份，其中不满意 124 份。制定查检表 7-1-12。

表 7-1-12　朝阳圈顾客对门诊药房满意度低的影响因素数据结果计算

序号	不满意的原因	出现次数	百分率	累计百分比
1	用药交代不清	40	32.26%	32.26%
2	退药流程繁琐	35	28.23%	60.49%
3	服务态度差	21	16.94%	77.43%
4	排队等候时间长	18	14.52%	91.95%
5	其他	10	8.06%	100.00%
	合计	124	100.00%	100.00%

（2）计算方法　$满意度=\frac{对药房窗口服务满意的顾客人数}{被调查顾客总人数}\times100\%$

结果：①11 月份改善后被调查顾客总人数 =954

改善后对药房窗口服务满意的顾客人数 =826

$$改善后满意度=\frac{改善后对药房窗口服务满意的顾客人数}{被调查顾客总人数}\times100\%$$

$$=(826/954)\times100\%=86.5\%$$

②目标达成率　$目标达成率=\frac{(86.5-74.5)}{(85-74.5)}\times100\%=114.2\%$

2. 无形成果确认　朝阳圈具体无形成果见表 7-1-13 和图 7-1-12。

表 7－1－13　朝阳圈无形成果确认

项目	改善前		改善后		活动成长
	总分	平均	总分	平均	
责任感	28	2.8	48	4.8	↑2.0
团队凝聚力	20	2.0	40	4.0	↑2.0
个人自信心	19	1.9	41	4.1	↑2.2
交流沟通能力	21	2.1	40	4.0	↑1.9
发现问题能力	20	2.0	40	4.0	↑2.0
组织协调能力	21	2.1	39	3.9	↑1.8
QCC 手法运用	10	1.0	38	3.8	↑2.8

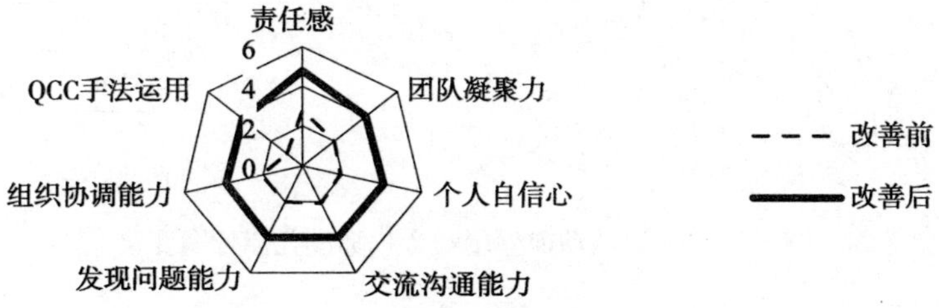

图 7－1－12　朝阳圈活动前后雷达图

3. 附加成果确认　朝阳圈在活动中获得先进集体等多个奖项。

十一、朝阳圈标准化

根据朝阳圈的标准化针对用药交代、退药流程等项目进行标准制定，列出修订前和修订后的内容，进行相互比对，形成标准流程。朝阳圈标准化的具体内容见表 7－1－14 和图 7－1－13。

表 7－1－14　退药流程变化

项目	活动前	活动后	说明
活动前后退药流程对比	经常出现品项、规格、处方书写不规范、处方量大以及看似听似导致的退处方	对易混淆的药品进行分类管理，粘贴警示标签，引进药师规范化目视管理项目	按实际情况引进规范化管理项目

十二、朝阳圈效果维持

此次朝阳圈成果的标准化通过制定标准、贯彻标准，在实践基础上修改标准，复又实施标准，使得产生的对策效果能够长期保持在合理的范围之内，达到运用品管圈的目的。朝阳圈活动前后服务满意度推移图见图 7－1－14。

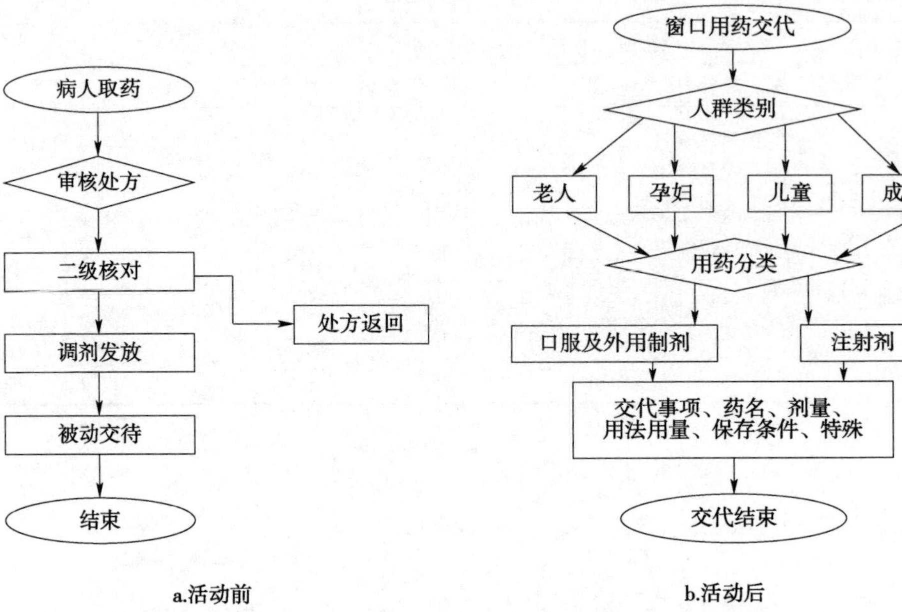

图 7－1－13　活动前后用药交代标准化流程图变化

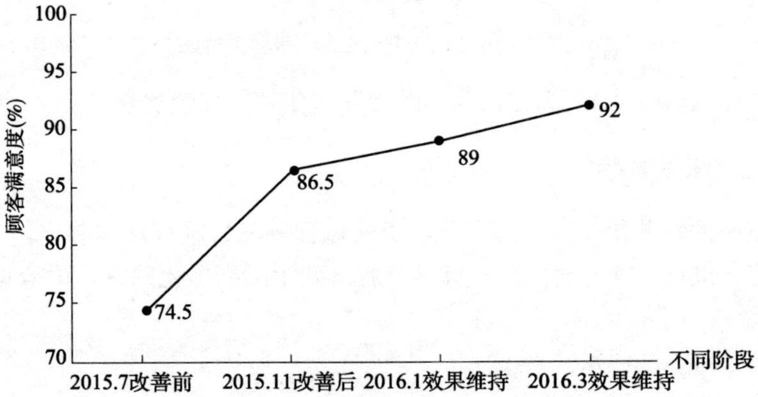

图 7－1－14　朝阳圈活动前后服务满意度推移图

十三、朝阳圈检讨与改进

（一）朝阳圈检讨与改进报告

朝阳圈进行检讨与改进所形成的报告，见表 7－1－15。

（二）朝阳圈遗留问题

朝阳圈遗留的问题是没有把提出的对策一一实施与检讨。

（注：在进行原因分析的时候，或许一些原因在此次品管圈活动的改善中并不是重点，但这些原因可能也会对满意度方面产生威胁，故这些方面的差错可以作为今后分

析及改善的重点目标，即“遗留问题”。)

表 7－1－15　朝阳圈检讨与改进报告

活动步骤	优　点	今后努力的方向
主题选定	延续上一期品管圈题目“提升门诊药房窗口服务满意度”，再进行“降低门诊药房内差件数”	品管圈不断发现以及解决门诊药房存在的问题，没有最好只有更好
活动计划拟定	具有可实施行动计划，提高工作效率。基本能按照计划执行，遇到困难大家可以克服	把拟定任务计划能力运用到实践中
现状把握	通过现场调查，提升药师与顾客的沟通，使药师更能站在顾客角度解决问题	以事实为依据，客观解决问题
目标设定	目标设定具体明确，能让圈员发挥集体的智慧努力达到	继续保持，并相信自己的改善能力
解析	利用头脑风暴充分调动大家的工作积极性，圈员以主人翁的态度，全面发掘问题，解决实际工作中存在且经常困扰大家的问题	加强对品管圈手法的学习，考虑问题应全面，过程还需更透彻
对策拟定	集思广益，从不同角度去拟定对策	今后更严格保持各项对策的实施，保证对策的持久有效
对策实施与检讨	通过对策实施，发放问卷调查，增加药师与病人的沟通，以最直接有效的方法达成效果。提升药学服务品质	在取药高峰时有些顾客比较焦虑，不愿接受调查，涉及取药者不是顾客本人，因此收集的问卷没有预想的多
效果确认	通过效果确认，增加了药师的成就感	希望在原有的成绩上，再接再厉，不断提升药学服务水平

（三）朝阳圈活动启示

医院工作忙碌，发药过程中可能无法深入地与病人进行沟通。借此次活动能够增加与病人之间的沟通，增加病人对药师的信赖感，也可以通过本次活动了解品管圈的手法运用。

（四）朝阳圈下期活动主题选定

确定主题的过程和方法与朝阳圈最开始确定活动主题的一样。此次朝阳圈所拟定的下期活动主题：降低门诊药房调剂差错件数，如表 7－1－16 所示。

表 7－1－16　品管圈主题内容

主题	评价项目				提案人	得分	选定
	迫切性	重要性	可行性	政策性			
降低门诊顾客排队等候时间	5	4	3	4	赵某	16	
提高门诊药房不良反应上报率	4	3	3	3	张某	13	
降低门诊药房调剂差错件数	5	5	5	4	曹某	19	※
提高顾客用药咨询满意度	4	3	2	3	段某	12	

1. 主题范围 针对门诊药房所有取药的顾客。

2. 专有名词 调剂差错：调剂过程中出现的可预防事件，导致顾客用药不当或受损的件数（包括外部差错及内部差错）。

实例二　跃众圈

——提高门诊药房取药顾客满意度

一、跃众圈内容摘要

此次品管圈的圈名是跃众圈，活动主题为“提高门诊药房取药顾客满意度”，活动时间为2016年1月到2016年7月，负责此次跃众圈活动的单位是某医院门诊药房。

此次跃众圈在2016年1月20日被提出，2016年1月25日开始组建，2016年2月1日正式成立。此次跃众圈活动是由医院门诊药房药师组成的针对门诊顾客的药事服务。跃众圈的活动开展了包括活动主题选定、计划拟定、现状调查、目标设定、要因解析、对策拟定、对策实施与检讨、效果确认、标准化、检讨与改进十个品管步骤。

此次跃众圈共有10名成员组成，包括辅导员1名，圈长1名，副圈长1名，圈员7名。门诊药房主任谭某药师，工作认真、严谨，业务精炼，颇具人格魅力，得到门诊药房同事一致推选，担任辅导员职务。圈长魏某药师，工作仔细负责，态度和蔼，沟通能力出众，从事药师工作10余年，工作经验丰富，故此担任圈长职务。副圈长岳某药师积极乐观，工作认真，乐于助人，工作能力突出，故此担任副圈长职务。

本次跃众圈活动的主题是提高门诊药房取药顾客满意度，活动主题是依据医院管理目标的方向、主管部门的方针、上级指示及指引以及结合药房自行解决问题的能力提出的，由跃众圈全体圈员通过评价法，针对迫切性、重要性、可行性、政策性等一系列指标进行评分后最终确定下来。

通过对2016年3月200位门诊病人（收回180份有效问卷）进行调查，计算得出跃众圈活动前总体满意度为86.2%，满意度还有很大改善空间，因此对此现象进行解析，通过查找原因、要因分析以及真因验证，找出影响满意度的原因主要有顾客等候时间长，药师发药态度差，药师用药咨询态度差，药师发药准确性差，药品包装质量差，病人依从性差，门诊取药环境差等。随后通过调查表中的重要性评价表和柏拉图80/20法则，找出提高门诊药房取药顾客满意度的改善重点为取药等候时间长和药师发药态度差。跃众圈共有10名圈员对圈能力进行评价打分，计算得到的平均分为3.5，满分为5，因此圈能力为（3.5/5）×100=70%。最终运用公式得出目标值为94.2%［目标值=现状值-改善值=现状值+（1-现状值）×改善重点×圈能力）］。为实现这一目标，跃众圈圈员针对要因拟定了相应的对策，通过增加窗口、委派志愿者、提高药师服务水平等一系列措施后调查6月门诊顾客200名，满意度为95.7%，目标达成率为118.75%，进步率为12.2%。与此同时，与有形成果相伴而生的无形成果是使门诊药师获得正确的品管意识，学习到各种品管手法，真正了解到品管圈精神，使每天的工作变得更有意义，同时提高了门诊药师专业形象，也增进了同事间的感情，使工作变得更加轻松、灵活和准确。

经过两个月连续跟踪调查，此次跃众圈活动效果维持良好，2016年9月门诊药房顾客满意度为97.3%，2016年12月满意度为97%，均处于目标值以上，因此，决定下一次品管圈活动的主题为“降低门诊药房调剂差错件数”。

二、跃众圈介绍

（一）跃众圈组成

跃众圈的组成时间是2016年2月1日，活动结束时间是2016年7月，在某市人民医院门诊药房是第一期，组成人员来自医院门诊药房，共10名药师组成，包括1名辅导员，1名圈长，1名副圈长，7名圈员；其中，1名博士，8名硕士，1名本科，跃众圈组成的相关内容见表7-2-1。

表7-2-1　跃众圈组成

圈　名	跃众圈	成立日期	2016年2月1日
活动期	第一期	活动期间	2016年2月至2016年7月
辅导员	谭某	圈　长	魏某
副圈长	岳某	圈　员	王某，于某，王某，张某，张某，毛某，岳某
活动单位	某医院西区门诊药房		
活动主题	提高门诊取药病人满意度		

跃众圈辅导员谭某副主任药师负责统筹安排跃众圈的工作，负责调节活动气氛，对跃众圈活动的开展给予指导和建议，并且安排培训及训练，协调跃众圈各圈员的工作。

跃众圈圈长魏某药师从事门诊药房工作10余年，工作经验丰富，被跃众圈全体圈员选为圈长，领导全体圈员参与活动，分配工作，追踪进度，提出意见，汇报进程，统一意见，同时承担培养新人的责任。

（二）跃众圈圈名和圈徽

1. 跃众圈圈名　本次品管圈的圈名经过全体圈员投票及讨论定为“跃众圈”，其寓意如下：①门诊药房药师平均年龄为32岁，“跃众”代表年轻药师朝气蓬勃和积极进取的精神；②“跃众”中“跃”字，其意活跃、飞跃、超越，谐音同“药”字；“跃众”中“众”代表同行药师，寓意着医院年轻的一线医疗工作者不拘一格，锐意进取，赶超同行，努力为顾客提供高质量、高水平的药学服务，更代表着医院朝气蓬勃和积极进取的精神。

2. 跃众圈圈徽及意义

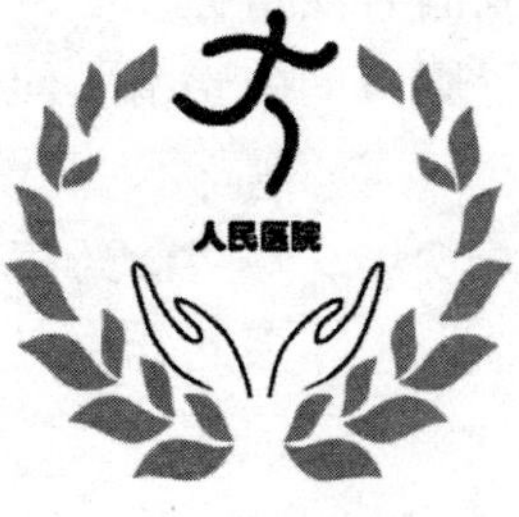

图7-2-1　跃众圈圈徽

（1）跃众圈圈徽中跳跃的人代表朝气蓬勃、勇于拼搏的门诊药房的每一位药师；橄榄枝为绿色，绿色代表生命，代表顽强，而橄榄枝则代表希望，代表和平；呵护的双手代表每位医务工作者对病人无微不至的呵护。（图7-2-1）

（2）跃众圈圈徽寓意着门诊药房的每位药师会以饱满的学习热情，负责的服务态度，尽心尽力守护每一位顾客的用药安全，时刻准备为顾客提供最优质的服务，希望每位顾客在圈员们帮助下重获健康。

三、跃众圈主题选定

跃众圈主题选定的步骤及各步骤所用的质量管理方法如表7-2-2所示。

表7-2-2　主题选定步骤

步骤号	选题步骤	所用QC手法
1	列出工作场所的问题点	头脑风暴+亲和图
2	对问题加以讨论及理解	记名式全体圈员讨论
3	对问题进行评价	评价表、圈员讨论、优先次序矩阵法
4	选定所用主题	评价法
5	说明主题选定的理由	

（一）跃众圈主题内容

主题选定是依据跃众圈所有圈员在工作中遇到的相关问题以及亟待处理的相关情况，由大家集体讨论而提出的，提出的供选择的主题内容有：提高门诊药房药物盘点的准确率，降低处方的不合格率，提高不良反应的上报率，降低抗菌药物的使用强度和提高门诊顾客的满意度，跃众圈活动主题的选定是全体圈员通过评价法从迫切性、政策性、重要性、可行性四个方面对所提出的五个主题选项进行评分而确定的，本次主题选定为“提高门诊药房取药顾客满意度”，具体内容见表7-2-3。

表7-2-3　跃众圈主题内容

主题	评价项目				提案人	得分	选定
	迫切性	重要性	可行性	政策性			
提高门诊药房药物盘点的准确率	40	46	42	40	岳某	168	
降低处方的不合格率	48	46	42	42	王某	178	
提高不良反应的上报率	40	38	36	40	于某	154	

续表

主题	评价项目				提案人	得分	选定
	迫切性	重要性	可行性	政策性			
降低抗菌药物的使用强度	36	38	40	32	王某	146	
提高门诊顾客的满意度	50	50	46	48	魏某	194	√

注：1. 共10个人参与选题的过程，采用评价法对主题进行了评价；

2. 票选的分数：5分最高，3分普通，1分最低，其中第一顺位为本次主题。

1. 跃众圈主题选定基准

（1）医院管理目标的方向。

（2）上级主管部门近期与门诊药房有关的政策。

（3）被门诊药房取药顾客抱怨最多的问题。

（4）门诊药房工作中出现的问题。

（5）提高工作效率或工作质量。

（6）门诊药房内部可以自行克服解决的问题。

2. 跃众圈选择主题的方法 跃众圈每位圈员对提出的所有备选主题从迫切性、重要性、可行性和政策性四个方面，按照最高5分，普通3分，最低1分3个等级，对每个主题的每个项目一一打分，总共10名圈员进行打分，合计得分最高的“提高门诊药房取药顾客满意度”194分，由此选定其为跃众圈的主题。

（二）跃众圈活动主题

1. 跃众圈主题范围 提高门诊药房取药顾客满意度的主题范围——某医院西区门诊药房取药顾客。将本次品管圈活动所涉及的改善对象作为主体范围，并对这个范围进行解释，将主体范围的含义、内容加以陈述，即跃众圈的对象是某医院西区门诊药房取药顾客。

2. 跃众圈专有名词

（1）满意度 指门诊取药顾客对门诊药房服务的满意程度，包括取药等候时间、取药环境、药师发药态度、药师发药准确性等。跃众圈的满意度是通过取药顾客无记名填写《某市人民医院门诊药房取药病人满意度调查表》，进而圈员对数据进行收集和统计而计算得到的。

（2）重要性 在跃众圈现状调查过程中，对引起门诊药房取药顾客满意度低的原因进行了重要性评价，顾客认为什么最需要改善，该问题重要程度的评分就越高，其重要性也越大。

（三）跃众圈选题理由

某医院门诊药房取药顾客较多（每天平均处方数1500余张），同时，门诊药房药品种类繁多（中西药700余种），因此每位药师工作量较大，导致顾客与药师的沟通常出现问题，进而影响门诊取药顾客的满意度。为此，本次品管圈活动的目的是提高门诊取药顾客的满意度，使门诊取药顾客更加理解和信任每位药师，减少医患纠纷事件的发生，提升门诊顾客的用药观念，进而提高门诊药房的服务质量。

四、跃众圈活动计划拟定

此次跃众圈活动的计划拟定通过十大品管圈实施步骤进行时间以及运用工具的计划安排，并指定各部分的负责人。具体的内容和时间进度安排见表 7－2－4。

表 7－2－4　跃众圈活动计划拟定

What	When																								How	Who
	2016 年 2 月				2016 年 3 月				2016 年 4 月				2016 年 5 月				2016 年 6 月				2016 年 7 月					
活动项目	1	2	3	4	1	2	3	4	1	2	3	4	1	2	3	4	1	2	3	4	1	2	3	4	工具	负责人
主题选定	…—	…—																							矩阵图	谭某
计划拟定			…—	…—																					甘特图	岳某
现状把握					…—	…—	…—	…—																	柏拉图	魏某
目标设定									…—	…—															柱状图	岳某
解析											…—	…—													鱼骨图	王某
对策拟定													…—	…—											头脑风暴	于某
实施与检讨															…—	…—	…—	…—	…—	…—					PDCA	王某
效果确认																					…—	…—			柱状图	张某
标准化																					…—	…—			无	毛某
检讨与改进																					…—	…—			头脑风暴	张某

注：计划线……；实施线——；Where 活动地点：门诊药房。

五、跃众圈现状把握

现状把握是针对跃众圈所选定的主题，即提高门诊取药顾客的满意度，各圈员从门诊药房的取药流程出发，调查取药顾客的满意度来掌握事实真相，并通过调查的结果数据进行客观系统分析，进而明确改善的重点所在。

（一）门诊药房取药流程（与活动主题相关的作业流程图）

跃众圈所在某医院门诊药房取药流程：首先由医师开立取药处方，之后门诊药房药师得到电子处方，药师认真审核电子处方，严格按照“四查十对”对电子处方进行审核，即查处方，核对科别、姓名、年龄是否正确；查药品，核对药名、剂型、规格、数量是否准确；查配伍禁忌，检查所配药物是否能够混合使用，核对药品的性状以及用法用量是否合宜；最后查用药合理性，核对处方用药与临床诊断的相符性，规定必须做皮试的药品，处方医师是否注明过敏试验及结果的判定，剂量、用法是否准确，选药剂型和给药途径是否合理，是否有重复给药的现象。门诊药房药师对处方进行审查以后，如果发现处方不合理，则尽快与相应医师联系并且更改处方，若医师决定更改处方，这时请病人让医师重新开立新处方，然后到收费处重新划价。此后，发药药师依据处方内容并确认顾客身份无误后交付正确的药品。具体的门诊药房取药流程见图 7－2－2。

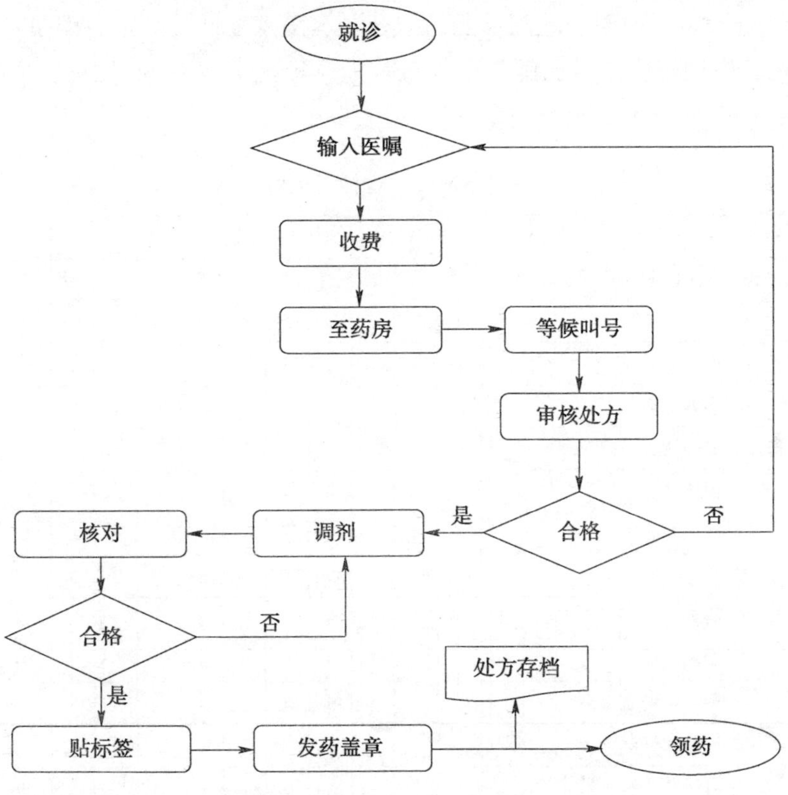

图 7－2－2　跃众圈门诊药房取药流程图

（二）跃众圈现状把握实施步骤

跃众圈在现状把握阶段，其工作步骤可分为明确工作流程、查检、确定改善重点三个阶段。

1. 明确工作流程　在跃众圈的实施过程中，为了充分掌握某市人民医院门诊药房取药顾客的满意度情况，跃众圈全体圈员通过各种形式的小组讨论和利用门诊药房取药流程图进行归纳和总结。

2. 查检 跃众圈成员为寻找某市人民医院门诊药房取药顾客满意度低的原因，全体圈员利用头脑风暴法收集门诊药房取药顾客满意度低的原因，随后对得到的原因进行重要性评价（重要为5分，一般为3分，不重要为1分），得到门诊药房取药顾客满意度低的几个重要原因，为以后改善重点提供有力的依据。

（1）*查检表的制作* ①利用跃众圈员头脑风暴进而确定门诊药房取药顾客满意度低的原因；②对所得到的原因进行重要性评价，得到门诊药房取药顾客满意度低的8个要因；③根据门诊药房取药顾客满意度低的8个要因制作查检汇总表（表7－2－5），为改善重点提供依据。

（2）*数据收集* 利用要因评价法对门诊药房取药顾客满意度低的原因进行了重要性评价，根据查检表，发现引起门诊药房取药顾客满意度低的8个原因是：药师发药态度差、药师用药咨询态度差、药师发药准确性差、取药等候时间长、药师专业水平差、药品质量差、医生处方不规范和门诊取药环境差。

表7－2－5 查检汇总表

为何门诊药房顾客满意度低		圈员打分情况										总分	排名	选定
		圈员1	圈员2	圈员3	圈员4	圈员5	圈员6	圈员7	圈员8	圈员9	圈员10			
文化程度差异	需求差异	1	3	1	5	5	3	3	1	1	5	28	10	
	理解能力差异	3	3	1	1	5	5	3	3	1	5	30	9	
取药等候时间长	取药流程不熟悉	5	1	3	3	5	5	5	5	5	5	42	4	√
	依从性差	1	1	3	5	5	3	3	1	3	5	30	9	
语言沟通障碍	文化差异大	1	3	3	1	5	3	3	1	3	5	28	10	
	老年人记忆力差	1	3	3	5	5	3	3	1	3	5	32	8	√
药师服务态度差	语言生硬	1	1	3	5	3	3	1	5	3	3	28	10	
	发药态度差	5	5	5	3	5	5	5	5	5	5	48	1	√
	用药咨询态度差	5	5	3	3	5	5	5	5	5	5	46	2	√
药师专业能力欠缺	专业知识缺乏	1	1	3	3	5	1	1	3	3	3	24	12	
	对新药了解不够全面	5	1	5	1	5	1	5	5	5	5	38	6	√
	培训次数少	3	1	3	1	1	1	3	5	3	3	24	12	
药师责任心不强	思想上不够重视	5	1	1	5	5	5	3	3	5	5	38	6	√
	未严格实行“四查十对”	3	5	1	1	1	3	1	3	5	1	24	12	
药师工作强度大	人员少	1	5	1	3	3	3	5	3	1	1	26	11	
药品容易混淆	药品标识不清	3	3	5	1	1	3	3	1	1	1	22	13	
	易混淆药品位置太近	3	1	1	3	5	3	1	1	3	3	24	12	
药师发药准确性差	药品分装出错	5	3	1	5	5	5	5	5	5	5	44	3	√

续表

为何门诊药房顾客满意度低		圈员打分情况										总分	排名	选定
		圈员1	圈员2	圈员3	圈员4	圈员5	圈员6	圈员7	圈员8	圈员9	圈员10			
药品短缺	采购不及时	3	1	1	3	5	3	1	1	3	3	24	12	
	药品价格变化太快	3	1	3	1	1	5	3	1	1	3	22	13	
医师处方不规范	超适应证用药	1	1	3	5	3	3	1	1	1	3	22	13	
	交代用法不清楚	5	3	3	1	3	5	3	1	5	5	34	7	√
医师医嘱错误	药品用法和用量错误	1	3	3	1	1	5	3	1	1	3	22	13	
设备老化	打印机用量过度	3	1	3	1	5	1	3	3	3	3	26	11	
门诊取药环境差	陪同人员较多	5	1	5	1	5	5	3	5	5	5	40	5	√

备注：重要为5分；一般为3分；不重要为1分。

3. 确定改善重点　跃众圈在这一步骤利用调查表和柏拉图来寻求改善重点，根据门诊药房取药顾客满意度低的八个要因制作《某市人民医院门诊药房取药病人满意度调查表》（表7－2－6），于2016年3月对200位病人进行调查，其中63位门诊药房取药顾客对要因的重要性进行了评价，其中顾客认为哪一个原因最为重要，该原因的重要性评分则增加1分，其重要性评分结果见表7－2－7。

表7－2－6　顾客满意度调查表

某市人民医院门诊药房取药病人满意度调查表

尊敬的病人：

为了提高本院门诊药房药师的服务质量，我们将对您做无记名问卷调查。为帮助我们发现问题，请根据您的自身感受如实填写，我们将及时改进。谢谢您的配合，祝您身体健康。

一、满意度

1. 您对门诊药房药师的发药态度满意吗？
A. 满意　B. 一般　C. 不满意
2. 您对门诊药房药师的用药咨询态度满意吗？
A. 满意　B. 一般　C. 不满意
3. 您对门诊药房药师的发药准确性满意吗？
A. 满意　B. 一般　C. 不满意
4. 您对门诊药房的取药等候时间满意吗？
A. 满意　B. 一般　C. 不满意
5. 您对门诊药房药师的专业水平满意吗？
A. 满意　B. 一般　C. 不满意
6. 您对门诊药房的药品质量满意吗？
A. 满意　B. 一般　C. 不满意
7. 您对医院医师开具的处方满意吗？
A. 满意　B. 一般　C. 不满意
8. 您对门诊药房的取药环境满意吗？
A. 满意　B. 一般　C. 不满意

二、重要性

对上述1～8题中提到的内容，您认为最需要改进的问题是什么？

1　2　3　4　5　6　7　8

表7-2-7　跃众圈要因重要性调查表

要　因	重要性评分	累计百分率
取药等候时间长	32	50.79%
药师发药态度差	24	88.89%
药师发药准确性差	4	95.24%
药师用药咨询态度差	2	98.41%
药品质量差	1	100%
药师专业水平差	0	100%
医生处方不规范性	0	100%
门诊取药环境差	0	100%
合计	63	100%

跃众圈改善前柏拉图，即图7-2-3是以门诊药房取药顾客满意度低的8个原因分别分类，并按其重要性的大小顺序排列的图，通过柏拉图可以明显地看出，"哪一个原因是引起门诊药房取药顾客满意度低"以及"其重要程度如何"。

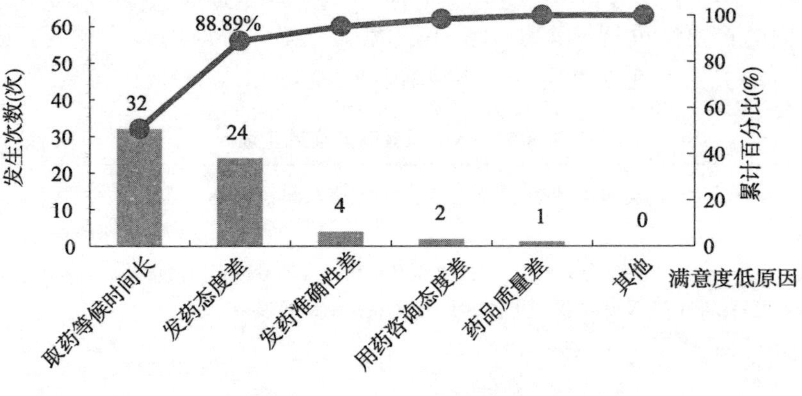

图7-2-3　跃众圈改善前柏拉图

（三）跃众圈现状数据收集

跃众圈圈员通过头脑风暴法对门诊药房取药顾客满意度低的原因进行了分析，以事实为基础，经过考虑和判断之后得到原因，即呈现可靠的数据。随后对各原因的重要性进行评价，得到门诊药房取药顾客满意度低的8个要因，根据8个要因制作《某市人民医院门诊药房取药病人调查表》，进而对此进行重要性评价，得到改善重点。此次数据收集得出结果如下：

Who：魏某药师。

When：2016年3月1日至2016年4月1日。

Where：某医院西区门诊药房。

Why：确定门诊药房取药顾客满意度低的原因。

What：某医院门诊药房取药病人调查表。

How：①通过跃众圈圈员头脑风暴法得到门诊药房取药顾客满意度低的原因；②随后各圈员通过评分法对各原因的重要性进行了评价，得到 8 个要因；③根据 8 个要因制作《某人民医院门诊药房取药病人满意度调查表》；④门诊药房取药病人无记名填写《某市人民医院门诊药房取药病人满意度调查表》，对门诊药房取药病人满意度低的原因进行重要性评价，进而得到改善重点。

1. 调查方式

（1）发药药师交付顾客药品时，询问顾客如何提高门诊药房取药顾客的满意度，如您对门诊药房药师的发药态度满意吗？您认为引起满意度低的 8 个原因中哪个更为重要等。

（2）门诊药房取药顾客无记名填写《某市人民医院门诊药房取药病人满意度调查表》，统计数据得到门诊药房取药顾客满意度及其改善重点。

2. 计算方法 跃众圈对《某市人民医院门诊药房取药病人满意度调查表》的数据进行统计，其中一位顾客认为哪个原因较为重要，对其原因的重要性评分为一分，最后得到每个原因的重要性评分。

$$重要性比率 = \frac{重要性评分}{总分} \times 100\%$$

3. 结果 调查结果显示，3 月 1 日至 4 月 1 日，63 位顾客对取药顾客满意度低的原因进行了重要性评价，其中取药等候时间长、药师发药态度差、药师发药准确性差、药师用药咨询态度差和药品质量差的重要性评分分别为 32、24、4、2 和 1 分。依照柏拉图 80/20 法则，跃众圈确定提高门诊药房取药顾客满意度的改善重点为取药等候时间长和药师发药态度差，为以后要因的分析提供了很好的依据。

六、跃众圈目标设定

（一）跃众圈设定目标值

依照柏拉图 80/20 法则，跃众圈找到提高门诊药房取药顾客满意度的改善重点为顾客取药等候时间长和药师发药态度差，并且由柏拉图可以得出改善重点为 88.9%。2016 年 3 月《某市人民医院门诊药房取药病人满意度调查表》的调查数据显示，跃众圈中门诊药房取药顾客满意度的现状值为 86.2%。此外，很重要的考虑因素就是圈能力，圈能力为一个数值，用一个具体的百分数比值来表示完成目标的实际能力。跃众圈共有 10 名圈员对圈能力进行评价打分，计算得到的平均分为 3.5，满分为 5，则圈能力为 3.5/5 = 70%。跃众圈的目标值计算结果如下：

$$\begin{aligned}目标值 &= 现状值 + 改善值 \\ &= 现状值 + (1 - 现状值) \times 改善重点 \times 圈能力 \\ &= 86.2\% + (1 - 86.2\%) \times 88.9\% \times 70\% = 94.8\%\end{aligned}$$

根据设定的目标值和改善前的现状值绘制跃众圈的目标设定柱状图，直观地呈现出改善前的门诊药房取药顾客满意度及改善后期望达到的满意度，2016 年 3 月的门诊药房取药顾客满意度为 86.2%，2016 年 6 月期望达到的目标值是 94.2%。跃众圈活动中门诊药房取药顾客满意度的现状值与目标值的比较见图 7-2-4。

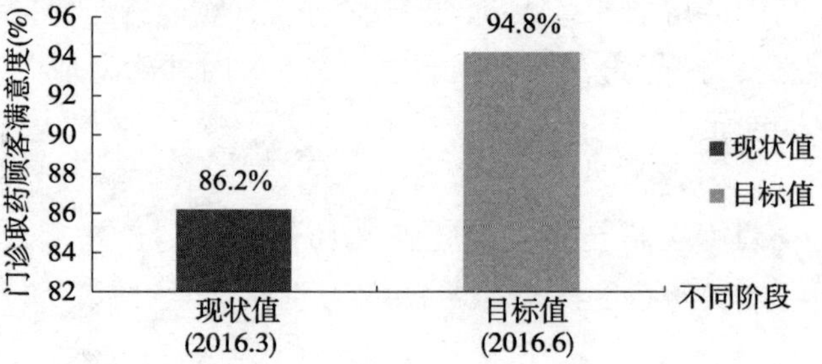

图 7-2-4　门诊药房取药顾客满意度柱状图

（二）跃众圈目标设定实施步骤

1. 设定目标　跃众圈的目标设定是在现状把握之后进行，此次跃众圈的目标设定为 2016 年 6 月底，门诊药房取药顾客的满意度由改善前的现状值 86.2% 提高到期望的目标值 94.2%。

2. 完成期限　完成期限不同，则改善幅度不同，相应的目标值也有相应的改变和调整，若限定的完成期限比较长，改善幅度相应变大，目标值就需要设定得较高。因此任何目标都应该有相应的完成期限，跃众圈的完成期限为 5 个月，从 2016 年 2 月至 2016 年 7 月。

3. 计算目标值　跃众圈门诊药房取药顾客满意度的目标值 = 现状值 + 改善值 = 现状值 + [（标准值 - 现状值）×改善重点×圈能力]

（1）现状值　跃众圈的活动主题为“提高门诊药房取药病人的满意度”，圈员们于 2016 年 3 月通过 200 位病人无记名填写《某市人民医院门诊药房取药病人满意度调查表》，共得到 180 份有效问卷，通过统计数据得到 2016 年 3 月门诊药房取药病人的满意度为 86.2%，即为目标设定阶段的现状值。

（2）改善重点　查检表中的数据表明，顾客取药等候时间长和药师发药态度差是门诊药房取药病人满意度低的主要原因。根据柏拉图中的 80/20 法则，两个主要的原因占门诊病人满意度低的比率即累计影响度为 88.9%，因此跃众圈活动中的改善重点设定为取药等候时间长和药师发药态度差，具体数值为 88.9%。

（3）圈能力　跃众圈圈能力值是通过全体跃众圈圈员对圈能力进行评价而打分，计算得到的平均分，再除以满分（5 分制）而得到的百分比数值，此次跃众圈的圈能力为（3.5/5）×100% =70%。

4. 绘制目标设定柱状图　计算结果：目标值 = 现状值 + 改善值 = 现状值 + [（标准值 - 现状值）×改善重点×圈能力]

跃众圈的门诊药房取药顾客的满意度从 86.2% 提高到 94.2%，提高了 8%，比较直观呈现出改善前门诊药房取药病人满意度（现状值）以及改善后满意度（目标值）。

七、跃众圈解析

1. 跃众圈查找要因　此次跃众圈查找原因运用的品管圈工具是鱼骨图法，跃众圈现状调查中，发现门诊药房顾客满意度低的要因为取药等候时间长和药师发药态度差。

首先从为什么门诊药房取药顾客满意度低的问题开始思考，发现取药等候时间长和药师发药态度差为两个主要的原因。然后再对这两个主要原因进行深究，比如是什么原因引起药师服务态度差和取药等候时间长？药师发药态度差可能是由于药师工作量大、顾客对医师用药交代不理解、沟通技巧欠缺等原因；顾客取药等候时间长可能是由于顾客依从性差、取药流程不熟悉、处方不规范、药品质量差等原因。上述的各种原因并非是此次跃众圈找到的全部问题，还有其他原因未被提及，因此跃众圈的圈员在进行头脑风暴时应积极发言，提出更多的问题并进行思考分析，更加准确地找到解决问题的办法。跃众圈各圈员通过投票选取取药等候时间长和药师发药态度差几个要因，如图 7－2－5、图 7－2－6 所示。

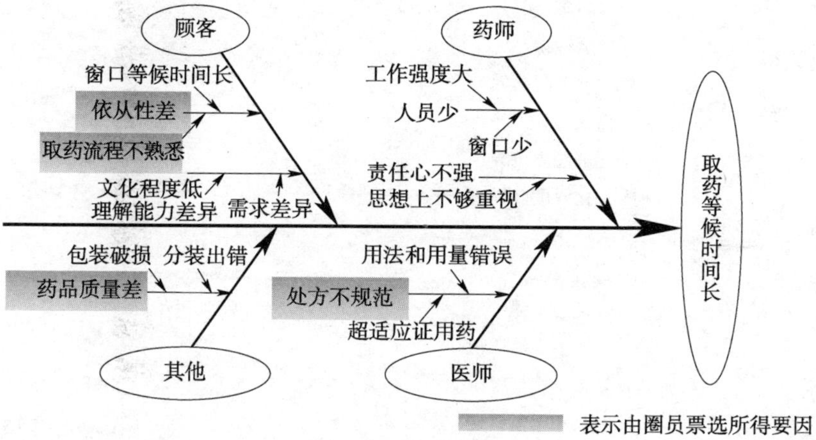

图 7－2－5　取药等候时间长的特性要因图

2. 跃众圈要因分析　此次跃众圈活动采用投票法进行要因分析，经过 10 人票选，6 票以上作为圈选的要因。将取药等候时间长和药师发药态度差的原因分类，其中，顾客方面包括窗口等待时间长、依从性差、取药流程不熟悉、需求差异、理解能力差异、文化程度差异 6 项原因；药师方面包括人员少、窗口少、责任心不强、思想上不够重视 4 个原因；医师方面包括处方不规范、用法和用量错误、超适应证用药 3 个要因；其他方面包括药品质量差、分装出错、包装破损 3 个原因。药师发药态度差，在顾客方面包括用药交代不理解、老年人记忆力差、文化差异大 3 个原因；药师方面包括沟通技巧缺乏、技巧培训少、工作强度大、急躁、缺乏耐心、思想上不重视 6 个原因；其他方面包括药品短缺、采购不及时、环境嘈杂、陪同人员多 4 个原因。跃众圈具体内容见表7－2－8和表 7－2－9。

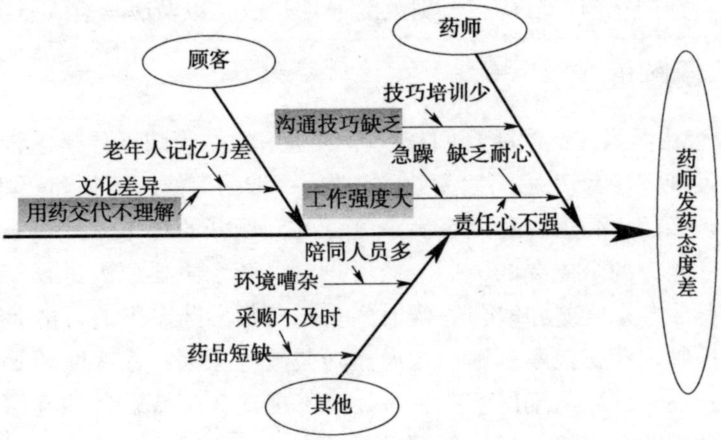

图7-2-6 药师发药态度差的特性要因图

表7-2-8 跃众圈取药等候时间长要因分析表

项目		票数
顾客	窗口等待时间长	5
	依从性差	7
	取药流程不熟悉	8
	需求差异	3
	理解能力差异	2
	文化程度差异	4
药师	人员少	4
	窗口少	3
	责任心不强	5
	思想上不够重视	2
医师	处方不规范	8
	用法和用量错误	5
	超适应证用药	5
其他	药品质量差	8
	分装出错	4
	包装破损	3

表7-2-9 跃众圈药师发药态度差要因分析表

项目		票数
顾客	用药交代不理解	9
	老年人记忆力差	3
	文化差异大	4
药师	沟通技巧缺乏	9
	技巧培训少	4

续表

项　目		票　数
药师	工作强度大	8
	急躁	3
	缺乏耐心	5
	思想上不重视	5
其他	药品短缺	5
	采购不及时	4
	环境嘈杂	4
	陪同人员多	3

本次跃众圈要因分析采用投票法进行了门诊药房取药顾客等候时间长和药师发药态度差的要因分析。其中取药等候时间长的4个要因为顾客不熟悉取药流程、顾客依从性差、药品质量差和处方不规范；药师发药态度差的3个要因为沟通技巧缺乏、工作量大和顾客对药师的用药交代不理解。此法虽然操作简单、省时、省力，但是不够严谨、科学，随机性较强。因此，可采用多重投票法进行修正。

八、跃众圈对策拟定

具体对策拟定内容见表7－2－10和表7－2－11。

表7－2－10　门诊药房取药等候时间长对策拟定评分表

要因	对策方案	评价			总分	采用	提案人	实施计划（日期）	负责人	对策编号
		可行性	经济性	效益性						
顾客不熟悉取药流程	在发药窗口及大厅增加门诊取药流程提示	10	10	10	30	√	魏某	5.21～6.7	王某	1－1
	派医务人员在就医门口指引	8	6	5	19		王某			
顾客依从性差	派志愿者在发药窗口疏导	9	10	9	28	√	谭某	5.1～5.14	于某	1－2
	加强对顾客的监督	8	7	6	21		岳某			
	加强对顾客的纪律宣教	5	6	6	17		岳某			
药品质量差	加强与采购科等内部科室的沟通	9	10	8	27	√	谭某	5.10～5.15	魏某	1－3
	加强与医药厂家的沟通	5	8	5	18		毛某			
处方不规范	加强与临床科室的交流	9	9	8	26	√	毛某	5.1～5.12	于某	1－4
	增设处方审核窗口	5	6	6	17		王某			

表 7-2-11 门诊药师发药态度差对策拟定评分表

要因	对策方案	评价			总分	采用	提案人	实施计划（日期）	负责人	对策编号
		可行性	经济性	效益性						
沟通技巧缺乏	组织沟通技巧培训	9	10	9	28	√	谭某	5.1~6.1	魏某	2-1
	举办沟通技巧演练和换位思考演讲等活动	9	10	9	28	√	谭某	5.1~6.1	王某	2-1
工作量大	增设用药咨询窗口	8	9	8	25	√	王某	5.1~6.30	谭某	2-2
	发药高峰期增加发药窗口	8	10	10	28	√	王某	5.1~6.30	魏某	2-3
	增加药师的人数	5	5	7	17		岳某			
顾客对药师的用药交代不理解	制作不同种类的药品宣传手册	8	9	7	24	√	岳某	5.1~5.21	王某	2-4
	专门药师进行用药交代	5	6	6	17		王某			
	与医师沟通增加用药交代	6	5	6	17		王某			

九、跃众圈对策实施与检讨

根据 PDCA 循环列表所得具体内容见表 7-2-12 和表 7-2-13。

表 7-2-12 跃众圈 PDCA 循环图对策一

对策编号（1）	对策名称	1-1 在发药窗口及大厅优化门诊药房取药流程提示 1-2 派志愿者到发药窗口疏导顾客按秩序排队 1-3 加强与采购科等内部科室的沟通 1-4 加强与医师等临床科室的交流
	真因	取药等候时间长
计划（P）		现状说明： 1-1 顾客不熟悉医院的取药流程，不能够及时取药 1-2 由于顾客依从性较差，不能够按秩序取药，进而增加取药时间 1-3 由于药品包装破损和库房药品短缺等问题导致顾客在窗口等待时间过长 1-4 由于处方不规范等问题，增加了取药等候时间 对策内容： 1-1 在发药窗口及大厅优化门诊药房取药流程提示，以帮助顾客及时取药 1-2 在取药高峰期，派两名志愿者到发药窗口进行疏导，引导顾客按秩序取药 1-3 加强与采购科等内部科室的沟通，避免缺药或药品质量问题的发生 1-4 加强与医生等临床科室的交流，减少不合格处方的数量
实施（D）		1-1 在发药窗口及大厅优化门诊药房取药流程提示，以帮助顾客及时取药 Who：王某、魏某 When：5 月 21 日至 6 月 7 日 Where：西区门诊药房

续表

实施（D）	How：在门诊就医流程旁设立门诊取药流程图，并且在就医途中设立图标指向，减少顾客取药的路程及时间；在取药窗口旁的电子屏幕上依次介绍常用药品的规格和用量 1－2 在取药高峰期，派两名志愿者到发药窗口进行疏导，引导顾客按秩序取药 Who：王某、谭某 When：5 月 1 日至 5 月 14 日 Where：西区门诊药房 How：在取药高峰期，派遣志愿者对顾客进行疏导，劝说依从性差的顾客，安慰一些急躁的顾客，争取顾客能够依次取药，减少顾客的取药等候时间 1－3 加强与采购科等内部科室的沟通，避免缺药或药品质量问题的发生 Who：魏某、谭某 When：5 月 10 日至 5 月 15 日 Where：西区门诊药房 How：在药品采购科送药期间，认真核对药品的数量和种类，检查药品的包装，降低药品破损率，并且当发现药品包装破损时，及时与采购科进行联系，对破损药品进行交换，减少顾客因药品质量问题而引起取药等候时间加长 1－4 加强与医生等临床科室的交流，减少不合格处方的数量 Who：毛某、谭某、于某 When：5 月 1 日至 5 月 12 日 Where：西区门诊药房 How：当发现处方医嘱错误时，及时与医师联系，让医师重新对医嘱进行核对，保证顾客的合理用药；当发现医师处方药品超适应证用药，及时对医师的用药进行核对，如果医师坚持用药，处方需医师签字
效果（C）	顾客的取药等候时间明显降低，取药等候时间由改善前的 12 分钟降低至改善后的 4 分钟，门诊药房取药顾客的满意度明显提高，满意度由改善前的 86.2% 提高到 95.7%
处理（A）	1. 经由效果确认，该对策为有效对策 2. 对门诊药房的取药流程进行了完善

表 7－2－13 跃众圈 PDCA 循环图对策二

对策编号（2）	对策名称	2－1 科室专门组织沟通技巧培训，并且举办沟通技巧演练和换位思考演讲等活动 2－2 开设用药咨询窗口 2－3 在发药高峰期，增加发药窗口 2－4 制作不同类型的药品宣传册
	真因	药师发药态度差
计划（P）		现状说明： 2－1 药师沟通技巧缺乏，与顾客沟通效果差 2－2 由于药师每天工作量大，使得药师没有充足的时间解答顾客的问题 2－3 由于繁重的工作，药师没有足够的精力和耐心与顾客沟通

续表

计划（P）	1－4 部分顾客对药师的用药交代不能够理解 对策内容： 2－1 科室专门组织沟通技巧培训，并且举办沟通技巧演练和换位思考演讲等活动 2－2 减少药师与顾客交流的时间，开设咨询窗口 2－3 在发药高峰期，增加发药窗口，减少药师的工作量 2－4 药房还制作不同类型的药品宣传册，免费发放给顾客，为顾客合理用药提供帮助
实施（D）	2－1 科室专门组织沟通技巧培训，并且举办沟通技巧演练和换位思考演讲等活动 Who：谭某、魏某、张某 When：5月1日至6月1日 Where：西区门诊药房 How：邀请沟通培训技巧的专家来医院门诊药房对药师沟通技巧进行培训，培训结结束后，品管圈圈员自己举办沟通技巧演练，并且进行换位思考演讲 2－2 减少药师与顾客交流的时间，开设咨询窗口 Who：张某、谭某 When：5月1日至6月30日 Where：西区门诊药房 How：在取药窗口旁边，开设用药咨询窗口，派经验丰富的药师回答顾客的用药咨询问题，并且向顾客详细介绍药师的用药交代，使发药窗口的药师工作量减轻，减少药师与顾客的交流时间 2－3 在发药高峰期，增加发药窗口，减少药师的工作量 Who：于某、魏某、岳某 When：5月1日至6月30日 Where：西区门诊药房 How：取药高峰期时，临时开设4号发药窗口，使取药顾客进行分流，减少其他发药窗口的取药顾客数量，减少药师的工作量 2－4 药房还制作不同类型的药品宣传册，免费发放给顾客，为顾客合理用药提供帮助 Who：毛亚丽、谭广山、于双双 When：5月1日至5月17日 Where：西区门诊药房 How：部分顾客对发药药师的用药交代不了解，究其原因为顾客对常用药品的规格、剂量及治疗症状不了解，门诊药房制定免费的药品宣传手册，药师对顾客进行耐心讲解，使其对药师的用药交代不产生误解
效果（C）	药师的服务态度明显提高，门诊药房取药顾客的满意度明显提高，满意度由改善前的86.2%提高到95.7%
处理（A）	1. 经由效果确认，该对策为有效对策 2. 该对策在医院的其他药房进行推广 3. 制定《某市人民医院门诊药房病人满意度调查表》

十、跃众圈效果确认

此次跃众圈运用柱状图来表示改善效果，门诊药房取药顾客的满意度现状值是86.2%，目标值是94.2%，2016年6月门诊药房取药顾客满意度最终值是95.7%，门诊药房取药顾客满意度获得较大的提升，具体成果见图7-2-7。

通过比较改善前后的柏拉图，找出引起门诊药房取药顾客满意度低的原因，按照大小顺序排列，再加上累计值的图形，进而了解问题的重点和影响程度，对比例占最多的项目进行改善，较容易获得改善成果。跃众圈活动改善前后柏拉图见图7-2-8。

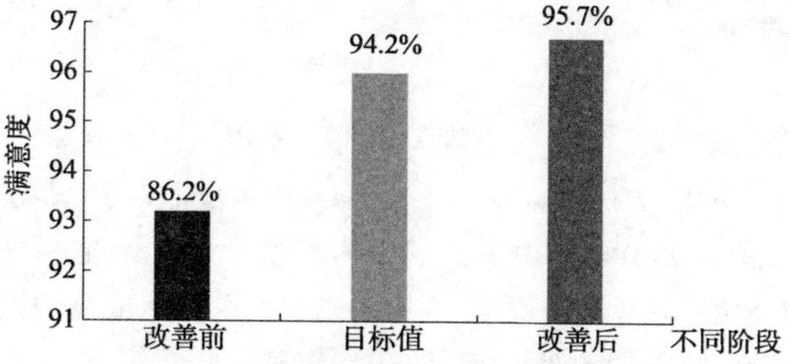

图7-2-7　跃众圈目标达成情况柱状图

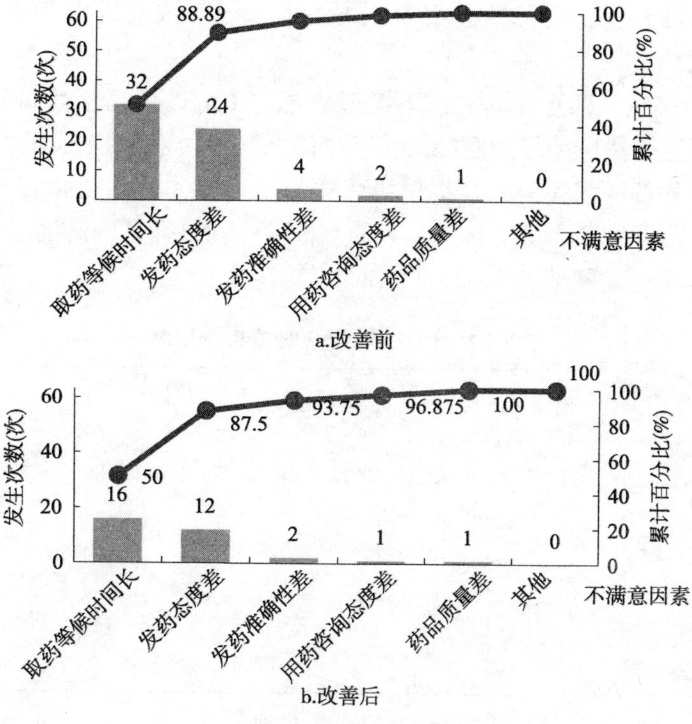

图7-2-8　跃众圈活动改善前后柏拉图比较图

跃众圈成果确认形式分为有形成果确认和无形成果确认。

1. 有形成果确认 此次跃众圈有形成果计算步骤及结果如下。

(1) 数据收集

Who：王某药师。

When：2016年6月1日至6月30日。

Where：某市人民医院门诊药房。

What：某市人民医院门诊药房取药顾客。

Why：评价门诊药房取药顾客的满意度。

How：通过让门诊药房取药顾客无记名填写《某市人民医院门诊药房取药病人满意度调查表》进行调查。

(2) 计算结果

①7月份门诊药房取药顾客的满意度 = (38.28/40) ×100% =95.7%

②目标达成率 = [(95.7% -86.2%) / (94.2% -86.2%)] ×100% =118.75%。

目标达成率为100% ±10%是很不错的，所以要尽可能地把握好现状。目标达成率高于150%或者低于80%应当说明原因。一般来说，目标达成率过高时，表明对自己的信心不足，以致目标值设定的太低；而目标达成率过低，可能是由于要因分析过程中未找到真正的原因，进而不能找到正确的对策进行实施。本次跃众圈提高门诊药房取药顾客满意度的活动中，目标达成率为118.75%，说明该次活动目标设定较为合适，对策实施较为成功。

2. 无形成果确认 跃众圈具有以下无形成果：①可以使品管圈圈员熟悉并运用各种品管工具，品管手法应用较为熟练；②减少团队的冲突和摩擦，增强团队的凝聚力；③增强各位圈员的责任感，为顾客提供更优质的服务；④各圈员相互合作，很好地培养了团队精神；⑤调动了圈员工作和学习的积极性；⑥增强了圈员的工作信心。

跃众圈具体无形成果见表7-2-14和图7-2-9。

表7-2-14 跃众圈无形成果确认表

编号	评价项目	活动前		活动后		活动成长
		合计	平均	合计	平均	
1	品管手法	25	2.5	50	5	2.5
2	凝聚力	30	3	45	4.5	1.5
3	责任感	35	3.5	46	4.6	1.1
4	团队精神	32	3.2	44	4.4	1.2
5	积极性	34	3.4	48	4.8	1.4
6	活动信心	35	3.5	50	5	1.5

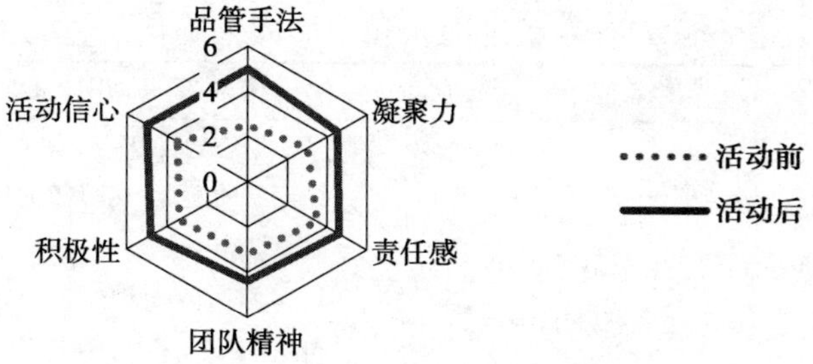

图 7－2－9　跃众圈无形成果雷达图

十一、跃众圈标准化

跃众圈标准化的具体内容见表 7－2－15。

表 7－2－15　跃众圈标准化内容

项次	修订前	修订后增加内容
完善门诊取药流程	1. 医师开立取药处方，之后门诊药房药师得到电子处方，药师应认真审核电子处方，严格按照“四查十对”对电子处方进行审核，即查处方，核对科别、姓名、年龄是否正确；查药品，核对药名、剂型、规格、数量是否准确；查配伍禁忌，检查所配药物是否能够混合使用，核对药品的性状以及用法用量是否合宜，最后查用药合理性，核对处方用药与临床诊断的相符性，规定必须做皮试的药品，处方医师是否注明过敏试验及结果的判定，剂量、用法是否准确，选药剂型和给药途径是否合理，是否有重复给药的现象 2. 门诊药房药师对处方进行审查以后，如果发现处方不合理，则应尽快与相应医师联系并且更改处方，若医师决定更改处方，这时应请病人让医师重新开具新处方，然后到收费处重新划价，发药药师依据处方内容并确认病人身份无误后交付正确的药品	1. 在门诊就医流程旁设立门诊取药流程图，并且在就医途中设立图标指向，减少病人取药的路程及时间 2. 在取药窗口旁的电子屏幕上依次介绍常用药品的规格和用量，让病人及时了解常用药品的用法和用量 3. 在取药窗口旁增设用药咨询窗口，对顾客的用药咨询进行详细交代，并且简单介绍下药物的相互作用和禁忌问题
制定《某市人民医院门诊药房取药病人满意度调查表》	门诊药房取药病人满意度的调查，通过医院相关部门调查门诊病人的满意度，由于门诊病人中不仅仅只有门诊药房取药病人，所调查的满意度不能完全代表门诊药房取药病人的满意度	门诊药房制定了门诊药房取药病人满意度调查表，其内容如下 尊敬的病人： 为了提高本院门诊药房药师的服务质量，我们将对您做无记名问卷调查。为帮助我们发现问题，

续表

项次	修订前	修订后增加内容
制定《某市人民医院门诊药房取药病人满意度调查表》		请根据您的自身感受如实填写，我们将及时改进。 谢谢您的配合，祝您身体健康 满意调查 1. 您对门诊药房药师的发药态度满意吗 A. 满意　B. 一般　C. 不满意 2. 您对门诊药房药师的用药咨询态度满意吗 A. 满意　B. 一般　C. 不满意 3. 您对门诊药房药师的发药准确性满意吗 A. 满意　B. 一般　C. 不满意 4. 您对门诊药房的取药等候时间满意吗 A. 满意　B. 一般　C. 不满意 5. 您对门诊药房药师的专业水平满意吗 A. 满意　B. 一般　C. 不满意 6. 您对门诊药房的药品质量满意吗 A. 满意　B. 一般　C. 不满意 7. 您对医院医师开具的处方满意吗 A. 满意　B. 一般　C. 不满意 8. 您对门诊药房的取药环境满意吗 A. 满意　B. 一般　C. 不满意 对上述1～8题中提到的内容，您认为最需要改进的问题是什么（可多选） 1　2　3　4　5　6　7　8

十二、跃众圈效果维持

跃众圈标准化效果维持推移图见图7－2－10。

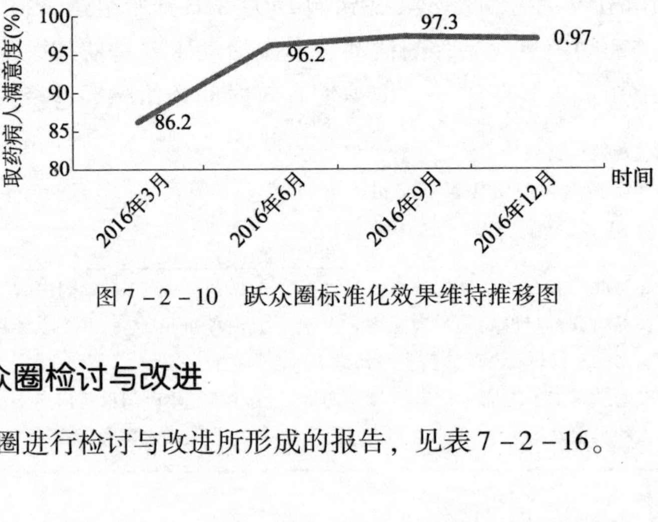

图7－2－10　跃众圈标准化效果维持推移图

十三、跃众圈检讨与改进

以下是跃众圈进行检讨与改进所形成的报告，见表7－2－16。

表 7－2－16　跃众圈活动检讨与改进报告

活动项目	优点	缺点及改进
主题选定	具有针对性，反映当前实际问题	以后更进一步加深药学人员的工作宗旨——“一切以病人为中心”
活动计划拟定	具有可实施性，基本按计划完成	工作效率进一步提升
现状把握	采用调查表的方法收集数据，能够了解问题的本质	继续加强对顾客的满意度调查
目标设定	目标值比较合理	使目标设定更为科学化
解　　析	采用多种品管圈方法，寻找原因和要因	进一步加强对头脑风暴的应用
对策实施	对每一步的实施进行了确认	个别对策实施难度大，需各部门配合
效果确认	充分发挥了圈员的数据分析能力	希望在现有的成果上继续努力
标准化	制定了规范流程，使工作效率大大提高	持续完成更多工作的规范

医院工作忙碌，门诊药房取药顾客过多，与药师的摩擦较大，本次跃众圈活动主题为提高门诊药房取药病人的满意度，能够增加病人对药师的信赖和信任，并且在活动中各圈员相互合作，熟悉并运用了各种品管工具，不仅增加了自己的业务知识，还加深了同事的关系，为以后门诊药房工作的开展奠定了很好的基础。

实例三　美丽圈

——缩短护士候药时长

一、美丽圈内容摘要

本次品管圈的圈名为美丽圈，此次活动改善的主题是“缩短护士候药时长”，活动时间是 2014 年 12 月至 2015 年 9 月。负责本次美丽圈活动的单位是某医院药剂科中心药房。

美丽圈由 2014 年 7 月 6 日提出，2014 年 7 月 8 日开始组建，2014 年 7 月 20 日成立。本次活动是美丽圈第 1 次品管圈活动。本次活动主要是使某医院中心药房药师致力于临床服务，缩短护士候药时长，把护士有效时间还给顾客。本次美丽圈活动期间共开会 18 次，开展了包含主题选定、活动计划拟定、现状把握、解析、目标设定、对策拟定、对策实施与检讨、效果确认、效果维持、检讨与改进 10 个品管步骤。

美丽圈的成员共 8 人，其中包括圈长 1 人，辅导员 1 人，圈员 6 人。圈长朱某药师在中心药房工作 14 年，其沟通能力强，态度乐观向上，工作认真负责，对药房日常工作有足够的了解，故此担任圈长职务；辅导员杨某药师负责中心药房的整体管理事宜，其工作细致，业务娴熟，经常参加相关的学术会议，有一定的经验，故此担任辅导员职务。

本次活动的主题范围包含本院护士到中心药房从要求提取医嘱至取到药品所需时

间。本次活动的主题是根据医院管理目标的方向、主管部门的方针及目前药房的工作现状、急需解决并可自行完成的问题而提出的。经由美丽圈全体圈员通过评价法，对迫切性、重要性、可行性、政策性等一系列指标赋予权重，并进行评价打分而最终确定的。

通过对护士候药时长数据的收集整理发现，美丽圈活动前护士候药平均时长为16.5分钟。首先，对此现象进行解析，通过查找原因、要因分析以及真因验证，找出导致护士候药时间长的原因主要有：药品拆零不足，出院带药与护士取药混用窗口，护士对取药流程不熟悉，药名相似，科室储备药筐规格不合适，调配工具不足，医嘱量大，无固定班次核对医嘱，药品外包装相似等。其次，对要因进行一一验证，依照柏拉图80/20法则，确定改善的真因为：出院带药与护士取药混用窗口，药品拆零不足，无固定拆零药盒，科室储备药筐规格不合适以及药名相似。再次，因全体圈员都是初次接触品管圈活动，对圈手法还不熟悉，所以通过打分计算出圈能力为78%，运用公式得出目标值为6分钟。最后，为达到这一目标，美丽圈的圈员针对真因提出相应对策，逐一实施后并验证发现，护士候药时长由16.5分钟缩短至5.4分钟，目标达成率为106%，进步率为67%。

相应的无形成果有药师工作的积极性、愉悦感、相互协作的能力以及对品管圈手法的应用都有明显的提升。为了使项目标准化，由此重新修订了中心药房医嘱调配流程、药品上架和拆零制度以及易混淆药品培训管理制度。经过6个月的连续跟踪观察证实，本次美丽圈活动的效果维持良好，至2016年5月，护士候药时长为5.2分钟，处于目标值以下。故此，决定进行下一次品管圈活动，活动的主题为“提高药师调配正确率”。

二、美丽圈介绍

（一）美丽圈组成

美丽圈成立时间是2014年7月20日，活动开始时间是2014年12月1日，活动结束时间是2015年9月30日，美丽圈此次是第一期活动，圈成员共7人，其中5名药师，2名主管药师，美丽圈组成的相关内容见表7-3-1。

表7-3-1 美丽圈组成

圈　名	美丽圈	成立日期	2014年7月20日
活动期	第一期	活动期间	2014年12月1日至2015年9月30日
圈　长	朱某药师	辅导员	杨某药师
圈　员	刘某药师、王某药师、谭某药师、林某药师、蔡某药师、吴某药师		
活动单位	某医院中心药房		
活动主题	缩短护士候药时长		

美丽圈圈长朱某药师作为该品管圈的代表人，组织圈员参与活动，分配工作，及

时掌握活动进度，整理活动中遇到的情况，向上汇报成果和活动进展，培养后继圈长的作用。

美丽圈辅导员杨某药师起营造品管圈自主活动的氛围，对品管圈活动给予指导和建议，把控整体方向，协调各方面工作的作用。

（二）美丽圈名与圈徽

1. 美丽圈圈名　此次品管圈的圈名为美丽圈，此圈是一个充满活力、自信、富有创新意识的集体，试图用智慧和爱心为同仁打造一个和谐、积极向上、美丽的工作环境。

2. 美丽圈圈徽及意义　美丽圈圈徽中的七片花瓣，代表七位圈员；七片花瓣各有大小，代表每个圈员各有特点、各有各长处，只有相互依靠才能完美绽放。七种颜色，代表生命的色彩，代表大家对生活、工作的热爱。（图7－3－1）

图7－3－1　美丽圈圈徽

三、美丽主题选定

（一）美丽圈主题内容

全体全员在辅导员的指导下，运用头脑风暴法充分提出许多目前需要改善的问题，包括提高药师摆药正确率、缩短护士侯药时长、提高药品账物相符率、降低临床科室退药率等，对突出的主题，对四个急需改善的问题进行全体圈员投票，如表7－3－2所示。

表7－3－2　美丽圈主题内容

<table>
<tr><th colspan="2" rowspan="2">备选主题</th><th colspan="4">评价</th><th rowspan="2">总分</th><th rowspan="2">选定</th></tr>
<tr><th>重要性
（1.9）</th><th>迫切性
（1.7）</th><th>可行性
（1.6）</th><th>圈能力
（1.8）</th></tr>
<tr><td colspan="2">提高药师摆药正确率</td><td>5×1.9</td><td>3×1.7</td><td>3.3×1.6</td><td>3×1.8</td><td>25.3</td><td></td></tr>
<tr><td colspan="2">缩短护士侯药时长</td><td>5×1.9</td><td>4.1×1.7</td><td>5×1.6</td><td>3.9×1.8</td><td>31.5</td><td>√</td></tr>
<tr><td colspan="2">提高药品账物相符率</td><td>5×1.9</td><td>2.4×1.7</td><td>3×1.6</td><td>3×1.8</td><td>23.8</td><td></td></tr>
<tr><td colspan="2">降低临床科室退药率</td><td>3.6×1.9</td><td>2.1×1.7</td><td>2.1×1.6</td><td>1.9×1.8</td><td>17.2</td><td></td></tr>
<tr><td rowspan="3">评分标准</td><td>5</td><td>非常重要</td><td>非常迫切</td><td>非常可行</td><td>76%～100%</td><td colspan="2" rowspan="3">注：全体圈员按5－3－1原则参与投票</td></tr>
<tr><td>3</td><td>重　要</td><td>迫　切</td><td>可　行</td><td>51%～75%</td></tr>
<tr><td>1</td><td>不重要</td><td>不迫切</td><td>不可行</td><td>0～50%</td></tr>
</table>

具体使用方法如下：

1. 评价法　运用评价法的方式来选择主题，通过评价项目和备选主题制成交叉表，并通过各个评价项目对主题进行评价。此次美丽圈采用的就是该方法。每个圈员对提出的所有主题从迫切性、重要性、可行性、政策性四方面，按照优5分，可以3分，差1分三个等级，对每个主题的每个项目一一打分，最后选定合计得分最高的“缩短护士候药时长”31.5分为美丽圈本期活动的主题。

2. 投票法 用赞成或反对的投票方式，以少数服从多数的原则确定活动主题，此法比较直接，但主观性过大。因此，还可以采用二重或多重投票法等来达成共识，以弥补该方法在主观上的缺陷。在海选主题后，本圈应用了此方法选出目前急需解决的四个备选主题。

（二）美丽圈活动主题

1. 美丽圈主题范围 缩短护士候药时长的主题范围——所有到中心药房提取住院医嘱的护士的候药时长，连续收集3天。

2. 美丽圈专有名词 护士候药时长：护士到中心药房提取医嘱至取到药品所需时间。

3. 美丽圈衡量指标 2014年8月，中心药房根据临床护士对药房提出的需求，针对护士候药时长做了连续3天的收集，并计算出平均候药时长为16.5分钟。

（三）美丽圈选题理由

1. 对病人而言 保障病人及时用药。

2. 对医院而言 契合医院理念，把时间还给护士，让护士用于护理病人。

3. 对药师而言 减少工作压力，提高同事间凝聚力。

四、美丽圈活动计划拟定

本次活动原计划于2015年5月31日完成，因期间遇到春节和大家均为第一次开展品管活动，对品管手法和具体推进过程都不熟悉，所以整体活动延迟至2015年9月30日才完成。具体的内容和时间进度安排见表7-3-3。

五、美丽圈现状把握

（一）中心药房医嘱调配流程

美丽圈所在某医院中心药房的医嘱调配流程：首先由医师下达医嘱或处方（需打印纸质处方），药师提取医嘱前应认真审核医嘱，查看用法用量；确认处方时做到“四查十对”，即查处方，核对科别、姓名、年龄是否正确；查药品，核对药名、剂型、规格、数量是否准确；查配伍禁忌，检查所配药物是否能够混合使用，核对药品的性状以及用法用量是否合宜；最后查用药合理性，核对处方用药与临床诊断的相符性，规定必须做皮试的药品，处方医师是否注明过敏试验及结果的判定，剂量、用法是否准确，选药剂型和给药途径是否合理，是否有重复给药的现象。在进行医嘱或处方审查以后，如果发现处方不合理，则应与相应医师联系更改医嘱和处方。医师修改完成后，药师确认无误再提取调配核对发放药品。具体的中心药房医嘱调配流程见图7-3-2，虚线标出部分为活动改善涉及区域。

表 7-3-3　美丽圈活动计划拟定

活动项目	时间进度表																																													工具	负责人	地点
	12月					1月				2月				3月				4月					5月					6月				7月					8月					9月						
	1周	2周	3周	4周	5周	1周	2周	3周	4周	1周	2周	3周	4周	1周	2周	3周	4周	1周	2周	3周	4周	5周	1周	2周	3周	4周	5周	1周	2周	3周	4周	1周	2周	3周	4周	5周	1周	2周	3周	4周	5周	1周	2周	3周	4周			
主题选定	… —	… —																																												头脑风暴	朱某	中心药房
计划拟定			… —																																											甘特图	朱某	
现状把握				…	…																			—	—	—	—																			查检表	谭某	
目标设定						…	…																					—																		公式计算	谭某	
解析								…	…																				—	—	—	—	—													头脑风暴	吴某	
对策拟定										…																								—												头脑风暴	林某	
对策实施与检讨													…	…	…	…	…	…	…	…	…	…													—	—	—	—	—	—	—					PDCA	王某	
效果确认																							…	…																		—	—			柏拉图 查检表	蔡某	
标准化																									…																		—	—		SOP	刘某	
检讨与改进																										…																			—	头脑风暴	朱某	

注：…表示计划线，—表示实施线。

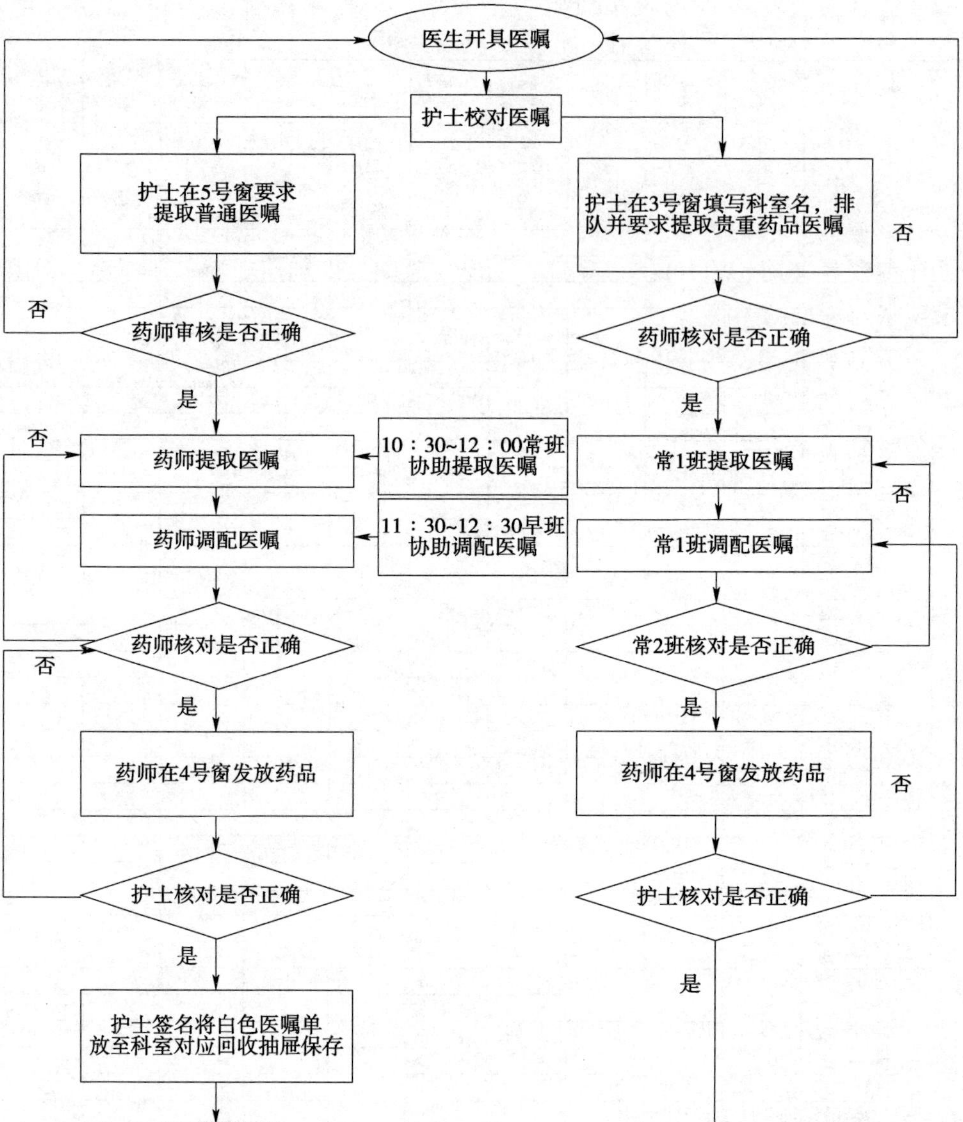

图7－3－2　美丽圈中心药房医嘱调配流程

（二）美丽圈现状把握实施步骤

美丽圈在现状把握阶段，其工作大致可分为明确工作流程、查检、确定改善重点三个阶段。

1. 明确工作流程　全体圈员通过讨论，利用流程图对中心药房目前的医嘱流程进行梳理归纳和总结。

2. 查检　查检过程需深入到现场，以事实为基础，对收集数据汇总后采取行动。

美丽圈成员利用查检表现场收集所有护士在中心药房候药时长超过 13 分钟的相关信息。

（1）查检表的制作　①明确所要观察和记录的事件；②利用圈员头脑风暴、特性要因图（鱼骨图）、文献查证、调查表等确定要收集的项目；③最后项必为“其他项”，确保查检过程中出现事先未预设的项目。

（2）数据收集与统计　①明确数据收集目的、内容、时间和期限、地点、人员、方法、样本数等（即 5W1H）；②遵循“三现”原则，即利用现物、到现场、利用查检表记录现状与标准的差距。

3. 确定改善重点　根据 80/20 法则确定改善重点，圈员只需要改善 20% 的错误项目，就可以纠正 80% 的错误。美丽圈在此步骤利用柏拉图来确定改善重点。柏拉图是以数据项目别分类，并按其出现的大小顺序排列的图，通过柏拉图可以明显地看出“哪一个项目有影响”以及“其影响程度如何”。

4. 确定改善重点注意事项

（1）列出与主题“减少护士取药时间”相关的作业流程　详细列出与主题相关的作业流程，既有利于圈员对全局把控，又有助于对本主题流程不了解的圈外人员对主题有更进一步的了解。

（2）客观把握实际状态　在提出问题时，如果没有办法了解实际状况，也就无法决定目标值及达成期限，因此决定目标值及达成期限前，必须做好现状把握及分析，这是活动步骤中非常重要的一项。

（3）收集并整理问题现状的实际资料　对于所收集的数据资料，以 5W1H 的方式，全员分工收集，以获得客观的、符合实际的正确资料，此外，可用问卷、查检表等收集数据。

5. 常见管理手法　美丽圈采用记录用查检表——把数据分类为数个项目类别，以画“正”记录的表。这种表不仅可用来记录，还可在记录完毕后明显看出哪一项数据特别集中。

（三）美丽圈现状数据收集

美丽圈以事实为基础，通过对现状数据的收集分析、判断，再确定后续的发展。收集到可靠真实的数据对整个活动至关重要。此次数据收集得出结果如下。

Who：谭药师。

When：2015 年 5 月 12 日至 2015 年 5 月 22 日。

Where：某医院中心药房。

Why：护士候药时长。

What：护士候药时长≥13 分钟的例数。

How：利用查检表对数据进行收集整理。

1. 记录方式　详细记录护士到中心药房要求提取医嘱至取到药品总时长超过 13 分

钟，所有问题以画“正”字的形式记录。

2. 结果 调查表统计 11 天共收集 495 例，通过累计百分比可以看出高峰时段候药时间长和差错耗时占比达 81.21%。查检表具体内容见表 7－3－4。

表 7－3－4 护士候药时长查检表

查检项目	例数	百分比	累计百分比
高峰时段取药时间长	221	44.65%	44.65%
差错耗时	181	36.56%	81.21%
药品备用不足	30	6.06%	87.27%
护士取药无排队秩序	19	3.84%	91.11%
医嘱问题	18	3.66%	94.77%
摆药工具不足	15	3.03%	97.80%
护士不熟悉取药流程	11	2.22%	100.00%
合计	495	100%	100.00%

六、美丽圈目标设定

（一）美丽圈设定目标值

美丽圈在现状把握阶段，画出的改善前柏拉图，根据 80/20 法则可得知，改善的重点为两项：高峰时段取药时间长，差错耗时。依据品管圈十大步骤，进入目标设定。

根据设定的目标绘制成美丽圈目标设定柱状图，简单明了地呈现出了目前护士取药的等候时长为 16.5 分钟，根据公式计算目标值为 6 分钟，降幅达到 63.6%，预计完成时间为 2015 年 5 月，实际完成时间为 2015 年 9 月。见柱状图 7－3－3。

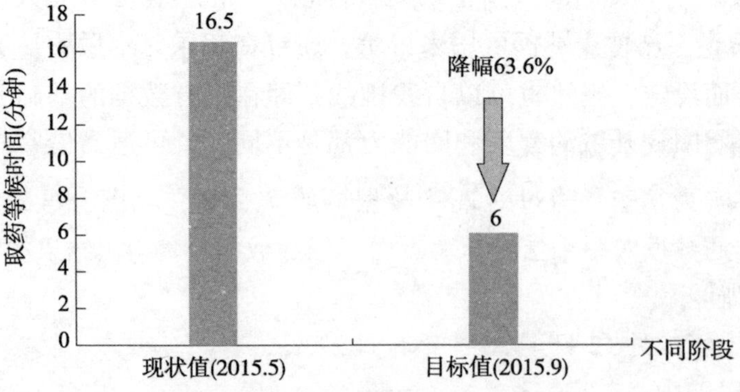

图 7－3－3 美丽圈目标设定柱状图

（二）美丽圈目标设定实施步骤

1. 设定目标 美丽圈计划在 6 个月内将护士候药时长缩短为 6 分钟。

2. 设定完成期限　美丽圈的决定完成时间为6个月，但是在诸多因素的影响下美丽圈实际完成时长为10个月，远远超出计划值，导致延误的原因主要包括圈员对品管手法掌握不充分，恰逢春节以及内容欠科学，重新检讨内容等。

3. 计算目标值

（1）主题动词为负向描述（减少或降低）的目标值计算公式

目标值 = 现状值 - 改善值 = 现状值 - （现状值 × 改善重点 × 圈能力）

（2）通过负向描述来计算目标值

$$目标值 = 16.5 - (16.5 \times 81.21\% \times 78\%) = 6 分钟$$

$$降幅 = [(16.5 - 6) / 16.5] \times 100\% = 63.6\%$$

（3）现状值　现状把握阶段针对护士候药时长设计查检表，进行了为期3天的数据收集，在本次美丽圈中以“缩短护士候药时长”为主题的活动，得出目前护士取药平均等候时长为16.5分钟。这个时长即为目标设定阶段的现状值。

（4）改善重点　根据查检表得出的数据画出柏拉图，根据80/20法则，得出的改善重点为前面两项：高峰时段取药时间长以及差错耗时。两项总计占比为81.21%。

（5）圈能力　在目标设定阶段，圈能力是评价目标值是否合适的重要因素。圈能力是一个数值，圈能力值是通过全体美丽圈圈员对圈能力进行评价打分，计算得到的平均分，再除以满分（5分制）而得到的百分比数值。

4. 绘制目标设定柱状图　根据现状值16.5分钟以及公式计算得出的目标值6分钟，直观呈现出改善前后的数据，同时标上降幅率，降幅为63.6%。结合美丽圈目前实际情况，绘制出清晰明了的柱状图（图7-3-3）。

（三）美丽圈目标设定常用手法

1. 改善能力预估法　根据美丽圈开展的程度和圈能力，通过公式计算，设定此次活动的目标值。

2. 标杆学习法　根据医院的方针及计划、领导的指示、文献查证的结果，并参考兄弟单位的标准而设定，当然也可以自我挑战，即在已有数据的基础上多加几个百分点。不同的品管圈圈期开展的程度和圈能力都是不同的，可适当借鉴其他品管圈的方法，但更多的要结合本品管圈的特性进行预估。

七、美丽圈解析

（一）美丽圈查找原因

1. 查找护士取药时间长原因　此次美丽圈查找原因运用的是绘制特性要因图（鱼骨图）的手法，吴某药师带领圈员运用头脑风暴提出和收集原因，从各种不同角度找出问题产生的原因。首先，从为什么高峰时段取药时间长开始思考，找出大原因（即大鱼骨），为人员、方法、环境、药品、工具五方面产生了问题；然后，再对大原因进行深究，找出中原因（即中鱼骨），如人员可能是在药师、护士两方面产生了问题；最后，再对找出的中原因进行分析，找出小原因（即小鱼骨），如药师方面可能是因为对药品货架不熟悉而影响了调配速度；护士方面未及时校对医嘱或对取药流程不熟悉而影响了候药时长等；环境方面可能是出院带药与护士取药混用窗口，货架布局不合理等问题；药品方面可能是前期准备不充分或是高峰期无固定人员及时补充短缺药品等；工具方面可能是系统已不能满足目前工作所需，打印机老化无法正常使用，调配所用工具不足或规格不合适而影响速度；方法方面没有固定人员处理处方与贵重药品医嘱，护士取药无排队秩序等原因。总而言之，以上种种原因并非此次美丽圈找出的全部问题，还有其他原因被提出。各品管圈的圈员在进行头脑风暴时应积极发言，提出更多的原因，并进行思考分析，才能更准确地找出解决的方法。美丽圈查找高峰时段取药时长问题的特性要因图见图7－3－4。

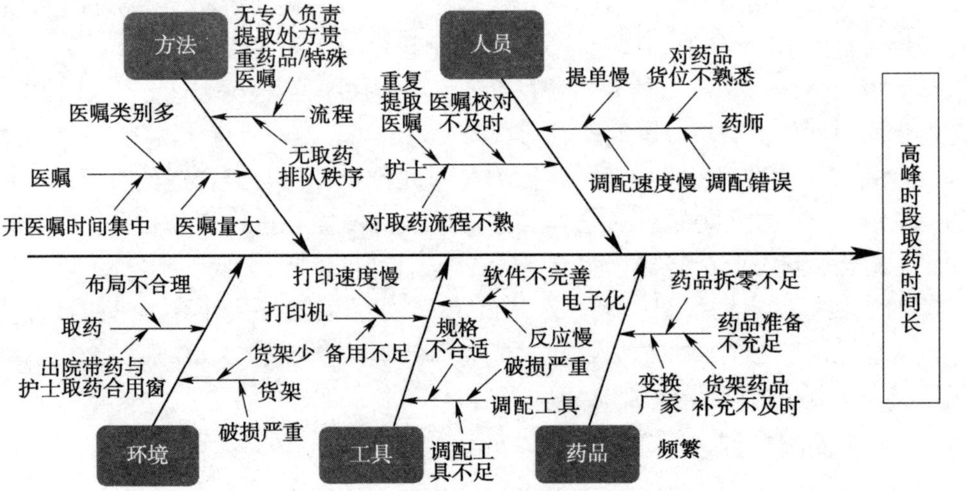

图7－3－4　高峰时段取药时间长问题的特性要因图

2. 查找差错时耗时长原因　继续运用头脑风暴，首先，以画鱼骨图的方式对导致差错耗时的原因进行人员、方法、工具和药品四个方面讨论分析。其次，再对大原因进行深究，找出中原因（即中鱼骨），如人员可能是在药师、护士和医师三个方面产生了问题；最后，再对找出的中原因进行分析，找出小原因（即小鱼骨），如人员方面可能是医师处方医嘱下达错误、下达医嘱不规范等问题；护士医嘱校对错误等问题；药品可能是因为外包相似、药名相似、一品多规等问题；工具方面可能是调配药筐规格不合适、医嘱单打印不清晰等问题。通过对问题充分进行头脑风暴，尽可能挖掘导致问题的原因，并思考分析，找到更充分准确的原因。美丽圈查找差错耗时原因的具体内容见图7－3－5。

（二）美丽圈要因分析

此次美丽圈活动采用评价法进行要因分析，经过7人打分，分别选取得分排前5名作为圈选的要因。美丽圈具体内容见表7－3－5、表7－3－6。

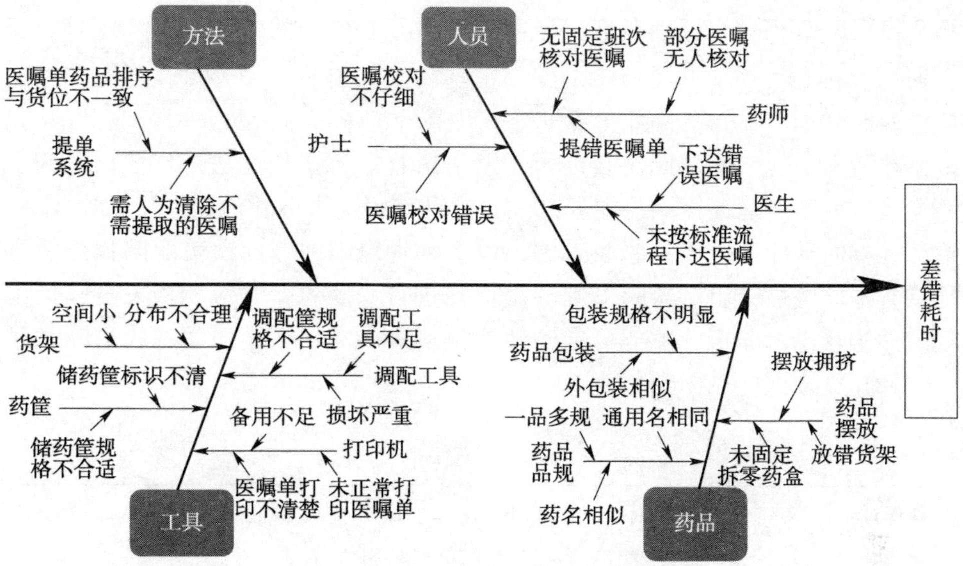

图 7－3－5　差错耗时问题特性要因图

表 7－3－5　高峰时段候药时间长要因分析

编号	特性要因图中的原因		总分	排名	选定
	中原因	小原因			
1	药师	药师对药品货位不熟悉	13	5	
2		药师提单速度慢	11	6	
3		药师调配速度慢	15	4	
4		调配差错	15	4	
5	护士	护士校对医嘱不及时	15	4	
6		重复提取医嘱	13	5	
7		对取药流程不熟悉	29	2	√
8	流程	无专人负责提取调配贵重药品、特殊药品医嘱	15	4	
9		无取药排队秩序	17	3	
10	医嘱	医嘱类别较多	13	5	
11		医嘱量大	29	2	√
12		医生下达医嘱时间集中	13	5	
13	药品准备不足	药品拆零不足	31	1	√
14		货架药品补充不及时	13	5	
15		药品更换厂家频繁	15	4	
16	电子化系统	软件不完善	15	4	
17		反应慢	17	3	

续表

编号	特性要因图中的原因		总分	排名	选定
	中原因	小原因			
18	调配工具	调配筐规格不合适	15	4	
19		破损严重	17	3	
20		调配工具不足	31	1	√
21	打印机	打印速度慢	15	4	
22		备用不足	17	3	
23	货架	货架少	13	5	
24		破损严重	13	5	
25	取药窗口	布局不合理	13	5	
26		出院带药与护士取药混用窗口	29	2	√

注：全体圈员按重要的5分，一般的3分，不重要的1分打分。根据80/20法则，选定排名前5名的为要因。

表7-3-6　差错耗时要因分析

编号	特性要因图中的原因		总分	排名	选定
	中原因	小原因			
1	药师	部分医嘱无人核对	13	6	
2		无固定班次核对医嘱	29	2	√
3		提错医嘱单	13	6	
4	医生	下达错误医嘱	17	4	
5		未按标准流程下达医嘱	9	8	
6	护士	医嘱校对错误	17	4	
7		医嘱核对不仔细	17	4	
8	科室储药筐	科室储备药筐规格不合适	31	1	√
9		科室储备药筐标识不清	11	7	
10	打印机	医嘱单打印不清楚	13	6	
11		未正常打印医嘱单	15	5	
12		备用不足	11	7	
13	货架不足	空间小	15	5	
14		分布不合理	13	6	
15	调配筐	调配药筐规格不合适	11	7	
16		损坏严重	13	6	
17		调配工具不足	11	7	
18	药品摆放	未固定拆零药盒	27	3	√
19		摆放拥挤	13	6	
20		放错货位	13	6	

续表

编号	特性要因图中的原因		总分	排名	选定
	中原因	小原因			
21	药品包装	包装规格不明显	13	6	
22		外包装相似	27	3	√
23	药品规格	药名相似	29	2	√
24		一品多规	11	7	
25		通用名相同	11	7	
26	提单系统	医嘱单药品排序与货位不一致	13	6	
27		需人为清除中心药房不需调配的医嘱	11	7	

注：全体圈员按重要的5分、一般的3分、不重要的1分打分。根据80/20法则，选定排名前5名的为要因。

（三）美丽圈真因验证

1. 数据收集

Who：全体当班药师。

When：2015年6月13日至2015年6月23日。

Where：某医院中心药房。

What：护士候药时长超过13分钟的原因次数。

Why：确定影响护士候药时长的原因此次。

How：以画“正”字记录护士候药时长的原因次数。

资料收集：统计11天护士候药时长数据。

此次美丽圈活动通过现场数据收集绘制柏拉图：出院带药与护士混用窗口和药品拆零不足两项累计百分比已达82.78%，依据80/20法则，出院带药与护士混用窗口和药品拆零不足确定为高峰时段候药时间长的真因；前三项无固定拆零药盒、科室储备药筐规格不合适与药名相似累计百分比已达86.73%，依据80/20法则，确定为导致差错耗时的真因。具体内容见表7-3-7、图7-3-6、表7-3-8、图7-3-7。

表7-3-7　高峰时段取药时间长真因查检表

项　目	例　数	百分比	累计百分比
出院带药与护士取药混用窗口	98	46.89%	46.89%
药品拆零不足	75	35.89%	82.78%
医嘱量大	16	7.66%	90.44%
护士对取药流程不熟悉	15	6.23%	96.97%
调配工具不足	7	3.35%	100%

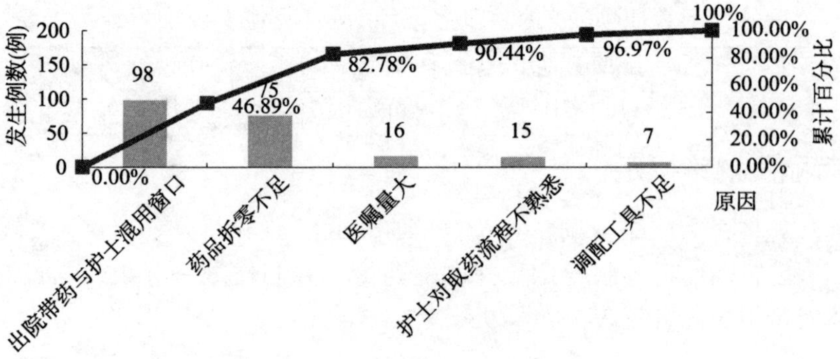

图 7-3-6　高峰时段取药时间长柏拉图

表 7-3-8　差错耗时真因查检表

项　目	例　数	百分比	累计百分比
无固定拆零药盒	62	34.25%	34.25%
科室储备药筐规格不合适	54	29.83%	64.08%
药名相似	41	22.65%	86.73%
药品外包装相似	13	7.18%	93.91%
无固定班次核对医嘱	11	6.08%	100%

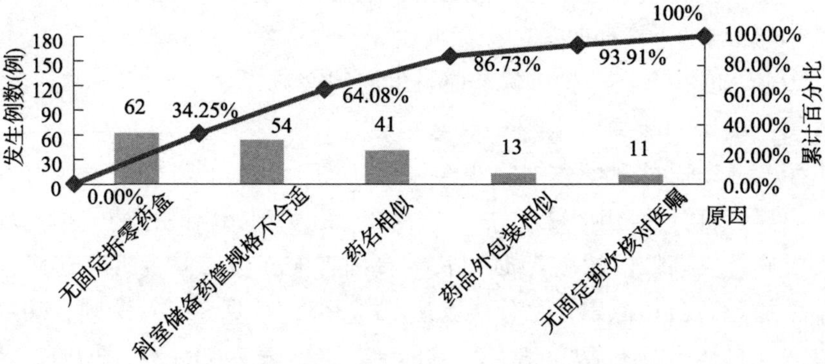

图 7-3-7　差错耗时柏拉图

2. 柏拉图绘制细则

（1）数据的分类方式。横坐标为项目类别，左纵坐标为收集的数据，右纵坐标为累计百分比。

（2）收集数据的期间，应按项目分类，在规定时间内收集数据。考虑到发生问题的状况，从中选择恰当的期限（如一天、一周、一月、一季或一年为期间）来收集数据。因美丽圈此次主题每日样本量大，以收集 11 天的量为样本。

（3）依据分类项目，做数据整理，并做成统计表。①各项目按出现数据的大小顺序排列，若有“其他”项目，应排在最后一项，并计算百分比和累计百分比；②其他项排在最后，不可大于其他项，若太大时，可能是有其他重要项目还需细分出来。

（4）根据数据图表，按照数据大小排列顺序可手工先画简易柱状图柏拉图，根据80/20法则确定真因，然后再利用计算机系统制作精确的柏拉图。

八、美丽圈对策拟定

将对策归类整合为三条：调整人员高峰期岗位，细化工作职责；制定易混淆药品管理和培训制度、药品拆零制度；配齐调配药筐，并制作统一标识。制订对策实施计划表，具体对策拟定内容见表7－3－9、表7－3－10。

表7－3－9　美丽圈对策拟定评分

问题	主要因	对策拟定	负责人	决策				总分	选定
				有效性	可行性	经济性	时间性		
高峰时段医嘱提取集中	出院带药与护士取药合用窗口	增设新窗口	王某	22	7	7	11	47	×
		固定班次负责调配贵重药品医嘱	朱某	35	29	23	29	116	√
		定4号窗为护士等待取药窗口	林某	33	29	33	27	122	√
	药品拆零不足	增加人员负责药品拆零	朱某	15	7	9	13	44	×
		固定班次负责拆零药品	刘某	35	31	29	27	122	√
差错耗时	未固定拆零药盒	给拆零药盒贴上对应药名	蔡某	35	29	27	26	117	√
		用双面胶固定拆零药盒	王某	33	23	25	33	114	√
		增加人员整理药盒	吴某	13	9	7	9	38	×
	科室储药筐规格不合适	根据科室储药量配备合适药筐	蔡某	33	31	25	24	113	√
		储药量大的科室配备多个药筐	谭某	21	9	9	11	50	×
	药名相似	制定易混淆药品培训制度	谭某	35	31	23	27	116	√
		制定易混淆药品管理制度	吴某	35	29	27	23	114	√

注：全体圈员就有效性、可行性、经济性、时间性4个维度按5－3－1原则进行评分。满分为140分，根据80/20法则，140×0.8＝112分，选定112分以上的对策。

表7－3－10　美丽圈对策拟定整合表

对策编号	对策内容	负责人	实施时间	地点
对策一	调整人员高峰期岗位，细化工作职责	朱某	7.20～8.2	中心药房
对策二	制定易混淆药品管理和培训制度，制定药品拆零制度	谭某	8.3～8.16	
对策三	配齐调配药筐，并制作统一标识	王某 蔡某	8.17～8.30	

九、美丽圈对策实施与检讨

本次美丽圈对策实施与检讨所得出的结果，根据PDCA循环列表所得具体内容见表7－3－11至表7－3－13。

表 7-3-11　美丽圈 PDCA 循环图对策一

<table>
<tr><td rowspan="2">对策编号
(1)</td><td>对策名称</td><td>调整人员高峰期岗位，细化工作职责</td></tr>
<tr><td>真因</td><td>出院带药与护士取药合用窗口</td></tr>
<tr><td colspan="2">计划（P）</td><td>现状说明：1-1 药品摆放无序，未及时整理
1-2 高峰期工作量大、集中
1-3 出院带药与护士取处方、贵重药品、特殊药品医嘱合用窗口，没有明确分工，导致护士取药慢
对策内容：1-1 按班次对货架进行维护
1-2 调整高峰期岗位
1-3 固定 4 号窗为护士取药窗口</td></tr>
<tr><td colspan="2">实施（D）</td><td>1-1 药品货架维护按班次分管到个人，除了个人定期对药品效期进行维护，也要及时整理当班分管的货架</td></tr>
</table>

调配组货位安排

A101& 地面	谭某药师	A303&A703	林某药师
A101-A103	肖某药师	3 号冰箱	侯某药师
A2&2 冰箱	王某药师	4 号冰箱	朱某药师
A301&A302	李某药师	B701-B702	林某药师
A4	伍某药师	B801-B803	蔡某药师
A501	杨某药师	麻醉库	朱某药师
A502	叶某药师	1 号冰箱	吴某药师
A503	郑某药师	B601	王某药师
A6	伍某药师	B602	岑某药师
A701-A702	林某药师	A8	陈某药师

1-2 高峰期调整过时餐时间；调常班负责护士提取处方、贵重药；注射剂长期医嘱推迟至 11:40 开始提取摆药

中心药房排班表(20150803-20150809)

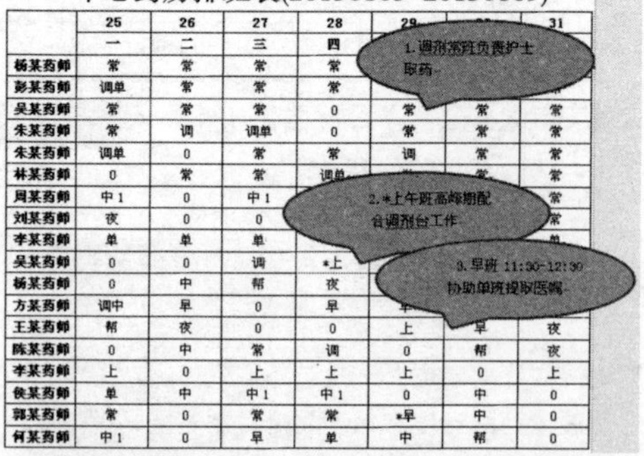

	25	26	27	28	29	[illegible]	31
	一	二	三	四	[illegible]	[illegible]	[illegible]
杨某药师	常	常	常	常	[illegible]	[illegible]	[illegible]
彭某药师	调单	常	常	常	[illegible]	[illegible]	[illegible]
吴某药师	常	常	常	0	常	常	常
朱某药师	常	调	调单	0	常	常	常
朱某药师	调单	0	常	常	调	常	常
林某药师	0	常	常	调单	[illegible]	常	常
周某药师	中1	0	中1	[illegible]	[illegible]	[illegible]	常
刘某药师	夜	0	0	[illegible]	[illegible]	[illegible]	常
李某药师	单	单	单	[illegible]	[illegible]	[illegible]	[illegible]
吴某药师	0	0	调	*上	[illegible]	[illegible]	[illegible]
杨某药师	0	中	帮	夜	[illegible]	[illegible]	[illegible]
方某药师	调中	早	0	早	[illegible]	[illegible]	[illegible]
王某药师	帮	夜	0	0	上	早	夜
陈某药师	0	中	常	调	0	帮	夜
李某药师	上	0	上	上	上	0	上
侯某药师	单	中	中1	中1	0	中	0
郭某药师	常	0	常	常	*早	中	0
何某药师	中1	0	早	单	中	帮	0

1-3 固定 4 号窗为护士取药窗口；设立贵重药、处方药提取排序登记本

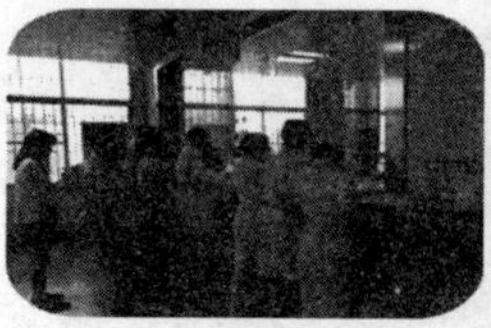

改善前

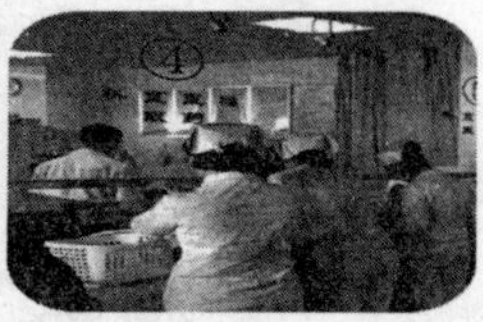

改善后

续表

实施（D）	负责人：朱某、林某、吴某 实施时间：7.20～8.2 实施地点：某医院药材科中心药房
效果（C）	取药等候时间由原来的16.5分钟降至8.8分钟
处理（A）	1－1 规范货架管理制度 1－2 列为中心药房日常工作流程

表7－3－12　美丽圈PDCA循环图对策二

<table>
<tr><td rowspan="2">对策编号
（2）</td><td>对策名称</td><td>制定易混淆药品和拆零药品的管理、培训制度</td></tr>
<tr><td>真因</td><td>2－1 药名相似
2－2 药品拆零不足</td></tr>
<tr><td colspan="2">计划（P）</td><td>现状说明：2－1 因药名听似或商品名相同，导致调配差错
2－2 因药品拆零不足，调配医嘱时需要临时除去药品外装袋或拆零，导致调配耗时
对策内容：2－1 制定易混淆药品培训管理制度
2－2 易混淆药品贴上标识
2－3 制定药品拆零制度</td></tr>
<tr><td colspan="2">实施（D）</td><td>2－1 制定易混淆药品培训制度，中心药房所有人员定期培训考核
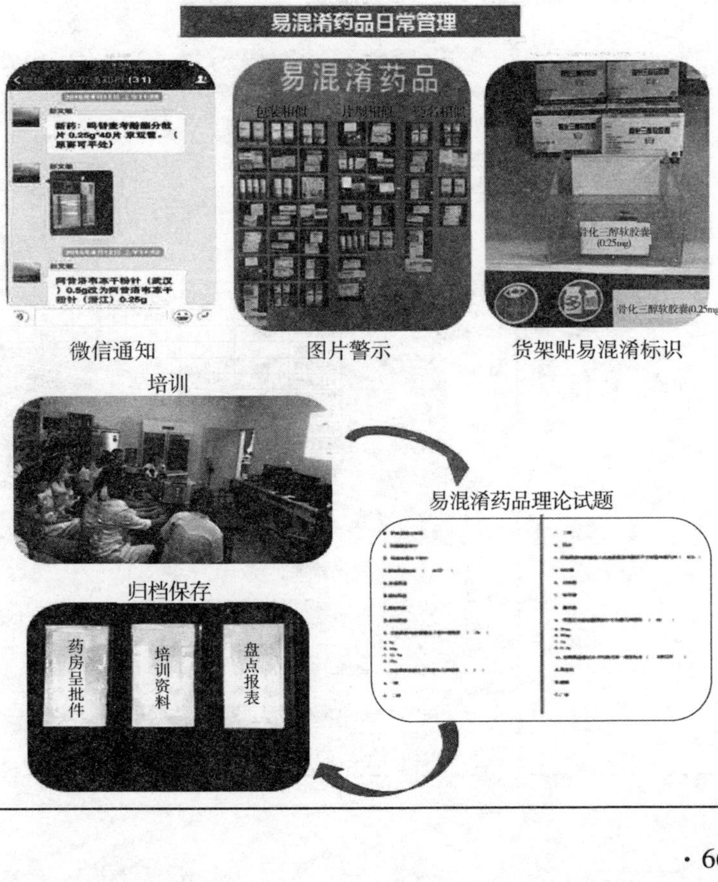
</td></tr>
</table>

续表

实施（D）	2－2 易混淆药品贴上“看似”“听似”“多规”醒目标识，并分开摆放 2－3 制定标准的药品拆零制度，固定班次提前准备或补充拆零药品，确保每日常用量，以供调配所需 负责人：谭某、刘某 实施时间：8 月 3 日至 8 月 16 日 实施地点：某医院药材科中心药房
效果（C）	取药等候时间由原的 8.8 分钟降至改善后 6.5 分钟
处理（A）	2－1 列为药师、轮转药师、实习生的常规学习内容 2－2 形成制度化

表 7－3－13　美丽圈 PDCA 循环图对策三

对策编号（3）	对策名称	配齐调配药筐，并制作统一标识
	真因	3－1 储药筐规格不合适 3－2 未固定拆零药盒
计划（P）		现状说明：3－1 无固定拆零药盒，药师调配零散药品时容易出错 3－2 科室储药筐无标识 对策内容：3－1 固定拆零药盒 3－2 配备相应规格药筐
实施（D）		3－1 把拆零药盒用双面胶固定在对应药品货位，并贴上药名 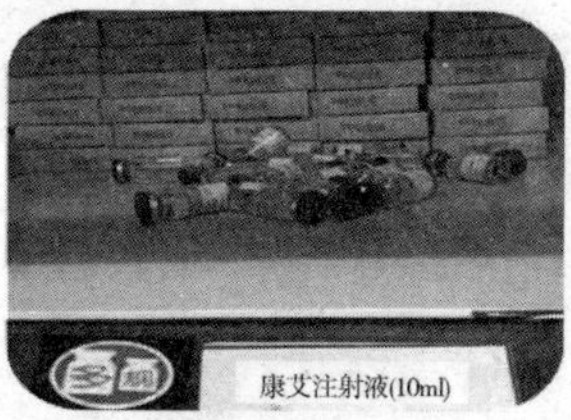 改善前 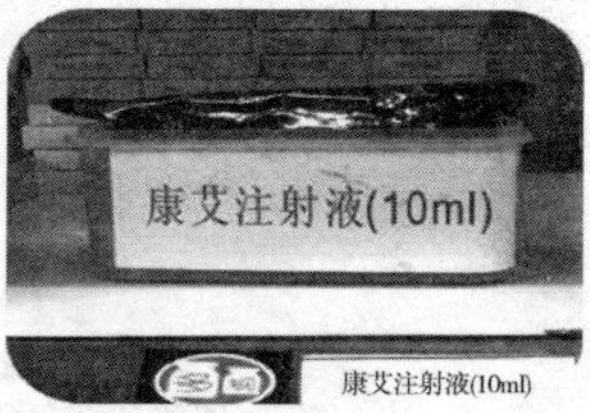 改善后 3－2 按科室储药量需求配备相应规格药筐，并在储药筐贴上科室名，避免将药品放错药筐 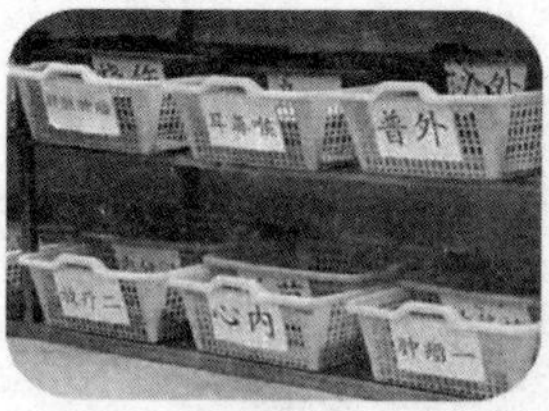 改善前 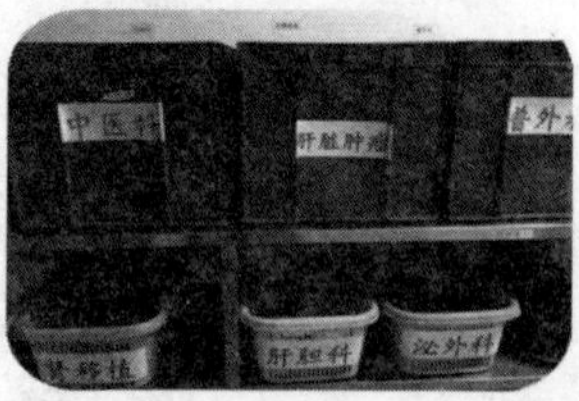 改善后 负责人：王某、蔡某 实施时间：8 月 17 日至 8 月 30 日 实施地点：某医院药材科中心药房
效果（C）		取药等候时间由原来的 6.5 分钟降至改善后的 5.4 分钟
处理（A）		列为中心药房的药品日常维护

十、美丽圈效果确认

此次美丽圈运用柏拉图来表示改善效果，护士候药时长的现状值是 16.5 分钟，目标值是 6 分钟，目标达成率是 106%，进步率是 67%，具体成果见图 7-3-8。

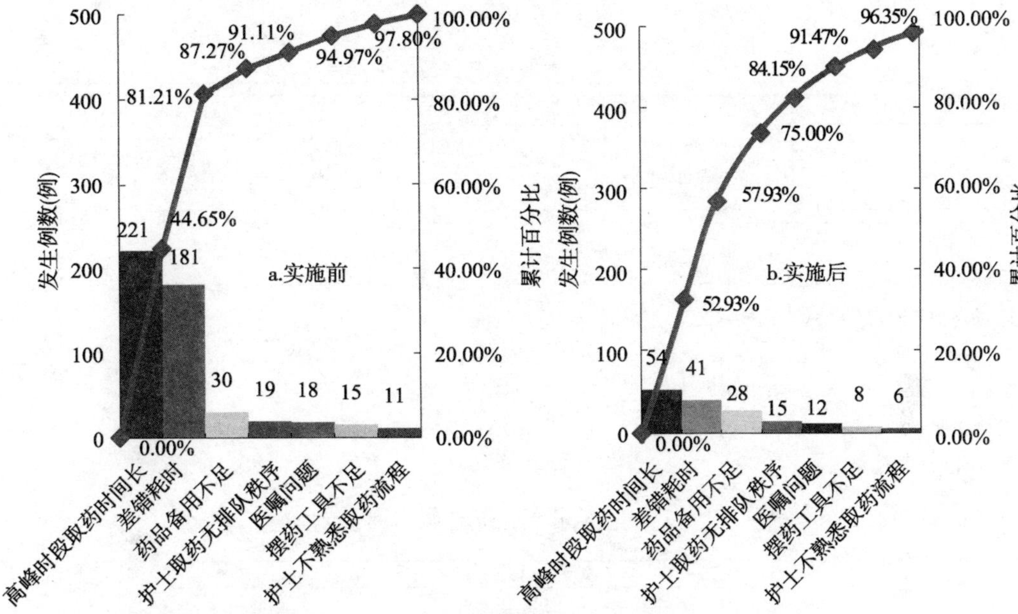

图 7-3-8　美丽圈改善前后柏拉图对比

1. 有形成果确认　此次美丽圈有形成果计算结果如下。

$$目标达成率 = \frac{|改善后 - 改善前|}{|目标值 - 改善前|} \times 100\%$$

$$= (|5.4 - 16.5| / |6 - 16.5|) \times 100\% = 106\%$$

$$进步率 = \frac{|改善前 - 改善后|}{改善前} \times 100\% = [(16.5 - 5.4) / 16.5] \times 100\% = 67\%$$

2. 无形成果确认　美丽圈具体无形成果见图 7-3-9。

3. 附加成果确认　美丽圈在活动过程中获得的其他效益。对护士而言，平均每年增加 3648 小时用于护理病人。

对个人而言，可以更好实现个人价值；对药房而言，可以提高工作效率，降低药房营运成本，处方量增长 11.2%，医嘱量增长 13.1%，出库金额增长 14.1%；对医院而言，可以平均每年节省 36.8 万元人工成本。美丽圈获得广东省药学第一届品管大赛二等奖，并有幸参与第四届全国品管圈，并荣获大赛优胜奖。

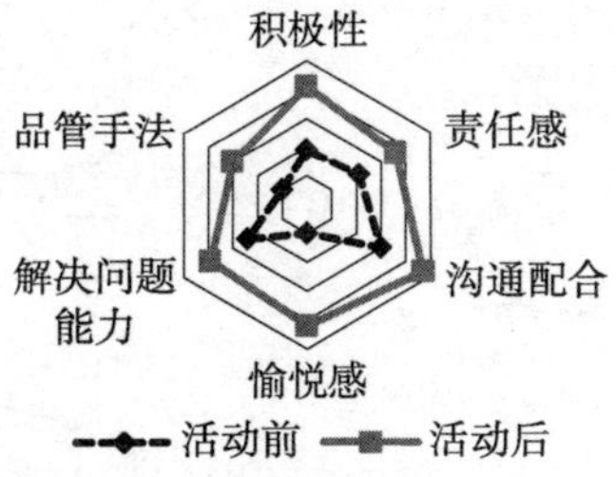

图 7-3-9　美丽圈无形成果雷达图

十一、美丽圈标准化

根据美丽圈针对缩短护士的候药时长进行标准制定，对药品的调配流程进行了修订，制定了药品货架维护和拆零制度以及易混淆药品的培训管理制度。具体内容见表7－3－14。

表7－3－14　美丽圈中心药房标准化

类别：■流程改善 □提升质量 □临床路径	作业名称： 药品调配标准化	编号：QCC－1 主办部门：某医院药材科中心药房

一、目的

1. 让药品能保质、保量、按时发放至护士（病人）手中，保证病人用药安全

2. 提高中心药房工作效率，提升药房整体服务满意度

二、适用范围

某医院药材科中心药房所有工作人员

三、说明

美丽圈护士取药流程图

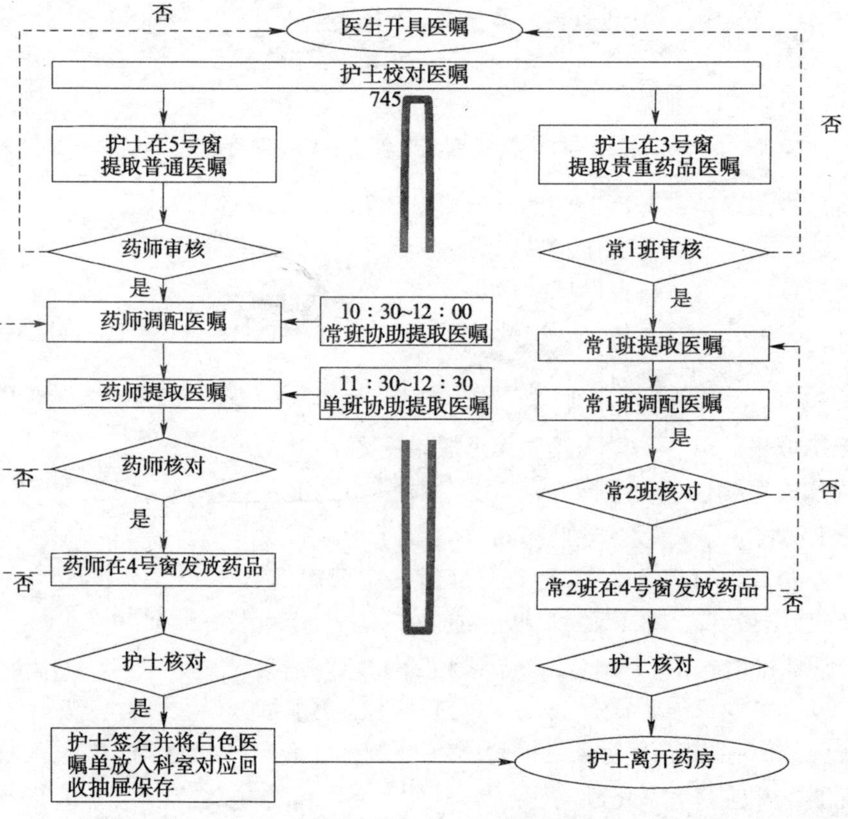

续表

1. 护士要求提取医嘱

单班　9:00 提取前一天长期医嘱

片单班　10:30 提取片剂临时医嘱，11:00 提取片剂当天长期医嘱

针单班　10:40&11:50 提取肿瘤一区临时医嘱，13:20 提取治疗医嘱和临时注射医嘱

中1班（针剂）　11:40 提取注射剂长期注射医嘱，上午班（注射剂）提取长期冷藏药品医嘱和高危药品医嘱

中1班　16:00 提取长期医嘱和临时医嘱

其余时间护士随到随提

2. 药师提取医嘱

因医嘱类型较多，在同一张医嘱单上先提取医嘱量较少的冷藏药品医嘱、高危药品医嘱和治疗医嘱，再提取其他较多医嘱。分单明细打印在总单后面

3. 药师调配医嘱

药师按医嘱单仔细调配，调配完后需检查确认调配完全

4. 药师核对发药

按医嘱单逐一核对药名、规格、厂家和数量（口服药品医嘱、高危药品医嘱、冷藏药品医嘱由药师双人核对；若有错误需重新调配并填写差错登记表）

5. 护士取药

药师将核对好的药品发给对应科室护士，护士核对无误后离开药房

<table>
<tr><td>修订次数：1</td><td rowspan="3">核定</td><td rowspan="3">杨某</td><td rowspan="3">审核</td><td rowspan="3">刘某</td><td rowspan="3">主办人</td></tr>
<tr><td>修订日期：2015 年 10 月 8 日</td></tr>
<tr><td>制定日期：2015 年 10 月 8 日</td></tr>
</table>

十二、美丽圈效果维持

通过推移图反映出标准化效果的维持状况，由图 7－3－10 可以看出，活动结束后的护士候药时长均维持在目标范围内。

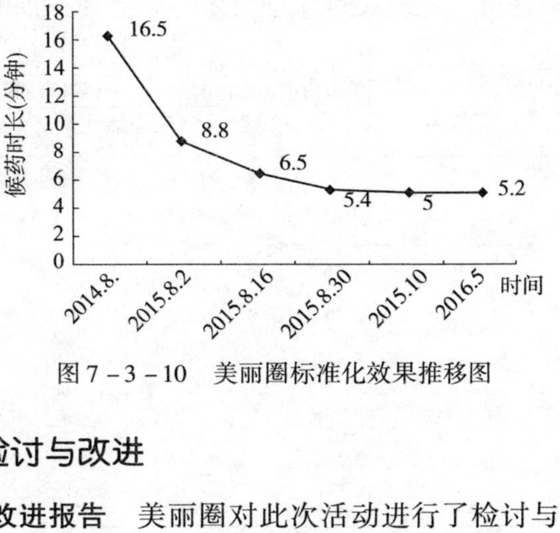

图 7－3－10　美丽圈标准化效果推移图

十三、美丽圈检讨与改进

1. 美丽圈检讨与改进报告　美丽圈对此次活动进行了检讨与改进报告，具体内容见表 7－3－15。

表7－3－15 美丽圈检讨与改进报告

项目	优点	改进方向
主题拟定	根据工作情况，选出目前急需解决的问题	缺乏对品管圈主题概念的理解
现状把握	准确画出与活动相关的流程图	圈员活动合作力不足
要因分析	准确把握导致护士取药时间长产生的原因	有相当一部分需要信息化系统的支持
对策实施与检讨	通过对策实施，加强了自我管理	加强圈内外合作，克服主观性
效果确认	缩短了护士取药等候时间	自我客观检视并提高圈能力
标准化	制定了制度	落实制度，持续完善各项工作标准
圈会运作形式	圈员们各司其职，配合默契，氛围融洽	积极应用品管圈工具，开展下一期主题
遗留问题	护士取药无排队秩序以及摆药单与药品货位不一致	已与医院信息科沟通，利用新的信息系统构建智能化支援

2. 美丽圈遗留问题 此次美丽圈具有部分遗留问题，比如护士取药无秩序排队以及打印出来的医嘱单与货架药品排位不一致等，这些是今后需要解决的问题，已经与医院信息科取得联系，借助信息平台的更新来改善这些遗留的问题。

3. 美丽圈活动启示 通过这次品管圈活动，圈员们对品管圈有了基本了解和认识，在活动中，圈员们配合默契，群策群力，在微信群里踊跃发言，为每一点进步贡献自己的力量，最终达成预定目标值，护士候药时长缩短到5.4分钟，并一直维持在目标范围内。通过这样一次活动，药师们的积极性、责任心、愉悦感都所有提升，护士缩短了等候时间，药师也提高了工作效率，全面提升了药师服务质量，无形中也提升了顾客对医院的满意度。圈员们热情高涨，希望通过品管圈去解决日常工作中存在的其他问题。

4. 美丽圈下期主题选定 确定下一期主题的方法与美丽圈第一次选题的方法一样，通过5－3－1原则评分选出："提高药师摆药正确率"为下一期的主题，如表7－3－16所示。

表7－3－16 美丽圈第二期主题选定表

备选主题		重要性（1.9）	迫切性（1.7）	可行性（1.6）	圈能力（1.8）	总分	选定
提高药师摆药正确率		5×1.9	5×1.7	4.4×1.6	3×1.8	30.5	☆
提高药品账物相符率		5×1.9	1.9×1.7	2.1×1.6	3×1.8	21.5	
降低临床科室退药率		3.6×1.9	2.4×1.7	1.9×1.6	1.3×1.8	16.2	
评分标准	5	非常重要	非常迫切	非常可行	76%～100%		
	3	重要	迫切	可行	51%～75%		
	1	不重要	不迫切	不可行	0～50%		

注：全体圈员按5－3－1原则参与投票。

实例四　湘药圈

——提高门店日均来客数

一、湘药圈摘要

本次品管圈的圈名是湘药圈，本次活动改善的主题是“以自然月为计算标准，提高门店日均来客数”，活动时间为2016年8月至2016年12月。负责本次湘药圈活动的单位是某大药房门店。

本次湘药圈活动的主要工作是通过提高某连锁大药房门店在用药咨询、缺药供应、药品陈列的合理性上的药学服务质量，提高门店日均来客数。湘药圈活动期间共召开会议11次，活动开展了包含主题选定、活动计划拟定、现状把握、解析、目标设定与对策拟定、对策实施与效果确认、检讨与改进等品管步骤。

湘药圈的成员共7人，其中包括圈长1人，辅导员1人，圈员5人。其中，圈长曾某的人际交流能力强，态度积极乐观，工作认真负责；辅导员张某工作细致，业务娴熟，曾在其他品管圈活动中担任过辅导员，工作经验丰富；记录员廖某为重点大学本科毕业生，具有良好的数据统计、归纳总结和语言表达能力。

本次湘药圈活动范围包括活动期间询问每日抽查出的购药顾客对用药咨询的意见、记录每日及时和未及时调药次数，询问每日抽查出的购药顾客对药品陈列的满意度，并统计普通会员日、VIP会员日和日常宣传活动日次数。湘药圈通过数据统计得到2016年8月门店日均来客数233人/日，在综合考虑客观因素后将目标设定为提高门店日均来客数到280人/日。在对策拟定阶段，针对用药咨询问题，圈员夏某提出“常用药品使用培训”方案；针对短缺药品供应问题，圈员刘某提出“专人负责，供货流程标准化”方案；针对找不到要买的药品问题，圈员王某提出“了解当下热销产品，将产品放在醒目位置或制作明显标志”方案。这些对策方案经由湘药圈全体圈员通过评价法，针对可行性、体验性、经济性指标进行打分而最终确定下来。

在圈长的带领下，经过全体湘药圈成员2个月的努力改善，本次湘药圈活动取得优异成绩，湘药圈成员通过记录得到2016年10月日均来客数为287人/日，超过设定的目标7余人/日。

二、湘药圈介绍

（一）湘药圈组成

湘药圈由某大药房门店于2016年8月组建，成员共有7人，圈长曾某为品管圈的代表，负责组织湘药圈的活动，统一圈员的意见，并制定决策方案。辅导员张某协助圈长管理圈员，对品管圈活动给予指导并监督品管圈活动的进度。记录员廖某负责记录活动中收集的数据和每次会议的内容，并对其进行归纳整理，以直观的形式向其他圈成员展现。其他圈员听从圈长和辅导员的管理，积极投入到品管圈的活动中，保证本次活动的效率。湘药圈基本信息见表7－4－1。

表7－4－1　湘药圈基本信息

圈　名	湘药圈	成立日期	2016年8月	
活动单位	某大药房门店			
成员人数	7人	平均年龄	27岁	
圈　长	曾某	辅导员	张某	
圈　员	姓名	年龄	工作年限	学历
	廖某	26岁	3年	本科
	刘某	28岁	5年	本科
	夏某	38岁	19年	大专
	王某	24岁	5年	大专
	宋某	21岁	3年	大专
活动时间	2016年8月至2016年12月		记录员	廖某

（二）湘药圈圈名与圈徽

1. 湘药圈圈名　本次品管圈的圈名为湘药圈，圈名的每一个字都具有一种特殊的含义。

【湘】起源、初心，“湘”是湖南省简称，既是某连锁大药房连锁总部的所在地，也是本次活动的所在地，它象征着本次活动的初心是服务于湖南的老百姓。

【药】专业、方向，“药”是药品，即药店销售的主要产品，药店的一切基本经营活动都是围绕药品展开的，它代表本次活动的方向是提高门店药品的销售量。

【圈】质量、服务，“圈”是封闭的几何图形，它寓意着本次活动所改善的服务将会是满意、周到的。

2. 湘药圈圈徽及意义

（1）湘药圈圈徽组成　圈徽是一只正面站立的白色和平鸽，在白色和平鸽的肩上跨着标着某大药房字样的丝带，如图7－4－1所示。

（2）湘药圈圈徽的意义　始终保持“务实创新”的精神；始终团结友好合作，推动项目前进。

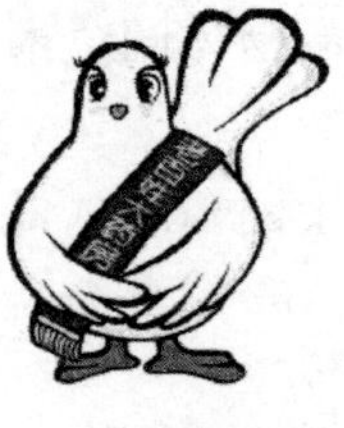

图7－4－1　湘药圈圈徽

（三）湘药圈圈歌及意义

湘药圈圈歌“放心微微笑”以儿童和成人合唱的方式并伴随着轻快的旋律，极大增强了音乐的亲切感。“放心微微笑”象征着湘药圈对顾客的一种承诺：让顾客满意所购买药品的价格、放心所购买药品的质量，正如歌中所唱“用心呵护老百姓”“一切为了老百姓”。

放心微微笑

Hearty Smile

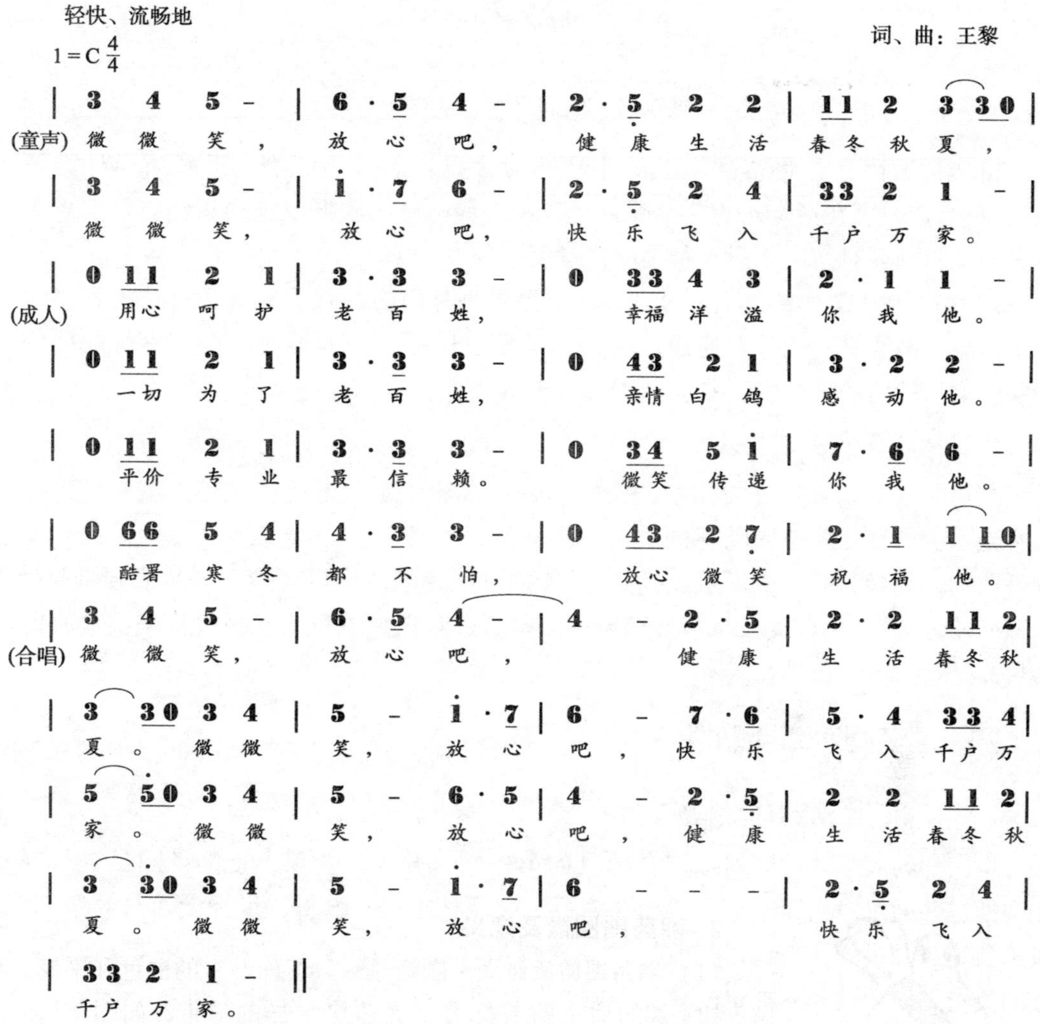

三、湘药圈主题选定

（一）湘药圈选题理由

1. 环境分析　湘药圈成员通过对门店的日均来客数进行数据检索，发现会员日的来客数明显高于非会员日的来客数。针对这一现象，品管圈圈员进行了系统分析，并通过对照实验发现会员日的优惠活动是吸引顾客购买药品的主要原因。某门店为了增加非会员日的来客数，以提高每月日均来客数量，故将本次湘药圈的主题选定为“以自然月为标准，提高门店日均来客数”。选题过程可由图 7－4－2 清晰表达。

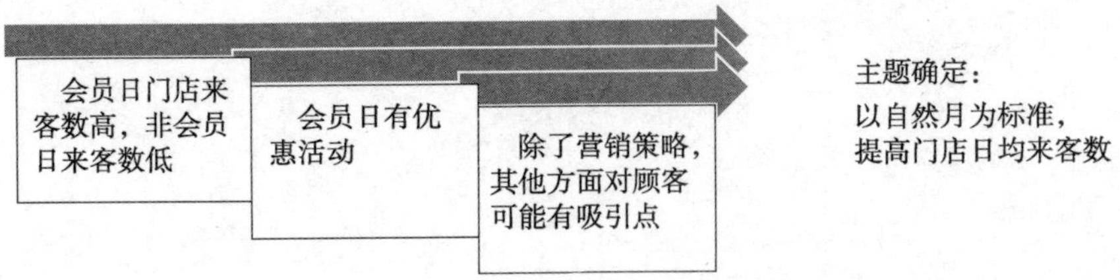

图 7－4－2　湘药圈主题的选定

2. 对顾客而言　将本次活动的主题选为“以自然月为标准，提高门店日均来客数”，将会使顾客在活动过程中享受到比以往更加优质的服务以及购买到更加实惠的药品。因此，顾客对某门店会有很高的满意度。

3. 对门店而言　本次活动的目的在于提高每月门店的日均来客数，这将直接增加门店药品的销售量。此外，通过改善门店的药事服务，使顾客对门店有良好的评价和印象，增加门店的美誉度，并有助于培养忠诚顾客。

（二）湘药圈活动主题

湘药圈以“以自然月为标准，提高门店日均来客数”为活动主题，主要是为寻找并实施除会员日的营销活动外的门店卖点。经过全体成员参与头脑风暴会议后，记录员筛选出评价最高的三个可用于改善主题的项目，包括“用药咨询”“缺药供应”“药品陈列的合理性”。因此，本次湘药圈活动将通过对三个项目的积极改善来实现所设定的目标。

四、湘药圈活动计划拟定

（一）湘药圈活动计划拟定理由

本次湘药圈活动的计划拟定在每月的第一周召开一次会议，帮助各圈员进行规划和沟通，并通过对主题选定、活动计划拟定、现状把握、解析、目标设定与对策拟定、对策实施与效果确认、检讨与改进的品管圈步骤进行时间进度的计划安排，指定各部分的负责人。活动计划拟定的具体内容和时间进度安排见表 7－4－2。

表 7－4－2　湘药圈预定进度甘特图

活动项目	8月				9月				10月				11月				12月		
	1周	2周	3周	4周	1周	2周	3周	4周	1周	2周	3周	4周	1周	2周	3周	4周	1周	2周	3周
	√				√				√				√				√		
主题选定	√																		
计划拟定		√	√	√															
现状把握与解析				√	√														

续表

活动项目	8月				9月				10月				11月				12月		
	1周	2周	3周	4周	1周	2周	3周	4周	1周	2周	3周	4周	1周	2周	3周	4周	1周	2周	3周
	√				√				√				√				√		
目标设定与对策拟定						√	√	√											
对策实施与效果确认								√	√	√	√	√	√	√					
检讨与改进															√	√	√		
效果展示																		√	√
百分比（累计百分比）	12%（12%）				24%（36%）				26%（62%）				28%（90%）				10%（100%）		

（二）湘药圈活动计划拟定实施步骤

1. 确定活动计划拟定的工具　甘特图是最常用于品管圈活动计划拟定的工具手法，它可以直观地展现活动计划拟定的内容，使观测者一目了然。因此，本次湘药圈活动采用的品管工具手法为甘特图。

2. 确定活动计划书的内容及顺序　本次湘药圈活动的计划拟定书规定在每月的第一周，由圈长曾某组织召开一次全体成员会议，在会议中总结上个月活动的完成情况并制定新月份活动的具体实施方法，加强品管成员之间的沟通交流，提高湘药圈整体的凝聚力。此外，计划拟定书还根据常用品管圈十大步骤的顺序确定本次品管圈活动的具体内容及顺序。

3. 确定活动计划书的活动日程　活动日程的拟定，在对以往各期品管圈活动经验的有效回顾分析的基础上，在经验丰富的辅导员张老师的协助下，湘药圈对活动日程做了如下安排。

（1）规划与沟通　在每月的第1周进行，时长为5周时间。

（2）主题选定　在8月的第1周进行，时长为1周时间。

（3）计划拟定　在8月的第2周到第4周进行，时长为3周时间。

（4）现状把握与解析　在8月的第4周到9月的第1周进行，时长为2周时间。

（5）目标设定与对策拟定　在9月的第2周到第4周进行，时长为3周时间。

（6）对策实施/效果确认　在9月的第4周到11月的第2周进行，时长为7周时间。

（7）检讨与改进　在11月的第3周到12月的第1周进行，时长为3周时间。

（8）效果展示　在12月的第2周到第3周进行，时长为2周时间。

活动日程是各步骤所需时间，需细化到“周”，也可另外标注相对应的年月时间，但不要将周末和节假日计算在内。

4. 确定圈员分工及其工作内容　湘药圈中各活动步骤的负责人通过圈员自荐，也可以由圈长根据每位圈员的思维习惯、特长、爱好等进行安排，应做到人尽其用、各司其职、分工明确、有条不紊。

五、湘药圈现状把握与解析

（一）湘药圈现状把握

1. 确定现状把握的工具

（1）直方图　本次湘药圈活动中，由记录员廖某统计2016年8月每日来某门店购药的顾客数，并以时间为横坐标，来客数为纵坐标，绘制出2016年8月的每日来客数直方图，如图7－4－3所示。通过直方图可以直观地展示2016年8月每日的来客数，并能很好地反映出每日来客数之间的差异，同时还能方便湘药圈成员对每日来客数与日均来客数做比对。

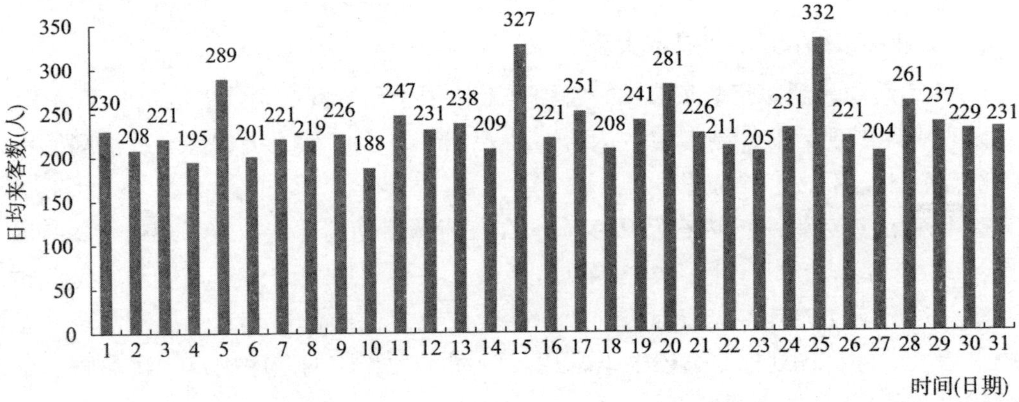

图7－4－3　2016年8月某门店日来客数

（2）查检表　由圈长指派特定的湘药圈成员对2016年8月来门店的非会员顾客就以下几个项目的反馈情况，使用查检表做统计，如表7－4－3所示。通过查检表，可以将选定的相关项目和收集的数据加以汇总，便于湘药圈成员掌握与了解现状。

表7－4－3　湘药圈改善前项目查检表

一级项目	二级项目	统计方式	统计情况
营销	会员日活动	记录	普通会员日3次，VIP会员日3次
	日常宣传活动	记录	4次
服务	用药咨询	每天随机抽查10例	合理建议227次，无法建议83次
	缺药供应	记录	及时调货59次，未及时调货52次（缺货12次，调货不及时40次）
	药品陈列合理性	每天随机抽查10例	满意陈列219次，不满意陈列91次

2. 确定改善的重点　在确定湘药圈中的改善重点时，根据80/20法则，圈员只需改善20%的错误项目，就可以纠正80%的错误。湘药圈成员通过头脑风暴会议，并经

最终系统分析整理出“用药咨询”“缺药供应”与“药品陈列合理性”为重点改善项目。

（二）湘药圈解析

1. 湘药圈解析的工具　本次湘药圈解析的工具为特性要因图，由圈长曾某组织圈员进行头脑风暴会议收集各要因，如图7－4－4所示，通过绘制特性要因图可以系统地整理头脑风暴法得到的要因，它用箭头表示结果（特性）和原因（要因）之间的关系，箭头前端标注结果，能够清楚直观地表示多个要因与一个结果之间关系。

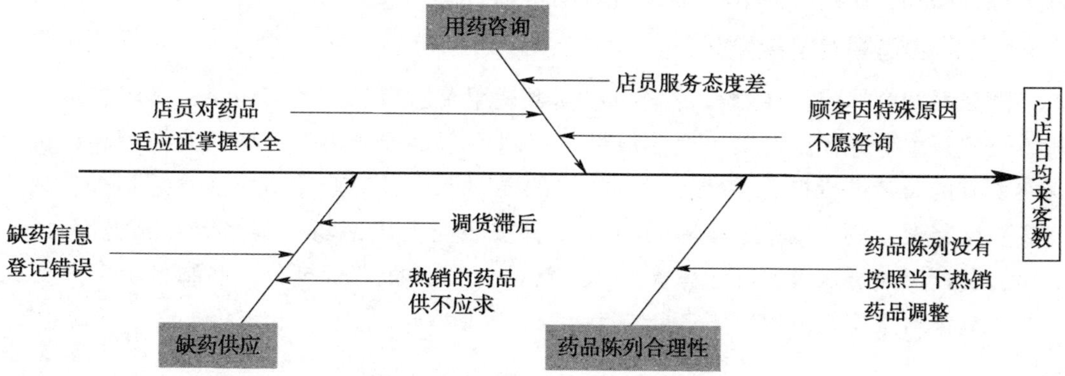

图7－4－4　门店日均来客数特性要因图

2. 湘药圈要因分析　“要因”即关键的“小原因”，湘药圈是按照80/20法则选定排名在前20%的原因。本次湘药圈活动采用投票法进行要因分析，经过7人投票，5票以上作为圈选的要因。从用药咨询、缺药供应、药品陈列的合理性三个方面对收集到的要因进行分类。用药咨询方面包括店员服务态度差，顾客因特殊原因不愿咨询，店员对药品适应证掌握不全；缺药供应方面包括缺药信息登记错误，调货滞后，热销的药品供不应求；药品陈列合理性方面包括药品陈列没有按照当下热销药品调整。经过湘药圈全体成员的投票，结果内容见表7－4－4。

表7－4－4　湘药圈要因投票结果

项　目	原　因	票　数
用药咨询	店员服务态度差	3
	顾客因特殊原因，不愿咨询	2
	店员对药品适应证掌握不全	6
缺药供应	缺药信息登记错误	5
	调货滞后	6
	热销的药品供不应求	3
药品陈列合理性	药品陈列，没有按照当下热销药品调整	7

六、湘药圈目标设定与对策拟定

（一）湘药圈目标设定

湘药圈活动设定的目标应考虑某门店的基本经营能力和项目改善能力，目标应具体并且要将其以数据的形式表现。

湘药圈成员在现状把握中，通过计算得到2016年8月某门店日均来客数为233人/日，在综合考虑某门店各项运营和管理能力后，湘药圈将活动目标设定为“门店日均来客数提高到280人/日”。

（二）湘药圈对策拟定

湘药圈的全体成员在圈长曾某的带领下运用头脑风暴、员工访谈、文献查证等多种方法进行思考并提出对策，全体成员采用对策拟定评分表，依据评价指标和评价等级对所有的对策进行打分，即针对寻找出的要因：店员对药品适应证掌握不全、缺药信息登记错误、调货滞后、药品陈列，没有按照当下热销药品调整等方面提出对策。之后，湘药圈成员从可行性、体验性、经济性三个方面进行打分，并制订负责人实施计划，具体对策拟定内容见表7－4－5。

表7－4－5　湘药圈对策拟定内容

问题点	原因分析	对策方案	评价			总分	采取	提案人	实施计划	负责人
			可行性	体验性	经济性					
用药咨询得不到合适的建议	店员对药品适应证掌握不全	常用药品使用培训	25	25	17	67	采取	夏某	每周三下午进行一次疾病病理及用药培训	夏某
短缺药品供应问题	缺药信息 登记错误 调货滞后	专人负责，提供流程标准化	21	25	25	71	采取	刘某	短缺药品供应标准化	刘某
找不到要买的药品	药品陈列没有按照当下热销药品调整	了解当下热销产品，将产品放在醒目位置，或制作明显标志	25	17	21	63	采取	王某	应季调整货架	王某/宋某

注：评价标准，优5分，一般3分，差1分。圈员5人，总分75分/项，按照“80/20法则”，达到60分即可采取。

七、湘药圈对策实施与效果确认

（一）湘药圈对策实施

1. 品管圈项目说明　圈长和辅导员组织全体圈员召开对策实施会议，利用头脑风暴法提出拟定对策的具体实施方案，由记录员廖某收集整理圈员提出的方案，最后由圈长和辅导员进行决策，记录员将选中的实施方案整理成正式文件并分发给各项目负责圈员。

2. 具体工作说明　各项目责任圈员自行对本项工作实施的成员进行项目实施方案的相关说明和培训，进行相关说明和培训时应做好记录，之后交于圈长和辅导员审阅。

3. 定期对门店所有店员进行培训　在对策实施过程中，某门店药师要定期给门店店员做常用药品的使用培训，以改善店员对药品适应证掌握不全的问题。

4. 商品陈列应季调整　药店对于陈列的商品应该伴随季节有所变化，但某门店存在一年到头都陈列同样商品的现象，这也是让来店购药顾客有“药品陈列不合理”感觉的重要原因。故湘药圈成员依据春、夏、秋、冬四季变换改变要陈列的商品。

（1）春　春季是感冒多发期，商品陈列宜以防流感、清肠、排毒、瘦身的商品为主，对应的商品有抗病毒口服液、板蓝根、肠清茶、常润茶、减肥茶、左旋肉碱、芦荟软胶囊、膳食纤维等。另外，很多学生要准备参加考试，益智抗疲劳的产品也是本季的亮点，对应的商品有DHA、氨基酸、抗疲劳口服液等。

（2）夏　夏季的主题是清热解毒、防暑降温、防晒止痒、补水保湿等，对应的商品有凉茶、金银茶露、龟苓膏、仁丹、风油精、清凉油、十滴水、防晒霜、花露水、芦荟胶、面膜等，在这个季节，团购也较多，相应的商品需要备足货。

（3）秋　秋季的主题应是滋补、润燥，对应的商品便是以中药为主，如阿胶、西洋参、枸杞、红枣、蜂蜜等。

（4）冬　冬天寒冷，护肤、防冻、保暖是本季的主题，对应的商品有尿素霜、甘油、橄榄油、唇膏、冻疮膏、暖宝宝、口罩、保暖拖鞋、手套等。

5. 短缺药品供应　针对“药品供应短缺”供应的问题，湘药圈决定采取以下实施方案：①指定固定负责人；②按表格登记→ERP系统查询货源→顾客电话再确认→仓库配送或其他门店调货→送货/通知顾客上门取药。

（二）湘药圈效果确认

1. 确定效果确认的工具

（1）查检表　有形效果确认过程中使用查检表可以将得到的数据资料完整而且系统地整理在表格中，便于观测者由查检表对改善后的成果一目了然，如表7-4-6所示。通过表7-4-6可以发现，相对于2016年8月、10月来店顾客对于“用药咨询”的项目，合理建议率由73%提高为88%；对于“缺药供应”的项目，供货率53%提高为84%；对于“药品陈列合理性”的项目，满意率由71%提高到86%；由此可见，所有项目都得到了一定程度的改善。

表7-4-6　湘药圈改善后项目查检表

一级项目	二级项目	统计情况	结果对比
营销	会员日活动	普通会员日3次，VIP会员日3次	—
	日常宣传活动	4次	—
服务	用药咨询	合理建议264次，无法建议36次	合理建议率由73%提高为88%
	缺药供应	及时供货102次，未及时供货19次（缺货9次）	供货率53%提高为84%
	药品陈列合理性	满意陈列259次，不满意陈列41次	满意率由71%提高到86%

（2）直方图　使用直方图来反映2016年10月每日来店顾客数，可以让观察者轻松地找到每日数据，同时也有助于观测者比较不同时间来店顾客的数量，能很好地反映出2016年10月每日来客数的方差值，如图7-4-5所示。

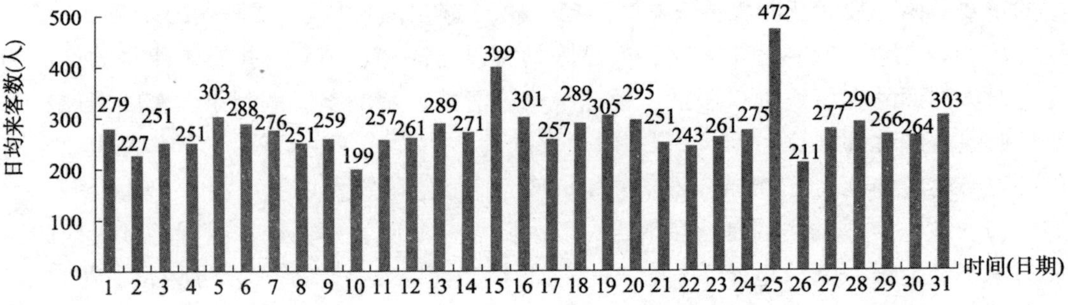

图7-4-5　2016年10月某门店日均来客数直方图

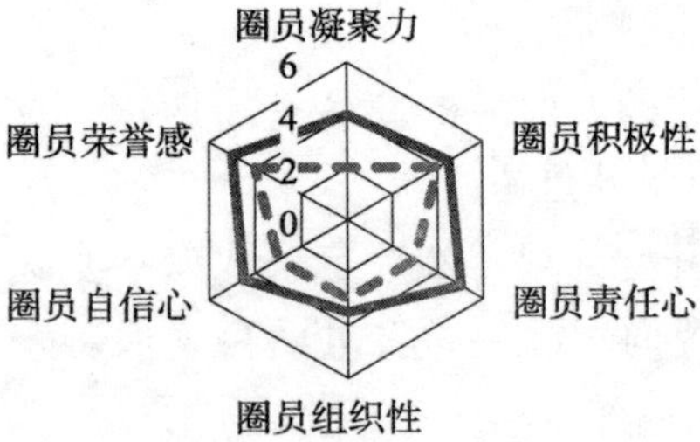

图7-4-6　无形效果提升雷达图

（3）雷达图　在本次湘药圈的活动中，除了提高某门店来客数之外，在活动中湘药圈成员也得到了一定的成长，圈能力得到了一定的提高，这就是无形效果。经过湘药圈全体成员的系统分析，总结出无形效果主要体现在圈员凝聚力、圈员荣誉感、圈员组织性、圈员责任心、圈员积极性等六个方面，再由圈长组织全体成员使用评价法对这六个方面给出了相应评分，并通过雷达图表示出来，如图7-4-6所示。

2. 效果确认的计算　经计算得出改善后数据为某门店日均来客数为287人/日，改善前数据为233人/日，目标设定值为280人/日。

（1）计算方法　目标达成率 $= \dfrac{|改善后数据-改善前数据|}{|目标设定值-改善前数据|} \times 100\%$

$=114.89\%$

$$进步率 = \frac{(改善后数据 - 改善前数据)}{改善前数据} \times 100\% = 23.18\%$$

（2）结果分析　本次湘药圈活动的目标达成率为114.89%，进步率为23.18%，成功实现了设定的目标，而且目标达成率介于150%与80%之间，说明本次活动设定的目标十分合宜，没有过高或过低地估计本圈的改善能力。

八、湘药圈检讨与改进

（一）湘药圈检讨与改进报告

湘药圈全体成员对本次活动进行研讨与改进所形成的报告，具体说明了在活动过程中所有改善方案的优点以及今后努力的方向，如表7－4－7所示。

表7－4－7　湘药圈活动检讨与改进报告

活动项目	优　点	今后努力方向
常用药使用培训	专业有提升	加强培训
短缺药品供应	流程标准化	坚持执行，并不断优化
药品应季摆放	具有灵活性	根据市场需求及时调整

（二）湘药圈检讨与改进实施步骤

1. 收集信息　本次湘药圈活动结束后，圈长和辅导员再次组织全体圈员会议，并且鼓励大家畅所欲言，说出经历本次活动后的所有感想，由记录员记录圈成员对本次活动的评价。

2. 总结评价　由圈长亲自参与，在所收集到的信息的基础上归纳总结每一个改善方案的优点以及存在的缺陷，由此明确今后将要努力的方向。

3. 形成图表　经过辅导员和全体圈成员的审阅后，将所有改善方案的优、缺点制成一个表格保存起来。

实例五　拉手圈

——提高药品不良反应上报数量及质量

一、拉手圈内容摘要

本次品管圈圈名是拉手圈，本次拉手圈活动改善的主题是“提高药品不良反应上报数量及质量”，本次拉手圈活动时间是2016年3月至2016年10月。负责本次拉手圈活动的单位是陕西省某医院药剂科。

拉手圈由2016年3月1日提出，2016年3月开始组建，2016年4月正式成立。医疗质量管理的核心是保证病人安全，用药安全则是实现这一目标的关键因素。医院做好 ADR 监测，调动医务人员主动上报 ADR 并持续改进，是保证医疗安全重要的一步。本次活动针对的主要工作就是通过开展 ADR 监测工作，以提高医护人员和病人自身对 ADR 的认识和警惕，促进临床合理用药；利于发现重大药害事件，防止药害事件的蔓延和扩大，保障公众健康和社会稳定。拉手圈是由陕西省某医院的临床药师、医务部助理、护理部总护士长、各病区住院总医师组成的。本次拉手圈活动期间共开会 16 次，开展了包含主题选定、活动计划拟定、现状把握、解析、目标设定、对策拟定、对策实施与检讨、效果确认、效果维持、讨论与改进十个品管步骤。

拉手圈的成员共 13 人，其中包括圈长 1 人，辅导员 1 人，圈员 12 人。圈长曹某主任药师在该院担任药剂科主任职务，其沟通能力强，态度乐观向上，工作认真负责，故此担任圈长职务，辅导员赵某工作细致，业务娴熟，曾经在 2012 年 5 月参加过 QRI 活动，有一定的经验，故此担任辅导员职务。

本次活动的主题范围是提高药品不良反应上报数量及质量——包括医院门诊及住院开立的处方及电子医嘱所发生的药物不良反应。本次活动的主题是根据医院管理目标的方向、主管部门的方针、上级的指示及指引并结合自行可解决的问题而提出的。经由拉手圈全体圈员通过评价法，针对迫切性、重要性、可行性、政策性等一系列指标进行评价打分而最终确定下来。

通过对院病人不良反应上报数据的检索发现，拉手圈活动前药品不良反应上报数量现状值是平均每月 27 例，经过圈能力估算，目标值是每月 45 例，最终目标达成率是每月 50 例，药品不良反应上报表质量评估分为 50.38，目标值是 85.67，实际值为 89.15，获得较大的进步。

此外，拉手圈发现并上报新的药物不良反应共计 38 例，占上报总数的 8.12%，为国家食品药品监督管理总局补充、完善药品说明书提供了临床依据。其中：

（1）发现并上报严重药物不良反应 SAE 共计 10 例，占上报总数的 2.12%，新的及严重药物不良反应累计占比 10.2%。

（2）截至 2016 年 11 月，共计上报药物不良反应 471 例。

（3）临床上报药物不良反应比例达到 2.3%（上报例数/同期出院病人人数）。

结果：2016 年 6～11 月 ADR 上报数每月均达到 50 例以上。

经过 3 个月的连续跟踪观察证实，本次拉手圈活动的效果维持良好，在以后的药学服务工作中，要继续采取品管圈的管理模式，进一步提高药学服务质量和管理模式，优化操作和服务流程。

二、拉手圈介绍

（一）拉手圈组成

拉手圈组成时间是 2016 年 3 月 1 日，活动结束时间 2016 年 10 月，组成人员共 13 名。其中，6 名是药师，5 名是医师，1 名护士，一名医院行政管理人员，拉手圈组成的相关内容见表 7－5－1。

表 7－5－1　拉手圈组成

圈　名	拉手圈	成立日期	2016 年 3 月 1 日
活动期	第 15 期	活动期间	2016 年 4 月 1 日
圈　长	曹某主任药师	辅导员	赵某副主任药师
圈　员	田某主管药师、张某药师、崔某药师、史某药师、王某住院总医师、王某总护士长、郑某住院总医师、潘某住院总医师、韩某住院总医师、杨某住院总医师、韩某医务部助理		
活动单位	陕西省某医院药剂科室		
活动主题	品管圈在提高药品不良反应上报数量和质量中的运用		

拉手圈圈长曹某主任药师作为该品管圈的代表人，领导圈员参与活动，起到统一意见、分配工作、追踪进度、向上汇报、培养后继圈长的作用。

拉手圈辅导员赵某副主任药师起营造品管圈自主活动的氛围，为品管圈助产，对品管圈活动给予指导、建议，安排教育训练，协调各方面工作的作用。

（二）拉手圈圈名与圈徽

1. 拉手圈圈名　此次品管圈的圈名定为拉手圈，是因为药师身为医疗团队的一分子，不仅是专业的工作人员，也是站在第一线的服务人员。

2. 拉手圈圈徽及意义

（1）红色小人代表医师、药师、护士，黑色小人代表病人，两个人面对面，手拉手，组成一个奇妙的爱心，象征着医师、药师、护士与病人共同努力，互相沟通，呵护病人的用药疗效与安全。红色的外部圆圈代表了和平鸽的翅膀，寓意着和谐及安宁的医疗关系，也代表白衣天使们的翅膀，寓意着不断提升的医疗品质。（图 7－5－1）

（2）在陕西省某医院的大环境里，药局的药师都将提升用药安全提升和提供满意的药师服务，作为至高无上的宗旨。

图 7－5－1　拉手圈圈徽

三、拉手圈主题选定

（一）拉手圈主题内容

所有待选主题由拉手圈的所有圈员根据所在工作岗位或工作中存在的问题点而提出，圈员提出的主题内容包括降低门诊/住院药房发药差错率、提高药品不良反应上报数量及质量、降低药品超说明书用药使用率、提高药剂科药学服务满意度、降低PIVAS中心配置差错率。拉手圈活动的主题选定通过评价法从迫切性、重要性、可行性、政策性四个方面对提出的四个主题选项进行评分，最终确定主题为“提高药品不良反应上报数量及质量”，具体内容见表7－5－2。

表7－5－2 拉手圈主题内容

主题	评价项目				总分	顺序	选定
	迫切性	圈能力	上级政策	可行性			
降低门诊/住院药房发药差错率	26	24	18	28	96	2	
提高药品不良反应上报数量及质量	30	26	27	26	109	1	√
降低药品超说明书用药使用率	16	29	16	22	83	3	
提高药剂科药学服务满意度	16	24	21	18	79	4	
降低PIVAS中心配置差错率	22	17	16	20	75	5	

1. 拉手圈主题选定基准 依据医院管理目标的方向，主管部门的方针，上级的指示及指引，浪费、不均的问题，提高效率或品质，自行可解决的问题，身边有关的问题，不涉及太大的范围或者太长的活动时间，实际的数据等方向来选题。

2. 拉手圈主题选择方法 拉手圈运用评价法的方式来选择主题，通过将评价项目和备选主题制成交叉表，并通过各个评价项目对主题进行评价。此次拉手圈采用的就是该方法。每个圈员对提出的所有主题从迫切性、圈能力、可行性、上级政策四方面，按照优5分、可以3分、差1分三个等级，对每个主题的每个项目一一打分，合计得分最高的“提高药品不良反应上报数量及质量”为109分，由此选定其为拉手圈的主题。

（二）拉手圈活动主题

1. 拉手圈主题范围 提高药品不良反应上报数量及质量——包括本院门诊及住院开立的处方及电子医嘱所发生的药物不良反应。

2. 拉手圈专有名词

（1）药品不良反应 是指合格药品在正常用法用量下出现的与用药目的无关的有害反应。药品不良反应是药品固有特性所引起的，任何药品都有可能引起不良反应。

（2）新的药品不良反应 根据《药品不良反应报告和监测管理办法》（原卫生部令第81号），新的药品不良反应是指药品说明书中未载明的不良反应。说明书中已有描述，但不良反应发生的性质、程度、后果或者频率与说明书描述不一致或者更严重的，按照新的药品不良反应处理。

（3）药品不良反应分类 根据药品不良反应与药理作用的关系将药品不良反应分为三类：A型反应、B型反应和C型反应。A型反应是由药物的药理作用增强所致，其特点是可以预测，常与剂量有关，停药或减量后症状很快减轻或消失，发生率高，但死亡率低。通常包括副作用、毒性作用、后遗效应、继发反应等。B型反应是与正常药理作用完全无关的一种异常反应，一般很难以预测，常规毒理学筛选不能发现，发生率低，但死亡率高，包括特异性遗传素质反应、药物过敏反应等。C型反应是指A

型和B型反应之外的异常反应。一般在长期用药后出现，潜伏期较长，没有明确的时间关系，难以预测。发病机制有些与致癌、致畸以及长期用药后心血管疾病、纤溶系统变化等有关，有些机制不清。

（三）拉手圈选题理由

1. 环境分析　拉手圈所在医院为肿瘤专科三甲医院，拥有850余张床位，根据国家对ADR的上报要求及陕西省医院评审标准要求，医院上报ADR例数应大于床位数的10%，该院每年上报ADR例数应大于100份，通过回顾分析2014年医院ADR上报情况，总有效上报例数仅76份，没有达到国家卫生和计划生育委员会的要求。

医疗质量管理的核心是保证病人安全，用药安全则是实现这一目标的关键因素。世界卫生组织在发展中国家的调查表明，住院病人中药品不良反应发生率为10%～20%，有5%的病人是因为药品不良反应而入院。据国家药品不良反应监测中心报告，我国每年至少有250万人因药物不良反应而住院，其中有19.2万人死于药品不良反应。作为药品使用量较大的医院，如何开展好ADR监测工作，保障人民的用药安全，不仅是我国药品监督管理水平的体现，也是医院进步与发展的必然要求，因此，提高ADR报告率及报告质量对开展好ADR监测工作尤为重要。做好ADR监测，调动医务人员主动上报ADR并持续改进，是保证医疗安全重要的一步。通过开展ADR监测工作可以提高医护人员和病人自身对ADR的认识和警惕，促进临床合理用药；利于发现重大药害事件，防止药害事件的蔓延和扩大，保障公众健康和社会稳定。

药品不良反应是药品本身的一种固有属性。同时，近年来随着ADR监测的开展，该院ADR报告数量增加，但报告质量总体不高，还存在不少问题，主要表现为：①部分报告存在信息缺失；②专业术语使用不规范；③ADR/ADE过程描述和处理过于简单；④ADR/ADE分析不够确切；⑤具有警戒信息的报告比例偏低。ADR/ADE报告质量不高，直接影响到对ADR/ADE有价值信号的识别、提取，影响药物与ADR/ADE之间因果关联性推断，影响药物警戒工作成效。因此，通过品管圈的研究方法提高药品不良反应上报表的填写质量也是本次研究的重要内容之一。

PDCA管理法是美国著名质量管理专家提出的医嘱标准化、程序化、科学化的基本管理方法。按计划（P）、执行或实施（D）、检查（C）、处理或改进（A）的原理，使工作质量在不断循环往复中得到提高。该院利用PDCA循环管理法在改善ADR的上报方面探索和积累了一些经验和做法，在此与大家共享。

2. 选题意义　对病人而言，提升病人正确的用药观念，增进全民的健康。对同仁而言，提升药师的专业形象，增进病人对药师的信赖感。对院方而言，提升医疗品质，落实以病人为中心的医疗服务。

四、拉手圈活动计划拟定

拉手圈活动计划的拟定应基于陕西省某医院的内部环境、医院的背景和运行实际、项目实施要求，并且结合拉手圈圈员的工作环境和思维习惯、工作特长等，从而做出具有可行性的行动计划。具体的内容和时间进度安排见表7－5－3。

表7－5－3　拉手圈活动计划拟定

What	When																												How	Who
	2016年4月				2016年5月				2016年6月				2016年7月				2016年8月				2016年9月				2016年10月					
	4月29日				1周	2周	3周	4周	1周	2周	3周	4周	1周	2周	3周	4周	1周	2周	3周	4周	1周	2周	3周	4周	1周	2周	3周	4周		
主题选定	…—	…—	…—	…—																									矩阵图	田某
计划拟定				…—																									甘特图	张某
现状把握					…—																								流程图	赵某
目标设定						…—																							柏拉图 鱼骨图	崔某
解析							…—																						柱状图	史某
对策拟定								…—	…—																				头脑风暴	赵某
实施与检讨									…—	…—	…—	…—	…—	…—	…—	…—	…—	…—	…—	…—									PDCA	崔某
效果确认																						…—							推移图	赵某
标准化																						…—	…—						无	史某
检讨与改进																								…—	…—				头脑风暴	田某
成果发表																										…—	…—			赵某

注：…表示计划线，—表示实施线。

五、拉手圈现状把握

（一）作业流程及应急预案

药物不良反应所在陕西省某医院申报活动流程：临床治疗中一旦发现出现药品不良反应，原则上立即停药，并立即通知值班医生，同时报告护士长、科主任，停药期间观察病人，采取简易的处置方法，根据医嘱进行处理，情况严重者立即抢救。如怀疑药品有质量问题，之即与药剂科联系，由药学人员、医护人员共同进行相关药物的封存工作。如发生输液反应时，将撤下的输液器形成密闭状态，并用无菌治疗巾包裹，标明时间，冷藏备检。

临床科室发现不良反应，填写《药品不良反应报告》，及时报告给药剂科不良反应监督员，并将未填齐项目填写完整。若不良反应症状仍未愈，药学人员将负责继续检测事件发展，并负责与病人沟通，进行情况进展登记。

药品不良反应报告时限：不良反应发生后各部门需在一周内上报至药剂科，药剂科不良反应监测员及时到科室调查，并将发生情况按月向区药品监督管理局上报。对于严重不良反应，科室应及时上报给药剂科，药品监测员在一周内在线报告国家药品不良反应监测网。死亡病例应以最快速度及时上报。

对出现的严重药品不良反应，应立即停药，并给予积极治疗，尽最大可能降低对病人的不利影响，向科室主任报告详细情况，按规定时限填写《药品不良反应报告表》，并将情况分别报告医务科及药剂科。药剂科组织相关人员进行病历讨论，究其不良反应与可疑药品的相关性，若与药品相关，需分析是药品质量、多种药物相互作用，还是由于病人自身等原因造成，整理总结后通报全院。

药学人员有义务对医师及病人进行药品不良反应信息的传达和用药安全知识的宣传。

若因一种药物，同剂型、同批号在一周内连续出现 3 例或以上不良反应，药剂科立即通知各疗区停用该批号药品，并在临床重点监测已用该药品病人的情况，通知生产厂家，告知其情况，共同分析药品不良反应发生原因。若为药品质量原因，药剂科将上报药事管理委员会，提请处理意见。

药剂科负责定期将国家药品不良反应通报及院内药品不良反应发生情况通报给临床医护人员，并注意做到以下几点。

（1）用药前了解病人的过敏史或药物不良反应史。

（2）临床出现不良事件，首先进行诊断，明确是由药物还是疾病本身所致，如果一旦怀疑或确定由药物引起的不良反应，则应根据具体情况进行适当处置。

（3）对于严重不良反应如过敏性休克，必须迅速采取有效措施，如抗休克、抗过敏处理并停药，此后应该谨慎使用这些药物。

（4）如果不良反应可能由几种药物引起，应该首先停用那些非主要药物，最好依据反映的严重程度，逐一停用。

（5）如果反应可能与剂量相关，则应考虑减少剂量。

（6）保留剩余的药液及输液器备检。

（二）发生严重药品不良反应应急预案及处理程序

1. 应急预案

（1）医生在为病人用药时，必须询问病人的用药史及过敏史。

（2）护士在给病人用药时严格执行查对制度。

（3）遵医嘱正确实施给药，给药后注意观察药物疗效和病人的反应，特别是使用特殊药物，如用化疗药等。

（4）加强用药指导，护患沟通。

（5）病人一旦发生严重药物不良反应时，立即停止所给药。护士立即报告主管医生、科主任、护士长及药剂科。

（6）配合医生进行抢救，必要时请药剂科专职药师到科室指导处理。

（7）做好护理记录。

（8）做好病人及家属的安抚工作，必要时医患双方封存药物。

（9）必要时报护理部、医务科或总值班。

2. 处理程序 做好安全防范→发现病人发生严重药物不良反应时→立即停止给药→报告主管医生、科主任、护士长、药剂科→配合医师进行抢救→必要时请药剂科专职药师到科室指导处理→做好护理记录→做好病人及家属的安抚工作→必要时报护理部、医务科或总值班。

具体的流程见图7－5－2。

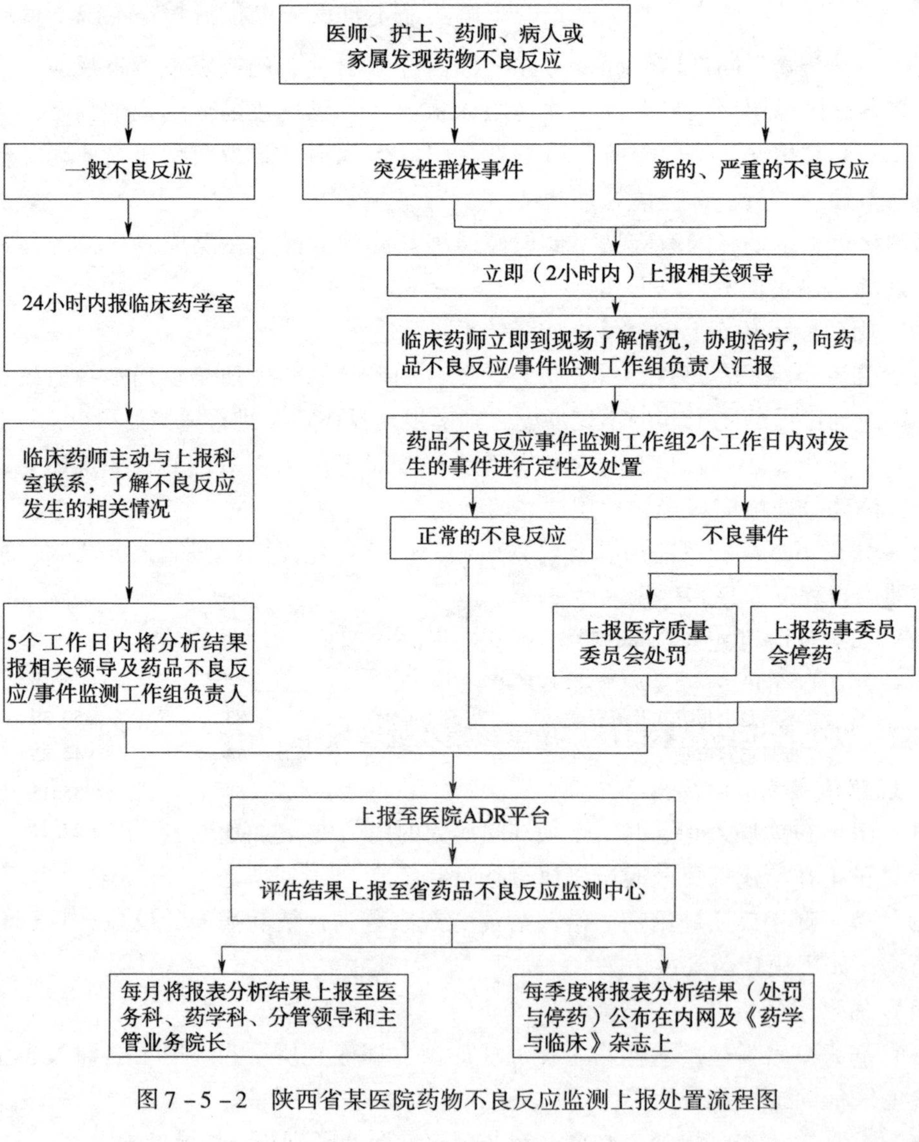

图7－5－2 陕西省某医院药物不良反应监测上报处置流程图

3. 实施过程

P（计划）：针对医院 ADR 上报的实际情况，2016 年 3 月医院药学部成立了 ADR 品管圈，利用 PDCA 循环管理法对院内 ADR 的上报数量较少的问题进行改进。计划 1 个月内分析原因并针对原因采取措施，观察 4 个月上报情况，再针对不足之处做相应改进，8 个月后检验改进结果，预期达到每月至少 30 例的上报数量。

D（实施）：

（1）原因调查　针对医务人员对 ADR 的知晓度和不愿上报的原因设计调查问卷进行调查。问卷包含问题有：①您是否知道什么是药品不良反应？②您是否知道谁是本科室的药品不良反应监测员？③您是否了解药品不良反应上报流程？本院不良反应上报流程是什么？④您是否知晓国家和本院的药品不良反应上报政策及奖励政策？⑤您是否知晓什么是新的或严重的不良反应？⑥如有不良反应发生，您认为发现人是否都有责任上报？⑦什么原因让您不愿意上报药品不良反应？⑧您觉得发生药品不良反应，谁应该负责上报？⑨药品不良反应上报采取什么途径最好？（表 7－5－4、表 7－5－5）

表 7－5－4　知晓度方面问题的调查结果（*n*＝195）

序号	知晓点	例数	占比（%）
1	知晓药品不良反应概念的医务人员	141	73.33
2	有上报意识的医务人员	189	96.36
3	知晓上报流程及方式的医务人员	109	50.30
4	知晓科室监测员的医务人员	105	54.55
5	知晓院内的奖励政策的医务人员	138	70.30
6	知晓新的或严重的不良反应的医务人员	173	84.24

表 7－5－5　对不愿意上报药品不良反应的原因的分析结果（*n*＝195）

序号	不上报原因	例数	占比（%）
1	填写纸质报表繁琐	86	52.12
2	不清楚上报方式及流程	83	50.30
3	批号追踪麻烦	74	44.85
4	病历中书写麻烦	58	35.15
5	担心医疗纠纷	45	27.27
6	不知道如何完整填写	38	23.03
7	无上报意识	16	9.70
8	临床工作繁重	2	1.21
9	找不到纸质报表	1	0.61

关于各科室由谁负责上报 ADR 的问题，认为由发现者上报的有 84 份（占 50.9%），由监测员上报的有 45 份（占 27.3%），由其他（护士或药师）上报的有 3 份（占 1.8%），由监测员或发现者上报的有 17 份（占 10.3%），由发现者或其他相关医务人员上报的有 2 份（占 1.2%），三类人员都可以报的有 9 份（占 5.5%），5 份未

填写（占3.0%）。询问愿意以什么方式上报，愿意将信息系统链接上报的有121份（占73.3%），愿意纸质填写上报的有22份（占13.3%），两种都可的有17份（占10.3%），未填5份（占3.0%）。（图7-5-3）

由调查结果可以看出，该院医务人员对ADR的知晓度较高，96.36%的医务人员有上报意识。不上报的主要问题在于填写上报表繁琐、不清楚上报方式及流程、批号追踪不便、担心医疗纠纷、不知道如何完整填写等。

（2）现状调查　调查同期全院及各个科室ADR上报情况，平均27例/月。内一科、中西医科上报较多，妇瘤科、介入科等较少（图7-5-4）。

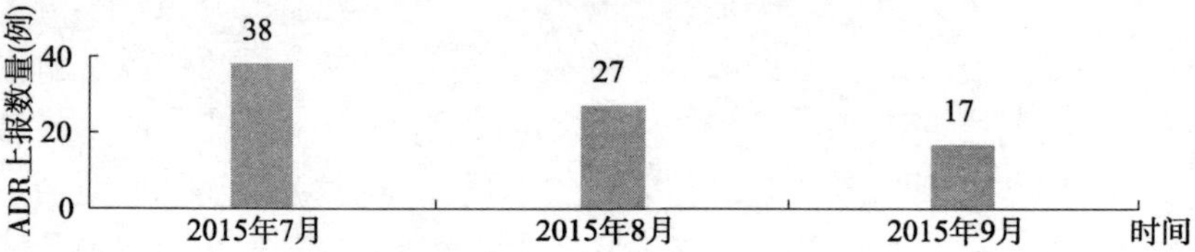

图7-5-3　ADR上报例数

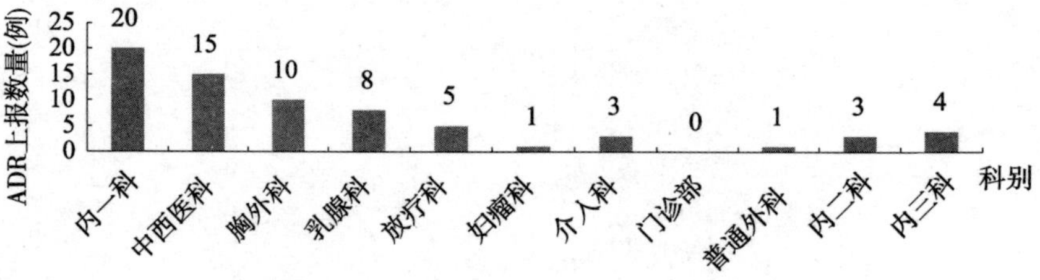

图7-5-4　各个科室上报ADR情况汇总

由以上柱状图可以看出，涉及ADR上报的主要科室是：第一为内一科，第二为中西医科，第三为胸外科，第四为乳腺科，第五为放疗科。依据柏拉图80/20法则，可知前5项为形成ADR上报的主要力量，故应列为优先解决之要因。其中，内一科和中西医科又占全院不良反应上报的1/4，故将其列为重要解决目标。

（3）质量评估　拉手圈经过讨论，设计了ADR上报病例表质量评估量表，见表7-5-6。

表7-5-6　药品不良反应病例报告质量评估计分

类　别	项　目	扣　分
真实性		100
	报告类型	3
	报告时限	3
	ADR名称	8
	通用名称	7
	剂型	3

续表

类　别	项　目	扣　分
规范性	生产厂家	4
	批号	4
	用法用量	2
	原患疾病	2
	关联性评价	3
	ADR 分析	3
	扣分小计	44
完整性	原患疾病描述	3
	用药情况	3
	ADR 发生情况	3
	采取措施干预 ADR 时间	3
	终结时间	3
	出现 ADR 的症状	8
	出现 ADR 的体征	8
	辅助检查	5
	病情的动态变化	5
	治疗措施	5
	治疗后效果	3
	其他项目缺项 1 ~2 项	2
	其他项目缺项 3 项以上	5
	扣分小计	56
	扣分合计	100
加分	新的严重报表加分	10
	最后得分	110

其中，可能性评价参考药品不良反应/事件可能性分析：Naranjo 概率评分（表 7 -5 -7）。

表 7 -5 -7　Naranjo 概率评分

序号	事件分析	评分标准		
		是	否	不清楚
1	以前有无关于此不良反应/事件的结论性报告	+1	0	0
2	不良反应/事件是否在使用可疑药物之后出现	+2	-1	0
3	停药或给予相应拮抗剂后不良反应/事件是否改善	+1	0	0
4	再次使用可疑药品后是否再次出现相同的反应/事件	+2	-1	0
5	反应/事件是否有其他解释（合并用药、病情进展、其他治疗）	-1	+2	0
6	当给予安慰剂时是否出现相同的反应/事件	-1	+1	0
7	是否检测了血（或其他的液体）中药物中毒浓度	+1	0	0
8	增减药物剂量，不良反应/事件是否变重或减轻	+1	0	0
9	病人以前使用此药物或其类似物时有无相似不良反应/事件	+1	0	0
10	不良反应/事件是否可被现有证据证明	+1	0	0

注：得分，不良反应可能性分级。9 分：高度可能的；5 ~8 分：很可能的；1 ~4 分：可能的；0 分：可疑。

随机抽取 2015 年 7 ~9 月，上年度同期 ADR 上报病例表 100 份，进行质量评估计，均数 ± 标准差为 50. 38 ± 6. 94，最后获得平均分为 50. 38。

六、拉手圈解析

1. 拉手圈查找原因 ADR品管圈成员由临床药师、门诊药师总计8人组成。成员集中讨论，分析可能引起ADR上报率低的原因，以鱼骨图表示（图7－5－5）。

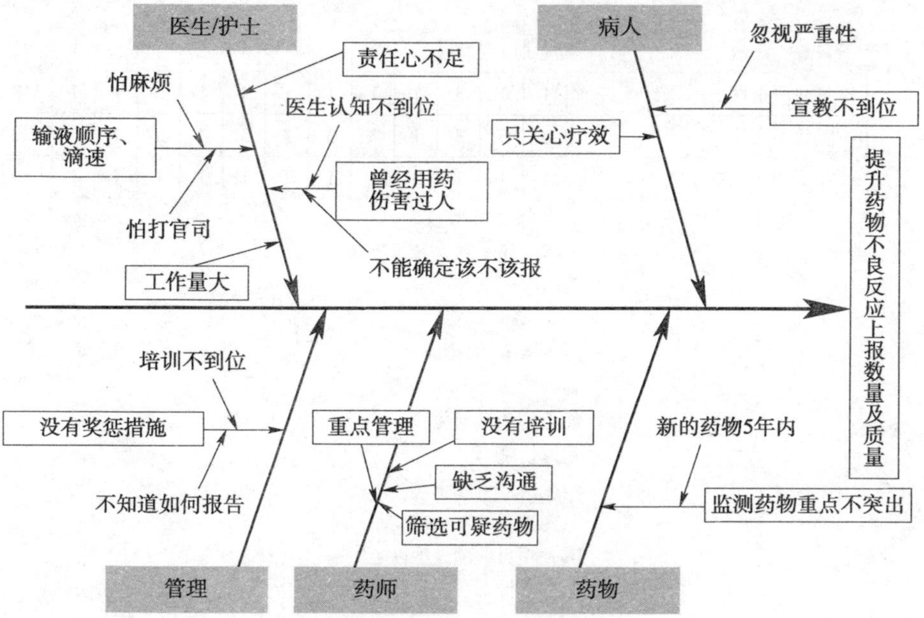

图7－5－5 药品不良反应上报数量低和质量差的原因

2. 拉手圈要因分析 首先对鱼骨图中的影响因素进行全面分析，见表7－5－8。

表7－5－8 拉手圈要因分析

项目			评分（关联性：高5分、一般3分、低1分）												总分	选定
			曹某	赵某	田某	张某	崔某	史某	郑某	王某	王某	潘某	韩某	杨某		
人员	医师	责任心不足	1	1	3	1	3	3	3	3	3	3	3	3	45	√
		认知不到位	3	3	5	3	5	5	5	5	5	5	5	5	54	√
		曾经用药伤害过人	1	1	1	1	3	1	1	1	3	1	1	1	16	
		怕打官司	1	1	3	1	3	1	1	1	3	1	1	3	20	
	药师	工作量大	1	1	3	3	3	1	3	1	1	3	1	1	22	
		专业知识缺乏	1	1	3	3	3	3	3	3	3	1	1	1	26	
	护士	缺乏沟通	5	5	3	3	5	5	3	5	5	5	3	3	50	√
		专业知识缺乏	1	1	3	1	3	3	1	1	3	1	1	1	20	
		工作量大	3	1	1	3	1	3	1	1	1	3	5	3	26	
		责任心不足	3	3	1	1	3	3	1	3	3	1	1	1	24	

续表

项目			评分（关联性：高5分、一般3分、低1分）												总分	选定
			曹某	赵某	田某	张某	崔某	史某	郑某	王某	王某	潘某	韩某	杨某		
人员	病人	医护沟通不足	5	3	3	1	5	3	3	1	3	1	1	1	30	
		只关心疗效	1	1	3	1	1	1	3	3	3	3	3	1	24	
		忽视严重性	1	1	3	1	1	1	1	3	1	3	1	1	18	
		宣教不到位	3	3	3	1	3	3	3	3	3	3	1	1	30	
药物		监测药物重点不突出	1	1	1	3	1	1	1	1	1	1	1	1	56	√
		新药物5年内	1	1	3	3	1	3	1	1	3	3	1	3	24	
合理用药制度		没有奖惩措施及制度	5	5	3	5	5	3	5	5	5	5	5	3	54	√
		缺乏有效的管理制度	3	3	5	5	3	5	5	5	3	5	3	5	50	√
		未强制执行	3	3	1	3	3	3	3	5	3	3	3	3	36	

根据评分高低和80/20法则，选出六项要因，作为主要解决对策，包括医师责任心不足，医师认知不到位，药师缺乏沟通，监测药物重点不突出，没有奖惩措施，缺乏有效的管理制度，如图7－5－6所示。

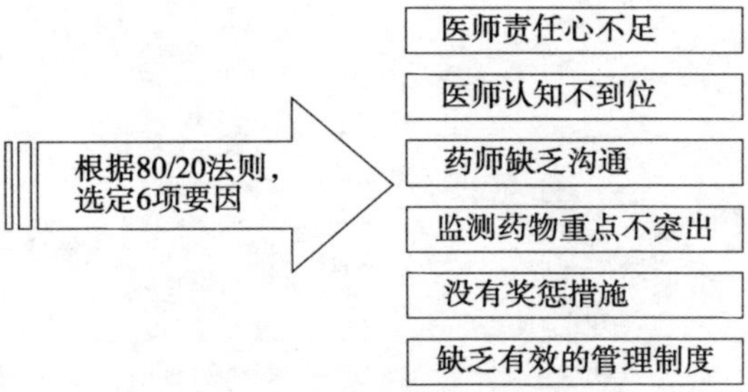

图7－5－6　拉手圈要因选定

3. 拉手圈真因验证　拉手圈全员对要因解析进行了真因验证，最后总结出医师认知不到位、药师缺乏沟通、没有奖惩措施3项为真因，累计达到87.55%。见表7－5－9。

表7－5－9　拉手圈真因验证

查检项目	发生件数	百分比	累计百分比
医师认知不到位	70	34.82%	34.82%
药物缺乏沟通	55	27.36%	62.18%
没有奖惩措施	51	25.37%	87.55%
医师责任心不足	10	4.90%	92.45%
监测药物重点不突出	8	3.98%	96.43%
缺乏有效的管理制度	7	3.75%	100.00%
总计	201		

七、拉手圈目标设定

1. 设定目标值 拉手圈活动的目标设定有其固定的目标主体和内容表达方式，规范的叙述方式为“完成期限 + 目标项目 + 目标值”。例如，此次拉手圈的目标设定为2016 年11 月底。

2. 设定完成期限 没有期限就等于没有目标。任何目标设定时都应该有相应地完成期限，这是对品管圈活动的约束，也是圈员对改善活动的承诺。完成期限以 3 个月左右为宜。

3. 计算目标值 目标值1：提高药品不良反应上报数量（图7－5－7）

目标值1 ＝现状值＋改善值

＝现状值＋（现状值×累计百分比×圈能力）

＝27＋（27×87.55%×80.00%）＝45

目标值2：提高药品不良反应上报质量（图7－5－8）

目标值2 ＝现状值＋改善值

＝现状值＋（现状值×累计百分比×圈能力）

＝50.38＋（50.38×87.55%×80%）＝87.06

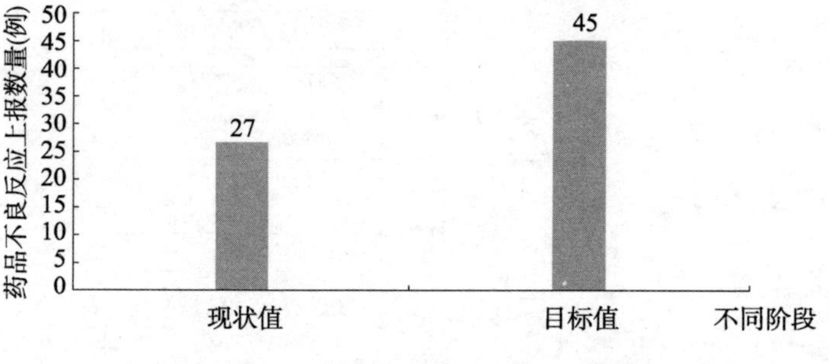

图7－5－7 提高药品不良反应上报数量

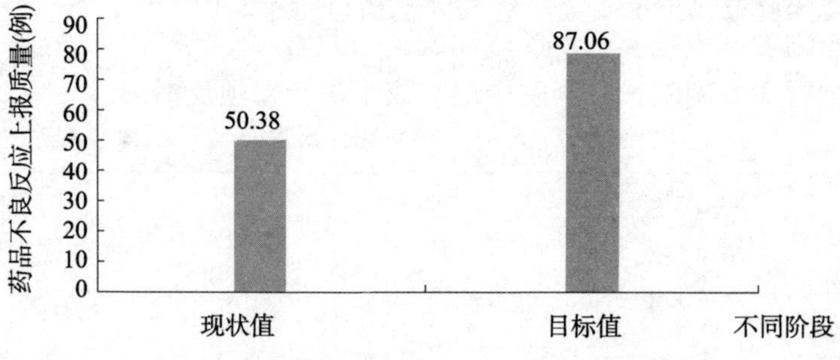

图7－5－8 提高药品不良反应上报质量

八、拉手圈对策拟定

针对真因验证的结果，拉手圈对医师认知不到位，药师缺乏沟通，没有奖惩措施等3个真因拟定了对策。对策一：加强医师的培训；对策二：点对点服务，药师与医师形成一对一互助组；对策三：制定奖惩办法，鼓励医生规范上报；对策四：主管业务副院长在全院中层会议上进行专项反馈；对策五：筛选重点监测药物品种表，下发各科。

对策一　加强医生的培训，邀请陕西省药品不良反应监测中心专家对医院进行培训，圈员内部医、药、护三方结合多次进行讨论，药师制作幻灯片，到各个科室培训不良反应上报相关问题及注意事项。对不良反应上报的要素，即3个时间、3个项目、2个尽可能进行详细讲解。

3个时间：①不良反应发生的时间；②采取措施干预不良反应的时间；③不良反应终结的时间。

3个项目：①第一次药品不良反应出现时的相关症状、体征和相关检查；②药品不良反应动态变化的相关症状、体征和相关检查；③发生药品不良反应后采取的干预措施和结果。

2个尽可能：①不良反应/事件的表现填写时尽可能明确、具体；②有关的辅助检查结果尽可能明确填写。

对策二　点对点服务，药师与医师形成一对一互助组，如表7-5-10所示。

表7-5-10　拉手圈对策二

药师	临床科室	医师
赵某	放疗科	王某
田某	胸外科	韩某
崔某	内一科	郑某
史某	乳腺科	杨某
张某	中西医结合科	潘某

对策三　制定奖惩办法，鼓励医师规范上报。

制定并颁发陕西省某医院药物不良反应（时间）上报奖励制度，为规范各科室操作，下发重点药物皮试规范及不良反应动态。

对策四　主管业务副院长在全院中层会议上进行专项反馈。

反馈各科室每月药物不良反应上报情况，对上报积极科室给予表扬。

对策五　筛选重点监测药物品种表，下发各科。

需重点关注的品种：关注细胞毒药物的不良反应，关注中药，尤其中药注射剂的不良反应，关注新药的不良反应，关注重点监测品种的不良反应。

九、拉手圈对策实施与检讨

（一）拉手圈对策实施

通过调查，更加明确ADR上报率低的原因。针对上述原因，ADR圈经讨论实施了以下措施。

（1）医院原因　主要针对知晓度进行宣教，印制 ADR 宣传册，发放给所有医务人员及病人，使其知晓 ADR、新的严重 ADR 概念等知识，让医务人员清楚相关知识及法律法规、医院奖励政策以及上报 ADR 的重要性，尤其是新的、严重的 ADR 对人体的危害大，必须及时上报等，加强医务人员的重视，保证 ADR 的上报。使病人了解 ADR 的概念，消除对上报中可能产生医疗纠纷问题的担忧。

（2）医务人员自身原因　针对上报流程及方式、纸质报表的获取、如何填写完整等进行培训。圈员制作《如何上报药物不良反应报表》的 PPT，在院内进行集中培训，针对近 2 年均无 ADR 上报的科室，圈员深入到科室进行讲解、培训，做到人人知晓，人人会报。邀请陕西省药品不良反应监测中心对医院进行培训，圈员内部医生、药师、护士三方结合多次进行讨论，例如在妇瘤科的培训中，有医师提出发生 ADR 后，想填写 ADR 报表，但没有纸质表填写就放弃了。针对这个情况，圈员在医院内网系统中一步一步教医师如何查找并获取报表，并提示可以复印多份备用，以便及时填写。

（3）上报人员的问题　为保证 ADR 报表的上报质量，明确住院病例由发现医师上报。由于发现者大部分为管床医师，了解病人情况及药物使用情况，对报表的填写更清楚，可保证报表的完善以及病历中的记录。如为护士首先发现，依然需要医师进行 ADR 的处置，因而医师上报更好。门诊发现的由医师或药师直接上报。

（4）对药品批号无法追踪的情况进行辅导和帮助　尤其是门诊病人出现的 ADR 无法查找药品批号的情况，由圈员依据该药品的取药时间进行批号搜索，确定药品批号等相关信息，再告知填报者完善 ADR 报告。例如儿科门诊发生 1 例盐酸丙卡特罗口服液发生震颤的 ADR 的病例，病人告知医师时未带药品，医师无法查找批号，门诊药师在查对了病人信息后，提取当日系统中药品数据，查找到药品批号及厂家等相关信息，使门诊医师顺利完成此例 ADR 的上报。

（5）医院 HIS 信息系统改进　对信息科提出要求，希望将 ADR 报表嵌入 HIS 系统中，一旦发生 ADR，病历中填写时就可连接到 ADR 报表，减少填写纸质报表繁琐程序，轻松完成报表的填写工作，为医务人员上报提供便捷方式，利于上报率的提高。

（6）建立 ADR 群　督促各病区确定 ADR 监督员，并通过 QQ 群传递 ADR 相关信息、通知公告等，促进医护人员对 ADR 的了解和重视，增加上报 ADR 的力度。圈内选一名临床药师作为 QQ 群管理员，定期发布每月各科上报数量及奖励情况，及时通知无上报的科室，由于信息的公开性，各科监督员积极响应，有效地增加了 ADR 的上报。

（二）拉手圈检查改进结果

检查执行结果，除 HIS 信息系统改进未实现外，其他实施措施工作都陆续开展。2016 年 1 ~ 11 月收集到的 ADR 报告达到 471 份，已完成全年的上报数量，较 2015 年有明显增加，每月的上报数量也达到预期目标。

（三）拉手圈处理改进

2016 年 1 ~8 月收集的 ADR 从数量上得到了很大提高，达到了预期目的。也可看出，5 月后上报数量有下降趋势，说明前期的宣传培训等改进工作很有效，但持续力度不够，还需继续跟进保持。从收集的报表中可以看出，各病区上报数分布不均，尽管部分科室 2016 年突破了零上报，但有一部分科室 2015 年有上报，2016 年却为零上报，这部分科室恰好是没有直接进科室进行培训的科室，说明圈的重视程度大则收获大。为此，圈员再次深入这些科室，努力促进上报数量的提升。另外，从药品品种及 ADR 发生的情况看，上报药品品种有较大范围的增加，但上报的 ADR 大部分为轻微反应，未发现有新的及严重的 ADR 上报。通过建立 QQ 群及到各科调查了解，发现均未有新的或严重的 ADR 发生。从上报的报表中看出，报表的填报质量也有很大问题，如字迹不清、症状描述不清、项目填写不全等，导致无效上报。下一步品管圈将继续开展宣教工作，同时针对无上报的病区和门诊进行重点改进，并协助上报者完善报表的填写。

（四）拉手圈对策检讨

（1）ADR 是常见的医源性疾病，它可以累及人体的各个器官，临床表现多样，轻者只是出现皮疹或斑丘疹等过敏反应，重者可导致人身的严重伤害，甚至死亡。ADR 的上报能及时发现药品使用中的相关问题，截至 2015 年 10 月 3 日，国家食品药品监督管理总局已经发布了 150 期《药物警戒快讯》，各地各个医院的上报数据让国家食品药品监督管理总局可以及时发现系统性问题。

（2）近年来，ADR 已引起我国医药界的高度重视，严重的 ADR 事件时有发生。国家食品药品监督管理总局 2015 年的《国家药品不良反应监测年度报告》显示，2015 年全国药品不良反应监测网络收到《药品不良反应/事件报告表》131.7 万份，较 2012 年增长了 9.0%。从国家 2011 年 ADR 监测年度报告可知，化学药品中抗感染类药在总的不良反应/事件报告和严重不良反应/事件报告中均排首位，抗感染药报告数占化学药总例次数的 51.2%。从收集到的 ADR 中可以看出，本院抗菌药物发生的 ADR 相对较多，与公布的文献一致，也是下一步对抗菌药物合理使用监测的重点。因此，加强医务人员的教育，提高安全用药的意识，积极主动上报 ADR 是工作的重点。而医院管理者，应将抓好 ADR 监测工作作为落实病人安全、保证医疗质量的重点去抓，要探索和尝试新的管理模式和方法。

（3）重点监测抗菌药物的 ADR，实施药学干预　在 2013 ~2014 年上报的院 ADR 报告中，普通的上呼吸道感染等内科疾病使用抗菌药物预防感染以及外科清洁手术预防感染而引发的 ADR 仍占了很大比例。2015 年临床药师对抗菌药物进行了重点监测与干预，由内科预防用药和围手术期预防用药引发的 ADR 的比例较干预前明显降低；使用抗菌药物的种类也由 2013 ~2014 年的第三代头孢菌素和喹诺酮类转变为第一、二代头孢菌素为主，其原因可能与围手术期预防用药种类的合理化，以及喹诺酮类药物的规范应用有关。

（4）重点监测中药注射剂的ADR，实施药学干预。近年来，中药注射剂引起的不良反应事件屡屡发生，除了与其复杂的成分、制剂工艺等有关外，更多的与临床的不合理使用密不可分。除了应与护士沟通中药注射剂在输注时的注意事项，减少单纯的因为输液操作引发的ADR外，在2013~2014年上报的中药注射剂的ADR报告中，发现联合用药发生不良反应的比例占了一半，其中，多为活血化瘀类药物的联合应用。2010年6月，卫生部颁布的《中成药临床应用指导原则》中明确指出，要谨慎联合用药，其中对其联合用药做出了明确的建议：功能相同或基本相同的中药注射剂原则上不宜叠加使用，两种以上中药注射剂联合使用，应遵循主治功效互补及增效减毒原则，符合中医传统配伍理论的要求，无配伍禁忌。临床药师通过药学实践，开展专题知识讲座，由此引发的ADR的比例明显降低。但是中药注射剂所引发ADR的比例干预后较干预前略有下降，仍然值得临床药师进一步关注。

陕西省某医院引入了PDCA循环管理法，这是一种较为有效的质量管理方法，按照PDCA循环实施，通过计划、实施、检查和处理4个环节，促使医疗质量螺旋式提高。此处主要是针对ADR上报的“数量”这一问题实施PDCA方法。在改进ADR上报数的过程中，按照计划实施，对改善和促进院内ADR的上报起到积极的推动作用，取得了一定的成效。对此方法的运用也有一定的体会，如在原因分析阶段，利用“头脑风暴法”提出上报中可能存在的原因，开拓了大家的思维，促进了每一位圈员的改进意识，把原因分析做得很透彻，也为建立改进措施提供了全面依据，进一步针对原因一项一项分析讨论，制定出有针对性的改进措施以及改进时间表，有序地进行循环的每一步，对预期目标值进行分析，逐渐改善ADR上报中的问题，使ADR的上报率与2015年同期相比有了较大的提高。各位圈员在整个循环实施过程中对PDCA管理方法有了深入的认识并能较好地运用，且建立了药师与临床协调解决问题的机制，为今后的工作探索出一条平坦之路。PDCA循环管理对医院各方面的质量改进都会有一定的帮助，且可以针对下一问题持续进行改进。

十、拉手圈效果确认

对策实施完毕以后应进行效果确认，观察改善前、中、后有无显著的改善效果，若无改善迹象时，表示对策无效，必须利用要因分析重新检讨原因，思考对策继续进行改善，若有显著效果，则进行成果检讨。

此次拉手圈运用柱状图来表示改善效果，药品不良反应上报数量现状值是平均每月27例，目标值是平均每月45例，最终达成率是每月50例，获得较大的进步，具体成果以时间为横坐标、数量为纵坐标，见图7-5-9。药品不良反应上报质量的现状值是50.38，目标值是85.67，实际值89.15，获得较大的进步，具体成果以时间为横坐标、分数为纵坐标，见图7-5-10。

有形成果的确认：

（1）拉手圈发现并上报新的药物不良反应共计 38 例，占上报总数的 8. 12%，为国家食品药品监督管理总局补充、完善药品说明书提供临床依据。

（2）发现并上报严重药物不良反应 SAE 共计 10 例，占上报总数的 2. 12%，新的及严重药物不良反应累计占比 10. 2%。

（3）截至 2016 年 11 月，共计上报药物不良反应 471 例。

（4）临床上报药物不良反应比例达到 2. 3%（上报例数/同期出院病人人数）。

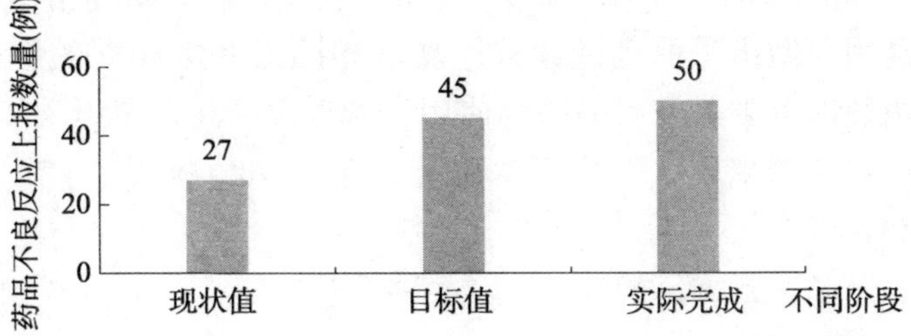

图 7－5－9　提高药品不良反应上报数量达成情况柱状图

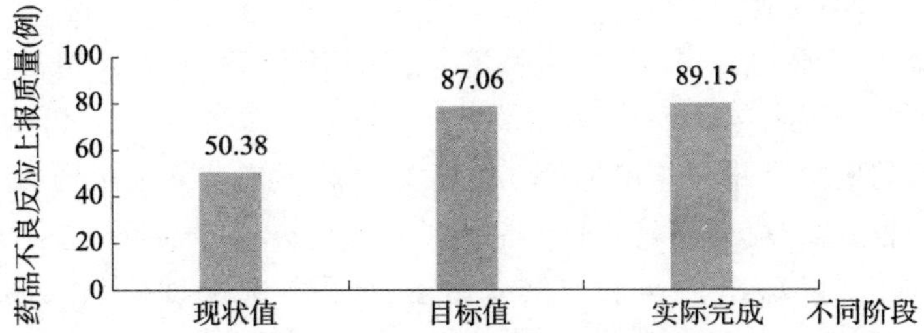

图 7－5－10　提高药品不良反应上报质量达成情况柱状图

十一、拉手圈检讨与改进

优点：根据实际情况选择小组切实需要解决的问题。品管圈教会大家如何理解团队，如何发挥集体的优势去解决问题，如何在团队中扮演好自己的角色。

缺点：圈员轮班开展圈会有难度，圈员一边工作一边收集数据，精力不够，圈会形式比较单一。

努力方向：随后将继续开展品管圈活动，向全科室各个小组推广，以小组为单位，解决更多身边的问题，优化流程，持续进行质量改进。

参考文献

[1] 余真．关于减少丁基胶塞穿刺落屑的探讨［J］．世界最新医学信息文摘，2015，26：86－87.

[2] 李文君，李良兰，唐万珍．开展品管圈活动降低医院静脉输液渗透率［J］．护理学杂志，2014，29（23）．

[3] 王牛民，张文娟，董亚琳．品管圈在静脉配置中心的应用［J］．西北药学杂志，2014，29（4）．

[4] 刘成红，魏立平，罗小茹．注射用盐酸头孢替安与胶塞相容性研究［J］．2014，37（5）．

[5] 张晓霞，苏明显，封卫毅．集中配液时胶塞微粒污染的调查分析［J］．中华医院感染学杂志，2013. 23（13）．

[6] 殷果，秦斌，王铁杰．药用丁基胶塞与注射用阿莫西林钠的相容性研究［J］．2012，37（9）．

[7] 吴胜林，王懿睿，李绍婷．静脉输液胶塞穿刺后不溶性微粒数研究［J］．湖北中医药大学学报，2011，5：45－47.

[8] 陈燕，林凤巧，张国军．药液中胶塞微粒处理方法探讨［J］．中国实用医药，2010，13：237－238.

[9] 王临润，张国兵，汪洋．品管圈在医院药剂科质量管理持续改善中的应用［J］．中国药房，2010，21（37）．

[10] 中华人民共和国药典委员会．中华人民共和国药典二部［M］．北京：中国医药科技出版社，2016.

[11] 陆余平，赵拯．电解质概念教学中存在的问题及解决对策［J］．化学教育，2014，35（11）：40－41.

[12] 陈新谦．新编药物学［M］．17 版．北京：人民卫生出版社，2011.

[13] 黄亮，申向黎，陈力，等．正确认识并有效规范超说明书用药行为［J］．中国医院药学杂志，2009，29（11）：949－951.

[14] 王临润，李盈．医院品管圈进阶手册［M］．杭州：浙江大学出版社，2016. 40－40.

[15] 杨吉华．质量工具简单讲：实战精华版［M］．广州：广东经济出版社，2012. 21－21.

[16] 王临润，李盈．医院品管圈进阶手册［M］．杭州：浙江大学出版社，2016. 47－47.

[17] 邱晓春，韦灵玉，韩昊颀．我院 286 例药品不良反应报告分析［J］．中国药房，

2014，25（22）：2077－2079.

［18］杨玉玲．评价戴明环在药物不良反应监测中的应用［J］．中国现代药物应用，2012，6（6）：55－57.

［19］黄蕾，黄蒙．PDCA 循环法在医院消毒供应管理中的应用［J］．齐鲁护理杂志，2011，17（33）：90－92.

［20］谢学建，宋小骏，王楠．通过品管圈活动减少不合理输液医嘱［J］．中国医院药学杂志，2012，32（21）：1758－1760.

跋

受中国药学会和中国药品监督管理研究会之邀，我很荣幸能为《药学品管圈实务》撰写跋。下笔时，几年来药学品管圈的发展历程历历在目，百特公司自2012年启动“高飞计划”，持续支持中国药学会药事管理专业委员会的药学质量管理项目；从一场场管理工具的培训到实地辅导，再到一个个优秀案例的涌现，点点滴滴聚集在一起。如今，在中国药学会药事管理委员会和中国药品监督管理研究会药品流通监管研究专业委员会的支持和指导下，《药学品管圈实务》即将面世。此书能被广大药学工作者视为工具书，为提升药学质量管理贡献一份绵薄之力，深感欣喜，同时亦深感其承载的意义重大。

目前，我国正处于完善医疗卫生服务体系的关键时期，用药安全与药品生产及流通质量管理是维护公众健康的重中之重，也是达成“健康中国”战略发展目标的关键之一。近30年来，我们与政府有关部门和医疗卫生机构通力合作，致力于提升医疗质量和病人安全，共同推进我国医疗卫生事业的发展。《药学品管圈实务》一书汇集了众多临床药学管理实践，为提升药学服务质量和病人用药安全提供了积极的、可供参考的方法和经验，这也恰与我们保障病人安全的企业理念不谋而合。通过近5年的项目探索与实践，我们在项目涵盖医院的交流过程中见证并推动了多个先进案例，积累了十分宝贵的经验。

我们始终秉承“拯救并延续生命”的企业愿景，致力于推进各项慢性病与危重症病人治疗的开展，并且首推全密闭静脉输注安全理念，保障输液治疗全流程安全用药。与此同时，我们也高度关注与产品治疗和使用相关的标准及质量管理体系的建设，例如携手行业协会，参与医院静脉用药调配中心（PIVAS）的标准和规范的建立，并开展了系列药学质量管理提升项目。我们始终坚信，通过提供安全的产品、规范的临床流程和操作，保证从生产到应用的管理和控制，最终可以有效保证病人的用药安全。

未来我们将一如既往地以病人的安全为中心，以质量提升为途径，持续支持医院、药店及药学质量管理相关项目，助力我国医疗行业的可持续发展，使更多病人能够便捷地享受到高质量的医疗健康服务。

徐润红

2017年7月16日